Pathophysiologie Pathobiochemie

Herausgegeben von
Michael Pfreundschuh und Jürgen Schölmerich

Mit Beiträgen von:

Martin Aepfelbacher, Klaus Aktories, Olaf Anders, Tilo Andus, Joachim Bauer, Jürgen Brinckmann, Reinhard Brunkhorst, U. Brunkhorst, Wolfram Burger, Mathias Freund, Volker Groß, Wolfgang L. Gross, Frank Hartmann, Rudolf Hörmann, Axel Holstege, Vinzenz Hombach, Michael Hüll, Hans Köhler, Thomas Krieg, Klaus Mann, Joachim Mössner, Mathias Montenarh, Horst Olschewski, Hans-H. Osterhues, Klaus-Dieter Palitzsch, Michael Pfreundschuh, Dieter Pongratz, Jens Rasenack, Friedhelm Raue, Christoph Renner, Norbert Rösler, Ugur Sahin, Brigitte Schlegelberger, Rudolf Schmits, Jürgen Schölmerich, Richard Schulz, Werner Seeger, Stephan Sollberg, Andreas Trabandt, Lorenz Trümper, Özlem Türeci, Andreas Zeiher

Mit 148 zweifarbigen Abbildungen
und 112 Tabellen

URBAN & FISCHER München · Jena

Zuschriften und Kritik an:
Urban & Fischer Verlag, Lektorat für Medizinstudenten, Frau Hennhöfer, Karlstraße 45, 80333 München

Prof. Dr. med. Michael Pfreundschuh
Medizinische Universitätsklinik
Innere Medizin I
Universitätskliniken des Saarlandes
Kirrberger Straße
66421 Homburg/Saar

Prof. Dr. med. Jürgen Schölmerich
Klinik und Poliklinik für Innere Medizin I
der Universität Regensburg
Franz-Josef-Strauß-Allee 11
93053 Regensburg

Wichtiger Hinweis für den Benutzer
Die Erkenntnisse in der Medizin unterliegen laufendem Wandel durch Forschung und klinische Erfahrungen. Herausgeber und Autoren dieses Werkes haben große Sorgfalt darauf verwendet, daß die in diesem Werk gemachten therapeutischen Angaben (insbesondere hinsichtlich Indikation, Dosierung und unerwünschten Wirkungen) dem derzeitigen Wissensstand entsprechen. Das entbindet den Nutzer dieses Werkes aber nicht von der Verpflichtung, anhand der Beipackzettel zu verschreibender Präparate zu überprüfen, ob die dort gemachten Angaben von denen in diesem Buch abweichen und seine Verordnung in eigener Verantwortung zu treffen.

CIP erhältlich bei der British Library

1. Auflage 2000

ISBN 3-437-42000-3

00 01 02 03 5 4 3 2 1

Um den Textfluß nicht zu stören, wurde bei Patienten und Berufsbezeichnungen die grammatikalisch maskuline Form gewählt. Selbstverständlich sind in diesen Fällen immer Frauen und Männer gemeint.

Planung: Dr. med. Dorothea Hennessen
Lektorat: Dipl.-Biol. Sabine Hennhöfer
Herstellung: Cornelia Reiter
Satz und Umschlaggestaltung: prepress | ulm GmbH, Ulm
Druck und Bindung: Appl, Wemding

Aktuelle Informationen finden Sie im Internet unter den Adressen:
Urban & Fischer: http://www.urbanfischer.de

Einführung

Eine wesentliche Voraussetzung ärztlicher Tätigkeit ist das Verständnis der Mechanismen bei der Entstehung von Krankheiten und deren Symptomen. Die Betreuung von Patienten erfordert zweifelsohne viele weitere Kenntnisse und Fähigkeiten, die über die molekularen, biochemischen und physiologischen Funktionen oder Fehlfunktionen des menschlichen Organismus hinausgehen. Sie ist aber nur möglich auf dem Boden grundlegender Kenntnisse der normalen und gestörten Funktion der verschiedenen biologischen Systeme.

Die derzeit stattfindende Neuordnung des Medizinstudiums zielt darauf ab, bereits in den ersten vier Semestern nicht nur Kenntnisse der normalen Funktion zu vermitteln, sondern auch die Grundlagen für das Verständnis der Störungen. In den folgenden Semestern soll dieses Wissen dann vertieft und mit der Krankheitslehre verknüpft werden.

Jedes Kapitel dieses Lehrbuchs beginnt daher mit der Beschreibung der normalen Funktion. Danach werden auf molekularbiologischer, zellulärer und auf Organebene die Störungen und die Adaptionsmechanismen dargestellt und aus ihnen schließlich die Krankheitssymptome abgeleitet.

Im ersten Teil des Buches werden die Grundlagen der Zell- und Organfunktion und ihre Störungen vermittelt. Im zweiten Teil werden diese Grundlagen auf die einzelnen Organsysteme und ihre Erkrankungen übertragen. Zum Überblick sind in einem farbigen Raster die organbezogenen Krankheitsbilder - wo immer möglich und didaktisch sinnvoll nach folgendem ätiologisch-pathogenetischen Schema aufgeschlüsselt:

genetisch/angeboren

erworben

1 metabolisch/nutritiv
2 dysregulativ/hormonell
3 degenerativ
4 vaskulär
5 entzündlich/immunologisch
6 infektiös
7 neoplastisch
8 medikamentös/toxisch
9 mechanisch
10 neuromuskulär

sonstige/unklar/multifaktoriell

Daran anschließend werden die wesentlichen Krankheitsbilder hinsichtlich ihrer Ursachen und auslösenden Faktoren sowie der Entstehung ihrer Symptome ausführlich dargestellt. Auf Diagnostik und pathophysiologisch begründete Therapieansätze wird in Einzelfällen eingegangen.
Unser Buch ist ein Lern- und Lesebuch, kein Nachschlagewerk. Daher sind die Inhalte des Gegenstandskataloges abgedeckt, darüber hinausgehende Details allenfalls in Form von Tabellen abgehandelt.

Anliegen der Herausgeber und Autoren ist es, mit diesem Buch dem Studenten im klinischen Abschnitt alle Informationen zu bieten, um die Symptomatik der wesentlichen Erkrankungen zu verstehen. Dabei haben sie neue molekularbiologische Aspekte überall dort herausgearbeitet, wo entsprechende Kenntnisse bereits vorliegen. Im Hinblick auf die Neuordnung des Medizinstudiums haben sie darauf Wert gelegt, daß auch der „Vorkliniker" ein verständliches und zum weiteren Studium anregendes Buch in Händen hält.

August 1999 Die Herausgeber

Inhalt

Grundlagen und Prinzipien

Immunohämatopoetisches System

Exogene Störungen der Homöostase

Herz-Kreislauf-System

Gas-, Wasser- und Säure-Basen-Haushalt

Verdauungssystem

Endokrines System

Bewegungs- und Stützorgane

Nervensystem und Sinnesorgane

Autorenverzeichnis

Priv.-Doz. Dr. med. Martin Aepfelbacher
Max von Pettenkofer Institut für Medizinische Mikrobiologie
Pettenkoferstr. 9
80336 München

Prof. Dr. Dr. Klaus Aktories
Institut für Pharmakologie und Toxikologie Universität Freiburg
Hermann-Herder-Straße 5
79104 Freiburg i.Br.

Prof. Dr. med. Olaf Anders
Abt. Hämotologie und Onkologie
Klinik für Innere Medizin
Universitätsklinikum
Postfach 10 08 88
18055 Rostock

Prof. Dr. med. Tilo Andus
Klinik und Poliklinik für Innere Medizin I
Klinikum der Universität Regensburg
93042 Regensburg

Prof. Dr. med. Joachim Bauer
Universitätsklinik für Psychiatrie und Psychosomatik
Abt. f. Psychiatrie u. Psychotherapie
Hauptstraße 5
79104 Freiburg

PD Dr. med. Jürgen Brinkmann
Klinik für Dermatologie
Medizinische Universität zu Lübeck
Ratzeburger Allee 160
23538 Lübeck

Prof. Dr. med. Reinhard Brunkhorst
Klinik für Nieren-, Hochdruck- u. Gefäßkrankheiten des Klinikums Hannover
Podbielskistraße 380
30659 Hannover

PD Dr. med. Wolfram Burger
Städtisches Krankenhaus St. Georg Leipzig
Belegabt. der kardiol. Gemeinschaftspraxis Drs. G. Kneissl und W. Rothe
Delitzscherstr.141
04129 Leipzig

Prof. Dr. Mathias Freund
Klinik und Poliklinik für Innere Medizin
Abteilung Hämatologie und Onkologie
Universität Rostock
Ernst Heydemann Straße 6
18057 Rostock

Prof. Dr. med. Wolfgang L. Gross
Chefarzt der Medizinischen Krankenhaus-Abteilung der Rheumaklinik Bad Bramstedt GmbH
Direktor der Poliklinik für Rheumatologie Universitätsklinikum Lübeck - UKL
Oskar-Alexander-Straße 26
24576 Bad Bramstedt

Prof. Dr. med. Volker Groß
Klinikum St. Marien
Medizinische Klinik II
Mariahilfbergweg 5-7
92224 Amberg

Priv.-Doz. Dr. med. Frank Hartmann
Medizinische Universitätsklinik
Innere Medizin I
Universitätskliniken des Saarlandes
Kirrberger Straße
66421 Homburg/Saar

Prof. Dr. med. Axel Holstege
Medizinische Klinik I
Klinikum Landshut
Robert-Koch-Str. 1
84034 Landshut

Prof. Dr. med. Vinzenz Hombach
Medizinische Klinik
Abteilung Innere Medizin II
Robert-Koch-Straße 8
89081 Ulm

Prof. Dr. med. Rudolf Hörmann
Universitätsklinikum der Gesamthochschule Essen
Zentrum für Innere Medizin
Hufelandstraße 55
45122 Essen

Dr. med. Michael Hüll
Universitätsklinik für Psychiatrie und Psychosomatik
Abt. f. Psychiatrie u. Psychotherapie
Hauptstraße 5
79104 Freiburg

Prof. Dr. med. Hans Köhler
Innere Medizin IV
Schwerpunkt Nieren- u. Hochdruckkrankheiten
Univ.-Kliniken des Saarlandes
66421 Homburg /Saar

Prof. Dr. med. Thomas Krieg
Klinik und Poliklinik für Dermatologie und Venerologie
Joseph-Stelzmann-Straße 9
50931 Köln

Prof. Dr. med. Klaus Mann
Medizinische Klinik und Poliklinik der Universität Essen
Abt. für Endokrinologie
Hufelandstraße 55
45122 Essen

Prof. Dr. rer. nat. Mathias Montenarh
Medizinische Biochemie und Molekularbiologie
Universitätskliniken des Saarlandes
66421 Homburg/Saar

Prof. Dr. med. Joachim Mössner
Zentrum für Innere Medizin
Medizinische Klinik und Poliklinik II
Universität Leipzig
Philipp-Rosenthal-Straße 27
04103 Leipzig

Dr. med. Horst Olschewski
Medizinische Klinik II
Klinikstraße 36
35385 Gießen

Priv.-Doz. Dr. med. Hans-H. Osterhues
Medizinische Klinik und Poliklinik
Abteilung Innere Medizin II
Universität Ulm
Robert-Koch-Straße 8
89081 Ulm

Prof. Dr. med. Klaus-Dieter Palitzsch
Klinik und Poliklinik für Innere Medizin I
Universität Regensburg
Franz-Joseph-Strauß-Allee 11
93042 Regensburg

Prof. Dr. med. Michael Pfreundschuh
Medizinische Universitätsklinik
Innere Medizin I
Universitätskliniken des Saarlandes
Kirrberger Straße
66421 Homburg/Saar

Prof. Dr. med. Dieter Pongratz
Direktor des Friedrich-Baur-Instituts
Klinikum Innenstadt der LMU München
Ziemssenstraße 1a
80336 München

Prof. Dr. med. Jens Rasenack
Universitätsklinik
Medizinische Klinik und Poliklinik
Abteilung Innere Medizin II
Hugstetter Straße 55
79106 Freiburg/Br.

Prof. Dr. Friedhelm Raue
Endokrinologische Gemeinschaftspraxis
Brückenstraße 21
69120 Heidelberg

PD Dr. med. Christoph Renner
Innere Medizin I
Universitätskliniken des Saarlandes
66421 Homburg/Saar

Dr. med. Norbert Rösler
Univ.-Klinik für Psychiatrie und Psychosomatik
Abt. für Psychiatrie und Psychotherapie mit Poliklinik
(z.Zt. Ludwig-Boltzmann-Institut für klinische Neurobiologie Wien)
Hauptstr. 5
79104 Freiburg

Dr. Ugur Sahin
Innere Medizin I
Universitätsklinikum
66421 Homburg/Saar

Prof. Dr. med. Brigitte Schlegelberger
Institut für Humangenetik
Universität Kiel
Schwanenweg 24
24105 Kiel

Dr. med. Rudolf Schmits
Medizinische Universitätsklinik
Innere Medizin I
Universitätskliniken des Saarlandes
Kirrberger Straße
66421 Homburg/Saar

Prof. Dr. med. Jürgen Schölmerich
Klinik und Poliklinik für Innere Medizin I
der Universität Regensburg
Franz-Josef-Strauß-Allee 11
93053 Regensburg

Dr. med. Richard Schulz
Medizinische Klinik II
Klinikstraße 36
35385 Gießen

Prof. Dr. med. Werner Seeger
Medizinische Klinik II
Klinikstraße 36
35385 Gießen

Priv.-Doz. Dr. med. Stephan Sollberg
Klinik u. Poliklinik für Dermatologie u. Venerologie
Joseph-Stelzmann-Straße 9
50931 Köln

Dr. med. Andreas Trabandt
Poliklinik für Rheumatologie der Medizinischen Universität zu Lübeck
Rheumaklinik Bad Bramstedt
Ratzeburger Allee 160
23538 Lübeck

PD Dr. Lorenz Trümper
Innere Medizin I
Universitätskliniken des Saarlandes
66421 Homburg/Saar

Dr. Özlem Türeci
Innere Medizin
Universitätsklinikum
66421 Homburg/Saar

Prof. Dr. med. Andreas Zeiher
Medizinische Universitätsklinik
Theodor-Stern-Kai 7
60590 Frankfurt/Main

1 Genetik

Brigitte Schlegelberger

1.1 Prinzipien und allgemeine Störungen

1.1.1 Chromosomen

Normale somatische Zellen des Menschen besitzen 46 Chromosomen, die **Autosomenpaare** 1 bis 22 und die beiden **Geschlechtschromosomen:** zwei X-Chromosomen bei der Frau, ein X- und ein Y-Chromosom beim Mann. Der normale weibliche **Karyotyp** lautet 46,XX; der normale männliche Karyotyp 46,XY.

Mit Hilfe verschiedener Chromosomenbänderungstechniken können auf den Chromosomen charakteristische Banden dargestellt werden. Das **Bandenmuster** ermöglicht eine Identifizierung der einzelnen Chromosomen und deren Ordnung im Karyogramm. Abweichungen vom normalen Chromosomensatz können nach dem international gültigen Nomenklatursystem (ISCN) exakt beschrieben werden.

Beim Eintritt in die **Mitose (Zellteilung)** kondensieren die Chromosomen, so daß sie mikroskopisch sichtbar werden. Jedes Chromosom besteht aus zwei **Chromatiden,** die jeweils einen DNA-Doppelstrang enthalten. Nach der mitotischen Zellteilung gelangt jeweils ein Chromatid und damit die vollständige genetische Information in die beiden Tochterzellen. Die Mitose führt zur Bildung identischer Tochterzellen.

Die **Meiose, die Reifeteilung der Keimzellen,** unterscheidet sich von der Mitose in folgenden zwei Punkten:

- Die homologen Chromosomen lagern sich exakt aneinander und tauschen Stücke aus. Dieses **Crossing-over** führt zu einer genetischen Rekombination zwischen väterlichen und mütterlichen Chromosomen.
  Fehler beim Crossing-over können zum Auftreten von **Deletionen** oder **Duplikationen** führen.
  Die Tatsache, daß eng benachbarte Gene seltener durch ein Crossing-over getrennt werden als weiter entfernt liegende, wird bei den **Kopplungsanalysen** (Abschn. 1.1.3) ausgenutzt.
- Bei der Meiose reduziert sich der diploide Chromosomensatz mit 46 Chromosomen auf den **haploiden Chromosomensatz** mit 23 Chromosomen. Die reifen Keimzellen (Gameten) enthalten nur jeweils eines der beiden homologen Chromosomen.
  Vorraussetzung für die exakte Verteilung ist die Paarung der homologen Chromosomen. Die Verteilung des X- und des Y-Chromosoms in männlichen Keimzellen ist möglich, weil sich die beiden Chromosomen am Ende der kurzen Arme, in der sog. **pseudoautosomalen Region,** aneinander lagern.

Numerische Chromosomenaberrationen

Numerische Chromosomenaberrationen entstehen durch eine **Fehlverteilung (Nondisjunction).** Findet sie während der Meiose (präzygotisch) statt, sind alle Zellen eines Individuums betroffen; findet sie während der ersten mitotischen Zellteilungen (postzygotisch) statt, ist nur ein Teil der Zellen aberrant. Dies bezeichnet man als **chromosomales Mosaik**. Die klinische Symptomatik ist aufgrund der normalen Zellinie häufig milder als bei einer durchgängigen Chromosomenaberration.

Bei einer **Trisomie** ist ein bestimmtes Chromosom dreifach, bei einer **Monosomie** nur einfach vorhanden. Die Chromosomenzahl beträgt 47 bzw. 45 Chromosomen.

Unter **Triploidie** bzw. **Tetraploidie** versteht man einen dreifachen bzw. vierfachen haploiden Chromosomensatz. Es sind also alle Chromosomen drei- bzw. vierfach vorhanden. Die Chromosomenzahl beträgt 69 bzw. 92 Chromosomen.

Strukturelle Chromosomenaberrationen

Die wichtigsten Strukturaberrationen sind Translokationen, Deletionen, Duplikationen, Inversionen, Isochromosomen und Ringchromosomen (Abb. 1-1). Für die Beurteilung der klinischen Konsequenzen ist vor allem wichtig, ob eine Chromosomenaberration balanciert ist, d.h., daß kein chromosomales Material verlorengegangen oder zuviel vorhanden ist.

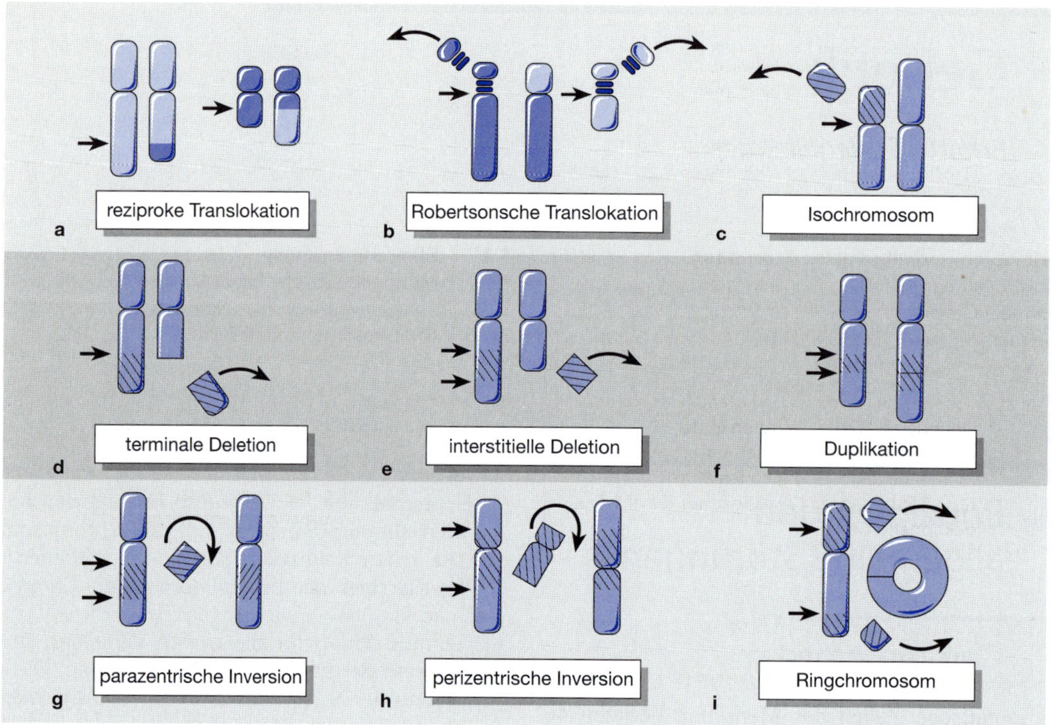

Abb. 1-1 Verschiedene Typen struktureller Chromosomenaberrationen. Die Translokationen (a–b) betreffen zwei Chromosomen (hell und dunkel dargestellt), die anderen Strukturaberrationen (c–i) ein einzelnes Chromosom (die betroffene Region ist schraffiert dargestellt). a) Bei der **reziproken Translokation** findet ein Stückaustausch zwischen zwei Chromosomen statt. b) Bei der **Robertsonschen Translokation** (zentrischen Fusion) verschmelzen die langen Arme zweier akrozentrischer Chromosomen unter Verlust der kurzen Arme. c) Ein **Isochromosom** enthält spiegelbildlich angeordnet zwei lange (dargestellt) bzw. kurze Arme. Der kurze bzw. lange Arm geht verloren. Bei der **terminalen Deletion** (d) geht das terminale Ende eines Chromosoms, bei der **interstitiellen Deletion** (e) ein Teil innerhalb eines Chromosoms verloren. Bei der **Duplikation** (f) wird ein Teil eines Chromosoms verdoppelt, bei der Inversion um 180° gedreht. Bei der **parazentrischen Inversion** (g) beschränkt sich die Inversion auf einen Chromosomenarm, bei der **perizentrischen Inversion** (h) enthält das invertierte Segment das Zentromer. i) Bei der Bildung eines **Ringchromosoms** gehen beide Chromosomenenden verloren.

Balancierte Chromosomenaberrationen gehen in der Regel nicht mit phänotypischen Auffälligkeiten einher. Zu den balancierten Chromosomenaberrationen gehören reziproke Translokationen sowie parazentrische und perizentrische Inversionen.

Deletionen, Duplikationen, Ringchromosomen und Isochromosomen sind **nichtbalancierte Chromosomenaberrationen,** die in der Regel klinische Auffälligkeiten verursachen.

Die **Robertsonschen Translokationen** zählt man zu den balancierten Chromosomenaberrationen. Sie entstehen, wenn die langen Arme zweier akrozentrischer Chromosomen miteinander verschmelzen. Dabei gehen die kurzen Arme verloren, auf denen die rRNA-Gene liegen. Dies führt nicht zu Störungen, da rRNA-Gene auf anderen akrozentrischen Chromosomen den Verlust ausgleichen. Die Chromosomenzahl bei balancierten Robertsonschen Translokationen beträgt 45, bei Translokationstrisomien 46.

1.1.2 Formale Genetik

Die Prinzipien der Vererbung wurden 1865 von Gregor Mendel beschrieben. Er leitete aus seinen Kreuzungsexperimenten an der Gartenerbse ab, daß

- die Gene paarweise angelegt sind,
- die Gameten nur eines der beiden Gene enthalten und
- sich bei der Befruchtung ein neues Genpaar bildet.

Die **Mendelschen Regeln** (Tab. 1-1, Abb. 1-2) gelten nicht nur für monogen erbliche Erkrankungen, sondern auch für die Vererbung von Chromosomenanomalien, Genen oder polymorphen DNA-Markern.

Heute wissen wir, daß die Anordnung der Gene auf den Chromosomen exakt festgelegt ist und beide homologen Chromosomen eines Chromosomenpaares jedes Gen an der gleichen Stelle tragen.

An einem **Genort** kann ein Gen in unterschiedlicher Form vorliegen. Diese verschiedenen Zustandsformen eines Gens bezeichnet man als **Allele.** Man erhält jeweils ein Allel vom Vater, eines von der Mutter. Im AB0-Blutgruppensystem gibt es z.B. die Allele A, B und 0.

Von **Homozygotie** spricht man, wenn an einem Genort beide Allele gleich sind, z.B. AA oder 00. Sind an einem Genort verschiedene Allele vorhanden, z.B. A0, spricht man von **Heterozygotie.**

Prägt sich ein Allel im heterozygoten Zustand im **Phänotyp** aus, verhält es sich **dominant** gegenüber dem anderen, rezessiven Allel. Im AB0-Blutgruppensystem ist das Allel A dominant über das Allel 0. Ein Träger des Genotyps A0 hat die Blutgruppe A.

Tab. 1-1 Die Mendelschen Regeln.

Uniformitätsgesetz	Werden zwei reinerbige (homozygote) Eltern gekreuzt, sind alle Nachkommen (F1-Generation) gleich. Werden Nachkommen (F1-Generation) miteinander gekreuzt, so treten in der F2-Generation die dominanten und rezessiven Merkmale im Verhältnis 3:1 auf.
Segregationsgesetz	Werden die Nachkommen (F1-Generation) mit einem reinerbig rezessiven Elternteil gekreuzt, spalten sich die dominanten und rezessiven Merkmale im Verhältnis 1:1 auf.
Unabhängigkeitsgesetz	Werden Nachkommen von Eltern, die homozygot für zwei verschiedene Merkmale sind, miteinander gekreuzt, so treten in der F2-Generation die dominanten und rezessiven Merkmale unabhängig voneinander im Verhältnis 3:1 auf. (Dieses Gesetz gilt nur für nicht gekoppelte Gene).

Ein **rezessives Allel** prägt sich nur im homozygoten Zustand im Phänotyp aus. Ein Träger der Blutgruppe 0 hat immer den **Genotyp** 00. Der gleiche Phänotyp, in unserem Beispiel die Blutgruppe, kann auf verschiedenen Genotypen, z.B. AA oder A0 beruhen.

Kommen beide Allele nebeneinander zur Ausprägung, spricht man von **kodominanten Allelen.** A und B sind kodominant; ein Träger des Genotyps AB hat die Blutgruppe AB.

In jüngster Zeit wurden zwei Phänomene entdeckt, die Abweichungen von den Mendelschen Regeln bei monogen erblichen Erkrankungen erklären können, die genomische Prägung und dynamische Mutationen.

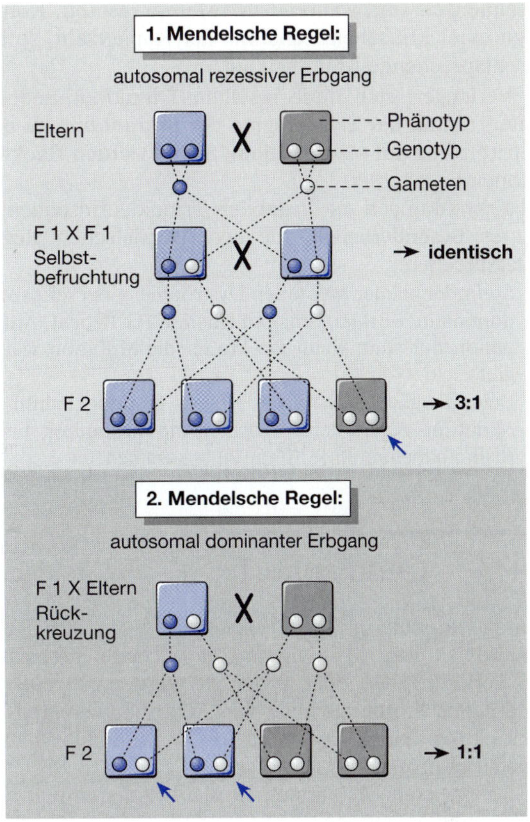

Abb. 1-2 Die Mendelschen Regeln. 1. Mendelsche Regel: Das Merkmal (●) ist dominat über das rezessive Merkmal (○), d.h. es prägt sich im heterozygoten Zustand im Phänotyp aus. Die Nachkommen zweier heterozygoter Anlageträger (F1xF1) sind zu 25% homozygot für das dominante (gesunde) Allel, zu 50% heterozygot, zu 25% homozygot für das rezessive (kranke) Allel. Dies entspricht dem Wiederholungsrisiko beim autosomal rezessiven Erbgang. **2. Mendelsche Regel:** Die Nachkommen eines heterozygoten (kranken) Anlageträgers und eines Homozygoten für das rezessive (gesunde) Allel sind zu 50% heterozygot (krank), zu 50% homozygot (gesund). Dies entspricht dem autosomal dominanten Erbgang. Die Erkrankten sind durch einen Pfeil markiert.

Genomische Prägung

Es gibt Gene und Chromosomenregionen, bei denen es nicht ausreicht, wenn zwei Kopien der entsprechenden Chromosomen vorhanden sind; es müssen jeweils ein „väterlich" und ein „mütterlich" geprägtes Chromosom vorhanden sein. Stammen beide Kopien dieses Chromosomenabschnitts vom selben Elternteil **(uniparentale Disomie),** können Krankheiten entstehen.

Diese Chromosomenregionen unterliegen einer **elterlichen Prägung (Genomic Imprinting).** In der Meiose wird die ursprüngliche Prägung aufgehoben; beim Mann werden alle Chromosomen „väterlich", bei der Frau alle Chromosomen „mütterlich" geprägt. Einige Gene werden nur vom väterlichen, andere nur vom mütterlichen Allel abgeschrieben.

Fehlt dieses Allel aufgrund einer uniparentalen Disomie des anderen Allels, findet keine Transkription statt.

Klinisch wirkt sich das wie bei einer Deletion des entsprechenden Chromosomenabschnitts aus.

Beispiele sind

- das Prader-Willi-Syndrom mit den Hauptsymptomen Minderwuchs, Adipositas, Hypogonadismus und mentale Retardierung und
- das Angelman-Syndrom mit den Hauptsymptomen Mikrozephalie, fast völlig fehlende Sprachentwicklung, unmotiviertes Lachen, Bewegungsstörungen und schwere mentale Retardierung.

Beim Prader-Willi-Syndrom geht das väterliche Allel, beim Angelman-Syndrom das mütterliche Allel in der Chromosomenregion 15q11–13 verloren.

Dynamische Mutationen

Dynamische Mutationen beruhen auf der Expansion von **instabilen Trinukleotidwiederholungen.** Beispiele:

- $(CAG)_n$ in der kodierenden Region des Gens für die Chorea Huntington, einer progressiven neurodegenerativen Erkrankung, die meist im späteren Erwachsenenalter beginnt,
- $(CGG)_n$ in der Kontrollregion vor dem Gen für das Fragile X-Syndrom, eine der häufigsten Ursachen für eine mentale Retardierung. Diese Trinukleotidexpansion führt zum Funktionsausfall des Gens.

Gesunde haben eine niedrige Kopienzahl, Erkrankte eine hohe Kopienzahl dieses Trinukleoids. Diese Trinukleotidsequenzen sind während der Meiose instabil. Kommt es zu einer kritischen Zunahme der Kopienzahl, so tritt die entsprechende Krankheit auf.

Verlängert sich diese instabile Trinukleotidsequenz weiter, nimmt der Schweregrad der Erkrankung zu oder sie tritt früher auf **(Antizipation).** Selten werden Rückmutationen beobachtet.

Bei Erkrankungen mit instabilen Trinukleotidsequenzen gibt es **Besonderheiten,** die den Mendelschen Regeln widersprechen:

- So findet bei der Myotonen Dystrophie, einer autosomal dominanten Erkrankung mit einem CTG-Repeat, Antizipation nur statt, wenn die Mutter die Mutation weitergibt.
- Beim Fragilen X-Syndrom gibt es gesunde männliche Mutationsträger, deren Töchter ein besonders hohes Risiko haben, kranke Söhne zu bekommen.

1.1.3 Gendiagnostik

Monogene Erbkrankheiten entstehen, wenn durch eine **Mutation** (s. Kap. 2) in einem Gen wichtige Informationen verlorengehen oder verändert werden, so daß ein fehlerhaftes Protein gebildet wird. Der Schweregrad der Erkrankung hängt davon ab, ob funktionell wichtige Teile eines Proteins betroffen sind.

Die meisten Mutationen in nicht-kodierenden, aber auch einige Mutationen in kodierenden DNA-Abschnitten wirken sich nicht negativ auf physiologische Funktionen aus. Sie werden daher ohne Selektionsnachteil an die nächste Generation weitergegeben. Vor allem in nicht-kodierenden DNA-Abschnitten gehen Mutationen selten mit einem Selektionsnachteil einher. Daher ist die **genetische Variabilität** in diesen Abschnitten groß.

Neutrale Mutationen, die in einer Population bei mindestens 1% der Gesunden zu beobachten sind, nennt man **Polymorphismen.** Sie werden bei der systematischen Suche nach neuen Krankheitsgenen, der sog. **positionellen Klonierung,** und zum indirekten Nachweis von Mutationen benutzt.

Indirekter Nachweis von Mutationen

Ist ein krankheitsauslösendes Gen noch nicht genau charakterisiert oder der direkte Nachweis einer Mutation zu aufwendig, kann durch **Kopplungsanalysen** geprüft werden, ob das Defektgen oder das Normalgen vererbt wurde (Abb. 1-3). Kopplungsanalysen sind nur im Rahmen von Familienuntersuchungen möglich; in der Regel muß mindestens ein Betroffener (Index-Patient) zur Verfügung stehen.

Bei diesen Untersuchungen setzt man **polymorphe Marker** ein, die im oder in unmittelbarer Nähe des krankheitsauslösenden Gens lokalisiert sind und mit diesem gekoppelt vererbt werden (segregieren). Dieses Vorgehen hat den Nachteil, daß nicht erkannte Rekombinationen zu falschen Schlüssen führen können.

Direkter Nachweis von Mutationen

Mit Hilfe einer Southern-Blot- oder einer PCR-Analyse kann man Deletionen, Insertionen, Umlagerungen oder Punktmutationen erkennen, wenn dabei eine Erkennungssequenz eines Restriktionsenzyms verlorengeht oder verändert wird. Dies äußert sich im Fehlen von Banden oder in einem veränderten Bandenmuster (Abb. 1-4).

Am sichersten lassen sich Mutationen, insbesondere Punktmutationen, durch die Amplifikation (enzymati-

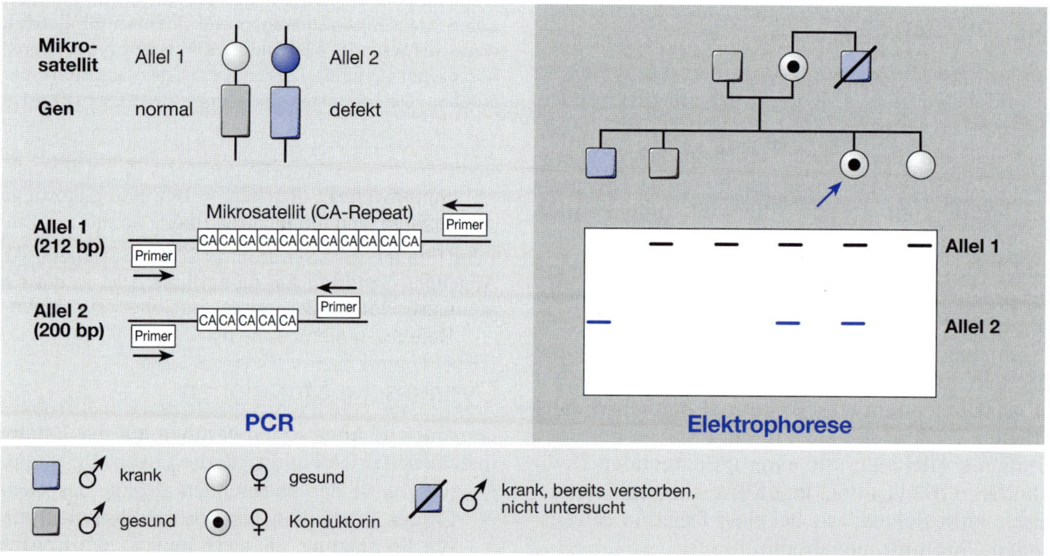

Abb. 1-3 Indirekter Mutationsnachweis (Kopplungsanalyse) in einer Familie mit einer X-chromosomal rezessiven Erkrankung.
Als **polymorpher Marker** wird ein Mikrosatellit (CA-Sequenzwiederholung) eingesetzt. Das Allel 2 des polymorphen Markers wird in dieser Familie gekoppelt mit der Erkrankung vererbt. Zunächst wird eine **Polymerasekettenreaktion (PCR)** durchgeführt. Nach der Denaturierung lagern sich sequenzspezifische Oligonukleotide (Primer) an; ausgehend von diesen Primern synthetisiert eine hitzestabile Polymerase ein kurzes DNA-Fragment. Dieser Zyklus wird wiederholt und damit die zwischen den Primern gelegene DNA exponentiell vermehrt. Die PCR-Produkte werden dann **elektrophoretisch aufgetrennt** und z.B. mittels Silbernitratfärbung dargestellt.
Durch die Kopplungsanalyse kann geklärt werden, daß eine gesunde Schwester des Betroffenen **Konduktorin** ist.

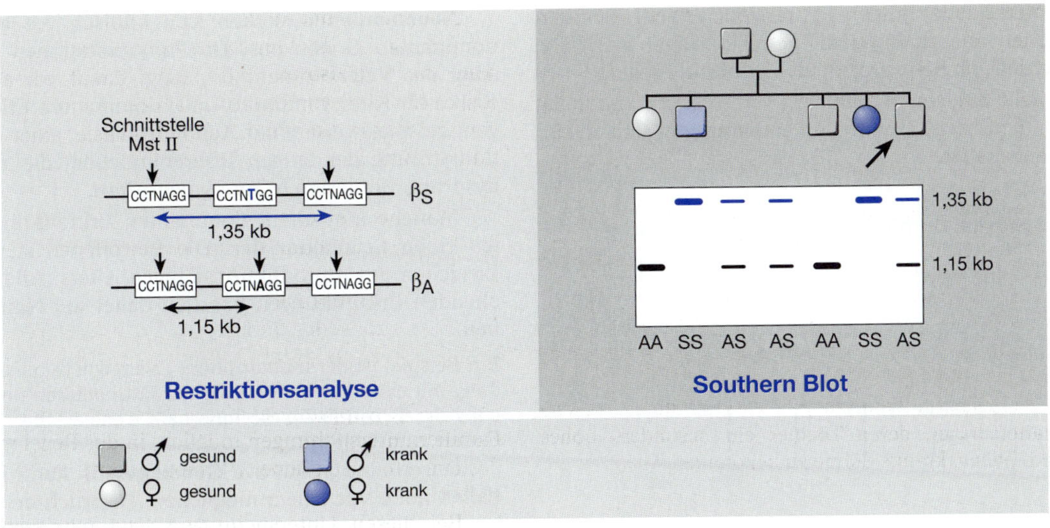

Abb. 1-4 Direkter Nachweis der Mutation für die autosomal rezessiv vererbte Sichelzellanämie durch Southern-Blot-Analyse nach Verdau der DNA mit einem Restriktionsenzym. Das Restriktionsenzym Mst II kann die DNA dort schneiden, wo die Basensequenz CCT-NAGG auftaucht (dabei steht N für ein beliebiges Nukleotid). Durch die **Punktmutation** A–T im Codon 6 des Gens, das für die β-Kette des Hämoglobins kodiert, wird nicht nur der Code für Glutamin (GAG) durch einen Valin-Code (GTG) ersetzt; das Enzym kann die mutierte DNA im Codon 6 nicht mehr schneiden. Im mutierten β-Globin-Gen (βS) schneidet Mst II erst an der nächsten CCTNAGG-Sequenz, wodurch anstelle des 1,15 kb langen Fragments im nichtmutierten Gen (βA) ein DNA-Fragment von 1,35 kb Länge entsteht. Nach **elektrophoretischer Auftrennung** der Fragmente, dem Transfer auf eine Träger-Membran und Hybridisierung mit einer radioaktiv markierten Sonde für das β-Globin-Gen (Southern-Blot-Analyse) zeigen sich DNA-Banden in unterschiedlicher Länge. Die Eltern sind heterozygot für HbS, d.h. sie sind zwar gesund, aber jeweils Anlageträger für HbS. Tochter (○) und Sohn (■) sind gesund (homozygot für HbA), Tochter (●) und Sohn (■) sind krank (homozygot für HbS), während der Ratsuchende (Pfeil) gesund, aber wie die Eltern **Anlageüberträger** ist.

sche Vervielfältigung) des entsprechenden Genabschnitts und die nachfolgende **DNA-Sequenzierung** nachweisen. Dies ist zur Zeit allerdings noch ein relativ aufwendiges Verfahren.

Daher werden häufig **Screening-Tests** vorgeschaltet, mit denen zunächst geprüft wird, ob in einem bestimmten DNA-Abschnitt eine Mutation vorliegt. Sobald in einer Familie eine Mutation genau charakterisiert ist, läßt sich der direkte Nachweis stark vereinfachen.

1.2 Klinische Beispiele

1.2.1 Monogen erbliche Erkrankungen

In der OMIM-Genbank zu dem von McKusick herausgegebenen Katalog „Mendelian Inheritance in Man“ sind Anfang November 1997 8782 monogen erbliche Merkmale oder Erkrankungen und 5765 etablierte Genloci aufgeführt. Den größten Anteil machen die autosomal dominant vererbten Merkmale oder Erkrankungen aus.

Dominant vererbte Erkrankungen stehen häufig im Zusammenhang mit Genen, die für die Struktur oder Form, z.B. das Skelett oder Bindegewebe, verantwortlich sind. Dagegen betreffen **rezessiv vererbte Erkrankungen** häufig Stoffwechseldefekte.

In unserer Bevölkerung leiden 7 von 1000 Menschen an einer autosomal dominant vererbten Krankheit und 2,5 von 1000 Menschen an einer autosomal rezessiv vererbten Krankheit; etwa 0,8 von 1000 Männern haben eine X-chromosomal rezessive Erkrankung. X-chromosomal dominant oder mitochondrial vererbte Erkrankungen kommen nur sehr selten vor.

Autosomal dominant vererbte Erkrankungen

Stammbäume von Familien mit autosomal dominant vererbten Erkrankungen (Abb. 1-5a) weisen folgende **Besonderheiten** auf:

- Die Erkrankung wird über mehrere Generationen weitergegeben.
- Männer und Frauen sind gleich häufig betroffen.
- Erkrankte geben das Defektgen an durchschnittlich 50% ihrer Kinder weiter.
- Gesunde Kinder eines Betroffenen geben das Defektgen niemals weiter.

Ausnahmen sind bei Spontanmutationen, Keimzellmosaiken oder bei unvollständiger Penetranz möglich.

Zu den häufigsten autosomal dominant vererbten Erkrankungen gehören die Achondroplasie, das Marfan-Syndrom, die familiäre Hypercholesterinämie, die hereditäre Sphärozytose, die Neurofibromatose Typ I und die polyzystische Nierenerkrankung.

Von **unvollständiger Penetranz** spricht man, wenn es gesunde Träger des Defektgens gibt. Sie können das Defektgen an ihre Kinder vererben, so daß die Erkrankung auch bei Kindern von Gesunden auftreten kann.

Autosomal dominant vererbte Erkrankungen können phänotypisch unterschiedlich stark ausgeprägt sein, d.h. Unterschiede in der Expression zeigen. Bei den Betroffenen innerhalb einer Familie treten deutliche Unterschiede im Schweregrad der Erkrankung auf.

Manche autosomal dominant vererbte Erkrankungen wie z.B. die Chorea Huntington **manifestieren** sich erst im **Erwachsenenalter**.

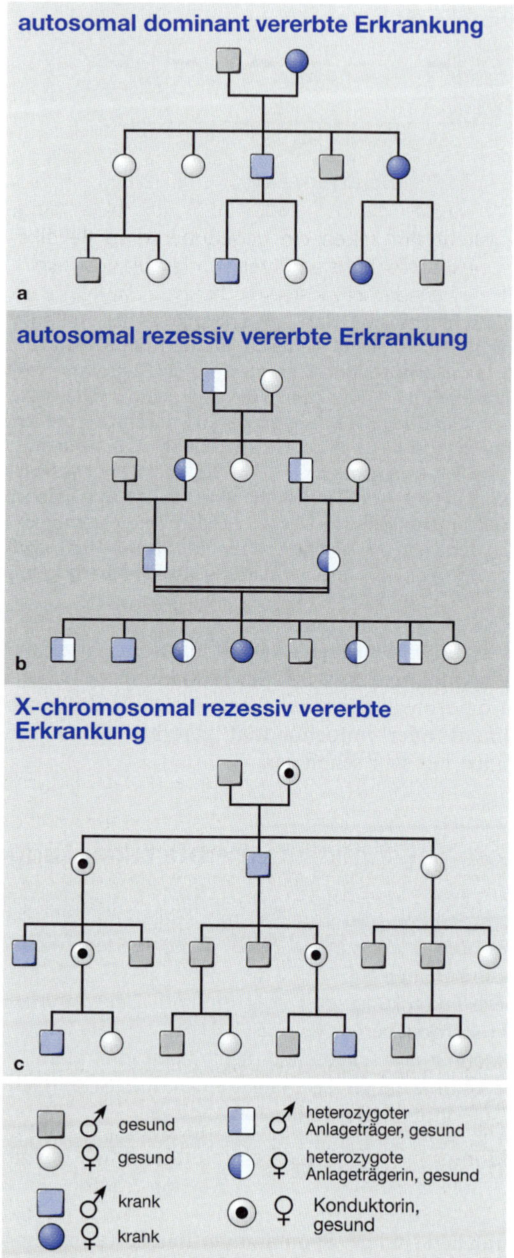

Abb. 1-5a Idealisierter Stammbaum einer Familie mit einer autosomal dominant vererbten Erkrankung.
Sowohl Männer (■) als auch Frauen (●) sind betroffen.
Abb. 1-5b Idealisierter Stammbaum einer Familie mit einer autosomal rezessiv vererbten Erkrankung.
Beachte die Blutsverwandschaft: Die Eltern der Betroffenen (■, ●) sind Cousin und Cousine 1. Grades. Heterozygote Anlageträger (,) sind gesund.
Abb. 1-5c Idealisierter Stammbaum einer Familie mit einer X-chromosomal rezessiv vererbten Erkrankung.
Nur Männer sind betroffen (■); die Erkrankung wird über gesunde Konduktorinnen ( ) weitergegeben.

Neumutationen wirken sich klinisch vor allem bei dominanten Genen aus. Da Punktmutationen mit dem **Alter des Vaters** zunehmen, steigt damit vor allem das Risiko für Kinder mit autosomal dominanten Erkrankungen; beispielsweise einer Achondroplasie, einer Ossifikationsstörung der langen Röhrenknochen, die zu einem dysproportionierten Minderwuchs führt.

Manche autosomal dominanten Erkrankungen stellen einen **Letalfaktor** dar. Die Betroffenen sterben vor Erreichen des reproduktionsfähigen Alters. Alle entsprechenden Erkrankungen beruhen daher auf Neumutationen.

Ein Beispiel ist der thanatophore Zwergwuchs, eine Fehlbildung mit extremer Verkürzung der Extremitäten und Einengung des Brustraums, die innerhalb weniger Tage nach der Geburt zum Tode führt.

Durch eine **prädiktive Gendiagnostik** kann in vielen Fällen noch vor einem möglichen Ausbruch der Erkrankung geklärt werden, ob ein Familienmitglied die Erkrankung geerbt hat oder nicht. Vor Inanspruchnahme dieser Diagnostik muß mit den Ratsuchenden in einer **genetischen Beratung** geklärt werden, ob sie eine prädiktive Gendiagnostik wünschen und ob sie eventuelle Konsequenzen tragen wollen und können.

Autosomal rezessiv vererbte Erkrankungen

Eine autosomal rezessiv vererbte Erkrankung tritt nur auf, wenn beide Allele betroffen sind. Meist liegt **Homozygotie** für den gleichen Defekt vor.

Autosomal rezessive Erkrankungen können auch ausgelöst werden, wenn auf beiden Allelen unterschiedliche Mutationen vorhanden sind **(Compound-Heterozygotie).**

Die Stammbäume von Familien mit autosomal rezessiv vererbten Erkrankungen (Abb. 1-5b) weisen folgende **Besonderheiten** auf:

- Die Erkrankung beschränkt sich meist auf eine Generation. Nicht selten findet sich nur ein Betroffener in einer Familie.
- Überdurchschnittlich häufig besteht eine Blutsverwandtschaft der Eltern.
- Männer und Frauen sind gleich häufig betroffen.
- Durchschnittlich 25% der Geschwister eines Betroffenen zeigen die Erkrankung.
- Kinder von Betroffenen sind gesund. Dies gilt unter der Voraussetzung, daß der Ehepartner homozygot gesund ist. Ist der Ehepartner heterozygoter Anlageträger, besteht für die Kinder von Betroffenen ein Wiederholungsrisiko von 50% (Pseudodominanz).

Häufigere autosomal rezessiv vererbte Erkrankungen sind die Zystische Fibrose, die Phenylketonurie, das Adrenogenitale Syndrom, der α_1-Antitrypsin-Mangel, die Thalassämien und die proximalen spinalen Muskelatrophien.

Von **Heterogenie** spricht man, wenn Mutationen in zwei verschiedenen Genloci die gleiche Erkrankung auslösen können. In diesem Fall können die Kinder von zwei Betroffenen zwar heterozygot für die beiden Gendefekte, aber klinisch gesund sein (Beispiel: Taubstummheit).

In der Bevölkerung ist die **Heterozygotenfrequenz** für einige autosomal rezessiv vererbte Erkrankungen erstaunlich hoch. Sie beträgt z.B. für die häufigste Mutation bei der Zystischen Fibrose, die ΔF508-Mutation, etwa 1:25. Für gesunde Geschwister eines Betroffenen beträgt die a-priori-Wahrscheinlichkeit, heterozygoter Anlageträger zu sein, 67% ($^2/_3$).

Mit Hilfe von **Heterozygotentests** (Enzymbestimmungen, Belastungstests) kann bei vielen autosomal rezessiv vererbten Erkrankungen geklärt werden, ob gesunde Geschwister oder andere Familienmitglieder eines Betroffenen heterozygote Anlageträger sind. Dies geschieht neuerdings auch zunehmend durch molekulargenetische Untersuchungen.

X-chromosomal rezessiv vererbte Erkrankungen

Die Stammbäume von Familien mit X-chromosomal rezessiv vererbten Erkrankungen (Abb. 1-5c) weisen folgende **Besonderheiten** auf:
- Es erkranken nur Männer.
- Die Erkrankung wird über gesunde Frauen, die **Konduktorinnen,** weitergegeben. Durchschnittlich erkrankt die Hälfte der Söhne einer Konduktorin; die Hälfte der Töchter ist wiederum Konduktorin.
- Alle Söhne eines Betroffenen sind gesund; alle Töchter sind Konduktorinnen.

Zu den X-chromosomal rezessiv vererbten Erkrankungen gehören die Hämophilie A und B, die Muskeldystrophien Typ Duchenne und Becker und die testikuläre Feminisierung.

Ein Teil der Konduktorinnen zeigt milde klinische Symptome. Dies ist über die **Lyon-Hypothese** zu erklären: In der frühen Embryonalentwicklung wird im weiblichen Geschlecht in jeder Zelle eines der beiden X-Chromosomen inaktiviert. Diese Inaktivierung erfolgt nach dem Zufallsprinzip und bleibt während des ganzen Lebens erhalten. Ist in fast allen Zellen das X-Chromosom mit dem Normalgen inaktiviert, kann sogar eine klinisch manifeste Erkrankung bei einer Konduktorin auftreten.

1.2.2 Polygen vererbte Erkrankungen

Viele Erkrankungen treten familiär gehäuft auf, ohne daß sich die Stammbaumanalysen mit einem der typischen Mendelschen Erbgänge in Einklang bringen lassen. Zwillingsstudien belegen, daß **genetische Faktoren** eine Rolle spielen.

Man geht davon aus, daß die Krankheitsdisposition durch mehrere Gene festgelegt wird (polygene Vererbung). Die Wirkung dieser Gene wird durch **exogene Faktoren,** wie z.B. Infektionen, die Ernährung oder eine Gravidität modifiziert.

Polygen vererbte Merkmale wie z.B. die Körpergröße sind in einer Bevölkerung entsprechend der Gauß-Kurve verteilt.

Bei einigen Erkrankungen gibt es einen **Schwellenwerteffekt:** Erst wenn eine bestimmte Anzahl von Genen verändert ist, manifestiert sich die Erkrankung.

Zu den polygen vererbten Erkrankungen zählen der Diabetes mellitus Typ 1 und Typ 2, die Hypertonie, Herzfehler, Lippen-Kiefer-Gaumenspalten, die Hüftdysplasie, der Klumpfuß, die Pylorusstenose, neurale Dysraphien, Atopien, die Psoriasis, die Epilepsien und die endogenen Psychosen.

Bei der Angabe des **Wiederholungsrisikos** muß man sich auf empirische Risikoziffern stützen.

Es gelten folgende **Grundsätze:**
- Das Wiederholungsrisiko wird mit abnehmendem Verwandtschaftsgrad deutlich geringer. Sofern Verwandte ersten Grades nicht betroffen sind, besteht nur selten ein gegenüber dem Bevölkerungsdurchschnitt erhöhtes Wiederholungsrisiko.
- Das Wiederholungsrisiko hängt häufig vom Geschlecht ab. Hat ein Erkrankter das seltener betroffene Geschlecht, so ist das Wiederholungsrisiko für seine Nachkommen höher als bei Erkrankten mit dem häufiger betroffenen Geschlecht **(Carter-Effekt).**
- Sind in einer Familie mehrere Mitglieder betroffen oder ist der Schweregrad der Erkrankung besonders groß, steigt das Wiederholungsrisiko.
- Das Risiko steigt mit zunehmender Inzidenz der Erkrankung.

1.2.3 Chromosomenanomalien

Konstitutionelle Chromosomenaberrationen

Konstitutionelle Chromosomenaberrationen entstehen während der Keimzellreifung oder in der frühen Embryonalentwicklung. Sie betreffen in der Regel alle Zellen eines Individuums; Ausnahme: chromosomales Mosaik (s. Abschn. 1.1.1).

Numerische Chromosomenaberrationen

Beim Menschen sind in der Regel nur die autosomalen **Trisomien 13, 18 und 21** mit dem Leben vereinbar.

Die übrigen autosomalen Trisomien, alle autosomalen Monosomien, Tri- und Tetraploidien sowie ein großer Teil der Monosomien X führen zur **Fehlgeburt.**

Numerische Chromosomenaberrationen entstehen meistens spontan. Bei den folgenden Schwangerschaften besteht nur ein gering erhöhtes **Wiederholungsrisiko.** Nach Geburt eines Kindes mit einer freien Trisomie 21 liegt das Risiko beispielsweise um 1% über dem altersentsprechenden Durchschnitt.

Mit Ausnahme der Monosomie X steigt das Risiko für die Geburt eines Kindes mit einer numerischen Chromosomenaberration mit dem **mütterlichen Alter.** Durch eine Chromosomenanalyse nach Amniozentese oder Chorionzottenbiopsie können Chromosomenaberrationen pränatal erkannt werden.

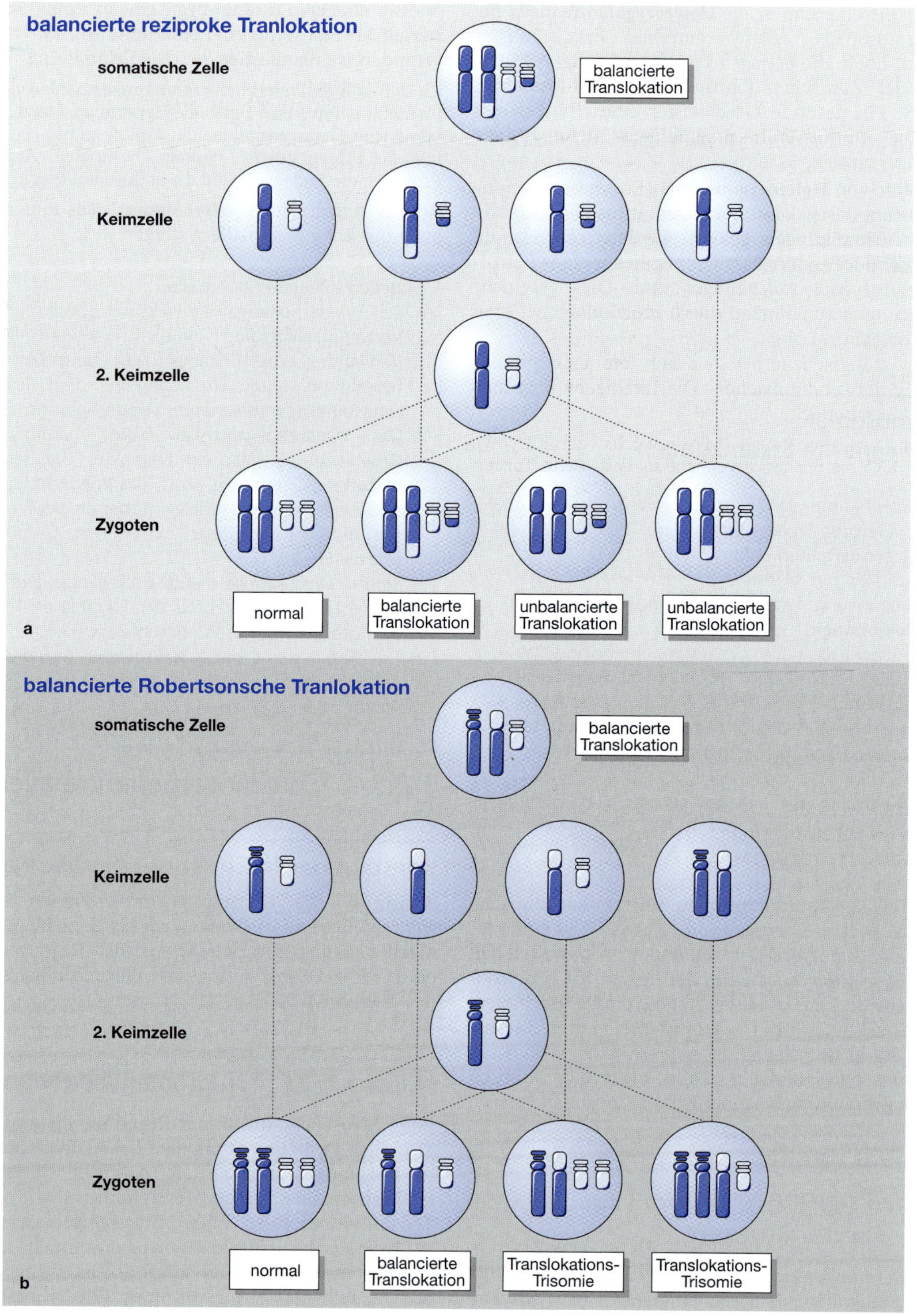

Abb. 1-6a Wiederholungsrisiko bei einer balancierten reziproken Translokation. Bei der Reifung der Keimzelle werden zufällig die normalen oder die Translokationschromosomen weitergegeben. Nach der Befruchtung durch eine 2. Keimzelle entstehen Nachkommen mit einem normalen Chromosomensatz oder einer balancierten Translokation (gesund) oder Nachkommen mit einer unbalancierten Translokation. Dies führt in der Regel zur Fehlgeburt oder zur Geburt eines kranken Kindes.

Abb. 1-6b Wiederholungsrisiko bei einer balancierten Robertsonschen Translokation. Bei der Reifung der Keimzellen werden zufällig die normalen oder die Translokationschromosomen weitergegeben. Nach der Befruchtung durch eine 2. Keimzelle entstehen Nachkommen mit einem normalen Chromosomensatz oder einer balancierten Translokation (gesund) oder Nachkommen mit einer Translokationstrisomie. Nur Kinder mit einer Translokationstrisomie 13 oder 21 sind lebensfähig; die anderen Translokationstrisomien führen zur Fehlgeburt. Die Entstehung von Monosomien aus Keimzellen mit nur einem normalen Chromosom ist nicht dargestellt, da Monosomien immer letal sind.

Schwangere über 35 Jahre müssen über diese Möglichkeit der **genetischen Pränataldiagnostik** aufgeklärt werden.

Anomalien der Geschlechtschromosomen gehen mit einer milderen klinischen Symptomatik einher als Aberrationen von Autosomen.

Bei numerischen Aberrationen der Geschlechtschromosomen wie dem Turner-Syndrom (Monosomie X), dem Klinefelter-Syndrom (XXY), dem XXX- und XYY-Zustand verläuft die **psychomotorische Entwicklung** häufig normal. Gelegentlich treten Lernschwierigkeiten, Entwicklungsverzögerungen, v.a. im sprachlichen Bereich, und Anpassungsschwierigkeiten auf, die eine gezielte Förderung notwendig machen. Die Intelligenz liegt meistens im Normbereich.

Das Turner-Syndrom ist mit Minderwuchs, der Karyotyp XXY und XYY ist mit Hochwuchs assoziiert. Beim Turner-Syndrom und beim Klinefelter-Syndrom bestehen **Infertilität.**

Strukturelle Chromosomenaberrationen

Balancierte Translokationen und Inversionen treten bei 1:500 bzw. 1:100 Neugeborenen auf. Sofern das Bruchereignis kein Strukturgen alteriert, sind Träger einer **balancierten Chromosomenaberration** gesund.

Es besteht jedoch ein erhöhtes Risiko für Fehlgeburten und für die Geburt von Kindern mit unbalancierten Chromosomenaberrationen (Abb. 1-6). Beispielsweise gibt es bei Trägern einer balancierten Robertsonschen Translokation t(14;21) ein erhöhtes Risiko für die Geburt eines Kindes mit einem Down-Syndrom.

Unbalancierte Chromosomenaberrationen führen in der Regel zu kraniofazialer Dysmorphie, Organfehlbildungen, einer Wachstumsstörung und einer mentalen Retardierung. Selbst mikroskopisch kaum sichtbare Verluste von chromosomalem Material gehen häufig mit schwerwiegenden Erkrankungen einher.

Bei diesen **Mikrodeletionssyndromen** kommt es häufig zum Verlust benachbarter Gene **(Contiguous gene syndrome).** Dies kann die unterschiedlichen Kombinationen von klinischen Symptomen erklären.

Somatische Chromosomenaberrationen

Während der Tumorentwicklung treten numerische und/ oder strukturelle Chromosomenaberrationen in somatischen Zellen auf. Diese Chromosomenaberrationen können zu einer Aktivierung von Onkogenen oder zu einem Funktionsverlust von Tumorsuppressorgenen (s. Kap. 6) führen. Tumorassoziierte Chromosomenaberrationen sind auf den Tumorzellklon beschränkt.

Beispiel: Bei der chronischen myeloischen Leukämie findet man regelmäßig eine sog. Philadelphia-Translokation t(9;22)(q34;q11).

Dittrich, B., K. Buiting, B. Korn, S. Rickard, J. Buxton, S. Saitoh, R. D. Nicholls. A. Proustka, A. Winterpracht, B. Zabel, B. Horsthemke: Imprint switching on human chromosome 15 may involve alternative transcripts of the SNRPN gene. Nature Genet 14 (1996) 163–170.

Online Mendelian Inheritance in Man, OMIM (TM). Center for Medical Genetics, John Hopkins University (Baltimore, MD) and National Center for Biotechnology Information, National Library of Medicine (Bethesda, MD) (1996).
World Wide Web URL:
http://www.ncbi.nlm.nih.gov/Omim/

The Huntington´s Disease Collaborative Research Group: A novel gene containing a trinucleotide repeat that is expanded and unstable on Huntington´s disease chromosome. Cell 72 (1993) 971–983.

2 Genregulation

Mathias Montenarh

2.1 Prinzipien und allgemeine Störungen

2.1.1 Molekulare Organisation der Gene

Primärstruktur der DNA

DNA und **RNA** sind polymere informationsreiche Moleküle. DNA ist aus Desoxyribonukleotiden und RNA aus Ribonukleotiden aufgebaut. Die Länge der DNA in einer menschlichen Zelle beträgt etwa 5,5 $\times 10^9$ **Nukleotide,** die mittels Phosphodiesterbindungen miteinander verknüpft sind (Abb. 2-1a). Die Basen liegen im Inneren des DNA-Doppelstrangs, und die Zucker-Phosphat-Reste bilden das nach außen gerichtete Rückgrat der DNA.

Eine **Nukleotidkette** besitzt am 5'-Ende meist einen Phosphatrest und am 3'-Ende eine OH-Gruppe. Nukleinsäuren werden immer in 5'-3'-Richtung aufgeschrieben und auch in dieser Richtung neu synthetisiert (s.u.).

DNA besteht aus zwei **Polynukleotidsträngen,** die in Form einer Helix um eine gemeinsame Achse gewunden sind. Dabei laufen die Stränge in einander entgegengesetzter Richtung **(antiparallel).** Die Basen befinden sich im Innern der Helix, die Zucker-Phosphat-Reste befinden sich außen.

Sekundärstruktur der DNA

Die beiden Stränge werden durch **Wasserstoffbrückenbindungen** zwischen jeweils zwei Basen zusammengehalten. Dabei bildet Adenin mit Thymin zwei und Guanin mit Cytosin drei Wasserstoffbrückenbindungen aus.

Merke: A = T; G ≡ C

Die Wasserstoffbrückenbindungen zwischen den Basen der DNA können relativ leicht, z.B. durch Erhitzen auf 70–80 °C aufgehoben werden. Dies führt zum Schmelzen oder Denaturieren der DNA. Der **Schmelzpunkt** der DNA hängt von der Zusammensetzung der Basen ab, wobei G-C-reiche Nukleinsäuren wegen der jeweils drei Wasserstoffbrückenbindungen einen höheren Schmelzpunkt haben. Beim Abkühlen finden die komplementären Stränge über die entsprechenden Basenpaarungen wieder zusammen.

Das Schmelzen und Renaturieren von doppelsträngiger DNA wird zum Nachweis identischer komplementärer DNA bzw. zum Nachweis von Mutationen in der Tumordiagnostik und in der forensischen Medizin zum Nachweis einer Täterschaft eingesetzt **(Southern Hybridisierung).** Dabei wird die Identität einer DNA aus Körperflüssigkeiten oder Zellen am Tatort mit der DNA des Täters analysiert.

Tertiärstruktur der DNA

Neben einem an beiden Seiten offenen DNA-Molekül gibt es kovalent geschlossene DNA-Moleküle. Sie haben eine **verdrillte („super-coiled") Struktur,** weil ein ringförmig-geschlossenes Molekül der Spannung durch einfaches Entwinden nicht mehr entgehen kann.

Alle Synthesereaktionen mit doppelsträngiger DNA erfordern die Trennung der Stränge. Das Aufwinden an einem Ende der DNA, z.B. zur Replikation oder zur Transkription, führt zu einer stärkeren Überdrehung der übrigen DNA-Stränge und damit zu einem bald unüberwindlichen Widerstand.

Topoisomerasen sind Enzyme, die eine solche Überdrehung durch Einzelstrangbrüche (Topoisomerase I) oder Doppelstrangbrüche (Topoisomerase II) reduzieren und eine **Auftrennung der DNA in Einzelstränge** ermöglichen. Neben dieser Nukleaseaktivität haben Topoisomerasen auch eine Ligaseaktivität, die die DNA-Stränge an den Bruchstellen wieder verknüpft.

Zytostatika wie Etoposid **hemmen** die für die DNA-Synthese wichtigen Topoisomerasen.

Die Topoisomerasen des Typs II in Bakterien sind die DNA-Gyrasen. Sie sind **Angriffspunkt der Antibiotika** vom Typ der Gyrase-Hemmer (z.B. Nalidixinsäure oder Ofloxazin), die man zur Therapie bakterieller Infektionen z.B. der Harnwege einsetzt.

Quartärstruktur der DNA

Die DNA eukaryontischer Zellen liegt nicht „nackt" vor, sondern sie ist fest mit einer Gruppe kleiner basischer Proteine, den **Histonen,** verbunden. Der DNA/Histon-Komplex wird Chromatin genannt.

Im **Chromatin** findet man die Histone H1, H2A, H2B, H3 und H4, die eine hochkonservierte Aminosäuresequenz aufweisen mit einem hohen Gehalt an positiv geladenen Seitenketten. Die kleinste Einheit des Chromatins, das **Nukleosom,** setzt sich aus etwa 200 Basenpaaren und je 2 Molekülen H2A, H2B, H3 und H4 zusammen. Das Histon H1 hat eine Brückenfunktion zwischen den Nukleosomen.

2.1.2 Replikation der DNA

DNA-Moleküle dienen der **Speicherung der genetischen Information** einer Zelle bzw. eines Organismus. Zusätzlich gibt es auf der DNA regulatorische und proteinkodierende Abschnitte. Darüber hinaus ist die DNA in der Zelle die **Matrize** für die identische Weitergabe dieser genetischen Information an die Tochterzellen **(Replikation).**

Jeder DNA-Strang enthält die Information für die Synthese eines komplementären Stranges. Deshalb entstehen bei einer DNA-Replikation aus einem DNA-Molekül zwei neue DNA-Moleküle, wobei diese Moleküle jeweils einen alten und einen neuen Strang enthalten. Man nennt dies eine **semikonservative Replikation.**

> Das doppelsträngige DNA-Molekül dient als Matrize für die DNA-Replikation.

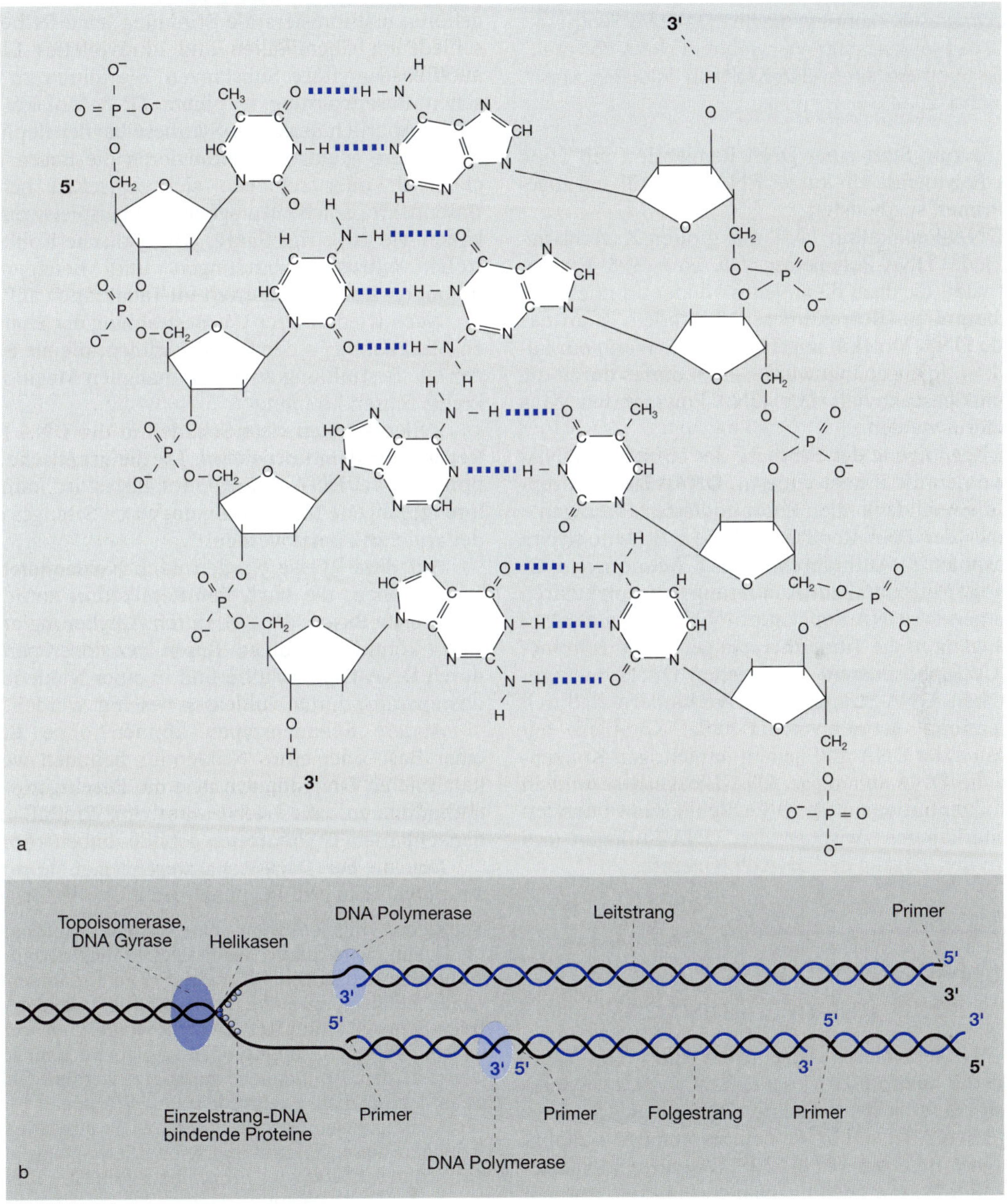

Abb. 2-1 Struktur der DNA und DNA-Replikation.
a) **Struktur der DNA** am Beispiel der Sequenz 5'TCAG3' und 3'AGTC5'
b) Bei der **schematischen Darstellung der DNA-Replikation** ist eine Auswahl von Enzymen, DNA-bindenden Proteinen und Primern für die Initiation der DNA-Replikation, der Elongation und Ligation angegeben.

Ausgehend von einem oder mehreren Replikationsstartpunkt(en) wird das Molekül zu Replikationsgabeln entspiralisiert. Helikasen trennen die beiden DNA-Stränge voneinander, um einen Zugang zur DNA zu ermöglichen. Die **getrennten Stränge** werden durch Einzelstrang-bindende Proteine stabilisiert.

Der neu zu synthetisierende DNA-Strang wird von DNA-Polymerasen aus einzelnen Desoxyribonukleotiden zusammengesetzt. Ein **neuer DNA-Strang** wird immer in 5'-3'-Richtung synthetisiert. Die beiden Stränge in einem DNA-Molekül verlaufen antiparallel. Das bedeutet, daß ein Strang kontinuierlich (Leitstrang), der andere Strang diskontinuierlich (Folgestrang) synthetisiert wird. Die dabei gebildeten kurzen DNA-Abschnitte werden als **Okazaki-Fragmente** bezeichnet (Abb. 2-1b).

DNA-Polymerasen können keine De-novo-Synthese eines DNA-Moleküls starten, während RNA-Polymerasen die Synthese eines RNA-Moleküls initiieren können (Abschn. 2.1.4).

Daher wird zum Start einer DNA-Replikation mit Hilfe von RNA-Polymerase ein kurzes RNA-Molekül, ein sogenannter **Primer,** synthetisiert.

Die DNA-Replikation läuft mit großer Zuverlässigkeit ab. Jede DNA-Polymerase hat eine 3'-5'-Exonukleaseaktivität, die dazu dient, jedes Nukleotid noch einmal zu überprüfen (Korrekturlesen), nachdem es an das wachsende DNA-Molekül angefügt wurde. Wenn ein falsches Nukleotid angehängt wurde, kann dieses durch die 3'-5'-Exonukleaseaktivität der DNA-Polymerasen δ, ε oder γ entfernt werden.

Nach Beendigung der Synthese der einzelnen DNA-Stränge werden die Primer entfernt. **DNA-Ligasen** knüpfen dann die noch fehlenden Phosphodiesterbindungen.

Hemmer der DNA-Replikation, wie z.B. Mitomycin, Cyclophosphamid, Anthracycline oder Actinomycin D, sind wichtige Hilfsmittel zur Aufklärung der molekularen Mechanismen der DNA Replikation. Viele haben darüber hinaus Eingang in die **Tumortherapie** gefunden. Mitomycin und Cyclophosphamid verursachen Quervernetzungen zwischen DNA-Strängen und verhindern dadurch deren Trennung. Actinomycin D bildet Komplexe mit Guaninresten der DNA und hemmt in niedrigen Konzentrationen die DNA-abhängige RNA-Biosynthese und in hohen Konzentrationen die DNA-Replikation. Anthracycline interkalieren zwischen den DNA-Strängen und verhindern den Zugang der DNA-Polymerase.

2.1.3 Mutationen und Reparaturmechanismen

Obwohl DNA-Polymerasen die neusynthetisierte DNA immer wieder überprüfen, kommen durch Umwelteinflüsse auch bei fertig synthetisierter DNA genetische Veränderungen vor. Hinzu kommt eine **spontane Mutationsrate** von einer Base pro 10^8 bis 10^{10} Basen (je nach Spezies) pro Replikationszyklus. Neben Punktmutationen (Austausch eines einzelnen Nukleotids) treten noch Deletionen (Verlust von Nukleotiden), Insertionen (Einfügung von Nukleotiden) und Duplikationen auf.

Es gibt verschiedene Typen von **Punktmutationen:**

- **Transition** (Ersatz einer Purinbase durch eine andere Purinbase oder einer Pyrimidinbase durch eine andere Pyrimidinbase) und
- **Transversion** (Ersatz einer Purinbase durch eine Pyrimidinbase oder umgekehrt).

Wenn eine Mutation zu einem Stopp-Kodon führt, spricht man von einer **„Nonsense"-Mutation.** Führt eine Punktmutation zu einer veränderten Aminosäure im von diesem DNA-Abschnitt kodierten Protein, so spricht man von einer **„Missense"-Mutation.**

Ein **klinisches Beispiel** ist die **Sichelzellanämie** (s.a. Abb. 1-4), bei der ein Glutamylrest (kodiert durch GAG) durch einen Valinrest (kodiert durch GUG) im β-Globin-Protein ersetzt ist.

Mutagene können Basen der DNA verändern. Hierzu gehören u.a. ionisierende Strahlung, eine Reihe von verschiedenen Chemikalien und ultraviolettes Licht, aber auch basenanaloge Substanzen. Sie führen zu einer falschen Basenpaarung in einem DNA-Molekül oder zu einem Abbruch der DNA-Synthese bei der Replikation.

Andere Mutagene modifizieren die Basen der DNA chemisch oder schieben sich zwischen benachbarte Basenpaare. Solche Mutagene sind beispielsweise Chemikalien wie salpetrige Säure, polyzyklische Kohlenwasserstoffe, Nitroso-Verbindungen und Benzpyrene, die besonders hochkonzentriert im Tabakrauch auftreten.

Nach wiederholter **UV-Bestrahlung der Haut** kann es zu Mutationen in der DNA kommen, die als Spätfolgen der UV-Bestrahlung zu einem malignen Melanom (Hautkrebs) führen können.

Zellen können viele Schäden in der DNA mit ihrem **Reparatursystem** korrigieren. Da die genetische Information auf zwei DNA-Strängen lokalisiert ist, kann die verlorengegangene Information des einen Stranges durch die des anderen ersetzt werden.

Auf diese Weise werden auch **Nukleotidfehlpaarungen** behoben, die nach der Replikation zurückbleiben. **Abnormale Basen,** die z.B. durch Alkylierung entstanden sind, können in einer Basen-Exzisionsreparatur z.B. durch DNA-Glykosylasen und in einer Nukleotid-Exzisionsreparatur durch Nukleasen beseitigt werden.

Andere Schadenstypen können ohne Entfernung einer Base oder eines Nukleotids behoben werden. So katalysieren DNA-Photolyasen die Beseitigung von Pyrimidindimeren, die sich unter UV-Einfluß zwischen benachbarten Thyminresten gebildet haben können.

Defekte bei DNA-Reparaturenzymen können katastrophale Auswirkungen haben.

Xeroderma pigmentosum, eine seltene Erbkrankheit des Menschen, wird durch einen Defekt des Enzymprozesses verursacht, durch den Pyrimidindimere und andere umfangreiche Schädigungen der DNA repariert werden. Da viele DNA-Schäden durch UV-Licht hervorgerufen werden, entwickeln Patienten mit Xeroderma pigmentosum Hautkrebs, wenn sie dem Sonnenlicht ausgesetzt werden. Gelegentlich treten zusätzlich neurologische Störungen und eine beschleunigte Neurodegeneration auf. Es gibt eine Reihe von Subtypen dieser Erkrankung, wobei jeweils ein anderes an der Reparatur beteiligtes Enzym betroffen ist.

In jüngster Zeit gibt es Hinweise dafür, daß genetische Veränderungen und damit Funktionsverluste einiger Reparaturgene wie MSH2 oder MLH1 an der Entstehung der hereditären non-polypösen kolorektalen Tumoren beteiligt sind.

Genetische Veränderungen im BRCA1-Gen scheinen eine Rolle bei der Entstehung von Brustkrebs zu spielen. Das Produkt des BRCA1-Gens ist Bestandteil eines Proteinkomplexes, der u.a. RNA-Polymerase II enthält und der an der DNA-Reparatur beteiligt ist.

2.1.4 Transkription der Gene

Die Chemie der RNA-Synthese ist der der DNA-Synthese sehr ähnlich: Zugrunde liegt die Ausbildung von Wasserstoffbrückenbindungen und Knüpfung von Phosphodiesterbindungen. Trotzdem sind die biologischen Funktionen von DNA und RNA sehr verschieden.

> Bei der DNA-Replikation muß das gesamte Genom ohne Fehler und Variationen kopiert werden, während bei der Transkription nur bestimmte Abschnitte der DNA (Gene) abgelesen und in RNA umgeschrieben werden.

Struktur der RNAs

RNA-Moleküle enthalten wie DNA 3'-5'-Phosphodiesterbindungen. Anstelle von Desoxyribonukleotiden enthält die RNA **Ribonukleotide** und statt der Base Thymin enthält sie die Base **Uracil.** RNA ist ein **einzelsträngiges Molekül,** wobei nahezu jede RNA kurze intramolekulare doppelhelikale Bereiche ausbilden kann.

Die **mRNA (messenger RNA)** oder Boten-RNA ist die Matrize für die Proteinbiosynthese, sie macht etwa 5–10% des Gesamtgehaltes an RNA in der Zelle aus.

Die **tRNA (transfer-RNA)** transportiert aktivierte Aminosäuren zur Proteinbiosynthese an die Ribosomen, sie macht etwa 15% der Gesamt-RNA aus.

rRNAs (ribosomale RNA) sind Bestandteile von Ribosomen, ihr Anteil macht 75–80% der Gesamt-RNA aus.

snRNAs (small nuclear RNAs) sind wichtige Werkzeuge bei der Reifung der mRNA, beim „splicing" (Abschnitt 2.1.5).

RNA-Polymerase

Die Enzyme, die für die Transkription verantwortlich sind, sind die RNA-Polymerasen. Prokaryonten besitzen eine, Eukaryonten drei unterschiedliche RNA-Polymerasen (Abb. 2-3). Sie haben verschiedene **Aufgaben:**

- Erkennen von Promotorbereichen,
- Entwinden einer doppelhelikalen DNA zur Herstellung einer Matrize aus einzelsträngiger DNA,
- Verlängerung eines RNA-Stranges durch Anfügen von Ribonukleotiden an das 3'-Hydroxyende eines RNA-Moleküls,
- Erkennung von Terminationssignalen zur Beendigung der Transkription,
- Interaktion mit Aktivator- oder Repressorproteinen zur Regulation der Effizienz und der Geschwindigkeit der Transkription.

Im Gegensatz zu DNA-Polymerasen benötigen die RNA-Polymerasen keinen Primer, um eine De-novo-Synthese von RNA einzuleiten.

> RNA-Polymerasen haben keine korrekturlesende 3'-5'-Exonukleaseaktivität, so daß bei der Transkription deutlich mehr Fehler auftreten als bei der DNA-Replikation.

Da die Information eines RNA-Moleküls nicht an Tochterzellen weitergegeben wird, sondern RNA-Moleküle relativ schnell wieder abgebaut werden, hat die Fehlerrate bei der RNA keine so schwerwiegenden Folgen wie bei der DNA.

RNA-Synthese

Die Initiation der RNA-Synthese erfolgt an spezifischen Sequenzen der DNA, die man **Promotoren** nennt. In bestimmten Abständen vom Startpunkt der Transkription befinden sich auf der DNA bestimmte regulatorische Sequenzen, die für den Start, den Zeitpunkt und die Effizienz der Transkription verantwortlich sind (Abb. 2-2).

Als **Regulatoren** für die Transkription wirken die unterschiedliche Affinität der RNA-Polymerasen für die Promotorsequenzen, sowie die Bindung von Repressoren und Aktivatoren an die DNA in der Nähe der Promotoren.

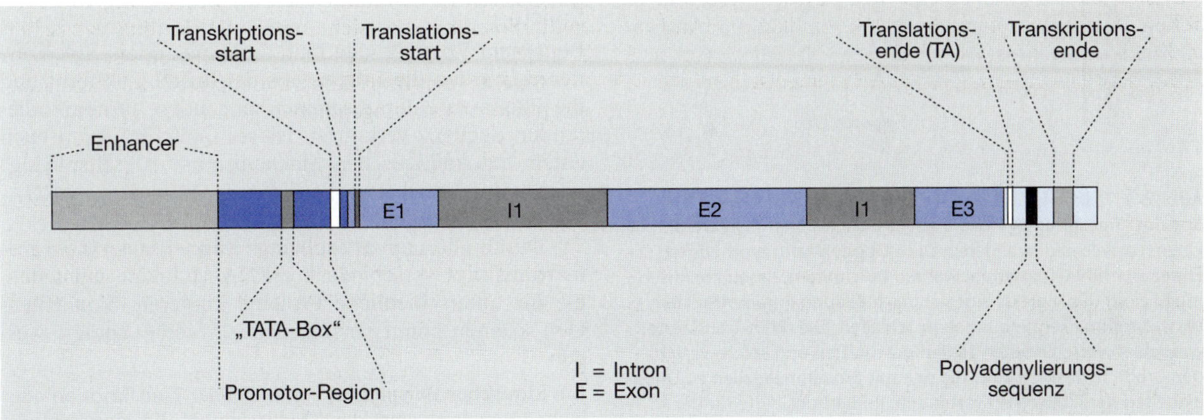

Abb. 2-2 Organisation eines eukaryonten Gens, das für ein Protein kodiert. Ein Gen eines eukaryonten Organismus besteht aus einer Enhancer-Region, einer Promotor-Region mit einer TATA-Box und anderen Kontrollelementen, einer Sequenz, die den Transkriptionsstart markiert, einer Sequenz ATG, die den Translationsstart markiert, mehreren Exons und Introns, einer Sequenz, die das Translationsende angibt, einer Polyadenylierungssequenz und einer Sequenz, die das Transkriptionsende angibt.

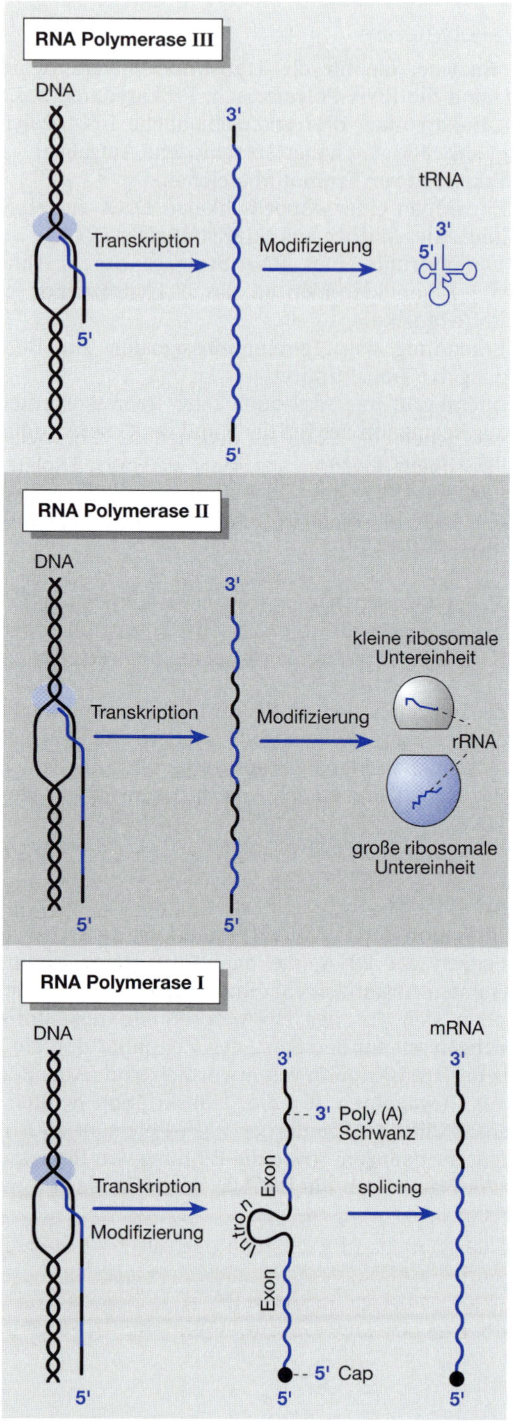

Abb. 2-3 Transkription und Reifung von verschiedenen RNA-Spezies. Transfer-RNA, ribosomale RNA und Boten-RNA werden an einem partiell aufgewundenen DNA-Doppelstrang synthetisiert. Die Enden der tRNA-Transkripte werden beschnitten, Basen chemisch modifiziert; das Molekül legt sich nach Bildung intramolekularer Wasserstoffbrückenbindungen in Schleifen. Die rRNA-Transkripte werden an verschiedenen Stellen geschnitten und liefern verschieden große rRNA-Moleküle, die sich mit Proteinmolekülen zu Untereinheiten der Ribosomen verbinden. Primärtranskripte für die mRNA werden am 5'-Ende mit einem „cap" und am 3'-Ende mit einem Poly-A-Schwanz versehen, der die RNA vor einem schnellen Abbau durch Nukleasen schützt. Nichtkodierende Sequenzen (Introns) müssen aus dem Primärtranskript herausgeschnitten und die kodierenden Sequenzen (Exons) miteinander verbunden werden („splicing").

Ein Stoppsignal (beispielsweise eine GC-reiche Region gefolgt von AT-reichen Sequenzen) beendet die Transkription.

Darüber hinaus kennt man **Terminationsfaktoren,** die spezifische Sequenzen auf der RNA erkennen und damit eine Ablösung des RNA-Moleküls von der DNA bewirken.

Weiterhin regulieren zusätzliche Transkriptionsfaktoren die Bindung der RNA-Polymerasen an die Promotoren. Als solche Transkriptionsfaktoren wirken z.B. die Rezeptoren für Schilddrüsen- und Steroidhormone.

Viele dieser Transkriptionsfaktoren besitzen ein Zinkfingermotiv, das ist eine besondere Proteinstruktur, durch die der Transkriptionsfaktor mit der DNA in Wechselwirkung tritt.

Zusätzlich enthalten viele Transkriptionsfaktoren sogenannte Leucin-Zipper(Zipper = Reißverschluß)-Motive, wobei die Leucin-reiche Region des Proteins hydrophobe Wechselwirkungen mit anderen Proteinen eingehen kann.

Schließlich beeinflussen spezifische Sequenzen, sog. Verstärker oder Enhancer die Aktivität vieler Promotoren. **Enhancer** wirken größtenteils unabhängig von ihrem Abstand zum jeweiligen Gen, sie sind aber weitgehend spezifisch für einen bestimmten Zelltyp.

2.1.5 Reifung und Modifizierung von RNA

In Eukaryonten folgt der Synthese der RNA-Moleküle ihre „Reifung" durch Modifikation (Abb. 2-3). Einige dieser Modifizierungen werden durch RNA-Enzyme, sog. Ribozyme, und nicht von Proteinen katalysiert.

Das primäre Transkript einer eukaryontischen mRNA, die **heterogene nukleäre RNA (hnRNA),** enthält normalerweise alle Sequenzen, die einem Gen entsprechen. Sie ist in vielen Fällen um einiges größer als die reife mRNA.

In der hnRNA werden proteinkodierende Sequenzen, die **Exons,** von nichtkodierenden Sequenzen, den **Introns,** unterbrochen.

Splicing

Bei einem Vorgang, den man „splicing" oder „Spleißen" nennt, werden die Introns aus der hnRNA entfernt und die Exons zu einer zusammenhängenden, proteinkodierenden Sequenz verknüpft. Dieses „splicing" kann nach einem autokatalytischen Mechanismus als „selfsplicing" oder unter Beteiligung von kleinen nukleären snRNA-Molekülen ablaufen.

Durch alternatives „splicing" können aus einem Primärtranskript verschiedene mRNA-Moleküle entstehen, die für unterschiedliche Proteine kodieren. Von einem Gen können somit verschiedene Proteine kodiert werden.

Ein **klinisches Beispiel** für Fehler bei der Transkription oder beim „Splicing" sind die **Thalassämien.** Es sind erbliche hämolytische Anämien, die durch eine fehlerhafte Synthese einer Globinkette (bei den α-Thalassämien der α-Globin-Ketten, bei den β-Thalassämien der β-Globinketten) bedingt sind.

Zugrunde liegen komplexe genetische Veränderungen, z.T. Mutationen der DNA, die auf der Ebene der hnRNA zu einem geänderten „splicing" führen. Dadurch wird das Leseraster der reifen mRNA für die Translation verändert und es kann zu einem vorzeitigen Abbruch der Proteinbiosynthese kommen, oder aber es entstehen Proteine mit einer veränderten Proteinsequenz.

Bei Patienten mit Lupus erythematodes finden sich Autoantikörper u.a. auch gegen snRNAs, die eine Schlüsselrolle beim „splicing" spielen, deren pathphysiologische Bedeutung jedoch noch unklar ist.

Ribosomale rRNA von Bakterien und Eukaryonten reift aus der präribosomalen RNA. Dabei werden verschiedene Basen methyliert und daraufhin Sequenzen an beiden Enden und im Innern der präribosomalen RNA eliminiert. Auch Transfer-RNA entsteht aus längeren RNA-Vorstufen durch enzymatische Abspaltung von Nukleotiden am 5'- und 3'-Ende.

RNA-Degradation

Die Genexpression in eukaryonten Zellen wird nicht nur über die Biosynthese, sondern auch über die Abbaurate der RNA reguliert. Dabei bestimmen Strukturmerkmale im RNA-Molekül die Abbaurate der RNA, u.a. über Sequenzen im 3'-nichttranslatierten Ende, die einen schnellen Abbau des 3'-Poly- (A)-Schwanzes der RNA und des restlichen RNA-Moleküls induzieren.

Reverse Transkriptase

Neben der DNA kann auch RNA als Matrize für die Synthese von DNA und RNA dienen. Bestimmte Viren **(Retroviren),** die RNA als Genom besitzen, enthalten eine **RNA-abhängige DNA-Polymerase,** die auch reverse Transkriptase genannt wird.

Die reverse Transkriptase katalysiert die Synthese eines zur RNA komplementären DNA-Stranges, sie bewirkt den Abbau der RNA in einem RNA-DNA-Heteroduplex und katalysiert zuletzt eine DNA-abhängige DNA-Synthese für die Bildung eines DNA-Doppelstranges.

Reverse Transkriptasen haben sich zu wichtigen Reagenzien in der molekularen Medizin entwickelt, weil sie die **In-vitro-Synthese von DNA aus RNA** ermöglichen. Eine auf diese Weise hergestellte DNA wird als komplementäre DNA (cDNA) bezeichnet.

Auch das die erworbene Immunschwäche AIDS verursachende **HIV** (human immmodeficiency virus) ist ein Retrovirus (s.a. Kap. 11.3 Humanes Immundefizienz-Virus).

> Die reverse Transkriptase des HIV ist u.a. der Angriffspunkt von Medikamenten, die zur Behandlung HIV-infizierter Personen eingesetzt werden.

2.1.6 Translation

Für den Informationsfluß von der RNA zum Protein, d.h. für die Übersetzung von einer Sprache mit vier Wörtern in eine Sprache mit 20 verschiedenen Wörtern muß es eine bestimmte Kodierung geben.

> Eine Gruppe von drei Basen nennt man **Codon** oder **Triplett**, sie kodiert für eine Aminosäure.

In dieser Dreiergruppe können die vier verschiedenen Basen der RNA 64 verschiedene Kombinationen ergeben. 61 Tripletts kodieren spezifisch für eine Aminosäure, drei Tripletts definieren Stoppsignale für die Proteinbiosynthese.

> Es gelten folgende **allgemeine Charakteristika des genetischen Codes:**
> - Der genetische Code ist nicht überlappend,
> - die Basensequenz wird fortlaufend in Aminosäuren übersetzt,
> - der genetische Code ist degeneriert, d.h. viele Aminosäuren werden von mehr als einem Triplett kodiert,
> - der Code ist eindeutig, d.h. ein Triplett steht für eine Aminosäure,
> - der genetische Code ist universell, d.h. er ist nicht auf einen speziellen Organismus beschränkt, sondern – mit wenigen Ausnahmen – für alle Organismen gültig.

Die **Degeneration** des genetischen Codes verringert den schädlichen Einfluß von Mutationen. Wäre der Code nicht degeneriert, würden 20 Tripletts Aminosäuren kodieren und 44 Tripletts würden einen Kettenabbruch bewirken, d.h. die Wahrscheinlichkeit für einen Abbruch der Proteinbiosynthese wäre sehr hoch.

Das Initiationstriplett AUG markiert den Beginn der Polypeptidkette, es kodiert für die Aminosäure Methionin. Die Tripletts UAA, UGA und UAG kodieren das Signal „Stop" und beenden die Translation.

tRNA

Transfer-RNA-Moleküle erkennen Tripletts auf der mRNA, wobei eine Basenpaarung zwischen dem Codon der mRNA und einer Sequenz auf der tRNA entsteht, die **Anticodon** genannt wird. Die beiden RNA-Moleküle sind antiparallel miteinander gepaart, so daß sich die erste Base des Codons in 5'- 3'-Richtung mit der dritten Base des Anticodons paart.

tRNA-Moleküle enthalten viele **seltene Basen** wie Inosin, Pseudouridin, Dehydrouridin und Ribothymin.

Ribosomen

Die Proteinbiosynthese ist eine Fließbandarbeit, die in den Ribosomen abläuft. Ribosomen enthalten etwa 65% rRNA und 35% ribosomale Proteine.

Die Ribosomen der Bakterien bestehen aus zwei **Untereinheiten** mit **Sedimentationskoeffizienten** von 50S und 30S. Eukaryonte Ribosomen sind wesentlich größer und komplexer. Sie haben einen Sedimentationskoeffizienten von 80S und sind aus zwei Untereinheiten mit Sedimentationskoeffizienten von 60S und 40S aufgebaut.

Die **Struktur der Ribosomen** bildet sich auch aus, wenn man die einzelnen Komponenten im Reagenzglas mischt. Insgesamt enthalten eukaryonte Ribosomen über 80 verschiedene Proteine.

Proteinbiosynthese

Die Proteinbiosynthese (Abb. 2-4) gliedert sich in fünf verschiedene Schritte:

- Aktivierung von Aminosäuren,
- Initiation der Polypeptidkette,
- Elongation,
- Termination und Freisetzung,
- posttranslationales Prozessieren.

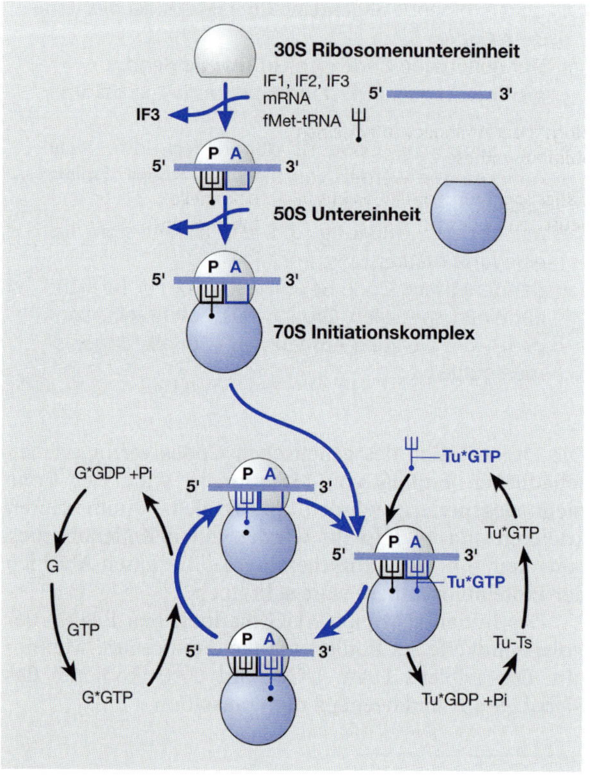

Abb. 2-4 Proteinbiosynthese.
In der Initiationsphase wird bei Bakterien aus der 30S-Ribosomenuntereinheit, den Initiationsfaktoren IF1, IF2 und IF3, der mRNA und einer aktivierten, d.h. methioninbeladenen tRNA ein 30S-Initiationskomplex gebildet. Unter GTP-Verbrauch und Dissoziation der Initiationsfaktoren entsteht der 70S-Initiationskomplex. Nach Bindung einer aktivierten Aminoacyl-tRNA, Knüpfung einer Peptidbindung und Translokation wird die Proteinbiosynthese fortgesetzt.
Die gesamte Reaktion wird von Aminoacyl-tRNA-Synthetasen katalysiert, die spezifisch für eine bestimmte Aminosäure sind. Die Enzyme haben eine Korrekturlesefunktion, die überprüft, ob die richtige Aminosäure an die entsprechende tRNA geheftet wurde. Falsch angeheftete Aminosäuren werden hydrolytisch abgespalten. Die Elongationsfaktoren Tu und G werden in einer GDP/GTP-Austauschreaktion regeneriert.
Die Translation verläuft vom 5'-Ende zum 3'-Ende der mRNA, wobei die Polypeptidsynthese am aminoterminalen Ende beginnt und zum Carboxyterminus fortschreitet. Dabei wird das Peptid durch den Elongationsfaktor EF-G unter Energieverbrauch aus dem A-Bereich in den P-Bereich verschoben und das Ribosom bewegt sich jeweils um ein Triplett in Richtung 3'-Ende der mRNA.
Die Proteinbiosynthese läuft so lange, bis das Ribosom die letzte Aminosäure angefügt hat.
Die Termination wird durch ein Stopptriplett signalisiert. Terminationsfaktoren spalten die terminale Peptidyl-tRNA-Bindung hydrolytisch, setzen tRNA aus dem P-Bereich frei und induzieren die Dissoziation des 70S-Ribosoms in seine 30S- und 50S-Untereinheit. Damit kann eine neue Proteinbiosynthese beginnen.

2.2 Störmöglichkeiten und Hemmstoffe der Replikation, Transkription und Translation

Störungen bei der Replikation, Transkription oder Translation können dadurch auftreten, daß

- bestimmte Stoffe entweder an den DNA- oder RNA-Molekülen angreifen oder
- diese Stoffe durch Bindung an Enzyme diese inaktivieren.

Solche Substanzen können als biochemische Waffen gegen bestimmte Erkrankungen eingesetzt werden, weil sie Gifte für bestimmte Organismen darstellen.

RNA-Polymerasen können durch verschiedene Reagenzien selektiv gehemmt werden.

Das Anti-Tuberkulotikum **Rifampicin** bindet an eine Untereinheit der bakteriellen RNA-Polymerase und verhindert damit die Initiation der Transkription. **Actinomycin D** inhibiert die eukaryonte RNA-Polymerase I und wird zur Chemotherapie von Tumoren eingesetzt. α-**Amanitin** hemmt die eukaryonte RNA-Polymerase II. Tabelle 2-1 zeigt einige dieser **Antibiotika** und ihre Wirkungsmechanismen.

> Darüber hinaus gibt es Substanzen, die als Inhibitoren der Proteinbiosynthese für den Menschen toxisch sind.

Dazu gehört das **Diphtherietoxin,** ein Protein der Diphtheriebakterien, das eine ADP-Ribosylierung eines eukaryontischen Elongationsfaktors (eEF2) bewirkt und ihn dadurch inaktiviert.

Ein anderer Wirkstoff ist das **Ricin,** ein extrem toxisches Protein des Rizinussamens, das die 60S-Untereinheit der eukaryonten Ribosomen inaktiviert.

Das **Gift des Knollenblätterpilzes** α-Amanitin hemmt RNA-Polymerasen, was konzentrationsabhängig zum vollständigen Stillstand der Proteinbiosynthese und damit zum Zelluntergang führen kann.

Eine Reihe von **Hormonen** wie Schilddrüsenhormone und Steroidhormone bewirkten eine Änderung der Transkriptionsrate bestimmter Gene. Die Rezeptoren für diese Hormone sind Transkriptionsfaktoren. Sie regulieren die Transkription von Genen über Bindung an Promotor- und Verstärkersequenzen. Durch Mutationen in der DNA-Bindungsdomäne dieser Rezeptoren kann die Transkriptionsfaktoraktivität verändert werden, so daß die hormonelle Kontrolle der Transkription bestimmter Gene verlorengeht. Der Verlust dieser Kontrolle kann zur Ausbildung von Tumoren beitragen.

Eine weitere Gruppe von Proteinen, die **Interferone** α, β und γ hemmen ebenfalls die Proteinbiosynthese. Die Synthese von Interferonen wird durch Viren, Bakterien, aber auch einige chemische Substanzen in Säugerzellen induziert.

In Anwesenheit von doppelsträngiger RNA (z.B. nach einer Virusinfektion) aktivieren Interferone eine Proteinkinase, die den Initiationsfaktor eIF2 phosphoryliert und damit inaktiviert. Es kommt zu einem Stillstand der Proteinbiosynthese.

Tab. 2-1 Hemmstoffe der Replikation, Transkription und Translation.

Hemmstoff	Angriffsort	Wirkungsmechanismus	Therapeutischer Einsatz
Actinomycin	DNA- und RNA-Synthese	interkaliert bei G-C in DNA	Tumoren
Nalixinsäure	DNA- und RNA-Synthese	hemmt DNA-Gyrase und damit die Entwindung der DNA	bakterielle Infektionen
Rifampicin	RNA-Synthese	bindet an bakterielle RNA-Polymerase	Tuberkulose
Tetrazykline	Proteinbiosynthese	hemmen die Bindung der tRNA an die 30S-Untereinheit	bakterielle Infektionen
Cycloheximid	Proteinbiosynthese	hemmt die Elongation durch Blockierung des Elongationsfaktors EF-G	Pilz- und Hefeinfektionen
Puromycin	Proteinbiosynthese	bewirkt als Strukturanalogon der Aminoacyl-tRNA einen Kettenabbruch der Proteinbiosynthese	
Streptomycin	Proteinbiosynthese	bewirkt durch Konformationsänderung des Ribosoms falsche Ablesung des genetischen Codes	bakterielle Infektionen
Chloramphenicol	Proteinbiosynthese	hemmt die Peptidyltransferase und verhindert den Einbau von Aminosäuren	bakterielle Infektionen

Ein weiteres durch Interferone und doppelsträngige RNA aktiviertes Enzym ist die 2',5'-Oligoadenylat-Synthetase, die die Bildung von 2',5'- statt der üblichen 3',5'-Phosphodiesterbindungen in Oligoadenylaten katalysiert. 2',5'-Oligoadenylate aktivieren eine Ribonuklease, die virale RNAs und einige mRNAs und rRNAs hydrolysiert.

Carenn, W. K., R. L. White: The genetic basis of cancer. Scient Amer 272 (1995) 72-79.
Kozak, M.: Regulation of translation in eukaryotic systems. Ann Rev Cell Biol 8 (1992) 197-225.
Oliver, S. G.: From DNA sequence to biological function. Nature 379 (1996) 597-600.
Word, R. D.: Mismatch repair in eukaryotes. Ann Rev Biochem 65 (1996) 135-168.

3 Intra- und interzelluläre Strukturen

Martin Aepfelbacher, Klaus Aktories

3.1 Strukturprinzipien

Zellen und die von ihnen sezernierte extrazelluläre Matrix oder **Interzellularsubstanz** sind die grundlegenden Strukturelemente sämtlicher Gewebe und Organe. Die dreidimensionale Gewebe- und Organarchitektur wird durch **Adhäsionsstrukturen der Zellmembran,** die eine spezifische Zell-Zell- und Zellmatrixbindung ermöglichen, gewährleistet.

Intrazellulär lassen sich nach funktionellen Gesichtspunkten verschiedene **membrangebundene Kompartimente** unterscheiden: der Zellkern und das Zytosol, Mitochondrien, Peroxisomen und andere membrangebundene, vesikuläre Organellen wie das Endoplasmatische Retikulum (ER), der Golgi-Apparat und Lysosomen (Abb. 3-1).

3.1.1 Zellkern

Der Zellkern oder Nucleus enthält den größten Teil der menschlichen Erbinformation in Form von DNA und ist der **Hauptort von DNA- und RNA-Synthese.** Er wird durch eine doppellagige Membranhülle, der inneren und äußeren Kernmembran (Nukleolemma), vom Zytoplasma abgetrennt, steht aber über nukleäre Poren mit dem Zytoplasma in Verbindung.

Die **äußere Kernmembran** bildet ein Kontinuum mit der Membran des endoplasmatischen Retikulums und ist dicht mit Ribosomen bepackt. Der Transport von RNA und Proteinen, die z.B. für die DNA-Replikation und die Transkription benötigt werden, erfolgt entweder passiv durch Poren oder aktiv durch entsprechende Transportkanäle in der Kernmembran.

Die Kernporen lassen den **Transport von Stoffen** in und aus dem Kern über zwei Mechanismen zu:

- **Einfache Diffusion** ermöglicht den freien Übertritt von kleinen Molekülen (5 kDa) und einen limitierten Transport von Molekülen mittlerer Größe (20-60 kDa).
- Darüber hinaus existiert ein **aktiver Transport,** der unter Energieverbrauch Makromoleküle wie DNA- und RNA-Polymerasen durch die Kernporen in das Nucleoplasma schleust. Derselbe Mechanismus ist auch für den Transport in entgegengesetzter Richtung (aus dem Kern in das Zytoplasma) verantwortlich.

Die meisten Zellen verfügen nur über einen Kern. Physiologischerweise **vielkernige Zellen** sind z.B. die Osteoklasten und quergestreifte Muskelfasern. Außerdem treten vielkernige Riesenzellen durch Zellfusion von Makrophagen bei granulomatösen oder viralen Entzündungen auf. Vielkernigkeit wird auch bei Tumorzellen beobachtet; sie kann spontan durch Endomitose oder nach Chemotherapie auftreten.

Kernbestandteile können pathologische bzw. diagnostische Bedeutung als **Antigene bei Autoimmunerkrankheiten** (z.B. Lupus erythematodes) bekommen, wenn antinukleäre Autoantikörper entstehen, die gegen DNS, Histone, Zentromere oder DNS-abhängige Enzyme gerichtet sind.

3.1.2 Zytoplasma

Als Zytoplasma wird der gesamte intrazelluläre Raum bezeichnet. Dieser wird zu etwa 50% von Zellorganellen und zu 50% von der zytoplasmatischen Matrix, dem Hyaloplasma (Zytosol) ausgefüllt.

Im Zytosol, dessen Masse zu 20% aus Protein besteht, finden der **Intermediärstoffwechsel** und der größte Teil der **Proteinbiosynthese** an Ribosomen statt.

Etwa die Hälfte der im Zytosol synthetisierten Proteine verbleibt dort, die andere Hälfte wird in Organellen aufgenommen oder über vesikulären Transport zur Plasmamembran transportiert und dort gegebenenfalls sezerniert.

Das Zytoplasma ist vollständig von einem hochorganisierten und dynamisch regulierten Netzwerk von Proteinfilamenten, dem **Zytoskelett,** durchdrungen. Dieses Zytoskelett verleiht den Zellen nicht nur ihre Form, sondern es ist auch für die **Kompartimentierung** und Organisation intrazellulärer Organellen verantwortlich. Darüber hinaus ist das Zytoskelett wichtig für verschiedene zelluläre und intrazelluläre **Motilitätsprozesse** wie Zellmigration, Endozytose und Exozytose.

Die Hauptbestandteile des Zytoskeletts lassen sich nach ihren Grundelementen und ihrem mikroskopischen Aufbau in **drei verschiedene Filamentsysteme** einteilen.

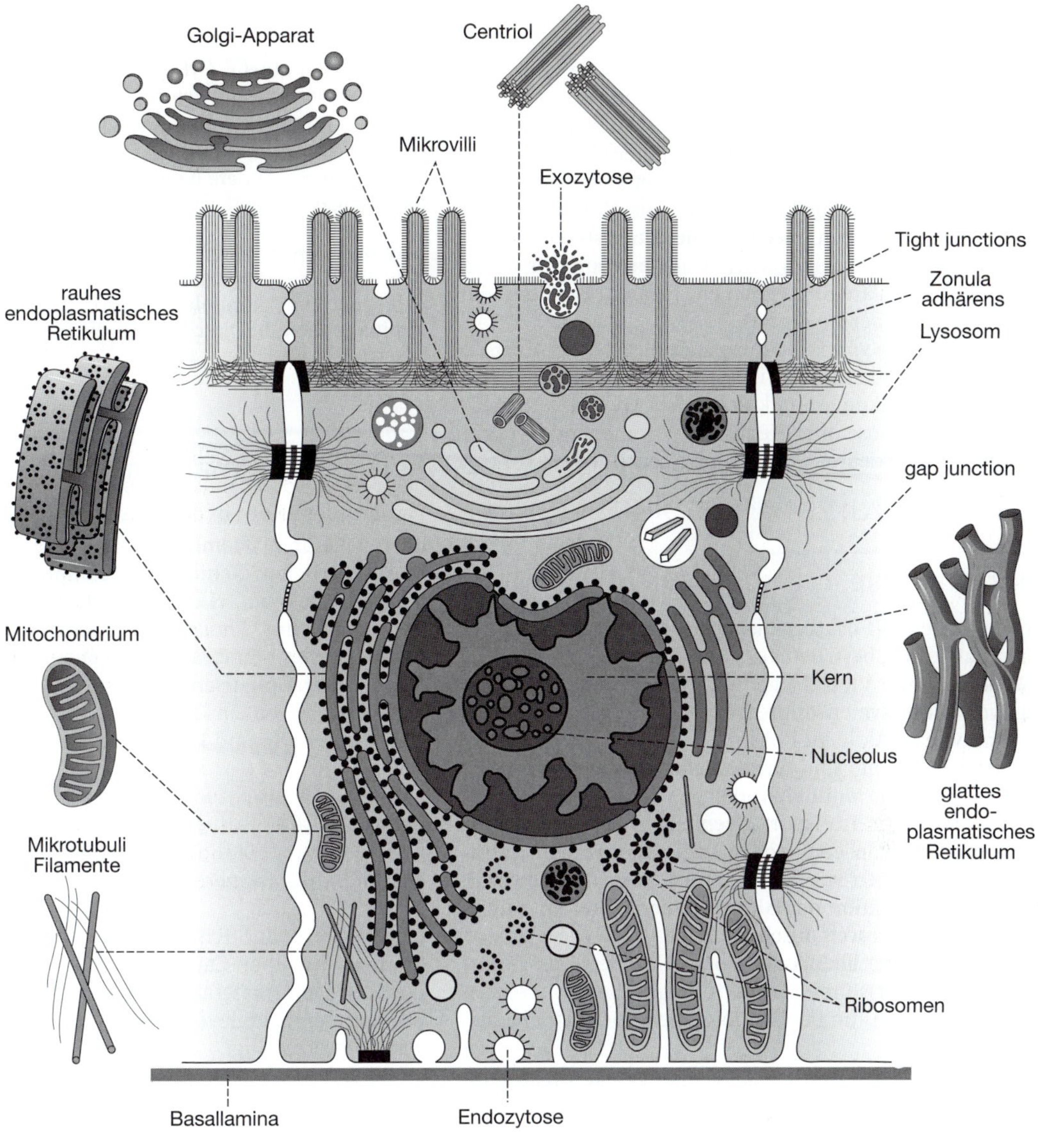

Abb. 3-1 Schematische Darstellung einer Zelle mit den wichtigsten Organellen.

Mikrotubuli

Die Mikrotubuli bilden zylindrische Strukturen, die einen Durchmesser von 24 nm und eine Länge von bis zu mehreren hundert Mikrometer haben könen. Sie bestehen aus Heterodimeren, aufgebaut aus GTP-bindenden α- und ß-**Tubulinmolekülen.**

Mikrotubuli sind **Bestandteile des Spindelapparates,** der die Chromosomen in der Mitose auf Mutter- und Tochterzelle verteilt. Entlang der Mikrotubuli werden mit Hilfe sogenannter molekularer Motoren (z.B. **Dynein, Kinesin)** zelluläre Organellen und Transportvesikel zu ihren Zielorten in der Zelle befördert.

Die dynamische Organisation der Mikrotubuli kann durch eine Reihe von Toxinen und Pharmaka gestört werden, die dadurch als **Mitosehemmstoffe** wirken. Die wichtigsten sind Colchicin, die Vinca-Alkaloide und die Taxane.

Colchicin, das Gift der Herbstzeitlosen, blockiert die Polymerisation von Tubulin zu funktionsfähigen Mikrotubuli. Therapeutisch wird Colchicin beim akuten Gichtanfall eingesetzt, wo es wahrscheinlich durch Hemmung der Mikrotubuli-abhängigen Phagozytose von Harnsäurekristallen die Freisetzung von Entzündungsmediatoren aus Leukozyten blockiert.

Vincristin und **Vinblastin** sind Alkaloide aus Vinca (Immergrün)-Arten und werden als Zytostatika bei Tumoren eingesetzt. Sie führen zu einer kompletten Depolymerisation der Mikrotubuli.

Taxol und **Taxotere,** die aus der Rinde (Taxol) bzw. den Nadeln (Taxotere) bestimmten Eibenarten (Taxus brevifolia) stammen und ebenfalls als Zytostatika Verwendung finden, blockieren die Mitose durch die Induktion einer unphysiologischen Tubulinpolymerisation.

Das Mikrotubuli-assoziierte Protein Tau, das in Axonen und Dendriten von Nervenzellen gefunden wird, ist ein wesentlicher Bestandteil der neurofibrillären Bündel bei Morbus Alzheimer **(Alzheimer-Fibrillen).**

Intermediärfilamente

Intermediärfilamente, die einen Durchmesser von ca. 10 nm aufweisen (sie sind kleiner als Mikrotubuli und größer als Mikrofilamente) sind vor allem in Zellen zu finden, die mechanischem Streß ausgesetzt sind (z.B. Epithelzellen). Intermediärfilamente wie die Keratine geben Zellen und Geweben **mechanische Unterstützung** und **Reißfestigkeit.** Speziell vernetzte Intermediärfilamente bilden extrazelluläre Strukturen wie Haare, Nägel und die oberste Schicht der Epidermis.

Pathologisch von Bedeutung sind die **Mallory-Körper.** Sie kommen als keratinhaltige Strukturen typischerweise bei Lebererkrankungen (alkoholischer Hepatitis, primärer biliärer Zirrhose oder Hepatom) vor und sind in Form hyaliner perinukleärer Partikel im Elektronenmikroskop erkennbar.

Mikrofilamente

Mikrofilamente (F-Aktin), die einen Durchmesser von ca. 8 nm aufweisen, bestehen aus globulären **Aktinmolekülen** (G-Aktin). Eine Vielzahl von aktinbindenden Proteinen reguliert die Polymerisation, Vernetzung und Depolymerisation von G-Aktin zu F-Aktin.

Mikrofilamente sind für die **Zellmorphologie,** und für nahezu sämtliche **Motilitätsvorgänge** wie Migration, Zytokinese, zellulärer Transport essentiell. Dies gilt auch für die Invasivität von Leukozyten oder Tumorzellen. Intrazelluläre Bakterien wie Listerien und Shigellen bewegen sich durch Induktion der Aktinpolymerisation auf einem Mikrofilamentschweif durch die Zelle.

Verschiedene **biologische Toxine** können das Aktinzytoskelett (zer)stören. Dies erfolgt durch direkten Angriff auf das Aktin bei Phallotoxinen und Cytochalasinen.

Bekanntester Vertreter der Phallotoxine ist das **Phalloidin,** ein Gift aus dem Knollenblätterpilz (Amanita phalloides). Phalloidin induziert eine Aktinpolymerisation und stabilisiert F-Aktin (vergleiche Taxol bei den Mikrotubuli). Hierdurch wird die notwendige Dynamik des Aktinfilamentgerüstes gestört.

Das Mykotoxin **Cytochalasin** führt dagegen zu einer Blockade der Aktinpolymerisation.

Clostridium-botulinum-C2-Toxin ADP-ribosyliert monomeres G-Aktin, wodurch die Polymerisation zu F-Aktin blockiert wird. Andere bakterielle Toxine wirken indirekt auf das Aktinzytoskelett, indem sie Regulatoren der Aktinpolymerisation ausschalten. Die **Clostridium-difficile-Toxine** A und B führen zu einer Depolymerisation des Aktinzytoskeletts durch Glukosylierung von Regulatorproteinen (Rho-Proteinen) der Aktinpolymerisation. Sie werden für die Antibiotika-induzierte Diarrhoe und die pseudomembranöse Kolitis verantwortlich gemacht.

3.1.3 Plasmamembran

Die Plasmamembran macht je nach Zelltyp nur 2–5% aller zellulären Membranen aus. Sie besteht aus zwei kontinuierlichen Schichten amphiphatischer Phospholipidmoleküle (u.a. Lecithin, Phosphatidyläthanolamin, Sphingomyelin, Phosphatidylserin), die sich zu einer doppellagigen Membran **(Bilayer)** zusammenlagern (Abb. 3-2). (Amphiphatisch: hydrophile und hydrophobe Domänen in einem Molekül.) In diese Doppelschicht sind **Cholesterin** und **Proteine** eingebettet.

> Die Zellmembran ist **selektiver Filter** und **elastische Hülle** des Zellinhaltes und für die Aufrechterhaltung des intrazellulären Milieus verantwortlich. Sie ist undurchlässig für die meisten hydrophilen Stoffe.

Der Import oder Export von **membranundurchlässigen Stoffen** wird über Carrier, die die Membran vollständig durchdringen (integrale Proteine), durch erleichterte Diffusion oder energieverbrauchende aktive Transportprozesse bewerkstelligt.

Angeborene **Störungen des Membrantransportes,** die in spezifischen Organen zum Tragen kommen, sind für eine Vielzahl von Krankheiten verantwortlich.

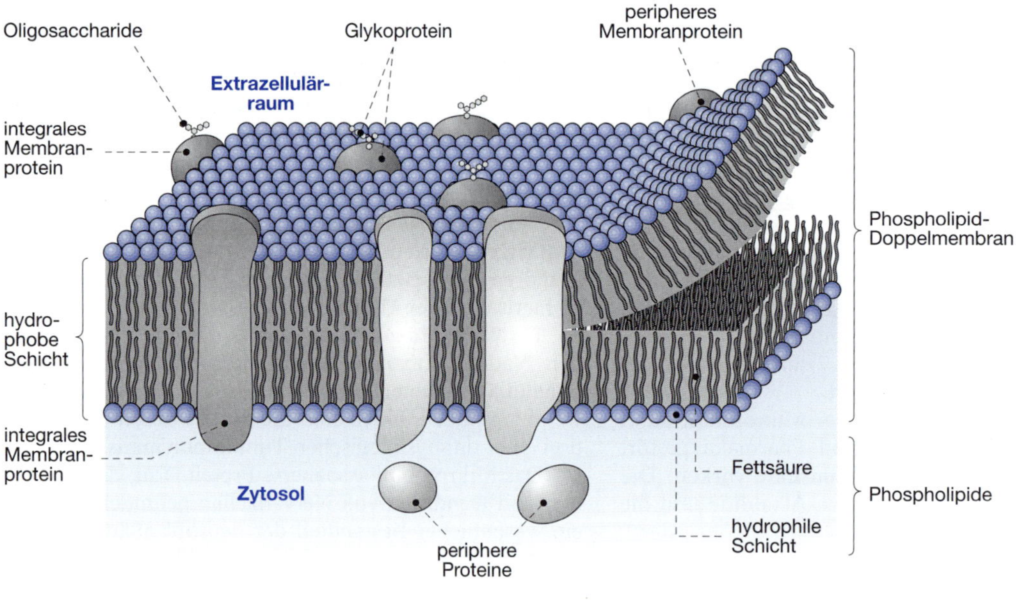

Abb. 3-2 Darstellung der Plasmamembran mit peripheren und integralen Proteinen.

Beispielhaft erwähnt seien Störungen des Transportes

- bei **Cystinurie** (verursacht Harnsteinbildung durch Auskristallisieren von Cystin, Lysin und Arginin),
- beim **Hartnupsyndrom** (Transportdefekt und Resorptionsstörung von Aminosäuren [z.B. Tryptophan] im Darm und proximalen Tubulus) und
- bei der **zystischen Fibrose** (Mukoviszidose), bei der die Chloridsekretion bzw. Chloridrückresorption durch einen Gendefekt des CFTR-Proteins (Cystic Fibrosis Transmembrane Conductance Regulator) gestört ist.

Große Bedeutung hat die Plasmamembran bei der Aufnahme und Verarbeitung von **extrazellulären Signalen,** wobei über eine Vielzahl von spezifischen und hochaffinen Rezeptoren (s.a. Kap. 4.1.1) eine selektive Interaktion mit extrazellulären Liganden (Hormone, Neurotransmitter) ermöglicht wird.

Die Plasmamembran ist auch der **primäre Wirkort** einer Vielzahl von Pharmaka, die

- als Agonisten und Antagonisten über membranständige Hormon- und Neurotransmitterrezeptoren in die Zelle hineinwirken (Insulin, Acetylcholin),
- essentielle Membrantransportsysteme (Na^+/K^+-ATPase [Digitalisglykoside] beeinflussen,
- Transporter für Neurotransmitter [Antidepressiva]) beeinflussen oder
- Ionenkanäle [Calciumkanalblocker] modulieren.

3.1.4 Zellorganellen

Viele **biochemische Prozesse** finden in oder an der Oberfläche von zellulären Membranen statt.

> Die Organisation des Zellinneren in ein System von membranumschlossenen Organellen gewährleistet, daß intrazelluläre Prozesse unabhängig voneinander und gleichzeitig ablaufen können.

Bei den nahezu unbegrenzten Interaktions- und Kombinationsmöglichkeiten zellulärer Proteine (es existieren mindestens 60 000 verschiedene Proteine) ist die **Kompartimentierung** der Zelle (Abb. 3-1) unabdingbar für die Spezifität. Durch die starke Auffaltung der intrazellulären Membranen wird außerdem die der Zelle zur Verfügung stehende **Oberfläche erheblich vergrößert.**

Endosomen

Makromoleküle, Partikel oder Zellfragmente können durch **Endozytose** in die Zelle aufgenommen werden. Dabei kommt es durch Einschnürung spezifischer Abschnitte der Plasmamembran zur Bildung von Membran-Vesikeln, die als Endosomen bezeichnet werden.

Die meisten Zellen nehmen über diesen Mechanismus kontinuierlich, wie in einem Kreislauf, Teile ihrer Plasmamembran auf und geben die internalisierten Membranbestandteile durch Exozytose wieder an die Zelloberfläche ab.

Von dieser konstitutiven Endozytose (auch Pinozytose) ist die **rezeptorvermittelte Endozytose** zu unterscheiden, bei der Liganden-Rezeptorkomplexe internalisiert und in verschiedenen Membran-Kompartimenten (z. B. in Lysosomen) weiterverarbeitet werden. Nahezu sämtliche membrangebundenen Rezeptoren werden endozytiert.

Ein **Beispiel** ist die Aufnahme von LDL-gebundenem Cholesterin durch den LDL-Rezeptor (Abb. 3-3).

Nach Bindung von LDL an den LDL-Rezeptor wird der entstandene LDL-Rezeptorkomplex internalisiert. Dies geschieht mittels Invagination der Plasmamembrandomäne, die den LDL-Rezeptorkomplex trägt und die an der Innenseite mit dem Protein Clathrin ausgekleidet ist. Durch Entfernung der Clathrinhülle reift dieser Vesikel zum Endosom, in dem durch das vorherrschende saure Milieu LDL vom Rezeptor dissoziiert.

Der LDL-Rezeptor wird nun zurück an die Plasmamembran transportiert, während das LDL an Lysosomen weitergegeben wird. Dort wird der Protein-Anteil des LDL abgebaut und die Cholesterinester gespeichert oder zu freiem Cholesterin hydrolysiert.

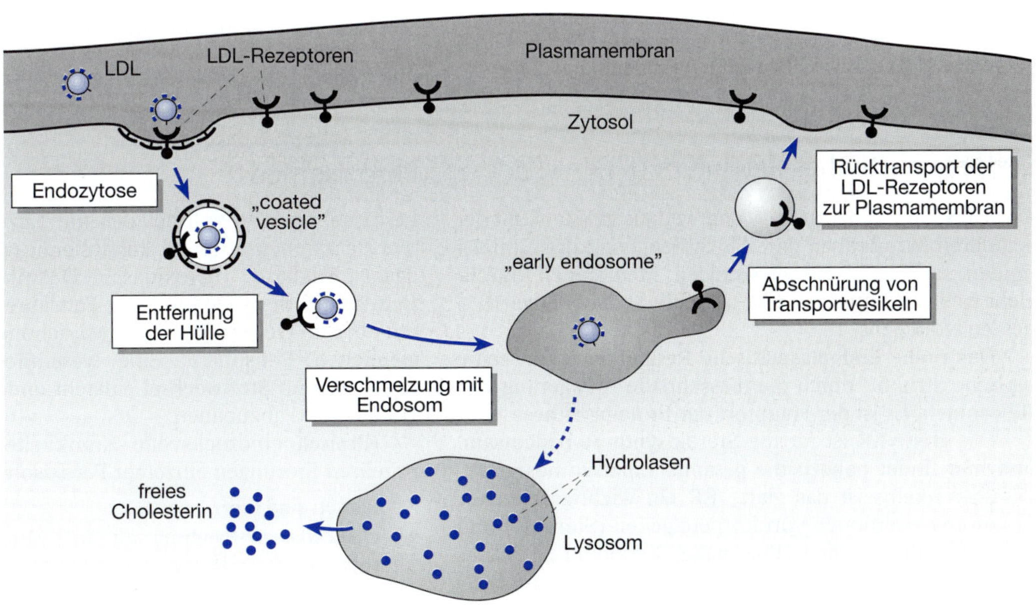

Abb. 3-3 Rezeptor-vermittelte Endozytose am Beispiel des LDL.

Bei **homozygoter, familiärer Hypercholesterinämie** fehlt durch einen genetischen Defekt der LDL-Rezeptor auf der Zelloberfläche. Dadurch ist die Cholesterinaufnahme aus dem Extrazellulärraum blockiert und es kommt zu einer starken Zunahme des Plasmacholesterins mit massiver Arteriosklerose. Sie kann bereits bei Kindern und Jugendlichen zu kardiovaskulären Komplikationen (Herzinfarkt) führen.

Nahezu alle **bakteriellen Toxine,** die intrazellulär wirken (zum Beispiel Diphtherie-Toxin, Cholera-Toxin und Botulinus-Neurotoxine) gelangen über eine spezifische rezeptorvermittelte Endozytose zunächst in Endosomen, um von dort die Vesikelmembran zu durchqueren und das Zytosol zu erreichen.

Zu einer massiven **Vakuolisierung von Endosomenkompartimenten** kommt es durch das VacA-Toxin von **Helicobacter pylori,** einem Keim, der für die Pathogenese des Magen- und Duodenalulkus verantwortlich gemacht wird.

Lysosomen

Lysosomen sind Organellen unterschiedlicher Größe, die mit **Hydrolasen,** deren Wirkoptimum im sauren Milieu (bei pH 4-6) liegt, beladen sind. Dabei handelt es sich um unterschiedliche Enzyme, die zusammen nahezu alle zelleigenen und zellfremden Makromoleküle spalten können.

Wesentliche **Aufgabe** der Lysosomen ist somit die Beseitigung von biologischem Material. Entsprechend kommen Lysosomen in Leukozyten, Histiozyten und Zellen des retikuloendothelialen Systems besonders zahlreich vor.

Über 50 sogenannte **lysosomale Speicherkrankheiten** (z.B. Gaucher-Krankheit, Fabry-Krankheit, Niemann-Pick-Krankheit, Tay-Sachs-Krankheit u.a.) sind bekannt. Bei diesen Speicherkrankheiten kommt es zu einer Akkumulation von zellulärem Material, das nicht weiter verwertet oder abgebaut werden kann.

Beim **Chediak-Higashi-Syndrom** ist die Verschmelzung von Lysosomen mit Phagosomen defekt, was zu schlechter Immunabwehr und oft frühem Tod an eitrigen Infekten führt.

Bei der **Gicht** werden die Lysosomen der Leukozyten durch die Phagozytose von Harnsäurekristallen zerstört. Dies führt zu einer Freisetzung lysosomaler Enzyme und nachfolgend zu der typischen akuten Entzündung.

Endoplasmatisches Retikulum (ER)

Das ER stellt mit bis zu 70% den weitaus größten Teil der zellulären Membranen dar. Als System von kommunizierenden sack- und röhrenförmigen Membranen durchzieht es das Zytoplasma und umschließt dabei etwa 10% des Zellvolumens.

Das **rauhe Endoplasmatische Retikulum** erhält seine typische Struktur durch die massenhafte Anlagerung von Ribosomen. Es ist der Hauptort der Proteinsynthese.

Das **glatte ER** ist für die Steroidsynthese bedeutsam, und hier findet nahezu die gesamte Lipidsynthese statt. Darüber hinaus ist das glatte ER ein wichtiger Ort für Entgiftungsreaktionen von körpereigenen (Steroide) und körperfremden Stoffen (Pharmaka, Xenobiotika). Diese Stoffe können hier durch die ER-ständige Enzym-Superfamilie von Monooxigenasen (mischfunktionelle Oxygenasen des Cytochrom-P-450-Systems) hydroxyliert und nach anschließender Konjugation (Glucuronidierung, Sulfatierung) eliminiert werden.

Die ER-Enzyme werden durch eine Vielzahl von Fremdstoffen (Pharmaka) induziert.

Ein kongenitaler Mangel an Glucuronyltransferasen liegt beim **Crigler-Najjar-Syndrom** vor. Bei Betroffenen kommt es oftmals post partum zu einem Kernikterus aufgrund zu geringer Glucuronidierung von Bilirubin.

Zu einer **pathologischen Verminderung des rauhen ER** kommt es in unreifen Tumorzellen, in stoffwechselinaktiven Zellen (Hunger!) und bei der Glykogenose Typ I (von-Gierke-Krankheit) mit Glucose-6-Phosphatase-Mangel.

Golgi-Apparat

Der Golgi-Apparat besteht aus mehreren hintereinandergelagerten zusammengefalteten Doppelmembransäckchen, die z.T. zu Vesikeln erweitert sind. Er stellt das zentrale Membrandepot der Zelle dar.

Vereinfacht dargestellt folgen Proteine, die zur **Sekretion** bestimmt sind, dem Weg: Ribosom→ER→Golgi→ Extrazellulärraum.

Den gleichen Weg nehmen **neu synthetisierte Membranproteine,** die für zelluläre Organellen bestimmt sind, nur daß diese an ihren Zielorganellen zurückgehalten werden.

Nach Transport der Proteine vom ER zum Golgi-Apparat können sie dort durch Glykosyltransferasen mit einer Vielzahl verzweigter und unverzweigter Zuckerreste modifiziert werden. Danach werden sie an die Plasmamembran bzw. den Extrazellulärraum, aber auch an Endosomen und Lysosomen weitergegeben.

Im **Elektronenmikroskop** erscheinen die Golgi-Zisternen als stapelförmig angeordnete flache Scheiben mit Lumen, die sich weiter in cis-, mediale- und trans-Golgi unterteilen lassen.

Eine **Hypertrophie des Golgi-Apparates** mit Ausbildung sekretgefüllter Vakuolen kommt typischerweise bei Sekretionsstörungen z.B. bei nutritiver oder toxischer Leberverfettung (Lipoproteine), Cholestaseleber (Gallenbestandteile) und Chondrodystrophie (Proteoglykane) vor.

Peroxisomen

Peroxisomen sind voll beladen mit Enzymen, die oxidative Reaktionen aller Art katalysieren (z. B. Xanthinoxidase, Katalase, Peroxidase, D-Aminosäureoxidasen, Enzyme für die Oxidation von Fettsäuren). Sie produzieren aber im Gegensatz zu den Mitochondrien keine energiereichen Phosphate. Eine wesentliche **Aufgabe** ist, H_2O_2, das im Stoffwechsel entsteht und ein starkes Zellgift darstellt, abzubauen.

Klinisch eindrucksvolle Krankheiten entstehen bei primären Störungen einzelner Peroxisomenfunktionen.

Zu nennen sind hier

- das **Zellweger-Syndrom** mit einer Mutation im „Peroxisome-assembly-factor„. Diese Störung des Peroxisomenaufbaus führt zur Kumulation von langkettigen Fettsäuren, Steroiden und Intermediärprodukten der Gallensäuresynthese. Die Krankheit ist durch Hirnreifungsstörungen, multiple Fehlbildungen des Gesichtsschädels, Leberzirrhose und Zystennieren charakterisiert.

- Die **Adrenoleukodystrophie** ist durch eine Anhäufung von langkettigen (> C22) Fettsäuren gekennzeichnet und geht mit Nebenniereninsuffizienz und einem ZNS-Entmarkungsprozeß einher.
- Die **Refsum-Krankheit** ist gekennzeichnet durch eine oxidative Abbaustörung von Phytansäure, die einhergeht mit atypischer Retinitis pigmentosa, Polyneuropathie und Kleinhirnataxie.

Mitochondrien

Mitochondrien sind der Sitz von Oxidation, Citratzyklus und Atmungskette (oxidative Phosphorylierung), wo die Hauptproduktion von Energieträgern wie ATP und NADH stattfindet.

Sie bestehen aus einer inneren und einer äußeren Membran, die die **mitochondriale Matrix** (innerstes Lumen) bzw. den **intermembranären Raum** (zwischen innerer und äußerer Membran) abtrennen. Die meisten Proteine und mRNA, die für die Funktion mitochondrialer Prozesse und die mitochondriale Reproduktion notwendig sind, werden von nukleärer DNA kodiert und vom Zytosol aus importiert. Bestimmte ribosomale Proteine werden aber von **mitochondrialer DNA** kodiert, der einzigen nicht nukleären DNA in der menschlichen Zelle.

Als Ausdruck eines vermehrten Bedarfs von zellulären Energieträgern kommt es zur **Mitochondrienhyperplasie** zum Beispiel bei Myokardhypertrophie bei Herzklappenfehlern oder zur Skelettmuskelhypertrophie bei Sportlern.

Pharmakologisch kann die Mitochondrienfunktion durch eine Vielzahl von toxischen Substanzen gestört werden; zu nennen sind hier **Entkoppler der oxidativen Phosphorylierung** z.B. Cyanid.

3.1.5 Zell-Zell-Verbindungen

Der Zusammenhalt von Zellen z.B. in einer Epithel- oder Endothelschicht wird durch verschiedene definierte **Adhäsionsstrukturen** gewährleistet. Die wichtigsten sind: Tight junctions, Adherence junctions, Gap junctions sowie Desmosomen (Abb. 3-4).

Die **„Tight junctions“** (Zonula occludens) bilden eine selektive Permeabilitätsbarriere für niedermolekulare Stoffe. Tight junctions schränken den parazellulären Fluß wesentlich ein und unterteilen Zellen in einen apikalen und basolateralen Abschnitt.

Die **„Adherence junctions“** (Zonula adhaerens) verlaufen unterhalb der „Tight junctions“ gürtelförmig um die Zelle herum und sind mechanisch am stärksten beanspruchbar.

Desmosomen sind dadurch gekennzeichnet, daß sie intrazellulär nicht an Aktin (wie Tight junctions und Adherens junctions), sondern an Intermediärfilamente binden. Im Gegensatz dazu vermitteln die ähnlich aufgebauten Hemidesmosomen nicht den Zell-Zell-, sondern den Zell-Matrix-Kontakt.

Beim bullösen Pemphigoid hemmen Autoantikörper die Funktion der **Hemidesmosomen** und verursachen dadurch eine massive Blasenbildung der Haut.

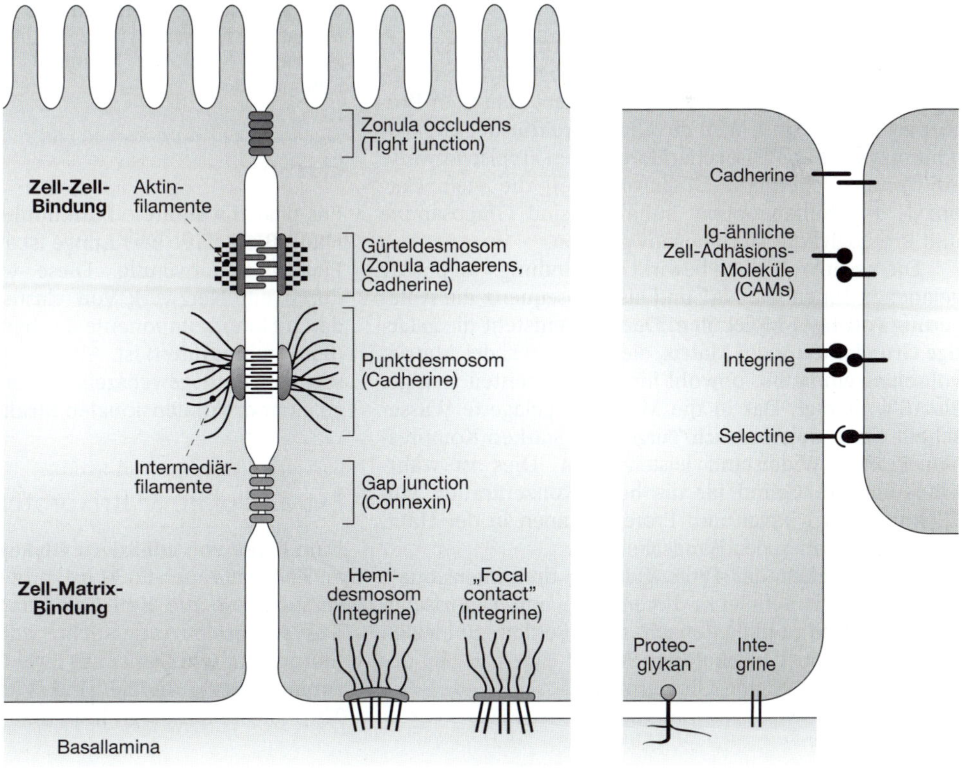

Abb. 3-4 Zell-Zell- und Zell-Matrix-Verbindungen von Epithelzellen.

Gap junctions sind Zell-Zell-Verbindungen, die den direkten Austausch elektrischer und chemischer Signale (Moleküle < 1000 D) erlauben.

Neben der Interaktion gleicher Zelltypen in Gewebeverbänden können auch **unterschiedliche Zelltypen** miteinander reagieren.

Als **Beispiel** sei hier nur die Interaktion von Leukozyten mit entzündlich aktiviertem Endothel erwähnt. Ein Immunglobulin-ähnliches Molekül auf Endothelzellen, ICAM-1 (Inter-Cellular Adhesion Molecule), interagiert dort mit spezifischen Integrinen auf den Leukozyten (z. B. LFA-1, CD11a/CD18).

3.1.6 Extrazelluläre Matrix und Zell-Matrix-Verbindungen

Die verschiedenen Gewebe und Organe im Körper bestehen nicht ausschließlich aus Zellen, sondern ein großer Anteil ihrer Struktur wird durch ein extrazelluläres Netzwerk von Makromolekülen gebildet, der extrazellulären Matrix.

Die Matrix wird von Gewebszellen, vornehmlich **Fibroblasten,** sezerniert und besteht aus einer Mischung von Proteoglykanen und Struktur- bzw. Adhäsionsproteinen. In manchen Geweben wie Knorpel und Knochen wird die Matrix von spezialisierten Zellen, Chondroblasten bzw. Osteoblasten, gebildet.

Die polysaccharidhaltigen Proteoglykane und Glykosaminoglykane bilden die **gallertartige Grundstruktur** der Matrix, während die Kollagene der Matrix **Reißfestigkeit** geben und Elastine für ihre **Elastizität** verantwortlich sind.

Proteoglykane und Glykosaminoglykane

Proteoglykane werden aus unverzweigten Polysaccharidketten (70-200 Zuckerreste lang), den sog. Glykosaminoglykanen gebildet, die kovalent mit einem zentralen Protein verbunden sind. Weil die **Grundstruktur** der Glykosaminoglykane aus Disacchariden besteht (typischerweise ein Aminozucker und Glucuronsäure), die viele Carboxyl- und Sulfatgruppen enthalten, sind Glucosamine und Proteoglykane stark negativ geladen.

Die negative Ladung bewirkt die Bindung von positiv geladenen Ionen wie Na^+ und als Konsequenz die Anlagerung von H_2O-Molekülen. Dadurch entsteht die **gelartige Grundstruktur** der Matrix, die bis zu 90% des Matrixvolumens einnimmt, obwohl ihr Gewichtsanteil weniger als 10% beträgt. Das in die Matrix eingelagerte Wasser schafft einen **Gewebsdruck/Turgor,** der starken Kompressionskräften Widerstand leisten kann. Dies ist wahrscheinlich ein Grund für die hohe Konzentration von Glykosaminoglykanen und Proteoglykanen in der Haut, im Knorpel und in den Bandscheiben.

Die Fähigkeit der Proteoglykane, dreidimensionale Strukturen mit definierter Porengröße und elektrischer Ladungsdichte zu bilden, macht sie außerdem zu idealen Bausteinen von **„molekularen Sieben“** wie z.B. in der Basallamina des Nieren-Glomerulus.

Kollagene

Kollagene sind fadenförmige Proteine, die in allen Geweben vorkommen und bis zu 20% des Gesamtproteins im Körper ausmachen.

Ihre Grundeinheit, die α-**Kette** (etwa 1000 Aminosäuren lang), lagert sich mit zwei anderen α-Ketten zu einer **Triple-Helix** zusammen, die etwa 300 nm lang und 1,5 nm im Durchmesser ist. Für diese besondere Grundstruktur der Kollagene wird ein hoher Anteil an den Aminosäuren Prolin und Glycin verantwortlich gemacht. Bestimmte Prolin- und Lysin-Reste werden außerdem hydroxyliert.

Die Helices der fibrillären Kollagene bilden Kollagenfasern, die sich wiederum zu **Kollagensträngen** zusammenlagern können. Kollagenstränge besitzen einen Durchmesser von mehreren Mikrometern und sind auch im Lichtmikroskop sichtbar.

Beim genetisch bedingten **Ehlers-Danlos-Syndrom** (Typ I-VII) ist die Kollagenfaser und -strangbildung stark vermindert und die Betroffenen leiden unter dünner, verletzbarer Haut und überdehnbaren Gelenken.

Bei der **Osteogenesis imperfecta** wird von Osteoblasten Kollagen Typ III anstelle von Typ I gebildet, was zu Verformungen und erhöhter Brüchigkeit der Knochen führt (s. Kap. 36).

Kollagene in den Bindegeweben besitzen einen natürlichen **„turnover“**, der von der Art des Gewebes abhängig ist. Mit einer Halbwertszeit von ca. 10 Jahren ist z.B. der Umsatz von Kollagenen im Knochengewebe am geringsten.

Es gibt Bedingungen, z.B. **Vitamin-C-Mangel,** bei denen die Hydroxylierung von Prolin in den Kollagenketten gestört ist. Dadurch wird die Triple-Helix nicht regulär ausgebildet und die einzelnen α-Ketten werden durch Kollagenasen sofort abgebaut. Durch das Übergewicht von Kollagenabbau gegenüber Kollagenaufbau kommt es dann zu einem zunehmenden **Verlust von Kollagen** aus dem Bindegewebe. Diese Vorgänge erklären, wie es zu brüchigen Blutgefäßen und Zahnausfall bei der Vitamin-C-Mangelkrankheit Skorbut kommen kann.

Elastin

Für das einwandfreie Funktionieren einiger Gewebe wie Haut, Blutgefäße und Lunge ist außer Reißfestigkeit auch **Elastizität** notwendig. Diese wird dem Bindegewebe durch ein Netzwerk von elastischen Fasern vermittelt, deren Hauptkomponente das hydrophobe Protein Elastin (830 Aminosäuren) ist. Ähnlich den Kollagenen wird Elastin von Bindegewebszellen sezerniert und in der Matrix zu einer dreidimensionalen Struktur vernetzt.

Extrazelluläre Matrixproteine und Integrine

Eine Reihe von **adhäsiven Glykoproteinen** bindet sowohl an Zellen als auch an Matrixproteine (z. B. Kollagen) und vermittelt so die Zell-Anheftung an das Bindegewebe. Das am besten untersuchte adhäsive Glykoprotein ist Fibronectin (ein Dimer aus zwei Untereinheiten von 2500 Aminosäuren), andere sind Vitronectin, Laminin oder Thrombospondin (vgl. Kap. 6).

Fibronectin kommt in drei Formen vor:

- als lösliches Plasmafibronectin im Blut,
- auf der Zelloberfläche,
- als stark vernetztes Matrixfibronectin.

Der zelluläre Fibronectin-Rezeptor ist ein Dimer aus zwei hochmolekularen Glykoprotein-Untereinheiten, der α- und β-Kette. Viele Rezeptoren für extrazelluläre Matrixproteine, z.B. der Kollagen-, der Vitronectin- und der Lamininrezeptor, besitzen dieselbe Grundstruktur. Zusammen bilden sie die Familie der **Integrine.** Mehr als 16 α- und 8 β-Untereinheiten sind mittlerweile bekannt, die zu 20 verschiedenen Integrinen kombiniert werden können.

Das wichtigste Integrin auf menschlichen Thrombozyten, gpIIb/IIIa (vgl. Kap. 8), bindet Fibrinogen, ein Vorgang, der Zell-Zell-Aggregation und Thrombusbildung während der Blutstillung auslöst.

Bei Patienten, die an **Morbus Glanzmann** leiden, fehlt genetisch bedingt der αIIbßIIIa-Fibrinogen-Rezeptor. Dies führt zu stark erhöhter Blutungsneigung.

Bei der **LAD (leukocyte adhesion deficiency),** einer anderen genetisch bedingten Erkrankung, fehlen die β_2-Integrine, die für den Zell-Zell-Kontakt bei Immunreaktionen verantwortlich sind. Dadurch kommt es bei den Betroffenen zu vermehrten Infekten und Immunschwäche.

3.2 Erscheinungen beim Zelltod-Apoptose/Nekrose

Apoptose (gr. apoptosis; entlauben, abfallen) bezeichnet den programmierten Zelltod. Es ist ein durch extra- oder intrazelluläre Faktoren ausgelöstes Programm von biochemischen Prozessen, die innerhalb von wenigen Stunden zum Auflösen der Zellstruktur führen.

Apoptose wirkt als direkter **Gegenspieler von Zellproliferation/Zellwachstum** im Organismus. Sie spielt besonders da eine Rolle, wo ein hoher Zellumsatz herrscht, oder wo bereits vorhandene Zellen oder Zellverbände wieder entfernt werden müssen.

So ist Apoptose für die **„Zellmauserung"** von hämatopoetischen Zellen und Zellen des Magen-Darmtraktes ebenso verantwortlich wie für zeitlich und räumlich koordinierten Zelluntergang bei **Organentwicklung und Embryogenese.**

Die Apoptose tritt u.a. bei **subnekrotischer Schädigung** von Zellen durch chemische oder physikalische Stimuli ein. Hierdurch wird das Risiko eines weitergehenden Schadens zum Beispiel durch Mutationen mit nachfolgender Transformation von Zellen ausgeschaltet.

Krankheitsbedingt vermehrte Apoptose wurde nachgewiesen bei viralen Infektionen (z. B. Hepatitis), Ischämien (z. B. Myokardinfarkt, Apoplex) und neurodegenerativen Erkrankungen (z. B. Alzheimer).

Dysregulierte Apoptose als pathogenetischer Kausalfaktor wird diskutiert für Tumorentstehung und -wachstum, Resistenz gegenüber Antibiotika und Autoimmunerkrankungen.

Tab. 3-1 Abgrenzung der Apoptose von der Nekrose.

Apoptose	Nekrose
Auslösemechanismus:	
Entzug von Wachstumsfaktoren O_2-Mangel Stimulation durch Tumor-Nekrose-Faktor Interleukin1α Transforming growth factor („TGFβ") FAS/APO-1-Rezeptor Aktivierung	schwerer Zellschaden z. B. toxisch, mechanisch oder ischämisch
strukturelle/biochemische Charakteristika:	
Zellschrumpfung, Chromatinkondensation, Kernfragmentation, erhaltene Membranintegrität, Zellbestandteile werden nicht freigesetzt, keine Entzündungsreaktion	früher Verlust der Membranintegrität Freisetzung von Zellbestandteilen Entzündungsreaktion
Nachweis:	
elektronenmikroskopische Darstellung von Chromatinverdichtung, Kernfragmentierung, Bildung membranumhüllter apoptotischer Körperchen. Elektrophoretischer Nachweis von DNA-Bruchstücken, sog. DNA-„laddering" (Leiterbildung) „Tunel"-Assay (Desoxynucleotidyl-Transferase-dUTP-Biotin Nick-End-Labeling Assay)	Aufnahme von Farbstoffen in die Zelle wegen gestörter Membranintegrität keine definierten Strukturmerkmale Fehlen der Kriterien für Apoptose

Abgegrenzt werden muß der programmierte Zelltod/Apoptose von dem Zelltod bei Nekrose. Während bei der Apoptose spezifische Auslöser ein definiertes „Selbstmord"-Programm in Gang setzen, ist die Nekrose geprägt durch „chaotischen„ Zelluntergang. In Tabelle 3-1 werden den Auslösemechanismen sowie strukturelle und biochemische Charakteristika von Apoptose und Nekrose gegenübergestellt.

Typisch für den progammierten Zelltod ist die aktive Beteiligung von **intrazellulären Enzymen,** die vor Verlust der Membranintegrität wirksam werden. Hierdurch gelingt es unter Beteiligung benachbarter Zellen die sterbende Zelle zu eliminieren, ohne daß Zellinhalt freigesetzt wird und eine lokale Entzündungsreaktion eintritt.

Alberts, B., D. Bray, J. Lewis, M. Raff, K. Roberts, J.D. Watson: Molecular Biology of the Cell, 3rd edition. Garland, New York 1994.

Stryer, L.: Biochemie. Aus d. Amerikan. übers. 2. korr. Nachdruck der völlig neubearb. Aufl.1990. Spektrum, Heidelberg–Berlin–Oxford 1994.

4 Intra- und interzelluläre Kommunikation

Friedhelm Raue

4.1 Prinzipien und allgemeine Störungen

Höhere Organismen gleichen Zellstaaten, in denen Gruppen von Zellen auf bestimmte Funktionen spezialisiert und miteinander durch verschiedene Kommunikationssysteme verbunden sind.

> Das **Kommunikationssystem** ist Voraussetzung für die Spezialisierung und erlaubt komplexeren Organismen eine reichhaltigere Reaktionsmöglichkeit als irgend eine ihrer Komponenten sie hätte.

Voraussetzung für eine Weitergabe und Vervielfältigung der Information ist die Bildung von **Kompartimenten,** die den strukturellen Zusammenhalt garantieren. Für die intrazelluläre Kommunikation ist dies die Zellmembran. Der interzellulären Kommunikation dienen das Netzwerk der extrazellulären Matrix und die Epithelien, die extrazelluläre Kompartimente abteilen (s. Kap. 3).

Die **Informationsübertragung** erfolgt durch Signalmoleküle (Ionen, Aminosäuren, Peptide, Proteine, Nukleotide, Steroide, Fettsäurederivate), für die die Kompartimentsgrenzen meist undurchdringlich sind. Die Informationsübertragung an den Kompartimentsgrenzen erfolgt durch einen Rezeptor, an den sich spezifisch der Informationsüberträger (Ligand) binden kann.

Die Bindung des Liganden an eine spezifische Erkennungsregion im Rezeptor führt zu einer Konformationsänderung des Rezeptors. Diese Konformationsänderung löst auf der anderen Seite des Kompartiments eine Kaskade von weiteren Reaktionen aus (Signaltransduktion). Das führt schließlich zu einer Verhaltensänderung der Zelle, z.B. **Freisetzung von Signalmolekülen** (z.B. Hormonen oder Mediatoren).

Signalmoleküle (Liganden), die aus der Zelle ausgeschleust werden, können als lokale Mediatoren über den Extrazellulärraum nur auf Zellen in unmittelbarer Nähe **(parakrine Signalübertragung)** oder direkt auf die signalisierende Zelle **(autokrine Signalübertragung)** zurück wirken (s. Abschn. 4.1.3).

Diese Art der Signalgebung reicht für **komplexere Organismen** nicht aus.

> Um das Verhalten der Zellen im gesamten Organismus zu koordinieren und die Signalübermittlung zwischen weit auseinanderliegenden Körperteilen zu ermöglichen, haben sich zwei Systeme entwickelt, das Nervensystem und das endokrine System.

Nervenzellen können mit ihren langen Ausläufern (Axonen) Kontakt mit weit entfernten Zielzellen aufnehmen. Wenn sie stimuliert werden, senden die Neurone elektrische Impulse (Aktionspotentiale) entlang der Axone bis zu den Nervenenden. Dort kommt es zur Ausschüttung von chemischen Substanzen (Neurotransmitter), die auf kürzestem Weg (Synapse) die Zielzelle erreichen.

Endokrine Zellen sezernieren Signalmoleküle (Hormone) in den Blutkreislauf, wodurch die Hormone sich über den ganzen Organismus verteilen. Das Blut muß zirkulieren und die Hormone müssen in die interstitielle Flüssigkeit diffundieren, bevor sie an die Zielzellen gelangen. Daher ist diese Signalübermittlung recht langsam (Minuten) gegenüber der neuronalen Signalübertragung (Millisekunden).

Zielzelle und Signalzellen sind durch vielfältige direkte oder indirekte **Rückkopplungsschleifen** miteinander verbunden. Dazu gehört auch das hierarchische endokrine System mit dem zentralen hypothalamisch-hypophysären System, das die peripheren Effektordrüsen kontrolliert.

Störungen des Kommunikationssystems auf allen Ebenen der Signalerkennung, -verarbeitung, -freisetzung, und in allen parakrinen, endokrinen und neurokrinen Systemen können zu unterschiedlichsten Krankheitsbildern führen.

4.1.1 Rezeptoren

Die Zellen können mit bestimmten Signalen, vermittelt durch spezifische Rezeptoren, mit ihrer Umgebung kommunizieren. Da die meisten extrazellulären Signalmoleküle (Liganden) **hydrophil** (Aminosäuren, Peptide, Proteine) sind, können sie die Barriere der hydrophoben Plasmazellmembran nicht überwinden und müssen mit Rezeptorproteinen an der Zelloberfläche interagieren.

Diese membranständigen Rezeptoren wirken als **Signalüberträger** und **-verstärker:** Das Ereignis der extrazellulären Ligandenbindung wird in ein oder mehrere intrazelluläre Signale umgewandelt, die schließlich die Reaktion der Zelle bestimmen.

Bei den **Zelloberflächenrezeptoren** handelt es sich um transmembranöse Proteine mit einem extrazellulären, ligandenbindenden Anteil, einem in der Zellmembran verankerten Anteil und einem intrazellulären signalvermittelnden Anteil. Viele extrazelluläre Signalmoleküle können in sehr geringer Konzentration (< 10^{-8} M) wirken, da die Rezeptoren eine hohe Affinität zum Liganden haben.

Die **Spezifität** der Antwort der Zielzelle wird durch die Struktur der extrazellulären Domäne, die selektiv nur bestimmte Liganden erkennt und bindet, vermittelt.

Membranrezeptoren

Die Membranrezeptoren lassen sich in **drei Hauptgruppen** unterscheiden:

- **G-Protein gekoppelte Rezeptoren,** die mit ihrer Peptidkette 7mal durch die Zellmembran ziehen und intrazellulär an trimere GTP-bindende Proteine (G-Proteine) binden (Abb. 4-1). Die G-Proteine aktivieren membranständige Enzymsysteme (z.B. Adenylatcyclase oder Phospholipase C), die ihrerseits für die Bildung von „second messengers“ (z.B. cAMP oder IP3) sorgen.

  Der Membranrezeptor stimuliert nach Ligandenbindung ein spezifisches **G-Protein (Gq),** das die Phospholipase C aktiviert. Die Phospholipase C spaltet ein Phosphoinositol in zwei Produkte, das Inositoltriphosphat (IP3) und Diacylglycerol (DG), wobei das DG unter anderem die Proteinkinase C (PKC) aktiviert. Das IP3 bindet an die Calciumkanäle des endoplasmatischen Retikulums und löst die Ausschüttung von Calcium aus.
  Der andere wichtige intrazelluläre Botenstoff, cAMP aktiviert die Proteinkinase A (PKA), die ebenfalls Phosphatgruppen auf Serin und Threoninreste übertragen kann.

  Zu dieser Gruppe gehören die Rezeptoren für Katecholamine sowie für viele Peptid- und Proteohormone.
- **Enzymgekoppelte Rezeptoren** wirken meist selbst katalytisch oder sind mit entsprechenden Enzymen assoziiert. Im Gegensatz zu den G-Protein-gekoppelten Rezeptoren besitzen die katalytischen Rezeptoren gewöhnlich nur eine transmembrane Domäne. Durch die Bindung an den Liganden kommt es zur Dimerisierung des Rezeptors und dadurch zur Aktivierung des intrazellulären Enzyms. Dieses Enzym (häufig Tyrosinkinase) ist entweder Teil des Rezeptors oder mit ihm fest assoziiert (Abb. 4-1).
  Beispiele dafür sind der Insulinrezeptor oder der Rezeptor einer Reihe von Wachstumsfaktoren.
- **Ionenkanalgekoppelte Rezeptoren,** auch transmitterabhängige Ionenkanäle genannt, sind am schnellen synaptischen Signalprozeß zwischen elektrisch erregten Zellen beteiligt. Neurotransmitter binden an das Protein der Ionenkanäle, die sich daraufhin vorübergehend öffnen oder schließen. Dadurch wird die Permeabilität der Zellmembran für bestimmte Ionen und damit die Erregbarkeit der postsynaptischen Zellen geändert.

Intrazelluläre Rezeptoren/ nukleäre Rezeptoren

Manche kleine hydrophobe Signalmoleküle wie **Steroid-** und **Schilddrüsenhormone, Vitamin-D-Hormone** oder **Retinoide** diffundieren mühelos durch die Zellmembran der Zielzelle und binden sich an spezifische zytoplasmatische Rezeptorproteine (z.B. Glucocorticoid-Rezeptor). Diese Rezeptorproteine regulieren dann – unmittelbar nach Bindung des Hormon-Rezeptor-Komplexes an nukleäre DNA – die Transkription spezifischer Gene. Die Schilddrüsenhormon- und Retinoid-Wirkung wird durch spezifische nukleäre Rezeptoren vermittelt, die an der 5' regulatorischen Sequenz des Zielgens binden und die Transkription regulieren.

4.1.2 Hormone

Zu den wichtigsten Signalmolekülen gehören die Hormone.

Chemisch lassen sich die Hormone in zwei große Gruppen einteilen, die Protein- bzw. Peptidhormone und die Steroidhormone.
Zu den **Protein-** und **Peptidhormonen** gehören

- die komplex aus mehreren hundert Aminosäuren und meist mehrkettig aufgebaute Polypeptidhormone, beispielsweise das Luteinisierungshormon (LH),

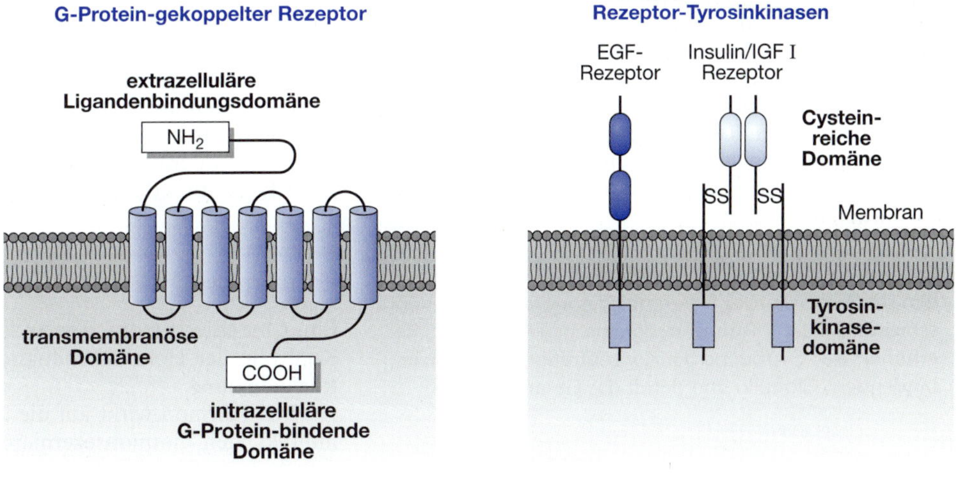

Abb. 4-1 Struktur von Zellmembranrezeptoren; links G-Protein-gekoppelter Rezeptor, rechts Rezeptortyrosinkinasen (EGF= Epidermal growth factor; IGF1= Insulin like growth factor 1).

- die mittelgroßen Peptidhormone wie Insulin und Glucagon,
- die kleineren Peptidhormone mit 20 bis 30 Aminosäuren (die meisten hypothalamischen Releasinghormone),
- die Dipeptidhormone (Thyroxin, Trijodthyronin) und
- Derivate einzelner Aminosäuren wie Catecholamine, Serotonine und Histamine.

Demgegenüber stehen die **Steroidhormone**, Abkömmlinge des Cholesterols, mit zwei Strukturmerkmalen: einem intakten Steroidgerüst (Nebennieren- und Gonadensteroide) und Derivate mit aufgebrochenem B-Ring des Steroidgerüstes (Vitamin D und seine Metabolite).

Allen Hormonen gemeinsam ist die **niedrige Konzentration** im Blut, bei Steroidhormonen im piko- bis mikromolaren, bei Peptidhormonen im femtomolaren Bereich.

Voraussetzung für eine **biologische Wirkung** bei diesen niedrigen Konzentrationen sind hochaffine spezifische Rezeptoren in den Zielzellen.

Um spezifische Zielorgane besser erreichen zu können, werden manche Hormone in **spezielle Blutgefäße** abgegeben. So gelangen beispielsweise das Insulin des Pankreas in die Pfortader der Leber mit höheren Konzentrationen und damit besserer Wirkung an den Leberzellen oder hypothalamische Hormone in das Pfortadersystem des Hypothalamus und der Hypophyse.

Eine andere Möglichkeit ist die **direkte Diffusion** durch Synthese und Freisetzung von Hormonen in Zellen neben der Zielzelle. Ein Beispiel ist die Testosteronproduktion von Leydig-Zellen mit höchsten Konzentrationen in den Samenkanälen, notwendig zur Spermatogenese.

Die dritte Möglichkeit ist die **Sekretion von Vorstufen,** die erst in der Zielzelle in ein aktives Hormon umgewandelt werden können. Beispiele:

- die Umwandlung von Testosteron in den aktiven Metaboliten Dehydrotestosteron in der Zielzelle (z.B. Prostatazelle)
- die Umwandlung von Thyroxin in Trijodthyronin in nahezu allen Körperzellen.

Eine weitere Möglichkeit der Modulation der freien biologisch aktiven Hormone ist die **Bindung an Transportproteine;** das gilt besonders für wasserunlösliche Steroidhormone. Die meisten spezifischen Transportproteine (Transcortin, sexualhormonbindendes Protein, thyroxinbindendes Globulin) stellen ein großes Reservoir für gebundene Hormone dar. Dieses Reservoir steht im Gleichgewicht mit dem meist nur geringen Anteil an freiem Hormon, das in die Zelle wandern kann.

Bei den meisten Transportproteinen handelt es sich um **spezifische Globuline.** Albumine können weniger selektiv Steroid- und Schilddrüsenhormone binden und transportieren.

Bei erhöht oder erniedrigt gemessenen Gesamthormonen im Blut ist in der Differentialdiagnose an eine Verschiebung der Transportproteine zu denken, so erhöhen z.B. Östrogene die Konzentration an thyroxinbindendem Globulin und damit das Gesamt T4.

Funktion der Hormone

Hormone regulieren vier wichtige Bereiche – Reproduktion, Wachstum und Entwicklung, Aufrechterhaltung des internen Milieus und Energiehaushalt.

Zur **hormonellen Regulation der Reproduktion** gehört nicht nur die Gametogenese, sondern auch die weibliche und männliche Geschlechtsentwicklung sowie das geschlechtspezifische Verhalten. Es gibt keine ausschließlich männlichen (Testosteron) oder weiblichen (Östrogen) Hormone, sondern das Verhältnis zueinander ist verantwortlich für den sexuellen Dimorphismus.

Die **endokrine Kontrolle von Wachstum und Entwicklung** umfaßt nicht nur die Initiierung und Aufrechterhaltung, sondern auch die Beendigung des Wachstums und wird durch die Beeinflussung des Somatomedin-(IGF)-Systems geregelt.

Zur **Erhaltung von Struktur und Funktion** ist ein konstantes internes Milieu notwendig. Dazu gehört die Konstanthaltung

- von Körperflüssigkeit (z.B. antidiuretisches Hormon),
- des Elektrolytgehaltes (z.B. Parathormon),
- des Blutdruckes (z.B. Aldosteron),
- der Körpertemperatur (z.B. Schilddrüsenhormon),
- des Knochens (z.B. Vitamin-D-Hormon),
- der Muskel- (z.B. Testosteron, STH) und Fettmasse (z.B. Insulin)
- der Atmung.

Mit Ausnahme der Atmung unterliegt alles einer vielfältigen hormonellen Kontrolle, die in der Lage ist, rasch auf extreme Umweltänderungen zu reagieren. Hormone regulieren auch den Substratfluß im Körper, die Umwandlung von Nahrung in Energie, die Speicherung von Glykogen und Fett (Insulin).

Hormonsynthese, -speicherung und -freisetzung

Peptidhormone werden wie andere Proteine synthetisiert, gespalten und modifiziert, bevor sie die aktive Struktur erhalten.

So wird meist ein größeres Präkursorhormon (präpro-Hormon) synthetisiert, das durch Abspaltung (pro-Hormon) zum endgültigen Hormon umgewandelt und in einer Speicherform in speziellen Vesikeln gelagert wird. Steroidhormone werden über enzymatische Hydroxylierung und Spaltung aus Cholesterol synthetisiert.

Für diese Schritte sind viele spezifische Enzyme notwendig, durch die sich besondere endokrine Zellen auszeichnen. Auch die Freisetzung der Hormone aus der Speicherform erfolgt in endokrinen Zellen unter spezifischer Regulation (Rückkopplung).

Regelkreise

Ein Charakteristikum des endokrinen Systems ist die Kontrolle der Hormonproduktion und -sekretion durch **Rückkopplung**.

Das Hormon wirkt auf die Zielzelle, die direkt oder indirekt den hormonsezernierenden Zellen wiederum eine Rückantwort gibt. Diese Rückantwort reguliert die Hormonfreisetzung.

So wird das TRH aus dem Hypothalamus freigesetzt und über das Pfortadersystem zur Hypophyse geleitet, wo es die TSH-Sekretion stimuliert. TSH (thyreotrophes Hormon) selbst gelangt auf dem Blutweg zur Schilddrüse, wo es die T3/T4-Synthese und Sekretion steigert. Die vermehrt ausgeschütteten Schilddrüsenhormone (periphere Hormone) gelangen über die Blutbahn zum Hypothalamus/Hypophyse und hemmen die TRH- und TSH-Sekretion **(negatives Feedback).**

Durch negatives Feedback werden die Schilddrüsenhormone in engen Grenzen konstant gehalten **(homöostatisches Gleichgewicht),** eine Voraussetzung für ihre Stoffwechselfunktion in nahezu allen Körperzellen.

Wenn das Rückkopplungssystem mit einer vermehrten Hormonausschüttung reagiert, wird dies als **positiver Feedback-Mechanismus** bezeichnet.

Ein Beispiel dafür ist die Wirkung von Östrogenen des Ovars auf die Freisetzung des luteinisierenden Hormons (LH) aus dem Hypophysenvorderlappen kurz vor der Ovulation.

Nahezu alle Hormone stehen unter Rückkopplungs-Kontrolle, nicht nur durch die Interaktion hypothalamische – hypophysäre – periphere Drüse, sondern auch über andere Mechanismen, wie z.B.

- Kationen (Calcium – Parathormon),
- Metabolite (Glucose – Insulin),
- Osmolalität (ADH),
- extrazelluläres Volumen (Vasopression, Renin, Aldosteron).

Deshalb gehört zur adäquaten Beurteilung eines endokrinen Status immer ein Wertepaar, **Hormonkonzentration** und **zugehöriger Effektorstatus.** Beispielsweise hat ein Insulinwert alleine keine Aussagekraft, nur der gleichzeitig ermittelte Glucosewert gibt Auskuft über den Status des Regelkreises.

Endokrinologische Funktionstests überprüfen die Funktion des Regelkreises, endokrinologische Erkrankungen lassen sich meist als Störung des Regelkreises beschreiben.

Biorhythmen

Die meisten Hormone werden nicht kontinuierlich, sondern rhythmisch, intermittierend freigesetzt. Die Rhythmen können über Minuten oder Stunden (z.B. pulsatile Sekretion von LH und Testosteron), Tage (zirkadianer Rhythmus der Cortisolsekretion), Wochen (Menstruationszyklus) oder noch längere Perioden andauern.

Die oszillierende Sekretion wird z.T. durch neuronale Schrittmacher (Hypothalamus) initiiert, die durch positive oder negative Feedback-Mechanismen moduliert werden können.

4.1.3 Parakrine und autokrine Systeme

Signalmoleküle, die aus einer Zelle ausgeschleust werden, können als lokale Mediatoren nur auf Zellen wirken, die sich in unmittelbarer Nähe der signalisierenden Zelle befinden. Dieser Prozeß wird als **parakrine Signalübertragung** bezeichnet. Bei direkter Wirkung auf die signalisierende Zelle zurück spricht man von **autokriner Signalübertragung.**

Um zu gewährleisten, daß parakrine Signale nur in der näheren Umgebung wirken, dürfen sie nicht zu weit diffundieren. Sie werden daher sehr schnell von benachbarten Zielzellen aufgenommen oder von extrazellulären Enzymen abgebaut.

Eicosanoide, Fettsäurederivate wie Prostaglandine, Thromboxan und Leukotriene, sind Beispiele für auto- und parakrin wirkende Signalmoleküle.

Sie werden an der Zellmembran kontinuierlich aus Arachidonsäure durch Phospholipasen synthetisiert und nach außen abgegeben, wo sie schnell enzymatisch abgebaut werden. Sie beeinflussen die Kontraktion der glatten Muskulatur und die Aggregation von Blutplättchen und wirken mit bei Schmerz- und Entzündungsreaktionen.

Ein weiteres parakrin- und autokrin wirkendes System, das nahezu ubiquitär vorkommt, ist das Netzwerk der **Zytokine**. Man versteht darunter über 50 verschiedene Polypeptide. Sie werden wie Hormone geregelt freigesetzt, binden an Rezeptoren, aktivieren intrazelluläre Signalwege und modulieren häufig die Entzündungsreaktion, die Immunantwort und die klassische Hormonsekretion- und -wirkung.

4.1.4 Signaltransduktion

Die Signalübertragung setzt nicht nur einen Liganden und einen spezifischen Rezeptor, sondern auch eine Signaltransduktion, die für die **intrazelluläre Kommunikation** verantwortlich ist, voraus (Abb. 4-2).

G-Protein

Die Wechselwirkung zwischen Rezeptor und Zielprotein wird bei den G-Protein-gekoppelten Rezeptoren durch das trimere GTP-bindende Regulatorprotein (G-Protein) vermittelt.

Durch Bindung eines extrazellulären Liganden kommt es zur **Konformationsänderung** der zytoplasmatischen Domäne des Rezeptors, so daß ein mit dem Rezeptor assoziiertes G-Protein binden kann. Mit der Bindung ersetzt das G-Protein das GDP durch GTP und geht in einen **aktivierten Zustand** über. Es aktiviert seinerseits ein membranständiges Enzym, die Adenylatcyclase, die aus ATP zyklisches AMP bildet. Das G-Protein wird seinerseits inaktiviert durch Hydrolyse des GTP zu GDP.

Neben dem **stimulierenden G-Protein (G_s)** gibt es auch **inhibitorisch wirkende G-Proteine (G_i).** Sie weisen anstelle der stimulierenden α_s-Untereinheit eine auf die

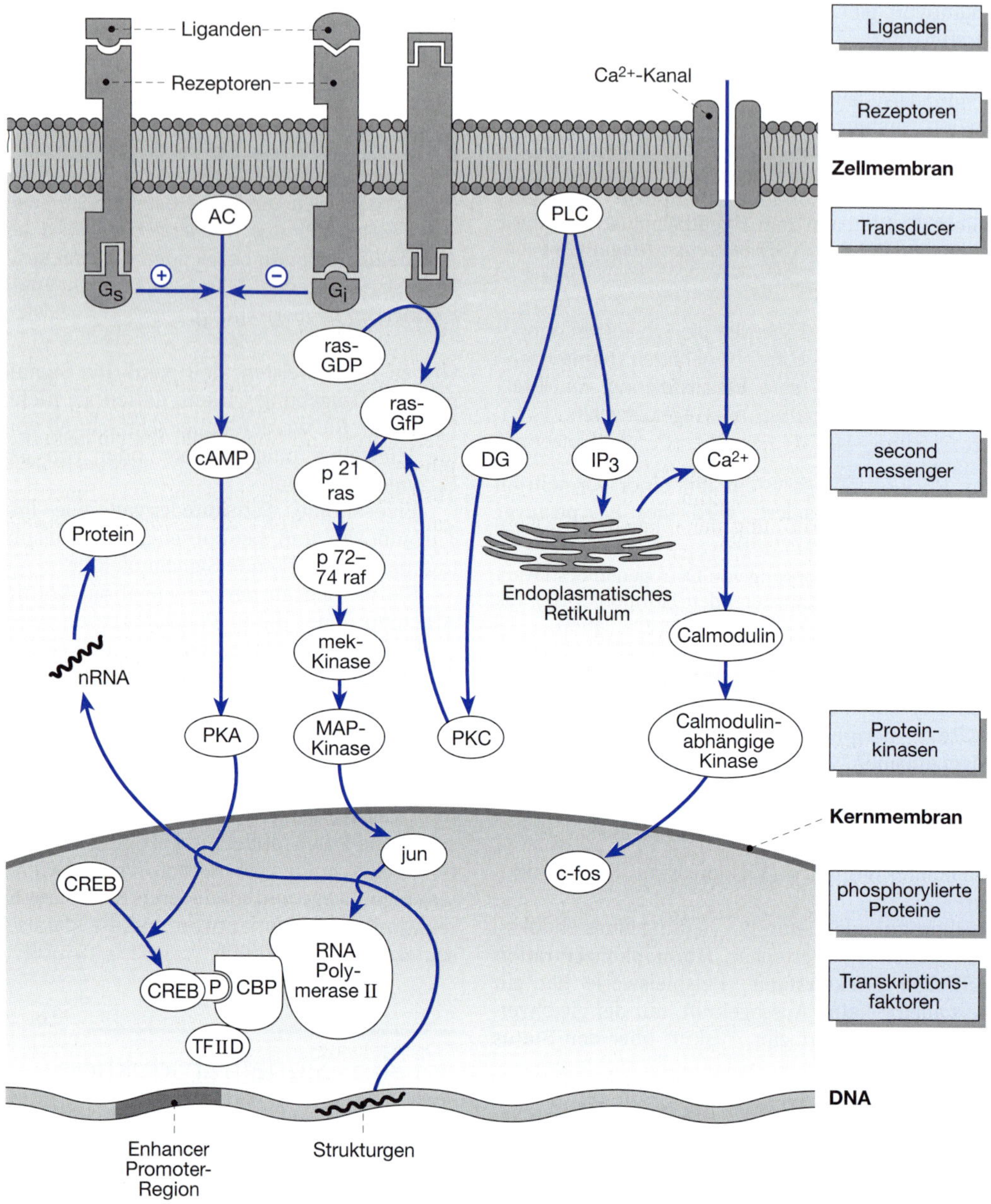

Abb. 4-2 Intrazelluläre Signaltransduktion.

Am Beginn steht die **Bindung eines Liganden** an seinen Rezeptor, was zu einer Konformationsänderung des Rezeptors führt. Dabei sind Rezeptoren für Wachstumsfaktoren meist Rezeptoren auf bzw. in der Zellmembran. Andere Rezeptoren, z.B. für Steroidhormone befinden sich im Zytoplasma. Der Rezeptor kann dann an einen Transduktor binden und hierüber das Signal an „Second messenger" (Diacylglycerol=DG, zyklisches AMP=cAMP oder Inositol-Triphosphat=IP3 u.a.) weitergeben.

Die **Second messenger** aktivieren ihrerseits Kinasen, z.B. Proteinkinase C, was zur Phosphorylierung und damit Aktivierung von zahlreichen zytoplasmatischen Proteinen führt, die das Signal amplifizieren und diversifizieren. Über die phosphorylierten Proteine gelangen die Signale in den **Zellkern**; sie können dort z.B. als Transkriptionsfaktoren an die Enhancer-Promoter-Regionen von Strukturgenen binden und dadurch die **Transkription eines Gens** induzieren. Die transkribierte mRNA gelangt ins Zytoplasma, wo sie in ein Protein translatiert wird, das als Effektormolekül des Signals fungiert. Signale können über **stimulierende (G_s)** oder **inhibierende (G_i) Transducer** vermittelt werden.

In der Abbildung sind mehrere **Beispiele** für Signaltransduktionswege aufgeführt: Transducer können beispielsweise

- über die Adenylatcyclase (AC) die cAMP-Konzentration und damit die Bildung des Second messenger cAMP regulieren,
- über die Phospholipase C (PLC) die Second messenger DG und IP3 induzieren.

cAMP aktiviert die Proteinkinase A (PKA), indem es an dessen regulatorische Untereinheit bindet und die katalytische Untereinheit freisetzt, die dann im Zellkern an CREB (cAMP responsive element binding protein) bindet und es phosphoryliert. Das phosphorylierte CREB kann die Transduktion dadurch induzieren, daß es einmal an den Transkriptionsfaktor TFIID bindet und zum anderen an den Co-Aktivator CBP, der mit RNA-Polymerase-II-Komplexen assoziiert.

IP3 setzt aus dem endoplasmatischen Retikulum Ca^{2+} frei. Durch die erhöhte intrazelluläre Calciumkonzentration wird der Calciumeinstrom durch die spannungsabhängigen Calciumkanäle aktiviert. Darüber hinaus aktiviert die Calciumkonzentration über Calmodulin die Calmodulin-abhängige Proteinkinase (CaMK), die das Signal im Zellkern an das Protoonkogen c-fos, einen Transkriptionsfaktor, überträgt.

Adenylatcyclase inhibierend wirkende α_i-Untereinheit auf, während die β- und γ-Untereinheiten bei beiden G-Proteinen gleich sind.

So kann über zwei verschiedene Rezeptoren entweder an G_s oder G_i gekoppelt die intrazelluläre cAMP-Konzentration erhöht oder gesenkt werden: Der β-adrenerge Rezeptor wirkt über ein G_s-Protein stimulierend auf die Adenylatcyclase, während der α_2-adrenerge Rezeptor über ein G_i-Protein hemmend wirkt.

Intrazelluläres Calcium

Ein zweiter wichtiger intrazellulärer Botenstoff ist das intrazelluläre Calcium **(Ca^{2+})$_i$**. Im Gegensatz zum extrazellulären Calcium (10^{-3}M) liegt die (Ca^{2+})$_i$-Konzentration um vier Zehnerpotenzen niedriger (10^{-7}M).

Die Signalwirkung von Calcium wird durch eine kurzfristige drastische Erhöhung der lokalen Ca^{2+}-Konzentration erreicht. Dadurch können Ca^{2+}-abhängige Proteine in der Zelle aktiviert werden.

Voraussetzung für die Signalwirkung ist die Aufrechterhaltung einer niedrigen (Ca^{2+})$_i$-Konzentration: Durch energieabhängige Prozesse (Ca^{2+}-ATPasen) wird das Calcium aus dem Zytosol in den Extrazellulärraum oder das endoplasmatische Retikulum gepumpt.

Zwei **Ca^{2+}-abhängige Signalübertragungswege** sind bekannt:

- Zum einen führt eine Depolarisation der Zellmembran zum Öffnen spannungsabhängiger Calciumkanäle, insbesondere in Nervenzellen,
- zum anderen kann über Membranrezeptoren und Zwischenschaltung eines weiteren intrazellulären Botenstoffes, dem Inositoltrisphosphat (IP3) Ca^{2+} aus dem endoplasmatischen Retikulum freigesetzt werden.

Calcium selbst verstärkt durch eine **positive Rückkopplung** den Calciumausstrom aus dem endoplasmatischen Retikulum. Die Reaktion wird durch den raschen Abbau von IP3 sowie der Aufnahme von Calcium aus dem Zytosol in das endoplasmatische Retikulum beendet.

Die nächste Ebene der Signalkaskade wird von den **Proteinkinasen** eingenommen, die spezifische Zielproteine phosphorylieren (Ionenkanäle, Gen-regulierende Proteine). So wird die oben erwähnte Proteinkinase C nicht nur durch das DG sondern auch durch die Erhöhung des (Ca^{2+})i aktiviert.

Viele Proteinkinasen werden indirekt durch Ca^{2+} aktiviert, indem Ca^{2+} sich an ein intrazelluläres Protein (Calmodulin) bindet.

> Calmodulin ist ein vielseitiger, intrazellulärer Calciumrezeptor:
> - Er bindet Ca^{2+}-Ionen und ändert dadurch seine Konformation
> - Er bindet an Ca^{2+}/Calmodulin-abhängie Proteinkinasen (CaM-Kinasen) und aktiviert sie somit.

cAMP

cAMP aktiviert die Proteinkinase A (PKA), die ebenfalls Phosphatgruppen auf Serin und Threoninreste übertragen kann.

So wird z.B. die Somatostatin-Genexpression durch Phosphorylierung des cAMP-Response-Element-Bindungsproteins (CREB) aktiviert. Es bindet sich dann an eine kürzere DNA-Sequenz in der Regulator-Region des Somatostatin-Gens, dem cAMP-Response-Element (CRE).

Alle Signalsysteme, die über G-Protein-gekoppelte Rezeptormoleküle arbeiten, weisen **Gemeinsamkeiten** auf und unterliegen **allgemeinen Prinzipien.**

Die hintereinandergeschalteten intrazellulären Mediatoren und komplexen Enzymkaskaden bieten vielfältige Möglichkeiten zur **Signalverstärkung** oder -**abschwächung** eines von außen kommenden Signals. So kann ein Rezeptor viele G_s-Moleküle anregen, die noch mehr Adenylatcyclase aktivieren. Auf diese Weise können große Mengen cAMP entstehen.

Wird gleichzeitig ein intrazelluläres Calciumsignal aktiviert, so kann dieses im positiven oder negativen Sinn die Antwort modulieren. Beispielsweise kann das cAMP-abbauende Enzym cAMP-Phosphodiesterase durch Calcium aktiviert werden, oder die Proteinkinase A aktiviert oder hemmt den IP3-Rezeptor auf dem endoplasmatischen Retikulum und beeinflußt dadurch die Calciumantwort.

4.2 Klinische Beispiele

Störungen der Kommunikation im weiteren oder endokrinologische Erkrankungen im engeren Sinne lassen sich entsprechend des zugrundeliegenden Defektes vom zell- und molekularbiologischen Standpunkt aus in Prärezeptor-, Rezeptor- und Postrezeptorstörungen einteilen.

- **Rezeptorstörungen:** Erkrankungen die mit Über-, Unter- und Fehlexpression des Rezeptors einhergehen,
- **Prärezeptorstörungen:** Erkrankungen der Hormonsynthese, -sekretion und -transport (Störungen des Regelkreises),
- **Postrezeptorstörungen:** Erkrankungen, die durch Störungen der Signaltransduktion charakterisiert werden.

4.2.1 Rezeptordefekte

Prinzipiell unterscheidet man inaktivierende und aktivierende Mutationen des Rezeptors.

Inaktivierende Mutationen führen zum Funktionsverlust des Rezeptors im Sinne eines Hormonresistenz-Syndroms.

Beispielsweise liegt beim X-chromosomal gebundenen nephrogenen **Diabetes insipidus** eine Mutation im V2-Vasopressinrezeptor zugrunde, die eine Bindung von Vasopressin an den Rezeptor nicht mehr erlaubt.

Ein anderes Beispiel ist die **familiäre hypokalziurische Hyperkalziämie,** bei der der Calcium-sensing Rezeptor eine Mutation aufweist. Dadurch erkennt der Rezeptor das extrazelluläre Calcium nicht mehr richtig und steuert die PTH-Sekretion fehl.

Derselbe Calcium-sensing Rezeptor kann aber auch eine aktivierende Mutation aufweisen, die dann mit dem Krankheitsbild der autosomal dominanten Hypokalzämie einhergeht. Der Rezeptor ist bei niedrigem Serum-Calcium schon aktiviert und bremst die PTH-Sekretion; die Folge ist ein **Hypoparathyreoidismus.**

Konstitutiv aktivierende Mutationen im Rezeptor (d.h. Mutationen, die in Abwesenheit des Liganden zu einer Aktivierung des Rezeptors führen) wurden im TSH-Rezeptor gefunden und sind zum Teil verantwortlich für die Entwicklung **autonomer Adenome.**

4.2.2 Störungen des Regelkreises

Zu den Störungen des Regelkreises gehören die häufigen **endokrinen Erkrankungen,** die sich durch ein zuviel (Überfunktion) oder zu wenig (Unterfunktion) an Hormonproduktion äußern. Einzelheiten dazu sind in den Kapiteln 29-35 dargestellt.

Krankheitsprozesse greifen in den hormonellen Regelkreis ein, das Gleichgewicht wird gestört, es kommt zur Fehlsteuerung mit Mehr- oder Minderproduktion von Hormonen und den entsprechenden klinischen Bildern.

Neben den angeborenen Störungen der Organentwicklung und den Autoimmunprozessen können auch **physikalische** (chirurgische Entfernung), **chemische** (Medikamente) und **infiltrative Prozesse** (granulomatöse Erkrankungen) zur Drüsenzerstörung und Unterfunktion führen.

Ursache für eine Überproduktion sind häufig benigne oder maligne Tumoren der entsprechenden Drüsen (z.B. Epithelkörperchenadenom – primärer Hyperparathyreoidismus, Nebennierenrindenkarzinom – Cushing-Syndrom).

Überfunktionszustände wegen verminderter Elimination oder Abbau von Hormonen sind denkbar, z.B. kommt es bei Leberzirrhose zu einer verminderten hepatischen Elimination von Androgenen, die im peripheren Fettgewebe zu Östrogen konvertiert werden und somit zu einer Erhöhung der Östrogene beitragen.

4.2.3 Störung der Signaltransduktion

Erst mit Kenntnis der intrazellulären Signalwege wurden Störungen in der Signaltransduktion mit Krankheitswert erkannt.

Ein klassisches Beispiel ist der **Pseudohypoparathyreoidismus.** Dieses Krankheitsbild ist gekennzeichnet durch Kleinwuchs, verkürzte Metacarpalia, Tetanien, Katarakt und eine Laborkonstellation mit Hypokalziämie und Hyperphosphatämie.

Ursache dieses Krankheitsbildes sind Punktmutationen oder kleinere Deletionen im Gen für die α-Untereinheit des G_s-Proteins mit partiellem Funktionsverlust. Das PTH bindet an den Rezeptor, z.B. auf der Nierenzelle, aber es findet keine Signaltransduktion statt. Dies kann am fehlenden Anstieg des cAMP im Urin nach PTH-Gabe nachgewiesen werden, ebenso bleibt die gesteigerte Phosphaturie aus.

Das G_s-Protein kann auch aktiviert werden durch das bakterielle Gift **Choleratoxin** (Abb. 4-2). Es inhibiert den Selbst-Inaktivierungsmechanismus von $G_{s\alpha}$, indem es ADP-Ribose auf $G_{s\alpha}$ überträgt. Das hat zur Folge, daß das gebundene GTP nicht hydrolysiert werden kann. Die Adenylatcyclase bleibt permanent aktiviert, das intrazelluläre cAMP ist erhöht. Die Aufnahme von Natrium aus dem Darm ist gehemmt und die Abgabe von Chlorid in den Darm ist erhöht. Die NaCl- Konzentration ist erhöht, wodurch Wasser passiv in den Darm einströmt. Es entwickeln sich schwere Durchfälle **(Cholera).**
Dagegen hemmt das bakterielle Gift **Pertussistoxin** $G_{i\alpha}$ und verhindert die Inhibierung der Adenylatcyclase. Als Resultat wird die Adenylatcyclase permanent aktiviert.

Jones, J.I., D.R. Clemmons: Insulin-like growth factors and their binding proteins: biological actions. Endocr Rev 16 (1995) 3-34.
Raue, F., H. Scherübl: Extracellular calcium sensitivity and voltage-dependent calcium channels in C-cells. Endocr Rev 16 (1995) 752-764.
Shenker, A.: G protein-coupled receptor structure and function: the impact of disease-causing mutations. Baillière's Clin Endocr Metab 9 (1995) 427-451.

5 Intermediärstoffwechsel, Enzyme, Vitamine, Spurenelemente

Tilo Andus, Volker Gross

5.1 Prinzipien und allgemeine Störungen

5.1.1 Grundlagen

Für lebende Organismen ist das Aufrechterhalten einer physiologischen Homöostase (Gleichgewicht) essentiell. Dies erfordert eine funktionierende Kontrolle verschiedener Stoffwechselvorgänge, die gleichzeitig in verschiedenen Kompartimenten ablaufen. Die Gesamtheit aller dieser enzymatischen Reaktionen bezeichnet man als Intermediärstoffwechsel. Störungen des Intermediärstoffwechsels führen ab einem gewissen Ausmaß zu Störungen der Homöostase und zu Krankheiten.

5.1.2 Enzymfunktion, Energiehaushalt und Temperatur

Enzymfunktion

Die im Körper ablaufenden Stoffwechselvorgänge würden viel zu langsam ablaufen, wenn sie nicht durch Enzyme katalysiert und beschleunigt würden.
Das Gleichgewicht chemischer Reaktionen wird durch Enzyme nicht beeinflußt.

> Mit Ausnahme der Ribozyme, die aus RNA bestehen, sind Enzyme hochspezifische Proteine, die chemische Reaktionen katalytisch beschleunigen, ohne selbst dabei verändert zu werden.

Enzymaktivitäten sind pH- und temperaturabhängig, d.h. sie haben unter bestimmten Bedingungen ein Aktivitätsoptimum. Die katalytisch wirkenden Teile der Enzyme bilden das aktive Zentrum. **Coenzyme** sind Moleküle, die am aktiven Zentrum beteiligt sind (z.B. viele Vitamine). Die Kombination von Apoenzym und Coenzym bezeichnet man als **Holoenzym.** Die Enzymaktivität kann durch Anlagerung eines allosterischen Effektors an ein vom aktiven Zentrum entferntes allosterisches Zentrum moduliert werden.

Enzymverteilung in Organen

Organe und Gewebe synthetisieren je nach Funktion spezifische organ- bzw. gewebespezifischen Enzyme (z.B. unterschiedliche Isoenzyme der Gluconeogenese in der Leber und Niere oder unterschiedliche alkalische Phosphatasen in Plazenta- Darm, Knochen- und Leber). Dabei kommt es auch zu qualitativen Unterschieden. Dies kann zur Herkunftsbestimmung der Enzyme im Serum genutzt werden (z.B. Lactatdehydrogenase aus der Leber, α-Hydroxybutyratdehydrogenase aus den Erythrozyten oder Creatinkinase-MB [muscle brain] aus dem Herzmuskel, Creatinkinase-MM aus dem Skelettmuskel).

Enzymverteilung in Zellen

Eine weitere Kompartimentierung findet auf subzellulärer Ebene in den Gewebsorganellen statt (z.B. Enzyme der DNA-Replikation und -Transkription im Zellkern, Enzyme des Zitratzyklus und der Atmungskette in den Mitochondrien und Enzyme der Glykolyse und Gluconeogenese im Zytosol).

Bestimmt man die **Enzymaktivität im Serum**, kann man erkennen, welche Organellen geschädigt sind. γ-Glutamyl-Transferase (Plasmamembran) im Serum deutet auf eine leichte, Glutamat-Dehydrogenase (Mitochondrienmatrix) auf eine schwere Zellschädigung hin.

Energiehaushalt und Temperatur

Um Körperstrukturen aufzubauen und Körperfunktionen aufrecht zu erhalten wird Energie benötigt. Der Energiegehalt der Nahrung wird in Joule (J) oder Kalorien (cal) gemessen. 1 cal = 4,186 J. Energie wird durch die Oxidation der Nahrung gewonnen. Die **Hauptenergieträger** der Nahrung sind Kohlenhydrate (17,2 kJ/g = 4,1 kcal/g), Fette (38,9 kJ/g = 9,3 kcal/g), Eiweiße (17,2 kJ/g = 4,1 kcal/g und Alkohol (29,7 kJ/g = 7,1 kcal/g).

Bei der Verbrennung der Nahrung wird Sauerstoff verbraucht und Kohlendioxid freigesetzt. Den Quotienten zwischen abgegebenem Kohlendioxid und verbrauchtem Sauerstoff bezeichnet man als **respiratorischen Quotienten (RQ).** Er beträgt 1,0 für Kohlenhydrate, 0,81 für Eiweiß und 0,7 für Fett (bei gemischter Kost ca. 0,8).

Aus Sauerstoffaufnahme und Kohlendioxidabgabe läßt sich die **Wärmeproduktion** berechnen. 1 l Sauerstoffaufnahme = 20,2 kJ.

Die Wärmeproduktion in Ruhe bezeichnet man als **Grundumsatz.** Er liegt beim Gesunden jungen Erwachsenen mit 70 kg Körpergewicht bei ca. 6700 kJ (1600 kcal) pro Tag: 25% für die Hirntätigkeit, 25% für Verdauungsvorgänge, 18% für Bewegung, 16% für die Nieren und 6% für das Herz.

Die aus der Nahrung gewonnene Energie wird dazu benötigt, die **physiologische Homöostase** (Körpertemperatur, Blutdruck, Ionenkonzentrationen usw.) aufrecht zu erhalten. In der Kindheit und bei Krankheiten wird zusätzliche Energie für Wachstum und Heilung benötigt.

Energie wird zu unterschiedlicher Zeit gewonnen und verbraucht und muß daher gespeichert werden. Kurzfristig (innerhalb von Sekunden verfügbar) wird sie vor allem in energiereichen Phosphatverbindungen wie ATP und Kreatinphosphat festgehalten. Mittelfristig benötigte Energie (Minuten) wird vor allem im Glykogen (Leber, Muskel) gespeichert. Die langfristige **Energiespeicherung** (Stunden-Tage) erfolgt im Fettgewebe und in der Muskulatur.

Die **Körpertemperatur** wird im Hypothalamus gesteuert, wo der Ist-Wert (Wärme und Kälte-Rezeptoren in Haut, Hypothalamus, Hirnstamm, Rückenmark, Bauchwand und Muskulatur) mit dem Soll-Wert verglichen wird. Sie unterliegt einem zirkadianem Rhythmus.

5.1.3 Nukleinsäuren

Struktur (s. Kap. 2)

Metabolismus der Nukleinsäuren

Die **Biosynthese der Purine** beginnt mit dem 5-Phosphoribosyl-1-pyrophosphat (PRPP), aus dem über mehrere Zwischenschritte Inosin-5-Monophosphat (IMP) ent-

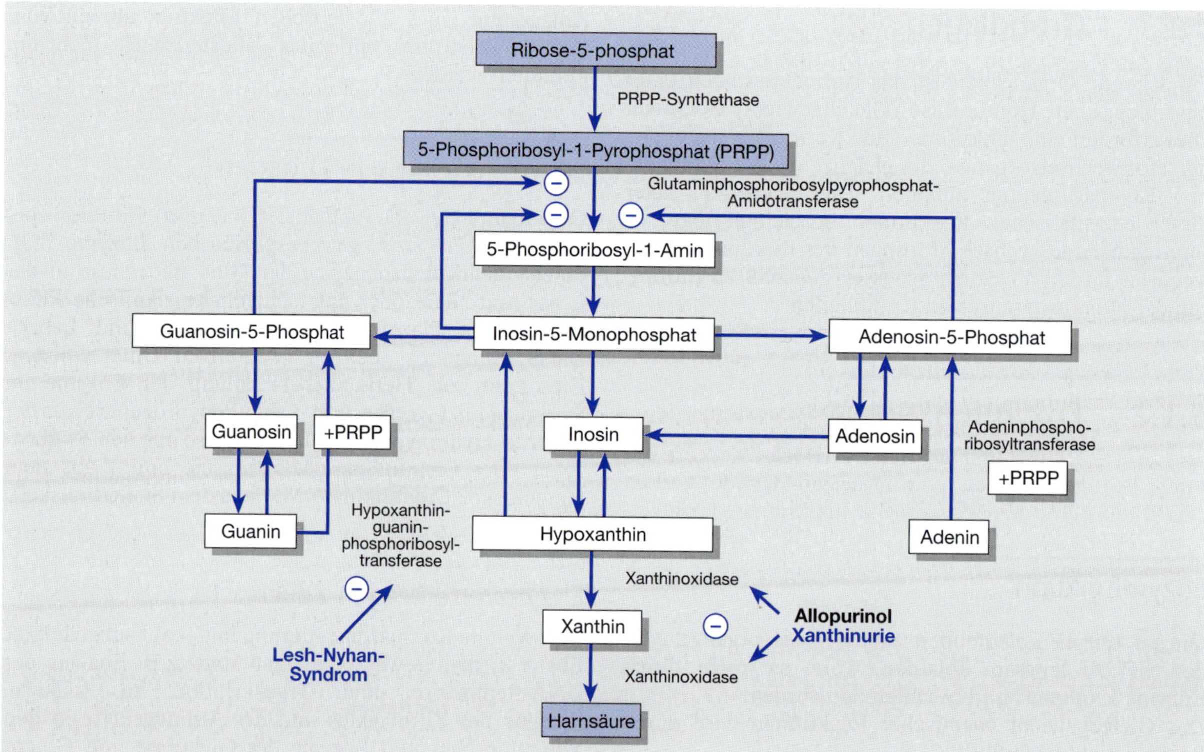

Abb. 5-1 Flußdiagramm des Purinstoffwechsels. Aus Ribose-5-phosphat entstehen über mehrere Zwischenschritte die Purine Adenosin-5-phosphat und Guanosin-5-phosphat. Der Abbau erfolgt über Hypoxanthin und Xanthin zur Harnsäure.
Das **Schlüsselenzym der Purinsynthese** ist die Glutaminphosphoribosylpyrophosphat-Aminotransferase, die durch Adenosin-, Inosin-, und durch Guanosin-5-phosphat gehemmt wird (**negativer Feedback**).
Das **Schlüsselenzym des Purinabbaus** ist die Xanthinoxidase. Diese kann therapeutisch durch Allopurinol gehemmt werden.
Beim **Lesh-Nyhan-Syndrom** ist die Hypoxanthinguanin-Phosphoribosyltransferase defekt.

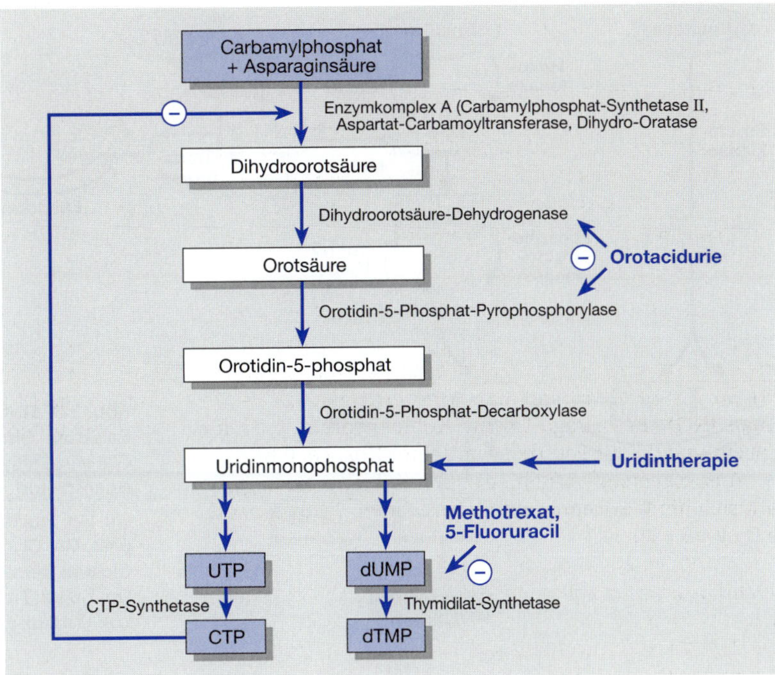

Abb. 5-2 Flußdiagramm des Pyrimidinstoffwechsels. Carbamylphosphat und Asparaginsäure werden durch den Enzymkomplex A zu Dihydroorotsäure verknüpft. Diese wird über weitere Zwischenschritte zu den Pyrimidinen UTP, CTP, dUMP und dTMP umgewandelt. Der **Enzymkomplex A** wird durch CTP gehemmt (**negativer Feedback**). Bei **Orotacidurie** sind Enzyme der Pyrimidinsynthese defekt. Methotrexat und 5-Fluoruracil hemmen therapeutisch die Thymidilat-Synthese.
UTP: Uridintriphosphat; CTP: Cytosintriphosphat; dUMP: Desoxyuridinmonophosphat; dTMP: Desoxythymidintriphosphat

steht (Abb. 5-1). Aus diesem entstehen das Adenosin-5-Phosphat (AMP) oder das Guanosin-5-Phosphat (GMP).

Die Purinsynthese wird durch allosterische Hemmung der Glutaminphosphoribosylpyrophosphat-Amidotransferase (PRPP → 5'-Phosphoribosylamin) durch IMP, AMP und GMP **reguliert** (negativer Feedback).

Der **Abbau der Purine** erfolgt über die Zwischenprodukte Inosin, Hypoxanthin, Xanthin zur Harnsäure.

Bei der **Pyrimidinsynthese** reagieren Carbamylphosphat und Asparaginsäure zu Dihydroorotsäure. Die Reaktion wird durch den Enzymkomplex A (Carbamylphosphat-Synthetase II, Aspartat-Carbamyltransferase und Dihydro-Orotase) katalysiert (Abb. 5-2). Dabei schließt sich der Pyrimidinring. Dihydroorotsäure wird über Orotsäure und Orotidin-5-Phosphat zu Uridinmonophosphat (UMP) umgewandelt. Aus UMP entstehen über einige Zwischenprodukte Cytidintriphosphat (CTP) bzw. Deoxythymidinmonophosphat (dTMP).

Die Pyrimidinsynthese wird durch eine Hemmung der Carbamylphosphat-Synthetase II durch CTP **reguliert.** Auch bei der **Synthese der Desoxynukleotide** wirken dATP und dGTP als allosterische Inhibitoren der Reaktionen GDP → dGDP bzw. CDP → dCDP.

Durch Methylierung von Purin- und Pyrimidinbasen entstehen weitere Basen.

Funktionen der Nukleinsäuren

(s. Kap. 1 und 2)

5.1.4 Kohlenhydrate

Kohlenhydrate sind essentielle Energieträger, aber auch Bestandteile von Strukturmolekülen (s. Kap. 3). Ihre Aufnahme erfolgt in Form von Monosacchariden. Glucose, Galaktose und Xylose werden aktiv transportiert, Fructose und weitere Pentosen passieren die Mukosa durch Diffusion.

> Im Intermediärstoffwechsel stellt Glucose das zentrale Monosaccharid dar. Sie ist für alle Organe eine jederzeit verfügbare Energiequelle.

Hauptabbauweg der Glucose ist die **Glykolyse** (Abb. 5-3). Der aerobe Abbau der Glucose liefert 38 mol ATP/mol Glucose, der anaerobe Abbau zu Lactat 2 mol ATP/mol Glucose.

Unter anaeroben Bedingungen ist die Lactatproduktion vermehrt (z.B. im Schock bei peripherer Minderdurchblutung). Dies führt zur Hyperlaktatämie und Laktatazidose.

Die **Gluconeogenese** deckt den basalen Glucosebedarf des Körpers, wenn durch die Nahrung nicht genügend Kohlenhydrate zugeführt werden. Die Gluconeogenese kann nur in Leber und Nieren ablaufen, da nur dort die erforderlichen Phosphatasen vorhanden sind.

Glykogen stellt eine rasch verfügbare **Speicherform** der Glucose dar. Es ist ein aus Glucosemolekülen aufgebautes verzweigtes Polysaccharid. Die menschliche Leber enthält in Abhängigkeit von der Ernährungssituation 0,1% (Hungerzustand) bis 10% Glykogen, im Normalfall zwischen 20 g und 150 g. Der Skelettmuskel enthält 0,1–1% Glykogen.

Galaktose wird hauptsächlich in Form des Disaccharids Lactose zugeführt. Galaktose wird in der Leber rasch in Glucose umgewandelt.

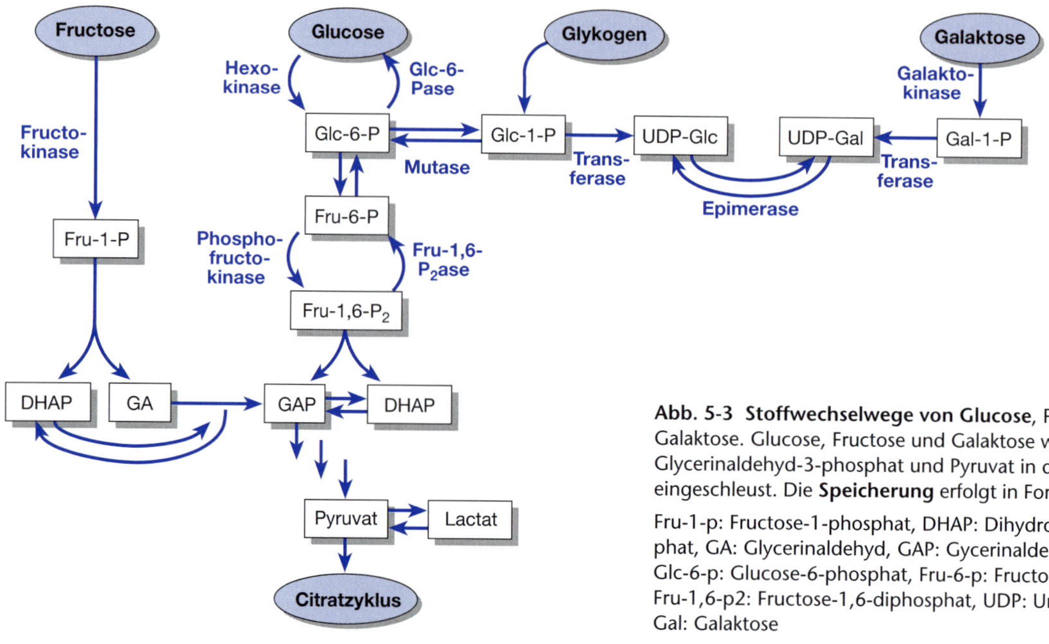

Abb. 5-3 **Stoffwechselwege von Glucose**, Fructose und Galaktose. Glucose, Fructose und Galaktose werden über Glycerinaldehyd-3-phosphat und Pyruvat in den Citratzyklus eingeschleust. Die **Speicherung** erfolgt in Form von Glykogen.

Fru-1-p: Fructose-1-phosphat, DHAP: Dihydroxyacetonphosphat, GA: Glycerinaldehyd, GAP: Gycerinaldehyd-3-phosphat, Glc-6-p: Glucose-6-phosphat, Fru-6-p: Fructose-6-phosphat, Fru-1,6-p2: Fructose-1,6-diphosphat, UDP: Uridindiphosphat, Gal: Galaktose

Fructose wird mit der Nahrung in freier Form und als Disaccharid (Saccharose) zugeführt. Die Hauptmenge der Fructose wird in der Leber durch Fructokinase zu Fructose-1-Phosphat phosphoryliert und in den Glykolyseweg eingeschleust.

5.1.5 Lipide

Lipide sind als Energieträger und Strukturmoleküle von Bedeutung. Es lassen sich verschiedene **Lipidklassen** unterscheiden: Fettsäuren, Glycerolipide (Mono-, Di- und Triglyceride), Glycerophospholipide, Sphingolipide und Glycosphingolipide sowie Steroide (Cholesterin).

Essentielle Fettsäuren müssen mit der Nahrung zugeführt werden, während die übrigen Lipide im Körper synthetisiert werden können.

Lipide werden im Blut in Form von **Lipoproteinen** transportiert, die **sphärische Partikel** bilden. Die apolaren Triglyceride und Cholesterinester finden sich im Zentrum der Partikel, während unverestertes Cholesterin und Phospholipide als bipolare Moleküle eine oberflächliche Schicht bilden, welche die Wasserlöslichkeit vermittelt.

Tab. 5-1 Lipoproteinklassen

	Chylomikronen	**VLDL (Very-low-density-Lipoproteine)**	**LDL (Low-density-Lipoproteine)**	**HDL (High Density Lipoproteine)**
Dichte (g/ml)	< 1,006	< 1,006	1,019-1,063	1,063-1,210
Elektrophoretische Mobilität	Auftragungsstelle	Prä-β	b	a
Gesamtanteil an Lipoproteinen	5-10 % (postprandial)	10 - 20 %	40 %	30-50 %
Proteinanteil	0,5-2 %	12 %	25 %	50 %
Hauptsächliche Apolipoproteine	AI, AII, AIV, B-48, C-I, C-II, C-III, E	A, B-100, C-I, C-II, C-III, E	B-100	A-I, A-II
Lipidzusammensetzung **- Triglyceride** **- Cholesterin** **- Phospholipide**	 85 % 6 % 8 %	 56 % 16 % 20 %	 15 % 62 % 20 %	 15 % 31 % 54 %
Entstehungsort	Darm	Leber	im Blut aus VLDL	Leber (und Darm)
Wichtige Funktion	Aufnahme von Nahrungsfetten	Transport endogener Triglyzeride	Cholesterin zur Peripherie	Cholesterin zur Leber

Auf der Oberfläche der Partikel finden sich **Apolipoproteine,** die als Strukturmoleküle, Aktivatoren von Enzymen, Transferfaktoren oder Liganden von Rezeptoren den Metabolismus der Lipoproteine regulieren.

Man unterscheidet aufgrund ihrer physikochemischen Eigenschaften vier **Lipoproteinhauptklassen,** die verschiedene Funktionen im Lipoproteinstoffwechsel wahrnehmen (Tab. 5-1 und 5-2).

Chylomikronen enthalten die mit der Nahrung aufgenommenen Fette, die sie von der Mukosa über den Ductus thoracicus in die Zirkulation transportieren. Sie werden vorwiegend durch Lipoproteinlipase am Kapillarendothel des Fettgewebes und des Muskelgewebes katabolisiert. Die Triglyceride werden dadurch zu Monoglyceriden, Glycerin und freien Fettsäuren abgebaut. Während der Hydrolyse der Chylomikronen werden die Apolipoproteine C-I, C-II und C-III auf HDL überführt. Der Verlust von Apolipoprotein C-II inaktiviert die Lipoproteinlipase. Damit wird der Katabolismus der Chylomikronen terminiert. Es bleiben die Chylomikronenremnants übrig (Abb. 5-4). Als weiteres Apolipoprotein wird Apo-E auf die Remnants übertragen, die über einen Apo-E vermittelten Prozeß an die Hepatozyten binden und von der Leber aufgenommen werden können (Remnant-Rezeptor).

VLDL (= Very low density lipoproteins) transportieren endogene Triglyceride. Sie entstehen in der Leber. Im Gegensatz zu den Chylomikronen enthalten sie das Apolipoprotein B-100. Sie werden durch die Lipoproteinlipase zu Lipoproteinen intermediärer Dichte **(Intermediate density lipoproteins IDL**) abgebaut. Durch die hepatische Lipoproteinlipase (hepatische Triglyceridlipase) können IDL zu LDL umgewandelt werden (Abb. 5-4). Alternativ können die IDL an Apo-B, E-Rezeptoren der Leber binden und in der Leber aufgenommen werden.

LDL (= Low density lipoproteins) versorgen die extrahepatischen Gewebe mit Cholesterin. Nach Bindung an Apo-B,E-Rezeptoren an der Zelloberfläche werden LDL über Endozytose aufgenommen und lysosomal abgebaut (s.a. Abb. 3-3). Ein Großteil der LDL (ca. 70%) wird jedoch über den LDL-Rezeptor von der Leber aufgenommen. Ein Teil der LDL kann mit Apo(a), einem plasminähnlichen Protein eine Verbindung eingehen, wodurch das Lipoprotein (a) [Lp(a)] entsteht. Die Zunahme von Lp(a) stellt einen **Risikofaktor für die Arteriosklerose** dar (Abb. 5-4).

Tab. 5-2 Metabolische Funktion der Apolipoproteine

Apo-protein	Funktion
A-I	aktiviert Lecithin-Cholesterin-Acyltransferase, Ligand für putativen HDL-Rezeptor
A-II	aktiviert hepatische Lipase, kann Lecithin-Cholesterin-Acyltransferase hemmen
A-IV	unbekannt
B-48	Transport von Lipiden aus dem Darm als Chylomikronen
B-100	Transport von Lipiden aus der Leber als VLDL und LDL, Erkennung durch zelluläre LDL-Rezeptoren
C-I	aktiviert Lecithin-Cholesterin-Acyltransferase
C-II	aktiviert Lipoproteinlipase
C-III	kann die Aktivierung der Lipoproteinlipase durch APO-C-II hemmen
D	Lipidtransfer zwischen Lipoproteinen
E	Erkennung durch hepatischen APO-E-Rezeptor und zelluläre LDL-Rezeptoren; erleichterte hepatische Aufnahme von Chylomikronen und VLDL Remnants
Transfer-proteine	Transfer von Triglyceriden, Phospholipiden und Cholesterinestern zwischen Lipoproteinen

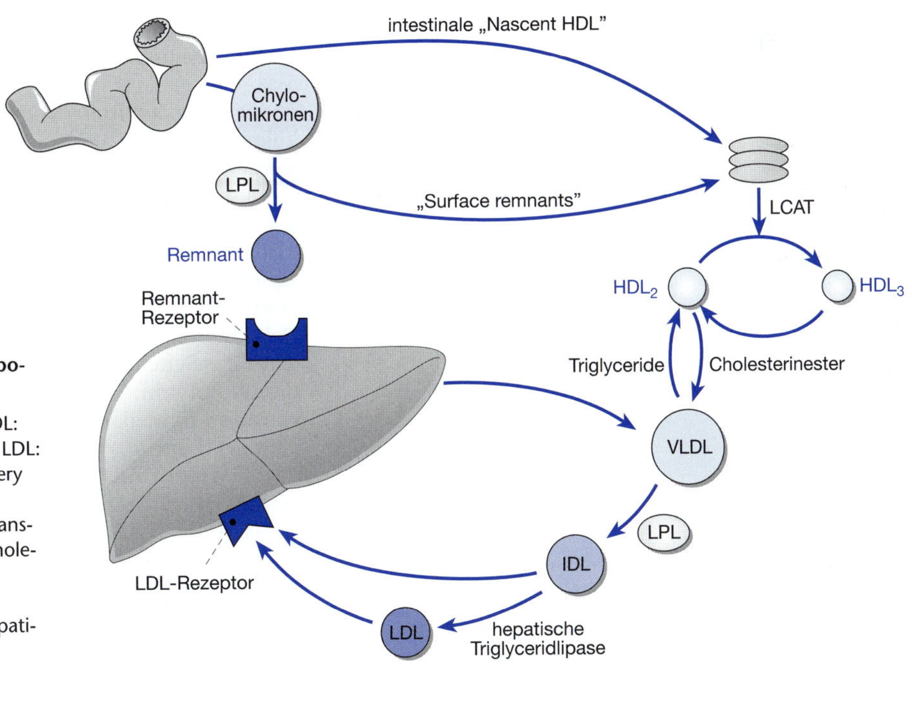

Abb. 5-4 Flußdiagramm des Lipoproteinstoffwechsels.

HDL: High density lipoprotein, IDL: Intermediate density lipoprotein, LDL: Low density lipoprotein, VLDL: Very low density lipoprotein
LCAT: Lecithin-Cholesterin-Acyltransferase, TG: Triglyceride, CETP: Cholesterylester-Transferprotein, CE: Cholesterylester,
LPL: Lipoproteinlipase, HTGL: hepatische Triglyceridlipase

HDL (= High density lipoproteins) werden überwiegend von der Leber, aber auch vom Darm gebildet. Die beim Abbau der Chylomikronen und VLDL freiwerdenden Apolipoproteine, sog. „surface remnants" sind HDL-Vorstufen.

Wichtige **Funktion** der HDL ist die Aufnahme und der Transport von Cholesterin aus extrahepatischen Geweben zur Leber (reverser Cholesterintransport). Das extrahepatische Cholesterin wird durch die Lecithin-Cholesterin-Acyltransferase (LCAT) in die transportfähige Esterform gebracht. HDL können als intakte Partikel von der Leber aufgenommen werden, aber auch selektiv Cholesterinester an die Leber abgeben.

In der Leber kann Cholesterin unverändert oder nach Umwandlung in Gallensäuren über die Galle ausgeschieden werden (Abb. 5-4).

5.1.6 Aminosäuren und Proteine

Aminosäuren sind die Bausteine der Proteine. Die acht **essentiellen Aminosäuren** Valin, Leucin, Isoleucin, Phenylalanin, Threonin, Tryptophan, Methionin und Lysin müssen mit der Nahrung zugeführt werden, während die übrigen Aminosäuren im Körper synthetisiert werden können.

Tab. 5-3 Plasmaproteine

Protein	Funktion
Albumin	Onkotischer Druck
Transportproteine	
• Präalbumin	Bindung von Thyroxin und Retinol
• Transcortin	Bindung von Cortisol
• Retinol-bindendes Protein	Bindung von Retinol (Vitamin A)
• Coeruloplasmin	Bindung von Kupfer
• Hämopexin	Bindung von Hämin
• Haptoglobin	Bindung von Hämoglobin
• Transferrin	Bindung von Eisen
• α_1 saures Glykoprotein	Bindung von Pharmaka, Hormonen
• Lipoproteine	Lipidtransport
Gerinnungs- und Fibrinolysefaktoren	Gerinnung und Fibrinolyse
Proteinaseinhibitoren	
• α_1-Antitrypsin	Hemmung von Granulozyten-Elastase
• α_1-Antichymotrypsin	Hemmung von Chymotrypsin
• Inter-α-Trypsininhibitor	Hemmung von Trypsin
• α_2-Makroglobulin	Hemmung von zahlreichen Proteinasen
• C_1-Inhibitor	Hemmung von C_1
• α_2-Antiplasmin	Hemmung von Plasmin
Komplementfaktoren	Komplementvermittelte Lyse
Immunmodulatoren	
• C-reaktives Protein	Verbesserung der unspezifischen Abwehr
Immunglobuline	Humorale Immunabwehr

Proteine nehmen **Strukturfunktionen** beim Aufbau von Knochen, Knorpel, Bindegewebe sowie den parenchymatösen Organen wahr. Als Enzyme und Peptidhormone ermöglichen sie **spezifische Stoffwechselfunktionen.** Die Immunglobuline sind die löslichen Effektormoleküle des spezifischen Immunsystems.

Die **Plasmaproteine** stellen eine wichtige Proteingruppe dar (Tab. 5-3). Sie werden mit Ausnahme der Immunglobuline in der Leber gebildet.

Elektrophoretisch lassen sich **fünf Hauptgruppen** auftrennen: Albumin (Hauptfraktion), α_1-, α_2-, β- und γ-Globuline. Die hauptsächliche Funktion von Albumin liegt in der Aufrechterhaltung des onkotischen Druckes. Wichtige Proteine der α_1-Bande sind α_1-Antitrypsin und α_1-saures Glykoprotein. In der α_2-Bande wandern α_2-Makroglobulin und Haptoglobin, in der β-Bande Transferrin, Lipoproteine und Komplementfaktoren, in der γ-Bande die Immunglobuline.

5.1.7 Porphyrine

Porphyrine sind als Katalysatoren bzw. als **Coenzyme** an der **biologischen Oxidation** beteiligt.

Sie bilden mit Metallen wie Eisen, Magnesium und Zink Chelate. Eisen-Porphyrin-Verbindungen absorbieren bei 550 nm (rote Farbe des Blutes). Häm ist ein Porphinderivat, das zweiwertiges Eisen als Zentralatom besitzt. Häm und Cytochrom P_{450} sind die wichtigsten Porphyrine.

Hämbiosynthese

Alle Zellen können Häm synthetisieren, insbesondere die Erythrozyten (Hämoglobinsynthese) und die Leber (Cytochrom P_{450}).

Die Hämbiosynthese beginnt mit der durch das Schrittmacherenzym δ-Amino-Laevulinsäure-Synthetase katalysierten Kondensation von Succinyl-CoA und Glycin zur α-Amino-β-Keto-Adipinsäure. Nach spontaner Decarboxylierung entsteht δ-Amino-Laevulinsäure (Abb. 5-5).

Die Porphobilinogen-Synthase bildet aus zwei Molekülen δ-Amino-Laevulinsäure Porphobilinogen. Dabei werden 2 Moleküle Wasser abgespalten. Nach Desaminierung durch die Porphobilinogen-Deaminase entsteht das Präuroporphyrinogen. Vier Präuroporphyrinogenmoleküle werden durch das Enzym Uroporphyrinogen-III-Synthase zu einem Molekül Uroporphyrinogen III. Durch Decarboxylierung (Koproporphyrinogen III) und Dehydrierung (Koproporphyrinogen) werden anschließend die Seitengruppen modifiziert und es entsteht das Protoporphyrin. Die durch Glutathion aktivierte Ferrochelatase führt dann 2-wertiges Eisen in den Protoporphyrinring ein.

Die Hämsynthese in der **Leber** wird durch das **Schrittmacherenzym** δ-Aminolävulinsäure-Synthetase **reguliert.** Dies erfolgt über 3 verschiedene Mechanismen.

- Synthesehemmung der δ-Aminolävulinsäure-Synthetase und der δ-Aminolävulinsäure-Dehydratase durch Häm,

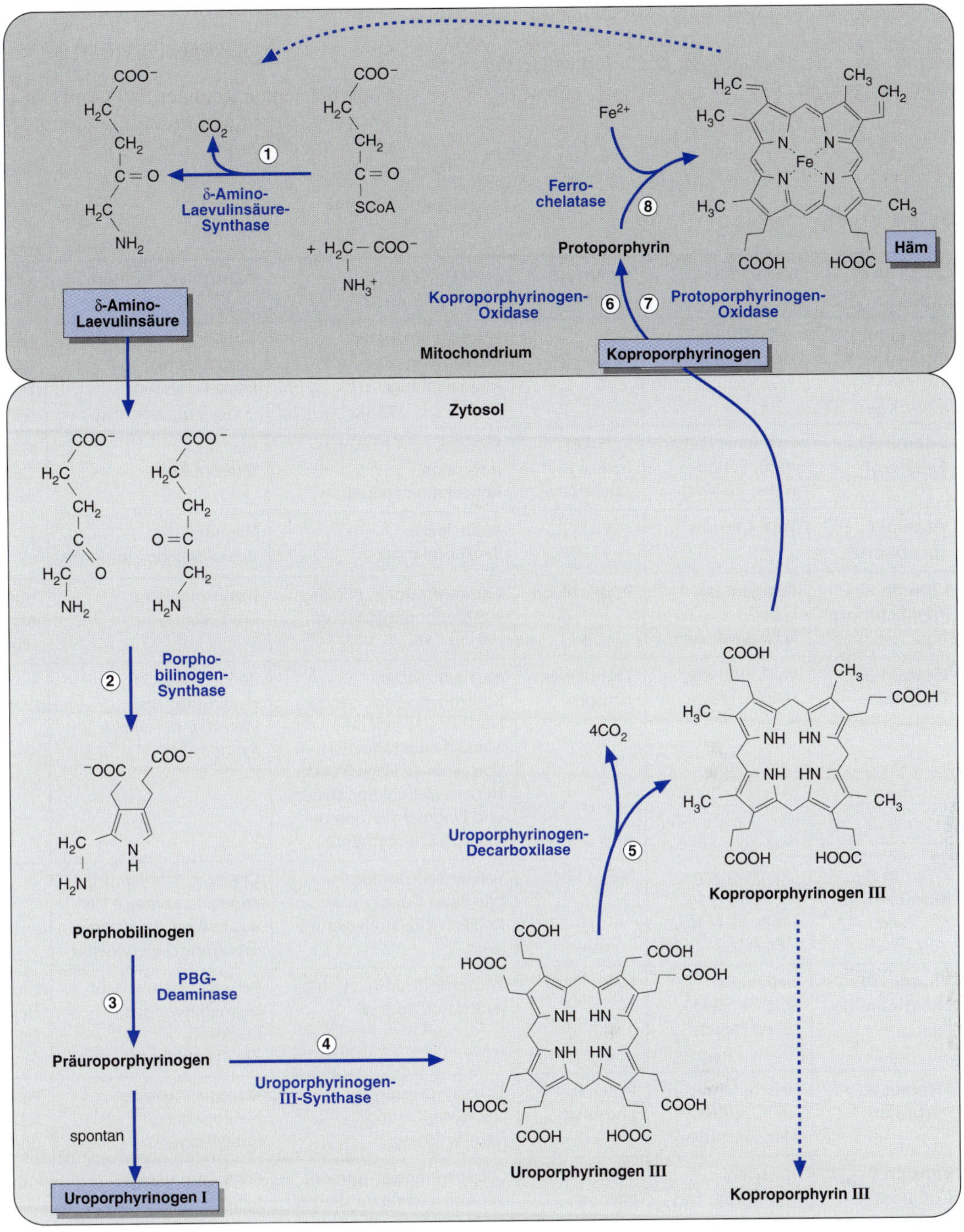

Abb. 5-5 Hämbiosynthese.

- Hemmung des δ-Aminolävulinsäure-Synthetase-Transports vom Zytosol ins Mitochondrium,
- allosterische Hemmung der Aktivität der δ-Aminolävulinsäure-Synthetase durch Häm.

Die Häm-Biosynthese wird durch Sauerstoffmangel **stimuliert.**

Im **Knochenmark** wird die Hämsynthese durch den komplizierten Prozeß der **Erythrozytendifferenzierung** (s. Kap. 7) reguliert.

5.1.8 Vitamine

Vitamine sind organische Substanzen, die für den normalen Ablauf der Körperfunktionen erforderlich sind. Sie können vom menschlichen Organismus nicht selbst gebildet werden und müssen daher mit der Nahrung zugeführt werden.

Die Vitamine werden in **fettlösliche** (A, D, E, K) und **wasserlösliche Vitamine** (B_1, B_2, B_6, B_{12}, C, Biotin, Folsäure,

Pantothensäure, α-Liponsäure, Nicotinamid) eingeteilt. Als Coenzyme oder prosthetische Gruppen von Enzymen sind sie an vielen Reaktionen des Intermediärstoffwechsels beteiligt (Tab. 5-4).

5.1.9 Spurenelemente

Spurenelemente kommen im Körper in minimalen Konzentrationen vor und sind für bestimmte Stoffwechselvorgänge unentbehrlich (Tab. 5-5).

Tab. 5-4 Vitamine

Vitamin	Vorkommen	Coenzym-form	Funktionen	Mangelerscheinung	Überangebot
Vitamin A, Retinol	Leber, Milch, Eigelb, Gemüse	-	Epithelschutz, Sehvorgang (Rhodopsin), Radikalenfänger	Nachtblindheit, Xerophtalmie, Hyperkeratosen	Leberschäden, Kopfschmerzen, Hautveränderungen
Vitamin D, Calciferol	Fischleber (Lebertran), Fettgewebe, Ei, Milch	1,25-Dihydroxy-calciferol	Kalzium- und Phosphat-resorption, Knochenmineralisation	Rachitis, Osteomalazie	Hyperkalzämie, Gewebsverkalkungen
Vitamin E, Tocopherol	Soja, Getreide		Antioxidans, Radikalenfänger	Hämolyse, neurologische Störungen	-
Vitamin K, Phyllochinon	Blattgemüse, Leber, Schweinefleisch	Phyllochinon	Carboxyltransfer, Bildung von Gerinnungsfaktoren	hämorrhagische Diathese	Hämolytische Anämie, Neugeborenen-Ikterus
Vitamin B_1, Thiamin	Vollkorn, Hefe, Fleisch, Nüsse	Thiaminpyro-phosphat	Aldehydtransfer, Kohlenhydratstoffwechsel, Nerven- (Degeneration der Markscheiden,Wernicke-Korsakow-Syndrom) und Herzmuskelfunktion (Ödem und Fragmerntierung der Muskelfasen, Beri-Beri)	Beriberi (Neuritis, Herzinsuffiziens, Wernicke-Korsakow-Syndrom)	-
Vitamin B_2, Riboflavin	Getreidekeime, Gemüse, Hefe, Leber, Ei, Milch, Fleisch	FAD, FMN	Wasserstofftransfer, Wichtiges Coenzym im Kohlenhydratstoffwechsel,	Cheilosis, Stomatitis angularis, korneale Vaskularisation, Amblyopie, seborrhoische Erytheme	-
Vitamin PP, Nicotinamid Niacin	Getreide, Früchte, Hefe, Leber, Fleisch	NAD, NADP	Wasserstofftransfer, Kohlenhydratstoffwechsel	Pellagra (braune Hautpigmentierungen, Mucositis, ZNS-Dysfunktion)	Ulcus, Alopezie, Hepatopathie, Herzrhythmusstörungen, Hypotonie
Vitamin B_6, Pyridoxin	Fleisch, Innereien, Ei, Reis, Mais, Gemüse	Pyridoxal-phosphat	Transaminierung, Decarboxylierung, Häm-Synthese	Krämpfe, Anämie, Neuropathie, Hautläsionen	Periphere sensorischen Neuropathie und Ataxie
Vitamin B_{12}, Cobalamin, Extrinsicfaktor	Innereien, Muskulatur, Eier, Milch, Fisch	5′-Desoxy-adenosyl-cobalamin	Gruppentransfer, Isomerisierung, wichtig für die Zellproliferation	Perniziöse Anämie, funikuläre Myelose	-
Folsäure	Grüne Blätter, Hefe, Leber	Tetrahydro-folsäure	Ein-Kohlenstofftransfer, Nukleotidsynthese, Erythropoese	Panzytopenie, megaloblastäre Anämie	-
Vitamin C, Ascorbinsäure	Zitrusfrüchte, Kartoffeln, Gemüse	Ascorbin-säure	Wasserstofftransfer, Antioxidans, Bindegewebsstoffwechsel	Skorbut (Hämorrhagien, Gingivitis, Zahnausfall)	Oxalat-Nierensteine
Vitamin H, Biotin	Innereien, Muskel, Eigelb, Hefe, Reis, Soja	Polypeptid-gebundenes Biotin	Transcarboxylierung, Aminosäuren- und Fettsäurestoffwechsel	Dermatitis, Glossitis	-
Panthothen-säure	ubiquitär	Coenzym A	Acetyl-, Acyltransfer	-	-
α-Liponsäure, Thioctsäure	ubiquitär	Polypeptid-gebundene α-Liponsäure	Aldehydoxidation		

Tab. 5-5 Spurenelemente

Spurenelement	Vorkommen	Funktion	Mangelerscheinung	Überangebot
Eisen	Ubiquitär, Soja, Fleisch, Innereien	Hämoglobin- und Myoglobinbildung, Enzymfunktion	hypochrome Anämie, Dysphagie,	z.B. Hämochromatose, Leberzirrhose, Diabetes
Jod	Meeresfrüchte, jodiertes Salz	Schilddrüsenhormonbildung	Struma, Kretinismus	Myxödem
Kupfer	Ubiquitär, Innereien, Nüsse, Hülsenfrüchte	Bestandteil von Enzymen, Hämatopoese	Anämie, Mencke Syndrom	z. B. M. Wilson, biliäre Zirrhose
Mangan	Getreide, Blattgemüse, Tee	Essentiell für die Knochenstruktur	Gewichtsverlust, Dermatitis, Übelkeit, Erbrechen	Neuropathie
Zink	Ubiquitär, Gemüse	Enzymfunktion, Insulin, Wundheilung der Haut	Wachstumsretardierung, Acrodermatitis enteropathica	Erbrechen, Diarrhö, Gelbgießer-Fieber und Gelbgießer-Zitterkrankheit
Kobalt	Blattgemüse	Teil des Vitamin B_{12}	Anämie	Kardiomyopathie
Molybdän	Leber	Enzymbestandteil (Xanthinoxidase, Flavinproteine)	Tachykardie, Tachypnoe, Nachtblindheit, Koma*	-
Selen	Fleisch	Teil der Glutathion-Peroxidase	Keshan-Krankheit, Kardiomyopathie	Haar- und Nagelausfall, Dermatitis
Chrom		Fördert mit Insulin die Glucoseutilisation	Glukoseintoleranz, periphere Neuropathie, Gewichtsverlust*	-
Fluor	Ubiquitär, Tee, Kaffee,	Knochen- und Zahnbildung	-	Fluorose, Zahnschmelzdefekte

5.2 Klinische Beispiele

5.2.1 Enzymdefekte

Wegen multipler Abhängigkeiten kann ein einzelner Enzymdefekt zur Erkrankung des betreffenden Organs oder sogar des Gesamtorganismus führen. Enzymdefekte führen zum **Anstau des Metaboliten,** der vom defekten Enzym vermindert umgesetzt wird, und zum Rückstau von Stoffwechselvorstufen. Die **akkumulierten Zwischenprodukte** werden gespeichert, über andere Stoffwechselwege metabolisiert, oder ausgeschieden.

Primäre Enzymopathien

Primäre Enzymopathien werden durch einem **genetischen Enzymdefekt** hervorgerufen. Mutationen von Enzymen, die zu Veränderungen der Enzymaktivität (Enzympolymorphismen) führen, sind relativ häufig. Je nach Mutation können alle Übergänge zwischen Überfunktion und totalem Aktivitätsverlust auftreten.

Auch **Mutationen der Coenzyme** können zu Enzymopathien führen. Sie können z.B. die Affinität des Coenzyms zum Apoenzym vermindern. Beispiele:

- **Homocystinurie:** Störung der Cystathionin-Synthase: Hyperhomocystinämie, Endothelschädigung, Gefäßverschlüsse (s.a. Abschn. 5.2.6, Aminosäurestoffwechselstörungen),
- **Oxalose:** Glyoxalattransferase oder 2-Hydroxy-3-oxoadipat-Carboxylase defekt: Calcium-Oxalatsteine, Nephrocalcinose, geistige und körperliche Retardierung,
- **Ahornsirupkrankheit:** Decarboxylasedefekt: neurologische Ausfälle,
- **Methylmalonacidurie:** die enzymatische Umwandlung von Vitaminen zu Coenzymen ist gestört,
- **Hartnup-Krankheit:** die Bildung von Vitaminen aus Vorstufen wird verhindert (s.a. Abschn. 5.2.6).

Bei herabgesetzter Affinität des Coenzyms zum Apoenzym kann die Funktion des Holoenzyms durch hochdosierte Vitamingabe normalisiert werden.

Ein Beispiel für die **multiplen Auswirkungen** von Enzymdefekten ist das **congenitale adrenogenitale Syndrom.**

Defekte der an der Synthese der Glucocorticoide beteiligten Enzyme 3β-Dehydrogenase, 21β-Hydroxylase oder 11β-Hydroxylase führen zur Verminderung der Cortisol- und Aldosteronproduktion und durch Akkumulation von Synthesezwischenprodukten zur vermehrten Androgensynthese.

Sekundäre Enzymopathien

Sekundäre Enzymopathien sind Folge **exogener Einflüsse,** wie z.B. Substratmangel oder Vitaminmangel oder Folge von Zellschädigungen, die z.B. zum Austritt intrazellulärer Enzyme führen.

Gifte, Nahrungsbestandteile oder Pharmaka (z.B. Vitamin-K-Antagonisten) können Enzyme inhibieren oder induzieren (z.B. Barbiturate). Es gibt kompetitive Inhibitoren, die mit dem Substrat um das aktive Zentrum konkurrieren und nichtkompetitive Inhibitoren, die an einer anderen Stelle des Enzyms einwirken. Inhibitoren können reversibel oder irreversibel hemmen.

5.2.2 Störungen des Energiehaushaltes und der Temperatur

Störungen des Energiehaushaltes können durch Sauerstoffmangel, inadäquate Ernährung oder durch Störungen der Energietransformation (z.B. CO-Vergiftung mit Inaktivierung der Atmungskette) entstehen.

Sie können **akut** (Hypoxie, Vergiftungen) oder **chronisch** (Kachexie, Adipositas), **lokal** (Herzinfarkt, Apoplex) oder **systemisch** (Kachexie, Adipositas) auftreten.

Am empfindlichsten reagiert das **Gehirn** auf eine unzureichende Energiezufuhr. Sauerstoffmangel oder Glucose-Mangel führen bereits nach Sekunden zu ernsthaften Funktionsstörungen (Bewußtlosigkeit, Krämpfe), die nach wenigen Minuten in irreversible Schädigungen übergehen (apallisches Syndrom, Tod).

Eine **negative Energiebilanz** führt zur Unterernährung und kann durch exogene (Nahrungsmangel) und endogene (Malabsorption, Maldigestion, chronische Entzündungen wie Tuberkulose oder HIV, maligne Tumoren) Ursachen entstehen.

Eine **positive Energiebilanz** tritt häufig bei Überernährung und selten bei endokrinen Störungen (z.B. Insulinom, M. Cushing) auf. Bei den meisten adipösen Patienten ist eine Fehlsteuerung der Appetit- und Hungerregulation die Ursache. Verschiedene Faktoren wie die Magenfüllung, Glucose- und Aminosäurenkonzentrationen im Blut, Hormone und Zytokine (Insulin, Tumornekrosefaktor, Leptin), aber auch psychosoziale Faktoren spielen hier eine Rolle.

Bei **Unterkühlung (Hypothermie)** kann der Körper die Wärmeproduktion durch aktive Bewegung, Kältezittern und zitterfreie Wärmebildung steigern. Die Wärmeabgabe wird durch Verminderung der peripheren Durchblutung (Vasokonstriktion) und der Schweißsekretion reduziert.

Bei **Überwärmung (Hyperthermie)** wird die periphere Wärmeabgabe durch Vasodilatation und Vermehrung der Schweißsekretion gesteigert. Zusätzlich wird die Wärmebildung durch Senkung der Stoffwechselaktivität und des Muskeltonus reduziert.

Der Energiehaushalt ist eng mit der Regulation der Körpertemperatur verknüpft. So führt ein Anstieg der Körpertemperatur um 1 °C zu einer 10-15%igen Zunahme des Grundumsatzes.

Die häufigste Störung der Temperaturregulation ist das **Fieber** (Hyperthermie). Fieber entsteht durch Verstellung des Sollwerts im Hypothalamus durch endogene Pyrogene (Zytokine: Interleukin-1, Interleukin-6, Interferon, Tumornekrosefaktor, s. Kap. 9).

5.2.3 Störungen des Nukleinsäurestoffwechsels

Hyperurikämie (Gicht)

Bei erhöhter Harnsäurekonzentration (begrenzte Löslichkeit) wird Harnsäure im Gelenkknorpel abgelagert und es werden Nierensteine gebildet.

Der Harnsäurepool ist bei der Gicht von ca. 1 g auf 15–25 g erhöht. Beim **akuten Gichtanfall** kommt es zu einer akuten schmerzhaften Entzündung der betroffenen Gelenke (vor allem Großzehengrundgelenke, Daumengrundgelenke).

Ursachen einer erhöhten Harnsäurekonzentration **(primäre Hyperurikämie),** z.B.:

- Defekt der Hypoxanthin-Guanin-Phosphoribosyltransferase mit vermehrter Purinsynthese und Harnsäurebildung.
- Bei der **Glykogenspeicherkrankheit Typ I** führt der Mangel an Glucose-6-Phosphat-Phosphatase zur Akkumulation von Glucose-6-Phosphat, zur Induktion des Pentosephosphatzyklus und damit zur vermehrten Bereitstellung von Ribose-5-Phosphat für die Purinbiosynthese.
- Eine gesteigerte Aktivität der Leberxanthin-Oxidase erhöht ebenfalls die Harnsäuresynthese.
- Beim **Lesch-Nyhan-Syndrom** ist die negative Feedback-Regulation der Phosphoribosyl-Transferase durch IMP, GMP und AMP gestört. Die Hypoxanthin-Guanin-Phosphoribosyltransferase ist defekt und somit die IMP- und GMP-Konzentrationen erniedrigt.
  Diese Patienten zeigen zusätzlich eine verzögerte geistig Entwicklung, aggressives Verhalten mit Neigung zur Selbstverstümmelung.
- Genetisch bedingte Störung der renalen tubulären Harnsäuresekretion.

Sind andere Grunderkrankungen die Ursache, spricht man von **sekundärer Hyperurikämie.**

Verschiedene **Stoffwechseldefekte** können zu einer Hyperurikämie führen (Abb. 5-1):

Krankheiten mit erhöhtem Zellumsatz (Leukämien, Tumoren) führen zu vermehrtem Harnsäureanfall:

- gesteigerte Harnsäurebildung durch vermehrten Zelluntergang bei Malignomen wie z.B. Leukämien oder Entzündungen wie z.B. Psoriasis oder Infektionen
- verminderte renale Ausscheidung z.B. bei Niereninsuffizienz, bei Lactatazidose oder durch Alkohol oder Medikamente wie z.B. Diuretika oder Fructoseinfusionen.

Auch **diätetische Einflüsse** spielen eine Rolle. Purinreiche Nahrungsmittel (Innereien, Fleisch, Fisch) aber auch Fasten (durch den Abbau körpereigener Proteine) können den Harnsäurespiegel erhöhen.

Therapeutisch eingesetztes Allopurinol inhibiert als Isomer des Hypoxanthins die Xanthioxindase kompetitiv. Dabei wird besser wasserlösliches Hypoxanthin akkumuliert und vermehrt ausgeschieden. Ein Allopurinolmetabolit löst eine negative Feedback-Hemmung der Amidophosphoribosyl-Transferase aus und führt somit zu einer Hemmung der Purinsynthese.

Xanthinurie

Ein angeborenes Fehlen der Xanthinoxidase führt zur Akkumulation und renalen Ausscheidung von Hypoxanthin statt Urat (-> Nierensteine).

Orotacidurie

Die Umwandlung von Orotsäure in Uridin-5-Phosphat ist durch Defekte der Enzyme Orotidyl-Pyrophosphorylase und Orotidyl-Decarboxylase blockiert. Das führt über Induktion der Carbamylphophat-Synthetase II zu einer gesteigerten Orotsäurebildung und zur Orotacidurie (Abb. 5-2).

Zusätzlich finden sich Wachstumsstörungen, geistige Entwicklungsstörungen und eine hyperchrome Megaloblastenanämie.

Therapeutisch wird Uridin substituiert, das in UMP umgewandelt und in den Pyrimidinstoffwechsel eingeschleust wird.

5.2.4 Störungen des Kohlenhydratstoffwechsels

Kohlenhydratresorptionsstörungen

(s. Kap. 24)

Glykogenosen

Unter dem Oberbegriff Glykogenosen werden eine Reihe von seltenen Krankheiten zusammengefaßt, die mit einer abnormen Speicherung eines normalen oder strukturell veränderten Glykogens einhergehen.

Ursächlich liegen den Glykogenosen **Defekte spezifischer Enzyme** zugrunde, die am Glykogenabbau oder am normalen Glykogenaufbau beteiligt sind (Tab. 5-6).

Die **Glykogenose Typ I** (Mangel an Glucose-6-Phosphatase) wird autosomal rezessiv vererbt. Die stark reduzierte Freisetzung von Glucose aus Glucose-6-Phosphat führt zur Nüchternhypoglykämie. Gleichzeitig wird durch die Anhäufung von Glucose-6-Phosphat die Glykogensynthase aktiviert und somit vermehrt Glykogen abgelagert, was zur Hepatomegalie führt. Glucose-6-Phosphat wird ferner über die Glykolyse zu Pyrurat und Lactat abgebaut, so daß eine Lactatazidose entsteht. Durch Lactat wird die Harnsäuresekretion in der Niere gehemmt. Die Folge ist eine Hyperurikämie. Die Hypoglykämie führt zu einer reduzierten Insulinsekretion und damit indirekt zu einer Steigerung der Lipolyse. Es entwickelt sich eine Hyperlipoproteinämie (Triglyceride, Cholesterin, freie Fettsäuren vermehrt) und in der Folge eine Fettleber. Die Glykogenose Typ I führt innerhalb der ersten zwei Lebensjahre zum Tode.

Galaktosämie

Eine Hemmung der Umwandlung von Galaktose zu Glucose führt zur Anhäufung von Galaktose und ihrer Metaboliten. Die Ursache kann ein Galaktokinasemangel oder ein Transferasemangel sein.

Beim **Galaktokinasemangel** häufen sich Galaktose und der Alkohol Galaktitol an, die renal ausgeschieden werden. Als Hauptsymptom entsteht durch die Galaktitolablagerung eine Trübung der Augenlinse (Katarakt).

Beim **Transferasemangel** entstehen schwere Organschäden: Linsentrübung, Leberzirrhose, Nierentubulusschädigung (renale Aminoazidurie und Azidose) und Hämolyse. Unbehandelt führt die Erkrankung zum Tode. Die Therapie besteht in einer Vermeidung galaktose- und lactosehaltiger Nahrungsmittel.

Fructosestoffwechseldefekte

Bei der **essentiellen Fructosurie** fehlt die Fructokinase in der Leber. Wird Fructose durch die Nahrung aufgenommen, steigt der Blutfructosespiegel an, und die Fructose wird über die Niere ausgeschieden. Es entstehen keine Krankheitssymptome.

Der **hereditären Fructoseintoleranz** liegt ein Defekt der Fructose-1-Phosphat-Aldolase zugrunde. Fructose-1-Phosphat akkumuliert, hemmt Fructose-1,6-Bisphosphataldolase und Fructose-1,6-Bisphosphatase und blockiert somit die Gluconeogenese. Gleichzeitig wird die Leberphosphorylase gehemmt, wodurch die Glucosebereitstellung aus Glykogen reduziert wird. Folge ist eine Hypoglykämie nach Fructosezufuhr.

Tab. 5-6 Glykogenosen

Typ	Enzymdefekt	Betroffenes Organ	Symptome
I (von Gierke)	Glukose-6-Phosphatase	Leber	Nüchternhypoglykämie, Hepatomegalie, Laktatazidose, Hyperlipidämie
II (Pompe)	Amylo-1,4-Glukosidase	Muskel und Leber	Muskelschwäche, Kardiomegalie
III (Cori)	Amylo-1,6-Glukosidase	Leber und Muskel	Mäßige Hypoglykämie, Hepatomegalie
IV (Andersen)	Amylo-1,4-1,6-Transglukosidase	Leber	Leberzirrhose, Hepatosplenomegalie
V (McArdle)	Muskelphosphorylase	Skelettmuskel	Muskelschwäche, Krämpfe
VI (Hers)	Leberphosphorylase	Leber	Hepatomegalie, Nüchternhypoglykämie
VII (Tarni)	Phosphofruktokinase	Skelettmuskel	Muskelschwäche, Krämpfe
VIII (Haijng)	Phosphorylasekinase	Leber	Hepatomegalie, Nüchternhypoglykämie

5.2.5 Störungen des Lipidstoffwechsels

Hyperlipoproteinämien

Hyperlipoproteinämien sind in Ländern mit hyperkalorischer Ernährung besonders häufig. Die Grenzwerte für Cholesterin, Triglyceride oder Lipoproteine im Plasma sind von Alter, Geschlecht und Rasse abhängig.

Im allgemeinen werden eine Gesamt-Cholesterin-Konzentration von < 220 mg/dl und eine Gesamt-Triglycerid-Konzentration von < 200 mg/dl als normal erachtet.

Entsprechend der Erhöhung verschiedener Lipoproteinfraktionen unterscheidet man nach Fredrickson 5 Typen der Hyperlipoproteinämie (Tab. 5-7).

Primäre Hyperlipoproteinämien sind genetisch bedingt, während **sekundäre Hyperlipoproteinämien** Folge einer anderen Erkrankung sind oder durch äußere Einflüsse verursacht werden.

Die Bedeutung der Hyperlipoproteinämien liegt in einem **erhöhten Arterioskleroserisiko** (s. Kap. 14), zu dem die verschiedenen Lipoproteinfraktionen einen unterschiedlichen Beitrag leisten (Tab. 5-8). Am höchsten ist dieses für die cholesterinreichen LDL und LP(a). HDL vermindern das Arterioskleroserisiko, da sie Cholesterin aus der Peripherie zur Leber abtransportieren, wo es metabolisiert bzw. ausgeschieden werden kann.

Primäre Hyperlipoproteinämie

Siehe Tabelle 5-7

Tab. 5-8 Arterioskleroserisiko verschiedener Lipoproteinfraktionen

Lipoproteinfraktion	Risiko	Hyperlipoproteinämie
Chylomikronen	0	Typ I
VLDL	+	Typ IV
Chylomikronen- und VLDL-Remnants	+++	Typ III
LDL	++++	Typ II
Lp(a)	++++	
HDL	vermindert	Hyper-α-lipoproteinämie

Sekundäre Hyperlipoproteinämien

Die Mehrzahl der Hyperlipoproteinämien sind sekundärer Genese. Meist handelt es sich um gemischte Hyperlipidämien, die durch eine **fett- und cholesterinreiche Diät** bei genetisch prädisponierten Individuen ausgelöst werden. Sie stellen einen wesentlichen Risikofaktor für die koronare Herzerkrankung dar.

Die **HMG-CoA-Reductase** spielt als Schlüsselenzym der Cholesterinsynthese dabei eine wichtige Rolle.

Nach der diätetisch ausgelösten Hyperlipidämie spielt der **Diabetes mellitus** die zweitwichtigste Rolle. In Verbindung mit dem Diabetes mellitus findet man häufig eine Hyperlipidämie vom Typ IV; es können jedoch auch andere Typen gefunden werden.

Das häufige gemeinsame Vorkommen von Adipositas, Diabetes mellitus Typ IIb, Hyperlipidämie, Hyperurikämie und Hypertonie wird als „metabolisches Syndrom" („Syndrom X") bezeichnet.

Weitere Ursachen der sekundären Hyperlipoproteinämien sind in Tabelle 5-9 genannt.

Tab. 5-7 Klassifikation der Hyperlipidämien

Typ	Lipoproteinfraktion	Lipidprofil	Typische Werte (mg/dl)	Symptome	Genetische Grundlagen
I	Chylomikronen ↑, VLDL →, LDL →	Tg ↑↑ Chol ↑	4000 300	lipämisches Serum, Xanthome, Oberbauchschmerzen, Pankreatitis	Mutation im Gen für Lipoproteinlipase oder Apo C II (sehr selten)
IIa	LDL ↑, VLDL →	Chol ↑ Tg →	400 100	Arteriosklerose	LDL-Rezeptor defekt (1:500)
IIb	LDL ↑, VLDL ↑	Chol ↑ Tg ↑	350 400		Apo - B 100 Defekt (1:700)
III	VLDL-Remnants ↑	Chol ↑ Tg ↑	500 700	Xanthome und Xanthelasmen Arteriosklerose	Mutation im Apolipoprotein E Gen (normal E-III, pathologisch E-II) (selten)
IV	VLDL ↑, LDL →	Tg ↑ Chol →	400 220	wenig ausgeprägt Arteriosklerose	? (familiär selten, sekundär häufig)
V	Chylomikronen ↑, VLDL ↑, LDL →	Tg ↑↑ Chol ↑	5000 700	wie Typ I	? (selten)

Tab. 5-9 Sekundäre Hyperlipidämien

Erkrankung	Typ der Hyperlipidämie
Diätetische polygene Hypercholesterinämie	IIa/IIb
Diabetes mellitus	I, III, IV, V
Adipositas	IV, V
Alkoholabusus	IIb, IV, V
Urämie	IV
Hämodialyse	IV, V
Nephrotisches Syndrom	IIa/IIb
Hypothyreose	IIa/b, III
Cholestase	IIa/b, III

Hypolipoproteinämien

Sie können bei Malabsorption, Hyperthyreose und konsumierenden Erkrankungen auftreten.

5.2.6 Störungen des Aminosäuren- und Proteinstoffwechsels

Störungen des Aminosäurestoffwechsels lassen sich in primäre, angeborene Störungen und in sekundäre, erworbene Störungen unterteilen. Die Störungen können den Transport oder den Metabolismus der Aminosäuren betreffen.

Aminosäurentransportstörungen

Transportstörungen können folgende Vorgänge betreffen:

- die Aufnahme der Aminosäuren im Jejunum,
- die Rückresorption glomerulär filtrierter Aminosäuren im proximalen Nierentubulus,
- den intrazellulären Transport von Aminosäuren, die durch lysosomalen Proteinabbau freigesetzt werden.

Bei der klassischen **Cystinurie** (Häufigkeit 1:10 000) ist das apikale Aufnahmesystem für Cystin und dibasische Aminosäuren (Lysin, Arginin, Ornithin) gestört. Durch die vermehrte Cystin-Ausscheidung im Urin können sich Cystinsteine entwickeln.

Beim **Hartnup-Syndrom** ist das apikale Aufnahmesystem für neutrale und aromatische Aminosäuren (Alanin, Glutamin, Histidin, Serin, Glycin und andere) im Darm und in der Niere gestört. Klinische Folgen sind geistige Retardierung und pellagraähnliche Hautveränderungen sowie eine vermehrte Ausscheidung der betroffenen Aminosäuren im Urin.

Eine generalisierte Störung aller natriumabhängigen Transportsysteme am proximalen Nierentubulus liegt beim **Fanconi-Syndrom** vor. Es ist die Rückresorption von Aminosäuren, aber auch von Kohlenhydraten, Phosphat, Bicarbonat und anderen Ionen gestört.

Sekundäre Störungen des Aminosäuretransportes infolge Maldigestion oder Malabsorption werden in Kapitel 24 behandelt. Erkrankungen, die das proximale Nierentubulussystem schädigen, im Kapitel 20.

Aminosäurestoffwechselstörungen

Aminosäurestoffwechselstörungen beruhen auf defekten abbauenden Enzymen. Infolgedessen häufen sich die vor dem Block liegenden Metabolite an, und es entstehen atypische Metabolite, die ansonsten nur in geringer Menge auf Stoffwechselnebenwegen entstehen. Die Konzentration der normalen hinter dem Block liegenden Metabolite ist vermindert.

> In der Regel handelt es sich um rezessiv vererbte Erkrankungen, die sich früh im Leben manifestieren. Bei Nichterkennung und ohne sofortige Therapie führen sie zu irreversiblen Schädigungen.

Die häufigste angeborene Aminosäurestoffwechselstörung ist die **Phenylketonurie** (s. Kap. 40.2.4). Sie wird autosomal rezessiv vererbt (Prävalenz 1:10 000). Meist ist die Phenylalaninhydroxylase defekt – sie wandelt Phenylalanin in Tyrosin um. Dadurch akkumuliert Phenylalanin, zusätzlich findet sich Phenylbrenztraubensäure als Abbauprodukt.

Die Erkrankung führt zu einer Beeinträchtigung der geistigen Entwicklung, Krämpfen und extrapyramidalen Bewegungsstörungen.

Die **Diagnose** kann durch die erhöhte Phenylalanin-Konzentration im Blut mit Hilfe des Guthrie-Tests gestellt werden (Wachstum eines bestimmten Bakterienstamms in Abhängigkeit vom Phenylalaningehalt einer Blutprobe). Er ist als Neugeborenen-Screening-Test vorgeschrieben. Unter einer phenylalaninfreien Kost kann eine völlig normale geistige Entwicklung stattfinden.

Der **Homocystinurie** liegt ein autosomal rezessiv vererbter Defekt der Cystathioninsynthetase zugrunde. Homocystein kann daher nicht in Cystathionin umgewandelt werden. Im Blut und Urin sind Homocystein, sowie Homocystin und Methionin vermehrt.

Die Erkrankung ist durch geistige Retardierung, Linsenluxation, Skelett-Anomalien und kardiovaskuläre Störungen charakterisiert.

Die **Diagnosestellung** erfolgt durch den Nachweis erhöhter Plasma- und Urinkonzentrationen von Homocystin und Methionin oder durch den Nachweis der verminderten Enzymaktivität in Fibroblastenkulturen aus Hautbiopsien oder aus einer Amnionzellkultur.

Proteinstoffwechselstörungen

Der **Gesamtproteingehalt** des menschlichen Körpers beträgt ca. 20% des Körpergewichtes. Pro Tag werden ca. 400–500 g Protein abgebaut und neu synthetisiert. Der minimale tägliche Verlust an Körperproteinen beträgt etwa 0,4 g/kg Körpergewicht/Tag.

Unter Alltagsbedingungen benötigt ein gesunder Erwachsener eine Proteinzufuhr von ca. 1 g/kg Körpergewicht/Tag. In Phasen des raschen Körperwachstums sowie Schwangerschaft und Stillphasen ist der tägliche **Proteinbedarf** höher (ca. 2 g/kg Körpergewicht/Tag). Ein erhöhter Bedarf entsteht bei chronischen Infektionen, konsumierenden Erkrankungen und der Wundheilung.

Skelettmuskulatur und Leber weisen den größten Proteingehalt und -umsatz des Körpers auf. Sie sind daher die wesentlichen Determinanten des Proteinstoffwechsels. Übersteigt die Neusyntheserate den Abbau, spricht man von **Proteinanabolie,** im umgekehrten Fall von **Proteinkatabolie.**

Der Proteinstoffwechsel wird durch zahlreiche Hormone und Faktoren **geregelt.** Insulin, Wachstumsfaktoren, Androgene und Östrogene wirken anabol. Glucocorticoide, Katecholamine, Glucagon sowie proinflammatorische Zytokine (Interleukin-1, Tumornekrosefaktor) wirken proteinkatabol.

Das bewirkt, daß bei akuten und chronischen Entzündungen, sowie nach Traumata, Verbrennungen, nach großen Operationen (Postaggressionsstoffwechsel) und bei Tumorleiden die katabolen Einflüsse überwiegen. Körperliche Inaktivität führt ebenfalls zur Proteinkatabolie **(Inaktivitätsatrophie, Alter).**

Proteinmangel

Quantitativ und/oder qualitativ unzureichende Proteinzufuhr kann zum Proteinmangel führen. Selbst bei ausreichener Proteinzufuhr kann bei ungenügender Gesamt-Kalorienzufuhr die Proteinsynthese nicht aufrecht erhalten werden. Dies führt zum Abbau von Körperprotein, insbesondere in der Muskulatur **(Kachexie, Marasmus, „wasting" bei AIDS).**

Eine qualitative Fehlernährung mit Proteinmangel bei überwiegender Kohlenhydratzufuhr kann zum Krankheitsbild des **Kwashiorkor** führen (Ödeme, Infektneigung, Leberverfettung, Wachstumsretardierung), das vorwiegend bei Kindern in der Dritten Welt vorkommt.

Ein Proteinmangel kann nicht nur durch ungenügende Nahrungszufuhr bzw. durch Malassimilation zustandekommen, sondern auch durch einen erhöhten Verlust über den Darm (s. Kap. 24) oder die Niere (s. 20).

Großflächige Hautverletzungen (Verbrennungen) können über die Exsudation einen beträchtlichen **Proteinverlust** zur Folge haben.

Plasmaproteine

Zahlreiche Erkrankungen können zu einer **Dysproteinämie,** d.h. zu einer Verschiebung des normalen Plasma-Eiweiß-Elektrophorese-Musters führen (Abb. 5-6).

Bei **Entzündungen** und **Traumata** kommt es im Rahmen der sogenannten **Akute-Phase-Reaktion** zu einer Verschiebung des Proteinsynthesemusters in der Leber. Verschiedene Zytokine (vor allem Interleukin-6, aber auch Interleukin-1, Tumornekrosefaktor-α, Interleukin-11 u.a.) wirken auf die Syntheserate einzelner Proteine in der Leber. Dadurch wird die Synthese von Albumin reduziert, während die Synthese der sog. Akute-Phase-Proteine (C-reaktives Protein, Serum-Amyloid-A, α_1-Antitrypsin, α_1-saures Glykoprotein, Fibrinogen, Haptoglobin u.a.) deutlich gesteigert wird. Die Folge ist eine Abnahme der Albumin-Bande und eine Zunahme der α_1-, α_2- und β-Globulin-Banden in der Eiweißelektrophorese (Abb. 5-6B). Bei **Leberzirrhose** (Abb. 5-6C) ist die Synthese von Albumin und weiterer Plasmaproteine, wie der Gerinnungsfaktoren in der Leber reduziert, während von Immunzellen vermehrt Gamma-Globuline produziert werden. Ursächlich spielen wahrscheinlich portosystemische Shunts eine Rolle. Das hat zur Folge, daß bakterielle Produkte aus dem Darm in die systemische Zirkulation eingeschwemmt werden. Dadurch wird das Immunsystem chronisch stimuliert.

Beim **nephrotischen Syndrom** (Abb. 5-6D) kommt es zum Verlust von Plasmaproteinen infolge eines defekten glomerulären Filters. Davon ist insbesondere Albumin betroffen, während der Anteil der α_2- und β-Globuline relativ zunimmt. Man findet daher regelmäßig eine Hyperlipoproteinämie. Störungen der Immunglobulinbildung (Hypo-γ-Globulinämie) zeigen sich in der Eiweißelektrophorese in Form einer verminderten γ-Zacke (Abb. 5-6E).

Im Rahmen **lymphoproliferativer Erkrankungen** können einzelne Immunglobuline vermehrt produziert werden. Wenn es sich um das Produkt jeweils eines einzigen B-Zell-Klons handelt, besteht eine monoklonale Gammopathie (Abb. 5-6F). Weitere Immunglobulinstörungen siehe Kapitel 9.

Plasmaproteinpolymorphismus

Es existieren unterschiedliche genetische Varianten verschiedener Plasmaproteine (Plasmaproteinpolymorphismus). Eine pathophysiologische Relevanz besteht nur in wenigen Fällen.

Gut untersucht sind die genetischen Varianten des Proteinase-Inhibitors **α_1-Antitrypsin.** Die Z-Variante, die sich von der normalen M-Variante durch eine Aminosäuresubstitution (Ersatz von Glutamat in Position 342 durch Lysin) unterscheidet, wird im endoplasmatischen Retikulum angehäuft und kann nicht sezerniert werden. Homozygote Individuen haben daher stark erniedrigte α_1-Antitrypsin-Plasmaspiegel (< 0,5 g/l). Der Proteinasen-Inhibitoren-Mangel führt zum Lungengerüstabbau (Lungenemphysem). Die Emphysementwicklung wird durch weitere schädigende Faktoren (Rauchen) beschleunigt. Das in der Leber akkumulierte, nicht sezernierte Protein schädigt die Leberzellen und fördert die Entwicklung einer Zirrhose.

Seltene Plasmaproteindefektvarianten sind die **Analbuminämie** (Ödeme), sowie die Atransferrinämie (Anämie bei gleichzeitiger Eisenablagerung in den Geweben).

5.2.7 Störungen des Porphyrinstoffwechsels

Porphyrien sind Krankheiten, die durch angeborene oder erworbene partielle Störungen der Hämsynthese verursacht werden (Abb. 5-5). Ein kompletter Ausfall wäre letal.

Jedes der acht an der Hämsynthese beteiligten Enzyme kann defekt sein. Die Sequenzierung der Gene von Patienten mit Porphyrien zeigte, daß eine bestimmte Form einer Porphyrie durch verschiedene Mutationen ausgelöst werden kann **(genetische Heterogenität).**

Biochemisch führen die Enzymdefekte jeweils zu einem typischen Muster der Überproduktion, Akkumula-

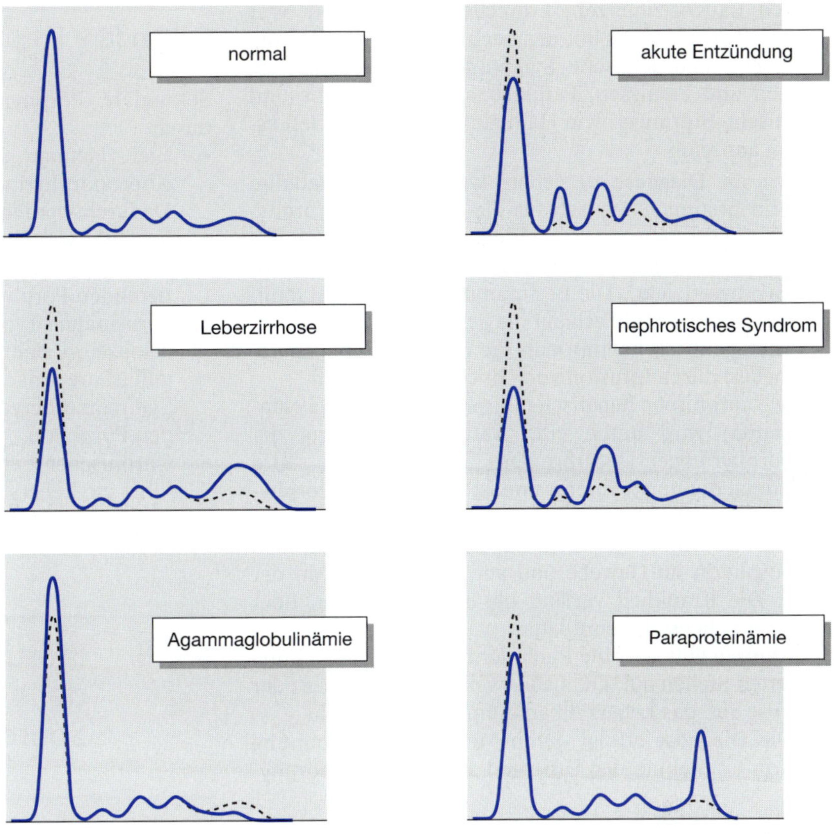

Abb. 5-6 Eiweißelektrophoresen bei Gesunden und Kranken.
a) Normale Eiweißelektrophorese mit den Peaks von Albumin, α_1-Globulinen, α_2-Globulinen, β-Globulinen (von links nach rechts).
b) Bei einer akuten Entzündung sind die α_1-Globuline, die α_2-Globuline und die β-Globuline vermehrt.
c) Bei Leberzirrhose kommt es zur breitbasigen Erhöhung des γ-Globulinpeaks.
d) Beim nephrotischen Syndrom sind vor allem die α_2-Globuline vermehrt.
e) Bei der Agammaglobulinämie fehlen die γ-Globuline.
f) Bei Paraproteinämien findet sich ein schmalgipfliger γ-Globulinpeak.

tion, und Ausscheidung (im Stuhl und Urin) von Porphyrinen und Prophyrinvorstufen. Klinisch äußern sich die Porphyrien vorwiegend durch zwei Syndrome:

- Porphyrien mit einer gesteigerten Bildung von δ-Aminolävulinsäure und Porphobilinogen führen zu **neurologischen Symptomen.**
  Vermutlich interferiert δ-Aminolävulinsäure aufgrund struktureller Ähnlichkeit mit dem Neurotransmitter γ-Aminobuttersäure an den Synapsen. Zusätzlich könnte der Mangel an Häm das Hämenzym Tryptophan-Pyrolase, das den Abbau der Aminosäure Tryptophan einleitet, behindern. Dies könnte zur vermehrten Bildung des Neurotransmitters Serotonin führen.
- Porphyrien mit vermehrter Bildung von Porphyrinogenen führen zu **Photodermatosen.** Porphyrine absorbieren UV-Licht bei 400-410 nm, werden dadurch angeregt und geben die Energie an reaktive Sauerstoffverbindungen. Die reaktiven Sauerstoffverbindungen zerstören dann Membranlipide und Serumproteine.

Man unterscheidet ätiologisch zwischen **primären** (angeborenen) und **sekundären** (erworbenen) Formen. Aufgrund der am stärksten betroffenen Organe unterscheidet man zwischen den **hepatischen** und den **erythropoetischen** Formen (Mischbilder möglich).

Porphyrien werden durch die klinische Symptomatik, das Muster der erhöhten Hämvorstufen in Blut, Stuhl und Gewebe oder durch den Nachweis des Enzymdefekts diagnostiziert. Die **Diagnose** wird dadurch erleichtert, daß die Porphyrinogene unter Licht- und Lufteinwirkung in fluoreszierende, braunrote bis purpurrote Porphyrine umgewandelt werden, die leicht im Urin nachweisbar sind.

Hepatische Porphyrien

Es gibt vier akute und eine chronische hepatische Porphyrie. Drei der akuten Porphyrien haben einen autosomal dominanten Erbgang:

- die **akute intermittierende Porphyrie:** Unterfunktion der Porphobilinogen-Deaminase,
- die **hereditäre Koproporphyrie:** Koproporphyrinogen-Oxidase defekt,
- die **Porphyria variegata:** Protoporphyrinogen-Oxidase defekt.

> Alle äußeren sich klinisch durch akute lebensbedrohliche neurologische Attacken, die durch exogene Faktoren wie Medikamente oder Hormone ausgelöst werden können.

Ein Defekt der **Porphobilinogen-Synthase** ist eine Rarität.

Alle diese Defekte führen zu einer primär verminderten Häm-Synthese. Durch Feedback-Regulation erhöht sich die Aktivität der δ-Aminolävulinsäure-Synthetase und dadurch das Substratangebot. Das kann zur Normalisierung und sogar zur Überproduktion der Hämsynthese führen.

Üblicherweise bleiben diese Porphyrien **lange latent.** Infekte, Fasten, Alkohol, Hormone, Arzneimittel und andere Stoffe, die die δ-Aminolävulinsäure-Synthetase stimulieren, können einen Schub einer Porphyrie mit starken Bauchschmerzen, Erbrechen, Obstipation oder Durchfall auslösen. Es können auch Kreislaufregulationsstörungen, neurologische Symptome wie Parästhesien, Paresen und Paralysen, Parkinsonartige Symptome und psychische Störungen wie Halluzinationen oder Depressionen auftreten.

Um die **Diagnose** zu sichern werden die Metabolite im Urin bestimmt. Typisch für die hepatischen Porphyrien ist die vermehrte Ausscheidung von δ-Aminolävulinsäure und Porphobilinogen (außer beim Porphobilinogen-Synthasedefekt). Die Bestimmung weiterer Metaboliten im Urin und Stuhl erlaubt die genaue Klassifizierung.

Therapeutisch hemmt man die δ-Aminolävulinsäure-Synthetase durch Infusion von Glucose oder Häm.

Die chronische hepatische Porphyrie **(Porphyria cutanea tarda)** wird durch eine Aktivitätsminderung der Uroporphyrinogen-Decarboxylase ausgelöst. Sie wird autosomal dominant vererbt und ist die **häufigste Porphyrie** (ca. 0,1-1‰).

Der Enzymdefekt führt zu einer Ablagerung von Uroporphyrin im Gewebe und zur **Phototoxizität** in der Haut. Die Krankheit verläuft oft bis zum fünften oder sechsten Lebensjahrzehnt latent.

Klinisch fällt v.a. eine Photodermatose an den lichtexponierten Stellen auf. Die Leber weist eine Hepatitis oder Zirrhose auf, das Leberzellkarzinomrisiko ist erhöht.

Die **Diagnose** erfolgt durch Metabolitenbestimmung im Urin (Zunahme der Uro- und Heptacarboxyporphyrine).

Therapeutisch müssen Sonnenlicht und lebertoxische Stoffe gemieden werden. Aderlässe hemmen durch Eisenentzug die δ-Aminolävulinsäure-Synthetase und steigern die Uroporphyrinogen-III-Decarboxylase. Chloroquin kann mit Porphyrinen Komplexe bilden und diese eliminieren.

Erythropoetische Porphyrien

Es gibt 2 erythropoetische Prophyrien:
- die sehr seltene **kongenitale erythropoetische Porphyrie:** ein Mangel der Uroporphyrinogen-III-Kosynthase führt zur Bildung des für die Hämsynthese nicht verwertbaren Uroporphyrinogen I statt des Uroporphyrinogen III aus Porphobilinogen,
- die seltene **erythropoetische Protoporphyrie:** Ferrochelatase-Defekt.

Die autosomal rezessiv vererbte **kongenitale erythropoetische Porphyrie (M. Günther)** manifestiert sich in der frühen Kindheit. Uroporphyrin I und Koprophorphyrin I werden im Gewebe abgelagert und führen zu einer schweren Photodermatose und Knochendeformitäten. Die ineffektive Hämatopoese führt zur Hämolyse und Splenomegalie. Eine kausale Therapie existiert nicht. Die Patienten müssen UV-Licht strikt meiden. Die meisten sterben bereits im Kinder- oder Jugendalter.

Die autosomal dominant vererbte **erythropoetische Protoporphyrie** manifestiert sich ebenfalls im frühen Kindesalter mit einem ausgeprägten Erythem und Narbenbildung sowie Hyperkeratosen. Das Protoporphyrin wirkt auch hepatotoxisch (Cholestase, Leberzirrhose). Eine spezifische Therapie existiert nicht. Die Prognose ist in der Regel gut.

Sekundäre Porphyrien

Sekundäre Porphyrien können hervorgerufen werden durch:
- Blei: Hemmt die δ-Aminolävulinsäure-Synthetase, Koproporphyrinogen-Oxidase und Ferrochelatase. Dadurch werden Porphobilinogen und δ-Aminolävulinsäure vermehrt ausgeschieden und verursachen neurologische Symptome wie bei der akuten intermittierenden Porphyrie.
- Tyrosinämie Typ I: Die Akkumulation von Fumarylacetoazeton zieht eine Akkumulation von δ-Aminolävulinsäure nach sich und ruft neurologische Symptome hervor wie bei der akuten intermittierenden Porphyrie.
- Chronischer Leberschaden (mit und ohne Alkohol) führt zu Leberschädigung, vermehrter Hämsynthese und vermindertem Hämverbrauch bei reduzierter Erythropoese.

5.2.8 Störungen des Stoffwechsels der Vitamine und Spurenelemente

Vitaminstoffwechselstörungen

Der Tagesbedarf für die einzelnen Vitamine liegt im Bereich von 2 µg–60 mg (s. Tab. 5-4). Krankheiten können den Bedarf erhöhen.

> Die fettlöslichen Vitamine und Vitamin B_{12} können im Körper gespeichert werden.

Eine zu geringe Vitaminzufuhr führt zu leichten Mangelerscheinungen **(Hypovitaminose)** mit zunächst wenigen, unspezifischen Symptomen und schließlich zu schweren Mangelerscheinungen **(Avitaminose)** bis zum Tod. Zu hohe Vitaminzufuhr kann auch schädliche Auswirkungen haben **(Hypervitaminose).**

Aufgrund der Beteiligung der Vitamine an vielen Stoffwechselvorgängen kann der Mangel eines einzelnen Vitamins zu vielfältigen Störungen führen.

Spurenelementstoffwechselstörungen

Der Mangel von Spurenelementen kann wie der Mangel von Vitaminen zu spezifischen und zu allgemeinen Funktionsstörungen führen (s. Tab. 5-5).

De Man, F.H.A.F., M.C. Cabezas, H.H.J.J. van Barlingen, D.W. Erkelens, T.W.A. de Bruin: Triglyceride-rich lipoproteins in non-insulin-dependent diabetes mellitus: post-prandial metabolism and relation to premature atherosclerosis. Eur J Clin Invest 26 (1996) 89-108.
Baumann, H., J. Gauldie: The acute phase response. Immunology Today 15 (1994) 74-80.
Schmidt, H.H.J., M.P. Manns: Der reverse Cholesterintransport. Z Gastroenterol 34 (1996) 386-391.
Grobner, W., N. Zollner: Hyperurikämie. Internist-Berl. 36 (1995) 1207-1021.

6 Wachstumsregulation und Neoplasie

Lorenz Trümper, Michael Pfreundschuh

6.1 Grundlagen des Wachstums: Zellzyklus und Regulation

Der Organismus eines erwachsenen Menschen besteht aus ca. 10^{15} Zellen. Von diesen sterben täglich ca. 10^{12} Zellen ab; daher muß diese Zellzahl ersetzt werden, um das Gleichgewicht an Zellen aufrecht zu erhalten.

> Übersteigt die Regeneration die Absterberate, so kommt es zu Wachstum und **Hypertrophie,** im umgekehrten Fall kommt es zu **Atrophie.**

6.1.1 Zellzyklus

Zellkinetisch enthält jede Zellpopulation drei Subpopulationen:

- Zur ersten Gruppe gehören Zellen (z.B. Darmepithelien), die **kontinuierlich proliferieren,** d.h. von einer Mitose über die G_1-, S- und G_2-Phase zur nächsten Mitose gehen (Abb. 6-1).
- Die zweite Gruppe besteht aus Zellen (z.B. Nervenzellen), die **terminal differenziert** sind und **nicht mehr teilungsfähig** sind.
- Die Zellen der dritten Gruppe (z.B. der Großteil der hämatopoetischen Stammzellen) sind nicht im Zyklus **(G_0-Zellen),** können aber auf entsprechende Stimuli (z.B. zum Ausgleich des vermehrten Zelltodes nach einer zytostatischen Therapie) wieder in den Zellzyklus zurückkehren.

Der Zellzyklus-Apparat einer eukaryontischen Zelle besteht aus Protein-Komplexen, die in einer geordneten Abfolge aktiviert werden. Sie bewirken, daß DNA-Replikation, Spindel-Bildung und Chromosomen-Segregation eingeleitet werden.

S-Phase und M-Phase sind durch unterschiedlich lange G_1- und G_2-Phasen getrennt. In der **S-Phase** findet die Verdoppelung der DNA statt. Beim Übergang von G_1 nach S wird die hierfür notwendige Expression einer Reihe von DNA-Synthese-Genen veranlaßt. Hierzu gehören u.a. DNA-Polymerasen, Topoisomerasen I und II, und das PCNA (= proliferating cell nuclear antigen). Notwendig für die DNA-Replikation sind außerdem alle für die Synthese der DNA-Bausteine, der Desoxynukleotide, notwendigen Enzyme (z.B. Dihydrofolsäurereduktase, Thymidylat-Synthetase) und die Produktion von chromosomalen Proteinen (Histone und Non-Histone). Sie gewährleisten die Integrität der chromsomalen Struktur und Funktion (s.a. Kap. 2).

Überwiegend extrazelluläre mitogene Wachstumsfaktoren binden an ihre spezifischen zellulären Rezeptoren. Daraufhin beginnt eine Kaskade von Reaktionen, die zur Expression und Bildung von verschiedenen **Kinase-Holoenzymen** führen. Diese Kinase-Holoenzyme setzen sich aus einer regulatorischen Untereinheit (einem **Cyclin**) und einer katalytischen Untereinheit (einer sog. Cyklin-abhängigen Kinase = cyclin-dependent kinase = **CDK**) zusammen.

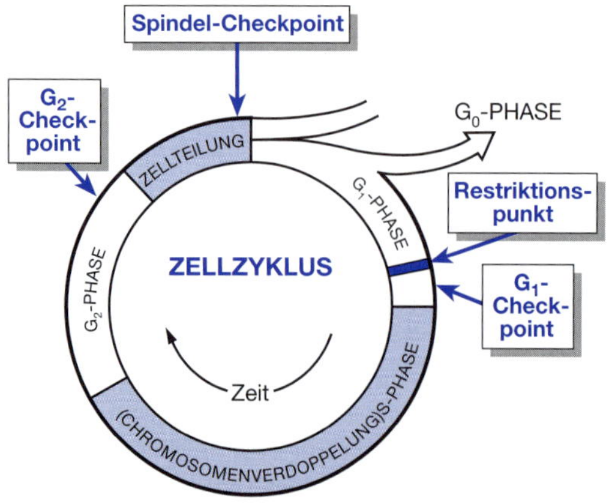

Abb. 6-1 Der Zellzyklus. Zur Zellteilung werden extrazelluläre Wachstumsstimuli benötigt, bis die Zelle den **„Restriktionspunkt"** oder „point of no return" in G_1 erreicht hat. Danach läuft der Zellzyklus ohne exogene Stimuli weiter und geht in die **S-Phase**, die Phase der aktiven DNS-Synthese und Chromosomenverdoppelung über, gefolgt von der **Mitose (M)**, der Phase der Zellteilung. Zellen können (reversibel) aus dem Zellzyklus in eine verlängerte Ruhephase übergehen (**G_0-Phase**). An bestimmten Punkten des Zellzyklus („**Checkpoints**") werden die abgelaufenen Prozesse auf Fehlerfreiheit überprüft.

Die Bildung und Aktivierung dieser Proteinkomplexe zu definierten Zeitpunkten des Zellzyklus ist die Voraussetzung für den Übergang von G_1 nach S und von G_2 nach M.

Die **Mitose** beginnt mit der Aktivierung einer CDK ($p34^{cdc2}$), die zunächst als ein Komplex mit Cyclin vorliegt. Es kommt zur Abspaltung des Cyclins und damit zur Aktvierium der p34-Kinase, die dann ein breites Spektrum unterschiedlicher Substrate phosphoryliert. Dies führt zu den komplexen und strukturellen Veränderungen der Mitose.

6.1.2 Regulation des Zellzyklus

Der Zellzyklus-Apparat wird durch Signal-Transduktionswege und Rückkoppelungskreise kontrolliert. Sie stellen sicher, daß der Zellzyklus geregelt abläuft. Regulationsmechanismen, die das Fortschreiten des Zellzyklus kontrollieren, greifen vorwiegend in der G_1-Phase des Zellzyklus ein.

Säugerzellen können durch (extrazelluläre) **Wachstumsfaktoren** zur Proliferation angeregt werden. Solche Wachstumsfaktoren werden benötigt bis zu einem bestimmten Punkt der G_1-Phase, dem **„Restriktions-Punkt"** (Abb. 6-1). Sobald eine Zelle den Restriktionspunkt durchlaufen hat, kann sie die Zellteilung ohne weitere exogene Stimuli vollenden und ist resistent gegen antimitogene Stimuli.

Eine wichtige Rolle bei der Zellzykluskontrolle spielt die Familie der **CDK-Inhibitoren (CKI)**. CKI spielen eine entscheidende Rolle bei der Übermittlung extrazellulärer antimitogener Stimuli, die zu einem Zellzyklusarrest in verschiedenen Punkten von G_1 führen. Manche dieser CKI (z.B. $p21^{CIP1}$) inhibieren die CDK, indem sie mit Cyclin/CDK und PCNA quaternäre Komplexe bilden.

6.1.3 Checkpoints

Um die genomische Integrität und präzise Verdoppelung der Zellorganellen zu garantieren, muß die Zellteilung praktisch fehlerfrei ablaufen. Die Zelle verfügt über Kontrollsysteme, sog. „Checkpoints". Dort kann sie den Zellzyklus abbrechen, um Fehler zu reparieren, bevor der Zellzyklus weiterläuft. Diese „Checkpoints" stellen sicher, daß bestimmte Ereignisse nur ablaufen, wenn vorausgegangene Prozesse abgeschlossen sind.
Säugerzellen haben drei Checkponts:

- einen in G_1 vor dem Übergang in S
- einen in G_2 vor dem Übergang in M
- einen Spindel-Checkpoint in M.

Beim **G_1-Checkpoint** spielt das Tumor-Suppressor-Gen p53 („der Wächter des Genoms") eine wichtige Rolle, das durch DNA-Schäden induziert werden kann. p53 kann als Transkriptionsfaktor die CKI $p21^{CIP1}$ induzieren. Somit kann eine durch DNA-Schädigung ausgelöste p53-Induktion die DNA-Replikation anhalten und eine DNA-Reparatur veranlassen. Zellen mit fehlendem oder funktionell defektem (mutierten) p53 würden die DNA-Replikation mit einer fehlerhaften Matrize **(„Template")** fortführen. Das kann zu weiteren Genmutationen und Amplifikationen führen. p53 spielt auch eine wichtige Rolle beim G_2-Checkpoint und beim Spindel-Checkpoint.

6.2 Kanzerogenese

6.2.1 Umweltfaktoren

Karzinogene sind physikalische, chemische oder biologische Agenzien, die durch Induktion genetischer Veränderungen (Mutationen) in Zellen zu malignem Wachstum führen.

Karzinogene verkürzen die Latenzzeit, erhöhen die Inzidenz oder verändern das Spektrum eines Tumors.

Die wichtigsten menschlichen Karzinogene sind in Tabelle 6-1 aufgelistet.
Hinweise für eine **virale Onkogenese** beim Menschen gibt es für

- das Hepatitis-B-Virus (Leberkrebs),
- das Epstein-Barr-Virus (Burkitt's Lymphom),
- das humane-T-Zell-Leukämie-Virus-1 (HTLV-1; endemische T-Zell-Leukämie des Erwachsenen)
- das humane Papillomavirus Typ 16 (Zervix-Karzinom).
- das humane Herpes-Virus (HIV, Kaposi-Sarkom)

Die genaue Rolle von Umweltfaktoren bei der Onkogenese ist schwer zu definieren (langes Intervall zwischen Exposition und klinischer Manifestation, geringe Rate von Malignomen bei entsprechend exponierten Personen). Gesichert ist das **Zigarettenrauchen** als der weitaus größte Risikofaktor für Karzinome der Lunge, des Mundbereiches, des Larynx sowie der Blase.

Tab. 6-1 Agenzien, die als Karzinogene für menschliche Tumoren nachgewiesen sind (Auswahl).

	Karzinogen	**Tumor**
physikalisch	Ionisierende Strahlen	ubiquitär
	UV-Licht	Haut, Retina (Melanom)
chemisch/ medikamentös	Aflatoxine	Leber
	Alkohol	Leber, Ösophagus, Kopf-Hals-Bereich
	Arsen	Lunge, Haut
	Asbest	Lunge, Pleura
	Benzol	akute myeloische Leukämie (AML)
	Kohlenwasserstoffe (polyzyklische)	Lunge, Haut
	Polyvinylchlorid	Leber
	Senfgas	Lunge, Kopf-Hals-Bereich
	Tabak	Lunge, Kopf-Hals-Bereich, Ösophagus, Blase
	Alkylanzien (Melphalan, Cyclophosphamid, Mustargen, Nitrosoharnstoffe)	AML, Blase
	Immunsuppressiva (Cyclosporin, Azathioprin)	Non-Hodgkin-Lymphome
	Phenacetin	Nierenbecken, Blase
Hormone	Östrogene	Endometrium
	Androgene	Leber
Viren	HTLV-1	Adulte T-Zell-Leukämie
	humanes Papillomvirus Typ 16	Zervix-Karzinom

6.2.2 Wirtsfaktoren

Neben den Karzinogenen spielen Wirtsfaktoren eine wichtige Rolle: vermehrte **Resorption** oder verlangsamte **Metabolisierung** eines Karzinogens können die Krebsentstehung begünstigen. Wichtig sind außerdem unzureichende **Reparaturmechanismen** (z.B: defekte DNA-Reparaturmechanismen bei Xeroderma pigmentosum).

Über 100 genetische Erkrankungen haben ein erhöhtes Risiko der Krebsentwicklung. Für bestimmte Krebsarten wurde ein einziges Gen als **prädisponierender erblicher Faktor** (Suszeptibilitäts- bzw. Tumorsuppressorgen) identifiziert. Träger solcher dominant vererblichen Gene haben ein bis zu 10 000fach höheres Risiko, eine maligne Erkrankung zu entwickeln. Beispiele sind das familiäre Retinoblastom und familiäre Kolonkarzinome mit und ohne Polyposis coli (s. Abschn. 6.3.4).

6.3 Molekulare Mechanismen der Kanzerogenese

Drei Gruppen von Genen kommt bei der Krebsentstehung eine Schlüsselfunktion zu: den Tumor-Suszeptibilitäts- bzw. Tumor-Suppressor-Genen, Onkogenen und Reparaturgenen.

6.3.1 Onkogene und Protoonkogene

Protoonkogene sind in normalen Zellen vorkommende Gene, die das Wachstum der Zelle regulieren. **Onkogene** sind veränderte Protoonkogene, die sich der normalen Regulation entziehen und onkogene (krebsinduzierende) Aktivität entwickeln.

Die Onkogene vieler Retroviren haben ihren Ursprung in zellulären Protoonkogenen und viele onkogene Retroviren erwarben ihre Onkogenität erst durch Aufnahme und Aktivierung normaler zellulärer Protoonkogene.

6.3.2 Aktivierung von Protoonkogenen zu Onkogenen

Wie jedes Gen setzt sich ein Protoonkogen zusammen aus einem **Regulatorgen,** das die Aktivität des Gens moduliert, und einem **Strukturgen,** das für ein Protein kodiert.

Die Aktivierung von Protoonkogenen zu Onkogenen erfolgt beim Menschen meist durch Veränderungen in seinem Regulator- oder Strukturgen und nur in Ausnahmefällen durch Viren.

Veränderungen im Regulatorgen führen zu **quantitativen Veränderungen** des Protoonkogen-Produkts. Sie können durch Chromosomentranslokationen entstehen, wenn ein Protoonkogen durch die Translokation unter die Kontrolle eines anderen Regulatorgens kommt.

Bei der **Translokation** (8;14) des Burkitt-Lymphoms wird das Regulatorgen des **myc**-Protoonkogens ersetzt durch die Regulatorsequenz der Immunglobulingene. Dadurch kommt es zu einer vermehrten Bildung des myc-Produktes, eines nukleären Transkriptionsfaktors.

Eine weitere Form der Veränderung der myc-Regulation stellt die **Amplifikation** dar. Genamplifikationen können z.B. durch multiple unabhängige extrachromosomale Kopien oder tandemartig duplizierte Kopien entstehen. Diese Kopien können mit zytogenetischen Methoden als „double minutes“ bzw. „high staining regions“ sichtbar gemacht werden. Statt der normalerweise zwei vorhandenen Kopien des myc-Gens finden sich in manchen Tumorzellen 50–100 Kopien mit entsprechender Vermehrung des myc-Proteins.

Weitere häufige Amplifikationen sind für ein verwandtes Protoonkogen, N-myc bei Neuroblastomen und für das neu/erb-B2-Onkogen beim Mammakarzinom und Ovarialkarzinom beschrieben. Letztere führen zu einer erhöhten Expression von Wachstumsfaktorrezeptoren und damit ebenfalls zu einer Vermehrung wachstumsstimulierender Signale.

Veränderungen im Strukturgen dagegen führen zur Produktion von **Proteinen mit veränderter Struktur und Funktion** und werden im allgemeinen durch Punktmutationen verursacht.

Ein Beispiel sind Punktmutationen des **N-ras**-Onkogens. Das N-ras-Produkt wirkt als Signalübermittler für wachstumsstimulierende Signale in der Zelle. Durch Punktmutationen von N-ras kommt es bei manchen akuten myeloischen Leukämien zu einer veränderten Aminosäuresequenz des N-ras-Produkts und somit zu einem defekten (permanent aktivierten) Signalübermittler, der die Zelle mit wachstumstimulierenden Signalen überflutet (Abb. 6-2). Bei der chronischen myeloischen Leukämie führt die Translokation (t 9;22; „Philadelphia-Chromosom“) zur Fusion des abl-Protoonkogens mit dem bcr-Gen. Dieses **bcr-abl** Fusionsgen kodiert dann ein vom normalen abl-Produkt funktionell unterschiedliches Protein: Während die Tyrosinkinaseaktivität des normalen abl-Proteins, die über die Phosphorylierung bestimmter Proteine das Zellwachstum stimuliert, strikt reguliert ist, unterliegt das konstitutiv aktive bcr-abl-Fusionsprotein nicht mehr den physiologischen Regelmechanismen (s. Abb. 6-2).

6.3.3 Wirkungsmechanismen der Onkogene

Wie andere Gene entfalten auch Onkogene ihre Funktion über die Wirkung der von ihnen kodierten Onkogenprodukte, d.h. von Proteinen.

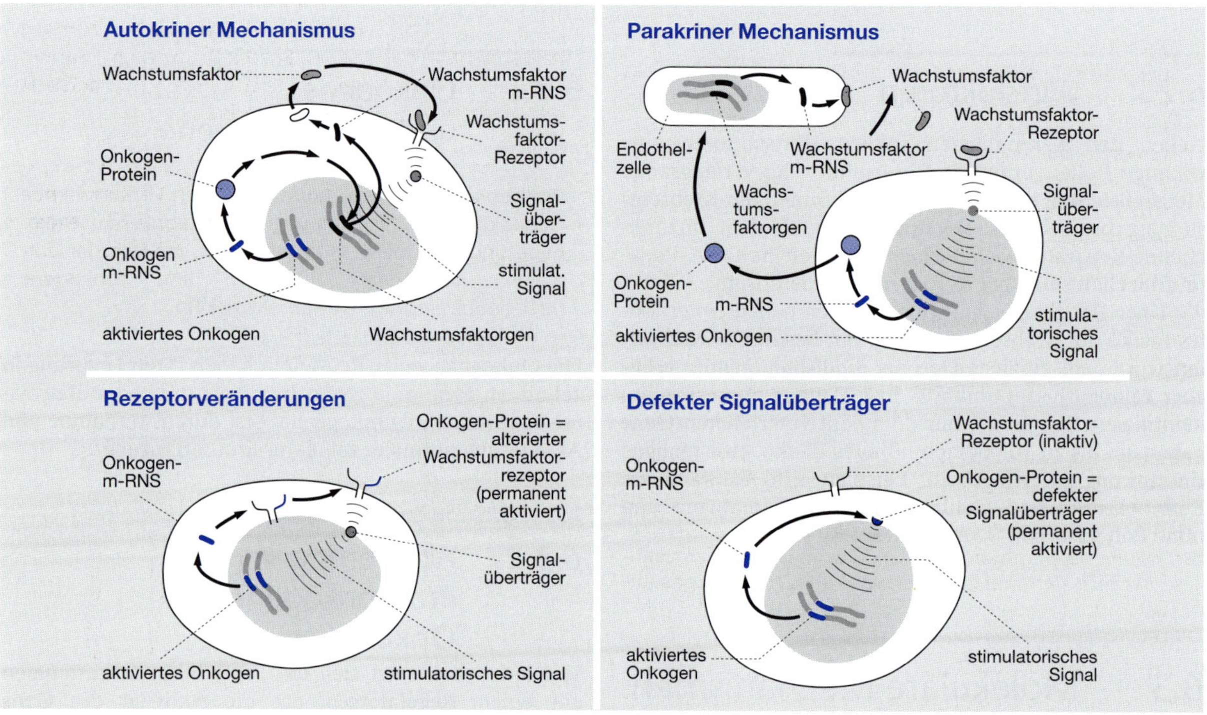

Abb. 6-2 Einfluß von aktivierten Onkogenen auf das Wachstum von Tumorzellen.
a) Beim **autokrinen Wachstumsmechanismus** kommt es durch die Aktivierung eines Onkogens zur unkontrollierten Produktion eines Wachstumsfaktors. Dabei kann das Onkogenprodukt selbst ein Wachstumsfaktor sein (nicht dargestellt) oder das Onkogen-Protein führt indirekt zur Produktion eines Wachstumsfaktors, indem es ein Wachstumsfaktor-Gen stimuliert. Wenn dieser Wachstumsfaktor an seinen Rezeptor auf der Oberfläche derselben Zelle bindet und ihn aktiviert, erreichen wachstumsstimulierende Signale über einen Signalvermittler den Zellkern.
b) Bei der **parakrinen Wachstumsstimulation** bewirkt das Produkt des aktivierten Onkogens die Produktion von Wachstumsfaktor in einer zweiten Zelle (z.B. Endothelzelle); dieser wird dann über den Wachstumsfaktorrezeptor auf der Tumorzelle wirksam.
c) + d) Weitere Möglichkeiten der Wachtumsstimulation durch ein aktiviertes Onkogen sind gegeben, wenn das Onkogen für einen veränderten Wachstumsfaktorrezeptor oder einen veränderten Signalübermittler kodiert, die auch ohne spezifische Aktivierung permanent aktiv sind.

Die von Onkogenen kodierten Proteine können auf verschiedenen Ebenen wirksam werden:

- auf der Zelloberfläche können sie als Wachstumsfaktor-Rezeptor fungieren oder als Wachstumsfaktor die eigene (autokrin) oder andere Zellen (parakrin) stimulieren,
- im Zytoplasma können sie an der Übermittlung von wachstumsstimulierenden Signalen beteiligt sein,
- im Zellkern können sie als nukleäre Transkriptonsfaktoren für andere Gene fungieren.

Onkogene, die einen Wachstumsfaktor kodieren, bewirken eine direkte **Wachstumsstimulation.** So kodiert z.B. das sis-Onkogen den Wachstumsfaktor von Thrombozyten (Platelet-derived growth factor = PDGF). Dadurch kann ein **autokriner Wachstumsmechanismus** unterhalten werden, der das Zellwachstum unabhängig von exogenem Wachstumsfaktor macht (siehe Abb. 6-2A).

Parakrine Wachstumsmechanismen unterhalten Onkogene, deren Produkt die Produktion von Wachstumsfaktoren in anderen Zellen induziert, die dann ihrerseits das Wachstum der Tumorzelle stimulieren.

Beispiel: Leukämie-Zellen können Tumor-Nekrose-Faktor (TNF) produzieren, TNF induziert in Endothelzellen die Bildung von Kolonie-stimulierendem Faktor (CSF), der dann über entsprechende Rezeptoren auf den Leukämiezellen deren Wachstum stimuliert.

Autonomes Wachstum kann außerdem etabliert werden, wenn das Onkogenprodukt ein **veränderter Wachstumsfaktorrezeptor** auf der Zelloberfläche ist.

Beispiele sind

- das **erb-B-Onkogen** (u.a. beim Mamma-Karzinom), das als veränderter Rezeptor für epidermalen Wachstumsfaktor (EGF) in Abwesenheit des Liganden seine wachstumsstimulierenden Signale in die Zelle weitergibt, und
- das **fms-Onkogen,** dessen Produkt als Rezeptor für M-CSF (Makrophagen-Kolonien-stimulierender Faktor) bei akuten myeloischen Leukämien fungiert.

Die meisten Onkogenprodukte greifen auf der 2. Ebene, d.h. im Zytoplasma in die Wachstumsstimulation ein: Ihre Produkte sind an der **Regulation der Signalübermittlung** (s.a. Kap. 2) von den Wachstumsfaktor-Rezeptoren auf der Zelloberfläche an die entscheidenden Strukturen des Zellinnern beteiligt.

Beispiele sind Onkogene mit Tyrosinkinase-Aktivität (z.B. src, abl), die Phosphatgruppen von ATP auf Tyrosinreste von Zielproteinen (z.B. Signalübermittler) übertragen und damit deren funktionellen Zustand ändern können. Im Gegensatz zur regulierbaren physiologischen Form ist die Tyrosinkinase-Aktivität der onkogenen src und abl-Proteine konstitutiv. Die von ras kodierten Proteine haben GTPase-Aktivität, die bei mutierten ras-Proteinen deutlich reduziert ist.

Schließlich kann ein aktiviertes Onkogen auch zur Produktion eines **abnormen Signalübermittlers** führen, der wachstumsstimulatorische Signale ohne eine Induktion durch einen aktivierten Rezeptor an den Zellkern abgibt.

Auf der 3. Ebene, im Zellkern, kann Wachstumsstimulation durch Onkogen-Produkte erfolgen, wenn sie als **Transkriptionsfaktoren** die Expression anderer Gene beeinflussen.

Das c-myc-Protein bindet an spezifische DNA-Sequenzen, die als Kontrollelemente für eine Reihe von c-myc-abhängigen Genen fungieren. Während c-myc-Protoonkogene das c-myc-Protein erst nach Stimulation durch Wachstumsfaktoren bilden, bildet onkogenes c-myc das Protein konstitutiv und führt somit zu einer permanenten Wachstumsstimulation.

6.3.4 Suszeptibilitätsgene und Tumor-Suppressor-Gene

Mutationen, die zur Aktivierung von Onkogenen führen, sind somatische Mutationen. Das bedeutet, sie betreffen nur die Zielzelle, die sich dadurch zu einer Tumorstammzelle entwickelt, und haben keinen Einfluß auf die Keimbahn. Dies erklärt nicht die erbliche Prädisposition für Krebserkrankungen.

Die für eine solche Prädisposition verantwortlichen Gene („Suszeptibilitätsgene") wirken über unterschiedliche Mechanismen (Kanzerogenaktivierung, -Elimination, DNA-Reparatur, Immunsystem).

Mutationen der für die DNA-Reparatur-Enyzme kodierenden Gene hMSH2, hMLH1, hPMS1 und hPMS2 sind mit einem großen Teil der familiären nichtpolypösen Kolonkarzinome assoziiert.

Eine besondere Gruppe der Suszeptibilitätsgene sind die Tumor-Suppressor-Gene, deren Produkte physiologischerweise an der Übermittlung von **wachstumshemmenden Signalen** beteiligt sind.

> Im Gegensatz zu den Protoonkogenen, die Krebs induzieren können, wenn sie in ihre pathologische Form, die deregulierten Onkogene überführt werden, führen Tumor-Suppressor-Gene zu Krebs, wenn sie deletiert oder anderweitig inaktiviert werden.

Träger des **familiären Retinoblastoms** haben ein aktives Allel des Retinoblastomgens auf einem Chromosom 13 neben einem inaktivierten auf dem zweiten Chromosom 13. Ihr Risiko, ein Retinoblastom zu entwickeln ist ca.

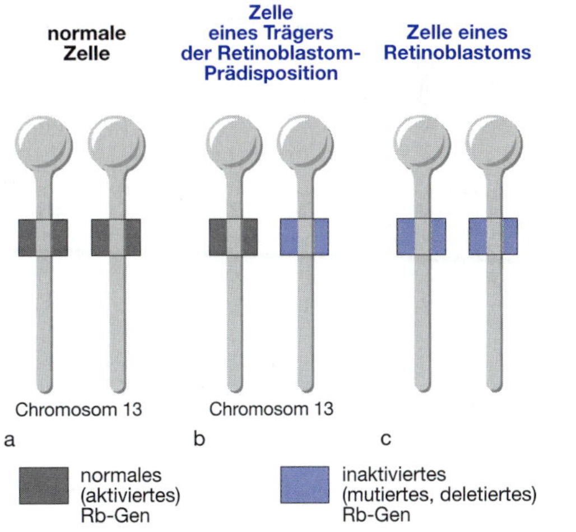

Abb. 6-3 Funktion von Tumor-Suppressor-Genen am Beispiel des familiären Retinoblastoms.

a) In der normalen Zelle liegt ein normales Chromosomenpaar 13 vor mit jeweils einem intakten Suppressorgen.

b) In den Zellen eines prädisponierten Trägers ist ein Suppressorgen inaktiviert (z.B. durch Deletion).

c) In der Retinoblastom-Tumorzelle ist auch das zweite Rb-Gen (z.B. durch Mutation) inaktiviert.

10 000 mal höher als das von Normalpersonen. Ein Retinoblastom entsteht, wenn es durch eine Mutation zu einer Inaktivierung auch des intakten Allels in Retinazellen kommt (Abb. 6-3). Bei der nichtfamiliären Form des Retinoblastoms kommt es zur (erworbenen) Inaktivierung beider ursprünglich intakter Allele.

Ähnliche Suszeptibilitätsgene sind für **Wilms-Tumoren** (WT-1-Gen) und die **Neurofibromatose** (NF-1-Gen) beschrieben.

Ein Gen auf Chromosom 5 (APC = adenomatöse Polyposis coli) ist assoziiert mit der **familiären Polyposis coli;** Träger der erblichen Form der Polyposis coli haben ein lebenslanges Risiko eines Kolonkarzinoms von 100%. Deshalb ist eine rechtzeitige Kolektomie bei diesen Patienten angezeigt.

Erworbene Veränderungen des Tumor-Suppressor-Gens p53 (s.o.) finden sich in sehr vielen Tumoren. Eine Keimbahn-Mutation von p53 wurde für das Li-Fraumeni-Syndrom (familiäre multiple Karzinome) beschrieben.

6.3.5 Wirkungsmechanismus von Tumor-Suppressor-Genen

Beim Funktionsausfall von Tumor-Suppressor-Genen kommt es zum Verlust von gegenregulierter Wachstumsstimulation. Ähnlich wie die Onkogenprodukte können auch die Suppressorgenprodukte auf verschiedenen Ebenen wirksam werden.

DCC kodiert einen Oberflächenrezeptor für einen putativen wachstumsinhibierenden Liganden. Das NF-1-Protein interagiert im Zytoplasma mit dem ras-Protein. Das Rb-Genprodukt bildet im Zellkern Komplexe mit wachstumsstimulierenden Transkriptionsfaktoren, u.a. E2F, und interagiert mit CDK und Cyclinen. Die Produkte von p53 (s.o.) und WT-1 sind wahrscheinlich selbst Transkriptionsfaktoren.

6.3.6 Chromosomenanomalien

Die genetischen Veränderungen, die zur Aktivierung von Onkogenen oder zur Inaktivierung von Tumor-Suppressor-Genen führen, können mit und ohne Chromosomenveränderungen einhergehen.

Punktmutationen äußern sich meist nicht in Veränderungen von Chromosomenstrukturen, während **Amplifikationen** sich morphologisch oft als homogen färbende Banden (homogeneously staining regions oder HSR) oder als extrachromosomale Partikel (double minutes oder DM) darstellen lassen.

Deletionen der Chromosomen 11 und 13 gaben erste Hinweise auf die Lokalisation der Tumorsuppressorgene WT-1 und Rb.

6.3.7 Sonstige Faktoren

Neben der Aktivierung von Onkogenen und Inaktivierung von Suppressorgenen muß ein Tumor auch fähig sein, der natürlichen Resistenz des Organismus gegen Tumorwachstum („immune surveillance“) zu entkommen und ggfls. Metastasen zu bilden. Dies geschieht durch die Aktivierung von bisher noch nicht definierten „immune-escape"-Genen (z.B. über eine verminderte Expression von MHC-Antigenen; siehe Kapitel 9).

Als erstes von den für die Metastasierungsfähigkeit eines Tumors verantwortlichen Genen („metastatic genes“) wurde ein Gen identifiziert, das für eine Variante des CD44-Antigens, eines Adhäsionsmoleküls auf der Oberfläche bestimmter Tumorzellen kodiert.

6.3.8 Tumorentstehung: ein molekulargenetischer Mehrschritt-Mechanismus

Der **maligne Phänotyp** von Tumorzellen wird meist bedingt durch mehrere unabhängig voneinander aktivierte Onkogene (sog. kooperierende Onkogene) bei gleichzeitigem Funktionsverlust unterschiedlicher Suppressorgene. Sie leisten jeweils einen eigenen Beitrag zum gesamten malignen Phänotyp.

Am besten ist das molekulargenetische Mehrschrittmodell für die Entstehung des **Kolonkarzinoms** (s. Kap. 24) nachge-

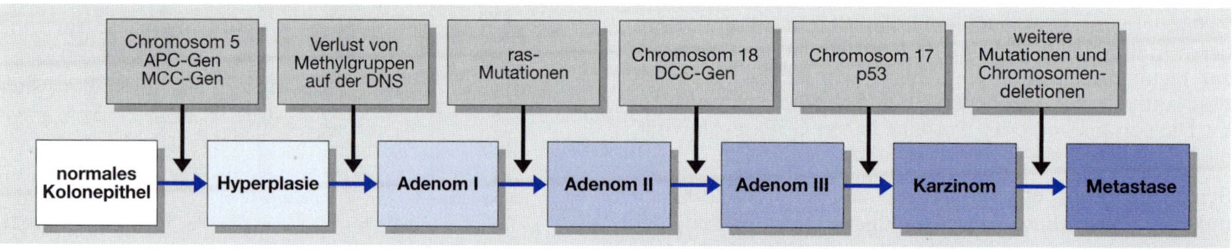

Abb. 6-4 Kumulative genetische Veränderungen bei der Entwicklung von normaler Darmschleimhaut zu einem Kolon-Karzinom. Entscheidend für den Verlust der Wachstumskontrolle sind Veränderungen am Chromosom 5q, dem Sitz der Gene APC (adenomatöse Polyposis coli) und MCC („mutated in colon carcinoma"). Durch Verlust von Methylgruppen der DNS (methylierte DNS kann nicht transkribiert werden) gehen weitere inhibierende Mechanismen verloren: Es entsteht ein **Adenom I.** Die weitere Entdifferenzierung erfolgt durch Mutationen des ras-Onkogens (**Adenom II**). Durch den nachfolgenden Verlust des DCC („deleted in colon carcinoma") auf Chromosom 18 kommt es zu Veränderungen, die das Bild eines **Adenom III** hervorrufen. Das **Kolonkarzinom** zeigt darüber hinaus einen Verlust (bzw. Inaktivierung durch Mutation) des p53 Tumor-Suppressorgens. Entdifferenzierte und **metastasierte Kolonkarzinome** zeichnen sich häufig durch zusätzliche molekulargenetische und chromosomale Veränderungen aus. Der mittlerweile möglich gewordene Nachweis von mutiertem ras-Protein im Stuhl durch Polymerase-Ketten-Reaktion (PCR) eröffnet die Perspektive einer **molekularbiologischen Vorsorgeuntersuchung**, da damit bereits noch benigne Formen erfaßt werden können.

wiesen, das aus normaler Schleimhaut über Dysplasien und adenomatöse Polypen unterschiedlicher Differenzierung entsteht (Abb. 6-4).

6.3.9 Klinische Bedeutung von Onkogenen, Tumor-Suppressorgenen und Chromosomenveränderungen

Mit Hilfe monoklonaler Antikörper gegen Onkogenprodukte und DNA-Sonden ist es möglich, eine Reihe von aktivierten Onkogenen in Tumorbiopsien nachzuweisen.

Der Nachweis von amplifiziertem myc-Onkogen korreliert mit einem fortgeschrittenen Stadium und einer schlechten Prognose von Neuroblastomen; gleiches gilt auch für die Amplifikation von neu/erb-B2 beim Mammakarzinom.

Der Nachweis der spezifischen Form des abl-Onkogens hat diagnostische und prognostische Bedeutung für die chronischen myeloischen und die (prognostisch ungünstigen) Philadelphia-Chromosom-positiven akuten lymphatischen Leukämien.

6.4 Präkanzerosen

Präkanzerosen zeigen ausgeprägte dysplastische Veränderungen, jedoch keine Tendenz zur Mikroinvasion. Obwohl sich Präkanzerosen zu echten Neoplasien entwickeln können, bleiben viele über Jahre stabil.

Beispiele für Präkanzerosen sind Leukoplakien in der Mundschleimhaut, Papillome der Blasenschleimhaut und aktinische Keratosen der Haut.

Präkanzerosen können sich bei Wegfall des kanzerogenen Stimulus oder durch eine differenzierungsinduzierende Therapie (s.u.) zurückbilden.

6.5 Phänotypische Veränderungen maligner Zellen

Die meisten Zellen eines Tumors sind nicht nur monoklonal; sie befinden sich auch in einem gleichen Differenzierungsstadium. Der **Differenzierungsstop der Tumorzelle** ist ein charakteristisches Merkmal der Malignität.

Die malignen Zellen zeigen neben einer erhöhten Rate der Stammzellerneuerung auch eine erhöhte Motilität. Sie ist auf onkogeninduzierte Veränderungen im Zytoskelett zurückzuführen.

Einige Tumorstammzellen haben eine unbegrenzte Fähigkeit zur Teilung; die durch Adhäsionsmoleküle vermittelte Zell-zu-Zell-Bindung ist vermindert und damit die Fähigkeit zur Metastasierung erhöht.

Häufig produzieren Tumorzellen im Vergleich zum entsprechenden Normalgewebe vermehrt bestimmte Eiweiße, die dann als sog. **Tumormarker** im Serum erscheinen und zur Beurteilung des Therapieerfolgs bzw. des Krankheitsverlaufs herangezogen werden können. Häufig in der Klinik eingesetzte Tumormarker sind das CEA (= karzinoembryonales Antigen) bei Adenokarzinomen, AFP (= α-Fetoprotein) und β-HCG bei Hodenkarzinomen; PSA (= prostataspezifisches Antigen) beim Prostata-Karzinom, CA-125 beim Ovarialkarzinom und CA 15-3 beim Mammakarzinom.

6.6 Entwicklungsstadien eines Tumors

Folgende Entwicklungsstadien eines Tumors werden unterschieden:

- Tumor-Initiation,
- Tumor-Progression,
- Tumor-Proliferation,
- tumorabhängige Angiogenese,
- Invasion mit den Teilschritten Adhäsion, Degradation und Migration,
- Intravasation,
- Zirkulation,
- Extravasation
- Bildung einer metastatischen Tumorzellkolonie.

Jeder dieser Schritte setzt die simultane oder sukzessive Aktivierung oder Inaktivierung bzw. den Verlust einer Reihe von Genen voraus.

Diese sog. Metastasierungsgene und Metastasierungssuppressorgene sind nur z.T. definiert.

Die Transfektion von Spleissvarianten des ursprünglich als Lymphozyten-Homing-Faktor beschriebenen CD44 in nichtmetastatische Tumorzellen führt zu einem metastatischen Phänotyp. Andererseits ist die Expression anderer Gene invers mit ihrer Metastasierungsfähigkeit korreliert; dies gilt z.B. für das NM23-Gen beim Mamma-Karzinom.

6.6.1 Tumor-Initiation

Ein kanzerogenes Ereignis führt z.B. zur Onkogen-Aktivierung, Verlust eines Suppressorgenes oder Chromosomenveränderung. Die physiologische Homöostase zwischen natürlichem Zellverlust (Apoptose, s.Kap. 3) und Zellvermehrung durch Proliferation wird gestört, wodurch die mutierte Zelle einen Wachstumsvorteil erhält.

6.6.2 Tumor-Progression

Karyotypische, genetische und epigenetische Veränderungen, die durch die Instabilität der initiierten Zelle begünstigt werden, aktivieren weitere Gene, die das Wachstum stimulieren. Darüber hinaus kommt es zu zunehmender Entdifferenzierung, zu erhöhter Stammzellerneuerung verbunden mit aggressiverem Wachstum und z.T. auch zur Zytostatika-Resistenz („drug resistance") von Tumorzellsubpopulationen. Dadurch bekommen diese einen weiteren Wachstumsvorteil und verdrängen die besser differenzierten Zellen. Diese zusätzlichen Veränderungen betreffen nicht die gesamte Tumorzellpopulation, sondern nur bestimmte Tumorzellen und deren Nachkommen. Das führt zur **Heterogenität** innerhalb der von derselben Ursprungszelle abstammenden (monoklonalen) Zellen eines fortgeschrittenen Tumors.

6.6.3 Proliferation

Unkontrolliertes Wachstum durch autokrine und parakrine Mechanismen führt zur lokalen Ausbreitung des Tumors.

6.6.4 Angiogenese

Die maximale Entfernung, die eine Tumorzelle von einer Kapillare entfernt sein und durch Diffusion ernährt werden kann, beträgt ca. 250 µm.

Gefäßneubildungen im Tumor entstehen, wenn das Gleichgewicht zwischen angiogenen und angiostatischen Stimuli zugunsten der letzteren verschoben und in den Endothelzellen die Trias von Motilität, Proteolyse und zellulärer Proliferation induziert wird.

Von den über einem Dutzend bereits identifizierter endogener **angiogener Faktoren** werden der basische Fibroblasten-Wachstumsfaktor (bFGF) und der vaskuläre endotheliale Wachstumsfaktor (VEGF) am häufigsten in Tumoren gefunden.

Damit Angiogenese induziert wird, müssen gleichzeitig **Inhibitoren der Angiogenese** herunterreguliert werden. Zu den potentesten Inhibitoren der Endothelzell-Proliferation gehören Angiostatin (ein 38kd Fragment von Plasminogen), Plättchenfaktor 4, TGF-β und Gewebsinhibitoren der Metalloproteinasen (TIMP-1, 2 und 3).

Durch den angiogenen Stimulus werden Endothelzellen veranlaßt, die endotheliale Basalmembran zu zerstören, in das perivaskuläre Stroma zu invadieren und Gefäßsprossen in Richtung des angiogenen Stimulus voranzutreiben. Dabei werden ähnliche Mechanismen wie bei der Invasion der Tumorzelle in die extrazellulären Matrix wirksam (Induktion von Enzyminhibitoren, Blokkade von Adhäsionsmolekülen etc., s.u.).

> Im Gegensatz zur Tumorzelle verliert die Endothelzelle jedoch ihre Invasivität, sobald der angiogene Stimulus verschwindet.

6.6.5 Invasion

Bei der Invasion können 3 Teilschritte unterschieden werden (Abb. 6-5):

- Anheftung der Tumorzellen an die extrazelluläre Matrix (EZM),
- Sekretion degradativer Enzyme, die die EZM zerstören
- Migration der Tumorzellen in den Bereich der degradierten EZM.

Bestandteile der EZM sind das interstitielle Stroma und die Basalmembran (BM). Die interstitielle EZM besteht überwiegend aus einem Typ-I-Kollagen-Netzwerk, Proteoglykanen und Fibronektin. Die BM trennt epitheliale bzw. endotheliale Zellen vom interstitiellen Bindegewebe und besteht aus einem Netzwerk von Typ-IV-Kollagen, Laminin und Heparan-Sulfat-Proteoglykan.

Adhäsion

Tumorzellen schaffen sich über ihre Adhäsionsmoleküle die Voraussetzung dafür, daß sie in dem ihnen fremden neuen Mikromilieu überleben können. Drei Gruppen von adhäsiven Rezeptor-Liganden spielen dabei eine Rolle:

- Laminin/Laminin-Rezeptoren,
- Fibronektin/Integrine,
- Cadherine.

Laminin wirkt als „Bindemittel" der EZM, denn es bindet über unterschiedliche Domänen seines Moleküls mit hoher Affinität an Typ-IV-Kollagen und Proteoglykane sowie an spezifische Rezeptoren auf den Epithel- und Tumorzellen. Die Dichte an Lamininrezeptoren bestimmter Tumoren (z.B. Mammakarzinom) ist eng mit ihrer Invasivität korreliert. Insbesondere Tumoren mit hohem metastatischem Potential bilden selbst Laminin und schaffen sich auf diese Weise über ihre Lamininrezeptoren Kontakt zur EZM.

Fibronectin ist wie Laminin ein multifunktionelles Adhäsionsmolekül. Mit seinen verschiedenen Domänen kann es Kollagen, Fibrin, Proteoglykane, und Hyaluronsäure an spezifische Rezeptoren auf epithelialen Zellen (Integrine) binden.

Die Funktion der **Integrine** besteht wahrscheinlich darin, daß sie Adäsionsmoleküle wie Fibronectin an die Zelloberfläche binden. Zusätzlich fungieren sie als Bindeglieder zu Komponenten des Zytoskelets und beeinflussen somit die Form der Zelle. Bei der Metastasierung spielen sie außerdem eine Rolle, wenn Tumorzellen mit Blutplättchen, mit Endothelien, Fibrin, von-Willebrandt-Faktor und Thrombospondin interagieren.

Cadherine bilden eine weitere Familie von Adhäsionsmolekülen, die die Ca^{2+}-abhängige interzelluläre Adhäsion vermitteln. Sie fungieren wahrscheinlich als Invasions-Suppressor-Moleküle, da ihre Expression umgekehrt proportional der Invasionsfähigkeit von Tumorzellen ist.

Degradation

> Die Adhäsion an, Degradation von und Migration in die interstitielle EZM gelingt auch benignen Tumoren. Aber nur maligne Tumoren haben die Fähigkeit, die vorwiegend aus Kollagen vom Typ IV bestehende BM zu zerstören.

Maligne Tumoren zeigen häufig eine gesteigerte Proteolyse, die zusammen mit der Motilität zur erhöhten Invasi-

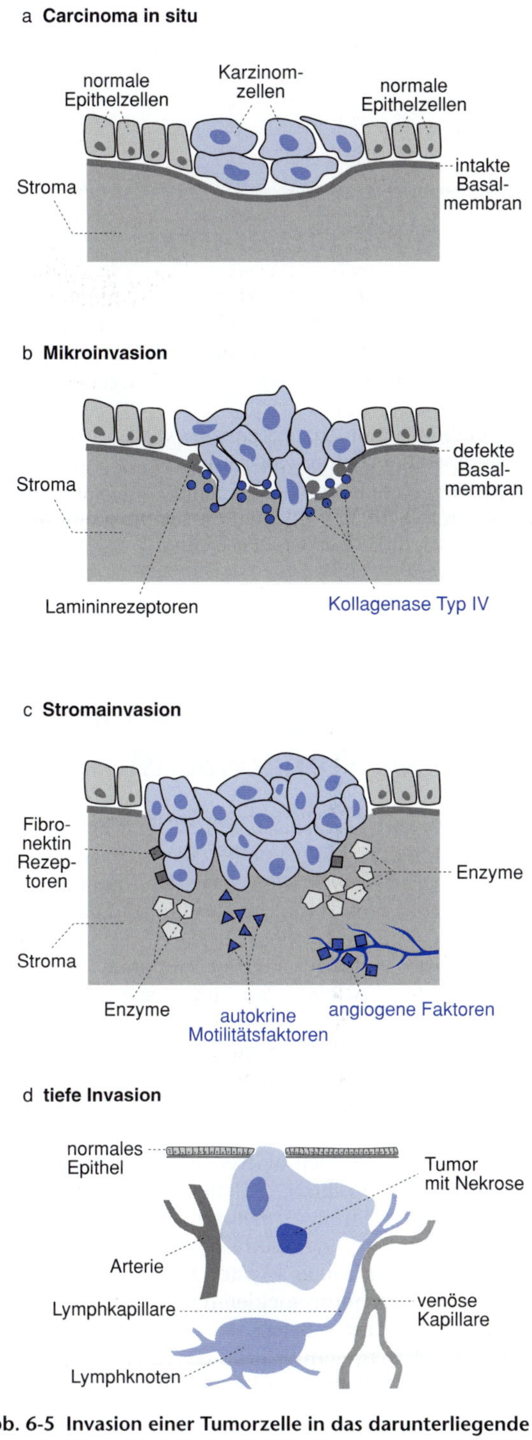

Abb. 6-5 Invasion einer Tumorzelle in das darunterliegende Stroma. Haben die Tumorzellen die Basalmembran noch nicht durchdrungen, spricht man von einem **Carcinoma in situ.** Durch Produktion von Kollagenase Typ IV gelingt es den Tumorzellen, die Basalmembran zu penetrieren und Kontakt zum darunterliegenden Stroma zu bekommen (**Mikroinvasion**). Invasive Tumorzellen exprimieren auf ihrer Oberfläche Rezeptoren für Laminin und Fibronektin (große Glykoproteinmoleküle auf der Basalmembran und im Stroma) sowie weitere Adhäsionsmoleküle, die ein Festsetzen der Tumorzellen im Stroma ermöglichen.
Durch die Produktion zahlreicher Enzyme, und aktiver Faktoren (z.B. autokrine Motilitätsfaktoren, Angiogenesefaktoren) zerstört der Tumor das Stroma und bahnt sich seinen Weg, bis er Anschluß an das Gefäßsystem erhält (**tiefe Invasion**).

vität beiträgt. Die **Aggressivität** eines Tumors korreliert auch mit seiner Expression von Heparanasen und Metalloproteasen (metallabhängigen Proteinasen), sowie Plasminogen-Aktivator vom Urokinase-Typ. Daneben sezernieren Tumorzellen auch Glykosidasen und unspezifische Proteinasen, wie z.B. Elastase, Kathepsin, und Plasmin. Die Abbauprodukte der Kollagene und Proteoglykane wirken z.T. als Wachstums-, Angiogenese- und Chemotaxis-Faktoren.

Migration

Nach Zerstörung der Basalmembran wandern Tumorzellen aktiv durch die extrazelluläre Matrix, bis sie schließlich Zugang zu den Gefäßen finden – und zwar sowohl zu neugebildeten Tumorgefäßen als auch (an der Invasionsfront) zu vorbestehenden Gefäßen des Tumorwirts. **Chemotaktische Faktoren** für Tumorzellen sind Kollagen-Peptide, Komplement-Faktoren u.a., die alle vom Wirtsorganismus produziert werden. Daneben sind aber auch **autokrine Motilitätsfaktoren** beschrieben, so z.B. der autokrine Motilitätfaktor AMF, der eine rasche Pseudopodienbildung mit erhöhter Expression von Matrix-Rezeptoren und Proteasen induziert.

6.6.6 Intravasation

Sie findet bevorzugt in einzellwandigen Kapillaren und Lymphgefäßen statt, die keine Basalmembran haben. An den anderen Gefäßen erfolgt sie nach der Adhäsion der Tumorzelle an das Laminin der Basalmembran. Dies geschieht durch verschiedene degradative Enzyme, die entweder von der Tumorzelle selbst oder nach Induktion durch die Tumorzellen von den Zellen des Stromas gebildet werden (s.u.).

6.6.7 Zirkulation

Im peripheren Blut bilden Gruppen von Tumorzellen häufig Aggregate mit Thrombozyten und Lymphozyten, was die Überlebens- und Implantationsfähigkeit der Tumorzellen begünstigt.

6.6.8 Extravasation

Der Ort der Extravasation (Organotropie) wird durch anatomische Verhältnisse (regionäre Lymphdrainage, Erstpassage durch primäre Kapillarfilter in Leber und Lunge) bestimmt. Darüber hinaus spielt das organspezifische Expressionsmuster von Adhäsionsliganden und -Rezeptoren auf Tumor- und Endothelzellen eine Rolle. Zunächst erfolgen Adhäsion der Tumorzelle an das Endothel, Retraktion des Endothels, Adhäsion der Tumorzelle und Auflösung der Basalmembran. Daraufhin fördern autokrine Motilitätsfaktoren, daß die Tumorzelle sich fortbewegen kann.

6.6.9 Metastasenbildung

Adhäsionsmoleküle und Rezeptoren auf der Tumorzelle, den Stroma-Zellen und der extrazellulären Matrix sind bei der Bildung einer metastatischen Tumorzellkolonie im Zielorgan wichtig. Darüber hinaus spielt das spezifische Mikromilieu des Zielorgans (lokale Migrationsfaktoren, Hormone, Wachstums- und Angiogenesefaktoren) eine entscheidende Rolle. Die Bildung einer Metastase gelingt weniger als 0,01% aller zirkulierenden Tumorzellen. Sie erfordert erneute Angiogenese und Überwindung von Abwehrmechanismen des Wirtsorganismus (Makrophagen, NK-Zellen, T-Zellen) durch veränderte Expression von Genen der Tumorzelle (Oberflächenantigene, Adhäsionsmoleküle, Zytostatikaresistenzgene).

6.6.10 Klinische Implikationen

Die spezifischen Strukturen metastasierender Tumorzellen taugen nicht nur als diagnostische und prognostische Marker, sondern auch als potentielle Angriffspunkte für eine Therapie.

So kommt der Expression von Genen, die mit einer erhöhten Metastasierung assoziiert sind, **prognostische Bedeutung** zu, z.B. die fehlende oder verringerte Expression von des NM23-Gens bei Brustkrebs. Sie läßt sich immunhistologisch, durch in-situ-Hybridisierung oder im Northern-Blot nachweisen.

Als **Angriffspunkt für zukünftige Therapieansätze** sind praktisch alle o.g. Schritte der an der Tumorentstehung beteiligten Mechanismen denkbar.

Ein **Beispiel** für die erfolgreiche Vermeidung von Metastasen ist der Einsatz von Peptid-Fragmenten von Integrinen, die die Bildung von Lungenmetastasen bei Maus-Melanomen verhindern.

Durch eine Blockade von Typ-IV-Kollagenase läßt sich die Invasion bestimmter Tumoren in vitro supprimieren. Behandlung von Maus-Melanomzellen mit Retinoiden führt zur Downregulation von Typ-IV-Kollagenase und zum Verlust des invasiven Phänotyps.

Eine Behandlung metastatischer Pankreaskarzinomzellen mit Antikörpern gegen Spleissvarianten des CD44-Moleküls kann in der Ratte ihre Metastasierung in die Lunge verhindern.

6.7 Tumorzellkinetik

Nach erfolgter Vaskularisierung wachsen Tumoren zunächst schnell **(exponentielle Wachstumsphase).**

Mit zunehmender Größe nimmt die **Tumorverdoppelungszeit** entsprechend einer Gompertzschen Wachstumskurve jedoch ab. Dies beruht vor allem darauf, daß infolge schlechter werdender Bedingungen des Mikromilieus der Anteil der **Wachstumsfraktion** kleiner wird, d.h. es gehen mehr Zellen in G_0 über, und der Anteil sterbender Zellen wird größer.

Die Zellen in G_0 sind aber dennoch von therapeutischer Relevanz, da sie wieder in den Zellzyklus zurückkehren können.

6.8 Differenzierung

Die Faktoren, die die Differenzierung von malignen Zellen beeinflussen, sind noch weitgehend unbekannt. In vitro bzw. experimentell läßt sich Differenzierung z.B. durch DMSO, Retinolsäurederivate und Cytarabin induzieren.

Eine differenzierungsinduzierende Therapie mit Retinolsäure ist die Induktionstherapie der Wahl bei der akuten Promyelozyten-Leukämie, die mit einer 15;17-Translokation und einer dadurch bedingten Umlagerung des Retinoidrezeptors assoziiert ist. Außerdem werden Retinoide erfolgreich zur Behandlung präkanzeröser Leukoplakien eingesetzt.

6.9 Klinische Manifestationen des Tumorwachstums

Tumoren und ihre Metastasen verursachen Beschwerden beim Patienten durch folgende Mechanismen:

- Invasion und Verdrängung gesunder Organe
- Obstruktion von Hohlorganen (z.B. Darm, Bronchien)
- Raumforderungen durch große Tumoren
- nichtlokale Effekte auf den tumortragenden Organismus: Paraneoplastische Syndrome

Als **paraneoplastische Syndrome** bezeichnet man tumorassoziierte Symptome, die ohne lokalen Zusammenhang mit dem Primärtumor oder seinen Metastasen entstehen. Die zugrundeliegenden Mechanismen sind vielfältig:

- **Produktion biologisch aktiver Substanzen** durch den Tumor, z.B. Proteine, Polypeptide, Petidhormone, Wachstumsfaktoren, Zytokine, Prostaglandine, Immunglobuline, Zytokinrezeptoren, Hormonrezeptoren. Darüber hinaus können auch biologisch inaktive und rezeptorblockierende Hormone sowie Zytokine gebildet werden.
- **Störung des Immunsystems** durch Induktion von Autoimmunität, Bildung von Immunkomplexen und Immunsuppression.
- Wegen der abnormen Vaskularisierung von Tumoren werden Enzyme und andere Substanzen, die sonst nicht ins Gefäßsystem gelangen, dort freigesetzt.

Paraneoplastische Syndrome entstehen nur bei wenigen Tumorpatienten. Die häufigsten paraneoplastischen Syndrome, die zugrundeliegenden Mechanismen und die am häufigsten assoziierten Tumoren sind in Tabelle 6-2 aufgeführt.

Tab. 6-2 Wichtige paraneoplastische Syndrome (ohne hormonproduzierende endokrinologische Tumoren).

Syndrom	Mediator	assozierte Tumoren
Cushing's Syndrom	ACTH	Bronchialkarzinom (v.a. Kleinzeller)
Syndrom der inadäquaten Antidiurese	ADH/AVP	Bronchialkarzinom (v.a. Kleinzeller)
Hyperkalziämie	PTH-related Peptide Osteoklasten- aktiv. Faktor	Plattenepithelkarzinome (Lunge, HNO-Bereich) Plasmozytom
Hypoglykämie	Insulin Somatomedine	Insulinom Mesotheliom
subakute zerebellare Degeneration	immunolog. Kreuzreaktion	Bronchial-Ca, Prostata-Ca, kolorektale Ca
sensorische Neuropathie	Autoimmunreaktion	Malignome des Thoraxbereiches
Dermatomyositis/ Polymoysitis	Autoimmunreaktion	Lunge, Magen, Ovar
Myasthenie-Syndrom	Autoimmunreaktion	Thymus (Kleinzeller)
Thrombophlebitis migrans	unklar	Pankreas, Lunge
Eaton-Lambert-Syndrom (Myasthenie-ähnlich)	Antikörper gegen Ca^{2+}-Kanäle	Lunge (Kleinzeller)
Akanthosis nigricans	TGF-α (?)	Magen, andere GI-Tumoren
Anorexie	TNF-α, IL-1β	multiple Malignome

6.10 Gentherapie

Folgende gentherapeutische Ansätze zur Behandlung menschlicher Tumoren befinden sich zur Zeit in der frühen Phase der klinischen Prüfung:

- **Anti-sense-Oligonukleotide** (die mit der m-RNA des bcr-abl-Gens bei chronischer myeloischer Leukämie oder des bcl-2-Gens bei follikulären Lymphomen hybridisieren und auf diese Weise eine Translation verhindern),
- **Transfektion von Tumorzellen mit definierten Genen** (Einschleusung von Thymidinkinase- als Suizid-Gen in die malignen Zellen von Glioblastomen und Ovarialkarzinomen, um die Tumorzellen für eine Therapie mit dem Anti-Herpes-Virus-Medikament Ganciclovir sensibel zu machen; Einschleusung von Interleukin-2 in Melanomzellen, um eine Imunantwort gegen die Tumorzellen zu stimulieren; Transfektion von Lungenkarzinomen mit p53 Tumor-Suppressor-Gen),
- **Transfektion von Effektorzellen** (Einschleusung von Tumor-Nekrose-Faktor in tumorinfiltrierende Lymphozyten (TIL), um ihre Zytotoxizität zu erhöhen).

Fidler, I.J.: Review: Biologic heterogeneity of cancer metastases. Breast Cancer Res Res Treat 9 (1987) 1473.
Folkman, J.: Angiogenesis in cancer, vascular, rheumatoid, and other disease. Nat Med 1 (1995) 27-31.
Grana, X., E. Redde: Cell cycle control in mammalian cells: role of cylins, cylin dependent kinases (CDKs), growth suppressor genes and cyclin-dependent kinase inhibitors (CKIs). Oncogene 11 (1995) 211-219
Liotta, L.A., W.G. Stetler-Stevenson: Principles of molecular cell biology of cancer: Cancer metastasis in: DeVita, V.T., S. Hellman, S.A. Rosenberg (Hrsg): Cancer Principles and Practice of Oncology. Lippincott, Philadelphia 1993.

7 Erythropoese und Eisenstoffwechsel

Michael Pfreundschuh, Frank Hartmann

7.1 Physiologie und Pathophysiologie (Adaptationsmechanismen der Organfunktion)

7.1.1 Entwicklung, Organe und Zellen des immunohämatopoetischen Systems

Die Zellen des peripheren Blutes entwickeln sich unter dem Einfluß von Wachstumsfaktoren aus der hämatopoetischen Stammzelle (zunächst in der Leber, später im Knochenmark). Die reifen Zellen des Blutes haben folgende **Hauptfunktionen:**

- spezifische und unspezifische Immunabwehr (Leukozyten)
- Sauerstofftransport (Erythrozyten), und
- Gerinnung (Thrombozyten).

Im **Fetus** findet die Hämatopoese zunächst im Dottersack und in der Leber, dann in der Milz und ab dem 7. Monat vorwiegend im Knochenmark statt.

> Alle Zellen des blutbildenden Knochenmarks und des Immunsystems stammen von der hämatopoetischen Stammzelle ab.

Der erwachsene Mensch hat ungefähr 1,7 l **Knochenmark** mit ca. 10^{12} immunohämatopoetischen **Vorläuferzellen.**

Die hämatopoetische Stammzelle (Abb. 7-1) differenziert sich über nur funktionell definierte Vorläuferformen (sog. CFU = Colony-forming-Units) zu den morphologisch identifizierbaren unreifen Vorstufen im Knochenmark und den reifen Zellen des peripheren Blutes. **Selbsterneuerung, Proliferation** der pluripotenten hämatopoetischen Stammzelle und ihre Differenzierung hängen vom Immuno-Hämatopoese-induzierenden Mikromilieu ab. Dieses Mikromilieu wird durch die Stromazellen und immunohämatopoetische Wachstumsfaktoren determiniert.

Immunohämatopoetische Vorläuferzellen bilden spezifische Rezeptoren für die **hämatopoetischen Wachstumsfaktoren** (Stammzellfaktor, IL-3, GM-CSF, G-CSF, M-CSF, Erythropoietin, Thrombopoetin).

Makrophagen, Fibroblasten und spezialisierte Endothelzellen, die die Gefäß-Sinus auskleiden, bilden das **Stroma des Knochenmarks.** Um in das periphere Blut zu gelangen, müssen die hämatopoetischen Zellen durch diese Endothelzellen in die Sinus migrieren, was i.a. nur reifen hämatopoetischen Zellen gelingt.

7.1.2 Entwicklungsstufen der Erythropoese

Die erste morphologisch differenzierbare Vorläuferzelle der Erythropoese ist der **Proerythroblast,** aus dem sich der **Normoblast** entwickelt. Er geht mit zunehmender Hämoglobinsynthese aus einer Form mit basophilen in eine reifere Form mit polychromatischem und schließlich orthochromatischem (= Färbeverhalten wie reifer Erythrozyt) Zytoplasma über. Nach der Extrusion des Zellkerns entstehen **Retikulozyten** (enthalten netzartige, durch Färbung mit Brillantkresylblau nachweisbare, DNA-Reste). Sie gelangen in das periphere Blut, wo sie ca. 4 Monate überleben.

7.1.3 Aufbau des Erythrozyten

- Durchmesser: 7–8 µm
- mittleres korpuskuläres Volumen (MCV): 85–90 Femtoliter
- mittlerer Hämoglobingehalt (MCH): 27–34 pg
- mittlere Hämglobinkonzentration (MCHC): 32–36 g/dl
- Oberfläche: 140 μm^2.

Der Aufbau der Erythrozytenmembran und des Zytoskeletts halten die **bikonkave Scheibenform** des normalen Erythrozyten („Diskozyt") aufrecht, die die zur Passage von Kapillaren notwendige Konfigurationsänderung erlaubt (Abb. 7-2).

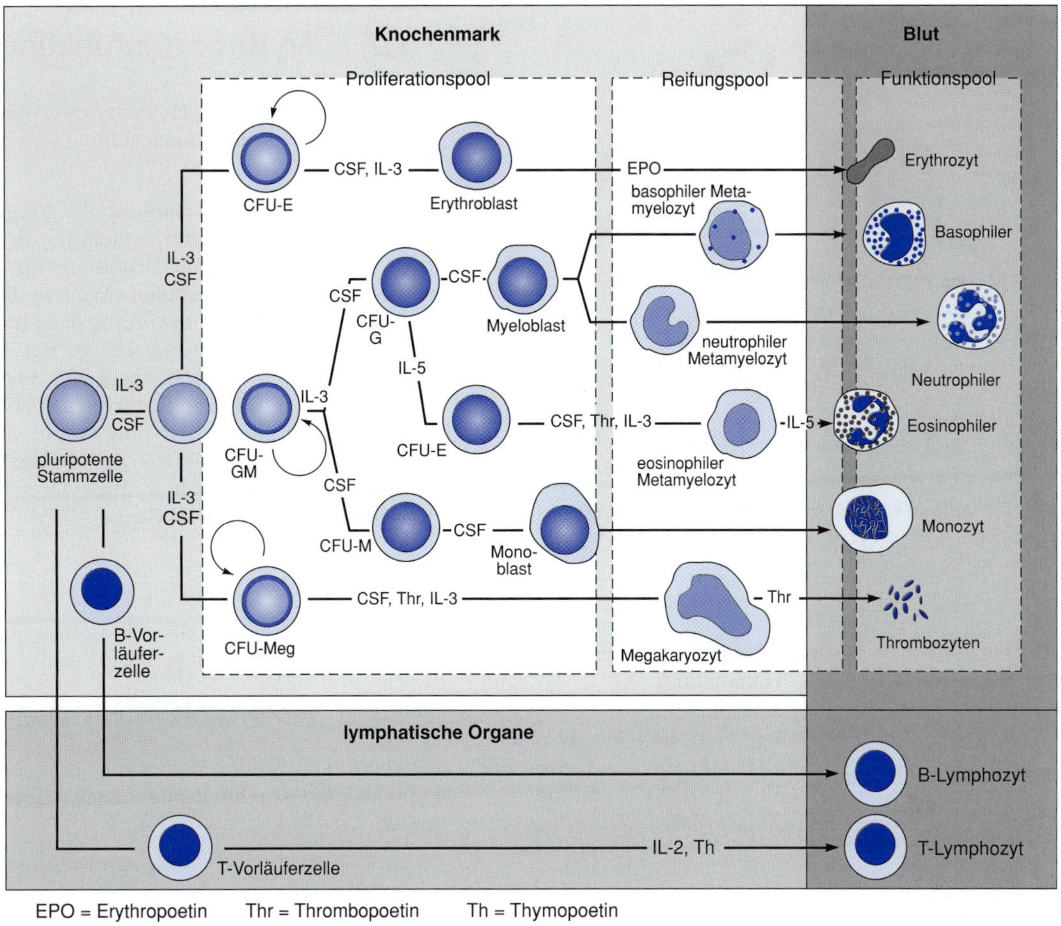

Abb. 7-1 Schematische Darstellung der Hämatopoese. Die ersten Schritte in Richtung Differenzierung zu einer Zellreihe sind teilweise stochastisch, die späteren Schritte stehen aber unter dem Einfluß von hämatopoetischen Wachstumsfaktoren und Zytokinen.

7.1.4 Erythrozytenstoffwechsel

Der Stoffwechsel des Erythrozyten hat drei **Aufgaben:**

- die Zelle vor oxydativem Streß zu schützen,
- 2,3-Diphosphoglycerat (2,3-DPG) bereitzustellen und
- den Wasser- und Salzgehalt des Erythrozyten über ATP und ATPasen zu kontrollieren.

ATP, 2,3-DPG und NADH (Substrat für die Methämoglobin-Reductase) werden über die Glykolyse des Embden-Meyerhof-Weges zur Verfügung gestellt. NADPH stammt (Koenzym für die Glutathionreduktase) aus dem Pentose-Phosphat-Shunt.

7.1.5 Hämoglobin

Ein Hämoglobinmolekül (Hb; Abb. 7-3) ist ein Chromoproteid, das pro Molekül vier Polypeptidketten mit je einer Farbstoffgruppe, dem Häm, enthält.

Häm ist ein aus vier Pyrrolringen bestehendes Porphyrinringsystem mit einem zentral gelegenen Eisenatom und wird in den erythropoetischen Vorstufen gebildet. Die α-Kette und die nur im Embryonalabschnitt gebildete ζ-Kette werden von Genen auf Chromosom 16 kodiert, die nicht-α-Ketten auf Chromosom 11. Zur Hämsynthese s.a. Kap. 5, Abb. 5-5.

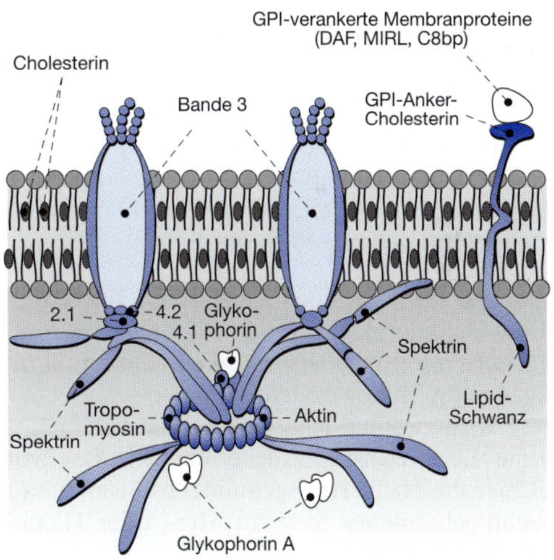

Abb. 7-2 Aufbau eines Erythrozyten. Sphingomyelin und Phosphatidylcholin werden v.a. in der äußeren Hälfte der zweischichtigen Plasmamembran gefunden. Phosphatidyläthanolamin und Phosphatidylserin befinden sich v.a. in der inneren Hälfte, Cholesterin ist zwischen den Fettsäuren interkaliert. Bande 3 (der Anionen- und Bicarbonat-Transporter) bindet Hämoglobin und GAP-Dehydrogenase an seiner zytosolseitigen Oberfläche. Bande 2.1 (Ankyrin) verbindet Bande 3 mit dem Zytoskelett über die β-Kette von Spektrin. Spektrin, Aktin,Tropomyosin und Bande 4.1 bilden ein feines Netzwerk an der inneren Oberfläche der Plasmamembran, wobei die Spektrinmoleküle (aus α- und β-Kette) zu Heterotetrameren assoziieren. Manche Glykolipide assoziieren mit Phosphatidylinositol und bilden einen Glykosylphosphatidylinositol (GPI)-Anker, der als Membranverankerung für eine Reihe von Membranproteinen fungiert.

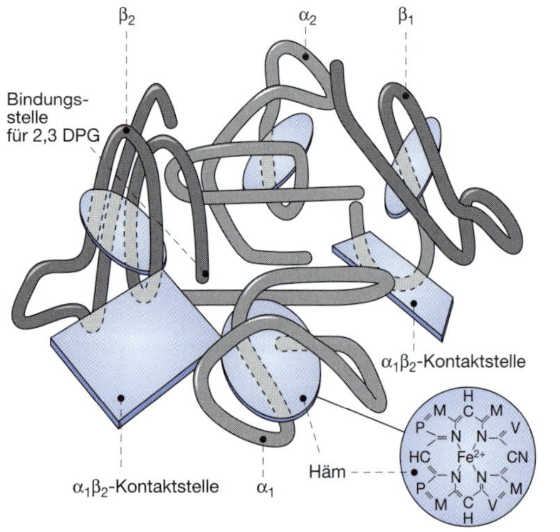

Abb. 7-3 Aufbau eines Hämoglobinmoleküls. HbA besteht aus 2 a- und 2 b-Ketten, die je ein Häm als prosthetische Gruppe besitzen. 2-,3-DPG = 2,3-Diphosphoglycerat.

Der Erythrozyt des Erwachsenen enthält 95% Hämoglobin A_1 ($\alpha_2\beta_2$), 2–3% Hämoglobin A_2 ($\alpha_2\delta_2$) und Hämoglobin F ($\alpha_2\gamma_2$).

O_2 wird an das zweiwertige Eisen im Häm gebunden. Nach der **O_2-Bindung** an ein Häm kommt es zu einer sterischen Änderung der α- und β-Ketten mit erhöhter O_2-Affinität **(Linksverschiebung der O_2-Dissoziationskurve).**

7.1.6 Eisenstoffwechsel

Ohne Eisen können Hämoglobin und Myoglobin keinen Sauerstoff binden. Von dem täglich mit der Nahrung aufgenommenen Eisen (10–20 mg) werden normalerweise nur 10% absorbiert. Bei Männern geht täglich ca. 1 mg durch Stuhl, Urin und sonstigem zellulären Verlust (Haut, Haare, Nägel) verloren, bei Frauen im menstruierenden Alter durchschnittlich die doppelte Menge.

Eisenmangel führt zu einer verstärkten Resorption von Eisen im Dünndarm. Bei vollen Eisenspeichern wird die Eisenabgabe durch postabsorptionelle Exkretion und den Untergang von Mukosazellen erhöht.

Fe^{2+} wird zweimal besser **absorbiert** als Fe^{3+}, worauf auch die Eisenresorptionsfördernde Wirkung von Vitamin C beruht. Nicht Häm-gebundenes Eisen wird nur zu 5%, Häm-gebundenes (d.h. an Myo- oder Hämoglobin gebundenes) Eisen dagegen bis zu 33% absorbiert.

Eisen wird im Plasma an Transferrin gebunden **transportiert** und nach Bindung an spezifische Transferrinrezeptoren vor allem im Normoblasten freigesetzt.

Gespeichert wird Eisen im Gewebe vorwiegend in den Zellen des RES an Ferritin gebunden oder als Hämosiderin (parakristalline Aggregate von Eisen-Ferritin). Der Serumspiegel von Ferritin korreliert mit der Menge an Speichereisen.

7.1.7 Erythrozytenfunktion

Die Hauptfunktion des Erythrozyten ist die Versorgung peripherer Organe mit Sauerstoff.

Auf eine **inadäquate Versorgung** der peripheren Organe reagiert die Niere mit einer vermehrten Erythropoetinbildung. Dies bewirkt eine Erhöhung der Erythrozytenmasse (reaktive Polyglobulie). Weitere **Kompensationsmechanismen** sind eine Erhöhung des Herzzeitvolumens und eine effizientere O_2-Abgabe in der Peripherie aufgrund einer Rechtsverschiebung der O_2-Dissoziationskurve. Zu einer solchen Rechtsverschiebung kommt es durch eine Erhöhung der Temperatur, eine Verminderung des pH-Werts und eine Zunahme der phosphorylierten Zwischenprodukte der erythrozytären Glykolyse (2,3-Diphosphglycerat = 2,3-DPG und ATP).

7.2 Klinische Pathophysiologie

Einteilung der Krankheitsbilder nach Ätiologie und Pathogenese

genetisch/angeboren
- Fanconi-Anämie (angeborene aplastische Anämie)
- Erythrozytenmembrandefekte
- Erythrozytenenzymdefekte
- Hämoglobinopathien
- Thalassämien

erworben

1 metabolisch/nutritiv
- Eisenmangel
- Folsäuremangel

2 dysregulativ/hormonell
- Anämie bei Erythropoetinmangel (Niereninsuffizienz)
- Erythropoetinüberproduktion (z.B. bei Zystennieren)
- Höhenpolyglobulie
- Anämien bei Endokrinopathien (Hypothyreose, M. Addison)

3 degenerativ
- verminderte Hämatopoese des Alters

4 vaskulär
- mikroangiopathische Hämolysen

5 entzündlich/immunologisch
- aplastische Anämie
- immunhämolytische Anämien
- Morbus haemolyticus neonatorum
- perniziöse Anämie
- Pure-Red-Cell-Aplasia bei Autoimmunerkrankungen

6 infektiös
- passagere Aplasien nach Virusinfekten (v.a. im Kindesalter)
- isolierte Aplasie der roten Reihe durch Parvovirusinfektion bei chronischer Hämolyse

7 neoplastisch
- Polycythaemia vera
- Erythroleukämie (ANLL FAB M6)
- Hämoblastosen
- Knochenmarkkarzinosen
- PNH (paroxysmale nächtliche Hämoglobinurie)
- Myelodysplasien

8 medikamentös/toxisch
- Raucherpolyglobulie
- Hämolyse bei Bleivergiftung
- Anämie nach Zytostatika
- Anämie bei Alkoholkrankheit

9 mechanisch
- Marsch-Hämoglobinurie
- Hämolysen bei Herzklappenstenosen
- Anämien bei Vaskulitiden (teilweise)

10 neuromuskulär
- Diabetische Neuropathie

sonstige/unklar/multifaktoriell
- –

7.2.1 Produktionsdefekte der Erythropoese

Definition

Unter Anämie versteht man eine Verminderung von Erythrozytenzahl, Hämoglobingehalt oder Hämatokrit (Hkt) des peripheren Blutes.

Hinweise auf Produktionsdefekte der Erythropoese sind ein niedriger Retikulozytenindex (Retikulozytenzahl x [tatsächlicher Hämatokrit / normaler Hämatokrit]) oder eine niedrige korrigierte absolute Retikulozytenzahl.

Eisenmangelanämie

Definition

Durch Eisenmangel bedingte Anämie.

Ä/P Ätiologie und Pathogenese

Ursachen:
- besondere Diätformen (Vegetarier),
- erhöhter Bedarf (Blutverluste, Schwangerschaft, Menstruation) oder
- ungenügende Zufuhr hämgebundenen Eisens (Hauptquelle: Fleischprodukte).

Beim **latenten Eisenmangel** (leere Eisenspeicher ⇒ Ferritin ⇓) wird zunächst die intestinale Eisenabsorption gesteigert und vermehrt Transferrin gebildet.
Beim **manifesten Eisenmangel** stoppt die Umwandlung von erythrozytärem Protoporphyrin zu Häm, es kommt zu einer Störung der Hämoglobinsynthese.

S Entstehung der Symptome

Die Erythropoese wird gehemmt (Anämie mit niedrigen Retikulozytenwerten), mikrozytäre (MCV <80 fl) und hypochrome (MCH <25 pg) Erythrozyten werden gebildet. Das führt zu Blässe, Belastungsdyspnoe und Zeichen der kardiopulmonalen Kompensation (Tachykardie, erhöhtes Herzzeitvolumen).

T Therapieansätze

Behandlung der auslösenden Ursache und orale Eisentherapie, bis die Eisenspeicher aufgefüllt sind (⇒ normale Serum-Ferritin-Werte).

Anämie bei chronischen Erkrankungen

Definition

Anämie bei chronischen Erkrankungen, wenn andere Ursachen der Anämie ausgeschlossen sind (Ausschlußdiagnose).

Ä/P Ätiologie und Pathogenese

Neoplastische, infektiöse, entzündliche Erkrankungen mit vermehrter Bildung von Zytokinen (v.a. TNF-α und IL-1)
- führen zu einer inadäquaten Freisetzung von Erythropoetin,
- vermindern die Ansprechbarkeit der roten Vorstufen auf Erythropoetin,
- hemmen die Freisetzung von Eisen aus dem RES und
- induzieren die Bildung von Ferritin. Das bewirkt eine Abwanderung des Eisens aus dem Blut ins Gewebe.

T Therapieansätze

Therapie der Grunderkrankung.

Anämie bei Niereninsuffizienz

s. Kapitel 20.1.3.

Aplastische Anämie

Die aplastische Anämie ist eine Panzytopenie (Anämie, Leukozytopenie, Thrombozytopenie) des peripheren Blutes infolge einer Verminderung von hämatopoetischen Vorläuferzellen im Knochenmark.

Ä/P Ätiologie und Pathogenese

Die angeborene Fanconi-Anämie ist durch erbliche Defekte in DNA-Reparatursystemen bedingt. Die eigentliche aplastische Anämie entsteht dosisunabhängig und persistiert auch nach Absetzen der Noxe. Sie kann durch Chemikalien (Benzol, Arsen), Medikamente (u.a. Chloramphenicol, Gold, Sulfonamide, nicht-steroidale Antirheumatika), Infektionen (Hepatitis B, Hepatitis C, Epstein-Barr-Virus, HIV) und immunologische Erkrankungen (sytemischer Lupus erythematodes, diffuse Fasziitis) ausgelöst werden. Meist gelingt aber kein Nachweis eines auslösenden Agens.

Es kommt zu einer gegen hämatopoetische Vorläuferzellen gerichteten Immunreaktion.

Ist diese Reaktion nur gegen Vorläuferzellen der roten Reihe gerichtet, so entsteht das Bild der seltenen „Pure Red Cell Aplasia“. Sie wird beim hereditären Diamond-

Blackfan-Syndrom, als passagere Form nach viralen Infekten im Kindesalter oder aber bei Parvovirus-B19-Infektionen (Erreger der Ringelröteln, der rote Vorstufen infiziert) und bei chronischer Hämolyse als hämolytische Krise beobachtet. Sekundär tritt sie bei Thymomen oder Autoimmunerkrankungen auf.

Entstehung der Symptome

Erythrozyten-, Leukozyten- und Thrombozytenzahlen im peripheren Blut fallen ab und führen somit zu Anämie, Infektneigung und Blutungen.

Therapieansätze

Immunsuppressive Therapie (mit Anti-Lymphozytenglobulin, Cyclosporin), bei Nicht-Ansprechen bleibt die allogene Knochenmarktransplantation.

Megaloblastäre Anämien

Megaloblastäre Anämien sind makrozytär-hyperchrome Anämien mit der pathognomonischen Morphologie von megaloblastischen Vorstufen im Knochenmark.

Ätiologie und Pathogenese

Ursachen sind Störungen der DNA-Synthese durch Vitamin-B_{12}- oder Folsäuremangel (Tab. 7-1).

Die **Resorption von Vitamin B_{12} (Cobalamin)** im Ileum kann nur stattfinden, wenn es im Duodenum (neutraler pH-Wert) an den Intrinsic factor gebunden wird. Der Intrinsic factor wird in den Parietalzellen des Magens gebildet. Nach Resorption wird Cobalamin an spezifische Serum-Transportproteine (Transcobalamine) gebunden und zur Leber als Hauptspeicherorgan transportiert.

Folsäure wird von Pflanzen und Mikroorganismen gebildet und hauptsächlich als Polyglutamat im Intestinum aufgenommen.

Methylcobalamin ist das Coenzym für die Methionin-Synthetase, und nur in seiner Anwesenheit kann die Methyltetrahydrofolsäure (CH3-THF1) in Tetrahydrofolsäure-Monoglutamat (THF1) umgewandelt werden (Abb. 7-4). THF1 wird dann durch Folylpolyglutamat-Synthetase in Tetrahydrofolsäurepolyglutamat (THFn, auch Citrovorumfaktor oder Leucovorin genannt) umgewandelt.

Die Methylengruppe von Methylen-THFn ist Voraussetzung für die Umwandlung von Desoxyuridylat zu Thymidilat, einer entscheidenden Reaktion für die DNA-Synthese. Formyl-THFn spielt außerdem eine wichtige Rolle in der Purinsynthese.

Ein zweites Coenzym von Cobalamin ist **Adenosylcobalamin,** das Coenzym für die Methylmalonyl-CoA-Mutase, die am Propionsäure-Abbau beteiligt ist. Die Cobalaminenzyme und Folsäure sind über die Methionin-Synthe-

Tab. 7-1 Ursachen des Vitamin-B_{12}- und Folatmangels.

Vitaminmangel	Art der Ursache	bei
Vitamin-B_{12}-Mangel	inadäquate Aufnahme	strengem Vegetarismus
	inadäquate Absorption	
	• Intrinsic-Faktor-Mangel	perniziöser Anämie* totaler Gastrektomie Gastritis hereditärem Intrinsic-Faktor-Mangel
	• Dünndarmerkrankungen	Ileumreseketion oder Bypass Syndrom der blinden Schlinge Malabsorption Sprue Morbus Crohn
	• Pankreas-Insuffizienz	
	Störung der Cobalamin-Absorption	Medikamenteneinnahme (Neomycin, Biguanide, Colchicin, Äthanol, Aminosalicylsäure, Omeprazol) Fischbandwurm
	Cobalamin-Transport-Störung	hereditärem Transcobalamin-II-Mangel
Folatmangel	absolut verminderte Zufuhr	Alkoholismus
	relativ verminderte Zufuhr	Schwangerschaft Hämolyse chronischer Dialyse
	inadäquate Absorption	Sprue Morbus Crohn Ileum-Resektion oder Bypass
	Folat-Metabolismus-Störung Dihydrofolatreduktase-Hemmung	Einnahme von Methotrexat, Trimethoprim, Pyrimethamin
	sonstige Interferenzen	Einnahme von Sulfasalazin, Phenytoin, Antituberkulotika

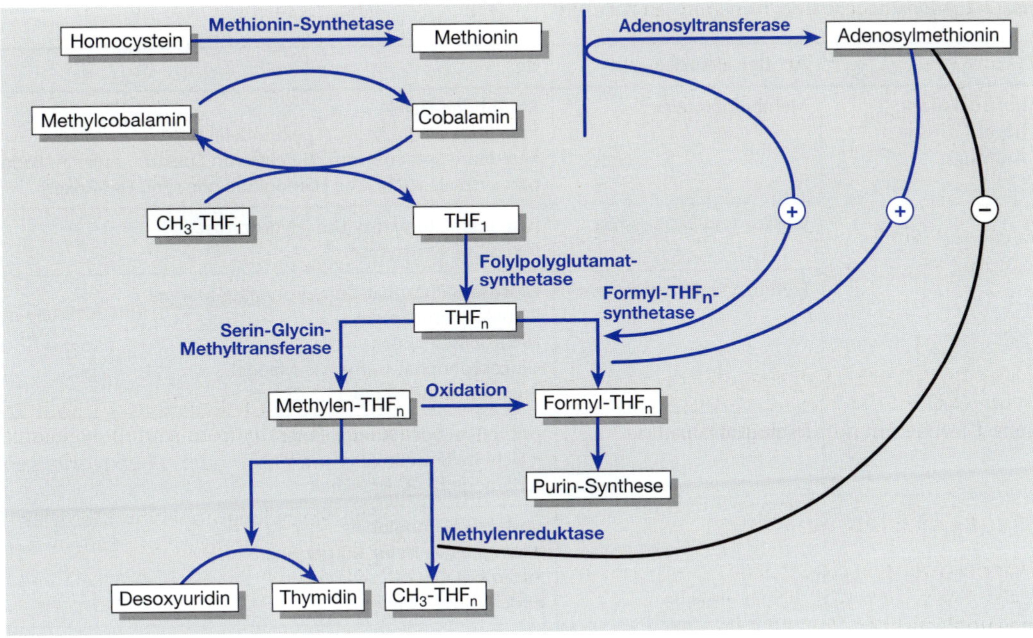

Abb. 7-4 Vitamin-B_{12}- und Folatstoffwechsel. Erläuterungen s. Text.

tase miteinander verbunden und ein Mangel eines der beiden führt zu schweren Störungen der DNA-Synthese und des Purinstoffwechsels.

Entstehung der Symptome

Da die Zellteilung gestört ist, RNA- und Proteinstoffwechsel aber weitgehend funktionieren, kommt es zur Bildung von **Riesenformen** (Megaloblasten, Riesenstabkernige) und Zeichen der **Kernreifungsstörung** (aufgelockertes Chromatin, bizarre Kernformen der Normoblasten, Hypersegmentierung der Neutrophilen). Die makrozytäre (MCV >105 fl), hyperchrome (MCH >34 pg) Anämie entsteht durch eine verminderte Ausschwemmung von Erythrozyten in die Peripherie und eine intramedulläre Hämolyse (⇒ LDH⇑, Bilirubin⇑).
Bei Vitamin-B_{12}-Mangel kommt es zusätzlich zu Schleimhautatrophien und (pathogenetisch unklaren) Demyelinisierungen, v.a. der Hinter- und Seitenstränge des Rückenmarks mit den Zeichen der funikulären Spinalerkrankung.

Therapieansätze

Liegt eine perniziöse Anämie bzw. eine andere Ursache eines Intrinsic-Faktor-Mangels zugrunde, die die enterale Absorption nach oraler Gabe verhindern, muß bei Vitamin-B_{12}-Mangel Cobalamin parenteral gegeben werden. Folsäure wird oral substituiert.

7.2.2 Hämolytische Anämien

Defekte der Erytrozytenmembran, der Erythrozytenenzyme oder des Hämoglobins führen zu einem vorzeitigen Abbau der Erythrozyten und bewirken somit eine hämolytische Anämie.

Ätiologie und Pathogenese

Die korpuskulären hämolytischen Anämien sind bis auf die erworbene paroxysmale nächtliche Hämoglobinurie (PNH) hereditär. Die Membrandefekte sind meist dominant, die übrigen Defekte autosomal-rezessiv vererbt mit stark wechselnder Penetranz. Die Ätiologie der extrakorpuskulären Defekte ist heterogen (Tab. 7-2).

Korpuskuläre Defekte

Ätiologie und Pathogenese

Der vermehrte Abbau der Erythrozyten in der Peripherie führt kompensatorisch zu einer Steigerung der Erythropoese im Knochenmark und zu einer Vermehrung der Retikulozyten im peripheren Blut bis hin zur Ausschwemmung von kernhaltigen roten Vorstufen (Normoblasten).

Membrandefekte könnnen sich als Formanomalien äußern (Sphärozyten, Elliptozyten, Stomatozyten). Der paroxysmalen nächtlichen Hämoglobinurie (PNH) liegt ein erworbener klonaler Defekt in den Genen zugrunde, die für Glykosylphosphatidylinositol (GPI)-Anker kodieren. Bei defekten GPI-Anker werden u.a. auch Decay-accelerating-Factor (DAF) und C8-bindendes Protein (C8bp) nicht mehr in der Zellmembran verankert, was eine erhöhte Empfindlichkeit der Erythrozyten gegen Komplement und die Hämolyse bedingt. Der immunologische Nachweis des Fehlens von GPI-verankerten Proteinen (z.B. des CD56-Moleküls auf Granulozyten und NK-Zellen) sichert die Diagnose.

Enzymdefekte entstehen durch Mutationen in katalytischen Regionen der Erythrozytenenzyme. Sie äußern sich meist als chronische Hämolysen, bei der mediterranen Form der G6PDH-Mangels kann es jedoch durch oxidierende Medikamente, Infektionen oder den Genuß

Tab. 7-2 Ätiopathogenese der hämolytischen Anämien.

	Art der Ursache	bei
korpuskuläre hämolytische Anämien	Membranproteine	Rh-Antigen-Defekt hereditäre Elliptozytose (Spektrindefekt) hereditäre Sphärozytose (Defekte von Spektrin, Ankyrin, Bande 3 und 4.2) paroxysmale nächtliche Hämoglobinurie (def. GIP-Anker)
	Wasser- und Salzhaushalt	hereditäre Stomatozytose (Hydrozytose) hereditäre Xerozytose
	Erythrozytenenzyme	Glucose-6-Phosphat-Dehydrogenase-Mangel Pyruvatkinasemangel Hexokinasemangel Glucosephophat-Isomerase-Mangel Adenylatkinase-Mangel
	Hämoglobinopathien	präzipitierende Hämoglobine: • Sichelzellenanämie • Hämoglobin-C-Krankheit
		unstabile Hämoglobine: • kongenitale Heinz-Körper-Anämie • Hämoglobin M • Methämoglobinämie
		Hämoglobine mit abnormer Sauerstoff-Affinität • Hb-Chesapeake (Affinität ↑) • Hb-Kansas (Affinität ↓)
		gestörte Produktion der Hämoglobinketten • β-Thalassämien • α-Thalassämien
extrakorpuskuläre hämolytische Anämien	immunologisch	
	• Alloantikörper	Morbus haemolyticus neonatorum Transfusionsreaktion
	• Autoantikörper	Wärmeantikörper • inkomplette Wärme-Ak (idiopathisch: Autoimmunerkrankungen, Lymphome, Leukämien) • komplette Wärme-Ak (Wärmehämolysine); (wie inkomplette Wärme-Antikörper)
		Kälteantikörper: Kälteagglutinine • passager bei Infekten (Mykoplasmen) • biphasische Kälte-Antikörper • paroxysmale Kältehämoglobinurie (Syphilis, virale Infekte) • Medikamenten-Antikörper (Penicillin- u. Chinidin-Typ, Methyldopa-Typ)
	Lipidstoffwechselstörung	Akanthozytose Lebererkrankungen
	mechanisch	Mikroangiopathien Vaskulitiden urämisch-hämolytisches Syndrom Marsch-Hämoglobinurie
	toxisch	Infektionen, Verbrennungen, Schwermetalle

von Saubohnen („Favismus") zu akuten hämolytischen Krisen kommen.

Hämoglobinopathien haben unterschiedliche pathophysiologische Mechanismen. Bei der Sichelzellenanämie, dem in Afrika vorkommenden häufigsten Beispiel einer Hämoglobinopathie mit Präzipitationsneigung, ist gegenüber dem normalen HbA eine Aminosäure ausgetauscht (HbS). Das homozygote HbSS polymerisiert in desoxygeniertem Zustand und bildet lange unlösliche Filamente. Dadurch kommt es zur Sichelbildung der Erythrozyten, die vorzeitig abgebaut werden (chronische Hämolyse). Bei der Sichelzellenkrise kommt es zu z.T. lebensbedrohlichen Verschlüssen der Endstrombahn mit trophischen Störung bis hin zu Infarkten mit sekundären Organversagen (Lunge, Leber, Milz).

Thalassämien werden durch die **verminderte Produktion strukturell normaler Globinketten** verursacht. Komplexe genetische Veränderungen (Gendeletionen, abnorme Transkriptionen und Translationen, Instabilitäten der mRNA oder der Globinketten selbst) führen zu ineffektiver Erythropoese und zu einem vorzeitigen Abbau der Erythrozyten im RES. Bei der β-Thalassämie ist die Produktion der β-Globin-Ketten vermindert. Dies wird dadurch kompensiert, daß vermehrt δ- und γ-Ketten produziert und A_2 ($\alpha_2\delta_2$) und HbF ($\alpha_2\gamma_2$) gebildet werden. Trotzdem bleiben freie α-Ketten übrig, die präzipitieren und die Verformbarkeit der Erythrozyten vermindern.

Die mit ausgeprägten klinischen Zeichen einhergehende β-**Thalassämia** major kommt im allgemeinen nur bei Homozygoten vor, die β-Thalassämia minor bei Heterozygoten, während die β-Thalassämie intermedia bei Homozygoten mit β-Ketten-Varianten beobachtet wird.

Bei der α-**Thalassämie** gibt es im Gegensatz zu den β-Ketten keine Ketten, die die α-Ketten substituieren können. Auf jedem Chromosom 16 gibt es 2 Gene, die für die α-Ketten kodieren, so daß der normale Genotyp αα/αα ist. Bei Ausschaltung eines oder beider Gene können folgende α-Thalassämie-Konstellationen vorkommen:

- das letale Hämoglobin Barts beim homozygoten Hydrops fetalis (--/--),
- Hämoglobin-H-Krankheit (--/-α),
- heterozygote Typ-1α-Thalassämie (--/αα),
- homozygote Typ-2-α-Thalassämie (-α/-α) und
- der klinisch unauffällige Träger (-α/αα).

Extrakorpuskuläre Defekte

Mikroangiopathische Hämolysen

Mikroangiopathische Hämolysen sind charakterisiert durch das Auftreten bizarrer Erythrozytenfragmente (Fragmentozyten, Schistozyten, Helm-Zellen) und Zeichen der intra- und extravaskulären Hämolyse.

Ä/P Ätiologie und Pathogenese

Zugrunde liegen

- Vaskulitiden,
- Hämangiome,
- thrombotisch-thrombozytopenische Purpura (Moschkowitz-Syndrom) des Erwachsenen,
- urämisch-hämolytisches Syndrom bei Kindern,
- metastasierende Karzinome,
- diffuse intravasale Gerinnung
- Infektionen (Meningokokken, Rickettsien, Hanta-Virus-Infektionen),
- Herzklappenprothesen (seltener)
- mechanische Traumen (Marsch-Hämoglobinurie).

Pathogenetisch führt wahrscheinlich eine lokalisierte intravasale Gerinnung in entzündlich veränderten oder traumatisierten (Marsch-Hämoglobinurie) Arteriolen zur Bildung von Fibrinfäden, die Teile der Erythrozytenmembran abschneiden. Die Erythrozyten gehen direkt zugrunde (intravasale Hämolyse) oder bilden durch eine Defektreparatur der Membran die pathognomonischen Fragmentozyten, die im RES vorzeitig abgebaut werden (extravasale Hämolyse).

T Therapieansätze

Therapie der Grunderkrankung, in schweren Fällen Plasmaaustausch.

Immunhämolytische Anämien

Immunhämolytische Anämien sind bedingt durch einen vorzeitigen Abbau von Antikörper-beladenen Erythrozyten.

Ä/P Ätiologie und Pathogenese

Beim **Morbus hämolyticus neonatorum** werden Rh-D-positive Erythrozyten des Neugeborenen mit plazentagängigen anti-D-Antikörpern vom IgG-Typ der Mutter beladen. Diese werden gebildet, wenn eine Rh-D-negative Mutter durch eine vorausgegangene Schwangerschaft sensibilisiert wurde (s.a. Kap. 9.1.16).

Bei der **Transfusionsreaktion** mit blutgruppenunverträglichem Blut binden sog. Isoantikörper (meist IgM) an Blutgruppenantigene der transfundierten Erythrozyten.

Autoimmunhämolytische Antikörper treten entweder idiopathisch oder als Begleiterkrankung bei Autoimmunerkrankungen und Lymphomen auf, Kälteagglutinine meist nach Infekten (Mykoplasmen, infektiöse Mononukleose).

Bei den Medikamenten-induzierten Immunhämolysen unterscheidet man folgende Formen:

- **Haptentyp** (Beispiel Penicillin): Ein an die Erythrozytenmembran gebundenes Medikament induziert als Neoantigen eine Immunreaktion.
- **Immunkomplex-Typ** (Beispiel: Chinidin, Rifampin, Isoniazid, Sulfonamide): Das Medikament selbst ist immunogen; der Medikamenten-Antikörper-Komplex-Typ lagert sich an die Erythrozytenmembran an und induziert eine Komplement-Aktivierung.
- **Medikamenten-induzierte Autoimmunhämolyse** (Beispiele: Methoyldopa, Procainamid): Das Medikament induziert meist gegen Rh-Komponenten gerichtete Autoimmunantikörper. IgG-beladene Erythrozyten (Nachweis durch den direkten Coombs-Test: Agglutination nach Hinzugabe von Antikörpern gegen menschliches IgG) werden durch Zellen des RES vorwiegend in der Milz abgebaut.

T Therapieansätze

Vermeidung des auslösenden Agens, Behandlung der Grunderkrankung oder immunsuppressive Therapie. Durch eine Splenektomie wird nicht nur der Hauptabbauort entfernt, sondern auch eine wesentliche Quelle für Makrophagen und autoimmunreaktive Lymphozyten.

7.2.3 Polyglobulien/Erythrozytosen

Unter Erythrozytosen (Polyglobulien) versteht man Zunahmen der Erythrozytenmasse auf >32 ml/kg beim Mann bzw. 26 ml/kg bei der Frau mit entsprechender Erhöhung von Hämoglobin und Hämatokrit (Hkt) im peripheren Blut.

Erhöhungen von Hb und Hkt infolge eines verminderten Plasmavolumens ohne Vermehrung der Erythrozytenmasse werden als **Pseudoerythrozytosen** bezeichnet.

Ätiologie und Pathogenese der verschiedenen Formen sind in Tabelle 7-3 aufgeführt. Wichtig ist die Bestim-

Tab. 7-3 Ätiopathogenese der Polyglobulien/Erythrozytosen.

	Form	Pathogenese
primäre Erythrozytosen	Polycythämia vera	klonale Stammzellerkrankung
	primäre Erythrozytose	autonomes Wachstum von Erythrozyten-Vorläuferzellen
sekundäre Erythrozytosen		
physiologische Reaktionsformen mit adäquater Erythropoetinerhöhung bei peripherer Hypoxie	kardiopulmonale Erkrankungen (einschl. Schlafapnoe-Syndrom)	periphere Hypoxie
	Höhenpolyglobulie	O_2-Partialdruck ↓ in großer Höhe
	Raucherpolyglobulie	O_2-Affinität von Carboxyhämoglobin ↑
	Hämoglobindefekte	
	• Hb-Chesapeake	O_2-Affinität des Hb ↑
	• Methämoglobinämie	O_2-Affinität des Hb ↑
	• 2,3-DPG-Mangel	O_2-Affinität des Hb ↑
autonome Erythropoetinbildung durch inadäquate Erythropoetinerhöhung bei normaler O2-Versorgung der Peripherie	paraneoplastisch	Nierentumoren, zerebellare Hämangiome u.a.
	Nierenerkrankungen	Hydronephrose, Nierenzysten
Pseudopolyzythämie	Verbrennungen	Plasmaverlust
	Pseudopolyzythämie (Gaisböck)	unklar
	Phäochromozytom	unklar
	Raucher-Polyzythämie	unklar (zusätzlich zu o.g. Mechanismus)

mung der Erythropoetinspiegel (durch ELISA) und ihre Korrelation zu den Blutgasen.

Die Blutfülle mit erhöhter Viskosität führt zu den **Symptomen** rote Gesichtsfarbe (Plethora; bei sekundären Formen oft Zyanose), Störung der Mikrozirkulation mit Kopfschmerzen, Schwindel, zu thromboembolischen Komplikationen und zur Erhöhung des Blutdrucks.

Therapeutische Ansätze bestehen in der Therapie der Grunderkrankung bei den sekundären Formen, bei den primären Formen Aderlässe. Bei der P. vera wird bei gleichzeitiger Erhöhung von Thrombozyten und Leukozyten eine zytostatische Therapie durchgeführt.

Ostendorf (Hrsg.) Hämatologie. Urban Schwarzenberg München (1990)
Means RT, Grantz SB: Progress in understanding the pathogenesis of the anemia of chronic disease. Blood 80: 1639-45 (1992)

8 Blutgerinnung

Olaf Anders, Matthias Freund

8.1 Physiologie und Pathophysiologie (Adaptionsmechanismen der Organfunktion)

Hämostase bedeutet Blutstillung und ist der übergeordnete Begriff für das **Zusammenwirken von Gefäßen, Thrombozyten, des plasmatischen Gerinnungs- und Fibrinolysesystems.** Durch die enge Verknüpfung dieser Komponenten werden die intravasale Fließfähigkeit des Blutes, die Gerinnselbildung oder -auflösung und die bindegewebige Organisation des Wundverschlusses gewährleistet.

8.1.1 Blutstillungsvorgang

Der Blutstillungsvorgang umfaßt **drei Phasen,** die physiologisch ineinander übergreifen: primäre Hämostase, sekundäre Hämostase und Gerinnselretraktion.

Primäre Hämostase (Reaktion der Thrombozyten, Abb. 8-1)

Nach Verletzung der Gefäßwand setzt die **Vasokonstriktion** ein. Danach haften die Plättchen an den vom Endothel freigelegten Kollagenfibrillen **(Adhäsion)** und bilden einen Thrombozytenbelag **(Ausbreitung).**

Die feste Bindung der Plättchen an die verletzte Gefäßwand erfolgt über den **von-Willebrand-Faktor (vWF),** der eine hohe Affinität zu dem Glykoproteinrezeptor (GP) Ib/IX auf der Thrombozytenoberfläche besitzt. Durch Kontakt des Kollagens mit weiteren Glykoproteinrezeptoren (Ia/IIa) werden die Thrombozyten aktiviert, verändern ihre Form (shape change) und geben aus den Granula Inhaltsstoffe frei **(Freisetzungsreaktion, release reaction).** Dadurch wird die Thrombozytenaggregation eingeleitet.

Mit der Plättchenaktivierung wird auch die endogene Gerinnung ausgelöst und führt zur Bildung der **Thrombozytenaktivatoren** Thromboxan A_2 und Thrombin. Als Folge der Aktivierung kommt es zur erhöhten Expression des GP-IIb/IIIa-Rezeptors, der in eine ligandenempfindliche Form **(Konformationsänderung)** überführt wird und dann Fibrinogen und vWF (Liganden) binden kann. Über Fibrinogenbrücken verbinden sich die Plättchen **miteinander (irreversible Aggregation).** Das im Endothel gebildete Prostacyclin (PGI_2) kann die Aggregation hemmen.

Die primäre Hämostase besteht aus Gefäßkonstriktion, Thrombozytenadhäsion, -ausbreitung, -aktivierung und -aggregation und ermöglicht die Bildung des Plättchenpfropfes, der in 2–5 Minuten zum Blutungsstillstand führt. Eine Dysfunktion der primären Hämostase führt zur Verlängerung der Blutungszeit.

Sekundäre Hämostase (Reaktion des Gerinnungssystems, Abb. 8-2)

Die endgültige Blutstillung erfolgt durch die **plasmatische Gerinnung** mit der **Bildung des Fibrinpfropfes.** Aus der Plättchenmembran werden Phospholipide (Plättchenfaktor 3, PF 3) freigesetzt und bilden mit aktivierten Gerinnungsfaktoren und Ca^{2+} einen Komplex. Dadurch wird erreicht, daß sich die Gerinnungsfaktoren am Ort der Verletzung konzentrieren, der Gerinnungsablauf beschleunigt und die aktivierten Faktoren vor einer Inaktivierung durch Inhibitoren geschützt werden. Der Gerinnungsvorgang wird **endogen** durch Aktivierung über die Kontaktfaktoren (Intrinsic-System) und **exogen,** indem Tissue Factor (TF, Gewebethromboplastin) nach Verletzung (Extrinsic-System) freigesetzt wird, ausgelöst. Eine physiologische Bedeutung des Intrinsic-Systems ist umstritten.

Der Gerinnungsvorgang besteht aus **drei Reaktionsabschnitten:** Gerinnungsaktivierung mit der Bildung des Prothrombinase (Prothrombinaktivator)-Komplexes. Es folgen Bildung von Thrombin und Bildung von Fibrin.

Das entstandene Fibringerinnsel wird durch **Faktor XIIIa stabilisiert** und enthält Thrombozyten, Erythrozyten und Leukozyten. Die Bildung des roten Fibrinthrombus dauert mit 10–30 Min. länger als die primäre Hämostase.

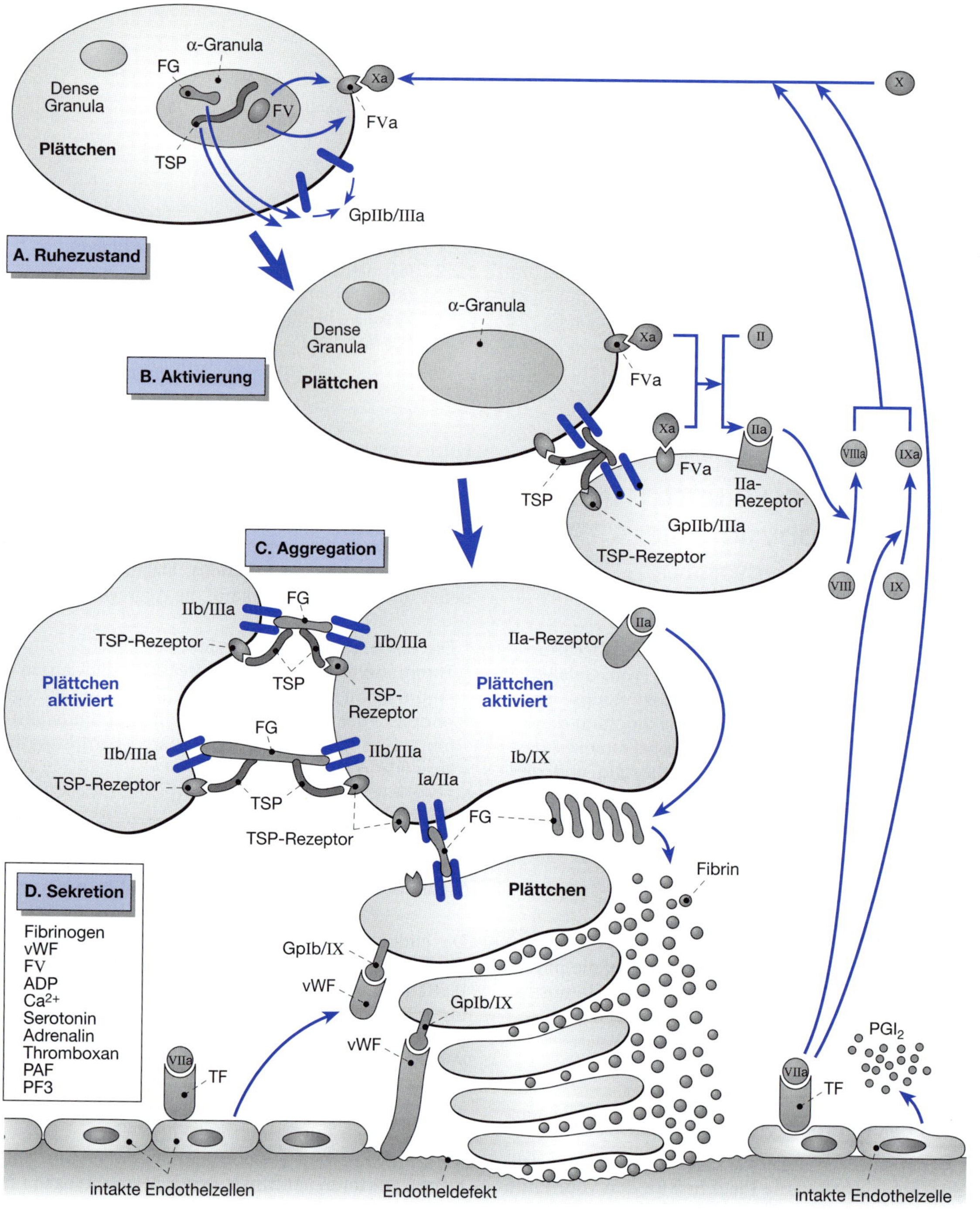

Abb. 8-1 Schematische Darstellung der primären Hämostase. Wenn Plättchen aktiviert werden, ändern sie die Konformation ihres GPIIb/IIIa-Rezeptors, der dann Fibrinogen (FG)binden kann.

Fibrinogen stammt z.T. aus dem Plasma, z.T. wie auch Faktor V und Thrombospondin (TSP) aus den α-Granula der Thrombozyten. Mit der Fibrinogenbindung an den IIb/IIIa-Rezeptor entstehen Brücken zwischen den Plättchen, die durch Reaktion von Thrombospondin (TSP) mit seinem Rezeptor stabilisiert werden.

Während der Aktivierung wandert Faktor V aus den α-Granula an die Plättchenoberfläche, wo es als aktivierter Faktor Va den Rezeptor für Faktor Xa bildet. Faktor X wird durch den Tenasekomplex (intrinsischer) und den TF-FVIIa-Komplex (extrinsischer Weg) zum Enzym Xa aktiviert. Faktor Xa bildet mit F Va, Ca^{2+} und Phospholipiden der Plättchenoberfläche einen Komplex, der als Prothrombinase Prothrombin (Faktor II) zum Enzym Thrombin (Faktor IIa) aktiviert, das an den Thrombinrezeptor bindet.

Außer Fibrinogen, Thrombospondin und Faktor V setzen aktivierte Plättchen auch noch von-Willebrand-Fakto (vWF), Plättchenfaktor 4, ADP und Calcium frei und exprimieren verstärkt GpIb/IX, den Rezeptor für vWF.

Rezeptorgebundenes Thrombin spaltet Fibrinogen in Fibrin, das durch Faktor XIII kreuzvernetzt und stabilisiert wird. Dadurch entsteht ein fester Thrombozytenpropf an der verletzten Endothelstelle.

Endothelzellen, die von der Verletzungsstelle etwas weiter entfernt sind, setzen Prostaglandin PGI2 frei, das einer weiteren Plättchenaktivierung entgegenwirkt und diese auf die Verletzungsstelle begrenzt.

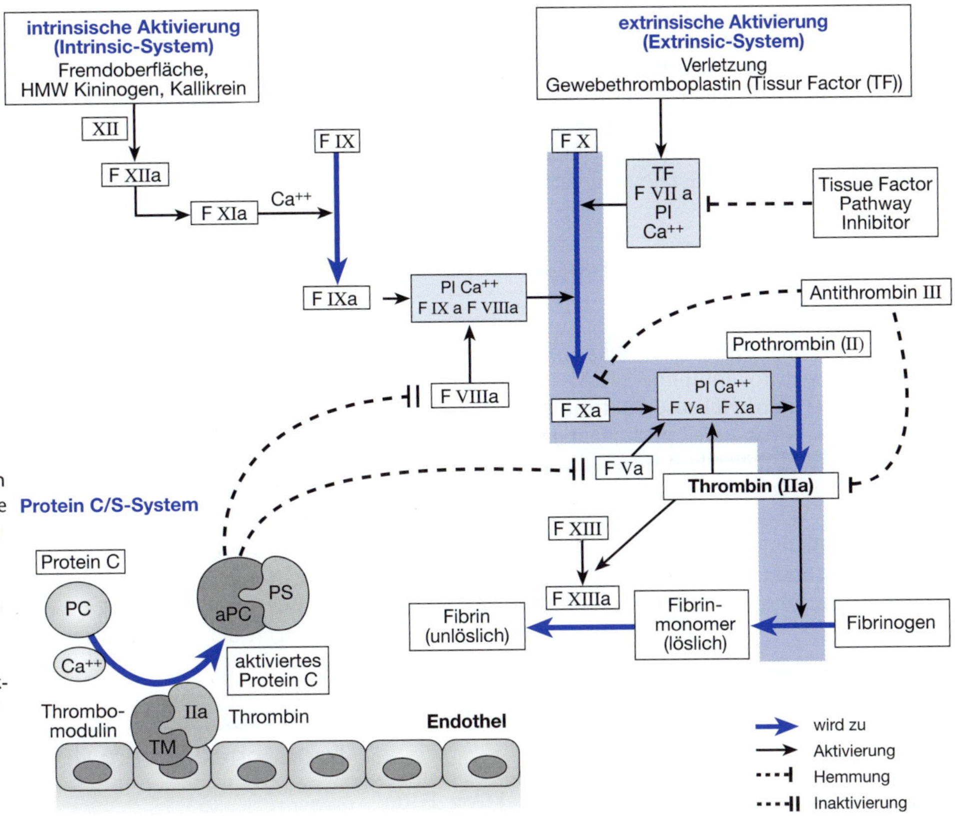

Abb. 8-2 Plasmatische Gerinnungskaskade und Inhibitor-System. Intrinsisches und extrinsisches System sind eng miteinander verbunden und führen in der gemeinsamen Endstrecke (Faktoren:X,V,II) zur Bildung von Thrombin, die durch positive und negative feedback Mechanismen und das Inhibitorsystem der Gerinnung kontrolliert wird. AT hemmt IIa und Xa, aPC inaktiviert Va und VIIIa und TFPI hemmt durch Komplexbildung mit den Faktoren VIIa und Xa die extrinsische Gerinnungsaktivierung.

Gerinnselretraktion

Während des Formwandels der Plättchen formieren sich die Aktin- und Myosinfilamente des Zytoskeletts zu einem **kontraktilen Gel,** wodurch eine Retraktion der Fibrinfäden mit einer Annäherung der Wundränder und Verfestigung des Fibringerinnsels erreicht wird.

8.1.2 Thrombozytäres System

Thrombozyten sind zellkernlos, von diskoider Form (Durchmesser von 2,5–5µm) und haben eine Lebensdauer von 8–10 Tagen.

Funktion der Thrombozyten

Diese Vorgänge werden durch Membranglykoproteine der Plättchen vermittelt, die Rezeptoren für physiologische Agonisten (Thrombin, Thromboxan A_2, ADP) und für Liganden sind. In den Organellen des Zytoplasmas werden Plättchen- und Plasmaproteine gespeichert, die nach Freisetzung an den Reaktionen der Thrombozyten beteiligt sind.

α-**Granula** enthalten PF4, einen das Wachstum der Endothelzellen stimulierenden Faktor (Platelet derived growth factor, PDGF), β-Thrombospondin, von-Willebrand-Faktor, Faktor V und Fibrinogen. In den **dichten Granula** (wegen hoher elektronendichte als **dense bodies** bezeichnet) werden ATP, ADP, PAF, Serotonin und Calcium-Ionen gespeichert.

Die Plättchen verfügen über ein sich mit der Oberfläche verbindendes Kanalsystem mit Membraninvaginationen für die Freisetzung von Inhaltsstoffen, die an folgenden Reaktionen beteiligt sind:

- **Gefäßkonstriktion** (Serotonin, Adrenalin und Noradrenalin),
- **Thrombozytenaktivierung** (Freisetzung von Ca^{2+} aus dem Zytosol),
- **Aktivierung der Aggregation** (Thrombin, ADP, Thromboxan A_2, Thrombospondin, Plättchenaktivierender Faktor (PAF)),
- **Gerinnungsaktivierung** (PF3, PF4, vWF und F V).

8.1.3 Gefäßendothel

Intaktes Gefäßendothel hat durch seine negative Ladung eine nichtthrombogene Oberfläche. Endothelzellen sind mit pro- und antikoagulatorischen Eigenschaften ausgestattet und nehmen an der Regulation der Blutgerinnung und der Fibrinolyse teil.

Antikoagulatorische Eigenschaften der Endothelzelle

Thrombin wird durch Bindung an Thrombomodulin, einen an der luminalen Endothelzelloberfläche gelegenen Rezeptor, inaktiviert und erfährt eine Modulation. Hierdurch verliert Thrombin seine prokoagulatorischen Eigenschaften und erwirbt die Fähigkeit, Protein C zu aktivieren (aktiviertes Protein C, aPC). Die Endothelzelle bildet und setzt die antithrombotischen Wirkstoffe Prostazyklin und Gewebeplasminogenaktivator (t-PA) frei. Am Endothel befindliche Glykosaminoglykane (Heparan-, Dermatansulfat) besitzen heparinähnliche Eigenschaften und hemmen lokal gebildetes Thrombin, wodurch unter physiologischen Bedingungen eine Gerinnselbildung an der Gefäßwand verhindert wird.

Prokoagulatorische Eigenschaften der Endothelzelle

Die Blutgerinnung wird durch Sekretion von vWF und Plasminogenaktivator-Inhibitor-1 (PAI-1) gefördert.

Zytokine (Tumor-Nekrose-Faktor-alpha, TNF-α) und Endotoxine erhöhen die prokoagulatorischen Eigenschaften der Endothelzelle durch Expression von Tissue factor und Suppression des Thrombomodulins auf der Zelloberfläche. Diese Vorgänge tragen unter pathophysiologischen Bedingungen zum Verlust der Nichtthrombogenität **(Dysfunktion)** des Endothels bei und prädisponieren die Thrombosebildung.

8.1.4 Plasmatisches Gerinnungssystem (Abb. 8-2)

Gerinnungsfaktoren liegen im Plasma in inaktiver Form (Proenzym) vor und werden mit römischen Zahlen bezeichnet. Aktivierte Faktoren erhalten das Suffix „a".
Es werden unterschieden:

- **aktivierte Faktoren mit enzymatischer Wirkung:** Serinproteasen Faktor II, VII, IX, X, XI, XII und Präkallikrein (PK),
- **aktivierte Faktoren ohne enzymatische Wirkung:** Akzeleratoren (Kofaktoren) Faktor V, VIII, hochmolekulares Kininogen (HMWK).

Faktor XIIIa (Transglutaminase) bewirkt die Quervernetzung des Fibringerinnsels. Alle Gerinnungsfaktoren mit Ausnahme des vWF werden in der Leber synthetisiert.

Für die Bildung der Faktoren II, VII, IX und X und der Inhibitoren Protein C (PC) und Protein S (PS) ist **Vitamin K** erforderlich. Ein Mangel an Vitamin K verursacht eine verminderte Aktivität dieser Faktoren. Hierbei zeigt der F V eine normale Aktivität und ermöglicht die Abgrenzung von der hepatogenen Produktionskoagulopathie, bei der auch Faktor V vermindert ist.

Die Bedeutung von Vitamin K liegt in der Carboxylierung von Glutaminsäureresten der Polypeptidkette zu γ-Carboxyglutaminsäureresten, wodurch über Ca^{2+} eine Bindung an die negativ geladenen Phospholipide der Plättchenmembran möglich wird.

Bei Vitamin-K-Mangel (z.B. orale Antikoagulation) ist die Prothrombinbildung gestört, die durch einen verminderten Quick-Wert erfaßt wird. Es werden als PIVKA (Protein Induced by Vitamin K Absence) bezeichnete Proteine im Plasma nachgewiesen, die Ca^{2+} nicht binden und deshalb gerinnungsinaktiv sind (s. Kap. 5).

Der Gerinnungsvorgang läßt sich modellhaft als Kaskade beschreiben, in dem Faktoren mit enzymatischer Wirksamkeit nach dem Prinzip der limitierten Proteolyse weitere Faktoren spalten.

Exogenes System (Extrinsic System)

Unter exogenem System wird der Gerinnungsablauf von der exogenen Aktivierung bis zur Fibrinbildung verstanden.

Nach Gewebsläsion wird Gewebethromboplastin (tissue factor, TF) freigesetzt und der Komplex (TF-VIIa-Phospholipide (Pl)-Ca^{2+}) gebildet, der den Faktor X aktiviert. Der gebildete Prothrombinasekomplex (Xa-Va-Pl-Ca^{2+}) bewirkt die Aktivierung von Prothrombin (Faktor II) zu Thrombin (IIa). FVa erhöht die Reaktionsgeschwindigkeit des Prothrombinasekomplexes um ein Vielfaches.

Exogene Aktivierung:
TF→(TF-VIIa-Pl-Ca^{2+})→X→(Xa-Va-Pl-Ca^{2+})→II→IIa

Zwischen exogenem und endogenem System besteht über die Aktivierung von F IX durch F VIIa eine Querverbindung **(Josso-Schleife).** Durch Bestimmung des **Thromboplastinzeitwertes (Quick-Wert)** werden Aktivitätsverminderungen der Faktoren des exogenen Weges erfaßt (Tab. 8-1).

Endogenes System (Intrinsic System)

Kontakt mit negativ geladenen Fremdoberflächen (Kollagen, aktivierte Thrombozyten) und die Kontaktfaktoren XII, XI, Präkallikrein und HMWK aktivieren das endogene System.

Der aktivierte Faktor XII beeinflußt die Bildung von Kallikrein, das die Aktivierung von F XII über eine Verstärkerschleife (Amplifier loop) begünstigt. F XIIa ermöglicht durch Aktivierung von Präkallikrein (Kinin-) und Plasminogen (Fibrinolysesystem) eine Interaktion der Gerinnung mit anderen humoralen Systemen. Es folgt die Aktivierung von F IX und F X. An den Phospholipiden der Thrombozytenoberfläche werden Komplexe (IXa-VIIIa-Pl-Ca^{2+}, Tenasekomplex) gebildet, wodurch eine schnelle Reaktionsgeschwindigkeit erzielt und F X aktiviert wird.

Endogene Aktivierung:
Fremdoberfläche→(IXa-VIIIa-Pl-Ca^{2+})→X→Xa

Endo- und exogener Weg vereinigen sich bei der Aktivierung von F X und führen in den folgenden Reaktionen zur Bildung von Thrombin. Aufgrund der engen Verbindungen zwischen endogenem und exogenem System wird die früher vorgenommene Trennung heute nicht mehr aufrecht erhalten. Durch Bestimmung der aktivierten partiellen Thromboplastinzeit (aPTT) werden Aktivitätsverminderungen der Faktoren des endogenen Weges erfaßt.

Fibrinbildung

Das **Fibrinogenmolekül** besteht aus sechs durch Disulfidbrücken verbundene Polypeptidketten (2Aα, 2β und 2γ). Fibrinogen ist das Substrat von Thrombin, Faktor XIII und von Plasmin.

Tab. 8-1 Laboruntersuchungen (Globaltests) zur Diagnostik plasmatischer und thrombozytärer Störungen.

Test	Aussage über	Beeinflussung des Tests	Verminderung/ Verlängerung/Anstieg
Thromboplastinzeit-Wert (Quick-Wert, TPZ)	Faktoren exogenes System	Erniedrigung: Heparin, Fibrin(ogen)spaltprodukte (FSP), Inhibitoren (Lupus -Antikoagulans)	Faktorenmangel exogenes System, Lebererkrankung, orale Antikoagulation, Dysfibrinogenämie, DIG
INR (International Normaized Ratio) = Prothrombin-Ratio ISI bezogen auf internationalen Standardisierungsindex (ISI)	Vergleich der Quick-Werte bei Verwendung unterschiedlicher Thromboplastinreagentien in der Kontrolle der oralen Antikoagulation	Intensität der oralen Antikoagulation, Lebererkrankung	mit fallendem Quick-Wert wird die INR größer
aktivierte Partielle Thromboplastinzeit (aPTT)	Faktoren endogenes System	Heparin, FSP, Inhibitoren (Lupus- Antikoagulans)	Faktorenmangel endogenes System, orale Antikoagulation, DIG
Thrombinzeit (TZ)	Fibrinogen	FSP, Heparin	Dysfibrinogenämie, DIG, Fibrinolyse
Reptilasezeit (RZ)	Fibrinogen	FSP,	Dysfibrinogenämie, DIG,
Blutungszeit (BZ)	Thrombozytäres System	Thrombozytopenie, Heparin, Kapillarschäden	von-Willebrand-Jürgens-Syndrom, Störung der Plättchenfunktion
Aggregation	Thrombozytäres System	Thrombozytopenie	hereditäre und erworbene Störungen der Plättchenfunktion
Fibrin(ogen)spaltprodukte	Fibrinolyse-System	Fibrinolyseinhibitoren	Hyperfibrinolyse, DIG

Thrombin spaltet von Fibrinogen zwei Fibrinopeptide A ab, es entstehen Fibrinmonomere (FM). Durch weitere Thrombineinwirkung wird Fibrinopeptid B abgespalten, das eine Vergrößerung des polymeren Gerinnsels (s) bewirkt.

Die Bezeichnung „soluble" (s) bedeutet Löslichkeit des Fibrins in Harnstofflösung oder Monochloressigsäure.

Inhibitoren der plasmatischen Gerinnung

Der Gerinnung steht ein Regulationssystem von Inhibitoren, Rezeptoren und Feedbackmechanismen auf verschiedenen Stufen der Aktivierung gegenüber, um die Blutstillung auf die erforderliche physiologische Situation zu begrenzen. Die physiologischen Inhibitoren haben die Aufgabe, den Gerinnungsablauf auf verschiedenen reaktionskinetisch bedeutsamen Stufen zu hemmen. Die wirksamste Hemmung erfolgt über Antithrombin (AT) und das Thrombomodulin-Protein C-Protein S-System (Abb. 8-2).

Antithrombin

Antithrombin (AT) besitzt Heparin- und Thrombinbindungsstellen und hemmt die aktivierten Gerinnungsenzyme IIa (Thrombin) und Xa, weniger IXa, XIa, XIIa, Kallikrein und Plasmin durch Komplexbildung (z.B. Thrombin-AT-Komplex, TAT). Die Hemmung erfolgt unter physiologischen Bedingungen langsam **(Progressivhemmung).**

Durch Bindung von AT an Plasma-Heparin und an endothelständiges Heparan entstehen Komplexe. Diese binden mit sehr hoher Aktivität an die aktivierten Gerinnungsenzyme und beschleunigen dosisabhängig die Hemmwirkung von Antithrombin um ein Vielfaches **(Soforthemmung),** so daß die Bildung des Fibringerinnsels ausbleibt **(Antikoagulation).**

Heparin und das von Antithrombin unabhängig wirksame Hirudin werden therapeutisch als **Thrombininhibitoren** zur Hemmung der Blutgerinnung eingesetzt.

Thrombomodulin–Protein-C-Protein-S-System

Protein C wird durch den Thrombin-Thrombomodulin-Komplex auf der Endotheloberfläche in das aktivierte Protein C übergeführt. Protein S als Kofaktor beschleunigt diesen Vorgang über die Bindung von aPC an die Oberfläche von Endothelzellen und Thrombozyten. Die proteolytische Spaltung der Faktoren Va und VIIIa erfolgt durch aktiviertes Protein C.

Weitere Inhibitoren der plasmatischen Gerinnung, die nicht die Funktion von Antithrombin und des Protein C/S-Systems ersetzen können, sind: C_1-Inhibitor, α_1-Antitrypsin, a_2-Makroglobulin und Tissue Factor Pathway Inhibitor (TFPI).

8.1.5 Fibrinolytisches System

Das fibrinolytische System ist für die intravasale Gerinnselauflösung und für die extravasale Proteolyse im Rahmen von Entzündung und Tumorinvasion verantwortlich. Die Fibrinolyse wird durch proteolytische Enzyme (Serinproteasen, Aktivatoren) ausgelöst.Sie werden aus dem Gewebe freigesetzt (Gewebeplasminogenaktivator, t-PA) oder im Blut aus Proenzymen (Proaktivatoren) gebildet. Diese proteolytischen Enzyme bewirken eine Aktivierung des Plasminogens zu dem proteolytisch wirksamen Plasmin, das Fibrin zu löslichen Spaltprodukten abbaut.

Die Fibrinolyse verläuft in 3 Abschnitten:
- Aktivierung der Fibrinolyse,
- Bildung von Plasmin und
- die Spaltung von Fibrin.

Man unterscheidet eine **intrinsische Aktivierung** durch die sogenannten Kontaktfaktoren (XIIa, HMWK hochmolekulares Kininogen, Präkallikrein und Kallikrein) von einer **extrinsischen Aktivierung** (Pro-Urokinase, Urokinase, t-PA = „tissue-type" Plasminogenaktivator.

Der Gewebeplasminogenaktivator hat zum Fibrin eine hohe Affinität, wodurch das am Thrombus gebundene Plasminogen aktiviert und eine überwiegend lokale Fibrinolyse ermöglicht wird. Das Spaltprodukt D-Dimer entsteht nur bei der Proteolyse von Fibrin. Die Fibrinolyse wird durch Inhibitoren, Rezeptoren und Fibrinablagerungen moduliert (Abb. 8-3).

Therapeutische Fibrinolyse (Thrombolyse)

Die therapeutische Fibrinolyse erfolgt mit dem Ziel, einen intravasalen Thrombus zu lysieren. **Indikationen** für die Thrombolyse sind: tiefe Becken- und proximale Beinvenenthrombose, massive Lungenembolie und Herzinfarkt.

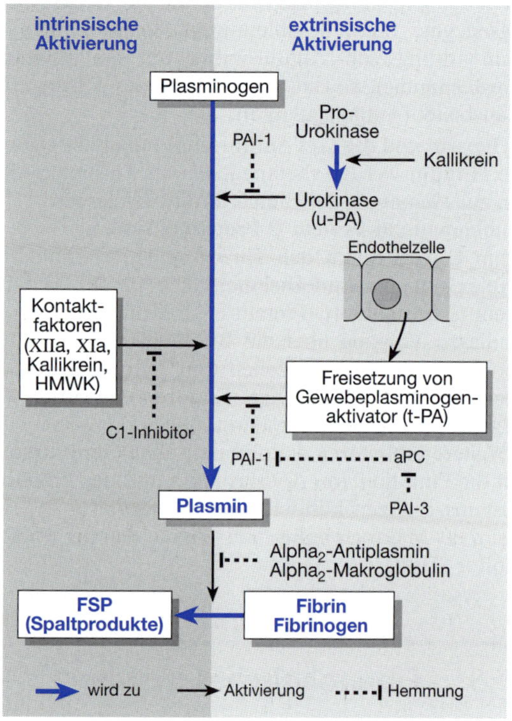

Abb. 8-3 Fibrinolyse und Inhibitoren. Plasmin spaltet Fibrin und Fibrinogen in lösliche Bruchstücke. Hemmung der Fibrinolyse durch: Komplexbildung von Plasmin mit α_2 -Antiplasmin, Hemmung der Plasminogenaktivierung durch PAI-1 und C1-Inhibitor. PAI-1 hemmt t-PA und Urokinase, PAI-2 wirkt als Urokinase-Inhibitor und PAI-3 inhibiert aPC.

Die verwendeten Plasminogenaktivatoren (Fibrinolytika) sind **Serinproteasen** und unterscheiden sich in der Plasminogenaktivierung, Fibrinspezifität, Antigenität und der Halbwertszeit. Folgende Fibrinolytika finden therapeutische Anwendung:
- **Streptokinase:** indirekte Plasminogenaktivierung durch Plasminogen-Streptokinase-Aktivator-Komplex, Stoffwechselprodukt von Streptokokken, Immunogen, geringe Fibrinspezifität.
- **Acetylierter Plasminogen-Streptokinase-Aktivatorkomplex (APSAC):** nach Deazylierung vermag der aktive Komplex Plasminogen zu aktivieren.
- **Urokinase** (aus menschlichem Urin): direkte Plasminogenaktivierung, nicht immunogen.
- **Prourokinase (scu-PA):** direkte Plasminogenaktivierung, gentechnisch hergestellt, nicht immunogen.
- **Gewebeplasminogenaktivator (rt-PA):** direkte Plasminogenaktivierung, gentechnisch hergestellt, hohe Fibrinspezifität, nicht immunogen.

Die therapeutische Fibrinolyse erfolgt entweder bevorzugt am Thrombus durch gebildetes fibrinassoziiertes Plasmin (Plasminogenaktivator mit hoher Fibrinspezifität) oder durch zirkulierendes Plasmin im Blutstrom (Plasminogenaktivator mit geringer Fibrinspezifität).

Die Plasminwirkung wird durch die Antifibrinolytika Aprotinin, Aminomethylbenzoesäure und Epsilon-Aminocapronsäure aufgehoben.

8.2 Klinische Pathophysiologie

Störungen der Blutgerinnung mit einer Blutungsneigung werden als hämorrhagische Diathesen („Blutungsübel") bezeichnet.

Nach der Ursache der Blutungsneigung unterscheidet man **angeborene** und **erworbene** Gerinnungsstörungen und nach der Funktion des beteiligten Systems **thrombozytäre** (Thrombozytopenie, -pathie), **plasmatische** (Koagulopathie) und **gefäßbedingte** (Vasopathie) hämorrhagische Diathesen.

Einteilung der Krankheitsbilder nach Ätiologie und Pathogenese

genetisch/angeboren
- Afibrino-, Hypofibrino- und Dysfibrinogenämie
- Hämophilie A (F VIII-Mangel)
- Hämophilie B (F IX-Mangel)
- α_2-Antiplasminmangel
- Thrombasthenie Naegeli-Glanzmann (GP IIb-IIIa-Defekt)

- Bernard-Soulier-Syndrom (Gp Ib/IX-Defekt)
- Storage-pool-Erkrankung (Mangel an α-Granula oder „dense bodies")
- Fanconi-Syndrom (Störung der Megakaryozytopoese)
- Wiskott-Aldrich-Syndrom (Störung der Thrombozytopoese)
- Hay-Hegglin-Syndrom (Störung der Thrombozytopoese)
- Morbus Osler-Weber-Rendu (vaskuläre hämorrhagische Diathese bei Gefäßdysplasie)

erworben

1 metabolisch/nutritiv
- Vitamin-K-Mangel
- Hepatopathien mit verminderter Syntheseleistung
- Cholestase

2 dysregulativ/hormonell
- Thrombozytosen bei chronischer Blutung
- Thrombozytosen bei chronischen Entzündungen (v.a. GI-Trakt), Neoplasien (durch Zytokine)

3 degenerativ
- Gefäßwandschäden des älteren Menschen

4 vaskulär
- hämorrhagische Diathese bei Morbus Osler
- thrombotisch-thrombozytopenische Purpura (Moschkowitz-Syndrom)

5 entzündlich/immunologisch
- Inhibitor (Antikörper häufig gegen FVIII:c)
- Lupus-Antikoagulanz
- Morbus Werlhof (autoantikörpervermittelt)
- Antikörper gegen HLA- oder Plättchenantigene
- Purpura Schönlein-Henoch (immunkomplexvermittelt)

6 infektiös
- Thrombozytopenien bei Infektionen (EBV, Malaria)
- Diffuse intravasale Gerinnung (bei gramnegativer Sepsis)

7 neoplastisch
- Hyperfibrinolyse bei Promyelozytenleukämie, Prostatakarzinom
- Verdrängung der Megakaryozytopoese bei Hämoblastosen

8 medikamentös/toxisch
- orale Antikoagulation
- Fibrinolysetherapie
- Acetylsalisysäure (Cyclooxygenasedefekt der Plättchen)
- Urämie (Thrombozytenaggregationsdefekt)
- Heparininduzierte Thrombozytopenie Typ II
- Thrombozytopenien nach Zytostatikatherapie

9 mechanisch
- Thrombozytopenien bei Hypersplenismus (z.T.)

10 neuromuskulär
- –

sonstige/unklar/multifaktoriell
- kombinierte plasmatische, thrombozytäre und fibrinolytische Mangel- oder Defektzustände

Blutungstyp

Thrombozytäre Gerinnungsstörung: Petechien (punktförmige Blutungen), Suffusionen, Sugillationen, bevorzugt Schleimhautblutungen und Nachblutung vom Soforttyp.
Plasmatische Gerinnungsstörung: flächenhafte Hautblutungen (Hämatom), Einblutungen in große Gelenke und Weichteile und bei chirurgischer Intervention Nachblutung im Intervall.

8.2.1 Thrombozytäre hämorrhagische Diathesen

Thrombozytäre hämorrhagische Diathesen beruhen auf einer Verminderung der Zahl (Thrombozytopenie $<150000 mm^3$) oder Funktionsstörung der Thrombozyten (Thrombozytopathie).

Die Verminderung der Thrombozyten $<60000 mm^3$ verursacht eine Verlängerung der Blutungszeit. Spontane Blutungen treten bei Thr $<10000 mm^3$ auf. Erworbene Funktionsstörungen der Thrombozyten sind häufig, angeborene dagegen selten.

8.2.2 Plasmatische hämorrhagische Diathesen (Koagulopathien)

Koagulopathien sind plasmatisch verursachte Störungen der Hämostase durch Verminderung der Aktivität von Gerinnungsfaktoren.

Bei hereditären Störungen ist in der Regel ein Gerinnungsfaktor, bei erworbenen Störungen sind meist mehrere Gerinnungsfaktoren in ihrer Aktivität vermindert.

Hereditäre (Angeborene) Gerinnungsstörungen

In Abhängigkeit von der Verminderung der Aktivität des Gerinnungsfaktors verursachen Koagulopathien eine in der Intenstät unterschiedliche Blutungsneigung. Bei Mangel der Faktoren I, II, V, VII, VIII, IX, X, XI und XIII treten Blutungen auf, dagegen nicht bei Verminderung der Faktoren XII, PK und HMWK. Der Faktor XII-Mangel kann mit einer Thromboseneigung verbunden sein.
Bei hereditären Koagulopathien werden unterschieden:
- ungenügende Bildung des Gerinnungsfaktors mit verminderter Aktivität und verminderter Konzentration
- fehlstrukturierter Faktor mit verminderter Aktivität und normaler Konzentration (Tab. 8-2).

Hämophilie A und Hämophilie B

Ätiologie und Pathogenese

Die Hämophilie A und B sind die klinisch bedeutsamen angeborenen Koagulopathien mit lebenslang erhöhter Blutungsneigung.

Die Hämophilien beruhen auf einer Verminderung der Aktivität oder einem vollständigen Fehlen des Faktor VIII (Hämophilie A) bei normaler Konzentration des vWF-AG oder des Faktor IX (Hämophilie B).

Hämophilie wird **x-chromosomal rezessiv** vererbt und manifestiert sich klinisch nur bei männlichen Nachkommen. Das Verhältnis Hämophilie A zu Hämophilie B wird mit 5:1 angegeben. Die Inzidenz der Hämophilie A beträgt 1:5000 bis 1:10000 der männlichen Geburten. Frauen mit einem mutierten Allel sind Konduktorinnen und weisen gering verminderte F VIII/IX-Aktivitäten auf, die nur bei operativen Eingriffen beachtet werden müssen.

Molekulargenetische Befunde des Faktor-VIII-Gens sind heterogen und zeigen verschiedene Punktmutationen, Insertionen und Deletionen. Bei Hämophilie B sind große Gendeletionen mit einer Verminderung der Faktor IX-Aktivität und des Faktor IX-Antigens verbunden.

Tab. 8-2 Hereditäre Koagulopathien, Nomenklatur der Gerinnungsfaktoren und Bezeichnung der Mangelzustände.

Faktormangel	HWZ (ca.)	Bezeichnung der Koagulopathie	Erbgang	hämorrhagische Diathese	Laborbefunde
I	5 Tage	Hypo(Dys)-fibrinogenämie	autosomal rezessiv	leichte Blutungen, spontane Blutungen bei Homozygoten	TPZ, PTT, TZ, RZ unterschiedlich verlängert
II	3 Tage	Hypo(Dys)-prothrombinämie	autosomal rezessiv	Schleimhautblutungen	TPZ, PTT verlängert
V	15 h	Hypoproakzelerinämie „Parahämophilie" M. Owren	autosomal rezessiv	leichte Blutungen	TPZ, PTT verlängert Blutungszeit verlängert
VII	5 h	Hypoprokonvertinämie	autosomal rezessiv	leichte Blutungen Schleimhautblutungen, schwere Blutung bei F VII < 1 %	TPZ, PTT verlängert
VIII	10 h	Hämophilie A	x-chromosomal rezessiv	Gelenkblutungen Blutung abhängig vom Schweregrad	PTT verlängert
vWF: Ag	22 h	von Willebrand-Jürgens-Syndrom	autosomal rezessiv	Schleimhautblutungen	Blutungszeit verlängert, PTT meist normal
IX	20 h	Hämophilie B	x-chromosomal rezessiv	Gelenkblutungen (abhängig vom Schweregrad)	PTT verlängert
X	32 h	Stuart-Prower-Defekt	autosomal rezessiv	Schleimhautblutungen schwere Blutungen bei FX < 1 %	TPZ, PTT verlängert
XI	3 Tage	PTA-MangelMangel an Plasma-Thromboplastin-Antecedent (Hämophilie C)	autosomal rezessiv	leichte Blutungen Schleimhautblutungen	PTT verlängert
XII	2 Tage	Hagemann-Defekt	autosomal rezessiv	Faktor XII < 1 % keine Blutungs-, sondern Thromboseneigung	PTT erheblich verlängert
XIII	12 Tage	Mangel des Fibrin-stabilisierenden Faktors	autosomal dominant	Blutungen erst bei VerminderungF XIII < 10 %	TPZ, PTT, TZ normal
Präkalli-krein (PK)	nicht bekannt	Fletcherfaktor-Mangel	autosomal	keine Blutungsneigung	PTT verlängert
High Molecular Weight Kininogen (HMWK)	6 Tage	Fitzgerald-Defekt	autosomal	keine Blutungsneigung	PTT verlängert

HWZ = Halbwertszeit; TPZ = Thromboplastinzeit (Quick-Wert); PTT = wird synonym verwendet für aktivierte Partielle Thromboplastinzeit; TZ = Thrombinzeit; RZ = Reptilasezeit

Klinisches Bild

Bei schwerer Hämophilie treten Gelenkblutungen spontan, bei mittelschwerer Form und leichter Hämophilie gelegentlich (Gelegenheitsbluter) auf. Häufigste **Blutungslokalisation** sind die großen Gelenke, besondere Beachtung erfordern intrakranielle und intraabdominale Blutungen. Hämophilie A und B unterscheiden sich nicht im klinischen Verhalten.

T Therapieansätze

Die Therapie erfolgt durch Substitution mit Faktorkonzentraten, die aus humanem Plasma oder gentechnisch hergestellt werden. Zur Behandlung der Blutung bei Hemmkörperhämophilie werden Prothrombinkomplex-Konzentrat, porcines F-VIII-Konzentrat oder rekombinanter F-VIIa eingesetzt.

Von Willebrand-Jürgens-Syndrom

Das von-Willebrand-Jürgens-Syndrom (vWS) ist die häufigste angeborene hämorrhagische Diathese. Ihr liegt ein Mangel oder funktioneller Defekt des von-Willebrand-Faktors mit einer Störung der primären und sekundären Hämostase zugrunde. Bedeutsame Funktionen des von-Willebrand-Faktors sind: Trägerprotein für F VIII:c, als Adhäsivprotein Bindung an Gp Ib/IX und Gp IIb/IIIa.

Nach dem Erbgang und der heterogenen Störung des von Willebrand-Faktors in Plasma und Thrombozyten werden die klinisch unterschiedlich bedeutsamen Typen I – III und verschiedene Subtypen unterschieden.

Klassifikation des von Willebrand-Jürgens-Syndroms

- Typ I: häufigster Defekt (etwa 80%), F VIII:c und vWF:Ag vermindert,
- Typ II: quantitativer und funktioneller Defekt des vWF:Ag, große Multimere in Plasma und Thrombozy-

ten fehlen, Unterscheidung verschiedener Subtypen,
- Typ IIB:Thrombozytopenie möglich, Ristocetin-induzierte Plättchenaggregation erhöht,
- Typ III: schweres vWS, F VIII:C stark vermindert, vWF:Ag fehlt fast vollständig.
- Von dem vWS ist ein Pseudo-vWS (Plättchentyp-vWS) abzugrenzen, das auf verstärkter Bindung des vWF an den Rezeptor Ib der Plättchenmembran beruht.

Therapieansätze

Die Therapie der Blutung erfolgt mit DDAVP (1-Desamino-8-D-Arginin-Vasopressin, Minirin®), das die Freisetzung des von-Willebrand-Faktors aus dem Endothel stimuliert. Bei schwerem vWS wird F VIII/vWF-Konzentrat substituiert.

Erworbene Gerinnungsstörungen

Erworbene Koagulopathien sind häufiger als angeborene und überwiegend mit einer Thrombozytopenie und (-pathie) assoziiert.

Ätiologie und Pathogenese

Häufige **Ursachen** einer erworbenen Gerinnungsstörung sind **Lebererkrankungen:** Die komplexe Hämostasestörung wird bei der Leberzirrhose durch verminderte Syntheseleistung, disseminierte intravasale Gerinnung, Hyperfibrinolyse, reduzierte Clearance von aktivierten Gerinnungsfaktoren und durch ein Hyperspleniesyndrom (Blutbild zeigt Thrombozytopenie) verursacht (Kap. 10).

Bei **chronischer Niereninsuffizienz** beruht die hämorrhagische Diathese auf einer Störung der Plättchenfunktion durch erhöhte Kreatinin- und Harnstoffkonzentrationen. Dagegen führen beim **nephrotischen Syndrom** Verlust von AT III, Hypofibrinolyse und Fibrinogenanstieg zu Thromboseneigung.

Lupus-Inhibitoren (Lupus-Antikoagulanz) gehören zu den Antiphospholipid-Autoantikörpern, die gegen den Prothrombin-Phospholipidkomplex gerichtet sind und in vitro die phospholipidabhängigen Gerinnungsmethoden beeinflussen: Thromboplastinzeit und aPTT sind ohne nachweisbare Blutungsneigung verlängert, Thrombozytenzahl häufig vermindert.

Die spontane **Hemmkörperhämophilie** entsteht durch Auftreten eines inaktivierenden Autoantikörpers gegen Faktor VIII:c bei zuvor gerinnungsnormalen Personen.

Disseminierte intravasale Koagulopathie (DIG)

Die disseminierte intravasale Gerinnung ist keine eigenständige Erkrankung, sondern eine erworbene Gerinnungsstörung in Folge schwerer Grunderkrankungen wie Sepsis, Schock, Hämolyse, Polytrauma und von metastasierenden Tumoren.

Prokoagulatorische Stimuli (Gewebe- und Endothelläsion, Endotoxine, Zytokine und PAF) können die Gerinnungskaskade auf verschiedenen Stufen aktivieren. Die massive intravasale Thrombinbildung führt zur Fibrinablagerung in der Mikrozirkulation und in der Spätphase der DIG zum Organausfall (Schocklunge und -niere). Diese erworbene Gerinnungsstörung, auch als **Verbrauchskoagulopathie** und **Defibrinierungssyndrom** bezeichnet, wird nach klinischen und hämostaseologischen Befunden in **drei Phasen** unterteilt:
- **Phase I: Kompensierte Hämostase (Übergerinnbarkeit):** Erhöhte Aktivierungs- und Umsatzmarker der Hämostase (TAT, FM, FSP, D-Dimer)
- **Phase II: Dekompensierte Hämostase (Verbrauchskoagulopathie):** Ablagerung von Fibrin (Mikrothromben) in der peripheren Strombahn von Lunge, Leber und Niere. Verbrauch von Thrombozyten und Gerinnungsfaktoren, Auftreten von Blutungen
- **Phase III: Reaktive (sek.) Fibrinolyse (Defibrinierungssyndrom):** Proteolytischer Abbau von Fibrin und Gerinnungsfaktoren, Zunahme der Blutungsneigung, Erschöpfung der Fibrinolyse, ausbleibende Lyse des intravasalen Fibringerinnsels, Multiorganversagen.

Die disseminierte intravasale Koagulopathie kann akut oder chronisch verlaufen.

8.2.3 Vaskuläre hämorrhagische Diathesen (Vasopathien)

Vasopathien sind Gefäßveränderungen, die infolge erhöhter Permeabilität der Kapillarwand zu einer Blutungsneigung führen.

Die **seltenen angeborenen Störungen** beruhen auf umschriebenen Mißbildungen der Kapillarwand (Teleangiectasia hereditaria, M. Osler-Weber-Rendu) oder auf einem Synthesedefekt des Kollagens (Ehlers-Danlos-Syndrom). Hämangiome entstehen durch Proliferation von Kapillargefäßen und sind angiomatöse Mißbildungen. Große kavernöse Hämangiome (Kasabach-Meritt-Syndrom) können Gerinnungsstörungen verursachen.

Zu den **häufigen erworbenen Vasopathien** gehören die Purpura Schönlein-Henoch (Vaskulitis, Ablagerung von Immunkomplexen am Endothel), die altersbedingte Purpura senilis und durch Stoffwechselstörungen ausgelöste Formen bei Vitamin-C-Mangel, Urämie, Paraproteinämie, Amyloidose und Cushing-Syndrom.

Lokalisierte erworbene Gefäßdysplasien treten als Blutungsursache im Zusammenhang mit Aortenstenose, chronischer Leber- und Nierenerkrankung bei Patienten im höheren Lebensalter auf.

Colman, W.R., Hirsh, J., Marder, V.J., Salzman, E.W.: Hemostasis and Thrombosis. Basic principles and clinical practice, 3rd ed. Lippincott 1994.

Davie, E.W., K. Fujikawa, W. Kisiel: The coagulation cascade: initiation, maintenance, and regulation. Biochemistry 30 (1991) 10363-10370.

Dahlbäck, B: Inherited thrombophilia: resistance to activated protein C as a pathogenic factor of venous thromboembolism. Blood 85 (1995) 607-614.

Furie, B., B.C. Furie: Molecular and cellular biology of blood coagulation. N Engl J Med 326 (1992) 800-806.

Müller-Berghaus, G., B. Pötsch: Hämostaseologie, Molekulare und zelluläre Mechanismen, Pathophysiologie und Klinik. Springer, Berlin-Heidelberg-New York 1998.

9 Leukozyten und Immunsystem

Özlem Türeci, Michael Pfreundschuh

9.1 Physiologie und Pathophysiologie (Adaptationsmechanismen der Organfunktion)

Man unterscheidet ein **unspezifisches** oder natürliches (frühere Bezeichung: angeborenes) von einem erworbenen oder **spezifischen Immunsystem** (Tab. 9-1).

> Die **Reifung** der akzessorischen Zellen (neutrophile, eosinophile und basophile Granulozyten, Monozyten/Makrophagen, dendritische Zellen) aus den hämatopoetischen Stammzellen findet ausschließlich im Knochenmark statt. Im Gegensatz dazu reifen die spezifischen immunkompetenten Zellen, die Lymphozyten, in den primären und sekundären lymphatischen Organen.

Die **primären lymphatischen Organe** sind der Thymus (Reifung der T-Zellen) und das Knochenmark (Reifung der B-Zellen). **Sekundäre lymphatische Organe** sind Lymphknoten, Tonsillen, Milz, sowie das Mukosa-assoziierte lymphatische Gewebe (MALT) im Respirations-, Gastrointestinal- und Urogenitaltrakt.

Das **MALT des Gastrointestinaltraktes** beinhaltet regionäre Ansammlungen von B- und T-Lymphozyten, die den Keimzentren von Lymphknoten ähnlich sind und als **Peyer-Plaques** bezeichnet werden. Dagegen bildet das MALT des Respirations- und Urogenitaltraktes keine vergleichbare Strukturen. In der Nähe der Peyer-Plaques finden sich spezialisierte Epithelzellen, sog. **M-Zellen,** denen eine spezielle Rolle bei der Antigenaufbereitung und -prä-

Tab. 9-1 Die Elemente des natürlichen und spezifischen Immunsystems.

	unspezifisch	spezifisch
physikochemische Barrieren	Haut, Schleimhäute	kutanes und mukosales Immunsystem
mechanische Faktoren	Zilienschlag des Respirationstrakts	
	Lidschlag und Tränenfluß des Auges	
humorale Faktoren	Magensäure (bakterizid)	Antikörper
	Lysozym (bakterizid)	Lymphokine
	Akute-Phase-Proteine	
	Spermin (bakterizid)	
	Monokine*	
	Komplement	
Zellen	NK-Zellen*	T-Lymphozyten
	Makrophagen*	B-Lymphozyten
	Neutrophile*	
	Eosinophile*,	
	Basophile*	
	Mastzellen*	
	Thrombozyten*	

* über verschiedene Mechanismen auch am spezifischen Immunsystem beteiligt

sentation zukommt. Darüber hinus gibt es im Intestinum in den Villi die sog. **Lamina-propria-Lymphozyten** und zwischen den Darmepithelien die intraepithelialen Lymphozyten (s. Kap.24).

9.1.1 Granulozyten

Zu den Granulozyten gehören die Neutrophilen (Segment- und Stabkernige), Eosinophilen und Basophilen. Im Knochenmark unterscheidet man einen mitotischen und einen postmitotischen Pool granulozytärer Vorstufen.

Die **Entwicklungszeit** der Granulozyten im mitotischen Pool beträgt ca. 24 Stunden. Der postmitotische Pool enthält etwa die 10-fache Menge der täglich produzierten Neutrophilen und kann bei Bedarf ins periphere Blut ausgeschwemmt werden, wo die Granulozyten ungefähr 10 Stunden überleben.

Im peripheren Blut gibt es einen **zirkulierenden Pool** (der allein bei der Blutzellzählung erfaßt wird) und wandständige Granulozyten **(marginaler Pool).** Granulozyten, die das Blut verlassen, kehren nicht zurück.

Die Hauptfunktion der **Neutrophilen** ist die Phagozytose und die Auflösung der ingestierten Partikel.

Die **Phagozytose** bedarf einer fein abgestimmten Sequenz von Prozessen, die mit der chemotaktischen Stimulation des Neutrophilen beginnen und mit der Zerstörung des ingestierten Partikels enden (Abb. 9-1).

Daneben spielen die Neutrophilen aber auch über ihre IgG- und Komplement-Rezeptoren eine wichtige Rolle bei bestimmten **antigenspezifischen,** v.a. Immunkomplex-vermittelten **Reaktionen** (s.u.).

Voraussetzung für die **Chemotaxis** eines Neutrophilen ist die Schädigung oder Infektion einer Wirtszelle, die zur Freisetzung von chemotaktischen Faktoren führt. Dies sind beispielsweise die Komplementfaktoren C3a und C5a, aber auch bakterielle Produkte, Antikörper und von phagozytierenden Zellen freigesetzte Stoffe wie Interleukin-8 u.a. Zytokine, Leukotrien-B4, Prostaglandine.

Der Austritt eines Neutrophilen aus dem Gefäß („Extravasation") erfolgt in mehreren Stufen. Zunächst rollen Neutrophile des marginalen Pools durch Interaktion zwischen ihren Adhäsionsmolekülen (z.B. Sialyl-Lewisx) und den entsprechenden Liganden auf den Endothelzellen (z.B. P-Selektin) an der Gefäßwand entlang. Chemotaktische Faktoren führen zu einer verstärkten Expression und Affinität von P-Selektin und der Integrine ICAM (intercellular adhesion molecule), VCAM (vascular cell adhesion molecule) und PECAM (platelet-endothelial cell adhesion molecule), bis es zu einer festen **Anheftung** des Neutrophilen am Endothel kommt.

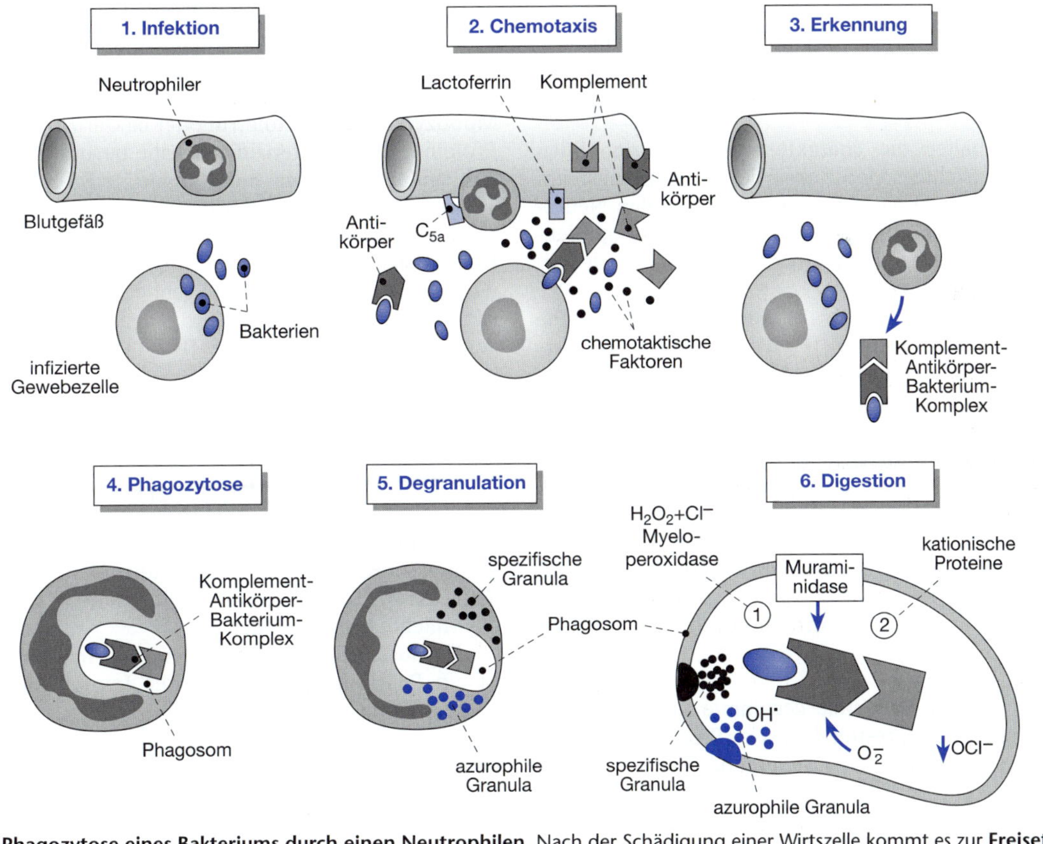

Abb. 9-1 Phagozytose eines Bakteriums durch einen Neutrophilen. Nach der Schädigung einer Wirtszelle kommt es zur **Freisetzung von chemotaktischen Faktoren**, die eine Adhäsion der Neutrophilen an die Gefäßwand bewirken. Sie wird durch Lactoferrin und C5a verstärkt. Es folgt die **Diapedese des Neutrophilen** durch die Gefäßwand, und die Erkennung von Bakterien-Komplement-Antikörperkomplexen über seine Fc- und Komplementrezeptoren. Die **Phagozytose** erfolgt durch Pseudopodienbildung und Internalisierung von Membrananteilen, wodurch intrazelluläre Vesikel, sog. Phagosomen gebildet werden. Danach kommt es zur **Degranulierungsreaktion** durch Fusion der spezifischen und dann der azurophilen Granula mit dem Phagosom.

Durch Freisetzung von Hydrolasen gelingt dem Neutrophilen dann die **Diapedese** zwischen zwei Endothelzellen durch die Basalmembran der Kapillaren. Die **aktive Migration** aus den Gefäßen hin zum Entzündungsherd, die bei Monozyten über vergleichbare Mechanismen abläuft, ist der Kontraktion von Muskelzellen vergleichbar. Sie gelingt den Phagozyten durch kontraktile Elemente des Aktinomyosinsystems, wobei die Mikrotubuli die Bewegungsrichtung kontrollieren.

Nach der Phagozytose kommt es im Verlauf der O_2-abhängigen Mikrobizidie (Abtötung von Bakterien) zum **respirativen Burst.** Damit bezeichnet man die Reduktion von O_2 zu $O_2^{\bullet -}$ (Superoxid) und H_2O_2 (Wasserstoffperoxid) nach Aktivierung der in die Phagosomenwand integrierten NADPH-Oxidase:

$$NADPH + 2\,O_2 \Rightarrow NADP^+ + 2\,O_2^{\bullet -} + H^+$$

Superoxid wird dann mit Hilfe der Superoxid-Dismutase in H_2O_2 umgewandelt:

$$2\,O_2^- + 2\,H^+ \Rightarrow H_2O_2 + O_2$$

H_2O_2 kann durch die Myeloperoxidase in die letalen Oxidantien Hydroxyl-Radikal ($OH\bullet$) und Hypochlorit-Anion (OCl^-) umgewandelt werden.

Die **nicht-oxidative Aktivität** wird vermittelt durch:

- den niedrigen pH-Wert des Phagosomen
- die Wirkung von sog. Defensinen, kleinen kationischen Peptiden, die in den azurophilen Granula gespeichert werden, sowie
- Lysozym, das sowohl in den spezifischen als auch in den azurophilen Granula gespeichert wird.

Die Superoxiddismutase, Glutathionreduktase und die Katalasereaktion regulieren den Superoxid-Gehalt und schützen den Phagozyten vor einem Suizid.

Eosinophile haben die charakteristischen **eosinophilen Granula,** die wichtige Mediatoren der Entzündungsreaktion (u.a. das „major basic protein", Eosinophilen-Neurotoxin, kationisches Eosinophilen-Protein, Eosinophilen-Peroxidase) speichern. Außerdem produzieren sie ein **vasoaktives Peptid.**

Eosinophile können über ihre Rezeptoren für den Fc-Teil von IgE (FcεR) oder IgA (FcαR) eine **Antikörper-vermittelte zelluläre Zytotoxizität (ADCC)** unterhalten, insbesondere gegen solche Parasiten, die eine IgE-Antwort induzieren (z.B. Helminthen, s. Kap. 11.9).

Basophile und Mastzellen sind die Effektorzellen der **IgE-vermittelten Überempfindlichkeitsreaktion** vom Soforttyp (s.u.). Sie tragen Fc-Rezeptoren für IgE und IgG. Die basophilen Granula speichern

- mehrere Enzyme (z.B. Serin-Proteasen und Aryl-Sulfatase),
- Proteoglykane (z.B. Heparin und Chondroitin-Sulfat) und
- Histamin.

Außerdem können Basophile bestimmte Lipid-Mediatoren des Arachidonsäurestoffwechsels (Prostaglandin D2, Leukotriene und Plättchen-aktivierender Faktor = PAF) und Zytokine bilden.

9.1.2 Mononukleäre Phagozyten: Monozyten und Makrophagen

Die **Reifungszeit** der Monozyten im Knochenmark beträgt ungefähr 6 Tage. Im Gegensatz zu den Neutrophilen gibt es keine Monozyten-Knochenmarkreserve. Die **Zirkulation** im peripheren Blut dauert ungefähr 3 Tage.

Blut-Monozyten reifen nach ihrem Übertritt ins Gewebe zu Makrophagen aus und werden nach dem jeweiligen Gewebe bezeichnet als

- Histiozyten (Bindgewebe),
- Mikroglia (ZNS),
- Kupffer-Zellen (Leber),
- Alveolarmakrophagen (Lunge) oder
- Osteoklasten (Knochen)

Sie können **besondere Formen** annehmen (z.B. sog. Epitheloid-Zellen oder mehrkernige Riesenzellen).

Sie sind die mobile und phagozytierende Zellpopulation des **retikuloendothelialen Systems (RES).** Dazu gehören außerdem noch die (pinozytierenden) Retikulumzellen des Lymphknotens und die endothelialen Zellen.

Makrophagen sind sowohl an der **unspezifischen** als auch (nach Aktivierung durch Antigen-stimulierte T-Lymphozyten) an der **spezifischen Phagozytose** beteiligt: Sie rekrutieren Entzündungszellen, präsentieren Antigen und eliminieren spezifisch mit opsonierenden Antikörpern beladene körperfremde Partikel.

Die Granula der mononukleären Phagozyten bilden Lysozym und Peroxid, aber enthalten nur wenig Myeloperoxidase. Im Gegensatz zu Neutrophilen haben Monozyten kein Lactoferrin oder bakterizide kationische Proteine. Ihre **Bakterizidie** betrifft bevorzugt **intrazelluläre und Organismen mit Kapseln** (z.B.Mykobakterien, Toxoplasmen und Listerien).

Chemotaktisch für Monozyten wirken vor allem Komplement-Komponenten, ihre Aktivierung erfolgt vorwiegend über von T-Zellen gebildeten Zytokine. Nach Aktivierung sezernieren Makrophagen über 100 verschiedene Substanzen, darunter IL-1, TNF, TGF-β, G-CSF und GM-CSF.

9.1.3 B-Lymphozyten

Die („Bursa-abhängigen") B-Zellen können nach ihrer Reifung im Knochenmark (dem Äquivalent der Bursa bei Säugetieren) über ihre Immunglobulinmoleküle auf der Oberfläche **Antigen binden.**

Voraussetzung für die **Bildung von Immunglobulinen** ist ein Rearrangement der für die Immunglobuline (Ig) kodierenden Gene.

In der Keimbahn, d.h. der genetischen Ausstattung der Keimzellen, liegen diese Gene als voneinander **getrennte Gensegmente** vor. Jedes Gensegment ist mehrfach vorhanden (ca. 200 VH-Gensegmente, d.h. Gene für die variable Region der Schwerkette, mindestens 20 [diversity] D-Segmente und 6 [joining] JH-Segmente). Beim **B-Zell-Rearrangement** werden DNS-Abschnitte zwischen verschiedenen Ig-Gensegmenten herausgeschnitten und die verbleibenden Segmente anschließend wieder miteinander verbunden. Bei der **Tran-**

skription wird das V-Segment mit dem Gensegment für die konstante Region (C-Segment) in RNA umgeschrieben. Auf RNA-Ebene wird das V-Segment durch **Spleißen** mit dem C-Segment zusammengebracht. Erst diese gespleißte RNA kann in ein Protein, eine Ig-Kette übersetzt werden. Durch Assoziation von 2 Schwerketten mit 2 Leichtketten entsteht ein monomeres Immunglobulin-Molekül.

Der **reife B-Lymphozyt** migriert in die peripheren lymphatischen Organe, wo die B-Zelle über ihr spezifisches Oberflächen-IgM das Antigen bindet (s. Abschn. 9.1.11). Nach **Bindung des Antigens** endozytieren die B-Zellen den Antigen-Ig-Komplex und **präsentieren ein aus dem Antigen aufbereitetes Peptid** zusammen mit ihrem MHC-II-Molekül einer T-Helferzelle. Die T-Helferzelle induziert ihrerseits die Proliferation der B-Zellen zu B-Zell-Foci oder sogar Keimzentren.

In den **Keimzentren** erfolgt der Klassenwechsel **(„Isotyp-Switch")** von IgM zu IgG, IgE bzw. IgA. Dabei gewinnen nur solche B-Zellen den Wettbewerb um das Antigen, die durch mehrfache Mutationen (Hypermutation) ihrer V-Gene Immunglobuline mit einer höheren Affinität zum jeweiligen Antigen exprimieren. Sie entgehen so dem programmierten Zelltod (Apoptose) und entwickeln sich zu Antikörper-sezernierenden Plasmazellen oder zu Memory-B-Zellen.

Nach wiederholter Antigenexposition kommt es durch weitere Mutationen zur Bildung von IgG-Antikörpern mit zunehmend höherer Affinität **(„Reifung der Immunantwort").**

9.1.4 T-Lymphozyten

Nur ca 5% der („Thymus-abhängigen") T-Zellen entgehen während ihrer Reifung im Thymus dem programmierten Zelltod (Apoptose) und entwickeln sich zu reifen T-Lymphozyten. Die meisten autoreaktiven T-Zellen werden eliminiert.

Reife T-Zellen exprimieren auf ihrer Oberfläche den **T-Zell-Rezeptor (TZR)** und das CD(cluster of differentiation)3-Antigen. **CD3** war ursprünglich durch einen monoklonalen Mausantikörper als ein für T-Zellen spezifisches Oberflächenmolekül beschrieben worden. Es besteht aus 6 Polypeptidketten.

TZR und CD3-Molekül bilden zusammen den **T-Zell-Rezeptor-CD3-Komplex (TCR/CD3),** der Antigen bindet und über CD3 Signale in den Zellkern übermittelt.

Außer dem TZR/CD3-Komplex exprimieren 50–65% der T-Lymphozyten des peripheren Blutes **CD4 (T-Helferzellen)** und 25–35% **CD8 (Suppressor- und zytotoxische T-Zellen).**

$CD4^+$-Helfer-T-Zellen werden unterteilt in **TH1-Zellen,** die als Haupteffektoren der zellulären Immunität IL-2 und Interferon-γ sezernieren, und in **TH2-Zellen,** die IL-4 und IL-5 bilden und die Phagozytose-unabhängige Abwehr fördern.

T-Zellen binden Antigen spezifisch über den T-Zell-Rezeptor (TZR).

Er besteht aus zwei unterschiedlichen **Polypeptidketten,** die ähnlich dem Immunglobulinmolekül aus **konstanten und variablen Regionen** aufgebaut sind. Der TZR der meisten T-Zellen besteht aus einer α- und β-Kette (αβ-T-Zellen), nur selten aus einer γ- und δ-Kette (sog. γδ-T-Zellen).

Der Aufbau der Gene, die für den T-Zell-Rezeptor kodieren, gleicht dem der Immunglobuline bei den B-Zellen: in der Keimbahn liegen jeweils mehrere V, J, C und z.T. D-Gene vor, die im Verlauf der T-Zell-Entwicklung rearrangiert (rekombiniert) werden und die Vielfalt des TZR-Repertoires ermöglichen.

9.1.5 Null-Zellen

Null-Zellen sind überwiegend NK-Zellen **(„natural killer cells").** NK-Zellen lassen sich durch ihre Funktion nachweisen (s.u.) oder immunologisch mit monoklonalen Antikörpern (NK-typisches Oberflächenmarkerspektrum: $CD2^+$ $CD16^+$ $CD56^+$).

9.1.6 Dendritische Zellen

Dendritische Zellen können in vitro aus Stammzellen oder Monozyten durch Kultivierung mit GM-CSF und IL-4 induziert werden. Sie sind neben den Makrophagen die klassischen „professionellen" **antigenpräsentierenden Zellen (APC).**

Als **Langerhans-Zellen** nehmen sie in der Epidermis Antigen auf, migrieren in den Lymphknoten und präsentieren es dort als interdigitierende dendritische (kurz dendritische) Zellen den T-Zellen. Im Gegensatz dazu wird den B-Zellen in den Keimzentren das Antigen durch die dendritischen Follikelzellen präsentiert.

9.1.7 Antigene

Antigene (Immunogene) stimulieren eine **spezifische Immunantwort.**

Haptene sind kleine nicht-immunogene Moleküle. Sie induzieren erst nach Koppelung an eine immunogene Substanz, einen sog. Carrier (meist ein Protein oder synthetisches Polypeptid), eine Immunantwort.

Ein **Adjuvans** (z.B. komplettes Freund'sches Adjuvans = Wasser-Öl-Emulsion mit hitzeinaktivierten Mykobakterien) erhöht die Immunogenität von Antigenen, wahrscheinlich durch eine effektivere Aufnahme und Prozessierung in den APC.

9.1.8 Antikörper

Antikörper oder Immunglobuline werden von Plasmazellen ins Plasma sezerniert und migrieren in der Serum-Eiweißelektrophorese in der γ-Globulin-Fraktion („γ-Zacke"). Ein Antikörpermolekül besteht aus zwei identischen **schweren** und zwei identischen **leichten Ketten** (Abb. 9-2), die über Disulfidbrücken verbunden sind. Jede Proteinkette hat eine **konstante (C-)Region** und eine das **Antigen bindende variable oder V-Region.**

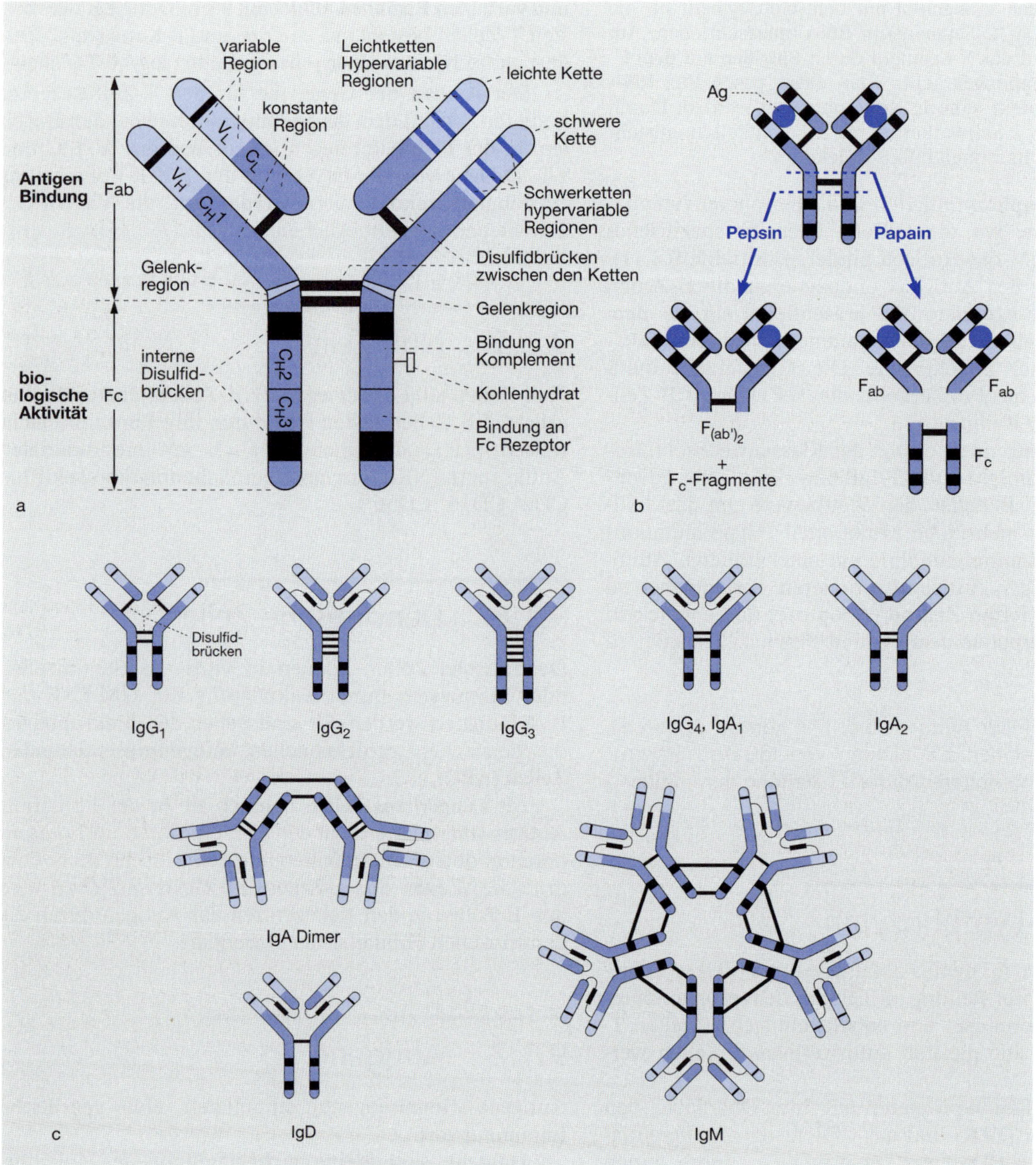

Abb. 9-2 Der Aufbau der Immunglobuline.
a) Funktionell wichtige Regionen.
b) Proteolytische Spaltung durch Pepsin und Papain.
c) Die Struktur der einzelnen Immunglobuline hängt von der Aminosäurensequenz und den Disulfidbrücken ab.

Durch charakteristische Unterschiede in den C-Regionen lassen sich zwei Typen von leichten Ketten (κ und λ) sowie fünf Klassen von schweren Ketten unterscheiden (α, γ, δ, ε, μ), die die Zugehörigkeit zu einer bestimmten Immunglobulinklasse (IgM, IgD, IgG, IgA, IgE) bestimmen.

Papain spaltet ein Antikörpermolekül in zwei Fab-Teile und einen Fc-Teil (Abb. 9-2), Pepsin in ein F(ab')2-Fragment und multiple Fc-Bruchstücke. Der **Fc-Teil** eines Antikörpermoleküls bestimmt seine biologischen Eigenschaften (Komplementbindung, Bindung an zelluläre Fc-Rezeptoren, Plazentagängigkeit), der Fab-Teil seine Antigenspezifität.

IgG (ca. 75% der Immunglobuline im Serum) mit den Subklassen IgG_{1-4} liegt als Monomer vor und ist plazentagängig. IgG fungieren als opsonisierende Antikörper (die Mikroorganismen leichter phagozytierbar machen) und als neutralisierende Antikörper (z.B. gegen Viren).

IgA mit den Subklassen IgA_1 und IgA_2 (15% des Serum-Immunglobulins) ist die vorherrschende Immunglobulin-Subklasse in Körpersekreten. Dimeres IgA wird nach Bindung an einen Mukosa-Transport-Rezeptor in die Epithelzellen der Schleimhäute aufgenommen und als Rezeptor-IgA-Komplex durch die Zelle transportiert. In der Zelle wird der Rezeptor gespalten, und lediglich ein Rezeptorfragment verbleibt am IgA-Molekül. Das IgA-Molekül wird dann mit diesem sog. „sekretorisches Stück", das es vor proteolytischen Enzymen schützt, in das Sekret (z.B. Speichel, Tränenflüssigkeit) abgegeben.

IgM (10% des Serumimmunglobulins) liegt als Pentamer vor und erscheint als erstes Immunglobulin nach Antigenstimulation.

Die Funktion des **IgD** ist unbekannt.

IgE bindet an Fcε-Rezeptoren auf Mastzellen und kann eine Überempfindlichkeitsreaktion vom Soforttyp auslösen (s.u.).

9.1.9 Monoklonale Antikörper

In vitro werden monoklonale Antikörper hergestellt, indem man die Milzzellen einer gegen ein bestimmtes Antigen immunisierten Maus mit den Zellen einer mutierten Maus-Plasmozytomzellinie verschmilzt. Durch geeignete Testverfahren kann man aus der Vielzahl der fusionierten Zellen den Klon selektionieren, der einen Antikörper der gewünschten Spezifität produziert.

9.1.10 Histokompatibilitätsantigene

Außer bei Organtransplantationen spielen die Moleküle („Antigene") des Haupt-Histokompatibilitäts-Komplexes **(Major Histocompatibility Complex = MHC)** eine wichtige Rolle bei der Immunantwort. Sie bestimmen die immunologische Individualität des Menschen.

Jedes Individuum hat zwei Haplotypen des MHC auf je einem der beiden Chromosomen 6. MHC-Moleküle sind extrem polymorph, mit zahlreichen Allelen für jedes individuelle Gen. MHC-Klasse-I-Antigene werden von den Genen HLA-A, HLA-B und HLA-C kodiert und von allen Zellen außer Erythrozyten und Trophoblasten exprimiert.

MHC-Moleküle bestehen aus 2 Ketten, der **schweren Kette** und einer **leichten Kette, dem β2-Mikroglobulin.**

MHC-Klasse-II-Antigene werden durch die HLA-D Region (mit den Subregionen HLA-DP, HLA-DQ, HLA-DR) kodiert und nur von den sog. „professionellen" APC konstitutiv exprimiert, von anderen Zellen nur unter bestimmten Bedingungen (z.B nach Aktivierung oder Schädigung, bei Entzündung).

Bestimmte Krankheiten zeigen eine **HLA-Assoziation,** d.h. sie treten bei Individuen mit einem bestimmten Haplotyp gehäuft auf (z.B. Morbus Bechterew bei HLA-B27).

Dagegen liegt eine feste **HLA-Koppelung** mit spezifischen Haplotypen vor, wenn eine Erkrankung von einem defekten Gen kodiert wird, das im HLA-Locus liegt (z.B. die Koppelung der idiopathischen Hämochromatose mit HLA-A3 und HLA-B14).

9.1.11 Antigenpräsentation und Antigenbindung

B-Zellen binden über ihre Antigenbindungsstellen (Antigenrezeptoren, bzw. B-Zell-Rezeptoren) im variablen Teil ihres Oberflächenimmunglobulins den Haptenteil des Antigens und werden dadurch aktiviert.

Die Antigenrezeptoren auf **B-Zellen** können sowohl zellgebundes als auch freies (lösliches) Antigen erkennnen. Dagegen können **T-Zellen** mit ihrem TZR nur zellständiges Antigen erkennen, das ihnen von einer APC auf einem autologen (bzw. HLA-identischen) oder „Selbst"-MHC-Molekül präsentiert wird (Abb. 9-3). Dieses Phänomen wird als **MHC-Restriktion** bezeichnet.

Die **Antigenpräsentation** erfolgt auf drei unterschiedliche Arten:

- durch ein exogenes (d.h. von der APC aufgenommenes),
- durch ein endogenes (d.h. in der APC gebildetes) Antigen und
- durch ein sog. Superantigen (Abb. 9-3).

Da **Superantigene** nicht an die spezifische Antigenbindungsstelle des TZR binden, aktivieren sie (relativ unspezifisch) eine große Zahl von T-Zellen. Dies kann zu einer massiven Zytokinfreisetzung mit entsprechender klinischer Symptomatik bis hin zum Schock führen.

Das klassische Beispiel eines Superantigens ist das **TSST-1 (toxic shock syndrome toxin 1) von Staphylokokkus aureus.** Nach anfänglicher Vermehrung geht ein großer Teil der durch Superantigene stimulierten T-Lymphozyten zugrunde. Der Rest wird anerg, kann also keine spezifische Immunreaktion mehr ausführen.

9.1.12 Akzessorische Moleküle/Adhäsionsmoleküle

Akzessorische Moleküle unterhalten Zell-Zell-Kontakte, spielen aber auch bei der Signalübermittlung in die Zelle sowie bei der Metastasierung und Zellmigration im Verlauf einer Entzündungsreaktion eine Rolle. Aufgrund von Sequenzhomologien und Strukturähnlichkeiten werden die Adhäsionsmoleküle in 4 Familien eingeteilt:

- Die Moleküle der **Immunglobulinfamilie** sind an Immunreaktionen beteiligt, z.B. CD4, CD8.
- Die **Integrine** (z.B. VCAM-1, ICAM-1) ermöglichen zusätzlich Kontakte mit der extrazellulären Matrix (z.B. bei der Leukozytenadhäsion und Entzündungsreaktion).
- Die **Selektine** (z.B. E-Selektin) vermitteln Wechselwirkungen zwischen Leukozyten und Gefäßwand (z.B. bei der Extravasation).
- Die **Cadherine** sind erforderlich bei der Morphogenese und der Kontrolle der Zellinvasivität (z.B. beim Tumorwachstum).

9.1.13 Immunmodulatoren und Zytokine

Immunmodulatoren (Tab. 9-2) sind lösliche Substanzen, die eine Immunantwort beeinflussen, indem sie auf Migration, Proliferation, und Differenzierung der beteiligten Zellen einwirken.

Zytokine werden von Zellen gebildet (Lymphozyten: Lymphokine, Monozyten: Monokine). Daneben gibt es aber auch Immunmodulatoren aus bakteriellen Lipopolysachariden (C.-parvum-Vakzine) und synthetische Immunmodulatoren (z.B. Levamisole).

Viele Zytokine werden von unterschiedlichen Zelltypen gebildet; ihre Wirkung ist meist **pleiotrop,** d.h. sie wirken über ihre Bindung an hochaffine Zytokinrezeptoren auf mehrere Zellarten. Viele Zytokine verursachen in derselben Zielzelle abhängig von zeitlichem Verlauf und Konzentration unterschiedliche Effekte.

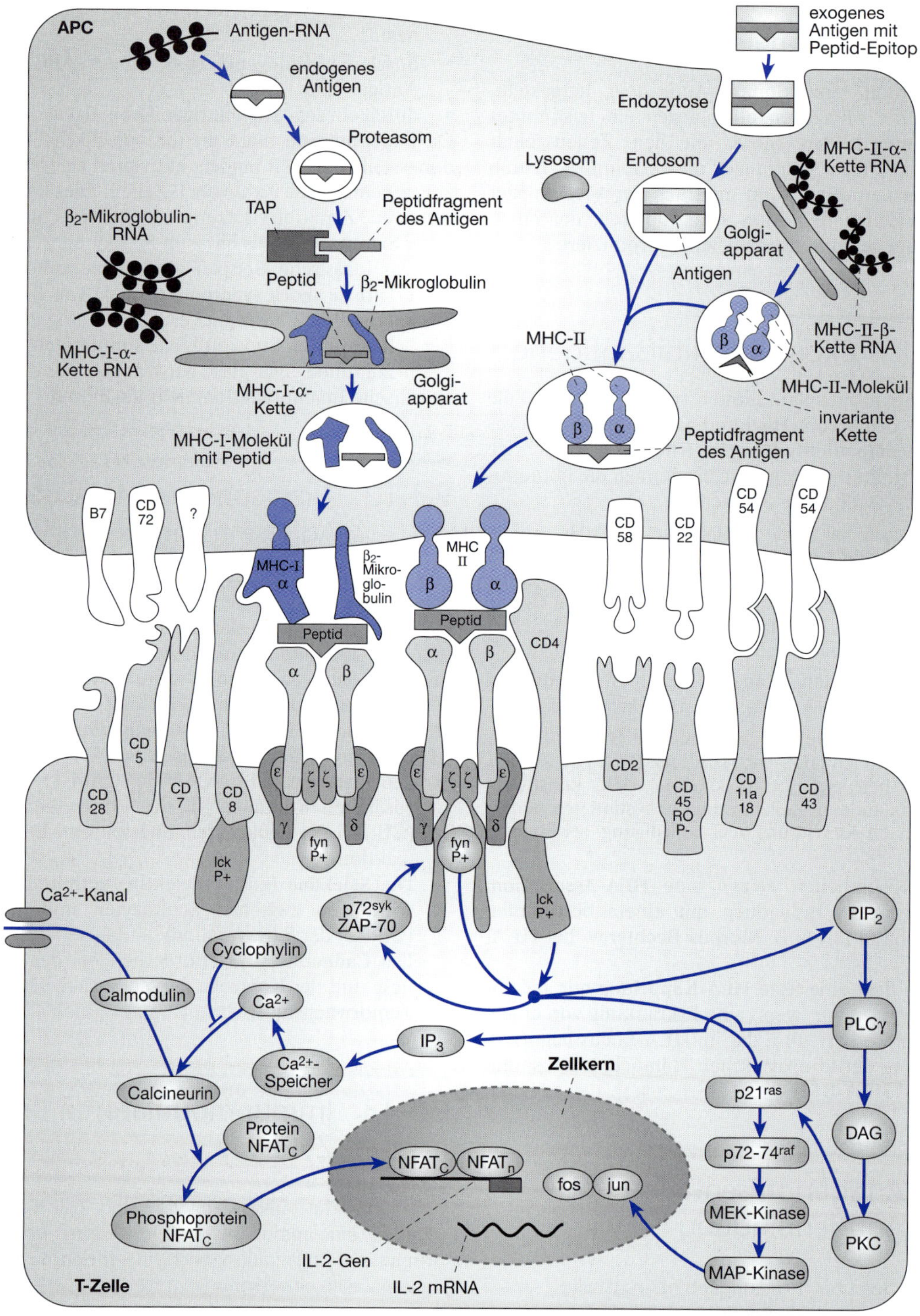

Abb. 9-3 Aufbereitung und Präsentation von endogenem und exogenem Antigen durch APC an T-Zellen.
Exogene, d.h. nicht von der Antigen-präsentierenden Zelle (APC) gebildete Antigene (z.B. bakterielle Fremdantigene) werden von der APC durch Endozytose aufgenommen und in Endosomen und Lysosomen in Peptide gespalten **(= Antigen-Aufbereitung)**. Die Bindung der Peptide an MHC-II-Moleküle erfolgt im Golgi-Apparat. Endosomen transportieren den MHC-II-Peptid-Komplex an die Oberfläche der APC, wo das Antigenpeptid von $CD4^+$ T-Lymphozyten nur gleichzeitig mit dem MHC-Rezeptor erkannt bzw. gebunden werden kann **(= MHC-Restriktion)**. **Endogen**, d.h. von der APC selbst gebildetes Protein wird durch Proteasomen in Peptide gespalten, die von Transport-assoziierten Proteinen (TAPs) in den Golgi-Apparat transportiert werden, wo die Bindung an MHC-I-Moleküle erfolgt. MHC-I-Peptid-Komplexe werden dann auf der Oberfläche der APC den $CD8^+$ T-Zellen präsentiert. Als **Superantigene** (S-Ag) werden Antigene bezeichnet, die direkt an MHC-Moleküle auf der APC und den variablen Teil bestimmter Vb-Ketten des TCR auf der T-Zelle binden. Unabhängig von der jeweiligen Form führt jede Antigenerkennung zur T-Zell-Aktivierung, die durch die Interaktion von Adhäsionsmolekülen auf der APC und T-Zelle verstärkt wird (CD11a/CD16 mit CD54 = ICAM-1; CD43 mit CD54; CD45RO mit CD22; CD2 mit CD58, CD5 mit CD72, CD28 mit B7). CD4 bildet ein Adhäsionsmolekülpaar mit MHC-II-Molekülen, CD8 mit MHC-I-Molekülen. Der TZR besteht aus zwei über Disulfidbrücken verbundenen Ketten (αβ bzw. γδ-TZR). Er ist eng verbunden mit dem CD3-Komplex, der aus je einer γ- und δ und je zwei ε- und ζ-Ketten aufgebaut ist, die der Signalübermittlung ins Zellinnere dienen.

Tab. 9.2 Zytokine und andere Immunmodulatoren (ohne hämatopoetische Wachstumsfaktoren).

Modulator	Synonym	Ursprung	Zielzelle	Wirkung
Interleukin-1	BCDF	Monozyten	T-Zellen	Aktivierung
Interleukin-2	TCGF	T-Zellen	T-Zellen	Aktivierung, Wachstum
Interleukin-3	Multi-CSF	T-Zellen Monozyten NK-Zellen Endothelien	hämop. Zellen Keratinozyten	Wachstum Wachstum
Interleukin-4	BCGF-1 BCSF-1	T-Zellen Mast-Zellen	B-Zellen T-Zellen Makrophagen	Switching, Aktivierung TNF-Inhibition Zytokininhibition Zytotoxizitätserhöhung
Interleukin-5	BCGF-2	T-Zellen	T-Zellen Eosinophile	IL-2-Rezeptor-Expression Wachstum, Differenzierung
Interleukin-6	BSF-2 Hybridoma-Growth-F.	T-,B-Zellen Monozyten Fibroblasten Endothelien	B-Zellen Makrophagen T-Zellen Hepatozyten	Differenzierung, Aktivierung Stimulation Aktivierung, Differenzierung akut-Phasen-Protein-Stimulierung
Interleukin-7	Lymphopoietin	Stromazellen Thymus	Prä-B-Zellen Prä-T-Zellen	Wachstumsstimulation Wachstumsstimulation
Interleukin-8	Chemotaxis-Faktor	T-Zellen Knochenmark Keratinozyten	Neutrophile T-Zellen Epidermis	Chemotaxis, Aktivierung Chemotaxis Mitogen (Psoriasis)
Interleukin-9	TCGF-3 Mastzell-GF	T-Zellen Knochenmark	T-Zellen Mastzellen	Wachstumsfaktor Wachstumsfaktor
Interleukin-10	CSIF	B-Zellen T-Zellen	T-Zellen B-Zellen Mastzellen	Zytokin-Inhibition, Wachstum Zytokin-Inhibition Proliferation
Interleukin-11		Stromazellen	B-Zellen Plasmazellen Megakaryoz.	B-Zell-Differenzierung Wachstumsfaktor Wachstumsfaktor
Interleukin-12	CLMF, NKSF		CTL, NK-Zellen	Differenzierung, Aktivierung
Interferon-α		T-Zellen	multiple	antiviral, antiproliferativ MHC-I-Induktion
Interferon-β		Fibroblasten	multiple	ähnlich Interferon-α
Interferon-γ		T-Zellen B-Zellen NK-Zellen	B-Zellen T-Zellen Makrophagen NK-Zellen Granulozyten	Proliferation Zytokin-Induktion Aktivierung, Zytokin-Induktion Aktivierung Phagozytosaktivierung
TNF-α	Kachektin	Makrophagen T-Zellen NK-Zellen	hämopoet. Zellen Endothel Tumorzellen Neutrophile Makrophagen	Suppression Adhäsion Zytotoxizität Adhäsion, Migration Phagozytose
TNF-β	Lymphotoxin	T-Zellen B-Zellinien	ähnlich TNF-α	ähnlich TNF-α

Die Wirkung der Zytokine ist oft **redundant,** d.h. eine Wirkung an der Zielzelle kann durch unterschiedliche Zytokine erfolgen. Zytokine wirken überwiegend **lokal** über einen autokrinen oder parakrinen Mechanismus, nur selten endokrin (d.h. über eine weite Distanz bzw. systemisch, z.B. Erythropoetin).

Zytokinantagonisten hemmen die Wirkung der Zytokine, indem sie als Zytokinrezeptorantagonisten (z.B. der natürliche IL-1-Rezeptor-Antagonist) an den Zytokinrezeptor binden, ohne ihn zu aktivieren. Eine zweite Gruppe der Antagonisten (z.B. für IL-2, Tumor-Nekrose-Faktor-α) bindet als lösliche Zytokinrezeptoren direkt an freies Zytokin.

Tumornekrosefaktor und **IL-1** sind wichtige Mediatoren u.a. beim septischen Schock (s. Kap. 17).

Erhöhte lokale oder systemische Konzentrationen von Zytokinen oder löslichen Zytokinrezeptoren kommen bei vielen **entzündlichen Erkrankungen** vor, z.B. lösliche IL-2-Rezeptoren bei malignen und autoimmunen Krankheiten.

Therapeutisch werden Immunmodulatoren eingesetzt:

- insbesondere rekombinante (d.h. gentechnologisch hergestellte) humane Zytokine in der Tumortherapie (z.B. Interferon-α bei der Haarzellenleukämie),
- Interleukin-2 beim Nierenzellkarzinom und malignen Melanom,
- Interferon-α bei viralen Erkrankungen (chronisch-aggressive Hepatitis-B und -C),
- Interferon-γ bei der rheumatoiden Arthritis,
- TNF-α-Antikörper beim Morbus Crohn.

9.1.14 Komplementsystem

Das Komplementsystem („das die Funktion von lytischen Antikörpern komplementiert“) hat folgende **Funktionen:**

- osmotische Lyse von Zellen,
- Verbesserung der durch bestimmte Komplementfaktoren („Opsonine“) vermittelten Phagozytose,
- Aktivierung der Entzündungsreaktion durch proteolytisch aktivierte Komplement-Komponenten,
- Solubilisierung, Größenbegrenzung und Elimination von Immunkomplexen.

Die Gesamtmenge an Komplement im Serum wird durch seine hämolytische Aktivität gemessen.

Das Komplementsystem setzt sich aus 18 Plasma-Proteinen, sog. **Zymogenen** (Enzymvorstufen) zusammen, die kaskadenartig durch proteolytische Spaltung aktiviert werden und dadurch selbst proteolytische Enzymaktivität entwickeln.

Die **Aktivierung des Komplementsystems** kann über zwei Wege erfolgen, den klassischen und den alternativen Weg, die letzlich beide zur Aktivierung von C3 führen.

Die Komponenten des klassischen Weges werden mit C1 bis C9 bezeichnet, die Komponenten des alternativen (Properdin-) Weges mit den Buchstaben P (Properdin), B und D (Abb. 9-4).

Der **klassische Weg** kann durch an Antigen gebundenes IgM oder IgG1,2,3 aktiviert werden. Da zur Bindung von C1 zwei Fc-Teile Voraussetzung sind, ist das Pentamer IgM ein wesentlich effizienterer Komplement-Aktivator als IgG.

Die Aktivierung von C3 über den **alternativen Weg** kann durch eine Reihe von Bakterien, Hefen, Parasiten, infizierten Zellen oder unlöslichen Immunkomplexen erfolgen und spielt daher eine wichtige Rolle bei der unspezifischen Abwehr.

9.1.15 Effektormechanismen der zellvermittelten Immunität

Zytotoxische T-Zell-Reaktion

Zytotoxische T-Lymphozyten (CTL) sind antigenspezifische und MHC-restringierte Effektorzellen bei

- Infektionen (z.B. durch Viren),
- bei der Abstoßungsreaktion von Transplantaten und
- der Lyse von Tumorzellen.

CTL sind meist $CD8^+$, nur wenige sind $CD4^+$. Die aktivierten CTL induzieren nach Kontakt mit der Zielzelle in dieser sowohl Apoptose als auch Nekrose.

Die Kreuzvernetzung des FAS/APO-1-Rezeptor auf der Zielzelle über den entsprechenden Liganden auf der CTL und die Granula-Exozytose der Granzyme A und B aus den CTL in die Zielzelle induzieren in der Zielzelle eine **Apoptose.** Im Gegensatz dazu verursacht das in den CTL gebildete Perforin nach Exozytose durch Porenbildung in der Membran der Zielzelle eine **Nekrose.**

NK-Zell-vermittelte Zytotoxizität / LAK-Zellen

NK-Zellen lysieren mit ähnlichen Effektormechanismen wie CTL, allerdings **spontan und nicht MHC-abhängig** bestimmte Tumorzellinien und NK-sensible frische Tumorzellen.

Möglicherweise führt der Verlust von protektiven (MHC?) Molekülen (killing inhibitory receptor = KIR) auf der Zielzelle zur Bindung und Aktivierung der NK-Zellen.

Nach Stimulation mit hohen Dosen Interleukin-2 können NK-Zellen eine Zytotoxizität gegen ein breiteres Spektrum von Zellen entfalten (sog. Lymphokin-aktivierte Killerzellen = LAK-Zellen).

Antikörper-abhängige, zellvermittelte Zytotoxizität (ADCC)

Sie wird hauptsächlich **durch NK-Zellen vermittelt,** weniger durch Makrophagen und Granulozyten. Der Antikörper auf der Zielzelle, meist IgG, bindet über seinen Fc-Teil an den Fc-Rezeptor auf der ADCC-Effektorzelle.

Die ADCC spielt eine wesentliche Rolle bei

- den Überempfindlichkeitsreaktionen (s.u.),
- der MHC-unabhängigen Zerstörung von Virus-infizierten und Tumorzellen sowie
- bei der Elimination von Parasiten durch Eosinophile.

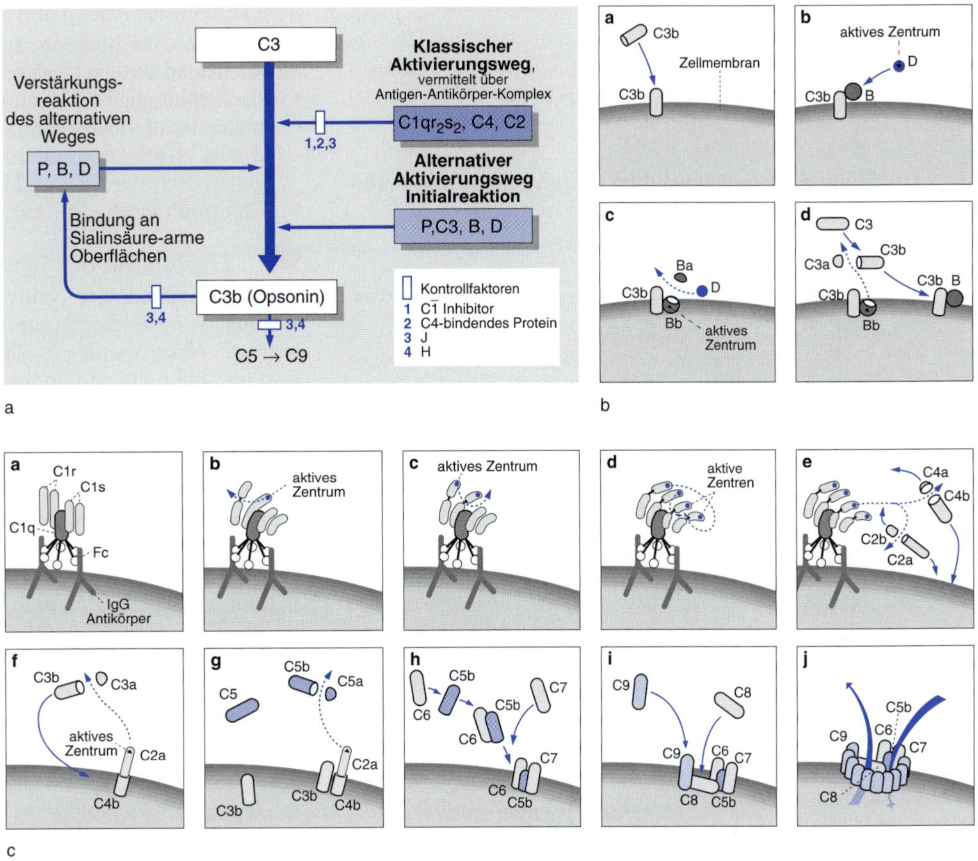

Abb. 9-4 Der klassische Weg der Komplementaktivierung. Das aus den Untereinheiten C1q, C1r2 und C1s bestehende C1 bindet an zwei nebeneinanderliegende IgG-Moleküle auf einer Zellmembran. Durch Änderung der Konfirmation wird eine proteolytische Spaltung von C1r und die Bildung zweier enzymatischer Stellen möglich, die wiederum zur Freilegung zweier enzymatischer Stellen auf C1s führen. C1s spaltet C4 und C2. Nach Bindung von C4b an die Membran kommt es zur Anlagerung von C2a zum C4b2a Komplex, der C3-Convertase, die C3 spaltet. C3b ändert die Spezifität der C3-Convertase in C5-Convertase, die dann C5 spalten kann. C5b bindet C6 und C7, und C8 und C9 binden an C5b67. Die Insertion dieses Komplexes, des sog. **Membran-Angriff-Komplexes (MAC)** in die Zellmembran führt zur Zellyse.

Aktivierte Makrophagen

Aktivierte Makrophagen sind die zytotoxischen **Effektorzellen gegen verschiedene Mikroorganismen,** wie Mycobakterium tuberculosis, Listeria monocytogenes und Toxoplasma gondii.

Dabei aktivieren Makrophagen durch Antigen-MHC-II-Präsentation CD4⁺ T-Lymphozyten, die über die Freisetzung chemotaktischer und Makrophagen-aktivierender Faktoren weitere Makrophagen anziehen und aktivieren.

9.1.16 Regulation der Immunantwort

An der Regulation der spezifischen Immunantwort sind mehrere **Mechanismen** beteiligt:

- Elimination des Antigens während der Effektorphase der Immunantwort,
- immunologische Toleranz durch einen Antigen-induzierten Stop der Reifung und/oder Differenzierung der spezifischen Lymphozyten,
- Stimulation von Suppressor-T-Zellen, die die Aktivierung von spezifischen T- und B-Lymphozyten supprimieren,
- die Regulation über das idiotypische Netzwerk (Bildung von Antikörpern gegen den Idiotypen, die spezifische Antigenbindungsstelle eines Immunglobulins) und
- negative Rückkoppelung durch Produkte aktivierter Lymphozyten, insbesondere Zytokine.

Toleranz gegen körpereigene Strukturen ist ein permanenter aktiver Prozeß, der durch $CD8^+$ Suppressorzellen und lösliche Suppressorfaktoren, stimulierende und inhibierende Adhäsionsmoleküle, Zytokine und Zytokinantagonisten, sowie Idiotyp-anti-Idiotyp-Netzwerke aufrechterhalten wird.

Antigenexposition im Föten mit einem unreifen Immunsystem führt zur Toleranz. Im erwachsenen Organismus erfolgt Toleranz durch die **Elimination autoreaktiver Klone („clonal deletion"** nach Burnet) und die **Inaktivierung autoreaktiver Zellen („clonal anergy"** nach Nossal).

Antikörper-Rückkoppelung ist ein weiterer Regulationsmechanismus der Immunantwort.

Die Antikörper-Rückkoppelung wird bei der **Rhesus-Krankheit** therapeutisch ausgenutzt. Sie tritt bei Neugeborenen auf, deren Mütter im Gegensatz zu ihren Vätern keine Rh-Blutgruppenantigene exprimieren.

Durch Übertritte kleiner Mengen fetalen Blutes während der Geburt des ersten Kindes kommt es zur Antikörperbildung in der Mutter. Die Antikörper gelangen im Laufe einer folgenden Schwangerschaft über die Plazenta in den fetalen Kreislauf und induzieren dort eine Hämolyse der Rh-positiven fetalen Erythrozyten (Morbus haemolyticus neonatorum, s.a. Kap. 7.2.2).

Durch Injektion der Mutter mit einer großen Dosis von anti-Rh-Antikörpern unmittelbar nach der ersten Entbindung wird die mütterliche Immunantwort unterdrückt, wahrscheinlich durch Bindung der Antikörper an die verbliebenen fötalen Erythrozyten.

9.2 Klinische Pathophysiologie

Einteilung der Krankheitsbilder nach Ätiologie und Pathogenese

genetisch/angeboren
- hereditäre Defekte der Granulo- und Monozytenfunktion
- primäre Immundefekte
- hereditäre Komplementdefekte
- hereditäres Angioödem (Mangel anC1-Esterase-Inhibitor

erworben
1 metabolisch/nutritiv
- Immunmangelsyndrome bei Unterernährung

2 dysregulativ/hormonell
- zyklische Neutropenie
- Leukozytose bei Morbus Cushing

3 degenerativ
- Immuninsuffizienz des Alters

4 vaskulär
- sekundäre Immundefekte bei Vaskulitiden (z.B. LE)

5 entzündlich/immunologisch
- Agranulozytose
- Autoimmunerkrankungen

6 infektiös
- Leukozytose/leukämoide Reaktion bei bakteriellen Infekten
- erworbenes Immundefektsyndrom (AIDS) durch HIV

7 neoplastisch
- chronische myeloproliferative Erkrankungen
- Myelodysplasien
- akute Leukämien
- chronische Leukämien
- maligne Lymphome

8 medikamentös/toxisch
- Leukozytopenie nach Zytostatika

9 mechanisch/physikalisch
- Leukozytopenie nach Strahlenexposition

10 neuromuskulär
- –

sonstige/unklar/multifaktoriell
- Anämie bei chronischen Erkrankungen

9.2.1 Quantitative Veränderungen der Leukozyten

Neutropenien

Definition

Eine Neutropenie liegt vor, wenn die Zahl der Neutrophilen wiederholt <1000 /µl ist.

Ä/P Ätiologie und Pathogenese

Die Ursachen der Neutropenie können pathogenetisch in drei **Kategorien** unterteilt werden: verminderte Produktion, vermehrter Abbau und Umverteilung (Tab. 9-3).

Bei den medikamentenbedingten Formen werden drei **Mechanismen** unterschieden:
- dosisabhängige Myelosuppression,
- weitgehend dosisunabhängige Idiosynkrasie (individuelle Überempfindlichkeit neutrophiler Vorläufer gegen toxische Effekte der Medikamente) und
- immunologische Mechanismen.

S Entstehung der Symptome

Mit dem Ausmaß der Neutropenie korreliert die **Infektneigung,** insbesondere gegen bakterielle Infekte. Eine ausgeprägte Neutropenie (< 500/µl = Agranulozytose) verläuft in Abhängigkeit von ihrer Dauer oft letal!

T Therapieansätze

Behandlung der Grunderkrankung bzw. Absetzen der auslösenden Noxe. Bei der zyklischen Neutropenie ist die Therapie mit rekombinantem G-CSF (Granulozytenkolonien-stimulierender Faktor, s. Kap. 7.1.1) erfolgreich.

Leukozytosen

Definition

Eine Leukozytose ist eine Vermehrung der Leukozyten >10 000 /µl. Bei reaktiven Leukozytosen übersteigt der Leukozytenwert 50 000/µl i.a. nicht, bei Werten >30 000 µl spricht man auch von einer leukämoiden Reaktion.

Durch das **Differentialblutbild** kann man die für die Leukozytose verantwortliche Population identifizieren und dementsprechend eine Neutrophilie, Eosinophilie, Monozytose oder Lymphozytose diagnostizieren.

Ätiologie und Pathogenese der Neutrophilien (neutrophile Granulozyten >7500 /µl) und Eosinophilien (absolute Eosinophilenzahl >500 /µl) sind in den Tabellen 9-4 und 9-5 dargestellt.

Tab. 9-4 Ätiopathogenese der Neutrophilie

vermehrte Produktion	Infektionen Entzündungen (Vaskulitiden) Malignome myeloproliferative Erkrankungen (CML, P. vera) Medikamente: Lithium, G-CSF, GM-CSF
Mobilisation der Neutrophilenreserve im Knochenmark	Kortikosteroide körperliche Anstrengung
verminderte Margination	Kortikoide körperliche Anstrengung Adrenalin

Tab. 9-3 Ätiopathogenese der Neutropenien

verminderte Produktion	Knochenmarkverdrängung durch Fibrose oder Infiltration maligner Zellen einschließlich Leukämien und Myelodysplasien Knochenmarkaplasie (aplastische Anämie, iatrogen nach Zytostatika) ineffektive Granulozytopoese (Vitamin-B12-Mangel, Folat-Mangel) isolierte Hypoplasie der Granulozyten idiopathisch medikamenteninduziert a) dosisabhängig: Zytostatika, Strahlentherapie b) idiosynkratisch, nicht immunologisch: Sulfonamide, Phenytoin, Chloramphenicol, Chinin, Procainamid c) immunologisch: Chinin, Sulfapyridin, Hydralazin Virusinfekte (EBV, HIV) bakterielle Infekte (Tuberkulose) hereditäre Neutropenien Kostmann-Syndrom (kongenitale Neutropenie) Chediak-Higashi-Syndrom (Riesengranula in Neutrophilen, Albinismus) zyklische Neutropenie (durch G-CSF-Mangel) Felty-Syndrom (rheumatoide Arthritis, Splenomegalie)
vermehrter Abbau	Autoimmun-Neutropenie (SLE, Felty-Syndrom) Komplement-Aktivierung durch Zellophanmembranen (Dialyse)
Umverteilung	verstärkte Margination (durch Endotoxine) Hypersplenismus und Splenomegalie

S Entstehung der Symptome

Die Symptome der Neutrophilie werden durch die Grunderkrankung bestimmt. Bei extrem hohen Leukozytosen (> 200 000/µl), die nur bei Leukämien beobachtet werden, kann es zu Zeichen der **Hyperviskosität** kommen.

Bei den primären eosinophilen Syndromen führt die Freisetzung von Substanzen aus den Eosinophilen, insbesondere von basophilem Protein und kationischem Protein zur **Schädigung des jeweiligen Gewebes.**

T Therapieansätze

Die primären Eosinophilien sprechen auf Kortikosteroid-Behandlung an, die Therapie der übrigen Leukozytosen orientiert sich an der Grunderkrankung.

9.2.2 Hereditäre Erkrankungen der Neutrophilen- und Monozytenfunktion

Diese Erkrankungen sind selten und manifestieren sich meist im Kindesalter durch eine erhöhte Anfälligkeit gegen bakterielle Infekte. Die bekanntesten Formen sind in Tabelle 9-6 aufgeführt. Die Therapie beschränkt sich auf die symptomatische Behandlung der Infekte.

Tab. 9-5 Ätiopathogenese der Eosinophilien

Primäre Eosinopilien unklarer Genese	Löffler-Syndrom (Eosinophilie mit Lungeninfiltraten) PIE-Syndrom (pulmonale Infiltrate mit Eosinophilie) Hypereosinophilen-Syndrom
Sekundäre Eosinophilien	**allergische Reaktion:** Asthma, Heuschnupfen, angioneurotisches Ödem **Medikamentenreaktion:** Chlorprormazin, Sulfonamide **Infektionen:** Parasitosen (Trichinen, Echinokokken, Schistosomen, Filarien) Pilze (Aspergillus, Kryptokokkus) **Kollagenosen:** Polyarteriitis nodosa, esoinophile Fasciitis (= Sonderform der Sklerodermie) Churg-Strauss-Syndrom **Granulomatosen:** Morbus Wegener, Morbus Boeck **bösartige Erkrankungen:** myeloproliferative Erkrankungen (CML mit Eosino-philenleukämie) Hodgkin, T-Zell-Lymphome (Mycosis fungoides, Sezary-Sydnrom)

Tab. 9-6 hereditäre Erkrankungen der Neutrophilen- und Monozytenfunktion

Erkrankung	Ätiologie	betroffene Funktion
chronische Granulomatose	X-chromosomal autosomal-rezessiv	Defekt der NADPH-Oxidase
Myeloperoxidase-Mangel	autosomal-rezessiv	Störung der H_2O_2-abhängigen Bakterizidie
Chediak-Higashi-Syndrom	autosomal-rezessiv	Störung der abnorm großen Sekundär-Granula
Sekundär-Granula-Defekt		Fehlen der Sekundärgranula (proteolyt. Enzyme, Lactoferrin)

9.2.3 Neoplastische Veränderungen der Hämatopoese (Hämoblastosen)

Hämoblastosen sind Proliferationen und Akkumulationen hämatopoetischer Stammzellen und/oder weiter differenzierter Zellen der Hämatopoese als Folge einer malignen Transformation (Tab. 9-7).

Als **Leukämien** bezeichnet man maligne Transformationen hämatopoetischer Stammzellen mit Proliferation und Akkumulation neoplastischer Zellen immer im Knochenmark, zumeist auch im Blut und in lymphatischen Geweben, seltener in anderen Organen.

Die Leukämien können eingeteilt werden aufgrund ihrer **Differenzierung** (myeloisch oder lymphatisch), des **Reifegrades** der vorherrschenden malignen Zellpopulation (unreif = blastär oder reif), ihres **natürlichen Verlaufes** (akut oder chronisch) oder der **Pathogenese** (primär oder sekundär). Klinisch üblich ist folgende **Einteilung:**

Akute Leukämien

- akute lymphatische Leukämien
- akute nicht-lymphatische Leukämien (ANLL)
- akute undifferenzierte Leukämien (AUL)

Chronische Leukämien

- chronische myeloische Leukämie (CML; nosologisch zu den myeloproliferativen Erkrankungen gehörend)
- chronische lymphatische Leukämie (CLL; nosologisch zu den Non-Hodgkin-Lymphomen gehörend)
- Haarzellenleukämie (nosologisch zu Non-Hodgkin-Lymphomen gehörend)
- chronische myelomonozytäre Leukämie (nosologisch zu Myelodysplasien gehörend)

Ä/P Ätiologie und Pathogenese

Die Ätiologie der meisten Hämoblastosen ist **unklar.**

Eine **Assoziation** mit Strahlenexposition, Chemikalien (Benzol, Zytostatika) ist für die akuten Leukämien und die CML nachgewiesen. Eine Assoziation mit dem Epstein-Barr-Virus besteht beim afrikanischen Typ des Burkitt-Lymphoms, außerdem findet sich EBV-Genom in den Hodgkin- und Reed-Sternberg-Zellen in ca. 50% der Fälle.

Das humane T-Zell-Leukämie-Retrovirus HTLV-1, das über die Muttermilch übertragen wird, ist wahrscheinlich **kausal** mit der in Japan und der Karibik endemischen adulten T-Zell-Leukämie (ATL) assoziiert.

Leukämiezellen sind Akkumulationen einer neoplastischen Population hämatopoetischer Zellen unterschiedlicher Differenzierung mit praktisch unbegrenzter Teilungsfähigkeit. Sie haben die Fähigkeit zum programmierten Zelltod (Apoptose) weitgehend verloren.

Die Akkumulation neoplastischer Zellen der Hämatopoese findet außer bei den Lymphomen fast immer im **Knochenmark** statt, nur selten extramedullär. Lediglich das Hodgkin-Lymphom und die heterogene Gruppe der Non-Hodgkin-Lymphome entstehen primär meist im **lymphatischen Gewebe.**

Die neoplastischen Zellen der chronischen Leukämien und vieler Non-Hodgkin-Lymphome differenzieren aus und werden ins periphere Blut ausgeschwemmt **(leukämisches peripheres Blutbild).** Im Gegensatz dazu entwickeln sich die Zellen der akuten Leukämien ab der Ebene mehr oder weniger differenzierter Blasten, die oft nicht in die Peripherie gelangen **(„aleukämische Leukämie“** mit peripherer Panzytopenie) nicht mehr weiter. Dies gilt auch für die Myelodysplasien (Unterformen: RA = refraktäre Anämie, RAEB = RA mit erhöhtem Blastenanteil, RAEB-T = RAEB in Transformation und CMMOL = chronische myelomonozytäre Leukämie), mit Ausnahme der CMMOL.

Myelodysplasien entstehen durch Proliferation von Klonen mit abnormer Differenzierung bzw. Reifestörung und gehen mit unterschiedlicher Häufigkeit in eine akute Leukämie über **(„Transformation“).**

Ebenso finden sich die malignen Plasmazellen des **Plasmozytoms** nur in den seltenen Fällen einer Plasmazell-Leukämie, die malignen Zellen des Hodgkin-Lymphoms praktisch nie im peripheren Blut.

S Entstehung der Symptome

Durch die unkontrollierte Expansion der neoplastischen Zellpopulation kommt es zur Unterdrückung **(„Verdrängung“) der normalen Hämatopoese** mit konsekutiver Verminderung von Erythrozyten, Thrombozyten und normalen Leukozyten im peripheren Blut.

Bei der Osteomyelofibrose, der CML und der Haarzellenleukämie kommt es zusätzlich zum **bindegewebigen Umbau der Knochenmarks (Fibrose).** Den beim Plasmozytom oft zu beobachtenden Osteolysen liegt eine zytokininduzierte (TNF, IL-1, IL-6) Osteoklastenaktivierung zugrunde.

Tab. 9-7 Neoplastische Erkrankungen der Immunohämatopoese

Erkrankung	maligne Stammzelle	Pathogenese	Befunde	Komplikationen, Todesursachen	Therapie
Erkrankungen der hämatopoetischen Stammzelle					
Proliferation mit Differenzierung = myeloproliferative Erkrankungen:					
Polycythämia vera	hämatopoet. Stammzelle	Expansion aller drei Stammreihen	Vermehrung reifer Granulo, Thrombo- und Erythrozyten	Thrombosen, Blutungen Übergang in ANLL	Aderlässe, Chemotherapie bei gleichzeitig ausgeprägter Leukozytose und/oder Thrombozytose
chronische myeloische Leukämie	hämatopoet. Stammzelle mit t(9;22)	Expansion von Vorstufen u. reifen Granulozyten u. Megak.	Neutrophilie, oft Thrombozytose	Übergang in Blastenschub (akute Leukämie)	allogene KMT (kurativ) Interferon-α (zytogenet. Remissionen) Hydroxurea (palliativ)
essentielle Thrombozythämie	hämatopoet. Stammzelle	Expansion von Vorstufen u. reifen Thrombos	Thrombozytose	Thrombosen, Blutungen	Hydroxyharnstoff (palliativ)
Osteomyelo fibrose	hämatopoet. Stammzelle	Knochenmarkfibrose Expansion der myeloischen + thrombozytäre Vorstufen	Panzytopenie, Splenomegalie mit extramet. Hämatopoese	Blutung, Infektionen	symptomatisch
Proliferation mit abnormer Differenzierung = Myelodysplasie	hämatopoet. Stammzelle	Expansion reifungsgestörter Vorstufen aller 3 Zellreihen	Panzytopenie	Blutung, Infektionen	symptomatisch
Proliferation ohne Differenzierung = akute Leukämie	hämatopoet. Stammzelle	Expansion gering diff. Vorstufen (Blasten)	komplette Verdrängung der norml. Hämatopoese	Blutung, Infektion	Polychemotherapie (Remissionsinduktion), bei ungünstiger Prognose zuätzlich KMT; bei Promyelozytenleukämie mit t(15;17): Differenzierungsinduktion mit All-Trans-Retinolsäure (ATRA), dann Chemotherapie
maligne Transformation lymphatisch differenzierter Zellen					
Non-Hodgkin-Lymphome	B- und T-Lmphozyten unterschiedlicher Differenzierung	Expansion neoplast. Lymphozyten in lymphat. Geweben, u.U. im KM	Vergrößerung befallener Organe; Verdrängung der Hämatopoese	Raumforderung, Blutung, Infektion	Polychemotherapie ± Strahlentherapie
Hodgkin-Lymphome	Hodgkin- u. Reed-Sternberg-zellen	Expansion und Rekrutierung reaktiver Zellen (Zytokine)	ähnlich NHL, in Frühphase oft Vermehrung von Leukozyten	ähnlich NHL, ausgeprägter Immundefekt	Polychemotherapie ± Strahlentherapie
Plasmozytom	in (z.T. atypische) Plasmazellen differenzierende B-Zellen	Expansion im KM, Verdrängung der normalen Hämatopoese	Panzytopenie, monoklon. Paraproteinämie	Infektionen, Osteolysen (Osteoklastenaktivierung)	Polychemotherapie ± palliative Strahlentherapie
maligne Proliferation von Makrophagen					
maligne Histozytose	Gewebsmakrophagen	Expansion im KM, Verdränung und Phagozytose der nl. Hämatopoese	Panzytopenie	Infektionen, Blutungen	Polychemotherapie (meist frustran)

Tab. 9-8: Synopsis primärer Immundefekte

Erkrankung	Ätiologie	Mechanismus	Befunde	Symptome	Therapie
B-Zell-Defekte					
Bruton'sche Agammaglobulinämie	Mutation des Bruton-Tyrosinkinase-Gens auf Xp21,33-22	Block der Prä-B-Zell-Reifung B-Zellen-	alle Ig-Klassen ↓ ab 1. Lj.	gehäufte Infekte mit eiterbildenden Bakterien, Malabsorption (G. lamblia)	absolute Indikation zur Substitution mit i.v.-Immunglobulinen
selektiver IgA-Mangel	unklar	terminale Reifungsstörung von IgA+ B-Zellen (T-Hilfe ↓)	IgA_1 ↓, IgA_2 ↓; normale IgA-B- Zellen und	glgtl. Infekte d. Respirations- und Gastrointestinaltrakts	therapeutisch i.v.Gabe von IgA-armen Ig (cave: Anaphylaxie!)
variabler Immundefekt (CVID)	unklar, heterogen	Defekt der B-Zell-Kooperation sekret. Reifung der Plasmazellen	variable Verminderung von IgG, IgA, seltener IgM; opson. IgG↓,	Infekte mit verkaps. Erregern, z.T. auch opportun. Infektionen	Substitution mit i.v.-Immunglobulinen
IgG-Subklassen-Defekte	heterogen: Deletionen der Gene der konst. Regionen u.des Isotyp-Switch	Störung des Isotyp-Switches oder Schwerkettensynthese	Gesamt-Ig u. B-Zellen normal aber bestimmte IgG-Subklassen ↓	bes. bei IgG3 ↓: bakt. Infekte (ob. Luftwege), Autoimmunphänomene	ggfls. Substitution mit i.v. Immunglobulinen
selektiver IgM-Mangel	unklar	? selekt. Hemmung der Ausreif. von IgM-Plasmazellen und der terminalen B-Zell-Differenzierung	IgM ↓, zellul. Immunität ↓, Opsonierung ↓, Komplementaktivierung ↓	rezidivierende bakterielle u. virale Infekte	therapeutische Gabe von IgM i.v.
Hyper-IgM-Defekt	1. X-chromosomal	Mutation des CD40-Liganden der T-Zellen (Xq26-27)	Störung des Isotyp-Switch und zusätzlicher unklarer T-Zell-Defekt IgM↑ IgG↓, IgA↓;	wie bei Bruton, dazu opportunist. Infektionen; Immunzytopenien	i.v.-Immunglobuline, darunter IgM ↓
	2. autosomal	unklar			
T-Zell- oder kombinierte Defekte					
DiGeorge-Syndrom	Fehlentwicklung 3.+4. Kiementasche intrauterin Thymushypoplasie, in 10% Monosomien (22q11 und 10p13)	Störung der T-Zell-Reifung infolge Thymushypoplasie	T-Zellen ↓, normale B-Zellen Immunglobuline normal	Infektionen mit Viren, Pilzen, oder P. carinii; im Alter nachlassend	Thymustransplantation, Thymushormone (TP1, TP5)
SCID-Formen	variabel;	Stammzellnahe Defekte mit Thymushypoplasie;	T-Zellen ↓, B-Zellen normal oder ↓ Immunglobuline ↓	Infektionen mit opportunist. Bakterien, Pilzen, Viren	allogene Knochenmarktransplantation;
1. x-chromosomal	Mutation der IL-2-R-ß-Kette	Störung der T-Zell-Reifung			
2. autosomal-rezessiv	unklar	Störung der B- und T-Zell-Reifung			
	Adenosin-Desaminase-Mangel	Akkumulation toxischer Nukleoside			Gentherapie mit ADA-transfizierten Lymphozyten
	Purinnukleosid-phosphorylase	Akkumulation tox. Nukleoside			
	MHC-II-Molekül-Mangel	X-Box-bindende Faktoren ↓ oder Störung der MHC-II-Transkription			

Tab. 9-8: Synopsis primärer Immundefekte (Fortsetzung)

Erkrankung	Ätiologie	Mechanismus	Befunde	Symptome	Therapie
T-Zell- oder kombinierte Defekte					
	ZAP-70-Mutation	Fehlen der mit der ζ-Kette des TZR assoziierten Tyrosinkinase	$CD8^+$-Zellen ↓		
Wiskott-Aldrich-Syndrom	Defekt auf Xp11	gestörte Glykosylierung von Membranproteinen (CD43) (= CD54-Ligand);	T-Zellen ↓, normale B-Zellen, IgM ↓, Polysacharid-Antwort ↓, interzell. Adhärenz ↓	Blutungsneigung, zunehmend schwerere Infekte, 10% Lymphome	allogene Knochenmarktransplantation; palliativ: Splenektomie
Ataxia teleangiectatica	Defekt eines DNA-Reparatur-Gens auf 11q22-23	Instabilität d. Chromosomen 7 (TZR) und 14 (IgH-Gene)	T-Zellen ↓, B-Zellen normal; IgA, IgE, IgG inkonstant ↓	zell. Immundefekt mit kutaner Anergie, Malignome 100x ↑	nur symptomatisch
Hyper-IgE-Syndrom	unklare Lokalisation eines autosomal-dominant Defektes mit wechselnder Penetration	Störung des Ansprechens auf regul. Signale (z.B. Interferone)	IgE ↑, Eosinophile ↑ Memory-T-Zellen ↓	chron. mukokutane Candidiasis Gesichtsdysmorphien	evtl. Interferon-γ (⇒ IgE ↓)

9.2.4 Immundefekte

Man unterscheidet die primären (angeborenen) Immundefekte und die sekundären (erworbenen) Immundefekte.

Primäre Immundefekte sind seltene Erkrankungen. Man unterscheidet: B-Zelldefekte, T-Zelldefekte und kombinierte Immundefekte. Ihre Ätiologie, Pathomechanismen, Symptome und Therapiemöglichkeiten sind in Tabelle 9-8 zusammengefaßt.

Die häufigsten Ursachen und klinischen Charakteristika der **sekundären Immundefekte** sind in Tabelle 9-9 aufgeführt.

9.2.5 Störungen des Komplementsystems

Angeborene qualitative und quantitative Komplementdefekte sind selten. Personen mit **genetischen Defekten** im klassischen Weg erkranken vor allem an Immunkomplexerkrankungen, während Defekte im alternativen Weg zu bakteriellen Infekten prädisponieren.

Häufiger sind **sekundäre Verminderungen von Komplement** durch vermehrten Verbrauch, z.B. bei Infekten und Autoimmunerkrankungen. Man nimmt an, daß eine örtliche Überproduktion von C5a bei der Pathogenese des **Respiratory-Distress-Syndroms** des Erwachsenen beteiligt ist. Die verminderte Expression von „decay accelerating factor" auf den Erythrozyten bei der **paroxysmalen nächtlichen Hämoglobinurie (PNH)** ist verantwortlich für die verkürzte Erythrozytenüberlebenszeit bei dieser Erkrankung.

Die übrigen Mangelerkrankungen des Komplementsystems können klinisch in zwei Gruppen eingeteilt werden: Mit **gehäuften bakteriellen Infekten** assoziiert sind der homozygote C3-Mangel, der I- (C3b-Inhibitor-) Mangel sowie der homozygote Mangel an Properdin, C5, C6, C7 oder C8.

Mit **rheumatischen Erkrankungen** assoziiert sind Defekte der Komponenten C1, C2 und C4 des klassischen Weges der Komplementaktivierung.

Das **hereditäre Angioödem** beruht auf einem autosomal-dominant vererbten Mangel an C1-Esteraseinhibitor. Ein Anfall kann durch Gewebeschädigung, exogene Komplementzufuhr (Frischplasma) oder ohne erkennbare Ursachen ausgelöst werden. Dabei fällt die Konzentration von C1-Esteraseinhibitor weiter ab, C1s erscheint im Serum und führt zu einer Erniedrigung seiner Substrate C4 und C2. Durch die Freisetzung eines vasoaktiven Peptids kommt es zur Permeabilitätserhöhung der Gefäße in Haut und Schleimhäuten mit Schwellungen im Gesicht, Diarrhöen sowie einem Larynxödem. Eine Anfallsprophylaxe erfolgt durch Proteaseninhibitoren (ε-Aminocapronsäure oder Tranexamsäure; Wirkungsmechanismus nicht geklärt) oder durch Anabolika (Danazol und Stanozolol), die die Synthese von C1-Esteraseinhibitor stimulieren.

9.2.6 Überempfindlichkeits–reaktionen

Bei Überempfindlichkeitsreaktionen sind die Nebenwirkungen einer Immunantwort quantitativ oder qualitativ pathologisch gesteigert. Nach Coombs und Gell unterscheidet man vier Typen von Überempfindlichkeitsreaktionen.

Überempfindlichkeitsreaktion vom Soforttyp (Typ I)

Die Typ-I-Reaktion wird auch als atopische Reaktion bezeichnet, die Veranlagung zu dieser Reaktion als Atopie. Auslösend sind **Allergene,** d.h. Antigene, die bevorzugt IgE induzieren.

Ätiologie und Pathogenese

Atopiker besitzen vermehrt TH2-Zellen, die im Gegensatz zu TH1-Zellen große Mengen Interleukin-4 (IL-4), aber kaum Interferon-γ produzieren. Daher entsteht nach Allergenkontakt vor allem **IgE,** das an hochaffine Fcε-Rezeptoren (Fcε-RI) auf Mastzellen bindet (Abb. 9-5). Die Kreuzvernetzung des Fcε-RI-gebundenen IgE durch einen zweiten Antigenkontakt führt zur **Sofortreaktion** durch:

- Mastzelldegranulation und Freisetzung von biogenen Aminen (z.B. Histamin),
- Lipidmediatoren (Prostaglandin D2, die Leukotriene C4, D4, und E4 sowie PAF = plättchenaktivierender Faktor) und
- Zytokinen (TNF, IL-4, IL-5).

Es kommt innerhalb von wenigen Minuten zu Vasodilatation, Plasmaaustritt aus den Gefäßen, Bronchokonstriktion und einer nachfolgenden Entzündungsreaktion.

Die **Spätphasenreaktion** (Maximum ca. 24 Stunden nach Antigenexposition) ist gekennzeichnet durch die Akkumulation von entzündlichen neutrophilen und basophilen Granulozyten sowie $CD4^+$-T-Helferzellen, insbesondere aber von eosinophilen Granulozyten. Diese werden durch IL-4 und IL-5 angereichert bzw. stimuliert und sind bei der entzündlichen Spätphasenreaktion die wichtigsten Effektorzellen.

Die Sicherung der Diagnose einer Typ-I-Reaktion erfolgt durch den Nachweis von IgE, das gegen ein spezifisches Allergen gerichtet ist (in vivo durch einen Hauttest oder in vitro durch einen radiolabeled allergosorbent test = RAST).

Tab. 9-9 Synopsis sekundärer Immundefekte und immunsuppressiver Therapien

Grunderkrankung bzw. Therapie	hauptsächlicher Immundefekt
Non-Hodgkin-Lymphome (niedrig-maligne)	Hypogammaglobulinämie
Hodgkin-Lymphom	T-Zell-Stimulation ↓, NK-Zell-Defekt
CMV-Infektion	CD4 ↓, NK-Zell-Defekt
EBV-Infektion	Aktivierung unspezifischer Suppressor/Zytotox. Zellen
HIV-Infektion	CD4-Schädigung, HIV-spezifische Immunantwort, Synzytienbildung, Apoptose-Induktion, Autoimmunmechanismen
Masern, Mumps, Influenza	passagerer T-Zell-Defekt
Mycobakterien-Infektion	T-Zell-Defekt, kutane Anergie
Corticosteroid-Therapie	Lymphozytensequestration ↓ Mitogenstimulierbarkeit ↓ Immunglobulinsynthese ↓ Mediatorensynthese ↓
MTX-Therapie	Inhibition der IL-1-Produktion Inhibition der Mitogenstimulation
Azathioprin-Therapie	Inhibition der Monozytenfunktion Immunglobulinsynthese ↓ (hohe Dosen)
Ciclosporin-A-Therapie	Hemmung der IL-2-Produktion auf mRNA-Ebene
Splenektomie	IgM ↓
Thymektomie	T-Lymphozytenzahlen ↓

Entstehung der Symptome

Die unterschiedlichen Symptome der Typ-I-Reaktion hängen ab vom **Ort der Allergenexposition,** Art und Konzentration der Mastzellen, Empfindlichkeit des Zielorgans auf Mastzellmediatoren:

- Urtikaria (erhabene Hautläsionen mit starkem Juckreiz),
- Angioödem (meist asymmetrisch auftretende Hautschwellungen),
- allergische Rhinitis und Konjunktivitis,
- allergisches Asthma mit allergenbedingter reversibler Obstruktion der Atemwege durch Bronchospasmus und Schleimproduktion.

Die **Mastzellzytokine** (u.a. IL-4, Tumor-Nekrose-Faktor) führen zu einer Akkumulation von TH2-Zellen sowie von eosinophilen und basophilen Granulozyten, die die Entzündungsreaktion unterhalten. **Leukotriene** und Zytokine bedingen eine Hypertrophie und Hyperreagibilität der Bronchialmuskulatur.

Beim **anaphylaktischen Schock** (s. Kap. 17) kommt es zu kumulativen Effekten von Typ-I-Reaktionen, die gleichzeitig in mehreren Organen ablaufen (Haut, vaskulärer Kollaps durch Gefäßdilatation, häufig mit Myokardischämie, Bronchialobstruktion und Erstickungstod durch Schleimhautschwellungen der Epiglottis und des Larynx, Übelkeit, Brechreiz, abdominelle Krämpfe und Durchfall). Als **Mediatoren** des anaphylaktischen Schocks werden u.a. TNF und PAF diskutiert.

Die Symptome der **Medikamentenallergie** beginnen sechs bis zwölf Tage nach erstmaliger Einnahme des Medikaments und reichen von Juckreiz über Urtikaria bis hin zum anaphylaktischen Schock.

Bei der **Nahrungsmittelallergie** führt die Degranulierung IgE-besetzter Mastzellen des Gastrointestinaltrakts zu Juckreiz und Schwellung der Lippen, zu Übelkeit, Erbrechen, Bauchkrämpfen und Diarrhöen.

Therapieansätze

Die Prophylaxe bzw. Therapie der Typ-I-Reaktion besteht in **Vermeidung oder Verminderung der Allergenexposition** und in der Hemmung der Freisetzung und Wirkung der Mediatoren sowie der Entzündungsreaktion:

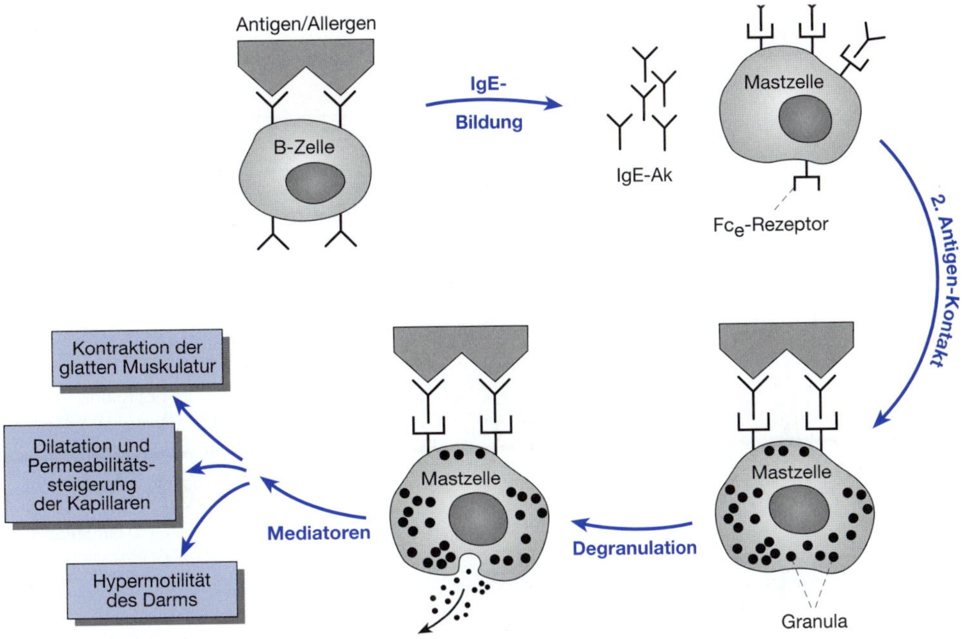

Abb. 9-5 Mechanismen der Typ-I-Reaktion. Kontakt einer B-Zelle mit einem allergisierenden Antigen (Allergen) führt zur Bildung löslicher antigenspezifischer IgE-Antikörper, die über ihren Fc-Teil an die Fc-ε-Rezeptoren auf Mastzellen binden. Nach erneutem Antigenkontakt kommt es zur Kreuzvernetzung der IgE-Moleküle auf den Mastzellen und **Mastzelldegranulation** mit der Freisetzung sekundärer Mediatoren. Neuere Untersuchungen an Fc-ε-Rezeptor-„knockout"-Mäusen belegen, daß die Mastzelldegranulation und die systemische Anaphylaxie genauso effektiv durch IgG1-induzierte Kreuzvernetzung der Fc-γ-III-Rezeptoren auf der Mastzelloberfläche ausgelöst werden kann.

- Adrenalin gegen die Vasodilatation und Bronchokonstriktion,
- Antihistaminika zur Blockade der Histaminwirkung an H1-Rezeptoren,
- Steroide zur Hemmung der Zytokinproduktion,
- Cromoglycinsäure zur Hemmung der IgE-vermittelten Mastzelldegranululation,
- Antagonisierung der Konstriktion der Bronchialmuskulatur durch Aktivatoren der Adenylatcyclase (Adrenalin und andere β_2-Sympathomimetika) und Hemmer der cAMP-spaltenden Phosphodiesterasen (z.B. Theophyllin). Diese stabilisieren außerdem durch Erhöhung des cAMP in den Mastzellen die Mastzellgranula.

Geprüft wird die Gabe von Inhibitoren der Leukozytenadhäsion, z.B. Antikörper gegen Integrine VCAM-1, ICAM-1, gegen E-Selektin und PAF.

Bei der **Desensibilisierung** versucht man durch langsam steigende subkutane Antigengaben eine Modulation der Immunantwort durch Senkung der IgE-Spiegel zu erreichen.

In der Erprobung sind die Induktion von TH1-T-Zellen durch Interferon-γ und eine Inhibition einer T-Zellaktivierung durch die Applikation synthetischer Peptide, die mit den immundominanten Epitopen natürlicher Allergene um die Bindung an MHC-II-Moleküle kompetieren.

Überempfindlichkeitsreaktion durch zytotoxische Antikörper (Typ II)

Ausgelöst werden die Typ-II-Reaktionen durch zytotoxische **Autoantikörper,** seltener durch Antikörper gegen Fremdantigene, die mit autologen Strukturen kreuzreagieren.

Ä/P Ätiologie und Pathogenese

Bei der Typ-II-Reaktion werden mehrere **Effektormechanismen** wirksam (Abb. 9-6):

- Bildung des Membran-Attackierungs-Komplexes durch komplementaktivierende Antikörper und osmotische Lyse der Zelle (z.B. arzneimittelinduzierte Zytopenien, immunhämolytische Anämien, die Rh- und ABO-Inkompatibilität des Neugeborenen und Transfusionszwischenfälle),
- Zytolyse durch hydrolytische Enzyme von neutrophilen Granulozyten, z.T. auch von Monozyten, die durch C5a chemotaktisch rekrutiert und aktiviert werden,
- Phagozytose antikörperbeladener Zellen über Bindung und Aktivierung von Fc- und C3b-Rezeptoren-tragenden phagozytierenden Zellen, z.B. bei bestimmten Autoimmunhämolysen.
- Bei bestimmten organspezifischen Autoimmunreaktionen wie der Thyreoiditis und der chronisch aggressiven Hepatitis kommt es zu einer antikörpervermittelten Zytotoxizität v.a. durch NK-Zellen.
- Bindung an funktionell wichtige Moleküle.

Durch die Bindung von Autoantikörpern kann es zum Funktionsverlust kommen ohne daß die autologen Zellen geschädigt werden (z.B. Antikörper gegen den TSH-Rezeptor beim Morbus Basedow).

S Entstehung der Symptome

Typ-II-Reaktionen vermittelte Krankheitsbilder sind

- autoimmunhämolytische Anämien (Antikörper [Ak] gegen Erythrozytenmebran),
- Autoimmunthrombozytopenie = M. Werlhof (Ak gegen Plättchenmembran),
- Goodpasture-Syndrom (Ak gegen Basalmembran in Glomeruli und Alveolen),

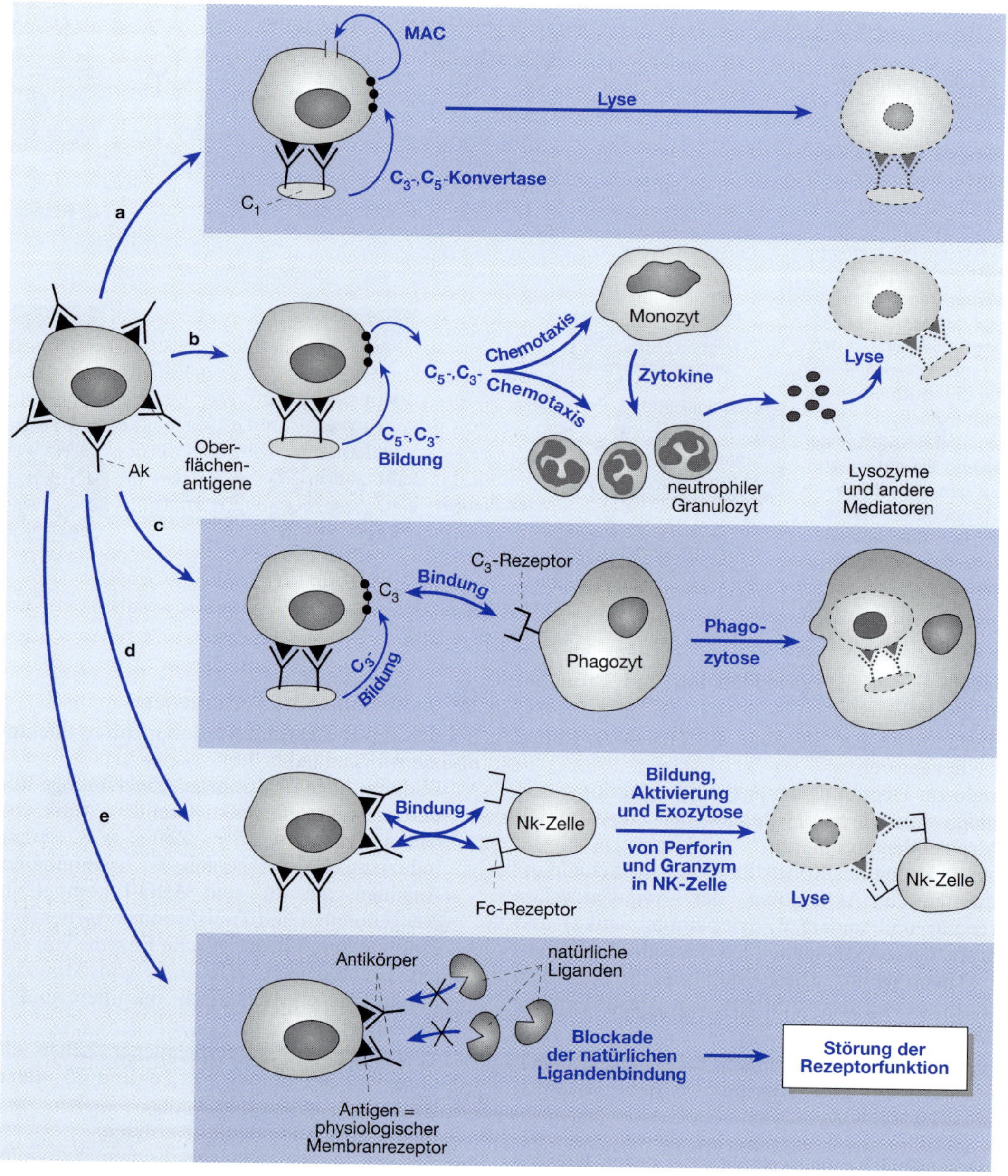

Abb. 9-6 Mechanismen der Typ-II-Reaktion.
a) komplementvermittelte Zellyse;
b) Zellyse durch sekundäre Entzündungszellen;
c) Opsonierung und Phagozytose;
d) ADCC;
e) Bindungen an funktionell wichtige Moleküle (Erläuterungen siehe Text).

- bullöses Pemphigoid (Ak gegen epidermale Basalmembran),
- teilweise der insulinresistente Diabetes (Ak gegen Insulinrezeptor),
- Morbus Basedow (Ak gegen TSH-Rezeptor) und
- Myasthenia gravis (Ak gegen Acetylcholinrezeptor).

T Therapieansätze

Hemmung der Autoantikörperbildung durch **Immunsuppression** (s.u.) oder der Effektormechanismen (z.B. wirkt die Splenektomie bei Autoimmunhämolyse auch durch Verminderung der phagozytierenden Makrophagen).

Immunkomplexvermittelte Überempfindlichkeitsreaktionen (Typ III)

Die Typ-III-Reaktionen werden durch Immunkomplexe vermittelt, die aus löslichem Antigen und antigenspezifischen Antikörpern bestehen. Sie können sich an den Gefäßwänden ablagern und dann zur Bildung von vorwiegend neutrophilen Infiltraten und zur Nekrose führen (Abb. 9-7).

Zu den klassischen Immunkomplexerkrankungen zählen die **Arthus-Reaktion** und die **Serumkrankheit.**

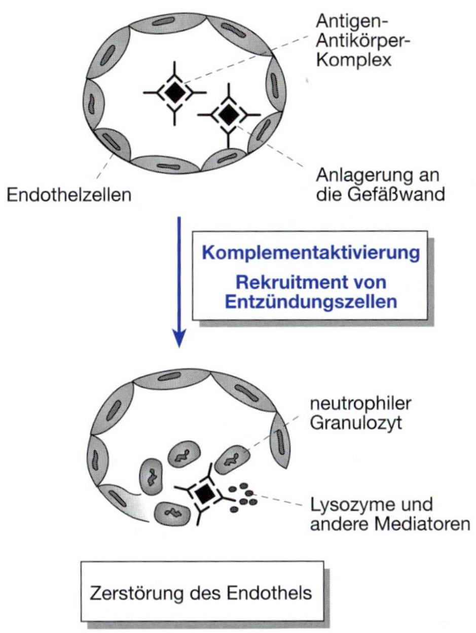

Abb. 9-7 Mechanismus der Immunkomplex-vermittelten Typ-III-Reaktion. Der Niederschlag von Immunkomplexen an der Zellwand führt über Komplementaktivierung und/oder Rekrutierung von Entzündungszellen, insbesondere Neutrophilen, zur Zerstörung der Endothelzellen.

Nachweisen lassen sich Immunkomplexe durch Ihre Fähigkeit, radioaktiv markiertes C1q zu binden oder über Fc- und Komplementrezeptoren an die Oberfläche von bestimmten Zellinien (z.B. die von einem Burkitt-Lymphom abstammende Raji-Zellinie) zu binden.

Ätiologie und Pathogenese

Auslösend können Selbst- und Fremdantigene sein. Möglicherweise führen Verwandtschaften zwischen viralen und Wirtsantigenen zur Produktion von **kreuzreagierenden Autoantikörpern** und zur **Immunkomplexbildung.** Große, präzipitierbare Komplexe entstehen bei einem optimalen Verhältnis von Antigen und Antikörper. Bei einem deutlichen Überschuß eines Reaktionspartners entstehen kleinere Komplexe, die in Lösung bleiben.

Neben der Größe der Immunkomplexe spielen noch andere Faktoren (anatomische und hämodynamische Faktoren, physikochemische Eigenschaften der Immunkomplexe u.a.) eine Rolle bei der Ausfällung. Sie führt zu einer lokalen Aktivierung von Leukozyten und Komplementsystem mit nachfolgender Gewebeschädigung, zur perivaskulären Nekrose mit Fibrinablagerungen (fibrinöse Nekrose) und einer Infiltration überwiegend von neutrophilen Granulozyten.

Entstehung der Symptome

Das klinische Bild wird durch den **Ort der Immunkomplexablagerung** bestimmt.

Bei der **Arthus-Reaktion** (1903 erstmals von Arthus beschrieben) bilden spezifische zirkulierende Antikörper mit dem Antigen Immunkomplexe, die präzipitieren.

Sowohl Typ-II- als auch Typ-III-Reaktionen können bei „knock-out"-Mäusen induziert werden, die kein Komplement aktivieren. Daher wird die Entzündungsreaktion wahrscheinlich überwiegend durch Aktivierung von Zellen vermittelt, die über ihre Fc-Rezeptoren an die Immunkomplexe binden (Granulozyten, Makrophagen, NK-Zellen).

Beispiele für Typ-III-vermittelte Erkrankungen sind

- die chronische membranöse Nephritis,
- die Synovitis bei der rheumatoiden Arthritis,
- die Hashimoto-Thyreoiditis,
- der systemische Lupus erythematodes,
- die Periarteriitis nodosa,
- die Poststreptokokken-Nephritis,
- durch bakterielle Antigene (Pneumokokken, Meningokokken, Gonokokken, Leishmanien, Malaria, Trypanosomen) ausgelöste postinfektöse Vaskulitiden.

Die **Serumkrankheit** kann acht bis zwölf Tage nach Gabe von Fremdserum auftreten, aber auch wenn Antikörper gegen Medikamente gebildet werden (z.B. Penicillin, Gold, Penicillamin). Dabei wirken die Medikamente als Haptene und werden durch Bindung an Serumeiweiße immunogen.

Therapieansätze

Die Therapie besteht im Vermeidung der Antigenexposition und in immunsuppressiven Maßnahmen; ggf. kann ein Plasmaaustausch hilfreich sein.

T-Zell-vermittelte Überempfindlichkeitsreaktionen (Typ IV)

Man unterscheidet zwei Typ-IV-Reaktionen:

- Die $CD4^+$-vermittelte Überempfindlichkeitsreaktion vom verzögerten Typ (delayed type hypersensitivity = DTH). Sie kann durch Hautkontakt mit chemischen Antigenen, durch intrazelluläre Bakterien (z.B. Mykobakterien) oder durch Fremdantigene ausgelöst werden.
- Die $CD8^+$-vermittelte Zytolyse führt zum Untergang von Zellen, die über MHC-I Peptidfragmente von Fremdantigenen (meist Viren) präsentieren.

Ätiologie und Pathogenese

Zuerst wird Fremdantigen naiven T-Zellen von ortsständigen antigenpräsentierenden Zellen (z.B. Langerhans-Zellen der Haut) präsentiert. Diese bringen das Antigen in die regionären Lymphknoten, und es kommt zu einer antigenspezifischen Aktivierung und Expansion von $CD4^+$-T-Helferzellen.

Die eigentliche DTH-Reaktion wird dann durch die Präsentation des Antigens an eine spezifische zirkulierende $CD4^+$ T-Memory-Zelle initiiert (Abb. 9-8). Dabei dienen Gefäßendothelzellen als APC. Sobald T-Zellen ins Gewebe auswandern, können sie durch Antigen erneut stimuliert werden, das auf dem MHC-Klasse-II-Molekül eines residenten Makrophagen präsentiert wird.

Die so aktivierten T-Helferzellen sezernieren chemotaktische Faktoren und verschiedene makrophagenaktivierende Faktoren (Interferon-γ, TNF, Lymphotoxin, später auch GM-CSF, IL-3 und IL-4). Dadurch werden weitere Makrophagen rekrutiert und zur Zerstörung des auslösenden Mikroorganismus aktiviert.

Die **Effektorzellen** der DTH sind also **aktivierte Makrophagen.** Bei der chronischen DTH können sich

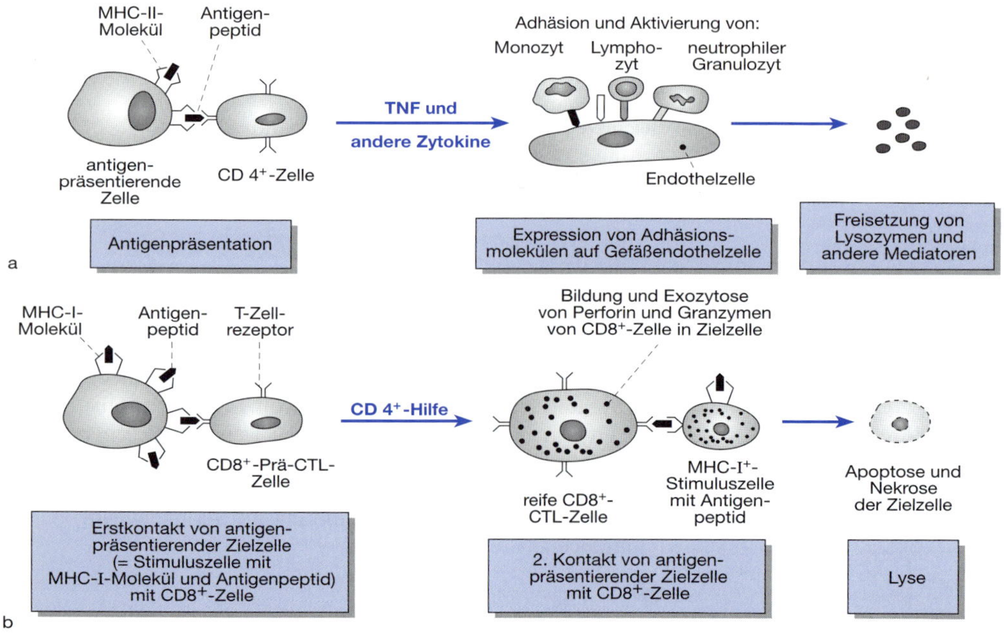

Abb. 9-8 Mechanismen der Überempfindlichkeitsreaktionen vom Typ IV.
a) Die DTH-Reaktion wird durch CD4⁺-Zellen vermittelt; Effektorzellen sind Monozyten und sekundär über deren Zytokinausschüttung auch Neutrophile.
b) Bei der CTL-Reaktion reift eine Vorläuferzelle nach Kontakt mit der Stimuluszelle, die das Antigenpeptid auf ihrem MHC-I-Moleküle präsentiert, unter spezifischer (d.h. von demselben Antigen auf einem MHC-II-Molekül stimulierten) Hilfe einer CD4⁺-T-Zelle zu einer reifen CTL-Zelle, die Perforin und Granzyme bildet und über diese in der antigenpositiven Zielzelle Apoptose und

Makrophagen zu Epitheloidzellen entwickeln und Granulome bilden.

Entstehung der Symptome

Bei der **Kontaktdermatitis** oder beim **Tuberkulintest** entsteht im entsprechend sensibilisierten Wirt innerhalb von 12-48 Stunden nach intradermaler Antigenexposition ein Infiltrat aus vorwiegend mononukleären Zellen mit interstitieller Fibrinablagerung.

Auch der **Transplantatabstoßung** liegt eine DTH zugrunde.

Viele **mit Virusinfektionen assoziierte Organentzündungen** sind durch CD8⁺-vermittelte Zytolyse bedingt, wahrscheinlich auch der insulinabhängige Diabetes mellitus und die multiple Sklerose. Die CD8⁺ vermittelte Lymphozytenreaktion lysiert alle virusinfizierten Zellen, unabhängig davon, ob die virale Infektion zytopathogen ist oder nicht. In einigen Fällen führt erst diese Reaktion zur Gewebeschädigung, z.B. bei bestimmten Formen der Hepatitis.

Therapieansätze

Zu den Therapieansätzen für die Typ-IV-Reaktion, die man auch bei der Transplantatabstoßung (s.u.) einsetzt, gehören Kortikosteroide, daneben auch monoklonale Antikörper gegen CD3 oder CD4, sowie (in der Erprobung) Immuntoxine aus IL-2 und Ricin (binden an aktivierte T-Zellen) und Antagonisten proinflammatorischer Zytokine, z.B. gegen IL-1 und TNF.

9.2.7 Entzündungsreaktionen

Die Schädigung des Wirtsorganismus erfolgt nicht nur durch die **direkte** zytopathische Wirkung der Erreger oder der mikrobiellen Toxine, sondern auch **indirekt** durch die im Wirt ausgelöste Entzündungsreaktion. Sie tritt somit als **Nebenwirkung der Immunantwort** des Wirts gegen den Erreger auf.

Die Entzündungsreaktion verläuft in der Regel **in Stufen.** Dabei entscheiden die Eigenschaften des Erregers sowie die unspezifischen und spezifischen Immunreaktionen des Wirts darüber, welche Form der Entzündungsreaktion abläuft und in welchem Ausmaß sie verläuft. Bei der Entzündungsreaktion lassen sich bestimmte Grundtypen unterscheiden, wobei aber in der Klinik häufig Übergänge von der einen in die andere Reaktionsform oder auch Mischbilder vorkommen.

Akut-Phase-Reaktion

Die **erste Stufe** der Entzündungsreaktion wird als Akut-Phase-Reaktion bezeichnet. Wichtigste **Auslöser** sind die Endotoxine gramnegativer Erreger.

Es kommt zur Aktivierung unterschiedlicher Zellsysteme, die sowohl durch direkten Kontakt als auch durch lösliche Mediatoren miteinander interagieren. Dies verursacht die klinischen Symptome der Akut-Phasen-Reaktion (Abb. 9-9, Tab. 9-10).

Endotoxine induzieren im Hypothalamus die Bildung von MIF (Migration-inhibierender Faktor), in Makrophagen zusätzlich die Bildung der proinflammatorischen Zytokine TNF-α und IL-1β. MIF selbst steigert im Makrophagen die Bildung von TNF und die Freisetzung von Interleukin-1β. Interleukin-1β induziert in Makrophagen und Endothelzellen die Freisetzung von IL-6 und IL-8. Die Konzentrationen der proinflammatorischen Zytokine TNF-α und IL-1ß bestimmen die Ausprägung der Akut-Phase-Reaktion. Sie kann entweder zur lokal begrenzten Entzündung, zur systemischen Akut-Phase-Reaktion oder sogar zum septischen Schock führen. Die **systemische Reaktion** ist gekennzeichnet durch die vermehrte Bildung von **Akut-Phase-Proteinen** in der Leber (s. Kap. 27.2.4).

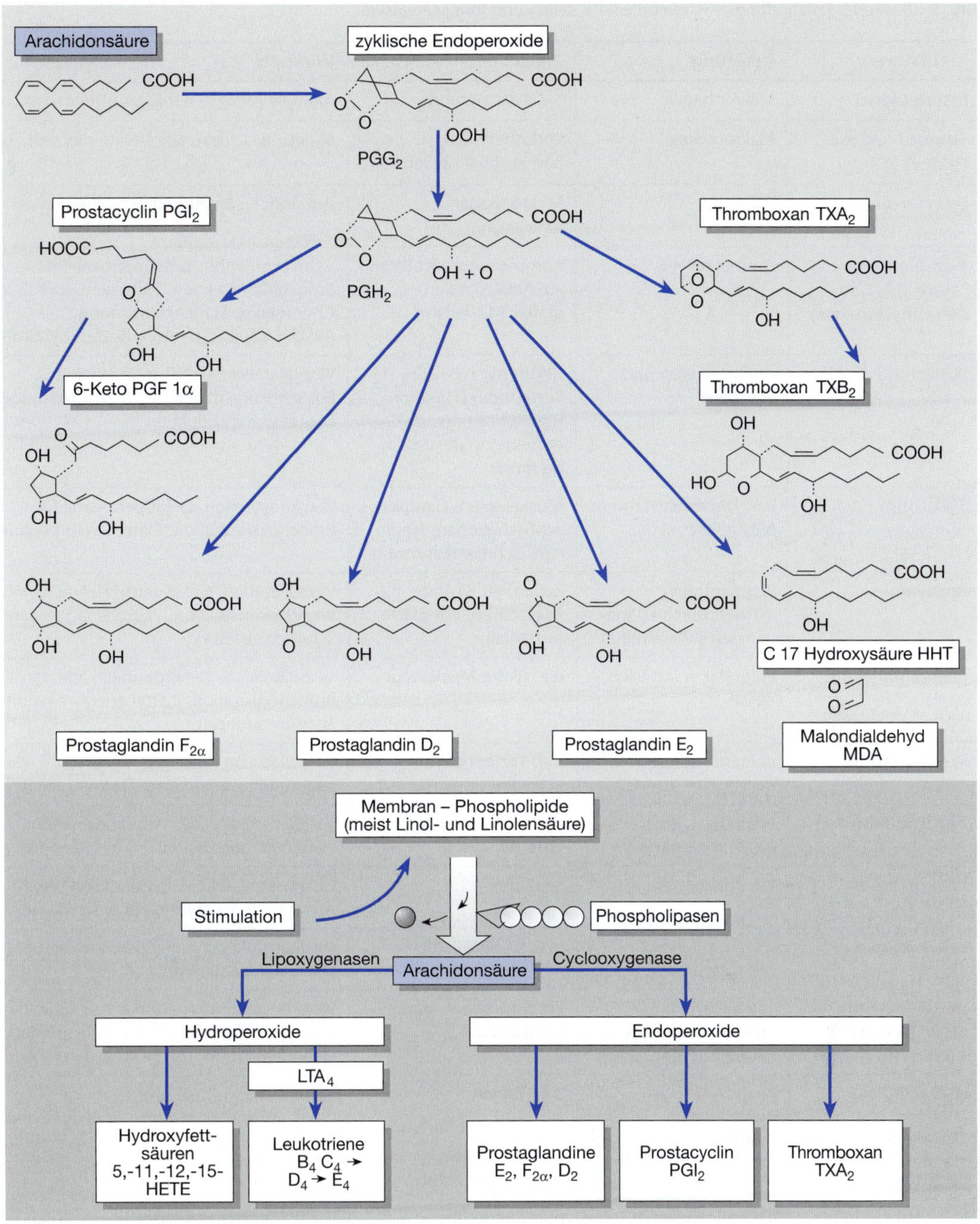

Abb. 9-9 Entzündungsmediatoren aus dem Arachidonsäurestoffwechsel.

Insbesondere IL-1 führt zu einer Erhöhung der Serumkonzentration von C-reaktivem Protein und Amyloid-A-Protein um bis das 1000fache. Darüber hinaus sind α_1-saures Glykoprotein, α_1-Antitrypsin, α_1-Antichymotrypsin, Haptoglobin, sowie von α_2-Makroglobulin, Ferritin, Transferrin, Fibrinogen und Komplement erhöht.

Es kommt zu Fieber, einer Vermehrung der Neutrophilen mit Linksverschiebung (Zunahme der Stabkernigen, evtl. sogar jugendlichen Formen), und zu einer Erhöhung der Blutkörperchensenkungsgeschwindigkeit (BSG) und des reaktiven Proteins (CRP).

Sepsis und septischer Schock

Als Sepsis bezeichnet man die Auswirkungen einer Septikämie (Auftreten von Bakterien bzw. Pilzen in der Blutbahn) auf das kardiovaskuläre System und andere Organe.

In Abhängigkeit von der Quantität und Qualität schädigender Faktoren durch den Erreger und der Reaktion des Wirts kann die Sepsis eine massive Akut-Phase-Reaktion bis hin zum septischen Schock mit Verbrauchskoagulopathie auslösen (Abb. 9-10). Zum septischen Schock s.a. Kap. 17.

Tab. 9-10 An der Entzündungsreaktion beteiligte Zellen und ihre Mediatoren

Mediatoren	Ursprung	Zielzelle	Wirkung
Interleukin-1	Makrophagen	T-Zellaktivierung	multiple Aspekte der Entzündungsreaktion
Tumor-Nekrose-Faktor	Makrophagen	Endothelzellen, hämatopoet. Zellen	ähnlich IL-1, dazu alle Effekte des sept. Schocks
Interferon-α	T-Zellen	Makrophagen-Aktivierung	systemische Entzündungszeichen
Komplement-faktor C3, C5a (Anaphylatoxine)	Plasmaprotein	Komplementrezeptoren auf Neutrophilen, glatter Muskulatur	Vasokonstriktion, Gefäßpermeabilität ↑ Bronchokonstriktion, Plättchenaggregation, Chemotaxis, Schmerzauslösung, ARDS = adult respiratory distress syndrome
Histamin	v.a. Mastzellen und Basophile	Zellen mit H1-, H2-, H3-Rezeptoren (Funktion: signalübertragende G-Proteine) in der Zellmembran	Vasodilatation, Gefäßpermeabilität ↑, Bronchokonstriktion, Schmerzauslösung, Magensäureproduktion ↑,
Serotonin	u.a. Thrombozyten Mastzellen	Muskelzellen, Ganglien, postganglionäre Neuronen, Schmerzauslösung	Vasokonstriktion, Gefäßpermeabilität ↑ Bronchokonstriktion, Plättchenaggregation
Bradykinin	Plasmaprotein, aktiviert durch Kininogenasen (=Kallikreine)	Zellen mit B1- oder B2-Rezeptoren, v.a. glatte Muskulatur	Vasodilatation, Gefäßpermeabilität ↑, Bronchokonstriktion, Plättchenaggregation Schmerzauslösung
Prostaglandin E_2	ubiquitär in fast allen Zellen	u.a. glatte Muskulatur	Vasodilatation, Gefäßpermeabilität ↑, Bronchodilatation, Plättchenaggregationshemmung, Schmerzauslösung
Prostaglandin I_2	ubiquitär in fast allen Zellen	u.a. Thrombozyten	Vasodilatation, Gefäßpermeabilität ↑, Plättchen-aggregationshemmung, Darmmotilität ↑
Thromboxan A_2	ubiquitär, v.a. Thrombozyten	glatte Muskulatur, Thrombozyten	Vasokonstriktion, Bronchokonstriktion, Plättchenaggregation
Leukotrien B_4	v.a. Phagozyten	Leukozyten	Gefäßpermeabilität ↑, Chemokinesie, Adhäsion u. Degranulierung der Granulozyten
Leukotrien C_4	v.a. Eosinophile, Mastzellen	glatte Muskulatur	Vasokonstriktion, Gefäßpermeabilität ↑, Bronchokonstriktion
PAF (Plättchen-aktiv. Faktor)	Granulozyten, Makrophagen, Thombozyten, Endothelzellen	Thrombozyten, glatte Muskulatur	Vasokonstriktion, Gefäßpermeabilität ↑, Bronchokonstriktion, Plättchenaggregation, Quaddelbildung
H_2O_2, O_2-	Phagozyten v.a. während des „oxidative burst“	Leukozyten	Vasodilatation, Gefäßpermeabilität ↑ Chemotaxis, Bakterizidie der Phagozyten, Denaturierung von Enzymen, Lipiden, Kollagen u.a.
Endothelin	Endothelzellen	glatte Muskulatur	Vasokonstriktion
NO (Stickoxid)	u.a Endothelzellen	glatte Muskulatur	Vasodilatation, Hypotonus
Kollagenase, Elastase, Hydrolasen, Proteasen	Neutrophile, Makroph.	extrazelluläre Matrix	Verdau der entsprechenden Substrate
Protein-C	Plasmazymogen aus Leber	Gerinnungsfaktoren Va, VIIIa, Plättchen, Endothelzellen	Hemmung der Gerinnung durch spezifische Proteolyse der aktivierten Gerinnungfaktoren Va + VIIIa und Hemmung der Faktor-X-Rezeptoren auf Plättchen, Fibirinolyse durch Freisetzung von Gefäß-Plasminogenaktivator ↑
α_2-Makroglobulin	Plasmaprotein, v.a. in Leber synthetisiert	Plasmin, Trypsin, Kallikrein, Thrombin	Inhibition durch Komplexbildung mit Proteasen des Gerinnungssystems und von Leukozyten
α_1-Protease-Inhibitor (α_1-Antitrypsin)	Plasmaprotein, vorwiegend aus Leber	Elastase, Trypsin, Chymotrypsin	Inhibition durch Komplexbildung und Elimination der Komplexe durch Zellen des RES

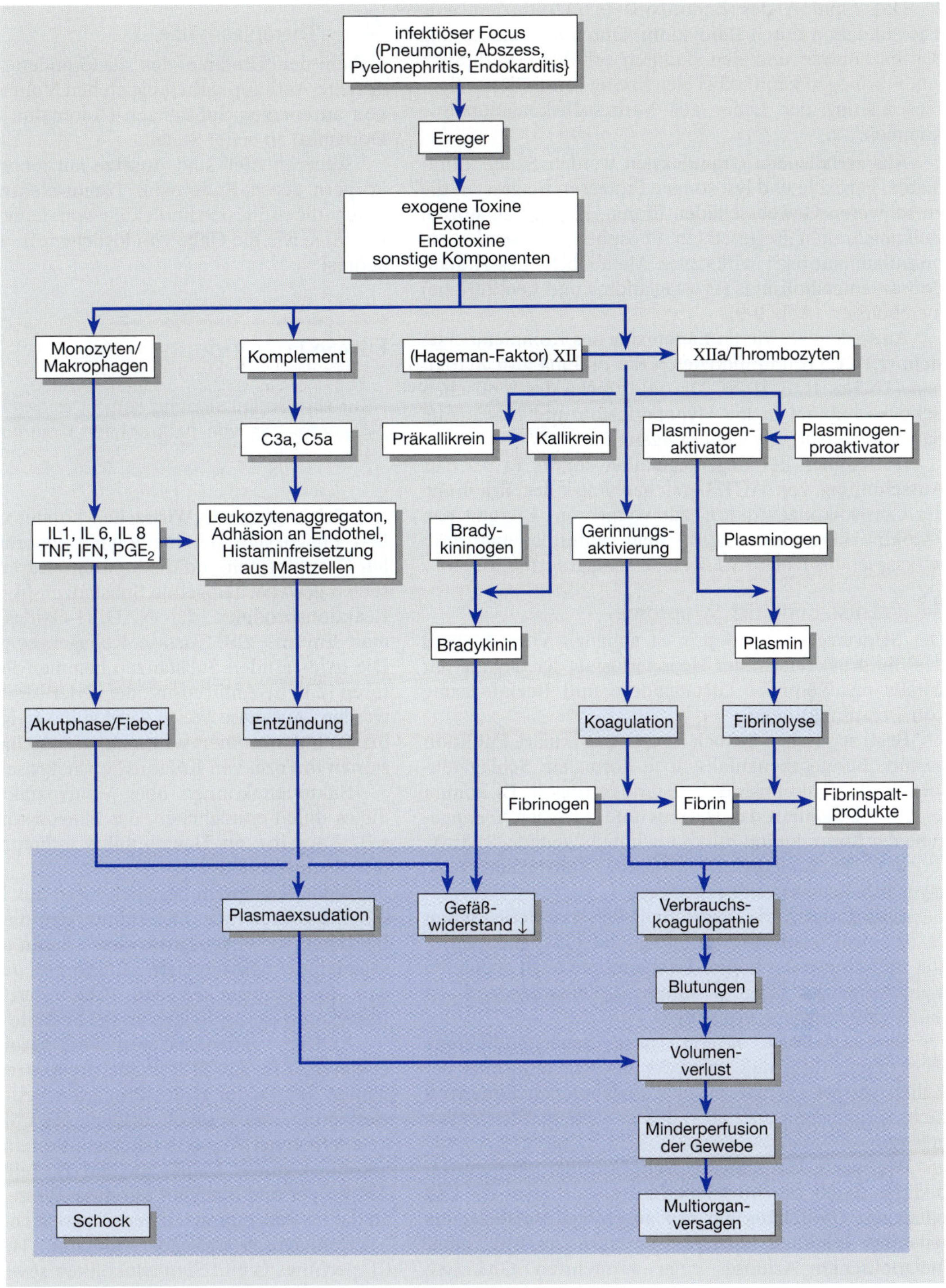

Abb. 9-10 Mechanismen des septischen Schocks.

Ätiologie und Pathogenese

Die Sepsis beginnt mit der lokalen Vermehrung von Bakterien oder Pilzen und ihrem Eindringen in die Blutbahn. Sie geht häufig aus von Abszessen, Harnwegsinfekten und Pneumonien. Die erhöhten Temperaturen sind Folge der Zytokinfreisetzung, sie können aber auch fehlen.

Die Lactatkonzentration im Blut ist abhängig von der gesteigerten Glykolyse im Gewebe, vom anaeroben Stoffwechsel oder vom verminderten Lactatstoffwechsel in der geschädigten Leber. Bedingt durch die Akut-Phase-Reaktion ist die Albuminsynthese verringert, während C-reaktives Protein, Fibrinogen, Transferrin und einige Komplementfaktoren im Serum vermehrt nachweisbar sind.

Endo- und **Exotoxine** stimulieren Makrophagen, Endothelzellen, Granulozyten sowie Lymphozyten. Von diesen Zellen werden zahlreiche Mediatoren freigesetzt. Der wichtigste ist wahrscheinlich TNF-α, das allein sämtliche Phänomene des septischen Schocks auslösen kann.

Das Lipid A des Endotoxins (s.o.) induziert eine Vasodilatation durch Bradykinin. Durch die Aktivierung der Fibrinolyse und den dadurch erhöhten Verbrauch von Fibrinogen kann es bei gleichzeitig verminderter Syntheseleistung der Leber zur Verbrauchskoagulopathie kommen.

Aus **zerfallenden Granulozyten** werden Sauerstoffradikale, Peroxide und lysosomale Proteasen freigesetzt, die zu schweren Gewebsschäden führen. Die aus zerstörten Zellmembranen freigesetzten Phospholipide werden zu proinflammatorisch wirksamen Metaboliten des Arachidonsäuremetabolismus (Prostaglandine und Leukotriene) metabolisiert (Abb. 9-9).

Außerdem aktivieren **Endotoxine** das Komplementsystem (z.B. C5a) und induzieren die Bildung von Zytokinen (TNF-α, IL-6, IL-8). Die Endstrecke des septischen Schocks mündet in die Hypoperfusion und inadäquate Sauerstoffversorgung vitaler Organe.

Im Rahmen der **Gegenregulation** kommt es u.a. zur Ausschüttung von ACTH mit nachfolgender Erhöhung der Cortisolkonzentration, zur vermehrten Bildung von Zytokin-Antagonisten, z.B. dem antiinflammatorisch wirksamen löslichen IL-1-Rezeptorantagonisten.

S Entstehung der Symptome

Der **Schweregrad** der Sepsis ist abhängig vom Ausmaß des Blutdruckabfalls, der Hypoperfusion der Organe mit daraus resultierender Lactatazidose und Beeinflussung von Organfunktionen.

Beim **septischen Schock** ist die ventrikuläre Funktion gestört. Bei gegebenenfalls noch normalem Schlagvolumen ist die Ejektionsfraktion stark verringert. Es kommt zu einer **Dilatation des Herzens** und zu einer **Verringerung der Kontraktilität** durch noch nicht genauer charakterisierte kardiodepressiv wirkende Substanzen (sog. myocardial depressant substances).

Bedingt durch die Weitstellung der Peripherie kommt es zu einem relativen oder infolge des Flüssigkeitsverlustes im Rahmen der hohen Temperaturen auch absoluten **Volumenmangel.** Der periphere Gefäßwiderstand ist dabei typischerweise erniedrigt.

Die **erniedrigte arterio-venöse Sauerstoffdifferenz** weist darauf hin, daß entweder der Metabolismus der Zellen gestört ist, daß sie den angebotenen Sauerstoff nicht verbrauchen oder aber, daß er nicht zu allen Zellen gelangt.

Wie auch bei anderen Schockformen kommt es, bedingt durch die Minderperfusion, zur Hypoxie und damit zur **Umstellung auf den anaeroben Metabolismus** mit einer erhöhten Lactatkonzentration im Blut, einer metabolischen Azidose, einer vermehrten Glykolyse sowie herabgesetzter Sauerstoffaufnahme bzw. -verbrauch. Lactat kann auch durch eine Störung der Glykolyse ansteigen. Ein Drittel der Patienten hat jedoch keine erhöhten Lactatkonzentration im Serum.

Die **Folgen der Sepsis** sind akutes Nierenversagen, adultes respiratorisches Distress-Syndrom, Leberversagen und eine disseminierte intravasale Koagulopathie (z.B. als Waterhouse-Friderichsen-Syndrom mit diffusen Haut- und Schleimhautblutungen bei Meningokokkensepsis und Yersinia pestis), Bewußtseinstrübungen bis zum Koma und letztendlich ein Multiorganversagen.

T Therapieansätze

Neben der Therapie des auslösenden Erregers durch gezielte Antibiotikatherapie stehen Volumenersatz, Gabe von adrenergen Substanzen (Adrenalin, Norepinephrin, Dopamin) an erster Stelle.

Experimentell sind Ansätze mit monoklonalen Antikörpern gegen Endotoxin, Tumor-Nekrose-Faktor oder gegen die Adhäsionsmoleküle von Leukozyten (CD11/CD18) sowie die Gabe von löslichem IL-1-Rezeptor-Antagonist.

Eitrige Entzündung

Zur eitrigen Entzündung kommt es durch eine massive Akkumulation von neutrophilen Granuloztyen im Entzündungsherd.

Zur **Schädigung von Wirtszellen** kommt es folgendermaßen: Phagozyten, d.h. die polymorphkernigen neutrophilen Granulozyten und die mononukleären Makrophagen setzen gewebechädigende Substanzen frei, beispielsweise Reaktionsprodukte der NADPH-Oxidase oder lysosomale Enyzme, z.B. Elastase, Kollagenase oder Gelatinase. Die oxidierenden Substanzen hemmen Proteinaseinhibitoren (z.B. α_1-Antitrypsin), die in der Akut-Phase gebildet werden. Auf diese Weise werden die freigesetzten Proteinasen unkontrolliert wirksam, und es können Gewebsläsionen in Form von Kolliquationsnekrosen entstehen.

Bakterien können über Virulenzfaktoren verfügen, die es ihnen ermöglichen, der Phagozytose zu entgehen; z.B. Kapseln von Haemophilus influenzae, Klebsiellen und Pneumokokken.

Bakterienkapseln bestehen meist aus Polysachariden, selten aus Proteinen. Der Schutz, den diese Kapseln den Bakterien vor Phagozytose bieten, kann allerdings durch sogenannte opsonierende Antikörper aufgehoben werden. Sie ermöglichen den Phagozyten über ihre Fc-Rezeptoren ein Andocken an die Fc-Teile der Antikörper.

Andere Virulenzfaktoren sind **opsoninblockierende Faktoren,** z.B. das M-Protein von A-Streptokokken. Sie binden den Faktor H des Properdin-Systems und inaktivierten ihn, indem sie die Bildung des C3bBb-Komplexes im alternativen Weg C3b hemmen. Protein-A von Staphylokokkus aureus bindet an den Fc-Teil opsonierender Antikörper und blockiert auf diese Weise deren Bindung an die Fc-Rezeptoren auf den Phagozyten.

Hämolytisch wirkende Exotoxine (Hämolysine) von Cl. perfringens und Staphylokokken sowie die **Streptolysine** der Streptokokken beeinträchtigen die Phagozytose. Sie induzieren nicht nur in der Erythrozytenmembran eine Porenbildung, sondern auch bei Phagozyten.

Die **Koagulase** bestimmter Staphylokokken wirkt als Virulenzfaktor, indem sie Fibrinogen zu Fibrin spaltet und sich dadurch eine antiphagozytotische Schicht auf der Oberfläche der Staphylokokken ausbildet.

Granulomatöse Entzündung

Eine granulomatöse Entzündung kann entstehen, wenn es pathogenen Mirkoorganismen gelingt, der Abtötung im Phagozyten zu widerstehen.

Zu diesen Erregern gehören Mykobakterien, Brucellen, Treponemen, Listerien, Legionellen, Salmonella typhi und Yersinien sowie Toxoplasma gondii.

Die Fähigkeit, in Phagozyten intrazellulär vital zu bleiben, erlangen diese Erreger über unterschiedliche sog. **Evasionsmechanismen.**

Listeria monocytogenes bildet Toxine, die die Phagosomenmembran zerstört, M. leprae inhibiert die phagozytären Oxidationsmechanismen, und M. tuberculosis hemmt die Phagolysosombildung.

Zu einer **Elimination dieser Erreger** kann es erst kommen, wenn die lokale Akkumulation und die antimikrobielle Aktivität der Phagozyten zusätzlich stimuliert werden. Eine solche zusätzliche Stimulation kann über $CD4^+$ T-Zellen erfolgen. Sie erkennen antigene Strukturen des Erregers spezifisch und bilden auf diesen Reiz am Ort der Infektion chemotaktische Faktoren, z.B. MCF (monozytenchemotaktischer Faktor) und makrophagenaktivierende Faktoren, insbesondere IFN-γ. INF-γ spielt wahrscheinlich auch eine Rolle bei der Umwandlung von mononukleären Makrophagen in vielkernige Riesenzellen (synzytiale Verschmelzung). Sie kommen typischerweise in erregerinduzierten Granulomen vor.

Der granulomatösen Entzündung liegen wesentliche Mechanismen der Typ-IV-Reaktion zugrunde. Es werden große Mengen inflammatorische Zytokine freigesetzt. Darüber hinaus kann der Wirt auch dadurch geschädigt werden, daß freigesetzte Makrophagenprodukte, z.B. Sauerstoffradikale, Proteasen oder Tumornekrosefaktor eine Nekrose des Gewebes im Entzündungsbereich oder eine Fibrosierung verursachen.

So entstehen Kavernen bei der Lungentuberkulose, Darmperforationen beim Typhus, Haut- und Nervenschädigungen bei der Lepra oder Zirrhosen bei der hepatischen Bilharziose.

Lymphozytär-plasmazelluläre Entzündung

Diese Entzündungsreaktion wird vor allem durch Viren verursacht.

Als hauptsächliche Mechanismen liegen ihr sowohl Typ-II- (antikörpervermittelte Zytotoxizität), als auch Typ-III- (immunkomplexvermittelte) und Typ-IV- (zytotoxische) Reaktionen zugrunde.

Die **Schädigung** erfolgt durch zytopathische Effekte, d.h. eine direkte Schädigung der infizierten Zelle durch den Erreger, oder durch Abwehrreaktionen des Wirts gegen den Erreger. Viren können zytopathische Effekte auslösen, indem sie in der Wirtszelle die Produktion schädlicher Proteine induzieren.

Morphologisch zeigt sich die Zellschädigung durch die Bildung von Einschlußkörperchen, durch Synzytienbildung oder durch eine Apoptose der Zelle.

Typ-II-vermittelte Schädigungen des Wirts entstehen durch die Bildung von Antikörpern, die mit Oberflächenantigenen der infizierten Zelle reagieren und über ihren Fc-Teil eine ADCC induzieren.

Beispiele für immunkomplexvermittelte Schädigungen sind postinfektöse Vaskulitiden, Glomerulonephritiden und Arthritiden, die insbesondere bei Hepatitis-B-, Röteln- oder Coxsackie-Virusinfektionen auftreten.

Die durch zytotoxische T-Zellen induzierte Schädigung infizierter Zellen wird u.a. bei der **Hepatitis B** beobachtet. Je nach Stärke der zytotoxischen T-Zell-Reaktion kommt es zur Freisetzung von Leberenzymen (GOT; GPT) bis hin zum massiven Zerfall (Leberzerfallskoma). Erst die Bildung neutralisierender Antikörper kann eine Infektion weiterer Hepatozyten verhindern und das Virus eliminieren.

Gelingt dies nicht, kommt es zur persistierenden Infektion. Möglicherweise ist dies auf eine unzureichende Expression von MHC-Molekülen auf den infizierten Hepatozyten zurückzuführen, die eine effektive Elimination infizierter Zellen durch $CD8^+$ T-Zellen verhindert.

Eine Therapie mit IFN-α bei der chronisch-aktiven Hepatitis soll die Expression der MHC-I-Moleküle verstärken.

9.2.8 Autoimmunerkrankungen

Der Verlust von Selbsttoleranz wird Autoimmunität, die daraus entstehenden Krankheitsbilder werden Autoimmunerkrankungen genannt.

Autoimmunerkrankungen oder der „Horror autotoxicus“ (Ehrlich) entstehen durch den Zusammenbruch der Mechanismen, die Selbsttoleranz aufrechterhalten, d.h. durch abnorme Selektion oder Stimulation autoreaktiver Klone, oder durch Präsentation von Autoantigenen, die normalerweise dem Immunsystem unzugänglich sind.

Ä/P Ätiologie und Pathogenese

Störungen des Immunsystems, genetische Faktoren und lokale Veränderungen des Gewebes (z.B. durch Infektionen) sind allein oder in Kombination ursächlich für Autoimmunerkrankungen. Autoimmunerkrankungen können organspezifisch oder systemisch sein und durch unterschiedliche Arten von Antigenen ausgelöst werden.

Autoimmunität gegen ubiquitäre Antigene oder die Bildung von Immunkomplexen führen typischerweise zu **systemischen Autoimmunerkrankungen.**

Autoimmunität gegen organassoziierte oder organspezifische Antigene dagegen induziert **organ- oder gewebsspezifische Autoimmunerkrankungen.**

Effektormechanismen können grundsätzlich alle – einzeln oder in Kombination – Überempfindlichkeitsreaktionen Typ I-IV sein. Zugrundeliegende Mechanismen sind:

- **Aufhebung der klonalen Anergie,** wenn z.B. durch Infektion, Entzündung oder malignes Wachstum die Expression von kostimulierenden Signalen auf der APC induziert wird oder freigesetzte Mediatoren (z.B. Zytokine) das zweite Signal ersetzen, Autoantigene also im Kontext von Gefahr („Danger“) präsentiert werden.

- **Fehlende negative Selektion** von selbstantigenreaktiven Lymphozyten im Thymus.
- **Polyklonale (unspezifische) Lymphozytenaktivierung** durch Mitogene und andere polyklonale Immunstimulatoren (bakterielle Lipopolysaccharide (LPS) und Proteine, von T-Zellen und Makrophagen gebildete Mediatoren, proteolytische Enzyme, aber auch Trypanosomen und das Epstein-Barr-Virus).
- **Defekte Lymphozytenregulation:** Verminderung von Suppressorzellen und regulatorischen T-Helferzellen, relativer Mangel an TH2-Zellen oder Überschuß an TH1-Zellen, abnorme Expression von MHC-Antigenen.
- **Veränderung von Selbstantigenen,** z.B. durch Medikamente oder Virusinfektionen, wie beim medikamenteninduzierten Lupus erythematodes und der Entwicklung von Kälteagglutininen gegen das Blutgruppenmerkmal I nach Mycoplasmenpneumonie.
- **Molekulares Mimikry:** Immunantworten gegen Fremdantigen können zur Kreuzreaktion gegen Selbstantigen führen, wenn die aktivierten T-Zellen oder Antikörper ähnliche (oder kreuzreaktive) Epitope auf Selbstantigenen erkennen (gegen Streptokokkenantigene und gegen Herzmuskel, Endokard und Nervengewebe kreuzreagierende Antikörper beim rheumatischen Fieber; gegen Klebsiellenantigene und HLA-B27 beim M. Bechterew; Kreuzreaktionen zwischen endogenen und bakteriellen Hitzeschockproteine (HSP) bei der rheumatoiden Arthritis).
- **Exposition unzugänglicher Antigene** bei Trauma oder Entzündung (z.B. Immunreaktionen gegen Herzmuskel nach Herzinfarkt oder die Augenlinse nach einer Augenverletzung).

Systemischer Lupus erythematodes (SLE)

Der SLE ist eine vergleichsweise häufige (1:2000), immungenetisch prädisponierte, schubweise verlaufende systemische Autoimmunerkrankung mit vaskulitischem Multiorganbefall. Sie betrifft vorwiegend Frauen.

Ä/P Ätiologie und Pathogenese

Eine vermehrte Assoziation mit DR3 und DR2 wird beobachtet. Eine Auslösung durch UV-Licht, Medikamente (Hydralazin, Procainamid, INH) und v.a. durch virale Infekte ist möglich. Es kommt zur Produktion multipler hochaffiner Antikörper insbesondere der **IgG**-Klasse.

S Entstehung der Symptome

Meist liegt den Symptomen als immunkomplexvermittelte Überreaktion (Typ III) eine Vaskulitis, nur selten eine zytotoxische Antikörperreaktion (Typ II) zugrunde (z.B. hämolytische Anämie, Thrombozytopenie und Leukopenie).

Die Immunkomplexe bestehen aus hochaffinen Antikörpern, den sog. **antinukleären Faktoren** (ANF oder ANA) und den entsprechenden Antigenen. ANA sind gegen Kernstrukturen (z.B. Doppelstrang- und Einzelstrang-DNS, Histone und Nichthistonproteine), seltener auch gegen zytoplasmatische Antigene (SS-A/Ro, SS-B/La, Ribosomen, Golgi-Apparat) gerichtet.

Die Immunkomplexe bedingen eine Entzündung, Funktionsstörung und schließlich Gewebsuntergang in Glomeruli, peritubulären Nierenkapillaren, der epidermalen Basalmembran, dem Plexus choroideus des Gehirns und in kleinen bis mittleren Arterien. Sie führen zu Fieber, Hauterythemen, Raynaud-Symptomatik, Arthritiden und Polyserositiden (Pleura, Perikard).

Autoantikörper gegen das Phospholipid des Plättchenfaktors 3 verursachen Störungen des Gerinnungssystems (sog. **Lupus-Antikoagulans).** Die Trias Phospholipidantikörper, Thrombozytopenie und rezidivierende Thrombosen wird als **Phospholipidantikörper-Syndrom** bezeichnet.

T Therapieansätze

Zur Immunsuppression gibt man Corticosteroide, Azathioprin, Cyclophosphamid und Methotrexat, seltener wird auch Ciclosporin A eingesetzt (s. Tab. 9-9). In schweren Fällen mit ausgeprägter Glomerulonephritis versucht man, Immunkomplexe durch Plasmapherese zu eliminieren.

Progressive systemische Sklerodermie (PSS)

Die progressive systemische Sklerodermie ist eine seltene, vorwiegend Frauen betreffende Erkrankung des gefäßführenden Bindegewebes mit einer langsam fortschreitenden Fibrose, später Sklerose. Sie manifestiert sich überwiegend an der Haut, aber auch an den Viszeralorganen.

Ä/P Ätiologie und Pathogenese

Ätiologie und Pathogenese sind nicht bekannt. HLA-Assoziationen sind nicht nachgewiesen.

Folgende Mechanismen werden **diskutiert:**

- Wiederholte Schädigung der Endothelzellen durch einen zytotoxischen Stimulus mit konsekutiver Entzündungsreaktion, Exsudation von Plasma, Thrombenbildung bis hin zur Infarzierung.
- Eine entzündungsbedingte Verarmung an EDRF (endothelium derived relaxing factor) führt zur Steigerung des Gefäßtonus und der Konstriktionsbereitschaft mit Raynaud-Symptomatik.
- Polyklonale Stimulation, insbesondere des humoralen Systems, führt zur Bildung von Autoantikörpern, typischerweise von SCL–70.

Mechanismen, klinisches und histologisches Bild entsprechen denen einer chronischen **Graft-versus-host-Erkrankung** (s.u.). Möglicherweise sind Immunkomplexe und endotheltoxische Zytokine zusätzlich pathogenetisch beteiligt. Der gesteigerte Kollagenstoffwechsel ist z.T. zurückzuführen auf Wachstumsfaktoren, wie IL-1, TGF-α (transforming growth factor α) und PDGF (platelet derived growth factor), die bei der Entzündungsreaktion und der Plättchenaggregation frei werden. Es resultieren Intima- und Mediaverdickung kleiner und mittlerer Arterien bis hin zur Gefäßobstruktion mit progressiven ischämischen Veränderungen, Gewebsatrophie und Nekrose.

S Entstehung der Symptome

Bei der **zirkumskripten Sklerodermie** sind die Veränderungen auf Haut, Subkutis und Muskulatur beschränkt.

Die **progressive systemische Sklerodermie** betrifft darüber hinaus insbesondere die Gefäße (Raynaud-Symptomatik), den Gastrointestinaltrakt (Störungen der Peristaltik, kollagenöser Umbau der Lamina muscularis des Ösophagus mit Stenosierung, s. Kap. 22.2.2), die Lunge und das Myokard (Fibrose), selten die Niere.

Das durch Zentromerantikörper charakterisierte **CREST-Syndrom** ist eine relativ benigne Verlaufsform mit Calcinosis cutis, Raynaud-Symptomatik, Ösophagusmotilitätsstörung, Sklerodaktylie und Teleangiektasien.

T Therapieansätze

Immunsuppression führt nicht zu einer Verbesserung der Überlebenszeit. Durch D-Penicillamin wird die Quervernetzung der Kollagenfibrillen inhibiert. Niedrigdosierte Acetylsalicylsäure und Prostacyclin hemmen die Thrombozytenaggregation. Gefäßerweiternd wirken Kalziumantagonisten und Nitroglycerin, letzteres auch lokal als Salbe.

Polymyositis und Dermatomyositis

Die Polymyositis ist eine seltene, rasch progressive entzündliche Muskelerkrankung, die durch spezifische Autoantikörper (PM1, Jo1) charakterisiert und in ca. 30% der Fälle mit Malignomen assoziiert ist.
Bei der Dermatomyositis bestehen zusätzlich vorwiegend ödematöse und lilafarbene Hautveränderungen v.a. im Bereich der Augenlider.

Ä/P Ätiologie und Pathogenese

Trotz eines gehäuften Auftretens unter Geschwistern ist eine HLA-Assoziation umstritten. **Bakterien** (Toxoplasmen) und **Viren** (Myxo- und Picornaviren) werden als Auslöser der Immunstörung diskutiert.

Die **Entzündungsreaktion im Muskel** wird überwiegend durch Effektoren der zellulären Immunität unterhalten, bei der Dermatomyositis möglicherweise auch durch zytotoxische Antikörper. Die Autoantikörper sind ansonsten wahrscheinlich Epiphänomene.

S Entstehung der Symptome

Die Entzündungsreaktion führt zu Muskelschmerzen und über den Untergang von quergestreiften Muskelfasern zur Muskelschwäche.
Bei der Dermatomysitis unterhalten vorwiegend humorale, bei der Polymyositis überwiegend zelluläre ($CD8^+$-zytotoxische T-Zellen) Mechanismen die Entzündungsreaktion.

T Therapieansätze

Immunsuppression mit Steroiden sowie Azathioprin, Methotrexat und Cyclophosphamid.

Sjögren-Syndrom

Das Sjögren-Syndrom ist eine vergleichsweise häufige (ähnliche Inzidenz wie die rheumatoide Arthritis) Autoimmunerkrankung exokriner Drüsen (Speichel- und Tränendrüsen). Sie tritt isoliert oder sekundär im Verlauf anderer Autoimmunerkrankungen auf.

Ä/P Ätiologie und Pathogenese

Es wird eine Assoziation mit bestimmten MHC-I und MHC-II Haplotypen beobachtet. Als auslösende Faktoren werden **virale Infektionen** (EBV?) der Speicheldrüsen diskutiert.

Die Entzündungsreaktion wird wahrscheinlich überwiegend durch zytotoxische Antikörper, im weiteren Verlauf auch durch zelluläre Mechanismen unterhalten.

S Entstehung der Symptome

Funktionsverlust und Untergang der Speichel- und Tränendrüsen führen zu Mundtrockenheit und zu Keratoconjunctivitis sicca. Aus den massiven lymphatischen Infiltraten der Drüsen können sich Pseudo- und maligne Non-Hodgkin-Lymphome (vom B-Zelltyp) entwickeln.

T Therapieansätze

Die Therapie erfolgt **symptomatisch** mit der Gabe von künstlicher Tränen- (Carbometylzellulose-Tropfen) und künstlicher Speichelflüssigkeit. Nur bei systemischen Komplikationen wird eine immunsuppressive Therapie wie beim SLE durchgeführt.

Rheumatoide Arthritis

Die rheumatoide Arthritis ist eine entzündliche destruierende Systemerkrankung des Bindegewebes, die insbesondere die Synovia betrifft und zu einer erosiven Destruktion der Gelenke führen kann.

Ä/P Ätiologie und Pathogenese

Gesichert ist eine **Assoziation** mit HLA-DR4, weniger mit -DRw1D und -DR1, die alle fast identische Aminosäuresequenzen in ihrer Antigenpetid-Bindungsstelle haben. Das weist darauf hin, daß die HLA-Allele eine Bedeutung für die Präsentation bestimmter Antigene haben dürften.

Als auslösende **Ursachen** werden insbesondere infektiöse Agenzien (z.B. EBV, Parvoviren, Rubella, Retroviren; Mycoplasmen, Clostridien, Proteus) diskutiert.

Der Erkrankung liegen sowohl **zellvermittelte** als auch **antikörpervermittelte Überempfindlichkeitsreaktionen** zugrunde. In der entzündeten Synovia finden sich $CD4^+$ T-Helferzellen, Makrophagen und aktivierte B-Lymphozyten (z.T. als Follikel). Die von diesen Zellen sezernierten Zytokine (IL-1, IL-6, IL-8, TNF-α, Interferon-α) induzieren in den residenten (makrophagen-ähnlichen) Typ-A-Synoviazellen die Bildung von hydrolytischen Enzymen, z.B. Kollagenase, und eine Proliferation der (fibroblastenähnlichen) Typ-B-Synoviazellen. Diese können einen destruierend wachsenden Pannus bilden.

In der Folge werden verstärkt Proteoglykan, proteolytische leukozytäre Enzyme (Elastase, Kathepsin-G, Proteinease-3) und zytotoxische freie Sauerstoffradikale freigesetzt. Diese stimulieren wiederum die Prostaglandin- und Leukotriensynthese.

S Entstehung der Symptome

Die **Symptome der Gelenkentzündung** sind auf die lokal gebildeten Zytokine, Prostaglandine und Leukotriene zurückzuführen, die Gelenkzerstörung auf die proteolytischen Enzyme und das destruktive Wachstum des Pannus.

Systemische Komplikationen, wie eine Vaskulitis oder Lungenbeteiligung, sind wahrscheinlich immunkomplexvermittelt.
Die Rolle der somatisch mutierten, hochaffinen **Rheumafaktoren** (Antikörper mit Spezifität gegen den Fc-Teil von Immunglobulin) bei der Pathogenese ist unklar. Bei Gesunden kommen Rheumafaktoren ebenfalls vor, aber in niedriger Konzentration und mit niedriger Affinität, d.h. unmutiert.

T Therapieansätze

Zur Suppression der Entzündungsreaktion setzt man nichtsteroidale Antirheumatika ein, zur Immunsuppression Kortikosteroide, Azathioprin, Methotrexat und Cyclophosphamid.

Seronegative Spondylarthritiden

Zum Sammelbegriff seronegative (d.h. Rheumafaktornegative) Spondylarthritis oder Spondarthritis gehören
- die ankylosierende Spondylitis (M. Bechterew),
- die reaktive Arthritis,
- außerdem die Begleitarthritiden bei den Darmerkrankungen Colitis ulcerosa, Morbus Crohn, Morbus Whipple und Zöliakie.

Sie betreffen vorwiegend das Achsenskelett.

Ä/P Ätiologie und Pathogenese

Risikofaktor ist eine **genetische Prädisposition:** 90% der Patienten sind HLA-B27 positiv, die übrigen haben häufig kreuzreagierende Antigene wie B7, Bw22 oder Bw42. Aufgrund einer **molekularen Mimikry** zwischen Antigenen infektiöser Erreger (Klebsiellen, Mykoplasmen, Chlamydien) und MHC-I-Molekülen der betroffenen Patienten kann es zur entzündlichen Autoimmunreaktion kommen. Die Autoimmunreaktion spielt sich überwiegend an Sehnen- und Ligamentansätzen im Periost ab, z.T. auch extraartikulär und extravertebral als vordere Uveitis, Urethritis, seltener als Kardiopathie.

Beim chronisch verlaufenden **M. Bechterew** ist selten ein auslösendes Agens nachzuweisen

Bei der **reaktiven Arthritis** lassen sich in Phagozyten der Synovialflüssigkeit antigene Bestandteile (aber keine intakten Erreger!) von Chlamydien und Yersinien nachweisen, die dort wahrscheinlich in Form von Immunkomplexen hingelangt sind. Die reaktive Arthritis tritt in den meisten Fällen akut nach gastroenteritischen (Campylobacter, Salmonellen, Shigellen, Yersinien) oder urogenitalen Infektionen (Chlamydien, Gonokokken, Ureaplasmen) auf und heilt meistens spontan aus.

S Entstehung der Symptome

Die Insertionstendinitiden und ossifizierenden Periostitiden führen zu Schmerzen, Arthritiden der Ileosakralgelenke und vorwiegend der Gelenke der unteren Extremität.

Auffallend ist die **hohe Tendenz zu Ossifikationen,** die zu einer Versteifung der betroffenen Gelenke, insbesondere der Wirbelsäule führen.
Eine Sonderform der reaktiven Arthritis bezeichnet man als **Reiter-Syndrom,** die Trias aus Oligoarthritis, Urogenitalentzündung und Konjunktivitis (oder Iritis) mit oder ohne Dermatose (Balanitis, Keratodermie).

T Therapieansätze

Die Therapie ist symptomatisch: Entzündungshemmung und physikalische Schmerzbehandlung.

9.2.9 Transplantationsimmunologie

Bei der Organtransplantation **unterscheidet** man:
- autologe Transplantationen (Organspender und -empfänger sind identisch),
- syngene Transplantationen (zwischen eineiigen Zwillingen),
- allogene Transplantationen (Organspender und -empfänger gehören zur gleichen Spezies) und
- xenogene Transplantationen (Empfänger und Spender gehören zu unterschiedlichen Spezies).

Abgesehen von avaskularisierten Organen (Kornea) ist für das Überleben des Transplantats eine weitgehende **Übereinstimmung der Antigene** entscheidend, die durch den MHC (major histocompatibility complex) kodiert sind.

Die meisten der zahlreichen Allele des **HLA-Systems** bestimmt man serologisch (Reaktion peripherer Blutlymphozyten mit den Seren multiparer Frauen oder mit spezifischen monoklonalen Antikörpern) oder durch die Analyse des Restriktionsfragmentlängen-Polymorphismus (RFLP).

Bei der **RFLP-Analyse** handelt es sich um eine elektrophoretische Untersuchung von DNS-Fragmenten nach enzymatischer Verdauung mit sog. Restriktionsenzymen.

Die HLA-DR-Antigene werden durch eine gemischte Lymphozytenreaktion (mixed lymphocyte reaction, MLR), die HLA-DP-Antigene mit einem „primed lymphocyte typing" bestimmt (Messung der DNS-Synthese durch H3-Thymidineinbau). Neuere, genauere Methoden zur Typisierung der MHC-II-Moleküle sind die zweidimensionale Gelelektrophorese und die Polymerase-Kettenreaktion (PCR) der MHC-DNS mit spezifischen Primern.

Auch bei vollständigem Übereinstimmen des HLA-Typs kann es zu Abstoßungsreaktionen kommen durch Unterschiede in Antigenen, die durch die beschriebenen Untersuchungen nicht nachgewiesen werden können.

Transplantatabstoßung

Bei der Transplantatabstoßung führt eine Immunreaktion des Empfängers zum Untergang des transplantierten Organs.

Ä/P Ätiologie und Pathogenese

Ursache der Abstoßungsreaktion ist die **Intoleranz** des Empfängers gegen Alloantigene des Transplantats. Diese Alloantigene können bei nicht vollständiger MHC-Kompatibilität MHC-Moleküle sein. Häufiger sind jedoch **„minor histocompatibility antigens"** für die Abstoßung verantwortlich.

Die Transplantatabstoßung ist eine zellvermittelte **Überempfindlichkeitsreaktion vom verzögerten Typ (DTH).** Dabei werden $CD4^+$ T-Helferzellen durch antigenpräsentierende Zellen (APC), die im Transplantat mitgeführt werden, stimuliert. Die alloreaktiven T-Zellen rekrutieren und aktivieren vor allem Makrophagen, die eine Schädigung des Transplantats durch eine DTH verursachen.

S Entstehung der Symptome

Vor allem die DTH, daneben aber auch zytotoxische T-Lymphozyten (CTL) und schließlich komplementaktivierende Alloantikörper unterhalten die hyperakute, akute und chronische Abstoßungsreaktion.

Die durch präexistente Alloantikörper bedingte **hyperakute Abstoßungsreaktion** ist gekennzeichnet durch einen raschen Verschluß der Transplantatgefäße, der wenige Minuten nach Transplantation einsetzt.

Die **akute Abstoßung** ist eine durch IgG-Antikörper vermittelte vaskuläre und durch CTL unterhaltene zelluläre Reaktion. Daneben tragen auch Makrophagen (wie bei der DTH) und NK-Zellen zum Zelluntergang bei.
Für die **chronische Abstoßung** charakteristisch sind Fibrose und Verlust der normalen Organstrukturen.

T Therapieansätze

Da jedes voll funktionsfähige Immunsystem bei allen nichtsyngenen Organtransplantationen zu einer gewissen Abstoßungsreaktion führt, muß für eine bestimmte Zeit eine mehr oder weniger starke **Immunsuppression** durchgeführt werden. Dabei werden sowohl T-Zell- als auch B-Zellfunktionen supprimiert. Die wichtigsten Immunsuppressiva und ihr Wirkmechanismus sind in Tabelle 9-9 aufgeführt.

Organtransplantation von soliden Organen

Voraussetzung für **Nierentransplantationen** sind die AB0-Identität von Empfänger und Spender sowie die möglichst weitgehende Übereinstimmung der HLA-A-, -B- und insbesondere der -DR-Allele.

Bei **Herz-, Lungen und Lebertransplantationen** wird auf eine HLA-Typisierung aus praktischen Gründen verzichtet (begrenzte Spenderzahl, keine Organkonservierung möglich). Die Diagnose einer Abstoßungsreaktion erfolgt histologisch.

Knochenmarktransplantation

Allogene Knochenmarktransplantationen werden durchgeführt bei Erkrankungen des Knochenmarks und bei bestimmten Stoffwechseldefekten.

Transplantiert werden **hämatopoetische Stammzellen,** die aus dem Knochenmark oder (nach Stimulation des Spenders mit G-CSF oder GM-CSF) aus dem peripheren Blut gewonnen werden. Sie siedeln sich nach intravenöser Transfusion im Knochenmark an („homing“) und proliferieren dort.

Allogene hämatopoetische Zellen induzieren eine **starke Abstoßungsreaktion,** an der auch NK-Zellen als Effektoren beteiligt sind. Deshalb muß das Immunsystem des Empfängers praktisch eliminiert werden. Dies wird durch eine intensive („myeloablative“) Chemotherapie ggf. in Kombination mit einer Ganzkörperbestrahlung erreicht.

> Da sich das Immunsystem des Spenders aus den übertragenen Stammzellen rekonstituiert, kann es zu einer umgekehrten Abstoßungsreaktion des Transplantats gegen den Empfänger kommen, der **Graft-versus-host-Reaktion** (GVH-Reaktion).

Die akute GVH-Reaktion führt zu Nekrosen der Epithelzellen in Haut, Leber und Gastrointestinaltrakt, was sich in Erythem, Ikterus und Durchfällen äußert. Die chronische GVH-Reaktion zeichnet sich durch Fibrose und Atrophie der o.g. Organe aus.

9.2.10 Tumorimmunologie

Die Theorie der **„immune surveillance“,** erstmals von Paul Ehrlich geäußert und später von Burnet formuliert, besagt, daß es eine der **Hauptaufgaben des Immunsystems sei, maligne Tumoren, die immer wieder im Wirt entstehen, zu eliminieren.** Obwohl diese Theorie beim Menschen durch klinische Beobachtungen in vielen Teilen nie bestätigt werden konnte, war sie für die Krebsforschung der letzten Jahrzehnte doch sehr stimulierend.

Voraussetzung für eine immunologische Überwachung der Tumorentstehung ist, daß Tumorzellen sich immunologisch von gesunden Zellen unterscheiden.

> Tumorspezifische Antigene sind ausschließlich auf malignen Zellen nachweisbar, tumorassoziierte Antigene werden auf malignen Zellen verstärkt, jedoch nicht ausschließlich exprimiert.

Tumorspezifische Antigene sind beim Menschen vor allem für das Melanom, mittlerweile aber für viele andere Tumorarten nachgewiesen. Ein Sonderfall sind die antigenbindenden Stellen der Immunglobuline auf der Oberfläche von B-Zellymphomen, die sog. Idiotypen.

Tumorassoziierte Antigene sind u.a.

- bestimmte Differenzierungsantigene (z.B. die Tyrosinase bei Melanomen und Melanozyten oder die Tn-Blutgruppenantigene, die auf normalen Zellen maskiert und nicht nachweisbar sind, aber auf vielen Karzinomen exprimiert werden),
- zahlreiche Oberflächenglykoproteine und -glykolipide, die infolge von Defekten der sequentiellen Anlagerung von Kohlenhydratketten auf den Protein- oder Lipidkern von Molekülen entstehen (z.B. das Gangliosid GD3 auf menschlichen Melanomen), und
- sog. onkofetale Antigene, die außer auf Tumorzellen auch auf embryonalen Geweben vorkommen und besondere Kohlenhydratstrukturen der Zellen darstellen, z.B. das CEA (karzinoembryonales Antigen) bei Adenokarzinomen und das α-Fetoprotein, das ebenso wie β-HCG bei Hodentumoren als Tumormarker im Serum erscheint.

Auch bestimmte von Onkogenen kodierte Proteine könnten als tumorassoziierte Antigene für die Diagnose und Therapie von malignen Tumoren Bedeutung erlangen, z.B ras, neu, c-fms.

Virusassoziierte Tumoren haben gewöhnlich provirales Genom in ihr zelluläres Genom integriert. Sie exprimieren häufig Proteine, die vom viralen Genom kodiert werden und als tumorvirusassoziierte Antigene eine Immunantwort induzieren können, z.B. LMP-1 und EBNA bei EBV-assoziierten Tumoren (Burkitt-Lymphom, Hodgkin-Lymphom, Nasopharynxkarzinom) und Produkte der E6 und E7 Gene der menschlichen Papillomviren bei Zervixkarzinomen.

Immunantworten gegen maligne Zellen können vermittelt werden durch spezifisch sensibilisierte zytotoxische T-Lymphozyten (CTL), die zum Teil aus dem entzündlichen Infiltrat der tumorinfiltrierenden Lymphozyten (TIL) isoliert werden können.

Ein zweiter Mechanismus ist die über spezifische Antikörper vermittelte zelluläre Zytotoxizität (ADCC). Über ihre Fc-Rezeptoren fungieren neben NK-Zellen auch Monozyten und Granulozyten als deren Effektoren (s. o.). Inwiefern dieser Mechanismus auch in vivo wirksam wird, ist unklar.

Die **unspezifische immunologische Tumorabwehr** wird vermittelt über NK-Zellen, lymphokinaktivierte Killerzellen (LAK-Zellen) und aktivierte Makrophagen.

Bei den **spezifischen Immuntherapieverfahren** sind der Einsatz von monoklonalen Antikörpern (ggf. nach Koppelung an Zytostatika, Radionuklide oder Toxine) und spezifische Verfahren der Immunisierung, z.B. mit nativem oder modifiziertem Tumor, mit gereinigten Tumorantigenen oder Peptidfragmenten derzeit noch in der Phase der klinischen Prüfung.

In **gentherapeutischen Ansätzen** wird versucht, Tumorantigene effektiver zu präsentieren oder durch Gentransfer von Zytokinen bzw. kostimulatorischen Molekülen die Immunogentät einer solchen **Tumorzellvakzine** zu erhöhen.

Die **unspezifische Immuntherapie** hat in den letzten Jahren zunehmend an Bedeutung gewonnen, insbesondere mit gentechnologisch hergestellten immunologisch wirksamen Substanzen (sog. Immunmodulatoren oder „biological response modifiers"). Beispiele sind Interferon-α für die Therapie der Haarzellenleukämie, Interleukin-2 bei Nierenzellkarzinomen.

9.2.11 Psychoneuroimmunologie

Die Psychoneuroimmunologie untersucht Interaktionen zwischen dem Zentralnervensystem und dem Immunsystem.

Wegen der Komplexität dieser Interaktionen sind ihre Mechanismen und Bedeutung in vivo noch weitgehend unerforscht und beschränken sich weitgehend auf die Analyse von Effekten in vitro.

Dabei können sowohl Einflüsse des Immunsystems auf das ZNS (z.B. steigert IL-1 die Glucocorticoidsynthese über seine Bindung an spezifische Rezeptoren im Hypothalamus) als auch Beeinflussungen des Immunsystems durch das ZNS nachgewiesen werden (so haben T-Lymphozyten Rezeptoren für neuroendokrine Peptidhormone, wie z.B. Endorphine, Substanz P oder vasoaktives interstinales Peptid).

Abbas, A.K., A.H. Lichtman, J.S. Pober: Cellular and Molecular Immunology. Saunders, Philadelphia 1994.

Boon, T. L.J. Old: Cancer. Current Opinion Immunol 9 (1997) 5.

Davies, M.G. P.O. Hagen: Systemic inflammatory response syndrome. Br J Surg 84 (1997) 920.

Fraser, A., G. Evan: A license to kill. Cell 85 (1996) 781.

Hames, B.D., D.M. Glover (Hrsg.): Frontiers in Molecular Biology 2nd ed. IRL Press, Washington 1995.

Immunoloy Review Issue. Cell 76 (1994) 1993.

Ravetch, J.V. Fc receptors. Curr Opinion Immunol 9 (1997) 121-125.

10 Milz

Rudolf Schmits, Michael Pfreundschuh

10.1 Physiologie und Pathophysiologie (Adaptationsmechanismen der Organfunktion)

Die Milz ist das größte lymphatische Organ und spielt eine wichtige Rolle sowohl bei der **spezifischen** als auch bei der **unspezifischen Abwehr.** Sie ist ein wichtiger Ort der
- Phagozytose,
- Antigenaufnahme,
- Antigenaufbereitung und
- Antigenpräsentation.

Neben ihrer Funktion im Immunsystem hat sie als zweite wichtige Aufgabe die **Entfernung unerwünschten Materials** sowohl aus der Zirkulation als auch aus Blutzellen.

Zu diesen beiden Funktionen befähigt die Milz ihre spezielle **Anatomie**: Bindegewebstrabekel, die von der Milzkapsel ins Innere ziehen, und die aus der Milzarterie entspringenden Trabekelarterien unterteilen die Milz in **Segmente.**

Anatomisch unterscheidet man die als weiße Pulpa bezeichneten lymphatischen Anteile von der roten Pulpa, in die die Zellen des peripheren Blutes sequestriert werden (Abb. 10-1).

Die **weiße Pulpa** ist ähnlich aufgebaut wie ein Lymphknoten. Als periarterioläre Lymphscheide umgibt sie die aus den Trabekelarterien abzweigenden Zentralarterien. Dabei sind die T-Zellen vor allem periarteriolär angeordnet (auch als periarterioläre Scheide = PALS bezeichnet), während die B-Zellen sich überwiegend in den Keimzentren der Primär- und Sekundärfollikel befinden. Die Follikel werden in der Milz auch als Malpighi-Körperchen bezeichnet und sind in der äußeren Zone der Lymphscheide lokalisiert.

Die Zentralarterien zweigen sich in Arteriolen und arterielle Kapillaren auf. Die **Gefäßversorgung** der Milz hat zwei funktionelle Komponenten:
- den **schnellen geschlossenen Kreislauf,** der durch direkte Aufzweigungen terminaler Arteriolen in Kapillaren und von dort in die venösen Sinus, also wie bei anderen Organen ausschließlich durch mit Endothelzellen ausgekleidete Gefäße verläuft und vorwiegend nutritive Funktionen hat, sowie
- eine **langsame bzw. „offene" Komponente,** die die endothelialisierten Gefäße auf Höhe der Arteriolen verläßt und in die Billroth-Stränge der roten Pulpa mündet.

Das Blut passiert diesen Filter der roten Pulpa, in dem die Blutzellen in engen Kontakt mit Zellen des Immunsystems, insbesondere Phagozyten und antigenpräsentierenden Zellen kommen und tritt über die Sinus marginales wieder in den geschlossenen Blutkreislauf ein.

Die Wände der Sinus sind mit Endothelzellen ausgekleidet, zwischen denen 1–3 µ große Schlitze offenbleiben. Die Blutzellen müssen sich zwischen den Adventitiazellen und durch diese Schlitze zwischen den Sinusendothelien zwängen. An der lumenwärtigen Seite der Sinusendothelien befinden sich zahlreiche Makrophagen, die dadurch in engen Kontakt mit den Blutzellen kommen.

Damit die Zellen durch diese Schlitze aus den Pulpasträngen in die Sinus eintreten können, müssen sie sehr verformbar sein. Zellen, die diese **Verformbarkeit** nicht

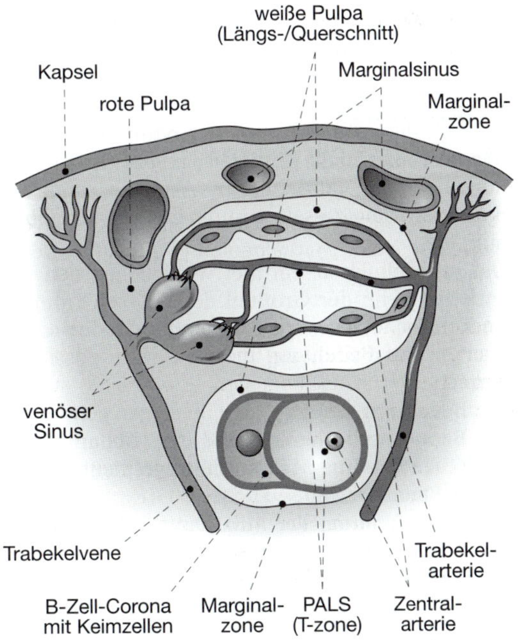

Abb. 10-1 Schematischer Aufbau der Milz.

(mehr) haben, können die Pulpastränge nicht mehr verlassen und gehen dort zugrunde.

Über drei Mechanismen gelingt es der Milz, **unerwünschte Zellen und Partikel aus dem Blut zu entfernen:**

- **phagozytierende Zellen:** Die unerwünschten Zellen und Partikel fließen langsam an den phagozytierenden Zellen vorbei und kommen in vorübergehenden Kontakt. Bakterien, v.a. mit Kapsel, die kein Komplement oder Antikörper gebunden haben (also nicht „opsoniert" sind), werden aus der geschlossenen Zirkulation entfernt.
  Die Milz ist vermutlich das Organ, in dem die primäre Immunreaktion gegen solche Bakterien initiiert wird. Sie ist auch der Ort, an dem mit IgG beladene Erythrozyten entfernt werden, wahrscheinlich weil der langsame Blutstrom eine vergleichsweise langdauernde Interaktion zwischen IgG und seinen Fc-Rezeptoren auf den phagozytierenden Zellen erlaubt (s.a. Kap. 9)
- **mechanisch-anatomisch:** Nicht ausreichend deformierbare Erythrozyten schaffen nicht den Wiedereintritt aus den Pulpasträngen durch die Endothelschlitze in das endothelialisierte Gefäßsystem der Sinus.
  Dies erklärt auch das Phänomen, daß Erythrozyten, die das **Sichelzell-Hämoglobin** enthalten, in den Pulpasträngen hängen bleiben und die Zirkulation durch die Pulpastränge rasch zum Erliegen bringen.
  Da auch **normale Retikulozyten** weniger verformbar als reife Erythrozyten sind, verbleiben sie nach ihrer ersten Milzpassage ungefähr einen Tag in den Strängen der roten Pulpa, bevor sie mit zunehmender Reife eine erhöhte Verformbarkeit erreichen und ihnen die Rückkehr in den geschlossenen Kreislauf gelingt.
  Auch Kugelzellen oder Sphärozyten (s. Kap. 7), die aufgrund eines **defekten Membranaufbaus** ebenfalls weniger verformbar sind, verwehren die als Barriere fungierenden Sinusendothelzellen den Wiedereintritt in das Gefäßsystem. Ähnliches gilt für alternde oder anderweitig alterierte Erythrozyten.
- **Entfernung intrazellulärer Debris und Organismen,** wie z.B. intraerythrozytäre Malaria-Erreger, aber auch Howell-Jolly-Körperchen.
  Howell-Jolly-Körperchen sind intraerythrozytäre Vesikel, die normalerweise in Erythrozyten des peripheren Blutes nicht nachweisbar sind. Erst bei funktioneller oder tatsächlicher Asplenie sind sie in Blutausstrichen zu sehen und sind dann diagnostisch hilfreich.
  Die intrazellulären Partikel werden aus den Zellen entfernt, wenn der Großteil der Zelle sich durch die Endothelschlitze zwängt, die Partikel jedoch zu groß oder zu starr sind, um diese Barriere passieren zu können.
  Die Bedeutung der Milz als Filterorgan geht auch aus der Beobachtung hervor, daß eine Malariainfektion bei Patienten ohne Milz rasch progredient und unbehandelt fatal verläuft.

Die **Filtrationsfunktion der Milz** kann gesteigert werden durch:

- Verlangsamung des Blutflusses,
- Vergrößerung (Hyperplasie) der Filtrationsräume.

Beide Mechanismen werden **häufig gemeinsam wirksam,** so z.B. bei einer Malariainfektion.

Eine Milzvergrößerung führt im allgemeinen zu einer Vergrößerung der Filtrationsräume, vorausgesetzt daß das Filtrationsbett (z.B. wie im Falle der Sichelzellenanämie) nicht durch zurückgehaltene Erythrozyten verstopft wird. Eine **Milzvergrößerung (Splenomegalie)** stellt also eine sinnvolle Reaktion dar, wenn eine Verstärkung der Filtrationsfunktion der Milz erwünscht ist.

Wenn es jedoch aus **nichtfunktionellen** Gründen zu einer **Milzvergrößerung** kommt (z.B. bei einer Drucksteigerung im portalen Kreislauf), führt die Zunahme der Filtrationsräume zu einer verstärkten Sequestration und einem konsekutiv vermehrten Abbau auch normaler Zellen in den größeren Filtrationsräumen der vergrößerten Milz.

10.2 Spezielle Pathophysiologie und Erkrankungen der Milz

10.2.1 Hypersplenismus

Als Hypersplenismus oder Hyperspleniesyndrom bezeichnet man den **Symptomenkomplex** aus

- peripherer Zytopenie (Verminderung der Zellen des peripheren Blutes, wobei die einzelnen Zellreihen unterschiedlich stark betroffen sein können),
- einem zellreichen (hyperregeneratorischen) Knochenmark,
- Splenomegalie sowie
- einer Besserung der Zytopenie nach Splenektomie.

Ein Hypersplenismus liegt definitionsgemäß nicht vor, wenn

- die Milz reaktiv hypertrophiert ist,
- die Milz antikörperbeladene Erythrozyten vermehrt sequestriert oder abbaut (z.B. bei korpuskulären hämolytischen oder immunhämolytischen Anämien)
- die Milz antikörperbeladene Thrombozyten (bei der sog. idiopathischen thrombozytopenischen Purpura) vermehrt sequestriert oder abbaut.

Ä/P Ätiologie und Pathogenese

Beim primären oder **idiopathischen Hypersplenismus** ist mit klinischen Methoden eine Grunderkrankung nicht nachweisbar.

Verantwortlich für die Entstehung der klinischen Symptome des Hypersplenismus sind **vermehrte Sequestration** von Zellen und z.T. auch **vermehrter Zellabbau** in den vergrößerten Filtrationsräumen.

Während der **Filtrationsraum** einer normalen Milz 30 ml beträgt, ist die Verweildauer der zellulären Elemente des Blutes in der Milz bei Filtrationsräumen von mehr als 50ml deutlich verlängert. Bei massiver Splenomegalie können bis zu einem Drittel des gesamten Erythrozytenvolumens und bis zu 90% der gesamten Thrombozytenmasse in dem vergrößerten Organ sequestriert sein. **Anatomisches Substrat** der vergrößerten Filtrationsräume ist eine **Hyperplasie der roten Pulpa.**

Die **„offene Zirkulation“**, d.h. die Passage der Blutzellen aus den terminalen Arterien durch die Pulpastränge in die Milzsinusoide, wird deutlich beeinträchtigt, da die Strömung stark verlangsamt ist. PO_2 und pH-Wert der Erythrozyten fallen ab, Glucose wird verbraucht und der Metabolismus der Zellen gestört. Es kann zu Membranverhärtungen und Aggregationen der Erythrozyten kommen, wodurch ihr Wiedereintritt in die **geschlossene Zirkulation** durch die Sinuswände hindurch erschwert oder unmöglich wird.

Als Konsequenz sind die Blutzellen mechanischem und metabolischem Streß ausgesetzt. Das Volumen der roten Pulpa nimmt zu, die Anzahl von Makrophagen und anderen phagozytoseaktiven Leukozyten, die membrangeschädigte Zellen erkennen können, steigt in den Pulpasträngen. Daher werden Blutzellen vermehrt abgebaut.

Zum **Nachweis** der vermehrten Sequestration und Zytoklasie der Milz eignet sich die Bestimmung der Erythrozytenlebenszeit mit ^{51}Cr-markierten Erythrozyten („Ery-Vita“) oder der Thrombozytenüberlebenszeit mit ^{111}In-markierten autologen oder allogenen Thrombozyten.

Entstehung der Symptome

Durch die vermehrte Erythrozytensequestration steigt der Hämatokrit an und führt zu weiterer Reduktion des Flusses.

In einigen Fällen von Splenomegalie nimmt außerdem das Plasmavolumen zu. Daraus resultiert zusätzlich eine „Pseudoanämie“ oder Anaemia spuria.

Bei Patienten mit Hämolyse kann ein Circulus vitiosus entstehen, da Hämolyse selbst eine Splenomegalie verursachen kann.

Die durch diese Faktoren bedingte Zytopenie der Zellen im peripheren Blut führt kompensatorisch zu einer gesteigerten Hämatopoese im Knochenmark.

Therapieansätze

Die Therapie des primären Hypersplenismus besteht in der operativen Milzentfernung **(Splenektomie).** Diese ist auch indiziert bei sekundären Hypersplenieformen mit ausgeprägten und klinisch relevanten Zytopenien, wenn eine Therapie der Grunderkrankung nicht möglich ist.

10.2.2 Hyposplenismus und Asplenie/OPSI

Eine Beeinträchtigung oder Fehlen der Milzfunktion wird als Hyposplenismus oder Aspleniesyndrom bezeichnet.

Wichtigste **Komplikation** ist das OPSI-Syndrom („overwhelming post-splenectomy infection“).

Ätiologie und Pathogenese

Die frühe Kontrolle von Bakteriämien vor der Bildung opsonierender spezifischer Antikörper durch die Milz entfällt. Die Clearance von intra- und extrazellulären Erregern sowie von unerwünschten Fremdpartikeln ist deutlich vermindert. Neben der Phagozytose kommt es zu einer deutlichen Verminderung der Komplement-Komponenten das alternativen Weges (s. Kap. 9), in geringerem Maß auch von IgM.

Entstehung der Symptome

Nach Splenektomie kommt es zu nur geringen quantitativen Veränderungen des Erythrozytenpools. Charakteristisch ist das Auftreten von **Howell-Jolly-Körperchen** im peripheren Blut. Sind sie nach Splenektomie im Ausstrich nicht nachweisbar, muß an Nebenmilzen oder versprengtes Milzgewebe gedacht werden, das sekundär angewachsen ist **(sog. Splenose).**

Die **Erythrozyten** sind häufig relativ dünn (Leptozyten, im Extremfall Targetzellen). Die **Leukozytenzahl** steigt oft leicht an. Die **Thrombozyten** können ca. 1 Woche nach Splenektomie Werte bis >1000000/mm^3 erreichen und fallen dann allmählich ab, bleiben aber häufig über den Normwerten.

Der Ausfall der Milzfunktion führt zu einer **erhöhten Anfälligkeit** für virale Infekte und gehäuften schweren Verläufen von Malaria, Babesiose und Infektionen mit kapselbildenden Bakterien.

Das **OPSI-Syndrom** beginnt unspezifisch mit Fieber und kann innerhalb von wenigen Stunden zu diffuser intravasaler Gerinnung mit Koma und septischem Schock führen. Häufigste Erreger sind Pneumokokken und Haemophilus influenzae.

Therapieansätze

Prophylaktisch wird nach Splenektomie eine Impfung gegen Pneumokokken und Hämophilus empfohlen, bei Kindern zusätzlich eine Penicillinprophylaxe in den ersten beiden Postsplenektomiejahren.

Brigden, M.L.: Overwhelming postsplenectomy infection still a problem. West J Med 157 (1992) 440–443.
Rosse, F.R.: The spleen as a filter. New Engl J Med 317 (1987) 704-706.

11 Infektionen

Jens Rasenack, Ugur Sahin, Michael Pfreundschuh

Unter Infektionskrankheiten versteht man Erkrankungen, die durch das Eindringen und die Vermehrung von Mikroorganismen hervorgerufen werden. Sie können durch ihre Übertragbarkeit (Infektiosität) endemisch und epidemisch auftreten.

Als **Kolonisation** bezeichnet man die nichtinvasive Besiedelung von Haut oder Schleimhaut mit Mikroorganismen, die zu keiner Schädigung des Wirtsorganismus führt. Eine **Infektion** entsteht, wenn Mikroorganismen in den Wirtsorganismus eindringen und dort eine direkte Schädigung oder Immunreaktion hervorrufen.

Die **Pathogenität** eines Erregers, d.h. seine Fähigkeit eine Erkrankung zu induzieren, kann sehr unterschiedlich sein: So führt das Masernvirus bei allen Infizierten zu einer Erkrankung, nach einer Polio-Virus-Infektion kommt es dagegen nur bei <5% zu Lähmungen.

Pathogene Mikroorganismen (Tab. 11-1) gehören zu folgenden Gruppen:

- eukaryote einzellige (Protozoen),
- mehrzellige (Metazoen) Parasiten,
- Pilze,
- Prokaryonten (Bakterien, Mykoplasmen, Chlamydien, Rickettsien),
- Viren,
- Prionen.

Obligat pathogene Erreger können auch im immunkompetenten Wirt eine Erkrankung auslösen. Im Gegensatz dazu benötigen **fakultativ pathogene Keime** dafür prädisponierende Faktoren (primäre und sekundäre Immundefekte, anatomische Anomalien, posttraumatisch, postoperativ).

Die **Virulenz** eines Erregers bestimmt die Schwere einer Erkrankung. So sind Stämme des Erregers der Diphtherie, Corynebacterium diphtheriae, mit starker Toxinbildung hochvirulent, während Stämme, die kein Toxin bilden, avirulent sind.

Die **Prävalenz** entspricht der Gesamtzahl aller beobachteten Fälle einer Infektion in einer Population (meistens angegeben pro 100 000), die **Inzidenz** der Zahl von Neuerkrankungen in einer Population innerhalb eines bestimmten Zeitraumes (meistens innerhalb eines Jahres).

Die **Inkubationszeit** ist die Zeitspanne zwischen dem Eindringen des Erregers in den Makroorganismus und dem Auftreten von Symptomen und klinischen und laborchemischen Zeichen der Erkrankung. Sie schwankt zwischen wenigen Stunden und Monaten; bei einigen Virusinfektionen kann sie sogar Jahre dauern.

11.1 Verlaufsformen einer Infektion

Pathogenetisch lassen sich fünf Gruppen von Infektionen unterscheiden:

- **Latente Infektion:** Ein Erreger dringt in den Wirtsmechanismus ein und persistiert, ohne Schädigungen zu verursachen. Aus jeder latenten Infektion kann bei Änderung der Abwehrlage des Wirts eine Form der nachfolgenden manifesten Infektionen entstehen.

Tab. 11-1 Mikrobielle Krankheitserreger.

obligat intrazellulär	fakultativ intrazellulär / extrazellulär vital
Prionen	Mykoplasmen
Viren	Bakterien
Chlamydien	Pilze
Rickettsien	Protozoen
Bartonellen	Würmer

Beispiele sind Infektionen mit Mycobakterium tuberculosis oder dem Zytomegalie-Virus.

- **Lokale Infektion:** Der Erreger bleibt in der Nähe seiner Eintrittspforte und entfaltet dort seine pathogene Wirkung. Beispiele sind Furunkel (Staphylokokken), Tonsillitiden (Streptokokken) oder Harnwegsinfektionen (Enterobakterien).
- **Sepsis:** Der Erreger dringt in das Gefäßsystem ein, kann in den verschiedenen Organen septische Metastasen bilden, die dann wiederum Ausgangspunkt für eine septische Streuung werden können. Symptome entstehen sowohl durch die Septikämie als auch durch die lokalen Absiedelungen; Beispiele sind die Staphylokokkensepsis nach einem Furunkel oder die Urosepsis nach einer Harnwegsinfektion.
- **Zyklische Allgemeininfektion:** Während der Inkubationszeit vermehrt sich der obligat pathogene Erreger am Eintrittsort oder in regionären Lymphknoten. In der anschließenden Generalisationsphase breitet sich der Erreger über das Gefäßsystem aus. Daraufhin kommt es zur Phase der Organmanifestation (z.B. Tuberkulose).
- **Persistierende Infektion:** Mißlingt dem Wirtsorganismus die Elimination des Erregers durch seine Abwehrmechanismen (Resistenz und Immunität), so kann es zur persistierenden Infektion und ggfls. zur chronischen Infektionserkrankung kommen (z.B. chronische Osteomyelitis, chronische Virushepatitis).

11.2 Prionen

Prionen sind **infektiöse nukleinsäurefreie Proteine.** Sie sind für die Übertragung von Kuru, die offenbar Kannibalismus-assoziierte Enzephalitis unter den Ureinwohnern Neu-Guineas, für die Creutzfeld-Jakob-Erkrankung (humane spongioforme Enzephalopathie), sowie für die Scrapie bei Schafen und die bovine spongioforme Enzephalopathie (BSE) bei Rindern verantwortlich.

Die grundlegenden Pathomechanismen dieser Erkrankungen sind kaum bekannt. Die Übertragung erfolgt überwiegend über den oralen Weg (Aufnahme Prionen-haltiger Nahrung), andere Wege sind allerdings nicht ausgeschlossen.

11.3 Viren

Viren sind infektiöse Agenzien, die sich nur intrazellulär vermehren können, da ihnen ein eigener Stoffwechsel und Zellorganellen – wie z.B. Mitochondrien, endoplasmatisches Retikulum und Golgi-Apparat – fehlen.

Die **Klassifikation** der Viren basiert auf einer Kombination von genetischen, physikalischen und biologischen Eigenschaften. Dabei werden die Art und die Struktur der viralen Nukleinsäure, die Ultrastruktur der Virionen, ihre Größe, die Kapsidsymmetrie, die Zusammensetzung der Kapside, das Vorhandensein einer Hülle und die Replikationsstrategie berücksichtigt. Die Unterteilung innerhalb von größeren Gruppen erfolgt aufgrund ihrer immunologischen, zytopathologischen, pathogenetischen oder epidemiologischen Eigenschaften.

11.3.1 Aufbau der Viren

Die Durchmesser der menschenpathogenen Viren betragen zwischen 12 und 200 nm. Sie bestehen aus einer Hülle, die in unterschiedlicher Menge Lipide enthalten kann, und einem Kapsid, das die Nukleinsäure umgibt. Das Kapsid und die virale Nukleinsäure bilden das Nukleokapsid (Abb. 11-1).

Das **Kapsid** besteht aus einer größeren Zahl von gleichen Untereinheiten (Kapsomeren), die symmetrisch angeordnet sind. Die Nukleinsäure kann ein Verkapselungssignal (encapsidation signal) kodieren, dessen Sequenz bei einigen Viren bekannt ist, so z.B. dem Hepatitis-B-Virus. Das Kapsid ist, abgesehen von den sehr großen Viren, wie z.B. dem Pockenvirus, entweder ikosaedral oder helikal.

Die **Nukleinsäure** eines Virus hat zwischen 3 (Hepatitis-B-Virus) und 300 Kilobasen (Pockenvirus).

Bei den meisten Viren wird das Kapsid von einer **Hülle** umgeben, die aus virusspezifischen Proteinen sowie aus Lipiden und Kohlenhydraten der Wirtszelle besteht. Letztere werden bei der Synthese des Virus während der Passage durch die verschiedenen Zellkompartimente in die Hülle eingebaut.

Das **Virusgenom** kodiert Strukturproteine, Proteine mit enzymatischer Aktivität und Proteine mit noch unbekannter Funktion. Typische Strukturproteine sind die Proteine der Hülle und des Cores. Zu den viralen Proteinen mit enzymatischer Aktivität gehören u.a. die DNA/RNA-Polymerasen, RNA-Polymerasen und RNAsen. Sie spielen bei der Replikation der Viren eine Rolle. Andere viruskodierte Proteine treten mit der Wirtszelle in Wechselwirkung.

11.3.2 Virusreplikation

Als Replikation bezeichnet man die **Virusvermehrung.** Man kann sie in bestimmte Schritte einteilen:

- Aufnahme in eine empfängliche Zelle,
- Vermehrung des genetischen Materials und der Proteine,
- Aufbau und Freisetzung des infektiösen Agens.

Je nach Struktur und Art des genomischen Materials gibt es eine große Anzahl unterschiedlicher replikativer Mechanismen.

Die **Aufnahme** verschiedener Viren erfolgt nach Bindung bestimmter viraler Liganden an spezifische Rezeptoren der infizierten Zelle. Die entsprechenden Rezeptoren und Liganden sind für einige Viren bekannt und erklären ihre **Zyto- bzw. Organotropie.**

Beispiele für **virale Liganden** sind die Hämagglutinine der Influenza-Viren, das gp120 Protein des humanen Immundefizienzvirus (HIV), für spezifische Rezeptoren der Rezeptor für den epidermalen Wachstumsfaktor (EGF – epidermal

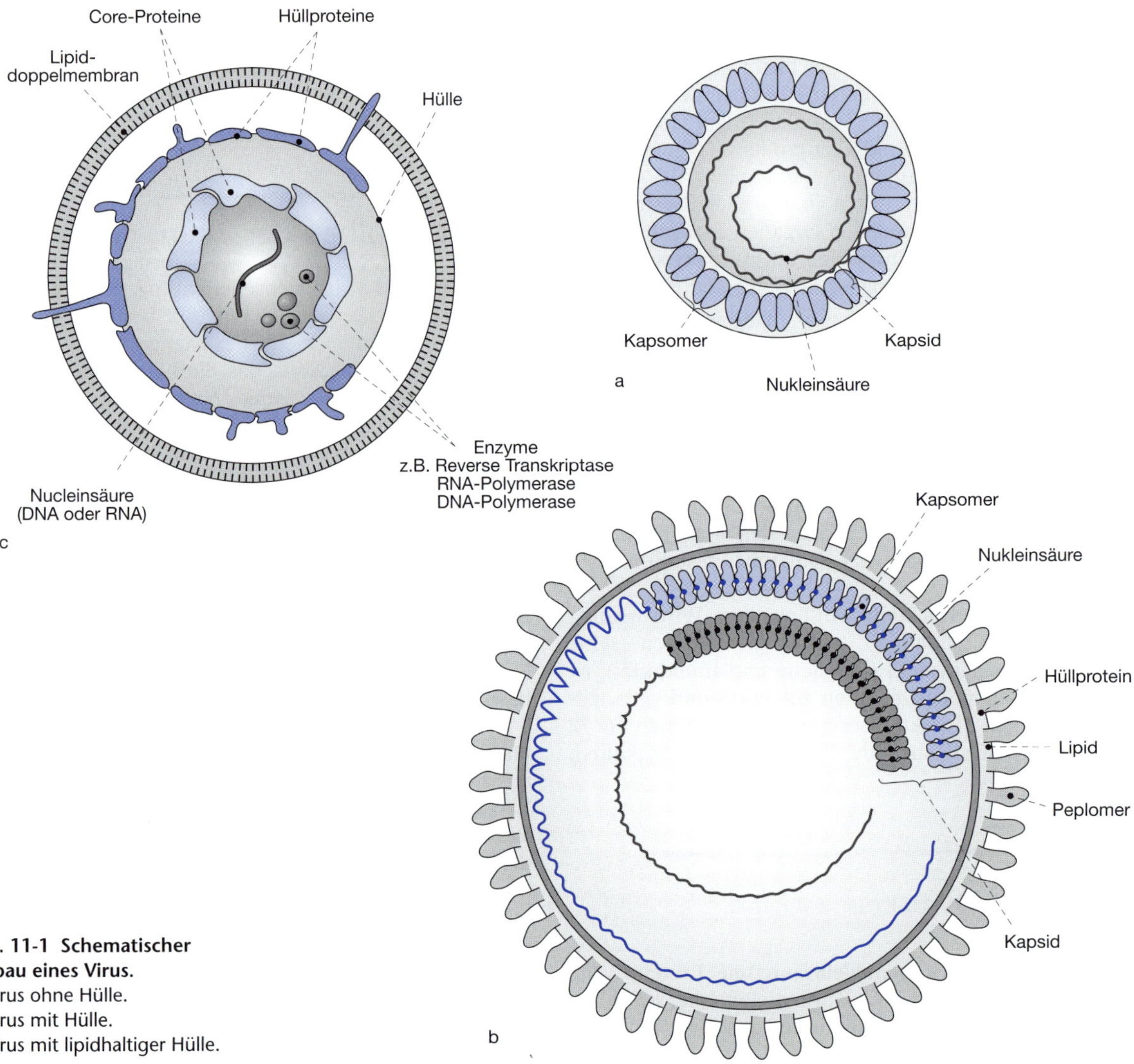

Abb. 11-1 Schematischer Aufbau eines Virus.
a) Virus ohne Hülle.
b) Virus mit Hülle.
c) Virus mit lipidhaltiger Hülle.

growth factor) beim Vaccinia-Virus, der Rezeptor für Komplement C3b für das Epstein-Barr-Virus und das Integrin ICAM-1 (intercellular adhesion molecule) für bestimmte Rhinoviren. Bei manchen Viren erfolgt die Bindung über verschiedene Proteine, so z.B. beim Herpesvirus. Bei anderen Viren ist der Rezeptor noch nicht definiert (Hepatitis-B-Virus). Der Rezeptor für eine Virusfamilie kann identisch sein oder aber sich bei verschiedenen Viren unterscheiden, z.B. beim humanen Rhinovirus 2 und 14.

Die **Adsorption** des Virus ist bei einem Teil der Viren reversibel und beruht auf einem zufälligen Kontakt zwischen Virus und Wirtszelle. Auch die **Bindung** an die Zellen kann unterschiedlich erfolgen, so daß nur einer von 1000 bis 10 000 Kontakten zur endgültigen Bindung an die Wirtszelle führt. Außer von den spezifischen Liganden-Rezeptor-Interaktionen ist dieser Prozeß auch abhängig von der Zahl der zellulären Rezeptoren (10^4–10^6 pro Zelle), der Temperatur, dem pH und der Konzentration unterschiedlicher Ionen.

Nach der Bindung an die Zellmembran werden entweder das ganze Virus oder Bestandteile, die das Virusgenom und entsprechende, für die Replikation notwendige Enzyme enthalten, in die Zelle gebracht (Abb. 11-2).

Bestimmte **Viren ohne Hülle** (z.B. Poliovirus, vgl. Abb. 11-2b) werden per **Viropexis** (rezeptorvermittelte Endozytose) aufgenommen und treten in der Zelle in Form von endozytischen Vesikeln auf. Im Gegensatz dazu passieren andere Viren ohne Hülle die Membran offenbar direkt und erscheinen im freien Zytoplasma ohne endozytische Vesikel.

Viren mit Hülle (z.B. Influenzavirus, Abb. 11-2a) fusionieren entweder ihre Hülle mit der zellulären Plasmamembran und injizieren dann das virale Nukleokapsid in das freie Zytoplasma, oder ihre Internalisierung erfolgt mit Hilfe einer rezeptorvermittelten Endozytose. Das virale Nukleokapsid wird freigesetzt, indem die virale Hülle mit der Membran des endoplasmatischen Retikulums verschmilzt.

Mit **„Uncoating"** wird die Desintegration des Kapsids bezeichnet. Sie ist Voraussetzung dafür, daß die Transkription und Translation des viralen Genoms erfolgen können.

Endozytierte Viren ohne Hülle können eine Fusion von Lysosomen mit Endosomen induzieren, so daß anschließend lysosomale Enzyme das Kapsid verdauen können. Bei anderen Viren, z.B. bei den Reoviren, werden die 3 Kapsidpro-

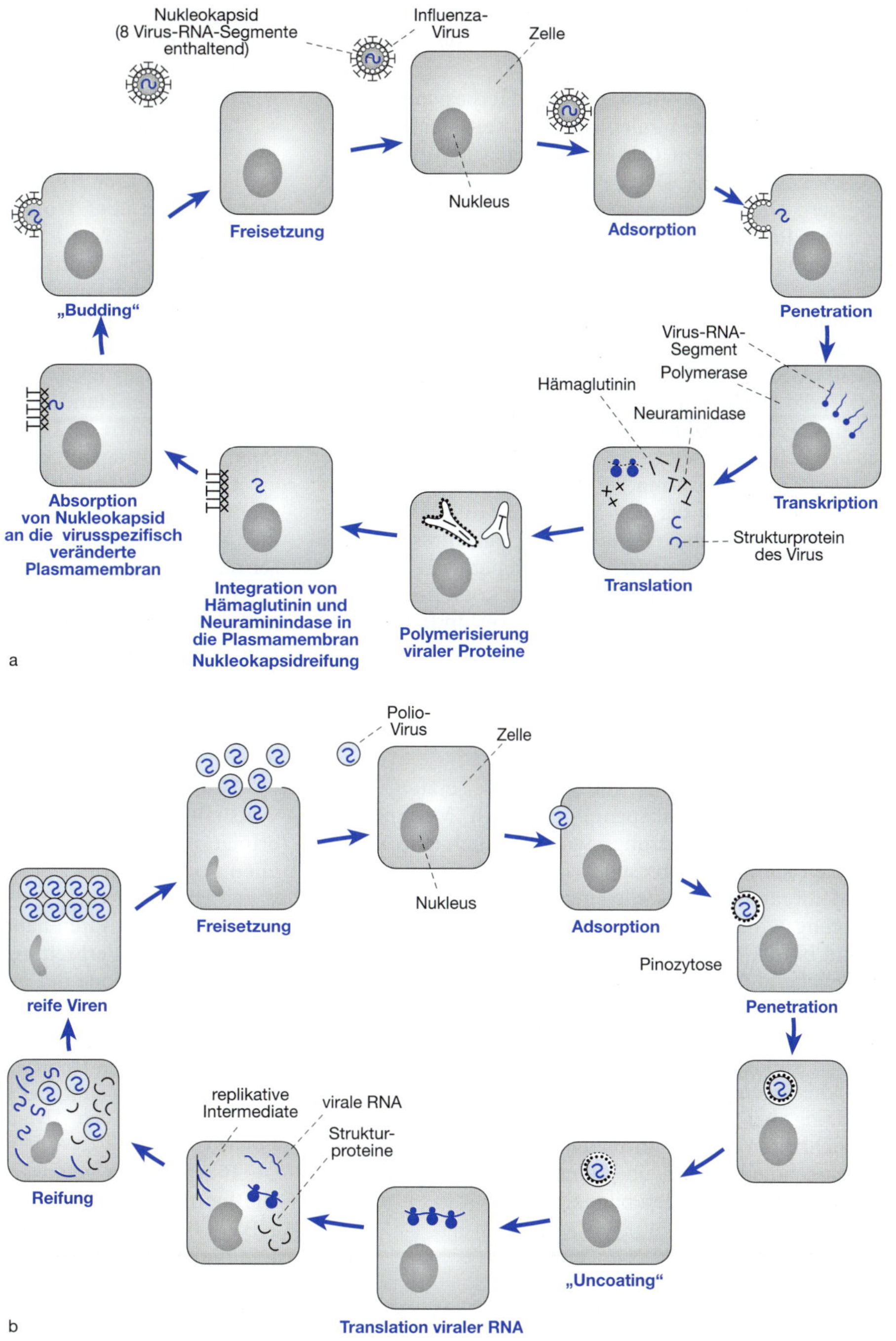

Abb. 11-2 Schematische Darstellung der Replikation von a) Influenza-Viren und b) Polyoviren.

teine nacheinander enzymatisch gespalten, so daß infektiöse subvirale Partikel entstehen, aus denen durch weitere Proteolyse eine virale Transkriptase aktiviert wird.

Die **Transkription** des viralen Genoms in eine mRNA und die nachfolgende **Translation** der mRNA in Proteine verlaufen virusspezifisch.

So kann zum Beispiel ein einziges Präcursor-Protein synthetisiert werden, das in verschiedene aktive virale Proteine gespalten wird (z.B. beim Hepatitis-C-Virus). Bei Picornaviren wird ein komplementärer RNA-Strang durch die virusspezifische RNA-Polymerase synthetisiert, der anschließend als Template für die Synthese genomischer RNA dient. Bei Viren mit linearer oder segmentierter RNA werden die einzelnen viralen Proteine nicht durch Postprocessing gebildet, sondern eine Transkriptase synthetisiert verschiedene mRNAs. Hierdurch ist eine Regulation der Synthese der verschiedenen virusspezifische Proteine möglich.

Neben der Strategie über einzelsträngige RNAs kann die Replikation über doppelsträngige RNA-Segmente – wie beim Reovirus – erfolgen. Auch hier ist eine virale RNA-Polymerase involviert.

Bei den **Retroviren** erfolgt die Replikation über einen doppelsträngigen RNA-Strang durch eine virale RNA-abhängige DNA-Polymerase. Diese **reverse Transkriptase** (s. Kap. 2), die dieser Virusgruppe ihren Namen gegeben hat, synthetisiert eine einzelsträngige DNA, die zum Doppelstrang komplementiert wird. Diese doppelsträngige DNA kann in die chromosomale DNA der Wirtszelle integriert werden.

Bei einigen **DNA-Viren,** z.B. den Herpesviren, erfolgt die Transkription der viralen DNA im Kern der Wirtszelle und ist abhängig von den Wirtszellenzymen. Die virale mRNA kodiert eine DNA-Polymerase, die virale DNA repliziert. Die Proteinsynthese erfolgt sequentiell, wobei zunächst Proteine synthetisiert werden, die für die virale Replikation notwendig sind.

Eine weitere Replikationsstrategie wird bei den **Hepadnaviren** (Hepatitis-B-Virus) verfolgt. Bei diesen erfolgt die Replikation der Viren über einen intermediären RNA-Strang mit anschließender reverser Transkription in die DNA. Nach Synthese der viralen Nukleinsäuren und Proteine wird das Virus zusammengesetzt und aus der Zelle freigesetzt.

Das **Zusammensetzen** bei den Viren ohne Hülle und der Nukleokapside bei den Viren mit Hülle ähnelt dem Kristallisieren. Dabei können Nukleinsäuresequenzen eine Rolle spielen, wie z.B. bei dem Hepatitis-B-Virus, für das im X-Gen ein Verkapselungssignal kodiert ist, dessen Elimination die Viruspartikelsynthese verhindert.

Die **Freisetzung** der Viren erfolgt bei Viren ohne Hülle in der Regel durch Akkumulation innerhalb der infizierten Zelle und anschließende Zellyse. Die Wirtszelle geht durch eine Störung der Protein-, Lipid- und Nukleinsäuresynthese zugrunde.

Bei Viren mit Hülle erfolgt die Freisetzung häufig durch „Budding" („Knospenbildung", d.h. Membranausstülpung und -abschnürung), wobei es auch zum Zelltod kommen kann. Die virusspezifischen Proteine werden in die Membran der Wirtszelle eingebaut, so daß es zur Verdrängung wirtsspezifischer Proteine kommt. Das Viruskapsid bindet dann an virusspezifische Matrix, wodurch anschließend das gesamte Virion synthetisiert wird.

Die Freisetzung erfolgt schließlich von der Zelloberfläche durch Abschnüren. Die Virushülle hat durch den Einbau von zelleigenen Lipiden und Polysacchariden ähnliche Eigenschaften wie die Wirtszelle. Während des „Budding" hat die Plasmamembran aber auch strukturelle Ähnlichkeiten mit der Virushülle, kann mit Nachbarzellen verschmelzen und über eine solche synzytiale Verschmelzung Riesenzellen bilden.

11.3.3 Virale Infektionen (Tab. 11-2)

Voraussetzung für eine Infektion ist, daß das Virus in den Körper gelangt und anschließend sein Zielorgan erreicht.

Die **Übertragung** der Viren vom infizierten Wirt auf einen suszeptiblen Empfänger kann zum einen **horizontal** von inapparent akut Infizierten, von akut Erkrankten, oder von chronischen Trägern ohne Krankheitszeichen („Carrier") erfolgen. Zum anderen gibt es die **vertikale Übertragung,** die von der Mutter auf das Kind entweder intrauterin, unter der Geburt oder postpartal erfolgt.

Beispiele hierfür sind HIV-, HBV-, CMV-, HSV- und Varicella-zoster- sowie Röteln-Viren.

Die **natürlichen Barrieren der Haut und Schleimhäute** können durch Bisse oder Stiche von Insekten oder anderen Tieren oder Pflanzen überwunden werden. Andere Viren gelangen über Schleimhäute des Respirations- oder des Gastrointestinaltrakts in den Körper.

Die Übertragung erfolgt durch
- Tröpfcheninfektion in Form von Aerosolen,
- fäkal-orale Kontamination,
- Geschlechtsverkehr,
- iatrogen durch Blutprodukte bzw. Injektionskanülen.

Die **Infektion über Tröpfchen** wird hervorgerufen durch Niesen (bis zu 2 Mio Partikel) oder Husten (bis zu 90 000 Partikel). Kleine Partikel bleiben länger in der Schwebe und können der Filterfunktion der Nase entgehen, wenn sie kleiner als 6 µm sind. Die Zahl der für eine Infektion notwendigen Partikel variiert stark. Für Coxsackieviren reichen weniger als 10 Partikel. Weitere Infektionswege führen von der Hand zu den Augen, der Nase oder dem Mund (Rhinoviren). Das Epstein-Barr-Virus wird durch Speichel übertragen („kissing disease").

Gastrointestinale Virus-Infektionen werden verursacht durch die große Anzahl von infektiösen Viruspartikeln in den Fäzes, die zu einer Kontamination von Wasser oder Nahrung führen.

Bei Infektionen durch Übertragung eines Krankheitserregers über **Arthropoden** benötigen die Viren eine Passage im Menschen für die weitere Entwicklung. Der Mensch kann aber auch Endwirt sein, da die Virämie nicht ausreicht, um neue Arthropoden zu infizieren. Einige der Viren können in den Arthropoden transovarial vererbt werden.

Weitere Übertragungswege sind **fäkal-oral** durch virushaltige Exkremente von Nagern. Die Infektion erfolgt meistens horizontal innerhalb einer empfänglichen Population. Beispiel: Pneumonien und Nephritiden durch Hanta-Viren.

Die meisten Viren haben einen ausgeprägten **Organotropismus.** Die **Verbreitung** innerhalb des Körpers erfolgt (nach einer Periode der **primär lokalen Replikation)** meistens hämatogen als sog. **Virämie.**

Die primäre Replikation findet bei enterischen Viren häufig in den Peyer'schen Plaques und den peritonsillären lymphatischen Geweben statt, bei respiratorischen Viren erfolgt sie im Epithel oder den Alveolarzellen und bei verschiedenen Enteroviren und Togaviren im Skelettmuskel.

Einige Viren gelangen über die Lymphbahn in die Blutbahn. Im Blut kann der Transport entweder frei (z.B. HBV), oder aber an Erythrozyten (Rift Valley Fieber), Lymphozyten oder Monozyten (EBV, CMV, HIV) gebunden erfolgen.

Bei einigen Viren (Tollwut, Herpes-simplex-Virus, Varicellen-zoster-Virus, Reovirus) kommt es zur Verbreitung über das Nervensystem, teilweise erfolgt sie retrograd axonal, z.B. entlang der olfaktorischen Nerven, wie z.B. unter experimentellen Bedingungen bei Tollwut, Herpes simplex, Polio.

Ein Teil der Virusreplikation findet vor den ersten Symptomen statt. Diese **Inkubationszeit** kann einige wenige Tage (Influenza), Wochen (Masern) oder Monate, bei den sogenannten slow-virus-Infektionen sogar Jahre dauern. Der Ausbruch der Viruserkrankung kann durch Neuinfektion oder aber durch Reaktivierung vorhandener endogener Viren erfolgen.

Endogene Viren sind Herpes zoster, Herpes simplex und Zytomegalie-Viren. Die produktive Infektion kann, muß jedoch nicht zur Zellschädigung, zur latenten Infektion oder zur persistierenden Infektion führen.

Tab. 11-2 Synopsis viraler Erkrankungen.

	Ligand/Eintrittspforte	Replikation	Manifestation	Komplikationen	Diagnostik	Bemerkungen
DNA-Viren						
Herpes-simplex-Virus	Heparansulfat-proteoglykan auf Haut und Schleimhaut	initial: Epithel, sek.: neurale Ganglienzellen	primär: Gingivostomatitis, sekundär: Dermatitis (Bläschen)	Enzephalitis, neonatale Infektion	serologisch, Virusisolation aus Hautbläschen	lebenslange Persistenz in neuralen Ganglienzellen, Therapie: Acyclovir, Foscarnet
Varicella-zoster-Virus	Haut/Schleimhäute⇒Virämie	primär: Epithelzellen, sek: neurale Ganglienzellen	primär: Windpocken, sekundär: Herpes zoster (segmental)	Enzephalitis, postherpet. Neuralgie	serologisch, Virusisolation aus Hautbläschen	lebenslange Persistenz in neuralen Ganglienzellen
Epstein-Barr-Virus	C3d-Rezeptor auf B-Zellen (CD21)	primär: Nasopharynx, sek.: B-Lymphozyten	infektiöse Mononukleose mit Lymphadenitis, Hepatitis	Milzruptur, Enzephalitis, Burkitt-Lymphom	serologisch	lebenslange Persistenz in B-Zellen
Zytomegalovirus	β2-Mikroglobulin	primär: Lymphozyten? sek.: multiple Zelltypen	Lymphadenitis, Hepatitis	Pneumonitis, Retinitis, bei Immusuppression fetale CMV-Infektion	serologisch, molekularbiologisch (gp65)	pathognomonische Riesenzellen, Therapie: Ganciclovir, Foscarnet
Parvovirus	Nasopharynx	erythropoet. Vorläuferzellen	Grippe-ähnlich, Anämie	aplastische Anämie		
Papillomaviren	verletzte Haut, verletzte Schleimhaut	Epithelzellen	Warzen (Typ 1,2,4), Condyl. accuminata (Typ 6, 11, 30, u.a.), Zervixkarzinom (Typ 16, 18, u.a.)	Zervixkarzinom	Virusisolierung aus Epithel	
Adenoviren	respirat. Epithel, Konjunktiven, Gastroenteritis	Epithelien	Rhinitis, Konjunktivitis	hämorrh. Zystitis, Meningoenzephalitis		
Hepatitis-B-Virus	parenteral, Geschlechtsverkehr, peripartal	Hepatozyten	Hepatitis	chron. Hepatitis, Zirrhose, hepatozell. Karzinom	serologisch, molekularbiologisch	Schädigung durch zytotoxische T-Zellen
RNA-Viren						
Rhinoviren	ICAM-1 (CD54) auf Nasenschleimhaut	Epithelien	Rhinitis, Sinusitis	bakterielle Superinfektion		
Respiratorisches Synzytial-Virus	virales G-Protein an Glykoforin auf respirat. Epithel	respiratorisches Epithel	Nasopharyngitis, Bronchopneumonie, Otitis, Konjunktivitis	Krupp-ähnliches Syndrom	Virusisolierung u. Nachweis durch ELISA	F-Protein induziert Fusion von infizierten und nichtinfizierten Zellen ⇒ Synzytien, Therapie: Ribavirin
Parainfluenzaviren	Hämagglutininrezeptor auf respirat. Epithel	respiratorisches Epithel	Nasopharyngitis, Bronchopneumonie	Meningitis		
Influenzaviren	Hämagglutininrezeptor auf respirator. Epithelien	respiratorisches Epithel	Nasopharyngitis, Bronchopneumonie, „Grippe"	bakterielle Superinfektion	Virusisolierung, spez. Hämagglutinin-Ak	Therapie: Amantidine, Rimantidine
Rotaviren	Darmepithelien		Colitis, Diarrhoe	Hepatitis, Nephritis	Virusisolierung aus Stuhl, Nachweis: ELISA, PCR	
Enteroviren (Polio, Coxsakie, Echo)	Proteine der Ig-Superfamilie, (Echovirus 1: Integrin VLA-2 auf gastrointest. Epithel)	primär: Epithel, dann MALT ⇒ v.a. ZNS	asept. Meningoenzephalitis, Paralysen, Myopericarditis, hämorrhag. Konjunktivitis			

Tab. 11-2 Synopsis viraler Erkrankungen. (Fortsetzung)

	Ligand/Eintrittspforte	Replikation	Manifestation	Komplikationen	Diagnostik	Bemerkungen
RNA-Viren						
Masern	respirat. Epithel, Konjunktiven	1.primär: Epithel, dann leukozyt. Virämie u. 2. Defektvirus	1.Konjunktivitis, Rhinitis, Enanthem, Exanthem, 2. subakute sklerosierende Panenzephalitis (SSPE)	Enzephalomyelitis, Myokarditis	serologisch: spez. Hämagglutininantikörper, Virus-Isolierung	epitheloide Riesenzellen in Koplik's Flecken (Enanthem)
Röteln	Nasopharynxepithel	Epithel, Lymphknoten, dann diverse Organe	Lymphadenopathie, Exanthem	Arthropathie, kongen. Infektion (ZNS) mit Mißbildungen	serologisch: IgM-Antikörper, Virusisolierung problematisch	
Mumps	Nasopharynx	Nasopharynx, Virämie, dann multiple Organe	Parotitis, Epididymo-Orchitis	Enzephalitis, Myokarditis		
Hepatitis-C-Virus	Hepatozyten	Hepatozyten	Hepatitis			
Tollwut-Virus	Acetylcholinrezeptor v. Muskel- und nach (Biss-)-Verletzung	primär: Muskelzellen, dann retrograd axoplas. in ZNS (graue Substanz). später in Speicheldrüsen	Enzephalomyelitis		Virusisolation, serologisch	
Arbo-Viren	parenteral durch Stich o. Biss von Arthropoden	vorwiegend ZNS	in Europa v.a. Frühsommermeningoenzephalitis			

Damit die Infektion auf den nächsten Wirt übertragen werden kann, muß das Virus Mechanismen zur Verfügung haben, durch die die Immunabwehr des Wirtes und eine Vielzahl von Abwehrmechanismen des Wirtes überspielt werden. Mutationen des viralen Genoms, vor allem der Oberflächenstrukturproteine, können zu solchen Veränderungen der antigenen Eigenschaften führen, daß die Viren der zellulären und humoralen Abwehr entgehen können.

Die Mutationsrate ist bei RNA-Viren höher als bei DNA-Viren.

Der Wirt ist dann gezwungen, eine neue spezifische Antwort zu entwickeln.

Bei der Infektion mit zwei ähnlichen Viren kann es zur **Rekombination** kommen. Dabei erfolgt ein Austausch von Erbinformationen, der ebenfalls zu anderen antigenen Eigenschaften führt. Erfolgt eine Doppelinfektion durch zwei verschiedene Viren, so kann daraus eine phänotypische Mischung resultieren.

11.3.4 Abwehrmechanismen gegen Viren

Bei den meisten Viren kommt es durch die virusspezifischen Antigene zu einer humoralen Antwort, wobei bestimmte Anteile der Core-Proteine oder der Hüllproteine besonders immunogen sein können.

Ein Teil der **Antikörper** neutralisiert die Viren reversibel, indem er die Absorption der Viren an die Zelloberfläche oder die Penetration oder den Verdau der Hülle verhindert. Darüber hinaus können Antikörper zu einer Aggregation der Viren führen, den Virusabbau in Vesikeln stören oder einen verstärkten Abbau der Viren selbst induzieren. Schließlich können die Antikörper z.B. durch Bildung von Immunkomplexen selbst an der Pathogenese der Virusinfektion beteiligt sein.

Antikörper können aber auch zu einer **lebenslangen Protektion** des Wirtes führen. Bei der zellulären Immunantwort gegen Viren spielen zytotoxische T-Lymphozyten, T-Helferzellen und NK-Zellen eine Rolle. Infizierte Zellen werden durch zytotoxische T-Lymphozyten lysiert (CTL; siehe Typ-IV-Reaktion, Kap.9).

Die Virusinfektion kann eine Aktivierung des klassischen und des alternativen Aktivierungspfades des **Komplementsystems** induzieren. Durch aktivierte Komplementbestandteile kann die Phagozytose der Viren beschleunigt werden.

Neben dem Komplementsystem spielen **Zytokine,** wie **Interferone** (α-Interferone, β-Interferone und γ-Interferone) eine wesentliche Rolle. Sie induzieren oder aktivieren zelluläre Enzyme (z.B. RNase L), die wiederum fremde Nukleinsäuren zerstören. Andere Zytokine wie **Interleukine** (IL-1, IL-2,IL-3, IL-6), **Tumor-Nekrose-Faktor-α** (TNF-α) werden ebenfalls vermehrt freigesetzt.

Komplexe aus Viren und Antikörpern können im Blut zirkulieren und als **Immunkomplexe** zu Schädigungen an verschiedenen Organen führen, z.B. an der Haut, den Nieren oder dem Bewegungsapparat.

Es können **Kälteagglutinine** induziert werden, wie bei der Hepatitis C.

Daneben kann es zur Bildung von **Autoantikörpern** kommen, wie z.B. LKM-1 (Liver kidney microsome-Antikörper) bei der Hepatitis C. Autoantikörper können durch Kreuzantigenität zwischen viralen und Wirtszellbestandteilen entstehen (molekularer Mimikry), oder durch die Integration von Wirtsantigenen in die Wirtsstruktur (s.a. Kap. 9).

11.3.5 Antivirale Therapie und Impfung

Bei der **aktiven Impfung** zur Immunisierung von noch nicht exponierten Personen, wird ausgenutzt, daß Virusbestandteile oder attenuierte Viren zur Bildung virusspezifischer neutralisierender Antikörper führen. Sie haben eine hohe protektive Wirkung. Die Impfung kann durch Einritzen der Haut (Pocken), subkutane Injektion (Hepatitis B), intramuskuläre Injektion (Hepatitis A, Gelbfieber, Masern, Mumps, Röteln) oder oral (Polio) erfolgen.

Bei der **passiven Impfung** werden Immunglobuline mit hohen Titern für ein spezifisches Virus verabreicht (sog. Hyper-Immunglobuline, d.h. Präparate mit einem besonders hohen Titer, z.B. gegen Hepatits-B-Virus, Tollwut oder FSME).

11.3.6 Besonderheiten der klinischen Virologie

Menschenpathogene DNA-Viren sind Herpesviren, Hepadnaviren, Parvoviren, J.-C-Virus, Adenoviren, Vacciniaviren. Zu den Herpesviren gehören die Herpes-simplex-Viren (HSV-1 und -2), das Varicella-zoster-Virus, das Epstein-Barr-Virus und das Zytomegalievirus.

Ihnen gemeinsam ist eine lineare, doppelsträngige DNA, ein Proteinkapsid und eine lipidhaltige Hülle. Alle Viren dieser Gruppe kommen weltweit vor und werden durch Tröpfcheninfektion übertragen. Die Infektiosität ist sehr unterschiedlich, am höchsten beim Varicella-zoster, am geringsten beim Zytomegalievirus.

11.3.7 Humanes Immundefizienz-Virus

Retroviren haben eine einzelsträngige RNA, die in zwei Kopien pro Virus vorliegt (diploid). Sie besitzen eine Hülle und haben einen Durchmesser von ca. 100 nm.

Es werden vier **humanpathogene Retroviren** unterschieden: HTLV-1 und -2, HIV-1 und -2.

HTLV-1 (humanes T-Zell-Leukämie-Virus) wird über die Muttermilch übertragen und kann zu Leukämien oder Lymphomen in endemischen Gebieten (Süd-Japan, Karibik) führen.

> Bei den HTLV-1-induzierten Lymphomen ist die provirale DNA in die Wirtszell-DNA integriert. Dies führt zu einer Transformation von T-Zellen.

HIV-1 verursacht die meisten Fälle des erworbenen Immundefizienz-Syndroms **(AIDS).** Das Virus wird vor allen Dingen über Geschlechtsverkehr übertragen, seltener durch Blut oder Blutprodukte; auch eine Übertragung von der Mutter auf das Kind ist möglich.

Aufbau

> Für die Retroviren ist die reverse Transkriptase, die die virale RNA in eine doppelsträngige DNA umschreibt, charakteristisch. Die DNA wird dann vom Zytoplasma in den Kern transportiert, in das Wirtszellgenom integriert und mit jedem Zellzyklus vermehrt.

Die Nukleinsäure der Retroviren kodiert drei essentielle Gene für die Virusreplikation: gag, pol und env. **Gag** entspricht einem Polyprotein, das durch eine Protease in mehrere Strukturproteine geschnitten wird, **pol** kodiert für die reverse Transkriptase und virale Proteasen sowie Integrasen und **env** für Glykoproteine des Virus. Die **Hüllproteine** bestimmen die Zellspezifität und die Bildung von Antikörpern. An den beiden Enden der Virus-RNA finden sich Sequenzen, die repetitiv sind **(long-terminal repeat, LTR)** und über die die virale DNA in die DNA der Wirtszelle integriert werden. Sie enthalten regulatorische Elemente, die die Expression der viralen Gene regulieren.

> Das Virus ist, bedingt durch seinen komplizierten Replikationsmechanismus, besonders anfällig für Mutationen.

Replikation (Abb. 11-3)

Das HIV bindet mit seinem gp-120 Hüllprotein an den CD4-Rezeptor der T-Lymphozyten. Ein weiteres Protein, gp-41 erleichtert die Aufnahme des Virus in die Zelle, die durch Endozytose erfolgt. In den Vesikeln wird die Hülle verdaut und die einzelsträngige RNA durch die reverse Transkriptase des Virus in eine doppelsträngige DNA umgeschrieben, die in den Zellkern gelangt und dort durch eine Endonuklease in den Wirtszellgenom integriert wird.

Durch Transkription entsteht das **Provirus,** das für die Synthese der viralen Proteine und RNA-Moleküle von genomischer Länge notwendig ist. Aus diesen Bausteinen werden die Viren zusammengesetzt und durch **„Budding"** mit der Zellmembran in die Blutbahn freigesetzt.

Die Virusreplikation findet sehr rasch statt, die **Halbwertszeit** liegt bei 1–2 Tagen. Sie ist abhängig vom Grad der Aktivierung der Zelle und Koinfektionen mit anderen Viren oder Mykoplasmen. Hierbei spielen verschiedene Zytokine eine Rolle, deren Bedeutung im einzelnen jedoch noch unklar ist.

Die Infektion mit HIV führt sowohl zu einer humoralen als auch einer zellulären **immunologischen Antwort.**

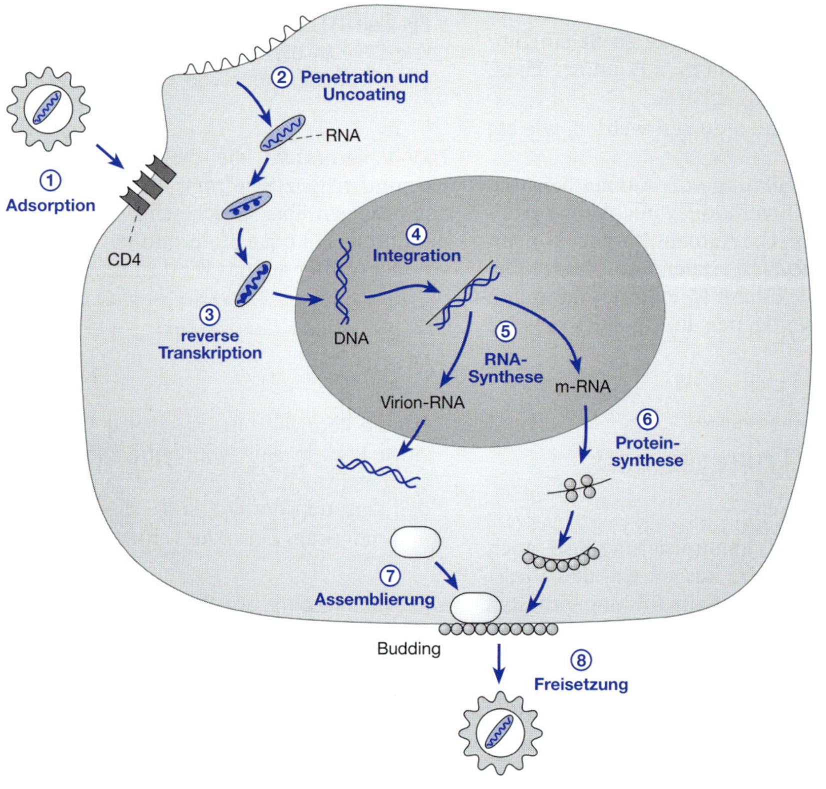

Abb. 11-3 HIV-Replikation.

HIV-infizierte CD4-positive T-Lymphozyten präsentieren virusspezifische Antigene, die von HIV-spezifischen, CD8-positiven zytotoxischen T-Lymphozyten erkannt werden und durch die es zur Lyse der infizierten Zellen kommt. NK-Zellen sind ebenfalls in der Lage, in Zellkulturen HIV-infizierte Target-Zellen zu lysieren.

Schon zwei Wochen nach der Infektion treten HIV-spezifische Antikörper auf. Sie sind z.T. neutralisierend oder vermitteln eine antikörperabhängige zelluläre Toxizität (ADCC). Typenspezifische neutralisierende Antikörper sind meist gegen die hypervariable Region des gp-120-Moleküls gerichtet. Sie können entweder protektiv sein, indem sie HIV neutralisieren, oder aber eine Rolle bei der Zellschädigung spielen.

Ä/P Ätiologie und Pathogenese

Der Mechanismus der **T-Lymphozyten-Schädigung** und seine Folgen für die immunologische Abwehr sind unklar. Es ist nur ein kleiner Teil der CD4-positiven T-Zellen befallen. Es lassen sich zwar zytopathische Effekte in vitro nachweisen, ebenso die Ausbildung von Synzytien; der molekulare Mechanismus ist jedoch unklar. Die Apoptose soll ebenfalls eine Rolle spielen.

Die Einschränkung der **B-Lymphozyten-Funktion** führt zu einer verminderten Immunantwort gegen polyvalente Antigene und ist verantwortlich für die Infektanfälligkeit gegen Bakterien mit Kapseln.

Die Infektion von **monozytären Zellen,** die ebenfalls CD4-Rezeptoren exprimieren, erklärt die Replikation von HIV in diesen Zellen und den zytopathischen Effekt. Die monozytären Zellen können als Reservoir für HIV dienen und teilweise auch die Schädigung des Hirns durch Infektion von Mikrogliazellen erklären. Es kommt zu einer Einschränkung der Chemotaxis, Sekretion von IL-1 und der Antigenpräsentation bei diesen Zellen. Die Infektion führt auch zur **Einschränkung der NK-Zellen-Funktion.**

> Der genaue Mechanismus, warum es bei der HIV-Infektion zu einer so ausgeprägten Einschränkung der immunologischen Funktion kommt, läßt sich nur teilweise mit dem Befall immunkompetenter Zellen erklären, da nur ein Teil der CD4-positiven Zellen befallen ist bzw. virusspezifische Proteine exprimiert.

Möglicherweise spielen **virusspezifische Proteine** eine Rolle. Die Homologie von gp-120 und gp-41 mit Bestandteilen von MHC-Klasse-II könnte die Bildung von **Autoantikörpern gegen MHC-Epitope** verursachen. Teilweise wurden anti-HLA-DR-Antikörper bei HIV-Infizierten gefunden. Die Bindung von Immunkomplexen aus gp120 und den entsprechenden Antikörpern an CD4-Moleküle könnte zu einer Hemmung der Stimulation von CD4-positiven Zellen über den Cd3-Rezeptor führen.

S Entstehung der Symptome

HIV führt über die Infektion CD4-positiver Zellen und ihrer Funktionseinschränkung zu einer Reihe von sekundären Infektionen, sogenannten **opportunistischen Infektionen** (Pneumocystis carinii, Toxoplasmose, Kryptosporidien, Mycobacterium avium intracellulare, Mycobacterium tuberculosis, Candida, Cryptococcus neoformans, Histoplasmose, Zytomegalie-Virus, Herpes simplex, Herpes zoster und Treponema pallidum).

> Dabei korreliert das Auftreten bestimmter Infektionen mit der Zahl der CD4-positiven T-Zellen.

Die HIV-Infektion verläuft stadienhaft und wird nach dem Center for Disease Control der USA (CDC) in **Stadiengruppen** eingeteilt:

- **Gruppe I** entspricht der akuten Infektion mit grippeähnlichen Symptomen,
- **Gruppe II** der asymptomatischen Latenzperiode,
- zu Symptomen, die eine Einteilung in die **Gruppe III** (ARC = AIDS related complex) definieren, gehört das generalisierte Lymphadenopathie-Syndrom.
- **Gruppe-IV**-definierende Erkrankungen gehören zum Vollbild AIDS: Hierzu gehören konstitutionelle Erkrankungen (IV A), neurologische Erkrankungen (IV B), opportunistische Infektionen (IV C), AIDS-assoziierter Neoplasien (Kaposi-Sarkom, Non-Hodgkin-Lymphome) (IV D) sowie eine Reihe anderer Erkrankungen (IV E).

Das Virus schädigt außer den T-Lymphozyten noch andere Zellen und Organe. So konnte HIV in **Makrophagen** nachgewiesen werden. Im Hirn infiziert es **Mikroglia-Zellen.** Die Ursachen des AIDS-Dementia-Komplexes sind unklar. Daneben kommen noch die **aseptische Meningoenzephalitis** und **periphere Neuropathien** hinzu. Bei der HIV-assoziierten Myelopathie spielen neben $CD8^+$ zytotoxischen T-Lymphozyten möglicherweise auch autoimmunologische Mechanismen eine Rolle.

Bei HIV-Infizierten treten gehäuft **Lymphome** und **Kaposi-Sarkome** auf, letztere insbesondere in Assoziation mit bestimmten Herpesviren. Bei diesen Malignomen ist HIV nicht direkte Ursache der Erkrankung, da in den Tumoren keine HIV-spezifischen Sequenzen gefunden werden.

T Therapieansätze

Ziduvidin, Didanosin, Zalcitabin und Stavudin hemmen die reverse Transkriptase. Üblicherweise werden zwei dieser Nukleosidpräparate zusammen mit einem Proteasehemmer (Saquinavir, Indinavir, Ritonavir) eingesetzt, die den Zusammenbau der viralen Proteine oder das „Budding“ inhibieren. Experimentell ist der Einsatz von löslichem CD4 zur Komplexbildung.

11.3.8 Slow-Virus-Infektionen

Mit Slow-Virus-Infektionen im engeren Sinne bezeichnet man Erkrankungen, die vorwiegend das **ZNS** betreffen, sich durch oft **jahrelange Inkubationszeiten** auszeichnen und letztendlich zum Tod führen.

Beispiele sind u.a. die durch ein defektes Masernvirus ausgelöste SSPE (subakute sklerosierende Panenzephalitis) und die durch das humane Polyoma-Virus ausgelöste PMLE (progressive multifokale Leukenzephalopathie). Slow-Virus-Infektionen im weiteren Sinne sind die chronischen Hepatitiden, die durch Papillomaviren verursachten Warzen oder auch die Virus-assoziierten bösartigen Erkrankungen Burkitt-Lymphom und Zervixkarzinome.

11.4 Bakterien

11.4.1 Aufbau der Bakterien

Bakterien sind Prokaryonten. Ihr Kernäquivalent ist eine DNA, die als einzelnes Bakterienchromosom im Zytoplasma vorliegt. Bakterien haben keine durch Membranen abgegrenzten Zellorganellen und sie vermehren sich durch Zweiteilung. Ihre Ribosomen sind kleiner als bei Eukaryonten.

Unter **veränderten Umweltbedingungen** (z.B. Antibiotika-Therapie) können nur solche Bakterien überleben, denen es gelingt, ihren genetischen Code so zu ändern, daß er für das Überleben wichtige Proteine (z.B. Penicillin-inaktivierende Enzyme, s.u.) produziert.

Den Bakterien stehen mehrere Mechanismen zur Verfügung, um ihre **genetische Information zu ändern** (Abb. 11-4): Transformation, Transduktion und Konjugation.

Bei der **Transformation** wird „nackte DNA“ von einem Bakterium zum anderen ausgetauscht. Dies ist z.B. für Neisseria gonorrhoeae und Hämophilus influenzae beschrieben. Die neu aufgenommene DNA kann durch Rekombination ins Genom des Bakteriums integriert werden.

Bei der **Transduktion** wird die genetische Information mit Hilfe von Bakteriophagen übertragen, kann ebenfalls ins Wirtsgenom integriert und mit diesem repliziert werden (lysogener Zyklus).

Bei der **Konjugation** werden Plasmide übertragen. Hierbei handelt es sich um ringförmige DNA-Moleküle, die nicht Bestandteil des Bakterienchromosoms sind und sich auch unabhängig von diesem replizieren können. Der Gentransfer mit Bakteriophagen und Plasmiden wird auch in der Gentechnologie eingesetzt, wenn es darum geht, in Bakterienkulturen bestimmte Proteine (z.B. menschliches Insulin in E. coli) herzustellen.

Resistenzen gegen Antibiotika werden durch **Transposons** definiert. Bei diesen handelt es sich um genetische Elemente, die sich nicht selbst replizieren können, sondern hierzu ein Plasmid, einen Bakteriophagen oder die chromosomale DNA des Bakteriums benötigen.

Die menschenpathogenen Bakterien gehören zu den **Eubakterien** (Bacteria). Sie werden aufgrund ihrer Zellwandeigenschaften und neuerdings auch ihrer Nukleinsäuren weiter **klassifiziert.** Sie sind morphologisch entweder rund (Kokken), stäbchenförmig, spiralig bzw. gekrümmt oder fadenförmig. Der Durchmesser bzw. die Länge der Bakterien beträgt 0,5 bis 5 μm. Bakterien bestehen aus einer Zellwand, der Zytoplasmamembran, dem Zytoplasma und dem Kernäquivalent (Abb. 11-5). Fakultativ sind eine Kapsel, Geißeln, Fimbrien und Sporenbildung.

Die **Zytoplasmamembran** dient als Permeabilitätsbarriere. Sie besteht aus einer Lipiddoppelschicht, in die Proteine einlagert sind. Die Proteine sind zum Teil als Transportenzyme, für den Energiestoffwechsel oder für andere wichtige Stoffwechselvorgänge von Bedeutung.

Das **Zytoplasma** enthält neben Mineralien verschiedene Strukturproteine, Enzyme, Stoffwechselintermediärprodukte, Ribosomen und RNA.

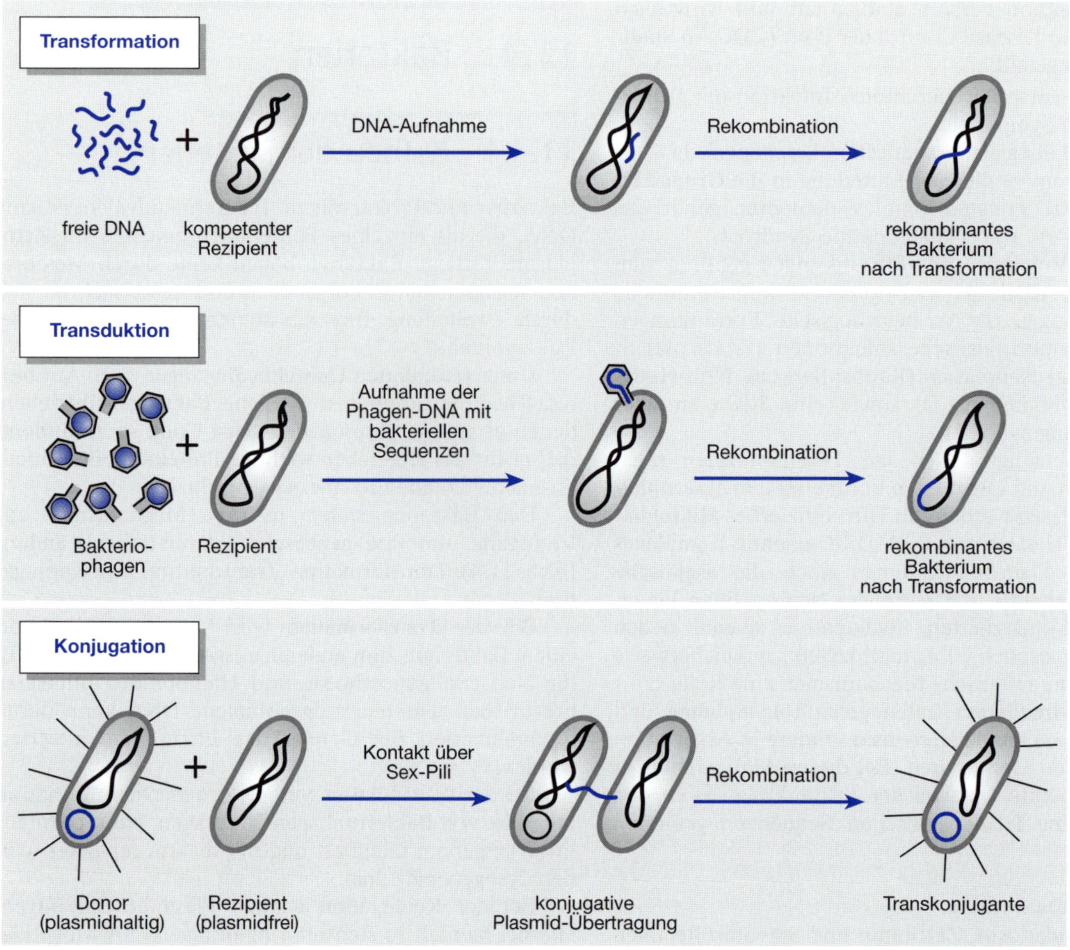

Abb. 11-4 (oben) Gentransfer bei Bakterien.

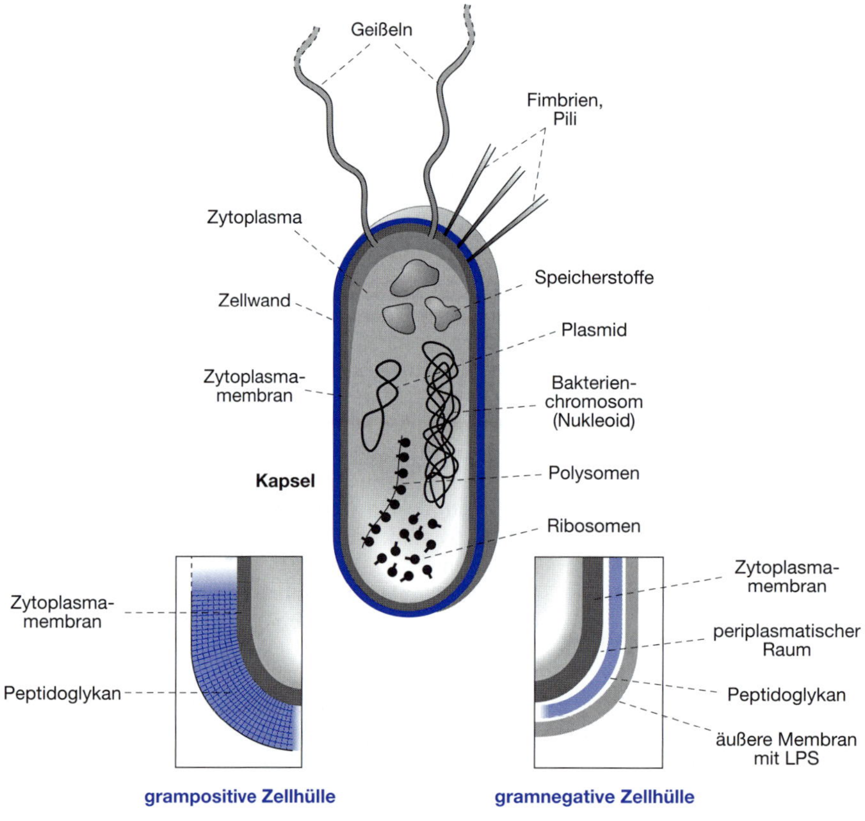

Abb. 11-5 Aufbau grampositiver und gramnegativer Bakterien.

Von pathogenetischer Bedeutung sind die Kapselwand und die Sporenbildung. Die **Kapselwand** schützt die Bakterien vor der Phagozytose, außerdem ist bei einigen Bakterien die Virulenz von der Zusammensetzung der Kapselwand abhängig. Die **Sporen** sind Dauerformen, die nur von einigen Bakterien gebildet werden können (Clostridium, Bacillus). Sie stellen ein besonderes Problem bei der Sterilisation dar.

Grampositive Bakterien haben eine sehr stabile **Zellwand.** Sie umgibt die Zytoplasmamembran und setzt sich aus Murein (Peptidoglykan) zusammen.

Die Polysaccharidketten dieser Glykoproteine bestehen N-Acetylglucosamin, den entsprechenden Äthern und N-Acetyl-Muraminsäure. Sie sind über Oligopeptide miteinander verbunden. Diese Peptide bestehen aus D- und L-Aminosäuren und sind kovalent an die Lactoylgruppe der Zucker gebunden.

Die Zellwand dient den Bakterien dazu, sich in ihrem Milieu lebensfähig zu halten. Daneben sind bestimmte Bestandteile der Zellwand für das Anheften an Epithelien (Adhäsine), als Antigene oder als toxische Substanzen (Toxine) von Bedeutung.

Die spezielle Zusammensetzung der Zellwand aus Polysacchariden, die beim Menschen nicht vorkommen, erlauben den Einsatz von Antibiotika. Sie greifen somit nicht direkt in den Stoffwechsel des Menschen ein.

Die Zellwände der grampositiven Bakterien bestehen zusätzlich auch noch aus Teichon- und/oder Teichuronsäure, die sich aus Ribitol- oder Glyzerolphosphaten bzw. Glucuronsäure zusammensetzen. Über den Lipidanteil sind sie in der Zytoplasmamembran verankert.

Die **gramnegativen Bakterien** haben zusätzlich zur Zytoplasmamenbran und Zellwand eine äußere Membran, die wiederum an die Zellwand gebunden ist. Die **äußere Membran** besteht aus Lipopolysacchariden (LPS), die zum Anheften an Zellen oder als Signalmolekül der Endotoxine (s.u.) dienen.

Lipopolysaccharide bestehen aus einem Kohlenhydratskelett, in der Regel Di-n-Acetyl-Glucosamin, das mit zwei Hydroxy-Fettsäuren unterschiedlicher Längen verestert ist. Die inneren Polysaccharide sind kovalent gebunden.

Zusätzliche Kohlehydrate bilden ein komplettes **Core-Grundgerüst,** das häufig innerhalb einer bestimmten Bakteriengruppe erhalten ist. An das komplette Core-Grundgerüst sind die O-Polysaccharide-Seitenketten gebunden. Diese haben eine Schutzfunktion gegen Wirtsangriffe. Zusätzlich an die Zuckerreste können verschiedene Gruppen, z.B. Formyl-, Acetyl- oder Hydroxylbutyryl-Seitenketten gebunden sein, ebenso wie Aminosäuren oder Peptide. Hierdurch kommt eine **große Variabilität** zustande, die dazuhilft, der immunologischen Abwehr des Wirtes zu entgehen.

Gramnegative Bakterien haben nicht selten Pili, die entweder gleichmäßig über das ganze Bakterium, oder aber polar angeordnet sind können. **Pili** bestehen aus definierten Proteinen und dienen zur Bindung an die Wirtszelle.

Neben den Pili können **Subflagellen** vorkommen. Hierbei handelt es sich um komplex aufgebaute Bakterienzellbestandteile, die der Fortbewegung dienen. Sie sind entweder polar oder aber über das gesamte Bakterium verteilt.

11.4.2 Bakterielle Infektion (s. Tab. 11-3)

Die Infektion mit Bakterien kann in verschiedene Abschnitte gegliedert werden.

Adhäsion von Bakterien an Oberflächenstrukturen des Wirtes und Kolonisation

Bakterielle Infektionen können erfolgen:

- über Verletzungen der Haut (z.B. Staphylokokken, Streptokokken),
- über Verletzungen der Schleimhäute (z.B. E. coli),
- durch Infektion der Schleimhäute bzw. des Respirationstraktes (Corynebacterium diphteriae),
- durch Infektion der Schleimhäute des Magen-Dam-Trakts (Salmonella typhi murium)
- durch Arthropoden (Yersinia pestis durch Flöhe, Borellia burgdorferi durch Zecken)
- iatrogen (Injektionen, Katheter, Endotrachealtubus, Veränderung des normalen Milieus durch Antibiotika; immunsuppressive Medikamente).

Wichtigste **Eintrittspforten** bakterieller Erreger sind die Haut, die Schleimhäute des Oronasopharynx, des Respirationstraktes, des Darms sowie des Urogenitalsystems und die Konjunktiven.

Voraussetzung für eine Kolonisation (Eindringen in den Wirtsorganismus) ist die **Adhäsion** (Anheftung) der Bakterien auf diesen Zellen. Die Adhäsion wird über eine Bindung bakterieller Adhäsine an zelluläre Adhäsinrezeptoren vermittelt und bestimmt wesentlich den **Organotropismus** einiger Bakterien (Beispiel: Harnwegsinfekte durch E. coli).

Als **Adhäsine** fungieren Kapselpolysaccharide oder Lipoteichonsäure und Pili (Fimbrien). Man unterscheidet Typ-1-Pili (v.a. bei uropathogenen E.-coli-Stämmen), die an D-Mannose im Rezeptor der Epithelzelle binden), N-Methyl-Phenylalanin-Pili (mit methyliertem Phenylalanin an ihrem Aminoende bei Bacteroidesarten, Neisserien, Pseudomonaden und Vibrio cholerae), die an Oligosacharide binden und Pili von A-Streptokokken, deren zellulärer Adhäsinrezeptor Fibronektin ist.

Bestimmte Bakterien haben jedoch trotz eines sehr ähnlichen Aufbaus eine sehr unterschiedliche Organpräferenz.

Bakterielle Invasion und Ausbreitung im Wirtsorganismus

Die Invasion bakterieller Erreger erfolgt aufgrund ihrer **Eigenbeweglichkeit** oder durch die Induktion von Endozytose.

Leptospiren können die intakte Haut und Treponemen die Schleimhaut aktiv penetrieren; die Eigenbeweglichkeit von E. coli und V. cholerae wird durch Geißeln vermittelt.

Eine **Endozytose** können Bakterien durch die Expression bestimmter Liganden für Rezeptoren auf Epithelzellen induzieren.

Tab. 11-3 Synopsis wichtiger bakterieller Infektionen

Erreger	Habitat	Pathomechanismus	Klinik	Besonderheiten / Resistenzmechanismen
Pneumokokken	Nasopharynx	Entzündungsreaktion mit massiver Neutrophilenakkumulation (rote u. graue Hepatisierung)	Pneumonie	Ig-A-Protease verhindert Reaktion im Nasopharynx; inkomplette Phagozytose über alternativen Weg in Alveolen; effektive Phagozytose nach Bildung von anti-Kapsel-Antikörpern
A-Streptokokken	Nasopharynx	1. meist direkte Invasion, Ausbreitung erleichtert durch die Exotoxine Streptolysine O+S, Hyaluronidase, Streptokinase; M-Protein hemmt Phagozytose bis zum Auftauchen von Antikörpern 2. Bildung von erythrogenem Toxin ⇒ 3. Imunreaktionen gegen vorausgegangene Streptokokkeninfektion	1. Pharyngitis, Tonsillitis, Pneumoni, Lymphadenitis, Wundinfektionen, Haut und Weichteilinfektionen (Gangrän, Erysipel) 2. Scharlach 3. rheumatisches Fieber, Glomerulonephritis	
Staphylokokken	Nasopharynx Haut	1. Induktion einer Entzündungsrekation; Koagulase induziert lokale Gerinnselbildung, Fibrinogenrezeptor (Clumpingfaktor) fördert Absezßbildung; Komplementaktivierung (alternativer Weg) über Peptidglykane und Teichonsäure; Hyaluronidase u. andere Proteasen zerstören Gewebe ⇒ ausgeprägte Nekrosen u. Narbenbildung 2. Delta-Toxine hemmen Wasserresorption in Darmschleimhaut 3. Exfoliatin-Produktion 4. Superantigenreaktion durch Toxic-Schock-Syndrom-Toxin	1. Haut- u. Weichteilinfektion (Impetigo, Furunkel, Karbunkel) Pneumonie, Osteomyelitis, Sepsis, Endokarditis 2. Diarrhoe durch Enterotoxin-Lebensmittelvergiftung 3. Hautablösungen 4. Toxic-Schock-Syndrom	Penicillinase hydrolysiert ß-Lactam-Ring von Penicillin Protein-A blockiert Fc-Teil opsonierender Antikörper
Corynebakterium		1. Kolonisation des Pharynx (selten Haut) ⇒ Exotoxin: Aufnahme über B-Kette durch Endozytose, A-Kette inhibiert Elongationsfaktor 2 ⇒ Hemmung der Proteinsynthese lokal + systemisch	1. lokal: Diphtheriemembranen durch Nekrose ausgehend vom Pharynx über Larynx bis Trachea ⇒ Erstickung 2. distant: Myokarditis, periphere mot. u. kraniale Neuritis	
Clostridium tetani	Erdboden	1. Kolonisation nach Verletzung und unter anaeroben Bedingungen Produktion von Exotoxin ⇒ Bindung an α-Motoneurone und retrograder Transport zum Rückenmark ⇒ Hemmung inhibitorischer Neurone	Tetanus: lokale oder generalisierte Spasmen mit konsekutiver Hyperthermie, Atemlähmung, Frakturen	Exotoxin hemmt Freisetzung der Neurotransmitter Glycin und γ-Aminobuttersäure Anti-Toxin neutralisiert nur ungebundenes Toxin
Clostridium botulini	Erdboden ubiquitär	Aufnahme von mit Exotoxin kontaminierter Nahrung ⇒ Exotoxin geht an Rezeptor auf Nervenzelle ⇒ Endozytose ⇒ Acetylcholin-Freisetzung wird inhibiert	Botulismus: Mundtrockenheit, Doppelbilder, Dysphagie, Paralyse	multivalentes Antiserum vom Pferd neutralisiert nur ungebundenes Toxin ⇒ Hemmung der Progression
Clostridium difficile	Darm, Erdboden	Antibiotikatherapie ⇒ Proliferation im Darm und Produktion von Enterotoxin und Zytotoxin (spaltet Lecithin)	1. Enterotoxin ⇒ Diarrhöe 2. Zytotoxin ⇒ membranöse Colitis	
Salmonellen	Darm	1. 10^6-10^9 S. notwendig für Infektion, abhängig vom Magen-pH. Adhärenz an M-Zellen im Intestinum u. Endozytose ⇒ Invasion der Darmwand ⇒ Entzündung + Leukotrien-Synthese ⇒ Diarrhöe ⇒ regionale Lymphknoten ⇒ Abtötung; selten: 2. Invasion d. Ductus thoracicus ⇒ Bakteriämie 3. ⇒ Infektion von Leber und Gallenwegen u.a. Organen	1. Gastroenteritis mit Diarrhöe, selten Darmperforation infolge Drucknekrose durch hyperplast. Lymphfollikel 2. typhöses Fieber 3. Endokarditis, Osteomyelitis, selten Meningitis	Virulenz-Plasmid von S. typhi kodiert kapsuläres Vi-Polysaccharid ⇒ Resistenz gegen Phagozytose, Komplement-Aktivierung

Tab. 11-3 Synopsis wichtiger bakterieller Infektionen (Fortsetzung)

Erreger	Habitat	Pathomechanismus	Klinik	Besonderheiten / Resistenzmechanismen
Shigellen	Darm	1. $<10^3$ S. ⇒ Kolonisation im Dünndarm ⇒ Exotoxine 2. Invasion der M-Zellen ⇒ Zell-zu-Zell-Ausbreitung ⇒ Rektosigmoid ⇒ Apoptose ⇒ Entzündungsreaktion ⇒ Ulcera	1. Diarrhöe, Nausea, Brechreiz 2. Dysenterie (Abgang von Blut, Schleimhautfetzen)	Virulenzplasmide kodieren für Proteine, die mit Mikrofilamenten der Wirtszelle, insbesondere F-Actin interagieren und intra- und extrazelluläre Ausbreitung der S. erleichtern
Brucella	Schwein (suis) Rind (abortus) Ziege (melitensis)	1. Penetration des Oropharynx-Epithels ⇒ Lymphgefäße ⇒ Lymphknoten ⇒ Blutgefäße ⇒ Absiedelung in Organe ⇒ intrazelluläre Vermehrung ⇒ Zellyse ⇒ Granulome	1. Fieber, Myalgie, Anorexie, Hepatosplenomegalie, Lymphadenopathie, Arthritis, Endokarditis	
Vibrio cholerae	Darm	Kolonisation des prox. Dünndarms ⇒ Enterotoxinproduktion	massive Diarrhöen, keine Entzündung, da keine Invasion	
Escherichia coli	Darm	1. Adhärenz über Pili an Epithelien des proximalen Dünndarms ⇒ Enterotoxine (LT = hitzelabil, ST = hitzestabil) 2. Penetration der Glycocalix enteroadhärenter Stämme 3. Invasion des Dünndarm bei enteroinvasiven Stämmen 4. Bakteriämie und Absiedelung in andere Organe	1. Enteritis mit Diarrhöe (Mech. ähnlich Colera, aber milder 2. Enteropathie mit Diarrhöe, Fieber; u.U. hämolytisch-urämisches Syndrom 3. Shigellen-ähnliche Mechanismen u. Krankheitsbild 4. Harnwegsinfekte, Endokarditis, Peritonitis, Sepsis	Enteropathie v.a. bei Kindern: Serotyp 0157:H7 verursacht über bes. Toxin hämorrhagische Enteritis, u.U. hämolytisch-urämisches Syndrom
Pseudomonas	ubiquitär	1. Adhärenz über Fimbrien und Exopolysacharid Alginat an Rezeptoren auf Respirationstrakt; nach Endozytose Bildung von Proteasen, Phospholipasen, Elastasen, Zytotoxine; Exotoxin-A inhibiert Elongationsfaktor EF2 und damit Translation	1. Tracheobronchitis, Pneumonie 2. übrige Erkrankungen ähnlich wie bei E. coli	Hemmung der Phagozytose und Komplementaktivierung
Neisseria gonorrhoeae	Urogenitaltrakt	1. Bindung über Pili und Protein II der Bakterienwand an zilienfreie Epitehlien der Zellwand; Protein-I (Porin) induziert Endozytose; Lipopolysacharid wirkt als Endotoxin 2. Bakteriämie mit Absiedelung in Gelenken und Haut	1. Urethritis (Gonorrhöe) 2. Arthritis (v.a. im Knie = Gonarthritis), akrale Hautläsionen (erythematös / pustulös / hämorrhagisch)	IgA-Proteasen hemmen lokale Immunantwort Protein-I hemmt baktrizide Wirkung des Wirt-Serums
Neisseria meningitidis		1. Initialer Pathomechanismus vergleichbar N. gonorrhoe. 2. Bakteriämie mit Absiedlung in Meningen, ggfls mit: 3. massiver Endotoxinfreisetzung (Lipopolysacharid)	1. asymptomatisch oder leichte Nasopharyngitis 2. Fieber, petechialer Hautausschlag, Meningitis 3. Sept. Schock (Waterhouse-Friedrichsen-Syndrom)	Resistenzmechanismen ähnlich wie bei N. gonorrhoeae; primäre u. sekundäre Komplementdefekte ⇒ hohes Risiko!
Hämophilus influenzae	Nasopharynx	1. Neuraminidase und Polyribosepolyribosylphosphat (PRPP) Kapsel der β-Stämme erleichtern Invasion; Glykolipid u. Lipopolysacharid hemmen Motilität der Bronchialzilien 2. Bakteriämie mit Freisetzung von Endotoxin	1. Tracheobronchitis, Epiglottitis, Pneumonie, Meningitis 2. Sepsis, ggfls. mit Endotoxin-Schock	PRRP wirkt antiphagozytotisch ⇒ Vakzine induziert protektive anti-PRPP-Antikörper IgA-Protease hemmt lokale Immunreaktion
Legionella	ubiquitär	1. Bindung an Komplementrezeptoren auf Makrophagen, nach Endozytose inhibiert Toxin durch Hemmung des Hexose-Monophosphatshunts Verschmelzung von Phagosomen und ermöglicht intrazelluläres Überleben u. Lyse der Makrophagen	Pneumonie	Antikörper erhöhen die Aufnahme in Makrophagen; IFN-γ hemmt intrazelluläre Aufnahme und fördert Lyse infizierter Makrophagen durch NK-Zellen

Tab. 11-3 Synopsis wichtiger bakterieller Infektionen (Fortsetzung)

Erreger	Habitat	Pathomechanismus	Klinik	Besonderheiten / Resistenzmechanismen
Bordetella tussis		1. Adhäsion über Filamenthämagglutinin und Bildung von Exotoxin, das über B-Kette zellulär bindet, und dessen A-Kette nach Endozytose über seine ADP-Ribosyltransferaseaktivität die G-Proteine der Wirtszelle aktiviert ⇒ Sensibilisierung gegen Histamin	1. Keuchhusten 2. Pneumonie (selten)	Adenylatzyklase-Toxin wird durch Calmodulin der Wirtszellen aktiviert und hemmt Phagozytose; Vaccine mit B.-Bestandteilen („azellulär") in der DTP-Impfung
Treponema pallidum	infiz. Mensch	1. aktive Penetration von Schleimhäuten, lokale Vermehrung, über Lymphgefäße innert Stunden in Zirkulation, Extravasation durch Endothelzellen ⇒ 2. ⇒ sek. Befall von Haut, Lymphknoten, ZNS, u.a. Organen 3. Latenzperiode 4. tertiäre Syphilis 5. Endotoxinfreisetzung bei Antibiotika-Therapie	1. Primäraffekt (lokale Läsion + regionäre Lymphknoten) 2. ubiquitäre Hauteffloreszenzen + generalis. Lymphadenopathie 4. Neurosyphilis (Tabes dorsalis, Paresen, meningovaskuläre S.-kardiovaskuläre S. (Aortitis, Aneurysma) 5. Jarisch-Herxheimer-Reaktion (Fieber, Tachykardie, Hypotension)	
Borrelia burgdorferi	Zecken	1. Zeckenbiss ⇒ Vermehrung und Ausbreitung innerhalb Dermis ⇒ 2. ⇒ Invasion in Blutgefäße ⇒ hämatologische Streuung ⇒ Immune-Escape ⇒ Spirochetämie	1. Erythema migrans 2. Karditis, Enzephalitis, Neuritis, Arthritis	Rolle der Autoimmunität bei Organerkrankungen unklar; HLA-DR2 und HLA-DR4 häufig mit chronischer Arthritis
Mykobakterium tuberc.		1. Proliferation in Alveolen ⇒ Invasion in Lymphgefäße ⇒ region. Lymphknoten, weitere Vermehrung ⇒ 2. ⇒ Invasion der Blutgefäße ⇒ Bakteriämie ⇒ Organbefall; dort Granulombildung und weitgehende Elimination der Erreger in Makrophagen. 3. Reaktivierung aus Granulomen bei schlechter Abwehrlage	1. Unterlappenpneumonie + hiläre Lymphadenopathie oder unilaterale Pleuritis oder Progression zu Oberlappenpneumonie oder Progression zu extrapulmonaler Tuberkulose oder Miliartuberkulose, Meningitis 2. Alle Erkrankungen wie bei primärer Progression	
Rickettsien	Arthropoden	1. Laus-Feces in Bißstelle ⇒ Vermehrung ⇒ Invasion der Blutgefäße ⇒ Endothelzellen ⇒ Kapillarleck, Thrombose, Nekrose	1. „Flecktyphus": Fieber, stammbetontes makulopapulöses, später petechiales Exanthem; Lymphadenopathie, Hepatosplenomegalie, Koma	hohe Mortalität v.a. bei Erwachsenen kann bei rechtzeitigem Einsatz von Breitbandantibiotika vermieden werden; Vakzine mit abgetöten R.

Beispiele sind das Protein-2 der Gonokokken, das im Epithel des Urogenitaltraktes eine Endozytose auslöst, sowie die Invasine von Salmonellen, Shigellen und Yersinien, die in den Darmepithelzellen ihre Endozytose induzieren.

Eine weitere Möglichkeit ist die Aufnahme der Bakterien durch die Epithelzellen, die dann jedoch unfähig sind, die Bakterien in den Lysosomen zu zerstören.

Die Ausbreitung der Bakterien erfolgt durch die Bildung von **Ausbreitungsfaktoren** und/oder über das **Gefäßsystem.**

Beispiele für Ausbreitungsfaktoren sind die von A-Streptokokken gebildete Hyaluronidase, die die aus Hyaluronsäure aufgebaue Matrix des Bindegewebes abbaut und zum klinischen Bild der Fasziitis führen kann. Die Streptokinase der Streptokokken führt über eine Aktivierung von Plasminogen zur Fibrinolyse und ermöglich dadurch eine flächenhafte Ausbreitung des Infektionsprozesses unter dem klinischen Bild einer Phlegmone. Yersinia enterocolitica hat ein spezielles Protein (Invasin), mit dessen Hilfe es ihm gelingt, in tiefere Gewebsschichten vorzudringen.

Entzündungsreaktion des Wirtes

Die Symptome einer bakteriellen Infektion sind vielfältig. Sie entstehen als Summe der Effekte, die zum einen durch die wirtsschädigenden Substanzen der **Erreger (Toxine),** zum anderen aber auch durch die bei der **Abwehrreaktion des Wirtes** erfolgenden zellulären Reaktionen und löslichen Mediatoren entstehen.

Unabhängig davon kommt es fast immer als Folge der **Zytokinproduktion** zu Leukozytose und einer mehr oder weniger ausgeprägten Temperaturerhöhung (Fieber). Bestimmte Symptomenkomplexe lassen sich auf die Pathomechanismen der jeweiligen Toxine und die besondere Art der Entzündungsreaktion (s. Kap. 9.2.7) zurückführen.

11.4.3 Schädigung des Wirts durch Exotoxine

Exotoxine sind mikrobielle Sekretionsprodukte, die die Struktur oder Funktion von Zellen des Wirtsorganismus schädigen.

Exotoxine werden über unterschiedliche **Mechanismen** wirksam:

- **Porenbildung** in der Membran der Zielzelle: Perfringolysin von Clostridium prefringens, Streptolysin O von A-Streptokokken und Hämolysin von E. coli bilden ringförmige polymere Proteine mit einem zentral gelegenen Kanal. Der Kanal lagert sich in die Membran der Zielzelle ein und bildet darin Poren. Dadurch kommt es zur Zellnekrose.
- **Enzymaktivität:** das α-Toxin von C. perfringens, dem Erreger des Gasbrands, führt zu einer Schädigung der Membran der Zielzelle. Das Toxin spaltet als Phospholipase C Lecithin in der Zellmembran zu Diglyzeriden und Phosphorylcholin und hebt dadurch die Integrität der Zielzelle auf. Die Aktivierung des Arachidonsäurestoffwechsels führt zur Entzündungsreaktion.
- Ein Beispiel für eine **Hemmung der Proteinsynthese** ist das Diphtherietoxin, das insbesondere Zellen mit einer hohen Proteinsyntheserate, z.B. Herzmuskel- und Nierenzellen schädigt.
- **Enterotoxine** schädigen die Funktion von Darmepithelzellen und führen zur Diarrhöe.
  Das Choleratoxin Choleragen aus 1-A- und 5-B-Ketten bindet über die B-Ketten an einen Gangliosidrezeptor GM1 auf der Membran von Dünndarmepithelzellen. Die Epithelzellen spalten dann die A-Kette in die Polypeptide A1 und A2. A1 wird in die Zelle aufgenommen und stabilisiert die Adenylatzyklase. Dadurch kommt es zu einem Anstieg des cAMP in der Zelle. cAMP bewirkt wiederum eine Sekretion von Chlorid- und Bikarbonationen in das Darmlumen sowie eine Hemmung der Rückresorption von K^+- Na^+- und Chloridionen. Im Dickdarm kann das vermehrte Flüssigkeitsangebot nicht mehr kompensatorisch resorbiert werden, es kommt zu Diarrhöen mit gefährlichen Wasser- und Elektrolytverlusten.
- **Neurotoxine** stören die Freisetzung und der Wirkung von Neurotransmittern.
  Unter anaeroben Bedingungen kann Clostridium botulinum **Botulinustoxin** produzieren, das die Freisetzung von Acetylcholin aus den Nervenendigungen hemmt. Es kommt zur generalisierten schlaffen Parese. Das **Tetanustoxin,** das Exotoxin von Clostridium tetani, hemmt die Freisetzung von inhibitorischen Neurotransmittern. Es kommt zu tetanischen, d.h. tonisch-klonischen Krämpfen der peripheren Muskulatur.
- **Exfoliatine** führen zur Epidermiolyse. Die Exfoliatine A und B von Staphylokokkus aureus binden an Proteine des Zytoskeletts und lockern die Desmosomen der Epidermis. Dadurch löst sich das Stratum corneum vom stratum granulosum.

11.4.4 Schädigung des Wirts durch Endotoxine

Im Gegensatz zu den sezernierten Exotoxinen werden Endotoxine erst bei Zerfall des Bakteriums freigesetzt.

Endotoxine sind als Lipopolysacharide integrale Bestandteile der Zellwand gramnegativer Bakterien (Enterobacteriaceae).

Der Lipid-A-Anteil der Endotoxine induziert in Monozyten/Makrophagen die Freisetzung von IL-1, IL-6 und TNF, die eine **Akut-Phase-Reaktion** induzieren (s. Kap. 9.2.7).

Die endogenen Pyrogene, insbesondere IL-1, lösen über die Stimulation der Prostaglandinsynthese im thermoregulatorischen Zentrum des Hypothalamus **Fieber** aus.

Außerdem aktivieren Endotoxine den alternativen Weg der Komplementaktivierung. Dabei werden die Anaphylatoxine C3a und C5a gebildet. Diese wirken synergistisch mit den monozytären Zytokinen chemotaktisch. Dies führt zur Leukozytenaggregation, Leukozytenadhäsion am Endothel, zur Diapedese in das Gewebe, zur konsekutiven **eitrigen Entzündung** und zur **Histaminfreisetzung** aus Mastzellen.

Die Aktivierung von Faktor XII setzt die Gerinnungskaskade und das Kallikrein/Bradykinin-System in Gang, gleichzeitig auch über die Aktivierung des Plasminogenproaktivators die Fibrinolyse.

11.4.5 Behandlung bakterieller Infektionen

Der bakterienspezifische Metabolismus ermöglicht den Einsatz von Medikamenten, die gezielt gegen Bestandteile oder Stoffwechselwege der Bakterien gerichtet sind.

Einer der möglichen Angriffspunkte ist die **Störung des Bakterienwandmetabolismus.** Hierdurch kommt es zu einer Zerstörung der Bakterien, da die Zellwand einen wichtigen Bestandteil der Bakterienintegrität darstellt.

Penicilline und davon abgeleitete Substanzen besitzen einen β-Lactam-Ring. Dieser reagiert reversibel mit Transpeptidasen, wodurch es zu einer Hemmung des Enzyms kommt. Das hat zur Folge, daß in der Bakterienwand das Peptidgerüst und die Peptidglykanuntereinheiten nicht miteinander verbunden werden.

Andere Substanzen wie **Vancomycin** reagieren mit dem terminalen D-Alanin-Molekül der Gerüstpeptide, wodurch keine weiteren Untereinheiten mehr hinzugefügt werden können.

Aminoglykoside binden an die bakteriellen Ribosomen und blockieren dadurch die Proteinsynthese.

Erythromycin und andere Makrolide reagieren mit den 50-s-Untereinheiten der bakeriellen Ribosomen und verhindern somit die Translation. Dies erfolgt auch durch **Chloramphenicol,** allerdings reagiert Chloramphenicol auf andere Art und Weise mit der 50-s-Untereinheit. Weitere Substanzen, die an die bakteriellen Ribosomen binden, sind **Lincosamide** wie z.B. Clindamycin. **Tetrazykline** verhindern die Translation der bakteriellen mRNAs, indem sie die Bindung von tRNAs blockieren. **Rifampicin** hemmt die DNA-abhängige RNA-Polymerase und verhindert dadurch die Transkription. **Polymyxine** erhöhen die Permeabilität sowohl der äußeren als auch der der zytoplasmatischen Membran von gramnegativen Bakterien und bewirken damit eine Lyse.

Eine spezifische DNA-Schädigung anaerober Bakterien erfolgt durch **Metronidazol.** In diesen Bakterien werden Nitrogruppen des Medikaments reduziert. Dadurch entstehen aktive Metaboliten, die spezifisch bakterielle DNA zerstören.

Substanzen, die die Folsäuresynthese stören, wie z.B. **Sulfonamide,** führen zu einer Folsäureverarmung und damit zu einer Störung einer Vielzahl von folsäureabhängigen Stoffwechselvorgängen.

Gyrasehemmer wie die Quinolone verhindern das Super-Coiling (Spiralenbildung) der bakteriellen DNA, das eine essentielle Konformationsänderung der DNA bewirkt, die für die Replikation notwendig ist.

Viele Bakterien sind heute gegen eine Reihe von Antibiotika resistent.

Am bekanntesten ist die **Resistenz gegen β-Lactam-Antibiotika.** β-Lactamase zerstört den β-Lactam-Ring, wodurch die Wirkung des Antibiotikums aufgehoben wird. Ein weiterer Mechanismus der Resistenzentwicklung ist die Änderung der äußeren bakteriellen Membran, die dann nicht mehr permeabel für Antibiotika ist. Auch kann die Bindung der Transpeptidase für ß-Lactam-Antibiotika herabgesetzt werden, so daß diese Art von Antibiotika nicht mehr aktiv ist.

Häufig werden **Resistenzfaktoren durch Plasmide** von einem Bakterium auf das andere übertragen. Beispiele hierfür sind Resistenzmechanismen für Aminoglykoside. Sie führen zu einer Modifikation der Aminoglykoside und reduzieren somit ihre antibiotische Wirkung.

Resistenz gegen Tetrazykline und Quinolone kann durch **Transportproteine** bedingt sein, die das Antibiotikum spezifisch aus der Zelle herauspumpen. Bei Quinolonen kann es auch durch **Mutationen der Gyrase** zum Wirkungsverlust kommen, da die Substanz nicht mehr an das Enzym bindet. Dies gilt in ähnlicher Weise für die RNA-abhängige RNA-Polymerase und ihre Empfindlichkeit für Rifampicin.

11.5 Mykoplasmen

Mykoplasmen sind die kleinsten bekannten freilebenden Organismen. Im Gegensatz zu Bakterien haben sie keine Zellwand und produzieren keine Folsäure.

Sie sind ubiquitäre Saprophyten in Pflanzen, und Tieren. **M. pncumoniae** penetriert den Schleim des Nasopharynx und bindet an Schleimhautepithelien über p1, ihr spezifisches Adhäsin. M. pneumoniae vermehrt sich extrazellulär und schädigt u.a. die Zilien der Wirtszelle wahrscheinlich über die Bildung von Peroxid. Dies und die konsekutive Entzündungsreaktion führen zum Bild der atypischen Pneumonie.

Eine mykoplasmeninduzierte Veränderung des I-Antigens von Erythrozyten kann zur Bildung von IgM-Kälteagglutininen und Hämolyse führen. Sekretorische IgA- und zirkulierende IgG-Antikörper führen zu einer langdauernden Immunität.

M. hominis und **Ureaplasma ureolyticum** können urogenitale Infektionen (Urethritis, Pyelonephritis, Adnexitis) verursachen.

11.6 Chlamydien

Chlamydien sind obligate intrazelluläre Mirkoorganismen. Sie sind näher mit Bakterien als mit Viren verwandt, da sie sowohl DNA als auch RNA enthalten, eine Zellwand besitzen und empfindlich für Breitspektrum-Antibiotika sind.

Chlamydien werden in Wirtszellen als metabolisch inaktive Elementarkörperchen aufgenommen, die an das Überleben außerhalb der Wirtszelle angepaßt sind. Nach Aufnahme in die Zelle erfolgt die Reorganisation in größere metabolisch aktive retikulierte Körperchen, die sich durch Zweiteilung vermehren können.

Bei der Pathogenese der chronischen Infektion mit Neovaskularisiation, Pannus- und Narbenbildung sind noch nicht genauer geklärte **Entzündungsreaktionen** beteiligt.

Klinisch die größte Bedeutung hat **C. trachomatis,** das als chronische Keratokonjunktivitis zum Trachom führt, der weltweit häufigsten Ursache für Erblindung. Außerdem verursacht es urogenitale Infektionen (Urethritis beim Mann, eitrige Zervizitis und Salpingitis bei der Frau), die zur Sterilität führen können, sowie eine Konjunktivitis und Pneumonie beim Neugeborenen. Besondere Subtypen sind Ursache des Lymphogranuloma venereum, einer Geschlechtskrankheit.

C. psittaci wird durch verschiedene Vögel übertragen und bedingt beim Menschen eine atypische Pneumonie.

Wesentlich häufiger verursacht jedoch die dritte menschenpathogene Chlamydie, **C. pneumoniae,** eine atypische Pneumonie, und zwar insbesondere bei älteren Patienten.

Die Therapie der Chlamydieninfektionen erfolgt mit Tetrazyklinen oder Erythromycin.

11.7 Pilze

Pilze gehören zu den Eukaryonten, da sie einen abgegrenzten Zellkern haben. Ihre feste Zellwand besteht aus Polysacchariden und Chitinen. Man unterscheidet Sproß- und Hyphenpilze. Sie bilden Sporen und sind dadurch auch gegen ungünstige äußere Einflüsse sehr resistent.

Mykosen entstehen vor allen Dingen als **Begleitinfektion** bei immunkomprimierten und immunsuppressiv behandelten Patienten.

Antimykotika greifen vor allem an der Zellwand der Hefen an: die Imidazole Miconazol, Itraconazol und Flucanozol hemmen die Ergesterolsynthese. Dies führt zur Permeabilitätssteigerung, wie sie auch bei Amphotericin-B beobachtet wird, das mit den Ergosterolen Komplexe bildet. Fluorcytosin wird zu 5-Fluorouracil metabolisiert, das antimykotisch wirkt, indem es die DNA-Synthese der Zellen inhibiert.

In Westeuropa sind v.a. Candida- und Aspergillus-Arten von Bedeutung.

11.7.1 Candida

Bei 50% der Bevölkerung ist Candida Teil der normalen Mund- oder gastrointestinalen Flora, bei etwa 5% kommt Candida auf der Haut vor. **Risikopatienten** für eine Candida-Infektion sind Patienten mit Diabetes mellitus und Patienten, die eine breitspektrumantibiotische Therapie erhalten haben.

Candida bindet an spezifische Rezeptoren auf Epithelzellen. Die Vermehrungsrate steigt mit zunehmendem Glucose- und Glykogengehalt der Schleimhautsekrete. Candidabesiedelung führt zu Belägen. Allerdings kommt es nur zu trivialen Infektionen, solange nicht die mukokutanen Barrieren penetriert werden.

Abwehrmechanismen gegen Candida sind eine ausreichende Zahl funktionstüchtiger Neutrophiler und eine normale Lymphozyten/Makrophagen-Interaktion.
Besondere Bedeutung haben dabei die Phagozytose über das Myeloperoxidase-Peroxid-System und eine Reihe candidazider Proteine in den neutrophilen Granula. Ihre größere Virulenz verdanken C. albicans und C. tropicalis ihrer größeren Adhäsivität und ihrer Myzel-Phase, die resistenter gegen die beschriebenen Abwehrmechanismen ist als die Hefe-Phase anderer Candida-Spezies.

Die Candida-Invasion führt zu **neutrophilen Mikroabszessen** und nicht zu der bei sonstigen Pilzen beobachteten granulomatösen Reaktion. Nach Invasion der Blutbahn kommt es zu mykotischen Metastasen in Nieren, Herz, Haut, Lungen und ZNS.

Die Infektion mit Candida führt zur Bildung evtl. diagnostisch hilfreicher spezifischer Antikörper, sie hinterläßt jedoch keine dauerhafte Immunität.

11.7.2 Aspergillus

Die Infektion geschieht durch Inhalation von Aspergillus-Sporen, ubiquitären Saprophyten, die vor allem auf abgestorbenen Pflanzen vorkommen.

> Zur Invasion kommt es nahezu ausschließlich bei immunkompromitierten Patienten.

Risikofaktoren sind eine Neutropenie (weniger als 500/µl), hohe Glucocorticoid-Dosen sowie andere immunsuppressive Substanzen.

Abhängig von den zugrundeliegenden Mechanismen manifestiert sich die Erkrankung als invasive Aspergillosis, allergische Reaktion oder Myzetom.

Bei der **invasiven Aspergillose** kommt es beim Versagen der Abwehrmechanismen (Phagozytose der Sporen durch Makrophagen, der Hyphen durch Neutrophile – beide stimulierbar durch G-CSF, GM-CSF, Interferon-γ) durch lokale Vermehrung der Erreger zu einer nekrotisierenden Bronchopneumonie. Die Invasion führt zu Thrombosen, Nekrosen und hämorrhagischen Infarkten und zur metastatischen Absiedelung mit der Bildung von mykotischen Abszessen v.a. im Gehirn, Herz, Niere, Leber und Milz.
Die **Aspergillus-Allergie** äußert sich in 3 Formen:

- bei Atopikern kommt es nach Inhalation von Sporen zu einer IgE-vermittelten Typ-I-Reaktion unter dem Bild eines Asthmaanfalls; oder:
- sog. bronchopulmonalen Aspergillose, die sowohl Typ-I- als auch Typ-III-vermittelt ist und durch eine Typ-IV-Reaktion zur Granulombildung führen kann. Sie verläuft mit Fieber, Bronchopneumonie und führt sekundär zu Bronchiektasen und Fibrosen
- die 3. Form der Aspergillus-Allergie führt zu durch Typ-IV-Mechanismen vermittelten Gewebsschädigungen und findet sich insbesondere bei in der Landwirtschaft Tätigen. Symptome sind eine extrinsische allergische Alveolitis mit Dyspnoe, Husten und diffusen kleinknotigen pulmonalen Infiltraten.

Das **Aspergillus-Myzetom** entsteht als Pilzknäuel in vorgeformten Kavernen (Tuberkulose) oder Bronchiektasen.

11.7.3 Dermatophyten

Anthropophile Dermatophyten, insbesondere Tinea rubrum, sind die häufigsten Ursachen für Hautinfektionen, die je nach betroffener Lokalisation bzw. Organ als Tinea capitis, corporis, cruris, pedis u. unguium bezeichnet werden. Über die Pathophysiologie ist wenig bekannt. Die Entzündungsreaktion gegen anthropophile Dermatophyten ist im Gegensatz zu zoophilen Dermatophyten gering und entspricht überwiegend einer Typ-IV-Reaktion.

Die Therapie besteht in der lokalen oder systemischen Applikation von Antimykotika (Griseofulvin, Itraconazol, Ketoconazol, Bifonazol).

11.8 Protozoen

Protozoen sind Einzeller, die sich sowohl intra- als auch z.T. extrazellulär im Wirt vermehren. Ein Teil der Protozoen hat einen Lebenszyklus, der einen Wirtswechsel notwendig macht. Protozoen-Infektionen verlaufen meist chronisch.
Die Invasion des Wirtes kann oral, oder über Vektoren, z.B. die Anopheles-Mücke bei der Malaria geschehen. Die Protozoen befallen beim Menschen unterschiedlicher Organe, für mehrere sind Darmepithelzellen der Wirt. Tabelle 11-4 zeigt die wichtigsten Protozoeninfektionen.

11.8.1 Malaria

Ätiologie und Pathogenese

Die Sporozoiten gelangen durch Biß der Anopheles-Mücke aus dem Speichel der Mücke in das Blut des Wirts.

Die Aufnahme in die Hepatozyten erfolgt über das Zirkumsporozoit-Oberflächen-Protein (CSP). Es hat am Carboxy-terminalen Ende eine Sequenz, die der Adhäsionsdomäne des brückenbildenden Proteins Thrombospondin entspricht.

In den Hepatozyten vermehren sich die Sporozoiten und wandeln sich in Trophozyten um. Diese gelangen aus zerfallenden Hepatozyten in die Blutbahn und über bestimmte Glykoproteine, die z.T. die Spezifität bestimmter Malaria-Spezies für reife oder unreife Erythrozyten bestimmen, erfolgt die Aufnahme in Erythrozyten.

Ein weiteres Bindungsprotein (ICAM- 1 = Intercellular-Adhäsionsmolekül-1) ist für die Bindung von Plasmodium falciparum ebenfalls von Bedeutung.

Innerhalb des Erythrozyten bauen die Trophozoiten Hämoglobin ab und wandeln sich durch asexuelle Reifung (Schizogonie) in Merozoiten um. Aus einem Teil der Merozoiten entwickeln sich die sexuellen Formen der Mikro- und Makro-Gametozyten, die wiederum von

Tab. 11-4 Synopsis einiger Protozoen-Erkrankungen

Parasit	Reservoir	Ligand	Rezeptor	Pathomechanismus	Krankheitsbild	Therapie
Gardia lamblia	Darm	Trypsin-aktiviertes Lektin	Glykane	Nach Magenpassage setzen Zysten Trophozoiten frei ⇒ Vermehrung + Adhäsion an Mikrovilli der Epithelzellen des Duodenums u. prox. Jejunum ⇒ ± Villus-Atrophie (⇒ Mangel an Disacharidasen u.a. Enzymen) ± lymphoplasmozytären Entzündung, kaum Invasion	2/3 bleiben asymptomatisch; 1/3 wässrige Durchfälle, Steatorrhoe	Metronidazol
Entamoeba histolytica	Darm	Galaktose-inhibierbares Lektin	Glykoproteine	1. nach Magenpassage setzen Zysten Trophozoiten frei ⇒ Colon-Epithelzellen Zytolyse + Invasion der Darmwand ⇒ Nekrose; chronisch Granulom o. Narbe 2. Invasion der postkap. Venolen ⇒ V. portae ⇒ Absiedlung in Leber ⇒ Abszeß	1. Amöbenruhr (blutig-wässrige Diarrhoe) 2. Leberabszesse	Metronidazol ± Abszeß-Drainage
Leishmania donovani	RES			Übertragung von Promastigoten durch Sandfliegen ⇒ Aufnahme in Makrophagen ⇒ Umwandlung in Amastigoten + Vermehrung ⇒ Freisetzung ⇒ hämatogene Aussaat in RES-Zellen in Milz, Leber, Lymphknoten, Knochenmark und Haut	viszerale Leishmaniose: Hepatospleomegalie, Panzytopenie ⇒ Blutung, Sepsis	
Leishmania tropica / mexicana	Haut			wie L. donovani, aber an Bißstelle granulomatöse Entzündung	kutane Leishmaniose: Papeln, Ulzera	
Trypanosoma cruzi	Mensch, Hunde, Katzen, Ratten	Trypanosoma cruzi-Toxin	Vakuolenmembran Fibronektin	Zyklische T. aus Darm von Käfern invadieren Wirt über Bisswunde ⇒ 1. ⇒ lokale Entzündungsreaktion ⇒ hämatogene Aussat u. Invasion mesenchymaler Zelle ⇒ darin Vermehrung als amastigote Formen 2. chronische Absiedelung in Organen mit Entzündungsreaktion	1. akute Chagas-Krankheit (subkutane Chagas-Knoten, Hepatosplenomegalie, Fieber) 2. chronische Chagas-Krankheit: Myokarditis, Megakolon durch Untergang autonomer Ganglien	
Trypanosoma brucei / gabinense	Mensch			1. an Bißstelle von Tsetse-Fliege Entzündungsreaktion 2. hämatolymphatische Phase 3. ZNS-Invasion	1. Trypanosomen-Knoten 2. Fieber, Lymphadenopathie 3. Schlafkrankheit (progressive Meningoenzephalitis)	

Tab. 11-5 Wurminfektionen

Wurm	Infektion	Weg	Infektionsweg	Krankheitszeichen	Diagnose	Therapie
Nematoden						
Ascaris lumbricoides (Rundwurm)	Eier	oral	Larven schlüpfen im Dünndarm ⇒ hämatogen ⇒ Leber, Lunge ⇒ Penetration in Alveolen ⇒ Aszension in Trachea ⇒ GI-Trakt	eosinophile Pneumonie bei Lungenmigration; selten Obstruktion der Gallenwege	Eier im Stuhl	Mebendazol
Ancylostoma duodenale (Hakenwurm)	Larven	perkutan	Haut ⇒ hämatogen in Lunge, dann wie Ascaris	allenfalls milde Pneumonie; Nausea, Diarrhoe durch gastrointest. Befall, Eisenmangel durch Blutaufnahme adulter Würmer im Intestinum	Larven im Stuhl	Mebendazol
Trichuris trichiura (Peitschenwurm)	Eier	oral	Larven schlüpfen im Dünndarm, dort Entwicklung in reife Formen, Paarung und Eiablage durch Weibchen auf perianaler Haut	geringe abdominelle Symptome; perianaler Pruritus	Eier auf perianaler Haut	Hygiene; ggfls. Mebendazol
Trichinella spiralis	Zysten	oral	enzystierte Larven aus befallenem Fleisch werden im Magen freigesetzt ⇒ Reifung in den Villi des Dünndarms ⇒ Produktion von Larven ⇒ hämatogene Aussaat ⇒ Absiedelung in Organen, Einkapselung der Larven (Zysten) in Muskel ⇒ Entzündung	frühe Phase: periorbitales Gesichtsödem, subunguale und retinale Blutungen; späte Phase: Muskelschmerzen, Schwäche, Fieber, Myokarditis	Muskelbiopsie	symptomatisch, antiinflammatorisch
Wuchereria bancrofti			Mückenstich überträgt infektiöse Larven ⇒ Entwicklung zu adulten Filarien, die in Lymphgefäßen u. Lymphknoten bleiben und Mikrofilarien produzieren ⇒ hämatogene Aussaat	1. entzündlich: Lymphadenitis, Funikulitis, Orchitis, Epididymitis 2. obstruktiv (nach Jahren): Elephantiasis der Extremitäten, Hydrozele, Chylurie	Blutkultur	Diethylcarbamazin
Trematoden						
Schistosoma	Zerkarien		Entwicklung der Eier in Süsswasser zu Miracidien ⇒ Befall von Wasserschnekken ⇒ Entwicklung zu Sporozysten ⇒ freischwimmende Zerkarien ⇒ 1. Penetration der Haut des Wirts 2. ⇒ hämatogene Aussaat in Leber Milz ⇒ Eiablage in Blase (S. haematobium in Afrika), Leber (S. japonicuum, mansoni)	1. Schistosomale Dermatitis 2. hämorrhagische Zystitis, Pyelonephritis, Hydronephrose (S. haematobium); portale Hypertension (S. mansoni, japonicum)	Eier in Stuhl, Urin	Praziquantel
Zestoden						
Diphyllobothrium latum (Fischbandwurm)	Plerocercoide oral		infektiöse Plerocercoide aus infiziertem rohem Fisch werden im Dünndarm freigesetzt ⇒ Entwicklung und Eiablage	1. Anorexie, Gewichtsverlust, Vit-B_{12}-Mangel	Eier, Proglottiden im Stuhl	Praziquantel
Taenia solium (Schweinebandwurm)	Eier / Zystizerken		1. Eier von T. solium reifen im Darm zu Würmern 2. Zystizerken in rohem Schweinefleisch schlüpfen nach Ingestion im Dünndarm und reifen zu Oncosphären ⇒ hämatogen ⇒ Zystizerken in Haut, Muskel, ZNS ⇒ Untergang ⇒ Entzündung	1. Gewichtsverlust, Proglottidenabgang 2. lokale Symptome durch Zystizerkose von Augen, Herz, ZNS	1. Eier, Proglottiden im Stuhl 2. bioptischer Nachweis von Zystizerken	1. Praziquantel 2. Albendazol
Taenia saginatum (Rinderbandwurm)	Zystizerken		Zystizerken entwickeln sich zu reifen Würmern im Darm	1. Gewichtsverlust, Proglottidenabgang	Eier, Proglottiden im Stuhl	Praziquantel
Echinococcus granulosus / multilocularis	Eier		Zestoden leben im Darm von Hund und Wolf (E. granulosus) und Hund und Fuchs (E. multilocularis). Ausscheidung in Feces ⇒ nach Ingestion entstehen im Dünndarm Oncosphären ⇒ hämatogen ⇒ Zystenentwicklung in Leber, Lunge, Gehirn	2. Symptome durch Raumforderung der Zysten in entsprechenden Organen	bildgebende Verfahren	operativ, Alkohol-Instillation ± Albendazol

Anopheles-Mücken aufgenommen werden, sich im Darm der Mücke befruchten und Sporozoiten bilden.

Bei der Malaria ist die **humorale Immunantwort** zunächst nur gering und erfolgt erst im Merozoitenstadium. Die antigenen Eigenschaften des Erregers sind sehr variabel und können sich mit jedem Lebenszyklus im Erythrozyten ändern. Dadurch entgeht der Erreger der Immunabwehr des Wirtes.

S Entstehung der Symptome

Durch eine Synchronisation der Vermehrung, Freisetzung und Reinvasion der Protozoen kommt es zum zyklischen Fieber von P. vivax (jeden 2. Tag = tertiana) und P. ovale (jeden 3. Tag = quartana). Da P. falciparum Erythrozyten aller Reifungsstadien infizieren kann, wird die Parasitämie nicht intrinsisch limitiert. Außerdem binden infizierte Erythrozyten über Ausstülpungen an postkapilläre Venolen und hemmen die Mikrozirkulation. Eine Beteiligung zerebraler Gefäße kann zu fokalen Krämpfen und Koma, Beteiligung der Darmgefäße zu Schmerzen und blutigen Stühlen führen.

T Therapieansätze

Je nach geographisch unterschiedlicher Resistenzlage werden Chloroquin, Mefloquin und Chinidin sowie die neuen Substanzen Halofautrin und Artemisin eingesetzt.

Brandis, H., H.J. Eggers, W. Köhler, G. Pulverer: Lehrbuch der Medizinischen Mikrobiologie, 7. Auflage. Gustav Fischer, Stuttgart–Jena–New York 1994.

Modrow, S., D. Falke: Molekulare Virologie. Spektrum Akademischer Verlag, Heidelberg–Berlin–Oxford 1997.

Richman, D.D., R.J. Whitley, F.G. Hayden: Clinical Virology. Churchill Livingstone, New York–London–Madrid–Melbourne–San Francisco–Tokyo 1997.

Emmerson, A.M., P.M. Hawkey, S.H. Gillespie: Principles and Practice of Clinical Bacteriology. Wiley&Sons, Chichester 1997.

Mandell, G.L., R.G. Douglas, J.E. Bennet: Principles and Practice of Infectious Diseases. Churchill Livingstone, New York–London–Madrid–Melbourne–San Francisco–Tokyo 1995.

11.9 Würmer

Zu den helminthischen Parasiten gehören die Nemathelminthen mit den Nematoden (Rundwürmer), Plathelminthen mit den Zestoden (Bandwürmer) und Trematoden (Fadenwürmer).

> Helminthische Parasiten unterscheiden sich von Protozoen in mehrfacher Hinsicht:
> - Sie sind mehrzellig mit differenzierten Organsystemen.
> - Die meisten Helminthen vermehren sich nicht innerhalb des Menschen, sondern entwickeln sich im Menschen nur bis zu einem gewissen Stadium, um ihren Entwicklungszyklus außerhalb des Menschen zu vollenden.

Deshalb ist bis auf wenige Ausnahmen eine **Reinfektion** Voraussetzung für ein Vermehrung der menschlichen Parasiten.

Schließlich induzieren die meisten Wurminfektionen eine Vermehrung von Eosinophilen im Blut des Wirts **(Eosinophilie),** die oft mit dem Ausmaß der Gewebsinvasion einhergeht. Tabelle 11-5 zeigt eine Übersicht der wichtigsten Wurminfektionen.

12 Physikalische Noxen

Christoph Renner, Michael Pfreundschuh

12.1 Hypothermie

Definition

Eine Unterkühlung liegt vor bei einer Körperkerntemperatur ≤ 35, 5 °C.

Ätiologie und Pathogenese

Häufigste Ursache der Unterkühlung sind:

- Unfälle im kalten Wasser,
- Alkohol (führt zur Vasodilatation),
- Medikamente (Barbiturate, Benzodiazepine, Phenothiazin unterdrücken Muskelzittern).

Besonders gefährdet sind **Kinder** (ungünstiges Verhältnis von Oberfläche zu Volumen) und **alte Menschen** (reduzierter Grundumsatz).

Bis 35,5 °C setzt der Körper Abwehrmechanismen ein, die aber bei geringeren Temperaturen zusammenbrechen.

Entstehung der Symptome

Stadium I (Kerntemperatur ≥ 34 °C): Es kommt zur allgemeinen Reflexsteigerung mit Kältezittern, Tachykardie, erhöhtem Herzzeitvolumen und allgemeiner Stoffwechselsteigerung und Kältediurese. Die Bewußtseinslage wird zusehends erregter, es kann zu Verwirrtheit kommen.

Stadium II (30–34 °C): Der Patient wird infolge verminderter Gehirndurchblutung zunehmend teilnahmsloser, somnolent; es kommt zur allgemeinen Reflexabschwächung, zu Hyponatriämie und Hyperkaliämie.

Stadium III (27–30 °C): Der Patient ist bewußtlos, der Puls ist kaum noch tastbar, die Pupillen sind weit, reagieren aber noch auf Licht.

Stadium IV (≤ 27 °C): Die Pupillen sind lichtstarr, es kommt zur elektromechanischen Entkoppelung und zum Atemstillstand.

Therapieansätze

Therapie der Wahl ist die **Wiedererwärmung durch Hämodialyse,** die auch eine gute Korrektur der Elektrolytentgleisung möglich macht. Alternativ kann versucht werden, durch warme intravenöse Infusionen und Einläufe die Kerntemperatur zu heben.

Bei externer Wiedererwärmung kann es zum **Wiedererwärmungsschock** bei Wiedereröffnung der peripheren Gefäße kommen.

12.2 Hyperthermie

Mit Hyperthermie bezeichnet man eine Erhöhung der Kerntemperatur über 40,6 °C, die zu reversiblen oder irreversiblen Schädigungen führt.

Ätiologie und Pathogenese

Zur Hyperthermie kommt es, wenn die Adaptationsmechanismen des Körpers nicht mehr ausreichen, um die Kerntemparatur auf normalem Niveau (<38 °C) zu halten.

Häufigste Ursache ist der **Hitzeschock** bei hohen Außentemperaturen und hoher Luftfeuchtigkeit, er betrifft vor allem ältere Leute. Eine zweite Form des Hitzeschocks kann bei entsprechenden äußeren Bedingungen durch endogene Wärmebildung infolge Muskelarbeit auftreten (Anstrengungs-Hitzeschock).

Zu den **Adaptionsmechnismen an Hitze** gehören:

- vermehrte Schweißsekretion,
- vermehrte Hautdurchblutung und Erhöhung der Hauttemperatur,
- Senkung der Salzkonzentration im Schweiß,
- Verlagerung der Schweißsekretion vom Stamm in die Extremitäten,
- Senkung der Schwitzschwelle.

Während die ersten beiden Mechnismen prompt reagieren, benötigen die Schweißdrüsen 3–4 Tage, um die Salzkonzentration im Schweiß zu senken, und erst nach 2 Wochen ist die Adaptation an hohe Außentemperaturen abgeschlossen.

Entstehung der Symptome

Der vermehrte Schweiß führt zu Salzverlusten, Wadenkrämpfe können entstehen. Die **Hitzeerschöpfung** ist bedingt durch Hypotonie, Diarrhöen, Erbrechen und Elektrolytstörungen. Flüssigkeitsverlust und eine orthostatische Dysregulation bedingen den Hitzkollaps. Bei Temperaturerhöhungen über 40,6 °C sistiert die Schweißbildung. Es kommt zum **Hitzschlag,** der sich durch Verwirrtheit bis hin zu tiefer Bewußtlosigkeit äußern kann.

Therapieansätze

Kühlung in Eisbädern oder durch Anwendung von Eispackungen.

12.3 Ionisierende Strahlung

Eine Strahlung ist ionisierend, wenn sie genügend Energie besitzt, um in einem Atom oder Molekül ein oder mehrere Elektronen freizusetzen. Man unterscheidet elektromagnetische Strahlung und Teilchenstrahlung.

Ätiologie und Pathogenese

Geladene Partikel (Elektronen, Protonen, α-Partikel oder schwere Ionen) ionisieren direkt. Im Gegensatz dazu setzen ungeladene Partikel (insbesondere Neutronen) im auftreffenden Atomkern Protonen, α-Partikel und schwerere Kernteilchen frei. Diese wirken dann ionisierend. **Röntgen-Strahlen** und **γ-Strahlen** sind kurzwellige elektromagnetische Strahlen. Sie geben ihre Energie an Elektronen des getroffenen Atoms ab, die dann genügend Energie bekommen, um ionisierend zu wirken.

Ionisierende Strahlen setzen im Gewebe lokal hohe Energien frei, die ausreichen, biologisch wichtige chemische Bindungen aufzubrechen.

Die biologischen Effekte sind noch wenig bekannt. Unmittelbar nach Strahlenexposition kommt es zur **Expression von Protoonkogenen,** wahrscheinlich durch transkriptionelle Aktivierung. Außerdem werden Zytokine (TNF-α, IL-2) induziert, Endothelzellen bilden PDGF (platelet-derived growth factor) und FGF (fibroblast growth factor).

Es kommt akut zur Ödembildung. Der strahlenbedingte Zelltod läuft wahrscheinlich überwiegend als Apoptose ab.

Entstehung der Symptome

Die Schnelligkeit der Symptomentwicklung ist abhängig von der Strahlendosis.

Als **akute Nebenwirkungen** bezeichnet man die Nebenwirkungen, die innerhalb von 90 Tagen nach Strahlenexposition auftreten. Nach Strahlentherapie oder einem Strahlenunfall kommt es zunächst innerhalb von Stunden zu Nausea, Erbrechen, danach durch Untergang der Darmepithelien zu Diarrhöen, Krämpfen, Müdigkeit, Schwitzen, Fieber. Bei Dosen >100 Gy kommt es innerhalb von wenigen Stunden durch vaskuläre und neurologische Schäden zum Tod; bei Dosen von 5–10 Gy treten nach wenigen Tagen durch Schleimhautschäden Diarrhöe, Dehydratation und sekundäre Infektionen auf. Bei kleineren Dosen tritt der Tod nach 2–3 Wochen infolge einer Knochenmarkaplasie mit sekundären Infekten und Blutungen ein.

Die **chronischen Nebenwirkungen** beruhen vorwiegend auf einer Schädigung der Gefäße. Die morphologischen Substrate sind Nekrosen, Fibrosen, Fisteln, Ulcera und Myelopathien. Die Immunsuppression ist außer bei einer Ganzkörperbestrahlung gering ausgeprägt und durch eine direkte Lympholyse v.a. der B- und $CD8^+$ T-Zellen verursacht.

Im Gegensatz zu diesen Schädigungen sind **Strahlenschäden am Genom** der bestrahlten Zelle stochastisch, d.h. sie entstehen nach dem Zufallsprinzip. Die Schädigungen am Genom hängen ab von der Zahl der Gene, an denen Mutationen auftreten können, von der Mutationsrate pro Dosiseinheit und von der Strahlendosis. Das Risiko einer solchen DNA-Schädigung ist u.a. auch wegen der einsetzenden DNA-Reparaturmechanismen äußerst komplex und schwierig abzuschätzen. Die DNA-Veränderungen der strahlengeschädigten Zelle führen in Abhängigkeit von der Dosis zu:

- Zelltod bei der nächsten Zellteilung,
- maligner Transformation,
- Unfähigkeit zur Zellteilung,
- Fähigkeit zur Zellteilung, aber Tod von F1- oder F2-Zellen
- keinen phänotypischen Veränderungen der Zielzelle.

Therapieansätze

Nach Strahlenexposition sind nur supportive Maßnahmen möglich, ggfls. kann eine Knochenmarktransplantation versucht werden.

Simon, H.B.: Hyperthermia. N Engl J Med 329 (1993) 483–487.

13 Herz

Wolfram Burger, Andreas Zeiher

13.1 Physiologie und Pathophysiologie (Adaptionsmechanismen der Organfunktion)

Das Herz-Kreislauf-System sorgt für den bedarfsabhängigen Hin- und Rücktransport von Nährstoffen, Gasen und Abbauprodukten zu und von den jeweiligen Organen.

Als **Trägermedium** dient das Blut. Den **Transport** steuern kardiale und vasale Mechanismen, die von humoralen und nervalen Regelkreisen modifiziert werden. Das Herz fungiert dabei als „Generator" des Gesamtsystems, dessen geordnete Funktion von der Integrität des Erregungsbildungs- und Erregungsleitungssystems, des Myokards, des Klappenapparates und des Perikards abhängt.

Unter pathologischen Umständen kommt es zu einem Mißverhältnis des einerseits von den peripheren Organen benötigten und andererseits vom Herz-Kreislauf-System angebotenen Blutvolumens.

13.1.1 Erregungsbildung und Erregungsleitung

Das **Aktionspotential** einer Herzmuskelzelle wird in 5 Phasen unterteilt (Abb. 13-1a):

- Das sogenannte **Ruhe-Membranpotential** (definitionsgemäß **Phase 4** des Aktionspotentials) weist eine Spannung von etwa –60 bis –90 mV zwischen dem Zytosol und dem extrazellulären Raum auf.
- Ein elektrischer Strom, der dieses Ruhepotential vermindert, löst nach Überschreiten einer Reizschwelle regelhaft eine **rasche Depolarisation** der Zelle aus. Dabei wird eine Spannung von etwa +30 mV erreicht. Diese **Phase 0** des Aktionspotentials beruht überwiegend auf dem Einstrom von Natriumionen.
- Die sich daran anschließende **schnelle Repolarisation (Phase 1)** leitet auf ein ungefähr ausgeglichenes Potential während der nächsten Phase über.
- Diese, die **Plateauphase (Phase 2)** kommt durch passiven Einstrom von Calciumionen aus dem Extrazellulärraum über langsame Calciumkanäle zustande. Der Calciumeinstrom triggert die Freisetzung großer Mengen Calciums aus dem sarkoplasmatischen Retikulum. Calcium ermöglicht über Troponine und Tropomyosin die Interaktion von Actin- und Myosinfilamenten und führt damit zur Kontraktion der Herzmuskelzelle.
- Während der **Phase 3** findet ein **passiver, zellauswärts gerichteter Strom** von Kaliumionen statt. Dadurch wird wieder das Ruhepotential der Zelle erreicht.
- Während der **Phase 4,** in der Diastole des Herzzyklus, werden die während der Phasen 0 bis 3 in der Systole aufgetretenen passiven Verschiebungen von Natrium-, Calcium- und Kaliumionen wieder rückgängig gemacht.
  Dies geschieht überwiegend durch die ATP-abhängige elektrogene **Na^+/K^+-Pumpe,** die auch während der übrigen Phasen des Aktionspotentials aktiv ist. Durch diesen energieabhängigen zellauswärts gerichteten Natriumstrom steht extrazelluläres Natrium für den passiven Na^+/Ca^{2+}-Austauscher zur Verfügung. Mit Hilfe dieses Austauschers wird intrazelluläres Calcium aus der Zelle entfernt, wobei der Großteil der intrazellulären Calciumionen durch eine ATP-abhängige Calciumpumpe wieder in das sarkoplasmatische Retikulum aufgenommen wird.

Es gibt kardiale Zellen mit und ohne **Schrittmacheraktivität.**

Die Fähigkeit dazu resultiert aus dem Vorhandensein einer spontanen **diastolischen Depolarisation** während der Phase 4 des Aktionspotentials. Den Schrittmacherzellen fehlt die Plateauphase des Aktionspotentials. Außerdem dauert bei diesen Zellen die mit dem Natriumeinstrom einhergehende Phase 0 deutlich länger (Abb. 13-1b). Zellen mit Schrittmacheraktivität gibt es normalerweise nur im Erregungsleitungssystem des Herzens. Die eigentlichen Herzmuskelzellen weisen nur unter pathologischen Bedingungen abnormale Spontandepolarisationen auf (abnormale Automatie, Abschnitt 13.2.9).

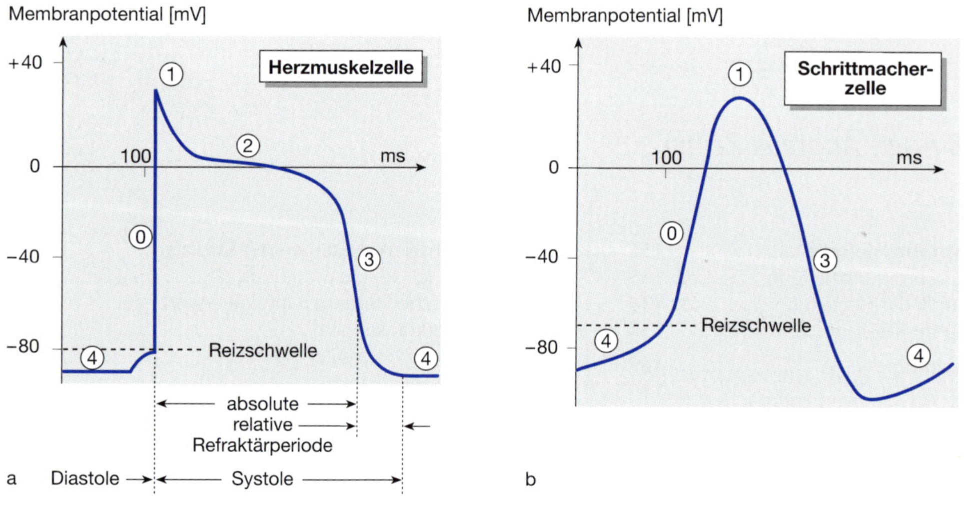

Abb. 13-1 Vereinfachte Darstellung des Verlaufes eines Aktionspotentiales einer Herzmuskelzelle (a) und einer Schrittmacherzelle des Sinusknotens (b). Die Zahlen in den Kreisen geben die verschiedenen Phasen des Aktionspotentials an (s. Text). Die Dauer des Aktionspotentials der Schrittmacherzelle ist kürzer als die der Herzmuskelzelle. Die Phase des langsamen Kalziumeinstromes (2) fehlt bei der Schrittmacherzelle.

Die Rate der spontanen diastolischen Depolarisation nimmt im Verlauf des Erregungsleitungssystems mit zunehmendem Abstand vom Sinusknoten ab. Fällt der Sinusknoten in seiner Schrittmacherfunktion aus, übernimmt Gewebe mit der nächstschnelleren spontanen Depolarisation die Schrittmacherfunktion. Dies geht in der Regel mit einer Verlangsamung der Herzfrequenz einher.

Während der **Refraktärperiode** eines Aktionspotentials ist die Antwort auf eine erneute Stimulation der Zelle mehr oder weniger unterdrückt. So können während der **absoluten Refraktärperiode,** die etwa so lange anhält, bis das Aktionspotential wieder eine Spannung von –50 mV erreicht hat, selbst extrem starke elektrische Stimuli kein erneutes Aktionspotential herbeiführen. In der sich daran anschließenden **relativen Refraktärperiode,** die bis zum Erreichen des Ruhepotentials dauert, können nur außergewöhnlich starke Stimuli Aktionspotentiale mit geringerer Amplitude und verlangsamter Phase 0 auslösen.

Eine weitere Voraussetzung zur geordneten Pumpfunktion des Herzens ist eine geregelte Überleitung der Erregung auf Vorhöfe und Ventrikel (Abb. 13-2a und b).

Der **Sinusknoten** erregt zunächst den synzytialen Verband beider Vorhöfe. Darauf folgt die Erregung des im atrialen Septum gelegenen AV-Knotens. Innerhalb des AV-Knotenbereichs kommt es in Abhängigkeit sympathischer und parasympathischer Afferenzen zu einer Verzögerung der Erregungsleitung zwischen 100 und 200 Millisekunden. Der **AV-Knoten** geht in die proximalen Anteile des **His-Bündels** über. Das proximale His-Bündel leitet die Erregung durch den fibrösen Bereich des Herzskeletts hindurch auf die distalen Anteile des His-Bündels. Diese liegen im hohen interventrikulären Septum. Normalerweise stellt das His-Bündel die einzige leitende Verbindung zwischen Vorhöfen und Ventrikel dar.

Das distale His-Bündel spaltet sich in zwei linke und einen rechten **Tawara-Schenkel** auf. Von diesen wird die Erregung über die Fasern des **Purkinje-Systems** von subendokardial her in das Myokard verteilt.

13.1.2 Mechanik und Dynamik der Herzaktion

In der Physiologie ist die Systole als das Zeitintervall zwischen Schluß und Öffnung der AV-Klappen definiert. Daran schließt sich bis zur erneuten Öffnung der AV-Klappen die Diastole an.

Laut klinischer Definition beginnt die **Systole** mit dem 1. Herzton. Er entsteht vermutlich durch Vibrationen infolge des Mitralklappenschlusses und der isovolumetri-

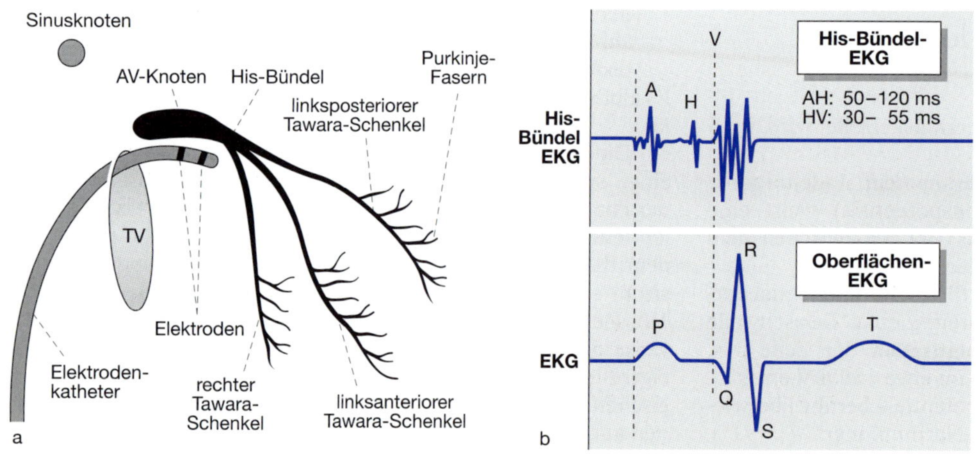

Abb. 13-2 Schematische Darstellung des Erregungsleitungssystems des Herzens (a). Ein zweipoliger Elektrodenkatheter wird transvenös in die Nähe des His-Bündels eingebracht. Nach entsprechender Verstärkung kann das in **(b)** skizzierte His-Bündel-EKG intrakardial abgeleitet werden, dem ein konventionelles Oberflächen-EKG gegenübergestellt wurde. Der mit A gekennzeichnete Komplex entspricht der atrialen Erregung, H steht für die Erregung des His-Bündels und V für den ventrikulären Komplex. TV Trikuspidalklappe.

schen Kontraktion. Die Systole endet mit dem 2. Herzton mit dem Schluß der Semilunarklappen und somit kurz vor dem Beginn des diastolischen Einstromes in die Herzkammer.

Die **Diastole** wird in **vier Phasen** untergliedert:
- isovolumetrische Relaxation,
- schnelle Füllung,
- späte Füllung,
- atriale Füllung (durch Vorhofsystole).

Die systolischen Eigenschaften des Myokards werden durch dessen **Kontraktilität** festgelegt.

Die Kontraktilität, synonym auch als **Inotropie** bezeichnet, beschreibt das Ausmaß der myokardialen Kraftentwicklung. Sie wird hauptsächlich durch Anzahl und Interaktionsfähigkeit der Actin- und Myosinfilamente innerhalb der kontraktilen Einheit des Kardiomyozyten, dem **Sarkomer,** bestimmt.

Diese Interaktion hängt entsprechend des Frank-Starling-Mechanismus von der Vordehnung oder **Vorlast** und der **Nachlast** des Sarkomers ab.

Die Kontraktilität kann durch **positiv inotrope Substanzen** verbessert werden. Dazu zählen Digitalis, Phosphodiesterasehemmer und endogene oder exogen zugeführte Katecholamine, die über ihre jeweiligen Rezeptoren eine Erhöhung des intrazellulären Calciums bewirken.

Dagegen vermindern **negativ inotrope Substanzen,** wie β-Rezeptoren-Blocker oder Calciumantagonisten, aber auch ein Mangel an energiereichen Substraten die Kontraktilität. Darüber hinaus gehen elastische Eigenschaften des Myokards und der Untergang von Kardiomyozyten in die Kontraktilität des Myokards mit ein.

Die **Relaxationsfähigkeit** des Myokards, die **Lusitropie,** determiniert die diastolischen Eigenschaften des Herzens.

Die Relaxation setzt eine rasche Entfernung der während der Systole in die Myokardzelle eingeströmten Calciumionen voraus. Die dazu notwendigen Ionenpumpen benötigen einen Großteil der dem Herzmuskel zur Verfügung stehenden energiereichen Phosphate.

Die Ventrikelfunktion kann durch das **Druckvolumendiagramm** charakterisiert werden (Abb. 13-3). Die **enddiastolische und die endsystolische Druckvolumenbeziehung** determinieren die Wechselwirkung zwischen Herz und Kreislauf.

Inotrope Eigenschaften und Nachlast eines Ventrikels bestimmen die systolische Beziehung, lusitrope Eigenschaften und Vorlast den diastolischen Anteil der Kurve.

Die Kurve beginnt definitionsgemäß mit dem enddiastolischen Punkt ①, an welchen sich die isovolumetrische Kontraktion anschließt. Nach Öffnung der Semilunarklappen ② nimmt das Ventrikelvolumen ab, bis nach dem Auswurf des Schlagvolumens der endsystolische Punkt des Zyklus ③ erreicht ist. Nach der isovolumetrischen Relaxation und Öffnung der Segelklappen ④ kommt es zur erneuten Füllung bis zum Erreichen des enddiastolischen Druckvolumenpunktes (Abb. 13-3).

Zur klinischen **Beurteilung der systolischen Funktion** bieten sich mehrere Verfahren an. Die Genauigkeit der

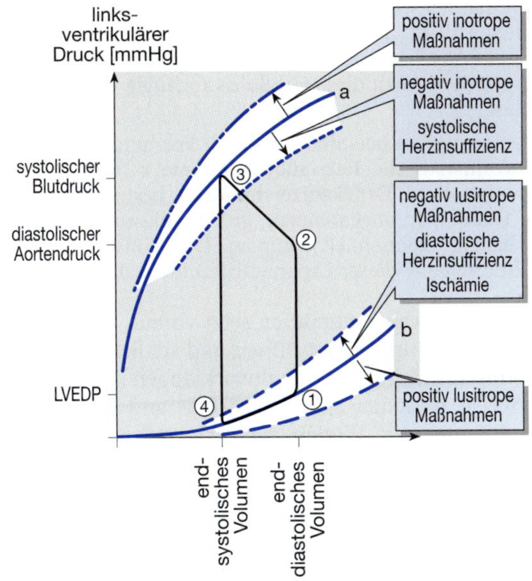

Abb. 13-3 Linksventrikuläres Druckvolumendiagramm. Die Zahlen in Kreisen geben die einzelnen Phasen des Herzzyklus an (siehe Text). **a) endsystolische Druckvolumenbeziehung, b) enddiastolische Druckvolumenbeziehung.** LVEDP: linksventrikulärer enddiastolischer Druck. Durch die in der Abbildung aufgelisteten Maßnahmen kann die Druckvolumenbeziehung modifiziert werden.

Verfahren hängt davon ab, inwieweit sie die Vor- und Nachlastabhängigkeit der Sarkomerinteraktion berücksichtigen.

Die klinisch am häufigsten genutzte Größe, die **Auswurffraktion,** errechnet sich aus dem Quotienten zwischen Schlagvolumen und enddiastolischem Volumen. Sie geht auf Vor- und Nachlast nicht ein. Die Auswurffraktion kann nicht-invasiv echokardiographisch oder nuklearmedizinisch bestimmt werden.

Als weiteres Maß zur Beurteilung der myokardialen Kontraktilität dient die **maximale Druckanstiegsgeschwindigkeit** ($+dP/dt_{max}$) während der Phase der isovolumetrischen Kontraktion. Dieses Verfahren setzt eine invasive Druckmessung mit möglichst dämpfungsfreier Registrierung voraus.

Am genauesten, aber auch mit dem höchsten technischen Aufwand ermöglichen die oben erwähnten Druckvolumendiagramme Aussagen zur Kontraktilität eines Ventrikels.

Eine grobe **Abschätzung der linksventrikulären diastolischen Funktion** kann mit Hilfe der Dopplerechokardiographie erfolgen. Dabei wird die Geschwindigkeit des **diastolischen Flusses durch die Mitralklappe** gemessen. Die maximale Strömungsgeschwindigkeit der E-Welle des frühen diastolischen Einstromes wird ins Verhältnis zur Maximalgeschwindigkeit des späten diastolischen Einstroms, der A-Welle, gesetzt. Dieses sogenannte **E/A-Verhältnis** liegt normalerweise über 1,6. Werte unter 1 weisen auf eine linksventrikuläre Compliancestörung hin.

Nuklearmedizinisch geben die maximale Füllungsgeschwindigkeit **(engl.: peak-filling-rate)** und das Zeitintervall bis zum Erreichen der maximalen Füllungsgeschwindigkeit Information über die diastolische Funktion. Sowohl E/A-Verhältnis wie die maximale Füllungsgeschwindigkeit sind vorlastabhängig und daher kritisch zu betrachten.

Im Rahmen einer Herzkatheteruntersuchung kann, ähnlich dem $+dP/dt_{max}$, das **Maximum des Druckabfalles** ($-dP/dt_{max}$) zur Abschätzung der diastolischen Funktion herangezogen werden. Auch diese Größe ist abhängig von Vor- und Nachlast.

Am wenigsten beeinflußbar durch Vor- und Nachlast ist die **isovolumetrische Relaxationskonstante** τ (tau), die nur mittels invasiver Druckaufzeichnungen bestimmt werden kann. Dabei wird angenommen, daß der diastolische Druck zeitabhängig exponentiell abnimmt. Die Konstante τ stellt die Zeitkonstante dieser Exponentialfunktion dar.

Eine normale **Klappenfunktion** setzt voraus, daß sich die Klappensegel ungehindert öffnen und schließen können. Die Öffnungsflächen der Semilunarklappen betragen normalerweise zwischen 2,5 und 3,5 cm^2 und liegen damit deutlich unter den Werten der Atrioventrikularklappen (zwischen 4 und 7 cm^2). Die maximalen Strömungsgeschwindigkeiten sind wie die Öffnungsflächen dopplerechokardiographisch bestimmbar und liegen zwischen 0,7 m/sec und 1,5 m/sec.

13.1.3 Widerstandsregelung im Kreislauf

Der vom Herzen angebotene Blutfluß wird an den **Bedarf** der jeweiligen Gefäßregion angepaßt, indem der Gefäßwiderstand eines Strömungsgebietes verändert wird (vgl. Kap. 14.1).

Dies wird durch zentrale, humorale und lokale, von den metabolischen Verhältnissen abhängige, Mechanismen geregelt.

In den Stromgebieten ändern hauptsächlich Arteriolen den Widerstand. Zentrale Einflüsse aus der Großhirnrinde und dem bulbären vasomotorischen Zentrum erhält der glatte Gefäßmuskel über sympathische Ganglien, aus denen vasokonstriktorische, α-Rezeptoren erregende Nerven hervorgehen.

Um verschiedene Erkrankungen des Herz-Kreislaufsystems beurteilen zu können, sind Kenntnisse über die Kreislaufwiderstände erforderlich.

Der **pulmonale Gefäßwiderstand (R_p)** errechnet sich entsprechend der Formel:

$$R_p = \frac{\text{pulmonalarterieller Mitteldruck [mmHg]} - \text{linksatrialer Druck [mmHg]}}{\text{Lungendurchfluß [L/min]}}$$

Der Normbereich dieser Größe, die nach Dr. Paul Wood auch kurz als Wood-Einheit bezeichnet wird, liegt zwischen 1 und 2,5 mmHg/L•min .

Anstelle der aufwendigen Messung des linksatrialen Druckes genügt die Bestimmung des **pulmonalarteriellen Verschlußdruckes.** Dieser kann, wie auch der pulmonalerterielle Mitteldruck und der Lungendurchfluß, mit einer **Rechtsherzkatheteruntersuchung** bestimmt werden (Abb. 13-4).

Analog erechnet man den **Widerstand des systemischen Kreislaufes (R_s):**

$$R_s = \frac{\text{mittlerer aortaler Druck [mmHg]} - \text{rechtsatrialer Druck [mmHg]}}{\text{Herzminutenvolumen im Systemkreislauf [L/min]}}$$

Aufgrund der Kontinuität des Kreislaufsystems entspricht das Herzminutenvolumen im Systemkreislauf in der Regel dem oben genannten Lungendurchfluß.

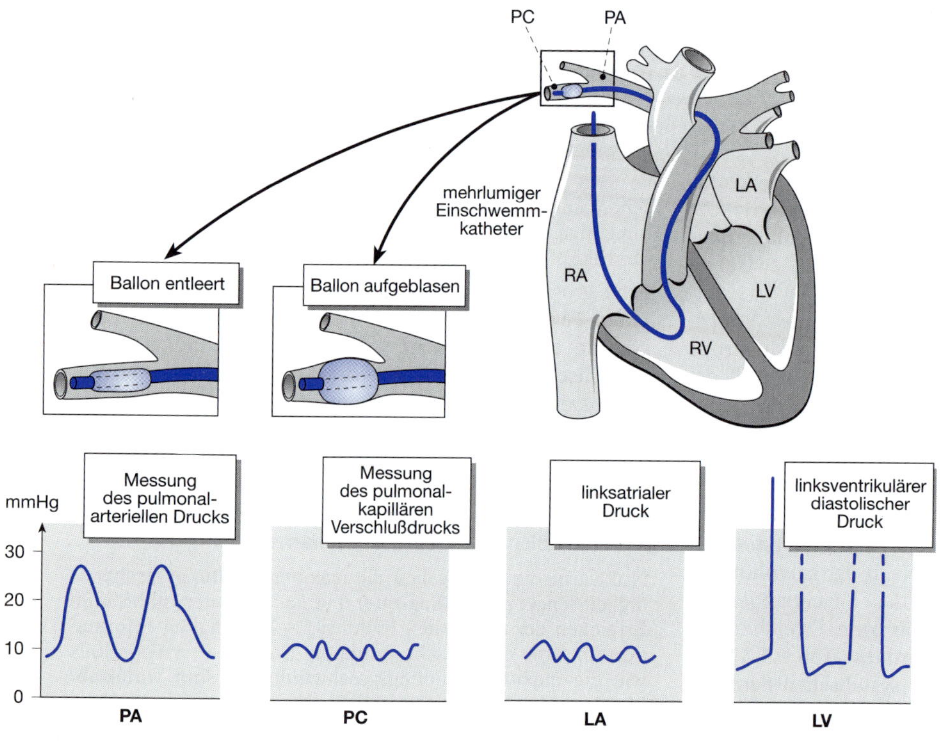

Abb.13-4: Prinzip der Einschwemmkatheteruntersuchung. Der **pulmonalarterielle Verschlußdruck** oder pulmonalkapilläre Druck (Druckmessung mit aufgeblasenem Ballon in der Pulmonalarterie) entspricht normalerweise dem linksatrialen und dem enddiastolischen linksventrikulären Druck. Dies setzt voraus, daß obstruktive Prozesse innerhalb des kapillären und venösen Lungengefäßgebietes oder eine Mitralstenose ausgeschlossen sind. So können mittels Rechtsherzsondierung Angaben zur linksventrikulären Funktion gemacht werden. Der **systolische pulmonalarterielle Druck** kann bei Trikuspidalinsuffizienz, selbst wenn sie klinisch unbedeutend ist, auch nichtinvasiv mittels Doppler-Echokardiographie abgeschätzt werden. **PA:** Pulmonalarterie, **LA:** linker Vorhof, **RA:** rechter Vorhof, **RV:** rechter Ventrikel. Für die dargestellten Druckkurven gilt jeweils die linke Ordinate.

13.2 Klinische Pathophysiologie

Die Tabelle klassifiziert kardiologische Erkrankungen nach ätiologischen Gesichtpunkten. Diese Unterscheidung ist zum Teil unscharf. So kann sich zum Beispiel an einer genetisch bedingten (oder infolge toxischer intrauteriner Einflüsse angeborenen) bikuspiden Aortenklappe infolge turbulenter Strömungsverhältnisse leichter eine Endokarditis entwickeln.

13.2.1 Herzinsuffizienz

Definition

Nach Braunwald ist die Herzinsuffizienz als eine Abnormalität der kardialen Funktion definiert, bei der eine adäquate Versorgung des stoffwechselaktiven Gewebes nicht mehr oder nur bei erhöhtem Füllungsdruck aufrecht erhalten werden kann.

Eine pragmatischere Definition bezeichnet Herzinsuffizienz als eine kardiale Dysfunktion mit Einschränkung der Belastungsfähigkeit. Bei Herzinsuffizienz ist die Lebenserwartung verkürzt. Der Begriff der Herzinsuffizienz beschreibt nur einen pathophysiologischen Zustand, nicht jedoch dessen Ursachen.

Hämodynamisch kann im initialen Stadium einer Herzinsuffizienz durch eine gesteigerte ventrikuläre Füllung das normale Herzminutenvolumen noch aufrechterhalten werden. Im fortgeschritten Stadium ist das Herz-

Einteilung der Krankheitsbilder nach der Ätiologie

Ätiologie	Betroffene Strukturen des Herzens		
	Erregungsbildung und -Leitung	Myokard/Perikard	Klappenapparat/Endokard
genetisch/ angeboren	Präexzitationssyndrome, Long QT-Syndrom	Hypertrophe (obstruktive) Kardiomyopathie, dilatative Kardiomyopathie, Septumdefekte, linksventrikuläre Hypertrophie bei Morbus Fabry	Pulmonalstenose, bikuspide Aortenklappe, Trikuspidalatresie, Aorten- bzw. Mitralinsuffizienz bei Marfan-Syndrom
erworben 1 metabolisch/ nutritiv		primäre Amyloidose, Hämochromatose, Glykogenspeicherkrankheit (Pompe)	
2 dysregulativ/ hormonell	durch Elektrolytstörungen bedingte Arrhythmien, Hyperthyreose		
3 degenerativ	Sinusknoten-Dysfunktion im Alter	„Altersherz" mit diastolischer Dysfunktion infolge zunehmender Fibrose.	idiopathische kalzifizierende Aortenstenose des Alters
4 vaskulär	Herzrhythmusstörungen bei akutem Herzinfarkt oder bei ischämischer Kardiomyopathie.	koronare Herzkrankheit	Mitralinsuffizienz bei ischämisch bedingtem Papillarmuskel-Syndrom
5 entzündlich/ immunologisch	-	Myokarditis/Perikarditis, dilatative Kardiomyopathie	Endokarditische und postrheumatische Klappenveränderungen
6 infektiös	–	bakterielle/virale Myokarditis bakterielle/virale Perikarditis	bakterielle Endokarditiden
7 neoplastisch	AV-Blockierungen nach Infiltration des Erregungsleitungssystems	Myxom, Rhabdomyosarkom	Trikuspidalinsuffizienz bei Karzinoid
8 medikamentös/ toxisch	Digitalis-bedingte Repolarisations- und Rhythmusstörungen	Alkoholkardiomyopathie, Doxorubicinkardiomyopathie, Cocain-Myokarditis, Cocain-Infarkt	
9 mechanisch	Vorhofflimmern nach Überdehnung der Vorhöfe	Perikardtamponade nach Stichverletzungen, akutes Rechtsherzversagen bei Lungenembolie/ nach Herztransplantation.	relative Klappeninsuffizienzen bei Überdehnung des Klappenringes, traumatischer Klappenausriß
sonstige/ unklar	-	-	Endokardfibrose

minutenvolumen trotz Zunahme der diastolischen Füllungsdrücke zunächst bei Belastung, dann auch in Ruhe reduziert.

Formen der Herzinsuffizienz

Aufgrund der im Vordergrund stehenden Störung der Herzfunktion kann man verschiedene Formen einer Herzinsuffizienz unterscheiden (Tab. 13-1).

Die **systolische Herzinsuffizienz** entsteht durch Untergang von Kardiomyozyten und/oder zunehmende interstitielle Fibrose. Dabei nimmt das enddiastolische Volumen zu und die Auswurffraktion ab.

Im Druckvolumendiagramm verschiebt sich die endsystolische Druckvolumenbeziehung nach unten und rechts (Abb. 13-3). Mit der Zunahme des enddiastolischen Volumens nimmt entsprechend dem Laplace'schen Gesetz die Wandspannung und damit der myokardiale Sauerstoffverbrauch zu.

Bei der **diastolischen Herzinsuffizienz** steht eine Relaxationsstörung mit Behinderung der ventrikulären Füllung im Vordergrund. Enddiastolisches Volumen und systolische Funktion des Ventrikels bleiben weitgehend erhalten.

Die linksventrikuläre diastolische Druckvolumenbeziehung ist nach oben und links verschoben (Abb. 13-3). Myokardiale Veränderungen, aber auch nicht-myokardiale Veränderungen, wie eine Perikardkonstriktion können die ventrikuläre Füllung behindern. Erstere beruhen auf einem vermehrten Einbau von Kollagen und einer Änderung der myokardialen Kollagenarchitektur. Außerdem führen ein Anstieg des intrazellulären Calciums, ein Abfall der ATP-Spiegel bei einer Myokardischämie und die Aktivierung von Angiotensin II zu einer Relaxationsstörung der Sarkomere. Die Füllungsbehinderung des linken Herzens kann zu einer pulmonalen Stauung führen, indem sich der Füllungsdruck erhöht. In dieser Situation gewinnt der atriale Anteil der diastolischen Füllung des linken Ventrikels zunehmend an Bedeutung, so daß ein dann auftretendes Vorhofflimmern eine manifeste Herzinsuffizienz provozieren kann.

Entsprechend der zeitlichen Entwicklung klassifiziert man nach **akuter** bzw. **chronischer** Herzinsuffizienz.

Da sich die meisten Kompensationsmechanismen nur langsam entwickeln, wird eine akute Herzinsuffizienz in der Regel schlechter toleriert als eine chronische.

Darüber hinaus wird unterschieden, ob eine **linksventrikuläre, rechtsventrikuläre** oder im Falle einer sogenannten **globalen Herzinsuffizienz** eine biventrikuläre Funktionsstörung des Herzens im Vordergrund steht.

Eine zunächst auf den linken Ventrikel begrenzte Störung kann durch die chronische pulmonale Druckerhöhung bewirken, daß die perivaskulären Zellen und das fibröse Gewebe der Pulmonalgefäße zunehmen. Dadurch steigt der pulmonale Gefäßwiderstand weiter an. Dies führt schließlich zu einer Überlastung des rechten Herzens.

Der **rechte Ventrikel** arbeitet normalerweise gegen einen Gefäßwiderstand, der 1/10 – 1/20 des Gefäßwider-

Tab. 13-1 Klassifizierung der Herzinsuffizienz nach pathophysiologischen Gesichtspunkten. Die einzelnen Formen können sich bei den genannten Beispielen teilweise überlappen.

Formen der Herzinsuffizienz	Beispiele
systolische Herzinsuffizienz (Kontraktilität ↓, enddiastolisches Ventrikelvolumen ↑, Auswurffraktion ↓, Herzminutenvolumen ↓)	Dilatative Kardiomyopathie, Myokarditis, Myokardinfarkt
diastolische Herzinsuffizienz (Auswurffraktion normal, Relaxation ↓, enddiastolischer Druck ↑)	Restriktive Kardiomyopathie, Hypertonieherz, „Altersherz" (zunehmende interstitielle Fibrosierung), passagere Innenschichtischämie, hypertrophisch obstruktive Kardiomyopathie, Amyloidherz, Hämochromatose. Perikardtamponade, konstriktive Perikarditis
akute Herzinsuffizienz (Blutdruck ↓↓, Lungenödem, keine peripheren Ödeme)	Großer akuter Myokardinfarkt, Klappenriß (Infarktkomplikation, endokarditisch)
chronische Herzinsuffizienz (Blutdruck normal, periphere Ödeme, chronische Lungenstauung)	Dilatative Kardiomyopathie, Klappenerkrankungen, chronische ischämische Kardiomyopathie.
Linksherzinsuffizienz (pulmonale Stauung mit Dyspnoe, Orthopnoe)	Aortenvitien, Mitralvitien, Myokardinfarkt, dilatative Kardiomyopathie
Rechtsherzinsuffizienz (venöse Stauung, periphere Ödeme, kongestive Hepatomegalie)	Pulmonalstenose, pulmonale Hypertonie (primär, sekundär z.B. nach Lungenembolie), Cor pulmonale.
Herzminutenvolumen ↑ „high-output failure"	Hyperthyreose, Anämie, Schwangerschaft, arteriovenöse Fisteln (Shunts).
Herzminutenvolumen ↓ „low-output failure"	Ischämische Herzerkrankung, dilatative Kardiomyopathie, hypertensive Kardiomyopathie im Stadium der linksventrikulären Dilatation.

stands im systemischen Kreislauf beträgt. Unvorbereitet toleriert der rechte Ventrikel systolische Drücke bis zu 50 mmHg. Kommt es akut, z.B. bei einer Lungenembolie, zu höheren Drücken, so ist der rechte Ventrikel trotz massiver Dilatation nicht in der Lage, ein normales Herzminutenvolumen aufrecht zu erhalten. Ein **akutes Rechtsherzversagen** ist die Folge **(akutes Cor pulmonale).** Dagegen werden bei **chronischer pulmonaler Hypertonie** rechtsventrikuläre systolische Drücke bis zu 90 mmHg und höher toleriert.

Eine rechtsventrikuläre Hypertrophie infolge einer lange währenden vaskulären, bronchialen oder alveolären Lungenerkrankung ist als **chronisches Cor pulmonale** definiert.

Trotz eines erhöhten Herzminutenvolumens kann, z.B. im Rahmen einer schweren Anämie, einer Hyperthyreose oder bei ausgeprägten arterio-venösen Fisteln eine Herzinsuffizienz bestehen **(„high output failure“).** Häufiger bestimmt die Reduktion des Herzminutenvolumens das klinische Bild **(„low-output failure“).**

Zelluläre und molekulare Mechanismen

Tabelle 13-2 zeigt derzeit bekannte Veränderungen auf zellulärer Ebene bei verschiedenen Formen der Herzinsuffizienz.

Kompensationsmechanismen bei Herzinsuffizienz

Kardiale und extrakardiale Kompensationsmechanismen können bei eingeschränkter kardialer Funktion die beeinträchtigte Kreislauffunktion teilweise ausgleichen.

Die **leichtgradige Herzinsuffizienz** wird zunächst über den Frank-Starling-Mechanismus kompensiert. Darüber hinaus wird durch den Barorezeptoren-Reflex das sympathische Nervensystem stimuliert. Dadurch steigen Plasmaadrenalin- und Noradrenalinspiegel. Gleichzeitig wird allerdings bei Herzinsuffizienz eine Reduktion der kardialen Empfindlichkeit **(Down-Regulation)** der β-Rezeptoren und eine Dysfunktion des Barorezeptor-Reflexes beobachtet.

Bereits in den Anfangsstadien einer Herzinsuffizienz setzen atriale Myozyten dehnungsabhängig vermehrt **atriales natriuretisches Peptid** frei. Dieses steigert die Natriurese, induziert eine periphere Vasodilatation und bewirkt eine Flüssigkeitsverschiebung von intravasal nach interstitiell.

In **schwereren Stadien** wird zusätzlich das **Renin-Angiotensin-System** vermehrt aktiviert. Dabei steigen Plasma-Aldosteron, Vasopressin und Prostaglandine an. Aufgrund der neurohormonellen Veränderungen reagiert die Peripherie mit einer Zunahme des systemischen Widerstandes. Dies bewirkt, daß die linksventrikuläre Wandspannung zunimmt. Das treibt dann, ähnlich wie die neurohormonell induzierte Kochsalz- und Flüssigkeitsretention, die Herzinsuffizienz weiter voran.

Tab. 13-2 Zelluläre und molekulare Mechanismen der Herzinsuffizienz.

	Betroffene Struktur	Normale Funktion
Störungen der elektromechanischen Kopplung	Calcium-ATPase des sarkoplasmatischen Retikulums (SR) ↓	Entfernung des Calciums aus dem Intrazellulärraum in das SR während der Diastole
	Phospholamban ↓	Protein zur Regulation der Calcium-ATPase
	Calsequestrin ↔	Speicherprotein des SR's für Calcium
	Calcium-Freisetzungs-Kanäle des SR ↓	Spannungs- oder calciumabhängige Erhöhung des intrazellulären Calciums während der Systole
	Spannungsabhängiger Calcium-Kanal ↓	Ermöglicht passiven transsarkolemmalen Calcium-Einstrom aus dem Extrazellulärraum während der Systole
	Natrium-Calcium-Austauscher ↑ (in Folge der Reduktion der Calcium-ATPase des SR?)	Transsarkolemmale Entfernung von Calcium aus dem Intrazellulärraum
Störungen der kontraktilen Proteine	Myosin ATPase ↓	Kontraktion
	Expression von Myosin Isoformen (fetale Proteine) mit Veränderung der schweren Kette des Myosins	Verminderung der Kontraktilität zugunsten günstigerer energetischer Verhältnissse
	Veränderungen des Troponin-Tropomyosin-Komplexes	Regulation der Kontraktion
Störungen der Mitochondienfunktion	Cytochrom a ↓	Bestandteil der Atmungskette
	ADP-ATP-Carrier als Autoantigen bei viraler Myokarditis und bei dilatativer Kardiomyopathie	Transportprotein
	Kreatin-Kinase Aktivität ↓ (fetale Kreatin-Kinase-Formen ↑)	Bereitstellung energiereicher Nukleotide

↑ und ↓ bezeichnen eine Zunahme bzw. Verminderung, ↔: unverändertes Vorkommen, SR: sarkoplasmatisches Retikulum, CMP: Kardiomyopathie.

Entstehung der Symptome

Leitsymptome der Herzinsuffizienz sind Dyspnoe, Müdigkeit und Ödeme.

Dyspnoe wird als ein Zustand bezeichnet, der durch übermäßige Atemarbeit und eine unkomfortable Wahrnehmung des Atmens gekennzeichnet ist. Man unterscheidet **Belastungs-** und **Ruhe-Dyspnoe.**

Orthopnoe beschreibt eine besonders schwere Form der Ruhe-Dyspnoe. Dabei erfährt der Patient in liegender Postion einen zu starken venösen Rückstrom und kann deshalb durch Aufrichten des Oberkörpers und Herabhängenlassen der Beine die Dyspnoe bessern.

Asthma cardiale bezeichnet meist nächtlich auftretende Anfälle von akuter Atemnot, die bis zu einem Lungenödem gehen können. Die Pathogenese dieser Symptomatik ist ähnlich der der Orthopnoe, nur daß der schlafende Patient seine Atemnot erst sehr spät bemerkt.

Die **Entstehungsmechanismen der Dyspnoe** sind nicht genau bekannt. Bei der akuten, nicht bei der chronischen Herzinsuffizienz korreliert der linksventrikuläre Füllungsdruck eng mit der Stärke der Atemnot. Durch Erhöhung des pulmonalvenösen Druckes mit Distension lymphatischer Gewebe nimmt die Steifigkeit der Lunge zu. Der Atemwegswiderstand steigt. Die vermehrte Atemarbeit läßt das Gefühl der Dyspnoe entstehen. Bei chronischer Linksherzinsuffizienz nimmt die Steifigkeit der Lunge zusätzlich durch die Fibrosierung des Lungengewebes zu.

Bei fortgeschrittener Herzinsuffizienz können **Pleuraergüsse** die Vitalkapazität reduzieren und so die Atemarbeit behindern. Pleuraergüsse entstehen sowohl bei Rechts- wie Linksherzinsuffizienz, da der Pleuraraum sowohl über Venen des großen wie kleinen Kreislaufs drainiert wird. Vermutlich führt auch eine verminderte Durchblutung der Atemmuskulatur zur Dyspnoe. Darüber hinaus tragen die Hyperkapnie mit konsekutivem Abfall des Blut-pH und andere metabolische Veränderungen über Chemorezeptoren zum Gefühl der Dyspnoe bei.

Müdigkeit entsteht durch eine Reduktion des Herzminutenvolumens und einer sich daraus ergebenden Verminderung der Durchblutung der Skelettmuskulatur. Die Skelettmuskulatur entwickelt im Laufe einer Herzinsuffizienz atrophische Veränderungen mit Abnahme der maximalen Kraftentwicklung.

Ödeme treten meist erst relativ spät im Verlauf einer Herzinsuffizienz auf. Sie entstehen infolge reduzierter Nierendurchblutung nach Aktivierung des Renin-Angiotensin-Systems und einem sich daraus ergebenden Anstieg des Aldosterons. In der Folge nimmt die **Natrium-Retention** zu. Dies führt zu einem Anstieg des extrazellulären Körperwassers.

Die Natrium-Retention wird außerdem durch eine vermehrte renale Vasokonstriktion, die infolge des erhöhten sympathischen Tonus auftritt, begünstigt. Ein weiterer Faktor, der periphere Ödeme fördert, ist der erhöhte rechtsatriale Druck bei Rechtsherzinsuffizienz. Er hat eine Erhöhung des venösen Druckes zur Folge.

Ödeme führen zu einer Gewichtszunahme des Patienten und lassen sich bei überwiegend stehenden Patienten an den Beinen, bei bettlägerigen Patienten am Rükken nachweisen. Betreffen die Ödeme den intestinalen Bereich, so findet sich eine Hepatomegalie. In schweren Fällen kommt es zu Aszites. Infolge eines Ödems der Darmwand können Resorptionsstörungen bis hin zum Ileus auftreten.

Die **Nykturie** stellt ein relativ frühes Zeichen der Herzinsuffizienz dar. Sie erklärt sich aus einer in der Nacht gegenüber dem Tag auftretenden relativen Verbesserung der Nierendurchblutung. Während der körperlichen Aktivität des Tages erfolgt eine Umverteilung des Herzminutenvolumens zu Ungunsten der Nieren.

Die sympathomimetischen Kompensationsmechanismen führen zu erhöhter peripherer Vasokonstriktion. Dadurch wird die Haut weniger durchblutet und die **Hitzetoleranz** wird **reduziert.**

Hauptsymptome der akuten Herzinsuffizienz sind der kardiogene Schock und das kardiogene Lungenödem.

Der **kardiogene Schock** kann infolge vieler kardialer Erkrankungen entstehen. Dabei stehen ein erniedrigtes Herzminutenvolumen und ein massiv erhöhter linksventrikulärer Füllungsdruck im Vordergrund. Klinisch beherrschen Hypotonie und meist ein Lungenödem das Bild. Einzelheiten zum Lungenödem werden ausführlich in Kap. 19, zum kardiogenen Schock in Kap. 17 behandelt.

Auskultation bei Herzinsuffizienz

Bei einer Herzinsuffizienz gibt es meist einen 3., gelegentlich auch einen 4. Herzton:

- Der **3. Herzton** (S_3, **„Galopp"**) entsteht kurz nach dem 2. Herzton am Ende der raschen diastolischen Füllung, meist aufgrund einer verminderten Compliance des linken Ventrikels. Er kann aber auch bei Jugendlichen oder bei Zuständen mit Volumenbelastung wie z.B. einer Hyperthyreose oder bei schwerer Mitralinsuffizienz auftreten.
- Der **4. Herzton** (S_4, **„präsystolischer Galopp"**) entsteht 0,10 bis 0,16 Sekunden nach Beginn der P-Welle vor dem 1. Herzton. Er entsteht während der atrialen Phase der linksventrikulären Füllung bei reduzierter linksventrikulärer Compliance. Er kommt nur bei Sinusrhythmus zustande.
  Ein 4. Herzton kann bei der dilatativen Kardiomyopathie, bei Aortenstenose, hypertrophisch obstruktiver Myokarderkrankung, arterieller Hypertonie und beim akuten Myokardinfarkt auftreten. Darüber hinaus kommt er bei Zuständen mit normaler linksventrikulärer Compliance, aber vermehrter linksventrikulärer Füllung vor. Dazu zählen schwere Anämien, eine Thyreotoxikose sowie periphere arteriovenöse Fisteln.

13.2.2 Kardiomyopathien

Definition

Bei den Kardiomyopathien steht eine **Funktionseinschränkung des Herzmuskels** im Vordergrund.

Bei einer **primären Kardiomyopathie** läßt sich gelegentlich eine genetische Komponente feststellen. Definitionsgemäß ist eine Ursache nicht bekannt. **Sekundäre** Kardiomyopathien entstehen infolge infektiöser, metabolischer oder toxischer Schädigungen oder bei neuromuskulären Erkrankungen.

Man unterscheidet **dilatative, restriktive und hypertrophe Kardiomyopathien.**

Dilatative Kardiomyopathien (Tab. 13-3)

Bei der dilatativen Kardiomyopathie steht das Versagen der kontraktilen Funktion im Vordergrund **(überwiegend systolische Herzinsuffizienz).**

Klappenapparat und Reizleitungssystem können im Laufe der Erkrankung sekundär in Mitleidenschaft gezogen werden und dann, besonders im Falle schwerer Rhythmusstörungen, bestimmend für die Prognose werden. Bei allen Formen der dilatativen Kardiomyopathie nimmt das **enddiastolische Volumen** des linken und (oder) des rechten Ventrikels zu. Gleichzeitig kann in Ruhe der **ventrikuläre Füllungsdruck** erhöht sein, bei Belastung ist er regelhaft überhöht.

Restriktive Kardiomyopathien (Tab. 13-4)

Bei den restriktiven Kardiomyopathien steht eine Störung der diastolischen Funktion mit Erhöhung der Füllungsdrücke im Vordergrund **(überwiegend diastolische Herzinsuffizienz**; s.o.).

Tab.- 13-4 Ursachen restriktiver Kardiomyopathien.

Ursachen	Beispiele
Vermehrte Fibrose	Diastolische Dysfunktion bei Hypertrophie und im höheren Lebensalter
Infiltrative Erkrankungen	Amyloidose, Sarkoidose, angeborene Stoffwechselstörungen, Tumoren
Speicherkrankheiten	Hämochromatose, Hämosiderose, Morbus Fabry, Glykogenspeicherkrankheiten
Endomyokardiale Erkrankungen	Endomyokardfibrose, Karzinoid, Metastasen, Radioaktive Strahlung

Hypertrophe Kardiomyopathien (Tab. 13-5)

Hypertrophe Myokardveränderungen sind durch eine Massenzunahme meist der linksventrikulären Wand gekennzeichnet.

Ätiologie und Pathogenese

Für einige **primäre Formen** mit familiärer Disposititon gelang der Nachweis von Genanomalien.

Sekundär entwickeln Herzerkrankungen, die mit einer Druck- oder Volumenbelastung einhergehen, eine Myokardhypertrophie.

Diese entsteht infolge vermehrter Expression von Proto-Onkogenen, die für Wachstumsfaktoren (c-sis) sowie nukleäre (c-myc, c-fos) und zytoplasmatische Signaltransduktions-

Tab. 13-3 Ursachen dilatativer Kardiomyopathien.

Infektion	Viren Rikettsien Bakterien Mykobakterien Pilze Parasiten	Coxsackie B, Enteroviren, Influenza, Cytomegalie, HIV Diphtherie Chagas' Krankheit, Toxoplasmose, Trichinose
Toxine	Äthanol Kokain Metalle Kohlenmonoxyd	 Kobalt, Quecksilber, Blei, Eisen (Hämochromatose)
Medikamente	Chemotherapeutika Antivirale Substanzen	Doxorubicin, Bleomycin Zidovudin, Didanosin
Stoffwechselstörungen	Ernährungsmangel Endokrine Störungen	Thiamin (Beriberi), Selen (Keshan Krankheit), Carnitin Hyper- und Hypothyreose, Diabetes mellitus, Akromegalie, Phäochromozytom, Morbus Cushing
Kollagen-Krankheiten	Sklerodermie, Lupus erythematodes, Polyarteriitis nodosa	
Neuromuskuläre Erkrankungen	Duchenne-Muskeldystrophie	
Genetische Abnormalitäten	Familiäre CMP Mitochondriale DNA Defekte X-chromosomale Kardiomyopathie	
Peripartale CMP	unklare Ätiologie	

CMP: Kardiomyopathie

Tab. 13-5 Ursachen (insbesonderer linksventrikulärer) hypertropher Myokardveränderungen.

Ursachen	Beispiele	
Familiär (primär)	Hypertrophische Kardiomyopathie	
	Hypertrophisch obstruktive Kardiomyopatie	
	Kardiomyopathie bei Friedreich´scher Ataxie	
Erworben (sekundär)	Hypertonie	
	Obstruktion des linksventrikulären Ausflußtraktes (Druckbelastung, konzentrische Hypertrophie)	Aortenstenose, Aortenisthmusstenose
	Volumenbelastung (exzentrische Hypertrophie)	Sportliche Ausdauerbelastung, Mitralinsuffizienz, Aorteninsuffizienz, offener Ductus Botalli, Anämie, Schwangerschaft, Adipositas

proteine (c-ras) kodieren. Daraus resultiert eine Vermehrung der Sarkomere pro Zelle. Weiterhin kann eine Proliferation und Hyperplasie der Fibroblasten mit Ablagerung von zusätzlichem und verändertem extrazellulären Kollagen beobachtet werden. Die myozytäre Hypertrophie ist reversibel, falls eine Reduktion der Druck- oder Volumenbelastung erreicht werden kann. Im Gegensatz dazu sind die interstitellen Veränderungen kaum rückbildungsfähig.

Eine Volumenbelastung führt in der Regel zu einer sogenannten **exzentrischen Hypertrophie** mit Zunahme des Ventrikelvolumens.
Druckbelastungen verursachen dagegen eine **konzentrische Myokardhypertrophie,** wobei die myokardiale Wanddicke zunimmt, das Ventrikelkavum aber weitgehend konstant bleibt.

Die Zunahme der myokardialen Masse führt dazu, daß der myokardiale Sauerstoffbedarf ansteigt.

Erhöht sich bei der exzentrischen Hypertrophie das Ventrikelvolumen zusätzlich gegenüber der Wandstärke überproportional, so nehmen aufgrund der Laplace'schen Beziehung die Wandspannung und damit der myokardiale Sauerstoffbedarf zusätzlich zu. Die konzentrische Hypertrophie bewirkt, daß die diastolische Compliance des linken Ventrikels abnimmt.

Bei der **hypertrophischen Kardiomyopathie** steht eine Zunahme der links- oder rechtsventrikulären Wanddicke im Vordergrund (Tab. 13-5). Sie wird definitionsgemäß nicht durch sonstige kardiale Erkrankungen verursacht. Die Hypertrophie tritt meist symmetrisch, seltener asymmetrisch im Bereich des Kammerseptums der linksventrikulären Ausflußbahn auf. Darüber hinaus kommen apikal betonte, medioventrikuläre oder rechtsventrikuläre Veränderungen vor.

Histologisch fällt ein bizarres Arrangement der Muskelfasern auf, wobei die normale Zellorientierung verloren geht und fibröse Strukturen zunehmen. Innerhalb der Myozyten läßt sich eine Desorganisation der Myofibrillen nachweisen. Es kann zu Myokardischämien und Infarkten kommen, deren Ursache nicht gänzlich geklärt sind („small vessel disease", Kompression der Aa. perforatores des Septums, vermindertes Verhältnis von Kapillaren zu Muskelfasern, reduzierter koronarer Perfusionsdruck). Die Infarzierungen erweitern das Gefüge und lassen sekundär eine dilatative Myokarderkrankung entstehen.

Pathophysiologisch besteht bei der hypertrophischen Kardiomyopathie eine **hyperdyname systolische Funktion;** dabei wird der Ventrikel systolisch fast vollständig entleert.

Bei der asymmetrischen Form kommt es in der Systole zu einer Einengung des linksventrikulären Ausflußtraktes mit Ausbildung eines intraventrikulären subaortalen Druckgradienten **(hypertrophische obstruktive Kardiomyopathie,** typische Karotispulskurve s. Abb. 13-5). Dadurch erhöht sich die Strömungsgeschwindigkeit in der linksventrikulären Ausflußbahn und bewirkt durch den Venturi-Effekt (Sog infolge einer Strömungsbeschleunigung), daß die Mitralklappe systolisch (echokardiographisch nachweisbar) an das Septum nach anterior gezogen wird.

Aufgrund der gestörten Adaption der Mitralsegel weisen die meisten Patienten mit intraventrikulärem Gradienten zusätzlich eine **Mitralinsuffizienz** auf. Der subaortale Druckgradient kann provoziert oder verstärkt werden, indem Vor- oder Nachlast reduziert und die Kontraktilität erhöht wird (z. B. durch postextrasystolische Potenzierung). Der Mechanismus dieser Variabilität des Gradienten ist Gegenstand der Diskussion.

Infolge der hypertrophen und fibrotischen Veränderungen liegt auch eine diastolische, restriktive Störung der Ventrikelfunktion vor. Kommt es zusätzlich zu Vorhofflimmern, kann eine ausgeprägte hämodynamische Verschlechterung eintreten, da die bei gestörter diastolischer Funktion wichtige Vorhofkontraktion wegfällt.

S Entstehung der Symptome

Die diastolische Funktionsstörung verursacht einen Anstieg des pulmonalvenösen und pulmonalkapillären Druckes und dadurch Dyspnoe. Ein typisches Symptom der linksventrikulären Hypertrophie ist **die Angina pectoris,** die sich aus einer **relativen Koronarinsuffizienz** (s.u.) aufgrund der Dickenzunahme der linksventrikulären Wand erklärt. Weitere charakteristische Symptome sind **Synkopen.** Synkopen erklären sich durch die hämodynamischen Veränderungen und durch die mit dieser Erkrankung häufig einhergehenden **Arrhythmien.**
Wenn die linksventrikuläre Ausflußbahn behindert ist, läßt sich typischerweise ein rauhes, spindelförmiges Systolikum **auskultieren,** ansonsten findet sich ein durch die atriale Aktion entstehender 4. Herzton.

T Therapieansätze

Positiv inotrope Substanzen sind kontraindiziert. Calciumantagonisten vom Verapamiltyp und β-Rezeptoren-Blocker beeinflussen die Hämodynamik und Symptomatik der Erkrankung günstig wegen ihrer negativ chronotropen und negativ inotropen Eigenschaften. Bei ausgeprägtem intraventrikulären Gradienten bietet sich die operative Entfernung septalen Gewebes (Myektomie) an.

13.2.3 Stoffwechselerkrankungen mit kardialer Beteiligung

Stoffwechselerkrankungen können Ursache kardialer Erkrankungen sein. Meist stehen Veränderungen des Myokards im Vordergrund, die in der Regel dilatative, gelegentlich aber auch restriktive Funktionsstörungen zur Folge haben (siehe Tabellen 13-3 und 13-4).

13.2.4 Mechanische Störungen infolge erworbener Klappenerkrankungen

Die ordnungsgemäße Funktion des Herzens setzt eine einwandfreie Klappenfunktion voraus.

- Bei der **Stenose** einer Herzklappe ist die Klappenöffnung behindert.
- Die **Insuffizienz** läßt infolge inkompletten Schlusses einen Blutfluß in umgekehrter Richtung zu.
- Findet sich eine Kombination aus Insuffizienz und Stenose, spricht man von einer **überwiegenden Stenose,** einer **überwiegenden Insuffizienz** oder einem **kombinierten Vitium.**
- Sind gleichzeitig mehrere Herzklappen erkrankt, so wird auch dies oft als kombiniertes Vitium, besser aber als **Mehrfachklappenerkrankung** bezeichnet.

Stenosierungen von Herzklappen bewirken eine Druckbelastung der vorausgehenden Herzkammer. Der nachgeschaltete Kreislaufabschnitt wird weniger belastet. Klappeninsuffizienzen führen zu Volumenbelastungen sowohl des vor- und nachgeschalteten Kreislaufabschnittes.

Klappeninsuffizienzen können auf degenerativen Veränderungen der Klappensegel oder des Klappenhalteapparates beruhen. Kommt die Insuffizienz durch Überdehnung des Klappenringes bei ansonsten intakten Klappenstrukturen zustande, bezeichnet man dies als eine **relative Insuffizienz.**

Beispiele:

- Mitralinsuffizienz bei dilatativer Kardiomyopathie,
- Aorteninsuffizienz infolge einer Dilatation der Aorta ascendens beim Marfan-Syndrom.

Die meisten Klappeninsuffizienzen entwickeln sich langsam als **chronische Insuffizienzen.** Sie unterscheiden sich pathophysiologisch und klinisch von den selteneren **akuten** Insuffizienzen, bei denen der Organismus kaum Kompensationsmechanismen entwickeln kann.

Eine **Quantifizierung von Klappenstenosen** erfolgt nach

- Größe der verbleibenden **Klappenöffnungsfläche** oder
- dem an der Klappe abfallenden **Druckgradienten** (Differenz zwischen den proximal und distal der stenosierten Klappe gemessenen Drücken).

Die Öffnungsfläche einer Herzklappe kann mittels zweidimensionaler **Echokardiographie** direkt ausgemessen werden. Der Druckgradient wird am genauesten mittels **Herzkatheteruntersuchung** bestimmt. Er nimmt bei gleichbleibender Öffnungsfläche mit steigendem Klappendurchfluß annähernd quadratisch zu. Dies bedeutet, daß bei erniedrigtem Herzminutenvolumen der Druckgradient unterschätzt wird, und daß unter Belastung der Gradient ansteigt.

Als nicht-invasives Verfahren ermöglicht die **Ultraschall-Doppler-Methode** die Ermittlung des maximalen Druckgradienten ΔP (in mmHg) nach der **Bernoulli-Gleichung** ($\Delta P = 4 v^2$). Dabei entspricht v der maximalen Strömungsgeschwindigkeit (in $m \bullet sec^{-1}$) im Bereich der Klappenstenose.

Die **Regurgitationsfraktion quantifiziert** eine **Klappeninsuffizienz.** Sie stellt den prozentualen Anteil des zurückfließenden Blutvolumens an dem während der Systole ausgeworfenen Schlagvolumen dar.

Sie kann quantitativ mittels Radionuklidventrikulographie und semiquantitativ echokardiographisch und angiographisch bestimmt werden.

Spezielle erworbene Störungen der Klappenfunktion

Aortenstenose

Ä/P Ätiologie und Pathogenese

Eine valvuläre **Aortenstenose** kann Folge eines rheumatischen Fiebers sein. Nicht selten besteht ursprünglich eine bikuspide Aortenklappe (siehe Abschn. 13.2.5), die infolge postrheumatischer Veränderungen sekundär eine Stenosierung erfährt. Bei älteren Patienten gewinnen arteriosklerotische und degenerative Veränderungen der Klappe ursächlich an Bedeutung.

Der Druckgradient zwischen linkem Ventrikel und Aorta beträgt bei leichtgradigen Stenosen unter 50 mmHg, bei schweren Stenosen kann er weit über 100 mmHg ansteigen. Dann beträgt die Öffnungsfläche in der Regel weniger als 1 cm^2.

Bei der Aortenstenose leistet der linke Ventrikel vermehrt Druckarbeit.

Die chronische **Druckbelastung des linken Ventrikels** führt zunächst zu einer **konzentrischen Hypertrophie** mit den oben beschriebenen Konsequenzen (s. 13.2.2).

Bei schweren Aortenstenosen kommt es zum Untergang von Myofibrillen. Fibroblasten proliferieren und bilden vermehrt Kollagenfasern im interstitiellen Bereich. Dadurch vermindert sich die linksventrikuläre Auswurfleistung und das Ventrikelvolumen nimmt zu. Als Folge kann eine relative Mitralinsuffizienz entstehen.

Die bei der Aortenstenose verzögerte Austreibung kann anhand der **Carotispulskurve** erfaßt werden. Mit dieser Methode werden **relative** Druckänderungen im Bereich der Arteria carotis transkutan gemessen. Neben der Verlängerung der Austreibungszeit und der **auf mehr als 45 msec verlängerten Halbgipfelzeit,** ist für die Aortenstenose das sogenannte **Hahnenkammphänomen** charakteristisch (Abb. 13-5).

S Entstehung der Symptome

Die adäquate Versorgung des Herzmuskels mit Sauerstoff kann bei der Aortenstenose beeinträchtigt werden durch

- die linksventrikuläre Hypertrophie,
- die Verlängerung der Austreibungsphase mit gleichzeitiger Verkürzung der Diastolendauer und
- die Zunahme des linksventrikulären systolischen und enddiastolischen Druckes.

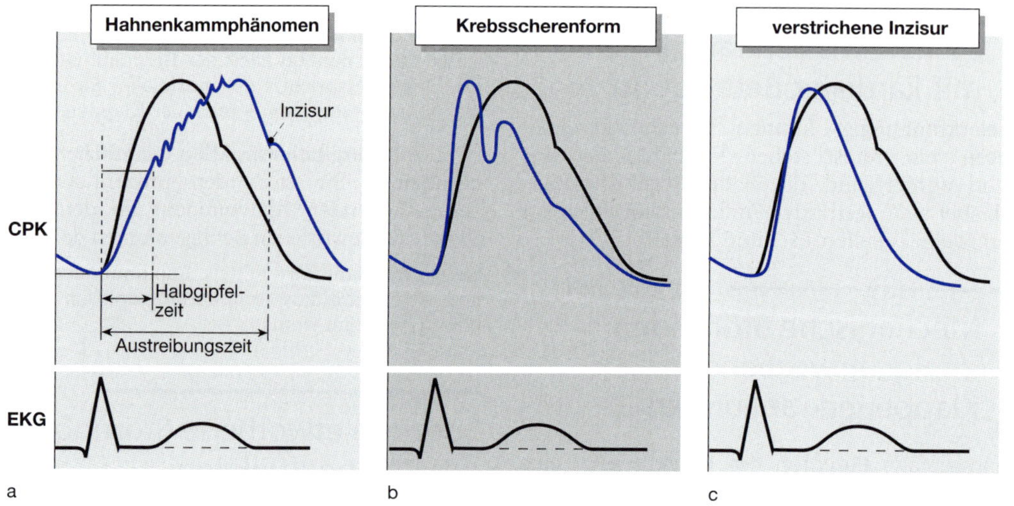

Abb. 13-5 Carotispulskurve bei valvulärer Aortenstenose (a), hypertrophisch obstruktiver Kardiomyopathie (b) und Aorteninsuffizienz (c) in Beziehung zum Oberflächen-EKG. Ein normaler Verlauf einer Carotispulskurve ist jeweils schwarz eingezeichnet.
Die Krebsscherenform bei **hypertrophischer obstruktiver Kardiomyopathie** wird durch eine Reduktion der Ventrikelentleerung während der Mitte der Systole erklärt. Die Inzisur kommt durch den korrekten Klappenschluß zustande, sie ist bei der **Aorteninsuffizienz** verstrichen. Die Halbgipfelzeit ist definiert als das Zeitintervall zwischen dem Beginn des Steilanstiegs der Carotispulskurve und dem Erreichen der Hälfte des Maximalausschlags.

Dies kann zu relativen Myokardischämien mit **Angina-pectoris**-Symptomatik führen (siehe Abschn. 13.2.6). –Als weiteres Symptom nach hoher Belastung treten **Synkopen** auf. Sie werden durch eine unzureichende Steigerung des Herzminutenvolumens bei peripherer Vasodilatation mit verminderter zerebraler Perfusion erklärt.

Die Auskultation ergibt bei der Aortenstenose ein **spindelförmiges tieffrequentes Systolikum** mit Punctum maximum (p.m.) über dem 2. Interkostalraum rechts, das in die Carotiden weitergeleitet wird.

Therapieansätze

Übersteigt der Gradient der Aortenstenose 60 mmHg, sollte ein operativer Klappenersatz erfolgen.

Aorteninsuffizienz

Ätiologie und Pathogenese

Eine Aorteninsuffizienz entsteht entweder infolge einer Erkrankung der Klappensegel (z.B. postrheumatisch, infektiös) oder als relative Insuffizienz infolge einer dilatativen Veränderung der Aortenwurzel (z.B. Hypertonie, Bindegewebserkrankungen, wie z.B. Marfan-Syndrom).

Bei der **Aorteninsuffizienz** leistet der linke Ventrikel vermehrt Volumenarbeit.

Die **Volumenbelastung des linken Ventrikels** findet gegen die Nachlast des systemischen Kreislaufes statt. Im chronischen Verlauf erfährt der linke Ventrikel eine **exzentrische Hypertrophie,** dabei nehmen gleichzeitig enddiastolisches Volumen und Wanddicke zu. Dadurch bleibt die systolische Wandspannung des linken Ventrikels konstant. Dennoch nimmt mit der Wanddicke auch der myokardiale Sauerstoffbedarf zu, pektanginöse Beschwerden sind die Folge.

Die Veränderungen, zunächst reversibel, werden durch Fibrosierung des Herzmuskelgewebes irreversibel.

Trotz der linksventrikulären Hypertrophie ist die linksventrikuläre diastolische Compliance bei der Aorteninsuffizienz in der Regel normal oder erniedrigt, so daß der linksventrikuläre Füllungsdruck häufig nicht wesentlich erhöht ist. Die **Regurgitationsfraktion** kann bis zu 80% des Schlagvolumens betragen, ohne daß dabei das effektive Herzminutenvolumen unter normale Werte sinkt. Bei körperlicher Belastung sinkt der periphere Gefäßwiderstand. Dadurch wird das Regurgitationsvolumen vermindert. Umgekehrt wirken Zustände, die den peripheren Gefäßwiderstand erhöhen, wie z.B. Kälte und Herzinsuffizienz.

Mit zunehmender myokardialer Insuffizienz erhöht sich nur noch das linksventrikuläre enddiastolische Volumen. Im Gegensatz dazu nimmt die Wanddicke nicht weiter zu. Dies führt über eine relative Mitralinsuffizienz zu einer pulmonalen Hypertonie.

Entstehung der Symptome

Infolge des erhöhten Schlagvolumens steigt der systolische Aortendruck. Dagegen nimmt durch den diastolischen Reflux der diastolische Wert ab, so daß die für das Vitium typische **große Blutdruckamplitude** entsteht. Diese kann als **Pulsus celer et altus** getastet werden und führt zu **pulsatorischen Phänomenen** wie z.B. pulssynchronem Kopfnicken und Strömungsgeräuschen über den Femoralarterien.

Die **Auskultation** ergibt ein **hochfrequentes diastolisches Decrescendo-Geräusch.** Zusätzlich wird wegen des erhöhten Schlagvolumens als Ausdruck einer relativen Aortenstenose ein Meso-Systolikum hörbar. Darüber hinaus kann man infolge einer relativen Mitralstenose ein weiteres Diastolikum mit p.m. über der Herzspitze, das sogenannte **Austin-Flint-Geräusch** (aus der Gruppe der atrioventrikulären Rumpelgeräusche) hören. In der **Carotispulskurve** ist die Inzisur als Folge des defekten Klappenschlusses verstrichen (siehe Abb. 13-4).

Bei der **akuten Aorteninsuffizienz** kann der linke Ventrikel auf die Volumenbelastung nicht mit einer Zunahme des enddiastolischen Volumens im Sinne der exzentrischen Hypertrophie reagieren. Da das Gesamtschlagvolumen deshalb nicht ansteigt, sinkt das Vorwärtsschlagvolumen. Dies führt trotz Zunahme der Herzfrequenz zu einer Abnahme des effektiven Herzminutenvolumens.

Im Gegensatz zur chronischen Aorteninsuffizienz ist der linksventrikuläre Füllungsdruck massiv erhöht. Bereits in der mittleren oder späten Diastole gleichen sich Füllungsdruck und Aortendruck an und die Mitralklappe schließt vorzeitig. Das Diastolikum endet dadurch bereits in der Meso-Diastole.

Mitralstenose

Ä/P Ätiologie und Pathogenese

Eine Mitralstenose ist meist **postrheumatisch** bedingt, auch wenn 40% der Patienten eine leere Anamnese bezüglich eines akuten rheumatischen Fiebers haben. Das Vitium kommt bei Frauen viermal häufiger als bei Männern vor.

S Entstehung der Symptome

Reduziert sich die normale Mitralöffnungsfläche (4–6 cm^2) auf weniger als 2 cm^2, führt dies zu einer Erhöhung des linksatrialen Druckes und den ersten Symptomen. Die ständige Druckbelastung des linken Vorhofes verursacht eine Dilatation, die sich elektrokardiographisch zunächst als linksatriale Hypertrophie (Verbreiterung der P-Welle mit Doppelgipfligkeit, P mitrale) manifestiert. Später kommt es häufig zu Vorhofflimmern. Der linke Ventrikel ist bei der Mitralstenose normal groß.

Der erhöhte linksatriale Druck führt dazu, daß zuerst der pulmonalvenöse Druck und dann der pulmonalkapilläre Druck ansteigt. **Dyspnoe** bis hin zum **Lungenödem** sind die Folgen. Dabei tritt ein Lungenödem um so eher ein, je schneller der Druckanstieg erfolgt.

Häufig kommt es zur **Linksherzdekompensation,** wenn Vorhofflimmern auftritt und durch schnelle Überleitung eine tachykarde Kammeraktion möglich wird. Hierbei wird die Füllung des linken Ventrikels durch Verkürzung der Diastolendauer zusätzlich beeinträchtigt.

Die **Volumenbelastung einer Schwangerschaft** führt nicht selten zur erstmaligen Dekompensation einer Mitralstenose. Bei Vorhofflimmern, das die Entstehung linksatrialer Thromben begünstigt, nimmt gerade bei der Mitralstenose das **Risiko kardiogener arterieller Embolien** erheblich zu.

Entwickelt sich die pulmonale Hypertonie über längere Zeit, werden selbst hohe pulmonalkapilläre Drücke ohne Ausbildung eines Lungenödems toleriert. Die dafür verantwortlichen **Adaptionsmechanismen** umfassen

- eine Steigerung des lymphatischen Abtransportes der ausgetretenen Flüssigkeit,
- eine Verminderung der kapillaren Permeabilität durch Verdickung der Gewebsschicht zwischen alveolärem Raum und Kapillare sowie
- eine Vasokonstriktion der Arteriolen und kleinen muskulären Arterien, wodurch der pulmonale Widerstand weiter zunimmt.

Mit dem pulmonalkapillären Druck steigt der pulmonalarterielle Druck zunächst passiv an. Zusätzlich kommt es bei vielen Patienten aufgrund der Konstriktion der Arteriolen und der kleinen muskulären Gefäße zu einer **reaktiven pulmonalen Hypertonie;** der pulmonale Widerstand erhöht sich.

> Diese reaktive Widerstandserhöhung ist anfangs reversibel. Kommt es im weiteren Verlauf zu histologisch nachweisbaren obliterativen Veränderungen, wird die pulmonale Hypertonie irreversibel und verstärkt sich in einem Circulus vitiosus. Sie mündet schließlich in ein Rechtsherzversagen.

Die **Auskultation** ergibt bei der Mitralstenose wegen der geringen linksventrikulären Füllung einen **paukenden 1. Herzton.** Dem 2. Herzton folgt ein **Mitralöffnungston,** der gleichzeitig mit der Mitralklappenöffnung auftritt. Daran schließt sich ein **früh- bis mesodiastolisches, tieffrequentes Geräusch** an. Die Länge des Intervalls zwischen 2. Herzton und Mitralöffnungston korreliert umgekehrt mit der Höhe des Gradienten. Kann man das Diastolikum bei niedrigem Herzminutenvolumen nicht mehr wahrnehmen, spricht man von einer stillen Mitralstenose.

T Therapieansätze

> Nimmt die Mitralöffnungsfläche unter 1 cm^2 ab, besteht die Indikation zu einer chirurgischen oder interventionellen kardiologischen Korrektur der Stenose.

Mitralinsuffizienz

> Die chronische Mitralinsuffizienz ist durch eine **Volumenbelastung des linken Ventrikels** und **des linken Vorhofs** gekennzeichnet.

Das **Regurgitationsvolumen** hängt ab von der systolischen Öffnungsfläche der insuffizienten Klappe und von dem Druckgradienten zwischen linkem Ventrikel und Vorhof. Die **Öffnungsfläche** unterliegt den fixierten organischen Veränderungen und dem Ausmaß der linksventrikulären Dilatation. Der **Druckgradient** wird durch Änderungen von Vor- und Nachlast modifiziert.

Ä/P Ätiologie und Pathogenese

Durch die linksventrikuläre Dilatation nimmt die linksventrikuläre Masse proportional zu, indem sich neue Sarkomere entwickeln.

Im Gegensatz zur Aorteninsuffizienz vermindert sich durch die Regurgitation in den linken Vorhof die linksventrikuläre Wandspannung während der Systole. So besteht zunächst trotz Zunahme der linksventrikulären Masse keine wesentliche Erhöhung des myokardialen O_2-Bedarfes.

Zusammen mit dem Volumen des linken Ventrikels nimmt auch die Fibrosierung des Myokards zu. Gleichzeitig verschlechtert sich die systolische Funktion und leitet so die **Dekompensation des Vitiums** ein. Dem Anstieg des linksatrialen Druckes folgt, wie bei der Mitralstenose, nach Zunahme von pulmonalvenösem und pulmonalkapillärem Druck **eine pulmonale Hypertonie.**

Entstehung der Symptome

Durch die linksatriale Dilatation entsteht häufig **Vorhofflimmern.** Es wird, da die linksventrikuläre Füllung nicht beeinträchtigt ist, besser toleriert als bei einer Mitralstenose.

Eine **relative Mitralinsuffizienz** tritt bei dilatativen Kardiomyopathien verschiedenster Genesen auf. Ist die **Mitralinsuffizienz durch passagere Ischämien eines Papillarmuskels** bedingt, so kann das Ausmaß der Regurgitation mit der Schwere der Ischämie wechseln.

Bei der **akuten Mitralinsuffizienz,** verursacht z.B. durch Papillarmuskelabriß nach Myokardinfarkt, trifft das regurgitierte Blutvolumen auf einen linken Vorhof, der auf eine Volumenbelastung nicht vorbereitet ist. Daher kommt es leichter zu einer Lungenstauung als bei der chronischen Mitralinsuffizienz.

Die Mitralinsuffizienz verursacht ein **hochfrequentes holosystolisches Geräusch** mit Punctum maximum über der Herzspitze, das sich unmittelbar an den ersten Herzton anschließt. Die Lautstärke des Geräusches korreliert nicht mit der Schwere der Insuffizienz. Aufgrund des Auskultationsbefundes kann nicht entschieden werden, ob ursächlich eine organische oder relative Mitralinsuffizienz vorliegt.

Häufig findet sich als Ausdruck der vermehrten diastolischen Füllung ein tieffrequenter 3. Herzton in der frühen Diastole. Zusätzlich kann wegen einer funktionellen, relativen Mitralstenose ein mesodiastolisches Geräusch hörbar werden.

Mitralklappenprolaps s. Abschn. 13.2.5

Trikuspidalstenose

Die Trikuspidalstenose ist selten. Sie entsteht in der Regel **postrheumatisch.** Ab einer Verringerung der Öffnungsfläche unter 1,5 cm^2 ist der rechtsventrikuläre Einstrom behindert. Der Druckanstieg im rechten Vorhof führt zu Hepatomegalie, peripheren Ödemen und Aszites.

Auskultatorisch ähnelt der Geräuschbefund dem einer Mitralstenose (Punctum maximum: linker unterer Sternalrand).

Trikuspidalinsuffizienz

Eine Trikuspidalinsuffizienz bildet sich meist als eine relative Insuffizienz infolge einer rechtsventrikulären Dilatation bei Rechtsherzbelastung aus.

Die relative Trikuspidalinsuffizienz als Folge eines Mitralvitiums kann sich erheblich zurückbilden, sobald eine Korrektur an der Mitralklappe erfolgt.

Eine postendokarditische Trikuspidalinsuffizienz wird bei Drogenabhängigen beobachtet.

Charakteristischerweise liegt ein **holosystolisches Geräusch** vor. Während Inspiration nimmt das Geräusch an Intensität zu (Carvallo-Zeichen).

Die Trikuspidalinsuffizienz wird zur nichtinvasiven Bestimmung des systolischen pulmonalarteriellen Druckes mittels Doppler-Echokardiographie genutzt. Das Vitium muß dafür nicht sehr ausgeprägt sein.

Dabei berechnet sich der pulmonalarterielle Druck aus der Summe von geschätztem zentralvenösen Druck und dem nach der Bernoulli-Gleichung (s.o.) bestimmten systolischen Druckgradient zwischen rechtem Ventrikel und rechtem Vorhof (unter Nutzung der maximalen systolischen Rückflußgeschwindigkeit durch die Trikuspidalklappe).

Pulmonalinsuffizienz

Selten ist die bei Drogenabhängigen vorkommende endokarditische Pulmonalinsuffizienz.

Meist entsteht eine Pulmonalinsuffizienz als relative Insuffizienz infolge einer Dilatation des Pulmonalisstammes bei schwerer pulmonaler Hypertonie z.B. bei

- schwerer chronisch obstruktiver Lungenerkrankung,
- schwerer Mitralstenose oder bei
- einer Lungenarterienembolie.

Typisch ist dann ein hochfrequentes mit dem 2. Herzton beginnendes Diastolikum, das sogenannte **Graham-Steell-Geräusch.**

Mehrfachklappenerkrankungen und Kunstklappen

Die pathophysiologische Beurteilung von Mehrfachklappenerkrankungen ist komplex. Beispielsweise kann bei gleichzeitigem Vorliegen einer Mitral- und Aortenstenose der Gradient an der Aortenklappe unterschätzt werden, da wegen der Mitralstenose das Herzminutenvolumen verringert ist. Ähnlich kann eine Trikuspidalstenose die pulmonale Stauung bei Mitralstenose reduzieren. Gesellt sich zu einer Aortenstenose eine Mitralinsuffizienz, erfährt die Regurgitation wegen des erhöhten enddiastolischen Druckes eine erhebliche Steigerung.

Die **Hämodynamik nach chirurgischem Klappenersatz** ist bei korrekter Indikationsstellung günstiger als die der erkrankten Herzklappe. Andererseits erreichen Kunstklappen nicht den Grad der Funktionsfähigkeit gesunder Klappen. Häufig findet sich z.B. nach Aortenklappenersatz ein **Rest-Gradient,** der je nach Klappentyp und -durchmesser in Ruhe bis zu 30 mmHg erreichen kann.

Beim Ersatz von Mitralklappen wurden früher die Papillarmuskeln, die erheblich zur systolischen Funktion beitragen, operativ durchtrennt. Neuere Operationstechniken versuchen den Papillarmuskelapparat zu erhalten.

13.2.5 Angeborene Herzfehler

Angeborene Herzfehler sind z.T. **genetisch bedingt** und treten dann oft in Verbindung mit extrakardialen Anomalien auf. Alternativ können sie **intrauterin** durch teratogene Einflüsse **erworben** werden (z.B. nach Rötelninfektion in der Frühschwangerschaft, Alkohol, Medikamente). Eine Klärung der Ätiologie ist im Einzelfall meist nicht möglich.

Angeborene Herzfehler erfahren im Laufe des Lebens dynamische Veränderungen und werden unter Umständen erst im Erwachsenenalter symptomatisch.

Bei den meisten **angeborenen Vitien** besteht im Bereich größerer Druckgradienten (z.B. distal der Konstriktion bei Aortenisthmusstenose) eine erhöhte Gefahr der Endokarditis, da dort vermehrt turbulente Strömungen auftreten. Diese Gefahr ist geringer bei Niederdruck-Übergängen (z.B. Vorhofseptumdefekt).

Man unterscheidet **angeborene Vitien mit und ohne Shunt,** je nachdem, ob abnorme Verbindungen (englisch: shunt) auf den verschiedenen Ebenen des Herz-Kreislaufsystems (Vorhöfe, Ventrikel, herznahe Gefäße) vorliegen.

Angeborene Herzfehler ohne Shunt

Der **Mitralklappenprolaps** (Synonyma: Click-murmur-Syndrom, Barlow-Syndrom) ist die häufigste angeborene kardiale Abnormalität. Die Inzidenz beträgt etwa 6% bei Frauen und 2% bei Männern. Überschüssiges myxomatöses Gewebe (d.h. Gewebe mit Vermehrung saurer Polysaccharide infolge eines gestörten Kollagenstoffwechsels) im Bereich der Mitralsegel, der Cordae tendinae und des Mitralklappenringes erlaubt einen systolischen Vorfall des hinteren oder beider Mitralsegel in den linken Vorhof. Die meisten Patienten sind beschwerdefrei.

Man vernimmt lediglich einen mesosystolischen Klick, der mit dem Vorfall der Segel zusammenfällt. Extreme Formen führen zur Mitralinsuffizienz, worauf ein dem Klick folgendes Systolikum hinweist.

Mit einer Inzidenz von 1-2% innerhalb der erwachsenen Bevölkerung ist die **bikuspide Aortenklappe** der zweithäufigste angeborene Herzfehler. Diese Fehlbildung, bei der nur 2 der 3 Taschen ausgebildet sind, verursacht in der Jugend meist keine funktionellen Einschränkungen. Später können zusätzlich endokardititisch bedingte Stenosierungen auftreten.

Die seltenen **supravalvulären und subvalvulären Aortenstenosen** werden durch bindegewebige Strukturen verursacht. Sie führen zu einer Behinderung des linksventrikulären Ausflußtraktes mit ähnlichen hämodynamischen Auswirkungen wie bei der erworbenen Aortenstenose.

Dabei unterscheidet sich die supravalvuläre Form von anderen Formen der Aortenstenose dadurch, daß mit dem systolischen linksventrikulären Druck auch der Perfusionsdruck der noch vor der Stenose abgehenden Koronararterien ansteigt. Dadurch ist die Koronardurchblutung nicht wesentlich behindert.

Durch versprengtes Gewebe aus dem Ductus Botalli kann auf der Höhe des Lig. arteriosum, dem Relikt des Ductus Botalli, die Aorta eingeengt werden. Diese **Aortenisthmusstenose** (Syn.: Koarktation der Aorta) kann bis hin zur Unterbrechung des Aortenbogens ausgeprägt sein. Nach der Lokalisation unterscheidet man eine präduktale, eine juxtaduktale und postduktale Form. Der Ductus Botalli kann dabei mehr oder weniger offen sein.

Zur Versorgung der unteren Körperhälte bilden sich bei der Aortenisthmusstenose in Abhängigkeit des Stenosierungsgrades über Interkostalarterien und Aa. mammariae Kollateralkreisläufe. Dadurch kann der Druckgradient an der Stenose abnehmen oder völlig verschwinden.

Zusammen mit diesem Vitium tritt häufig eine prästenotische Hypertonie auf. Als deren Ursache werden eine Aktivierung des Renin-Angiotensin-Systems infolge verminderter Nierendurchblutung sowie eine durch strukturelle Einflüsse auftretende Sensitivierung von Barorezeptoren im Kreislauf der oberen Körperhälfte diskutiert.

Man kann zwischen den Schulterblättern ein mittelfrequentes systolisches Geräusch auskultieren. Gelegentlich vernimmt man über den Kollateralen der Brustwand kontinuierliche Gefäßgeräusche.

Eine **Pulmonalstenose** ist in den meisten Fällen angeboren. Man unterscheidet supravalvuläre (Stenosierungen der Pulmonalarterie und ihrer Äste), valvuläre und subvalvuläre Formen.

Eine subvalvuläre, auch als infundibulär bezeichnete Stenose, tritt meist in Verbindung mit einer valvulären Stenose auf und verschwindet weitgehend von allein, sobald die valvuläre Stenose beseitigt wird.

Bei allen Formen bildet sich eine konzentrische Rechtsherzhypertrophie aus. Wenn das Vitium nicht korrigiert wird, kann es zu einer Rechtsherzinsuffizienz mit relativer Trikuspidalinsuffizienz und Rechtsherzversagen fortschreiten.

Die Auskultation des Vitiums erbringt ein rauhes, spindelförmiges Systolikum mit Punctum maximum im 2. oder 3. ICR links parasternal.

Bei der seltenen **Ebstein-Anomalie** ist die Trikuspidalklappe in den rechten Ventrikel verlagert. Es kommt zu einer „Atrialisierung“ des Ventrikels und zur Trikuspidalinsuffizienz. In Abhängigkeit vom Schweregrad der Trikuspidalinsuffizienz kann bereits intrauterin eine Herzinsuffizienz mit Todesfolge eintreten, andererseits kann das Vitium bis weit ins Erwachsenenalter symptomlos bleiben. In Ventrikelnähe des Vorhofs kann man mit Hilfe des intrakardialen EKG's ventrikuläre Aktionen nachweisen. Kombinationen dieses Vitiums mit anderen Malformationen wie Vorhof- oder Ventrikelseptumdefekt, Pulmonalstenose oder Mitralklappenprolaps sind häufig.

Angeborene Herzfehler mit Shunt

Bei Shuntvitien kann die abnorme **Verbindung** klein und **drucktrennend,** oder aber groß und **nicht drucktrennend** sein.
Druck- und Widerstandsverhältnisse von kleinem und großem Kreislauf bestimmen Ausmaß und Richtung des Blutflusses innerhalb des Shunts.

Bei Vitien mit **Rechts-Links-Shunt** gelangt venöses Blut unter Umgehung der Lungenstrombahn in den großen Kreislauf. Die dadurch reduzierte arterielle Sauerstoffsättigung führt zu einer **zentralen Zyanose (zyanotische Herzfehler).** Man unterscheidet, ob anfangs eine **verminderte** oder **vermehrte Lungendurchblutung** vorliegt.

Vitien mit **Links-Rechts-Shunt** weisen keine Zyanose auf. Wie auch bei Rechts-Links-Shunt besteht eine **Volumenbelastung** des Kreislaufabschnittes, der von dem Shuntblut zusätzlich durchströmt wird.

Vitien mit hoher Shuntmenge sind schon in der Kindheit symptomatisch, bei kleineren Shuntvolumina werden die Patienten oft erst im späteren Erwachsenenalter durch eine Herzinsuffizienz auffällig.

Die chronische Hypoxämie zyanotischer Vitien führt dazu, daß vermehrt Erythropoetin ausgeschüttet wird. Weitere Folge ist eine sekundäre **Polyglobulie** mit entsprechenden klinischen Problemen (s. Kap. 7).

Da der Lungendurchfluß erhöht ist, kann sich bei Vitien mit Links-Rechts-Shunt eine **obstruktive Vaskulopathie der Pulmonalgefäße** ausbilden. Dabei nimmt der Widerstand des kleinen Kreislaufes zu.

Steigt der Druck im kleinen Kreislauf hoch genug an, kommt es zu **Shuntumkehr** und Zyanose. Diese erworbene Veränderung wird Eisenmenger-Reaktion oder **Eisenmenger-Syndrom** genannt und tritt meist im Verlauf der Adoleszenz oder im frühen Erwachsenenalter auf.

Als Faktoren, die zur Umwandlung der Pulmonalgefäße beitragen, werden diskutiert:

- die Erhöhung von pulmonalarteriellem Blutfluß und Blutdruck,
- die systemische Hypoxämie,
- die Polyglobulie und
- die bei diesen Vitien allgemein vorhandene Azidose.

Eine Spezialform des Eisenmenger-Syndroms ist der **Eisenmenger-Komplex:** Er bezeichnet eine pulmonale Hypertonie mit Shunt-Umkehr, die durch obstruktive Vaskulopathie bei **großem Ventrikelseptumdefekt** entsteht.

Die pulmonale Hypertonie bestimmt bei Vitien mit Links-Rechts-Shunt-Symptomatik Operabilität und Prognose. Vitien mit Links-Rechts-Shunt sollten operativ saniert werden, sobald das Verhältnis von Lungendurchfluß zum Durchfluß des Systemkreislaufs den Wert 2 übersteigt. Kann das Shuntvitium zunächst nicht komplett korrigiert werden, wird zum Schutz des pulmonalen Gefäßbettes der Pulmonalarteriendurchstrom durch operative **Bändelung der Pulmonalarterie** palliativ gedrosselt.

Das Ausmaß eines Shuntvolumens wird semiquantitativ mittels Doppler-Echokardiographie und quantitativ mittels Herzkatheter durch **Oxymetrie** oder durch **Indikatorverdünnungsmethoden** bestimmt.

Bei der Oxymetrie werden die Blutproben, die an verschiedenen Orten entnommen wurden, auf ihre Sauerstoffsättigung untersucht. Sättigungssprünge weisen auf irregulär einströmendes Blut eines anderen Kreislaufabschnittes hin. Am Beispiel eines Ventrikelseptumdefektes wird die quantitative Auswertung einer oxymetrischen Serie erläutert (Abb. 13-6).

Angeborene Vitien mit Links-Rechts-Shunt (azyanotische Shunt-Vitien)

Ein **Vorhofseptumdefekt** (engl. atrial septal defect, **ASD**) entsteht in etwa 70% der Fälle durch einen inkompletten Schluß des Ostium secundum (ASD II). Seltener liegt ein Defekt des Sinus venosus oder des Ostium primum (ASD I) vor.

Vorhofseptumdefekte vom Primumtyp gehen häufig mit einer (angeborenen) Mitralinsuffizienz einher.

Da ein Vorhofseptumdefekt **meist nicht drucktrennend** ist, bestimmen die diastolischen Eigenschaften beider Ventrikel und die Impedanz von Pulmonalarterie und Aorta die Größe des Shuntvolumens. Es kommt zu einer Volumenbelastung beider Vorhöfe und des rechten Ventrikels.

Häufig beobachtet man eine **geringgradige pulmonale Hypertonie.** Aufgrund des erhöhten pulmonalen Blutflusses kann sich eine relative Pulmonalstenose mit einem geringfügigen Druckgradienten (kleiner als 50 mmHg) ergeben. Dies erklärt ein gelegentlich wahrnehmbares, leises Systolikum über der Pulmonalklappe. Immer besteht ein fixiert gespaltener 2. Herzton.

Die atriale Hypertrophie führt zu supraventrikulären Arrhythmien und Vorhofflimmern. Eine Eisenmenger-Reaktion stellt die schwerste Komplikation eines nicht korrigierten ASD dar.

Bei etwa 25% aller Erwachsenen ist bei Herzkatheteruntersuchungen ein **offenes Foramen ovale** sondierbar. Unter normalen Bedingungen ermöglicht es keinen Shunt.

Der Befund wird bedeutsam, wenn z.B. aus den Beinvenen verschleppte Thromben an dieser Stelle zufällig das Vorhofseptum kreuzen und eine sogenannte **paradoxe Embolie** verursachen, wie dies auch bei Vorhofseptumdefekten möglich ist.

Ein **Ventrikelseptumdefekt (VSD)** tritt an verschiedenen Stellen des interventrikulären Septums auf, meist jedoch im membranösen Teil nahe der Trikuspidalklappe, entweder isoliert oder als Komponente einer komplexeren angeborenen Mißbildung.

Abbildung 13-6 skizziert eine hämodynamische und oxymetrische Untersuchung eines Patienten mit Ventrikelseptumdefekt. Größere Defekte verursachen eine Volumenbelastung des linken Vorhofes und des linken Ventrikels. Die Größe des Defektes korreliert mit dem Risiko, eine **vaskuläre pulmonale Hypertonie** zu entwickeln, die dann zusätzlich eine **rechtsventrikuläre Hypertrophie** verursacht.

5–6% der Patienten entwickeln vor allem bei Defekten in der Nähe zur linksventrikulären Ausflußbahn eine Aorteninsuffizienz. Sie erklärt sich aus einer strömungsbedingten Sogwirkung auf das Aortensegel (Venturi-Effekt).

Auskultatorisch werden der erste und zweite Herzton häufig von einem Holosystolikum mit Punctum maximum im 3. oder 4. Interkostalraum links überdeckt. Kommt es bei kleineren Defekten spätsystolisch zu einem Verschluß des Defektes, ist das Geräusch nur in der Frühsystole vernehmbar. Im Falle einer Eisenmenger-Reaktion verschwindet das Systolikum, da ein bidirektionaler Shunt ausgebildet wird.

Der **offene Ductus Botalli** stellt eine aus der Zeit der fetalen Kreislaufverhältnisse zurückgebliebene Verbindung zwischen der linken Pulmonalarterie des Lungenkreislaufes und dem Anfangsteil der Aorta descendens dar.

Normalerweise schließt sich diese Verbindung kurz nach der Geburt durch Kontraktion der duktalen Gefäßmuskulatur. Die Fehlbildung tritt isoliert oder in Verbindung mit anderen angeborenen Vitien auf.

Ist der offene Ductus Botalli essentiell für das weitere Überleben des Patienten, spricht man von einem **kompensierenden offenen Ductus Botalli.** So kann die Versorgung systemischer Stromgebiete bei einer hochgradigen

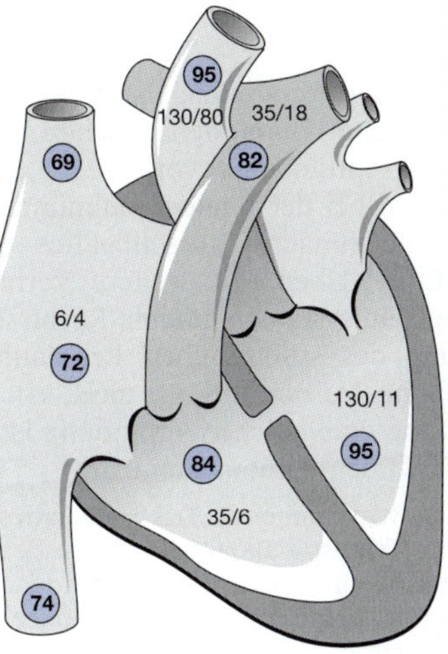

I. Berechnung des HZV's im kleinen (a) und großen (b) Kreislauf (nach dem Fick'schen Prinzip):

$$HZV = \frac{O_2\text{-Aufnahme}}{\text{arteriovenöse } O_2\text{-Differenz}}$$

a

$$HZV = \frac{O_2\text{-Aufnahme}^*}{\text{Hb-}O_2\text{-Bindkap. x Hb-Konz. x (art. } O_2\text{-Sätt. – \textbf{pulmonalarterielle} } O_2\text{-Sätt.)}}$$

$$= \frac{225\ [\text{ml/min}] \times 10^{**}}{1{,}34\ [\text{ml/g}] \times 14\ [\text{g/100ml}] \times (95\,[\%] - 82\,[\%])} = 9{,}2\ \text{l/min}$$

b

$$HZV = \frac{O_2\text{-Aufnahme}}{\text{Hb-}O_2\text{-Bindkap. x Hb-Konz. x (art. } O_2\text{-Sätt. – \textbf{rechtsatriale} } O_2\text{-Sätt.)}}$$

$$= \frac{225\ [\text{ml/min}] \times 10}{1{,}34\ [\text{ml/g}] \times 14\ [\text{g/100ml}] \times (95\,[\%] - 72\,[\%])} = 5{,}2\ \text{l/min}$$

II. Berechnung des Links-Rechts-Shunt-Volumens:

Shuntvolumen
= HZV kleiner Kreislauf – HZV großer Kreislauf =
= 9,2 – 5,2 = 4,0 l/min
entsprechend 4,0/9,2 = 0,43 bzw. 43% des HZV's im kleinen Kreislauf

Abb. 13-6 Oxymetrischer und hämodynamischer Befund bei Ventrikelseptumdefekt. Die Sauerstoffsättigungen (in %) sind jeweils innerhalb der Kreise notiert, daneben sind die systolischen/diastolischen Druckwerte (mmHg) des jeweiligen Kreislaufabschnittes angegeben. Ein **„Sauerstoffsprung"** findet sich zwischen dem rechten Vorhof und dem rechten Ventrikel infolge des durch den Ventrikelseptumdefekt von der arteriellen Seite her einströmenden Blutes. **Normalerweise** wären im rechten Ventrikel und in der Pulmonalarterie Sättigungs-Werte in gleicher Höhe wie im rechten Vorhof zu erwarten.
HZV: Herzzeitvolumen, Hb: Hämoglobin, Bindkap.: Bindungskapazität, Konz.: Konzentration, art.: arteriell, Sätt.: Sättigung, *: Alters- und geschlechtsabhängiger Wert, der aus Tabellen entnommen werden muß und hier mit 225 ml/min angenommen wurde (angenommene Hämoglobinkonzentration: 14g/100ml Blut), **: Umrechnungsfaktor.

präduktalen Aortenisthmusstenose, beim unterbrochenen Aortenbogen und beim Syndrom eines hypoplastischen linken Herzens nur durch den Ductus erfolgen, dann jedoch mit Rechts-Links-Shunt (!).

Der offene Ductus Botalli verursacht eine Volumenbelastung des linken Herzens und der Pulmonalgefäße. Wegen des vermehrten diastolischen Abflußes aus der Aorta in den Pulmonalkreislauf ist die Blutdruckamplitude erhöht.

Bei hohem Shuntvolumen entwickelt sich rasch eine linksatriale und linksventrikuläre Hypertrophie. Darüber hinaus droht eine fixierte pulmonale Hypertonie.

Kehrt sich dann der Shunt um, so tritt eine Zyanose der unteren Körperhälfte auf.

Bei der **Auskultation** hört man, am besten am linken oberen Sternalrand, ein kontinuierliches „Maschinen"-Geräusch. Es beginnt in der Systole und setzt sich wegen des auch diastolisch bestehenden Gradienten zwischen Aorta und Pulmonalarterie in der Diastole fort. Da der Mitralfluß erhöht ist, besteht gelegentlich, wie auch beim Ventrikelseptumdefekt, zusätzlich der Auskultationsbefund einer (relativen) Mitralstenose.

T Therapieansätze

Therapeutisch kann bei Neugeborenen ein medikamentöser Verschluß durch Inhibitoren der Prostaglandinsynthese versucht werden. Ansonsten ist die Indikation zum Verschluß durch chirurgische oder nicht-operative, interventionelle kardiologische Maßnahmen gegeben.

Ähnliche pathophysiologische Verhältnisse wie beim offenen Ductus Botalli finden sich beim sehr seltenen **aortopulmonalen Fenster**, einer Fehlverbindung zwischen Aorta ascendens und dem Hauptstamm der Pulmonalarterie.

Weitere seltene Fehlbildungen mit Shuntverbindungen zwischen Aortenwurzel und rechtem Herzen stellen Fisteln dar, die einem **Sinus-Valsalva-Aneurysma** entspringen, und **koronare arteriovenöse Fisteln**. Arteriovenöse Fisteln können für Myokardischämien verantwortlich sein. Beim **Bland-White-Garland-Syndrom** ist das Ostium der linken Kranzarterie mit der Pulmonalarterie verbunden. Es besteht ein Links-Rechts-Shunt (rechte Kranzarterie → linke Kranzarterie → Pulmonalarterie). Myokardinfarkte oder Angina pectoris prägen die ungewöhnliche Symptomatik der meist jungen Patienten.

Angeborene Vitien mit Rechts-Links-Shunt (zyanotische Vitien)

Das häufigste angeborene zyanotische Vitium, die **Fallot-Tetralogie**, ist durch folgende Befunde charakterisiert:

- eine hochgradige, meist infundibuläre Pulmonalstenose,
- ein großer Defekt des membranösen Kammerseptums mit interventrikulärem Druckangleich,
- eine gegenüber dem Ventrikelseptum nach rechts hin verlagerte, über dem Defekt „reitende Aorta",

- eine infolge der Pulmonalstenose auftretende rechtsventrikuläre Hypertrophie.

Bei der **Fallot-Pentalogie** liegt zusätzlich ein Vorhofseptumdefekt vor.

Aufgrund der Pulmonalstenose ist die **Lungendurchblutung vermindert.** Im äußersten Fall fehlt die Klappenöffnung (Pulmonalatresie), was nur bei offenem Ductus Botalli mit dem Leben vereinbar ist.

Hämodynamisch hängt das Ausmaß des Rechts-Links-Shunts hauptsächlich vom systemischen peripheren Widerstand ab. So können beispielsweise Fieber, hohe Umgebungstemperatur oder Belastung den Zustand der Patienten wegen des dann zunehmenden Shunts deutlich verschlechtern.

Der **„Pink-Fallot"** oder azyanotische Fallot ist durch eine nur milde Obstruktion des rechtsventrikulären Ausflußtraktes und einen großen Ventrikelseptumdefekt mit überwiegendem Links-Rechts-Shunt gekennzeichnet. Im Gegensatz zum eigentlichen Fallot ist die Lungenperfusion zunächst erhöht, und erst infolge einer Eisenmenger-Reaktion entwickelt sich ein zyanotisches Vitium.

Der **Auskultationsbefund** wird bei der Fallot-Tetralogie weitgehend durch die Pulmonalstenose bestimmt: Das Systolikum kann im Extremfall als Schwirren tastbar sein und wird mit Zunahme von Polyzythämie und Pulmonalstenose sowie mit Abnahme des systemischen Widerstandes leiser, da in allen Fällen der Pulmonalisdurchfluß abnimmt.

T Therapieansätze

Voraussetzung zur möglichst früh durchzuführenden **chirurgischen Korrektur** ist ein ausreichend ausgebildeter Pulmonalkreislauf. Ist dieser nicht gegeben, muß zuvor bis zur Ausreifung des Pulmonalkreislaufes eine Palliativoperation mit Anlage eines arterio-pulmonalen Shunts erfolgen.

Die häufigste Malformation mit Rechts-Links-Shunt und vermehrter Lungendurchblutung stellt die **Transposition der großen Gefäße** dar. Dabei entspringt die Aorta mit den aus ihr abgehenden Koronararterien aus dem rechten Ventrikel, der venöses Blut pumpt. Die Pulmonalarterie zweigt vom linken, arterialisiertes Blut pumpenden Ventrikel ab.

Prinzipiell besteht eine Trennung beider Kreisläufe, die nur dann überlebt wird, wenn über einen offenen Ductus Botalli oder einen Defekt im Vorhof- oder Ventrikelseptum eine Vermischung der Kreisläufe möglich ist.

Palliativ wird eine solche Verbindung auf Vorhofebene mittels Herzkathetereingriff durch die **Ballon-Atrioseptostomie nach Rashkind** herbeigeführt.

Auch beim **persistierenden Truncus arteriosus communis** ist die Lungenperfusion vermehrt.

Während der Embryonalentwicklung ist eine Trennung von Aorta und Pulmonalarterie ausgeblieben. Die Pulmonalarterie geht aus der Aorta ascendens hervor. Bei dieser Fehlbildung kommt immer ein großer hochsitzender Ventrikelseptumdefekt vor und ermöglicht die Vermischung von venösem und arteriellem Blut.

Bei der **Lungenvenenfehlmündung** münden einzelne oder alle Lungenvenen in den rechten Vorhof, den Koronarvenensinus oder in das Abstromgebiet der oberen oder unteren Hohlvene.

Bei der **partiellen Fehlmündung** liegt ein Links-Rechts-Shunt mit ähnlichen hämodynamischen Verhältnissen wie beim Vorhofseptumdefekt vor.

Dagegen wird bei der **totalen** Fehlmündung das Blut beider Kreisläufe zunächst ausschließlich dem rechten Vorhof zugeführt. Über eine weitere Verbindung zwischen den Kreislaufsystemen hält ein Rechts-Links-Shunt die Versorgung des systemischen Kreislaufes aufrecht. Diese zusätzliche Verbindung ist meist ein Vorhofseptumdefekt. Ohne eine solche Verbindung ist diese Fehlbildung nicht mit dem Leben vereinbar.

Auch die selten vorkommende **Trikuspidalatresie,** d.h. eine nicht perforierte Trikuspidalklappe, läßt die Betroffenen nur dann überleben, wenn neben dem obligatorischen Vorhofseptumdefekt auf Höhe der Ventrikel oder der großen Gefäße eine weitere Verbindung zum Pulmonalkreislauf besteht.

13.2.6 Koronare Herzkrankheit

Allgemeine Physiologie und Pathophysiologie der Koronarperfusion

Das Herz schöpft in Ruhe beinahe den gesamten Sauerstoffgehalt des Blutes aus. Deshalb kann eine Steigerung des Sauerstoffangebotes nur über eine Zunahme der Koronarperfusion erfolgen.

Die Koronarperfusion beträgt unter Ruhebedingungen etwa 275 ml/min.

Diese kann belastungsabhängig im gleichen Verhältnis wie das Herzminutenvolumen bis zum 3,6fachen ansteigen. Pharmakologisch kann der koronare Widerstand mit Substanzen wie Adenosin, Papaverin oder Dipyridamol weiter gesenkt werden und dadurch die Koronardurchblutung bis um das 5fache gesteigert werden.

Das Verhältnis zwischen maximal erreichbarem Fluß und Ruhefluß wird als **koronare Flußreserve** bezeichnet. Die Flußreserve ist bei der koronaren Herzerkrankung erniedrigt, da der Maximalfluß eingeschränkt ist.

Der Koronarfluß hängt ab von der Höhe des Perfusionsdruckes (Differenz zwischen diastolischem Aortendruck und rechtsatrialem Druck) und vom **koronaren Gefäßwiderstand.** Sind die epikardialen Gefäße normal, bestimmen kleine Arterien und Arteriolen den koronaren Gefäßwiderstand zu 95%. Bei einer wirksamen Stenose eines epikardialen Leitungsgefäßes geht dagegen ein Großteil des Perfusionsdruckes am Widerstand dieser Stenose verloren, so daß distal die Koronarperfusion erheblich eingeschränkt ist.

Ab einer Reduktion des Gefäßinnendurchmessers um mehr als 50%, dies entspricht einer Reduktion des Gefäßquerschnittes um etwa 75%, wird die Koronardurchblutung deutlich behindert. Diese Behinderung kommt zunächst nur in Belastungssituationen zum Tragen. Ab einer Durchmesserreduktion von etwa 90%, entsprechend einer Querschnittsreduktion um 99%, treten Beschwerden auch in Ruhe auf. Entstehen Kollateralgefäße, werden jedoch auch höhere Stenosegrade beschwerdefrei toleriert.

Die **Regulation des koronaren Widerstandes** unterliegt in der Reihenfolge ihrer Bedeutung autoregulativen, metabolischen, hämodynamischen und neuralen Einflüssen. Daneben werden humoral-hormonelle Faktoren diskutiert.

Der Begriff der **Autoregulation** beschreibt das Phänomen, daß die Myokarddurchblutung trotz abfallenden Perfusionsdruckes innerhalb eines weiten Bereiches konstant gehalten wird. Erst unterhalb eines Perfusionsdrukkes von etwa 40 mmHg reduziert sich die Koronardurchblutung proportional mit dem Blutdruckabfall. Der Mechanismus dieses Phänomens ist nicht sicher geklärt (myogene Reaktion des glatten Gefäßmuskels, metabolische Regulation).

Die **metabolische Kontrolle** der Myokardperfusion erfolgt multifaktoriell. Dabei spielen Adenosin, ein Abbauprodukt des ATP, die Partialdrücke von Sauerstoff und Kohlendioxyd sowie der pH-Wert des Blutes eine Rolle. Durch die metabolische Kontrolle kann trotz eines konstanten Perfusionsdrucks die Koronarperfusion angepaßt werden.

Auch **extravaskuläre Faktoren** beeinflussen den koronaren Gefäßwiderstand. So vermindert sich der Koronarfluß, wenn Herzfrequenz, linksventrikulärer systolischer und enddiastolischer Druck sowie die myokardiale Kontraktilität zunehmen. Dadurch kann eine arterielle Hypertonie mit linksventrikulärer Hypertophie zu myokardialen Durchblutungsstörungen führen, auch wenn keine koronare Herzerkrankung vorliegt. Ähnlich können bei anhaltenden Tachykardien – sogar bei ansonsten Herzgesunden – Myokardischämien auftreten, da darunter die Diastolendauer verringert ist.

Die **neurale Gefäßregulation** der arteriellen Koronargefäße unterliegt der adrenergen Kontrolle. Die Bedeutung cholinerger Einflüsse ist nicht gesichert. Eine α-adrenerge Stimulation führt zu einer Vasokonstriktion, β_2-adrenerge Rezeptoren vermitteln eine Vasodilatation.

Von diesen nerval vermittelten Reaktionen sind die Einflüsse humoral zirkulierender Katecholamine schwer zu unterscheiden. Für das Auftreten einer Kälteangina werden eine α-adrenerg vermittelte Reflex-Vasokonstriktion und die Zunahme des peripheren Widerstandes (Nachlasterhöhung) verantwortlich gemacht. Ebenso kann Angst Angina pectoris auslösen. Beide Beispiele setzen allerdings vorbestehende Einengungen der Koronarien voraus.

Gesunde Endothelzellen setzen den **endothelabhängigen Relaxationsfaktor** (engl.: endothelium derived relaxation factor, **EDRF;** chemisch: Stickstoffmonoxyd (NO)) frei. Er wird durch das Enzym NO-Synthetase aus L-Arginin abgespalten und stimuliert die Guanylyl-Cyclase. Ein Anstieg des cGMP (zyklisches Guanosinmonophosphat) ist die Folge. cGMP reduziert die Calciumsensitivität der kontraktilen Proteine der glatten Gefäßmuskulatur und erniedrigt das freie Calcium, was zu einer Vasodilatation führt.

Stimuli der Stickstoffmonoxydfreisetzung sind z.B. Thrombin, ADP (Adenosindiphosphat), Bradykinin und die an der koronaren Gefäßwand durch das vorbeifließende Blut entstehenden Scherkräfte, die so eine flußabhängige Vasodilatation vermitteln.

Eine Störung der Stickstoffmonoxydbildung beobachtet man bei Hypercholesterinämie, dagegen führen Superoxidanionen zu einer rascheren Stickstoffmonoxyd-Inaktivierung.

Pathomechanismen bei Koronarinsuffizienz

Die häufigste Ursache obliterativer Veränderungen der Koronargefäße ist die koronare Herzerkrankung.

Sie entsteht im Verlauf vieler Jahre und geht aus Lipidflecken, den sogenannten **„fatty streaks"** hervor. Diese Veränderungen der koronaren Intima sind rückbildungsfähig und finden sich normalerweise bereits in frühester Jugend.

Im weiteren Verlauf folgt eine Einwanderung von Monozyten, die als Makrophagen durch intrazelluläre Lipideinlagerung eine Umwandlung sog. Schaumzellen **(„foam cells")** erfahren können.

Später treten zusätzlich extrazelluläre Fettablagerungen auf, die eine Proliferation glatter Muskelzellen nach sich ziehen. Diese Muskelzellen können sich in Fibroblasten umwandeln, sich mit Kollagen umgeben, so die Lipidformationen versiegeln und damit einen sogenannten **„advanced plaque"** bilden. Dabei kann das Verhältnis zwischen lipidhaltigen und fibrösen Anteilen stark variieren.

Reißt die fibromuskuläre Schicht ein, die den atherosklerotischen Plaque lumenwärts überzieht, so kommt es bei dieser **Plaqueruptur** zur Freisetzung der im Plaque enthaltenen Lipide (hauptsächlich Cholesterin und dessen Ester). Diese Substanzen haben prothrombotische und vasokonstriktive Eigenschaften und können ein akutes koronares Ereignis auslösen.

Inwieweit neben diesen degenerativen Veränderungen auch entzündliche Prozesse die Gefäßveränderungen mitbestimmen, ist Gegenstand der Forschung. Ragen die atherosklerotischen Veränderungen weit genug in das Gefäßlumen hinein, kommt es zur Koronarinsuffizienz.

Die **Koronarinsuffizienz** ist als ein Mißverhältnis zwischen myokardialem Sauerstoffangebot und -verbrauch definiert, in dessen Folge sich der myokardiale Gehalt an energiereichen Phosphaten reduziert. Das Sauerstoffangebot kann durch Hindernisse im Verlauf der Koronarien verringert werden, wie z.B. durch atherosklerotische Stenosen, Thrombenbildung oder Spasmen. Auch eine schwere Anämie kann das Sauerstoffangebot vermindern.

Kommt es aufgrund eines vermehrten Sauerstoffbedarfs, z.B. bei einem Hypertonieherz oder bei der Aortenstenose, trotz normaler Koronargefäße zu einer Ischämie, ist von einer **relativen Koronarinsuffizienz** die Rede.

Die myokardiale Blutversorgung erfolgt von den epikardial liegenden Leitungsgefäßen zum Endokard hin. Dabei nimmt der extravaskuläre Anteil des koronaren Widerstandes von epikardial nach endokardial kontinuierlich zu. Normalerweise wird dies durch eine Vasodilatation der endokardnah verlaufenden Gefäße kompensiert.

Sind bei der koronaren Herzerkrankung die epikardialen Gefäße stenosiert, kommt es zunächst zu einer Ischämie der subendokardialen Schichten. Diese **Innenschichtischämie** macht sich elektrokardiographisch durch eine Senkung der ST-Strecke bemerkbar (Abb. 13-8). Betrifft die Ischämie die gesamte Wand **(transmurale Ischämie)**, stellt sich, wie z.B. beim akuten Herzinfarkt, eine Hebung der ST-Strecke ein (Abb. 13-8).

Beim **akuten Verschluß eines Koronargefäßes** kommt es innerhalb von etwa 20 Sekunden zunächst zu einer Störung der diastolischen Relaxation. Die diastolische Druck-Volumen-Beziehung verschiebt sich zu höheren linksventrikulären Füllungsdrücken (Abb. 13-3).

Kurz danach nimmt auch die Kontraktilität des betroffenen Myokardsegmentes ab. Gleichzeitig wird im Herzmuskel ein Abfall energiereicher Phosphate sowie eine Akkumulation von Lactat und Mononukleotiden nachweisbar.

Die Störung der Relaxation erklärt sich durch eine Abnahme der energieabhängigen Calcium-Aufnahme in das sarkoplasmatische Retikulum. Die Einschränkung der systolischen Funktion kommt durch die verminderte Freisetzung von Calcium-Ionen aus dem sarkoplasmatischen Retikulum und durch einen pH-Abfall zustande.

Etwa 30 bzw. 40 Sekunden nach Gefäßverschluß weisen elektrokardiographische Veränderungen der ST-Strecke und Angina pectoris (s.u.) auf die Durchblutungsstörung hin. Die Sequenz dieser Ereignisse wird als **ischämische Kaskade** bezeichnet. Man kann sie auch während belastungsinduzierter Ischämie beobachten.

Stunned myocardium definiert einen reversiblen Kontraktilitätsverlust des Myokards in der Folge einer vorübergehenden Ischämie, wobei die Integrität der Zelle erhalten bleibt. Dieses Phänomen kann z.B. nach einem schweren Angina-pectoris-Anfall beobachtet werden.

Auch beim **hibernating myocardium** liegt ein Funktionsverlust der myokardialen Kontraktilität ohne Zelluntergang vor. Ursächlich ist dabei der Koronarfluß jedoch chronisch reduziert. Nach Normalisierung der Perfusion ist dieser Zustand ebenfalls voll reversibel.

Im Tierexperiment ließen mehrere wenige Minuten anhaltende ischämische Episoden, die jeweils noch keinen Zelluntergang zur Folge haben, bei einer nachfolgenden, längerdauernden Myokardischämie einen kleineren Infarkt auftreten als zu erwarten **(ischämische Präkonditionierung).**

Klinisch entspricht dies der Beobachtung, daß ein Myokardinfarkt in der Regel kleiner ausfällt, wenn vor dem Infarkt pektanginöse Beschwerden bestanden.

Neben Adenosin- und Bradykininrezeptoren spielen Proteinkinase C und der ATP-abhängige Kalium-Kanal bei diesem Adaptionsmechanismus eine Rolle. Etwa 4 Tage nach den initialen Ischämien tritt, wohl vermittelt durch Synthese sogenannter Hitzeschockproteine, eine zweite Phase vermehrter Ischämietoleranz ein.

S Entstehung der Symptome

Hauptsymptom der koronaren Herzerkrankung ist die **Angina pectoris**, ein viszeraler Schmerz. Er ist meist retrosternal lokalisiert und kann in den Hals- und Unterkieferbereich, in die Arme, die Interskapularregion oder den Oberbauch ausstrahlen.

Der genaue Mechanismus der Schmerzentstehung ist unbekannt.

Bei der **stabilen Angina pectoris** bleiben Häufigkeit und Schwere der Schmerzen definitionsgemäß über lange Zeit konstant.

Für eine **instabile Angina pectoris** muß eines der drei folgenden Kriterien zutreffen:

- zunehmende Schwere oder Häufigkeit von Angina pectoris-Anfällen (Crescendo-Angina)
- Ruhe-Angina oder Angina bei geringster Belastung,
- jede Erstangina.

Eine instabile Angina geht in etwa 20% der Fälle in einen Myokardinfarkt über. Sie wird deshalb auch als **Prä-Infarktangina** bezeichnet.

Angina pectoris entsteht durch erhöhten Sauerstoffbedarf z.B. während Belastung oder psychischen Streßsituationen. Bei stabiler Stenosemorphologie tritt die Symptomatik stets bei gleicher Belastungshöhe ein.

Meist liegt eine **konzentrische Stenose** vor, bei der das Lumen konzentrisch durch den atheromatösen Plaque eingeengt ist.

Im Falle **exzentrischer Stenosen** finden sich im stenosierten Gefäßsegment noch intakte Anteile glatter Gefäßmuskulatur. Dies erklärt, daß bei vielen Patienten durch Schwankungen des Vasomotorentonus die Belastungs-Schwelle der Angina pectoris variabel ist.

Für eine instabile Angina kommen zwei Mechanismen ursächlich in Frage:

- eine Progression der koronaren Herzerkrankung und
- eine **Plättchen-Aggregation** und **Thrombus-Formation** ausgelöst durch Lipidfreisetzung bei der Ruptur eines atheromatösen Plaques (häufiger).

Die bei der Plaqueruptur freigesetzten Lipide verursachen wegen ihrer potenten vasospastischen Eigenschaften eine zusätzliche Flußbehinderung im distal der Plaqueruptur liegenden Gefäßstromgebiet. Im EKG treten passagere Veränderungen der T-Welle und der ST-Strecke auf.

Als **stumme Ischämie** bezeichnet man eine elektrokardiographisch dokumentierte Senkung der ST-Strecke ohne gleichzeitige pektanginöse Beschwerden. Sie entsteht z.B. infolge einer diabetischen Neuropathie, die eine Weiterleitung von Schmerzsignalen verhindert. Prognostisch unterscheiden sich stumme und pektanginöse Myokardischämien nicht.

Die Schwere einer Ischämie ist nicht immer streng von der Hochgradigkeit einer Koronarstenose abhängig. Dies erklärt sich durch **Ausbildung von Kollateralkreisläufen,** die eine retrograde Füllung eines stenosierten Gefäßes erlauben. Im Falle eines allmählichen Gefäßverschlusses kann dadurch sogar eine Infarzierung des betroffenen Gefäßareals verhindert werden.

Herzinfarkt

Der menschliche Herzmuskel toleriert Ischämiezeiten bis zu etwa 20 Min. Besteht die Ischämie länger, so kommt es nach einer Phase der **Zellschwellung,** die durch ödembedingte Kompression der umgebenden Kapillaren eine weitere Einschränkung der Koronarperfusion verursacht, zum **irreversiblen Zelluntergang, dem Herzinfarkt.**

Dabei werden intrazelluläre Enzyme und Proteine freigesetzt, wie Myoglobin, Troponin T und Troponin I, Kreatinkinase, GOT und Lactatdehydrogenase. Diese Proteine, hier genannt in der zeitlichen Reihenfolge ihres Auftretens, sind für die klinisch-chemische **Infarktdiagnostik** bedeutsam.

Ätiologie und Pathogenese

Ursächlich liegt dem Infarkt meist eine akute Ruptur eines atheromatösen Plaques mit anschließender Ausbildung eines okklusiven Thrombus zugrunde. Als weitere, jedoch seltene Ursachen kommen arterielle Embolien, eine Dissektion der Aorta ascendens unter Einschluß eines oder beider Koronarostien, Koronarspasmen unter Kokainmißbrauch oder ein Trauma in Frage.

Ein Myokardinfarkt kann als **intramuraler** Infarkt lediglich die Innenschicht des Herzmuskels erfassen. Im Gegensatz dazu betrifft ein **transmuraler** Infarkt alle Schichten des Myokards.

Die **Mortalität** nach Myokardinfarkt beträgt etwa 50% innerhalb des ersten Monats. Etwa zwei Drittel der Todesfälle treten innerhalb der ersten Stunde meist infolge einer schweren **linksventrikulären Insuffizienz** oder eines **kardiogenen Schocks** auf (s. Kap. 17).

Entstehung der Symptome

Bei etwa 60% aller im Krankenhaus aufgenommenen Infarkt-Patienten werden **Herzrhythmusstörungen** jeglicher Art registriert.

Gefürchtet sind schwere ventrikuläre Tachykardien, Kammerflimmern und hochgradige atrioventrikuläre Überleitungsstörungen (s.u.).

Die **tachykarden Rhythmusstörungen** kommen durch Reentry-Mechanismen, erhöhte Automatie oder getriggerte Aktivität (s.u.) zustande.

Die Blutversorgung des Erregungsleitungssystems erklärt das häufige Auftreten **bradykarder Rhythmusstörungen** bei Verschlüssen der rechten Kranzarterie, während bei Verschlüssen des Ramus interventricularis anterior häufig **Schenkelblöcke** vorkommen.

Zwischen dem 1. und 4. Tag nach Infarkt häufen sich **Rupturen** myokardialer Strukturen. Ein während dieser Periode neu auftretendes Systolikum muß an einen infarktbedingten **Ventrikelseptumdefekt** oder an eine **akute Mitralinsuffizienz** infolge eines partiellen oder kompletten Papillarmuskelabrisses denken lassen. Ebenso ist eine **Perikardtamponade** möglich.

Innerhalb der ersten 48 h nach Infarkt entwickeln 15% der Patienten das Reibegeräusch einer **Perikarditis.** Echokardiographisch läßt sich bei einem Viertel ein hämodynamisch meist unbedeutender Perikarderguß beobachten.

Nach einem größeren Infarkt (besonders häufig nach großen transmuralen Vorderwandinfarkten) kann sich im mittelfristigen Verlauf ein **Ventrikelaneurysma** ausbilden. Es ist definiert als ein diastolisch dilatierter Bereich der linksventrikulären Wand, der systolisch eine weitere Auswärtsbewegung erfährt. Wegen der ineffektiven Verschiebung von Blut in den aneurymatischen Sack während der Systole begünstigen Aneurysmen die Entstehung einer chronischen Herzinsuffizienz.

Man unterscheidet **echte und falsche Aneurysmen** (s.a. Kap. 14.2.6), je nach dem, ob die Wand der Aussakkung durch myokardiales Gewebe oder nach einer gedeckten Perforation nur durch verklebtes Perikard gebildet wird.

Falsche Aneursymen neigen zur Ruptur, weshalb eine rasche operative Intervention notwendig ist. Innerhalb des Aneurysmas, aber auch im Bereich akinetischer Myokardbezirke, können infolge intraventrikulärer Hämostase und nachteilig veränderterer Oberflächenverhältnisse **intrakavitäre Thromben** entstehen und **embolisieren.** Aneurysmen gehen mit einer hohen Inzidenz von **Spätpotentialen** und **ventrikulären Tachykardien** (s.u.) einher.

2–10 Wochen nach Myokardinfarkt kann ein gegen myokardiale und perikardiale Strukturen gerichtetes Autoimmungeschehen zum sogenannten **Postmyokardinfarkt-Spätsyndrom (Dressler-Syndrom)** führen. Die Patienten leiden unter Fieber, Brustschmerzen und Pleuraergüssen. Außerdem kann ein Perikarderguß auftreten.

13.2.7 Herztumoren

Primäre Tumoren des Herzens sind selten. Den größten Anteil stellen mit etwa 75% benigne Tumoren dar, davon sind die Hälfte Myxome. Von den malignen Tumoren des Herzens sind etwa die Hälfte Sarkome.

Das **Myxom** ist meist an der linksatrialen Seite des Vorhofseptums lokalisiert. Es werden aber auch rechtsatriale und ventrikuläre Lokalisationen beschrieben. Die Abgrenzung eines Myxoms zum Vorhofthrombus ist klinisch oft schwierig.

Die **Pathophysiologie** des Myxoms wird durch seine Lokalisation und der sich daraus ergebenden Obstruktion des Blutflusses bestimmt. Linksatriale Myxome können durch passagere Verlegung der Mitralklappe Synkopen auslösen.

Embolische Komplikationen treten in 30–40% der Myxome auf, weshalb selbst bei geringer hämodynamischer Bedeutung eine rasche operative Entfernung des Tumors anzustreben ist.

Metastatische kardiale Tumoren sind viel häufiger als primäre Tumoren und finden sich bei 20% der Patienten, die an einem Malignom versterben.

Ausgangstumoren sind häufig ein malignes Melanom, Leukämien und Lymphome. Meist ist das Perikard betroffen. Myokardiale und endokardiale Absiedlungen sind selten. Die pathophysiologischen Folgen eines perikardialen Befalles gleichen denen eines Perikardergusses oder einer Perikardtamponade (s.u.).

13.2.8 Perikarderkrankungen

Eine **Perikarditis** kann idiopathisch, infektiös, immunologisch, neoplastisch, traumatisch oder urämisch bedingt sein. Sie kann trocken fibrinös oder exsudativ mit purulenter, seröser oder hämorrhagischer Ergußbildung verlaufen.

Die trockene Form führt nicht zu einer hämodynamischen Beeinflussung.

Geht die fibrinöse Form in die exsudative Form über, verschwindet ein vorher vernehmbares Perikardreiben und echokardiographisch läßt sich ein **Perikarderguß** nachweisen.

Das Perikard ist nur gering dehnbar. Wenn der intraperikardiale Druck (Druck zwischen viszeralem und parietalem Blatt des Perikards) infolge des Ergusses ansteigt, wird daher zunächst das rechte, später auch das linke Herz komprimiert und die diastolische Füllung des Herzens behindert **(Perikardtamponade).**

Mit der Abnahme des Schlagvolumens kommt es zur Tachykardie. Bei der körperlichen Untersuchung fällt ein **Pulsus paradoxus** auf, d.h. der systolische Blutdruck nimmt während Inspiration um mehr als 20 mmHg ab.

Neben der Perikarditis stellen ein in das Perikard rupturiertes Aortenaneursyma und eine infarktbedingte Myokardruptur gelegentliche Ursachen einer Perikardtamponade dar.

Chronische Perikardergüsse verursachen meist keine hochgradige hämodynamische Beeinträchtigung, da sich das Perikard allmählich den veränderten Volumenverhältnissen anpaßt.

Vernarbt das Perikard im chronischen Verlauf nach einer Perikarditis, entsteht eine **Perikarditis constrictiva (Panzerherz).** Auch dabei ist die diastolische Füllung behindert. Daher steigen die intraventrikulären Drücke, ausgehend von einem sehr niedrigen frühdiastolischen Druck, rasch an um einen plateau-förmigen Druckangleich während der Diastole in allen vier Herzkammern zu erreichen (Quadratwurzel-Zeichen oder dip-Plateau-Phänomen).

Wegen des erhöhten rechtsatrialen Druckes kommt es zu peripheren Ödemen, Hepatomegalie und Aszites. Zusätzlich klagen die Patienten häufig über Müdigkeit, da das Herzminutenvolumen vermindert ist.

13.2.9 Rhythmusstörungen

Klassifikation und Entstehungsmechanismen

Rhythmusstörungen werden wie folgt klassifiziert:

- zum einen nach **bradykarder**, d.h. zu langsamer, oder nach **tachykarder**, d.h. zu schneller Herzaktion. Der Extremfall der Bradykardie ist die **Asystolie,** bei der keine elektrische Herzaktion mehr auftritt.
- Darüber hinaus wird in **nomotope**, d.h. im Sinusknoten entstehende, und **heterotope**, außerhalb des Sinusknoten entstehende Rhythmusstörungen unterteilt.
- Als drittes Unterscheidungsmerkmal trennt man, ebenfalls nach Ursprung der Störung, in **supraventrikuläre** und **ventrikuläre** Rhythmusstörungen.
  Da supraventrikuläre Tachykardien eine normale Kammererregung zur Folge haben, weisen sie in der Regel schmalbasige Kammerkomplexe auf. Dagegen führt die aberante Leitung ventrikulärer Tachykardien immer zu breitbasigen Kammerkomplexen.
- Desweiteren können Rhythmusstörungen **paroxysmal,** d.h. anfallsweise auftreten oder eine **anhaltende** Störung darstellen.

Bradykarde Rhythmusstörungen entstehen infolge

- verminderter Automatie oder infolge von
- Blockierungen im Sinus- oder AV-Knotenbereich.

Als **Ursache** tachykarder Rhythmusstörungen kommen in Frage:

- eine getriggerte Aktivität,
- eine gesteigerte und abnormale Automatie oder
- Reentry-Mechanismen.

Gesteigerte Automatie beschreibt eine unter pathologischen Bedingungen auftretende Beschleunigung der automatischen diastolischen Depolarisation (Phase 4 des Aktionspotentials [Abb. 13-1]) bei Zellen, die auch sonst zur spontanen Reizbildung fähig sind.

Entwickeln dagegen normalerweise nicht aktive Myokardzellen spontane Depolarisationen, wird dies als **abnormale Automatie** bezeichnet.

Bei der **getriggerten Aktivität** wird nach einem vorausgehenden Aktionspotential durch frühe (während der Repolarisationsphase auftretende) oder verzögerte (nach der Repolarisationsphase auftretende) **Nachdepolarisationen** erneut die Reizschwelle erreicht. Danach treten in der Regel mehrere in kurzem Abstand gekoppelte Aktionspotentiale auf.

Frühe Nachdepolarisationen werden durch Bradykardien und Situationen mit Verlängerung der QT-Zeit (s.u.) begünstigt, umgekehrt führen Frequenzsteigerung oder Ca^{2+}-Überladung zu späten Nachdepolarisationen.

Reentry-Tachykardien sind durch das Auftreten einer kreisenden Erregung charakterisiert. Dafür müssen 3 Bedingungen erfüllt sein (Abb. 13-7):

- Zwei getrennte Leitungsbahnen (eine schnelle mit langer Refraktärzeit, eine langsame mit kurzer Refraktärzeit) müssen vorliegen, die funktionell einen geschlossenen Kreis bilden.
- Eine dieser Bahnen muß einen **unidirektionalen Block** entwickeln (d.h. die Erregung wird nur in einer Richtung fortgeleitet, während die andere Richtung blockiert ist).
- Die Leitungsgeschwindigkeit muß entlang der nichtgeblockten Leitungsbahn so langsam sein, daß das Produkt aus Leitungsgeschwindigkeit und Refraktärzeit kleiner ist als die Leitungsstrecke.

Als Beispiel soll eine AV-Knoten-Reentry-Tachykardie dienen (Abb. 13-7).

Reentry-Kreise werden als Ursache für folgende Rhythmusstörungen angenommen:

- auf **Vorhofebene** für Vorhofflattern und Vorhofflimmern,
- auf Höhe des **AV-Knotens** für AV-Knoten-Reentry-Tachykardien, für Tachykardien bei Präexzitations-

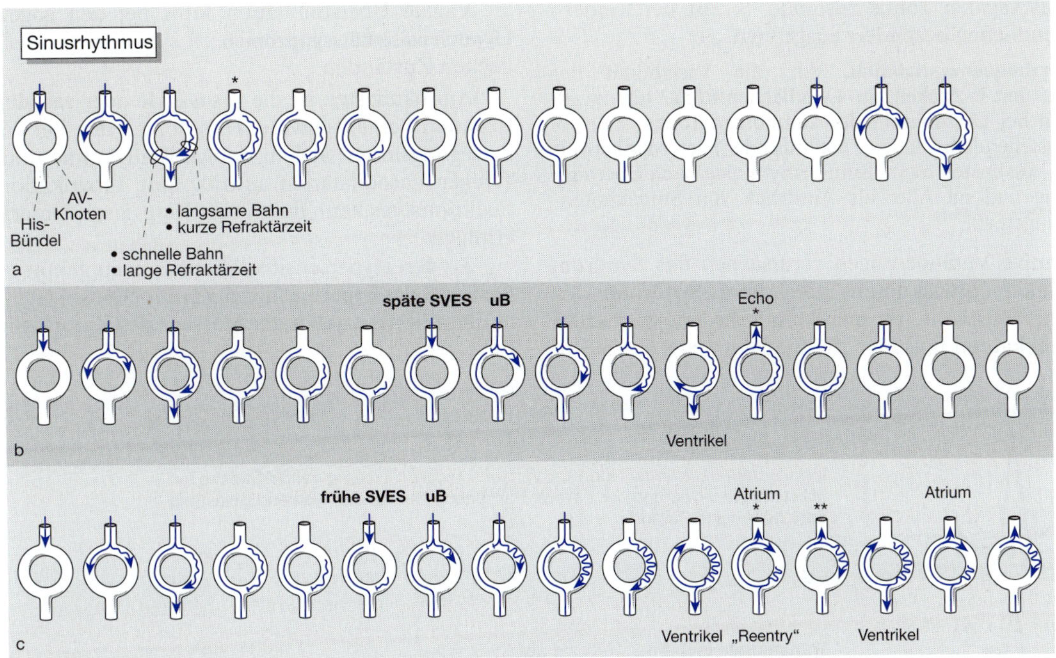

Abb. 13-7 Schematische Darstellung der Erregungsabläufe bei einer AV-Reentry-Tachykardie. Die einzelnen Schemata stellen die zeitliche Abfolge dar, wobei der zeitliche Ablauf nicht maßstabgerecht (kontinuierlich) ist. Die Pfeile stehen für den Erregungsablauf. Je stärker die Schlängelung, desto langsamer ist die Leitungsgeschwindigkeit. Die Pfeillänge symbolisiert die Zone der Refraktärität.

a) **Sinusrhythmus.** Nachdem die Erregung der langsamen Bahn den Zusammentritt beider Bahnen erreicht, wird dieses Signal wegen Refraktärität der schnellen Bahn nicht weitergeleitet (*), so daß nur die Aktionen des Sinusknotens die Ventrikel erreichen.

b) Eine **spät einfallende supraventrikuläre Extrasystole** (SVES, oder auch ein bei der elektrophysiologischen Untersuchung gezielt gesetzter elektrischer Stimulus) führt zu einem **„Echoschlag"**, ein Reentry kann wegen Refraktärität der langsamen Bahn (*) noch nicht eintreten. uB: Auftreten des unidirektionalen Blocks in der schnellen Bahn.

c) Eine **frühe supraventrikuläre Extrasystole** (oder auch ein früherer elektrophysiologischer Stimulus) trifft auf eine noch mehr verlangsamte alternative Bahn. Dadurch kommt es zu einer Zunahme der AV-Überleitungszeit. Nachdem die schnelle Bahn erreicht ist, findet über diese eine retrograde Erregung des Vorhofes statt (*) und bei aufgehobener Refraktärität der langsamen Bahn kommt es zum Wiedereintritt (Reentry) der Erregung in die langsame Bahn (**). uB: Auftreten des unidirektionalen Blocks in der schnellen Bahn.

syndromen (z.B. WPW-Syndrom (Wolff-Parkinson-White-Syndrom s.u.) und für Tachykardien bei akzessorischen Bahnen zwischen Vorhof und Ventrikelebene,

- auf **Ventrikelebene** kann es nach Infarkt infolge von Abnormalitäten und Inhomogenitäten der Leitung und der Refraktärität zu Reentry-Tachykardien kommen.

Diese Abnormalitäten lassen sich mittels hochverstärkten EKG-Ableitungen als sogenannte **Spätpotentiale** am Ende des QRS-Komplexes nachweisen.

Allen Reentry-Tachykardien und einigen Tachykardien mit getriggerter Aktivität durch verzögerte Nachdepolarisationen ist gemeinsam, daß sie durch programmierte elektrische Stimulation ausgelöst werden können. Dies ist bei Tachykardien, die aufgrund gesteigerter oder abnormer Automatie oder aufgrund getriggerter Aktivität mit frühen Nachdepolarisationen entstehen, unmöglich.

Nomotope Erregungsbildungsstörungen

Nomotope Erregungsbildungsstörungen entspringen dem Sinusknoten und umfassen Sinustachykardie, Sinusbradykardie, Sinusarrhythmien sowie das Sick-Sinus-Syndrom.

Ä/P Ätiologie und Pathogenese

Von einer **Sinustachykardie** spricht man ab einer Frequenz von mehr als 100 Schlägen pro Minute. Sie wird physiologischerweise bei Säuglingen, Kleinkindern und bei Belastung beobachtet.

Unter pathologischen Umständen tritt sie häufig als **Kompensationsmechanismus** auf, z.B. bei einer Anämie, einer Herzinsuffizienz, im Schock, bei konstriktiven Perikarderkrankungen oder beim Cor pulmonale, jeweils infolge eines erhöhten Sympathikotonus. Darüber hinaus führen Hyperthyreose und Fieber zu einer Sinustachykardie.

Eine **Sinusbradykardie,** d.h. eine Frequenz unter 60/min, ist normalerweise Ausdruck eines guten kardiovaskulären Trainingszustandes mit erhöhtem Vagotonus.

Eine pathologische Sinusbradykardie kommt bei vasovagalen Reaktionen, bei Typhus, bei Hirndruck und z.B. bei Hypothyreose vor.

Fällt die Frequenz unter 40/min, so reicht der kompensatorische Anstieg des Schlagvolumens meist nicht mehr zur Aufrechterhaltung eines normalen Herzminutenvolumens aus.

Eine **Sinusarrhythmie** ist normalerweise **respiratorisch** bedingt und kommt durch zyklische reflektorische Hemmung des vagalen Tonus zustande. Sie ist bei Kindern und Jugendlichen besonders ausgeprägt.

Die **Herzfrequenzvariabilität,** d.h. die Variabilität der Abstände der R-Zacken im Oberflächen-EKG, nimmt im Alter und bei Dysfunktion des autonomen Tones, z.B. bei länger bestehendem Diabetes mellitus oder nach Myokardinfarkt, ab. Ansonsten treten Sinusarrhythmien nach Überdigitalisierung und im Alter als Ausdruck von Sinusknotenerkrankungen auf.

Degenerative Veränderungen verursachen das Syndrom des kranken Sinusknotens **(Sick-Sinus-Syndrom).** Es bezeichnet Zustände mit meist bradykarden, wechselnd auch tachykarden Episoden des Sinusknotens.

Vagale Überstimulation führt bei den sogenannten **Hypersensitivitätssyndromen** zu synkopalen oder kollaptischen Zuständen.

Am häufigsten ist die **vasovagale oder vasodepressive Reaktion:** eine schwere Hypotonie, die bei längerem bewegungslosem Stehen infolge Bradykardie und gleichzeitiger Vasodilatation auftritt. Eine Provokation dieses Reaktionstyps kann durch eine Kipp-Tisch-Untersuchung erfolgen.

Zu den Hypersensitivitätssyndromen gehört auch das **Syndrom des hypersensitiven Karotis-Sinus**. Dabei kommt es definitionsgemäß unter Massage des Karotis-Sinus

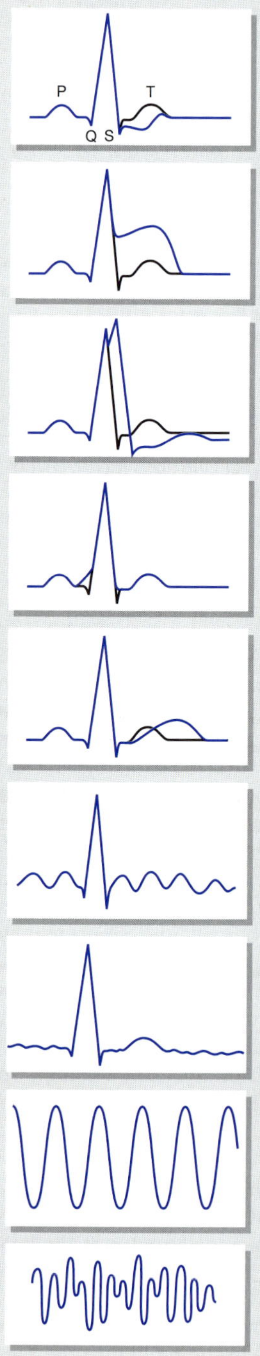

Innenschichtischämie: Normaler Verlauf schwarz. Senkung der ST-Strecke mit teilweiser Negativierung der T-Welle. Passagerer Befund z.B. während Belastung oder bei Angina Pectoris.

Transmurale Ischämie: Hebung der ST-Strecke. Zeichen eines akuten Herzinfarktes.

Schenkelblock: Der QRS-Komplex ist auf über 120 msec verbreitert. Sekundär treten Störungen der Repolarisation (ST-Strecke, T-Welle) auf. Ein Schenkelblock kann passager oder permanent bestehen.

Delta-Welle: Zeichen der vorzeitigen Kammererregung infolge einer neben dem AV-Knoten bestehenden zusätzlichen erregungsleitenden Struktur. Z.B. beim WPW-Syndrom.

Verlängerung der QT-Zeit: Angeboren beim QT-Syndrom, erworben z.B. infolge Klasse-Ia- oder -III-Antiarrhythmika, bei Hyperkaliämie oder Hyperkalzämie. Prädisponiert zu Torsades de Pointes-Tachykardien.

Vorhofflattern: Regelmäßige, sägezahnähnliche, tachykarde Vorhofaktion (Vorhoffrequenz 250–350/min)

Vorhofflimmern: Unregelmäßige, feinschlägige Vorhofaktion (Vorhoffrequenz 400 bis 600/min) mit unregelmäßiger Überleitung der Erregung auf die Kammern (absolute Arrhythmie).

Kammerflattern: Lebensbedrohliche Rhythmusstörung (Kammerfrequenz 150 bis 300/min). Kann in Kammerflimmern übergehen.

Kammerflimmern: Lebensbedrohliche Rhythmusstörung (Kammerfrequenz 400–600/min). Kann sehr feinschlägig sein und dann einer Asystolie gleichen. Muß so schnell wie möglich durch elektrische Defibrillation beendet werden.

Abb. 13-8 Beispiele wichtiger elektrokardiographischer Veränderungen.

- entweder **kardioinhibitorisch** zu einer Asystolie von über 3 Sekunden Dauer oder
- **vasodepressiv** zu einem systolischen Blutdruckabfall um mehr als 50 mmHg.

Selten ist der **paroxysmale Sinusarrest**, der durch anfallsweise Störung der Sinusknotenfunktion mit Asystolien bis zu einer halben Minute Dauer gekennzeichnet ist, ohne daß eine sonstige Herzerkrankung vorliegt.

Therapeutisch sind die vasodepressiven Reaktionen des Hypersensitivitätssyndroms kaum zu beeinflussen, während die bradykarde Komponente durch Atropin oder Implantation eines Schrittmachers behandelt werden kann.

Heterotope Erregungsbildungsstörungen

Extrasystolen sind **vorzeitig** einfallende Erregungen ektopen Ursprungs. Im Gegensatz dazu entstehen **Ersatzsystolen** infolge der Automatie nachgeordneter Zentren, wenn das vorherrschende, übergeordnete Zentrum blockiert ist. Sie treten **nach** Ablauf des regulären RR-Intervalls auf.

Supraventrikuläre Extrasystolen weisen, da sie eine reguläre Kammererregung ermöglichen, wie supraventrikuläre Tachykardien meist schmale QRS-Komplexe auf. Gelegentlich besitzen jedoch auch supraventrikuläre Extrasystolen eine breite, schenkelblockartige Konfiguration, wenn die Erregungsausbreitung im ventrikulären Bereich gleichzeitig partiell blockiert ist. So können supraventrikuläre mit **ventrikulären Extrasystolen** verwechselt werden, die immer breite Kammerkomplexe haben.

Extrasystolen linksventrikulären Ursprungs haben eine rechtsschenkelblockartige Konfiguration, umgekehrt weisen linksschenkelblockartig aussehende Kammerkomplexe auf einen rechtsventrikulären Ursprung hin.

Supraventrikuläre und ventrikuläre Extrasystolen kommen auch bei Herzgesunden vor und sind dann harmlos. Da eine Extrasystole vorzeitig einfällt, verkürzt sich die diastolische Füllung, und das Schlagvolumen wird verringert. Kommt es nach einer Extrasystole infolge Refraktärität zu einer kompensatorischen Pause, so ist das Schlagvolumen der postextrasystolischen Aktion vermehrt **(postextrasystolische Potenzierung).** Die dabei auftretende abrupte Blutdruckschwankung kann vom Patienten als „Extraschlag" oder „Aussetzer" bemerkt werden. Derartige Sensationen werden als **Palpitationen** bezeichnet.

Entspringen Extrasystolen der gleichen Lokalisation, so haben sie in der EKG-Registrierung immer die gleiche Konfiguration und werden dann als **monotope Extrasystolen** bezeichnet.

Entstehen die Extrasystolen an verschiedenen Stellen, sehen sie im EKG verschiedenartig aus, man spricht von **polytopen Extrasystolen.**

Wenn eine Extrasystole regelmäßig nach jedem ersten, zweiten oder dritten Normalschlag auftritt, wird dies als **Bigeminus, 2:1- oder 3:1- Extrasystolie** bezeichnet. Zwei aufeinander folgende Extrasystolen werden **Couplet** genannt, drei oder mehr werden als **Salve** bezeichnet. Ab 5 unmittelbar hintereinander folgenden Extrasystolen spricht man von einer **Tachykardie.**

Supraventrikuläre Tachykardien

Supraventrikuläre Tachykardien haben ihren Ursprung proximal der Bifurkation des His-Bündels. Dazu zählen Sinustachykardien (s.o.), die relativ seltenen Vorhoftachykardien, Tachykardien bei Vorhofflattern und Vorhofflimmern sowie die paroxysmalen supraventrikulären Tachykardien aufgrund von Reentry-Mechanismen (AV-Reentry-Tachykardie, akzessorische atrio-ventrikuläre Bahnen).

Beim **Vorhofflattern** (Abb. 13-8) treten etwa 250 bis 350 regelmäßige Vorhofaktionen pro Minute auf. Im Oberflächen-EKG ist dabei ein sogenanntes **Sägezahnmuster** sichtbar.

Eine Überleitung jeder Vorhofaktion auf die Kammern (1:1 Überleitung) wird meist durch die physiologische Refraktärität des AV-Knotenbereichs verhindert. Typischerweise kommt es zur Überleitung jeder zweiten Vorhofaktion (2:1-Überleitung) und damit zu Kammerfrequenzen um 140/Minute, jedoch kann auch eine 3:1- oder 4:1-Überleitung mit entsprechend niedrigerer Kammerfrequenz bestehen.

Beim **Vorhofflimmern** (Abb. 13-8) ist die elektrische und damit auch die mechanische Aktion der Vorhöfe völlig ungeordnet, im Oberflächen-EKG sind lediglich kleine, unregelmäßige Schwankungen der Grundlinie mit Frequenzen zwischen 350 und 600/Minute erkennbar.

Vorhofflimmern kommt als begleitende Rhythmusstörung bei Mitralvitien, hypertensiver Kardiomyopathie, koronarer Herzerkrankung und anderen kardialen Erkrankungen vor. Die Wahrscheinlichkeit des Auftretens steigt mit zunehmender Vorhofgröße.

Idiopathisches Vorhofflimmern bei ansonsten Herzgesunden (engl.: **Lone atrial fibrillation)** ist selten.

T Therapieansätze

Therapeutisch sollte bei Vorhofflattern und -flimmern eine medikamentöse oder elektrische Kardioversion mit Etablierung eines Sinusrhythmus angestrebt werden. Gelingt dies nicht, muß zur Verbesserung der ventrikulären Füllung die AV-Überleitung medikamentös (Digitalis, β-Blocker oder Calciumantagonisten) soweit kontrolliert werden, daß Kammerfrequenzen unter 100/Minute erreicht werden.

Bei Vorhofflattern ist als relativ neues Verfahren eine Behandlung durch Unterbrechung des Reentrykreises mittels Katheterablation möglich.

Ventrikuläre Tachykardien

Ä/P Ätiologie und Pathogenese

Ventrikuläre Tachykardien haben ihren Ursprung unterhalb des AV-Knotens. Die QRS-Breite der Kammerkomplexe beträgt mindestens 0,14 Sekunden.

Behält der QRS-Komplex seine Konfiguration während der Tachykardie unverändert bei, nennt man dies eine **monomorphe ventrikuläre Tachykardie,** verändert sich die Konfiguration, ist von **polymorphen Tachykardien** die Rede.

Man unterscheidet **anhaltende** und **nicht anhaltende ventrikuläre Tachykardien,** je nachdem, ob sie mehr oder weniger als 30 Sekunden dauern.

Monomorphe ventrikuläre Tachykardien werden in der Regel durch Reentry-Mechanismen verursacht, polymorphe durch erhöhte Automatie. Monomorphe ventrikuläre Tachykardien entstehen überwiegend auf dem Boden einer koronaren Herzerkrankung, und zwar um so wahrscheinlicher bei reduzierter linksventrikulärer Auswurffraktion, großer Infarktdehnung oder nach Aneurysmabildung.

Die Inzidenz von Spätpotentialen, die meist endokardialen Regionen entspringen, ist bei Patienten mit anhaltenden monomorphen ventrikulären Tachykardien erhöht. Typisches Beispiel einer polymorphen Tachykardie sind die **Torsades de pointes,** die i.d.R. nicht anhaltend sind. Dabei zeigt sich elektrokardiographisch im Verlauf mehrerer QRS-Komplexe eine wechselnde Zu- und Abnahme der QRS-Amplitude. Alle ventrikulären Tachykardien können in Kammerflimmern übergehen.

Beim **Kammerflattern** (Abb. 13-8) zeigen sich elektrokardiographisch relativ regelmäßige sinusförmige Wellen mit einer Frequenz von 150–300/Minute.

Im Gegensatz zum Kammerflattern weist **Kammerflimmern** (Abb. 13-8) keinerlei Regelmäßigkeiten im EKG auf, die Frequenz liegt zwischen 400 und 600/Minute. Kammerflimmern ist die häufigste Ursache des plötzlichen Herztodes.

Liegt ein Kammerflimmern mit einer sehr geringen Amplitude vor, kann dies mit einer Asystolie verwechselt werden.

Kammerflattern und Kammerflimmern sind mit dem Leben nicht vereinbar, da sie zu einem Verlust der hämodynamisch wirksamen Herzaktion führen. Sie müssen daher umgehend durch elektrische Defibrillation beseitigt werden.

Elektromechanische Entkopplung bezeichnet den Ausfall mechanischer kardialer Aktivität bei fortgesetzter, regelmäßiger elektrischer Aktivität der Kammern. Ursächlich liegen schwere Ischämien, toxische Myokardschädigungen oder eine Überdosierung negativ inotroper Pharmaka vor, wobei der genaue Mechanismus letztlich nicht bekannt ist. Die Prognose ist sehr schlecht.

Präexzitationssyndrome

Bei den Präexzitationssyndromen findet die Kammererregung definitionsgemäß früher statt, als von einer normalen Überleitung der Vorhofaktion her zu erwarten. Diese vorzeitige Kammererregung erfolgt über zusätzliche, den AV-Bereich umgehende Strukturen (Tab. 13-6).

Im Oberflächen-EKG kann man je nach Verlauf der zusätzlichen Leitungsbahn einen vorzeitigen initialen Ausschlag des QRS-Komplexes, die sog. **Delta-Welle** erkennen (Abb. 13-8). Gelegentlich finden sich auch distal des AV-Knotens Strukturen, die vorzeitige Erregungsabläufe ermöglichen.

Ätiologie und Pathogenese

Die genannten Varianten entstehen familiär gehäuft im Rahmen von Entwicklungsstörungen des AV-Ringes (z.B. Morbus Ebstein, Mitralklappenprolaps).

Entstehung der Symptome

Hämodynamisch spielt es keine wesentliche Rolle, daß die Kammererregung vorzeitig abläuft. Allerdings kann das zusätzliche Faserbündel eine Reentry-Tachykardie ermöglichen, die dann ihrerseits zur hämodynamischen Kompromittierung führt.

20–30% der Patienten mit WPW-Syndrom neigen zu Vorhofflimmern. Dieses kann dann wegen der kurzen Refraktärzeit der akzessorischen Bahn und der dann umgangenen Filterfunktion des AV-Knotens über Kammertachykardien zu Kammerflimmern und plötzlichem Herztod führen.

Blockierungen

Normalerweise leitet der AV-Knoten die Erregung des Vorhofes mit einer Verzögerung zwischen 0,12 und 0,20 Sekunden auf die Kammern über. Ist diese Überleitung weiter verzögert oder ganz unterbrochen, so spricht man von einem AV-Block.

- Beim **AV-Block 1. Grades** beträgt die Überleitungszeit (im Oberflächen-EKG die PQ-Zeit) mehr als 0,20 Sekunden, es wird jede Vorhofaktion auf die Kammern übergeleitet. Die Vorhoffrequenz ist wie bei allen AV-Blockierungen nicht verlangsamt.
- Beim **AV-Block 2. Grades** werden vereinzelte P-Wellen nicht über den AV-Knotenbereich weitergeleitet. Der **AV-Block 2. Grades** vom **Typ Mobitz I** (auch Wenckebach-Typ genannt) zeigt zunächst eine von P-Welle zu P-Welle zunehmende PQ-Zeit, nach der zweiten oder späteren P-Welle kommt es dann zu einer kompletten Blockierung der Überleitung. Dieser Zyklus wiederholt sich immer wieder.
  Beim **Typ Mobitz II** werden einzelne Vorhofaktionen ohne vorhergehende Zunahme der PQ-Zeit nicht mehr auf die Kammer übergeleitet. Der Typ Mobitz II ist prognostisch ungünstiger und geht mit synkopalen Zuständen einher.
- Der **AV-Block 3. Grades** (kompletter AV-Block) verhindert die Überleitung jeglicher Vorhofaktion auf die Kammer. In der Regel sorgt dann ein AV-nodales oder ventrikuläres Schrittmacherzentrum für einen **Ersatzrhythmus,** der langsamer als der Sinushythmus ist.

Analog zu den atrioventrikulären Blockierungen klassifiziert man die selten auftretenden Formen des **sinu-aurikulären Blocks,** wobei sich lediglich sinuaurikuläre Blöcke zweiten und dritten Grades mittels Oberflächen-EKG feststellen lassen (Ausfall einer oder mehrerer zu erwartender P-Wellen). Ursache kann z.B. eine vagale Überstimulation, eine akute Myokarditis, eine Ischämie oder Fibrose des Vorhofgewebes sein.

Intraventrikuläre Leitungsstörungen führen zum elektrokardiographischen Bild eines **Schenkelblocks** (Abb. 13-8). Dabei läßt sich aus dem Oberflächen-EKG ablesen, ob der rechte oder linke Tawara-Schenkel betroffen ist, man spricht dann von **Rechts-** bzw. **Linksschenkelblock.**

Ist im Falle einer Blockierung im Bereich des linken Schenkels nur der anteriore oder posteriore Faszikel betroffen,

Tab. 13-6 Präexzitationssysndrome

Anatomisches Substrat	Eigennamen	Syndrom	supraventrikuläre paroxysmale Reentry-Tachykardien	PQ-Zeit [Sekunden]	Delta-Welle
akzessorisches atrioventrikuläres Bündel	Kent-Bündel	Wolff-Parkinson-White (WPW)	ja	<0,12	vorhanden
Atrio-His-Fasern	James-Bündel	Lown-Ganong-Levine (LGL)	ja	<0,12	nicht vorhanden
nodoventrikuläres Bündel, atriofaszikuläres Bündel, nodofaszikuläres Bündel, faszikuloventrikuläres Bündel	Mahaim-Bündel	-	ja ja fraglich nein	<0,12 oder normal	vorhanden

Elektrokardiographische Erscheinung der Delta-Welle: s. Abb. 13-8.

führt dies im Oberflächen-EKG zur Ausbildung eines überdrehten Links- bzw. Rechtstyps. Die Ventrikelkontraktion verläuft in anderer Reihenfolge als normal, die hämodynamischen Auswirkungen sind gering.

Langes-QT-Syndrom

Verschiedene genetisch determinierte Störungen von Kalium- oder Natrium-Kanälen des Kardiomyozyten können eine Verzögerung der Repolarisation des Membranpotentials verursachen. Elektrokardiographisch kommt es dabei zu einer Verlängerung der QT-Zeit (Abb. 13-8), woraus sich die Bezeichnung des **angeborenen verlängerten QT-Syndroms** ableitet. Gleichzeitig können bei diesem Syndrom Hörfehler auftreten.

Erworbene Verlängerungen der QT-Zeit, z.B. nach Gabe von Klasse-Ia-und -III-Antiarrhythmika bei Hypokaliämie oder Hypokalzämie, sind häufiger als die angeborenen Formen.

Allen Situationen mit Verlängerung der QT-Zeit ist gemeinsam, daß sie zum Auftreten von Torsade-de-Pointes-Tachykardien führen können.

Auswirkungen von Bradykardien und Tachykardien

Unterhalb einer Frequenz von 40/min reicht der kompensatorische Anstieg des Schlagvolumens nicht mehr zur Aufrechterhaltung des normalen Blutdrucks aus. Es droht eine Mangeldurchblutung des Gehirns mit Bewußtseinsverlust.

Tritt dieser Bewußtseinsverlust plötzlich auf und hält er nur kurzzeitig an, wird dies als **Synkope** bezeichnet. Synkopen infolge bradykarder Phasen werden auch **Adam-Stokes-Anfälle** genannt.

Besteht der Blutdruckabfall längere Zeit, können während der Bewußtlosigkeit zusätzlich **zerebrale Krampfanfälle** auftreten.

Nach Asystolie kommt es innerhalb von 20–30 Sekunden zum Bewußtseinsverlust, nach 3–5 Minuten tritt der **irreversible Hirntod** ein.

Tachykardien jeglicher Art führen durch die **Verkürzung der Diastole** dazu, daß die diastolische Füllung behindert wird und damit das Herzzeitvolumen sinkt. Dies wird um so schlechter toleriert, je mehr die linksventrikuläre Funktion bereits vor Auftreten der Tachykardie eingeschränkt ist. Kurzzeitige Tachykardien können dann ebenfalls zu einer **Synkope** führen.

Alternativ können länger anhaltende Tachykardien eine **Linksherzdekompensation** mit Lungenödem und kardiogenem Schock verursachen.

Bei **Vorhofflimmern und Vorhofflattern** entfällt der spätdiastolische, atriale Anteil der linksventrikulären Füllung. Das Herzminutenvolumen reduziert sich infolgedessen um etwa 15–20%. Eine noch stärkere Einschränkung der Pumpfunktion ist zu erwarten, wenn die linksventrikuläre Compliance erniedrigt ist (z.B. bei Hypertonie, hypertrophischer obstruktiver Kardiomyopathie). Da dann die ventrikuläre Füllung noch mehr von einer effektiven atrialen Kontraktion abhängt, kann in solchen Fällen durch Vorhofflimmern eine Linksherzdekompensation eintreten.

Aufgrund der bei Vorhofflimmern aufgehobenen Kontraktion der Vorhöfe kommt es zur **intraatrialen Stase** des Blutes. Besonders linksatrial im Vorhofohr entstehen dabei nicht selten **Vorhofthromben** mit dem Risiko kardiogener arterieller Embolien.

Bei der **Schrittmacher-Versorgung** bradykarder Rhythmusstörungen ist zu bedenken, daß Systeme, bei denen z.B. wegen eines drittgradigen AV-Blockes eine rechtsventrikuläre Sonde gelegt wurde, die Synchronisation zwischen Vorhöfen und Kammern verloren gehen lassen. Dadurch kommt es zu einer leichten Einschränkung der Auswurfleistung. Dies kann durch Verwendung von 2-Kammersystemen, die lediglich eine Überleitung des Vorhofhofsignals auf die Ventrikelebene bewerkstelligen, verhindert werden.

Braunwald, E. (Ed.): Heart Disease. A Textbook of Cardiovascular Medicine, 5th ed. Saunders, Philadelphia–London–Montreal–Sydney–Tokyo 1997.
Grossmann, W.: Diastolic dysfunction in congestive heart failure. N. Engl. J. Med. 325 (1991) p. 1557–1564.
Kloner, R.A., R. Bolli, E. Marban, L. Reinlib, E. Braunwald and participants: Medical and cellular implications of stunning, hibernation, and preconditioning. An NHLBI Workshop. Circulation 97 (1998) p. 1848–1867.
Wigle, E.D., H. Rakowski, B.P. Kimball, W.G. Williams. Hypertrophic cardiomyopathy. Clinical spectrum and treatment. Circulation 92 (1995) p. 1680–1692.

14 Arterielles System

Hans-H. Osterhues, Vinzenz Hombach

14.1 Allgemeine Physiologie und Pathophysiologie (Adaptionsmechanismen der Organfunktion)

Das arterielle Gefäßsystem gliedert sich morphologisch in Arterien mit **verschiedener Bauweise der Gefäßwand.** Dabei unterscheidet man Arterien vom elastischen und muskulären Typ.

Die herznahen Arterien (Aorta, abgehende Arterien des Aortenbogens) gehören zum **elastischen Typ.** Kennzeichen dieser Arterien ist eine an elastischen Fasern reiche Media, durch die eine **Windkesselfunktion** ermöglicht wird. Damit bezeichnet man die Glättung der Blutdruckwellen des rhythmisch aus dem linken Ventrikel ausgeworfenen Blutes.

Die **muskulären Arterien** (Extremitätenarterien) verfügen über eine an glatten Muskelzellen reiche Media mit der Fähigkeit zu aktivem Tonus. Diese Arterien leiten das Blut in die Peripherie und haben **Verteilerfunktion.**

Die **Arteriolen** sind besonders muskelstarken Bautyps und funktionell die **peripheren Widerstandsgefäße.** Hauptfunktion der Arteriolen ist der Aufbau variabler Strömungswiderstände im Regulationskreis des Blutkreislaufes. Die nachgeschalteten **Kapillaren** bestehen aus einem einschichtigen Endothel ohne Muskelzellen. Ihre Aufgabe liegt im **Stoffaustausch** durch Filtration, Resorption und Diffusion. Der Druckabfall im Kreislaufsystem ist im arteriolären Bereich am ausgeprägtesten (Abb. 14-1).

14.1.1 Regelmechanismen des Kreislaufsystems

Das Kreislaufsystem besteht aus Herz, Arterien, Kapillaren, Venen und Lymphgefäßen. Die Aufgabe des Kreislaufsystems, der Bluttransport, gewährleistet **Stoffwechselaustausch** und **Thermoregulation.**

Dies setzt eine bedarfsgesteuerte **Blutdruckregulation** voraus, um das für die Perfusion maßgebliche Blutdruckgefälle über die gesamte Gefäßstrecke zu ermöglichen.

14.1.2 Regelgrößen

Das Regelkreissystem des arteriellen Systemblutdrucks besteht aus verschiedenen Elementen (Abb. 14-2).

Die **Pressorezeptoren der Aorta** registrieren Druckveränderungen im Windkessel. Steigt der Blutdruck in der Aorta an, kommt es zur Erregung der Rezeptoren. Im umgekehrten Fall sinkt deren Erregung bei Druckabfall.

Die Impulse werden zum zentralen Vasomotorenzentrum weitergeleitet. Das **Vasomotorenzentrum** steuert afferente und efferente Impulse. Es erhält nicht nur von den Pressorezeptoren Rückmeldung über den Druck, sondern auch von den Chemorezeptoren über die aktuellen O_2-und CO_2-Konzentrationen Die im Vasomotorenzentrum umgesetzte Information wird über nervale Efferenzen an die **Arteriolen als periphere Widerstandsgefäße** weitergeleitet.

Der Gefäßtonus der Arteriolen setzt sich aus einem myogenen und einem neurogenen Teil zusammen. Dabei haben die glatten Muskelzellen neben der sympathischen Aktivierung auch einen eigenen myogenen Tonus.

Eine **Weitstellung der peripheren Gefäße** führt zu einem verstärktem Abstrom des Blutes in die Peripherie. Dies zieht einen Druckabfall im Bereich der großen Gefäße (Aorta) nach sich. Bei umgekehrter Ausgangslage führt ein niedriger aortaler Druck über den Regelkreis zu einer **Engstellung der peripheren Widerstandsgefäße** mit einem nachfolgendem Druckanstieg in der Aorta.

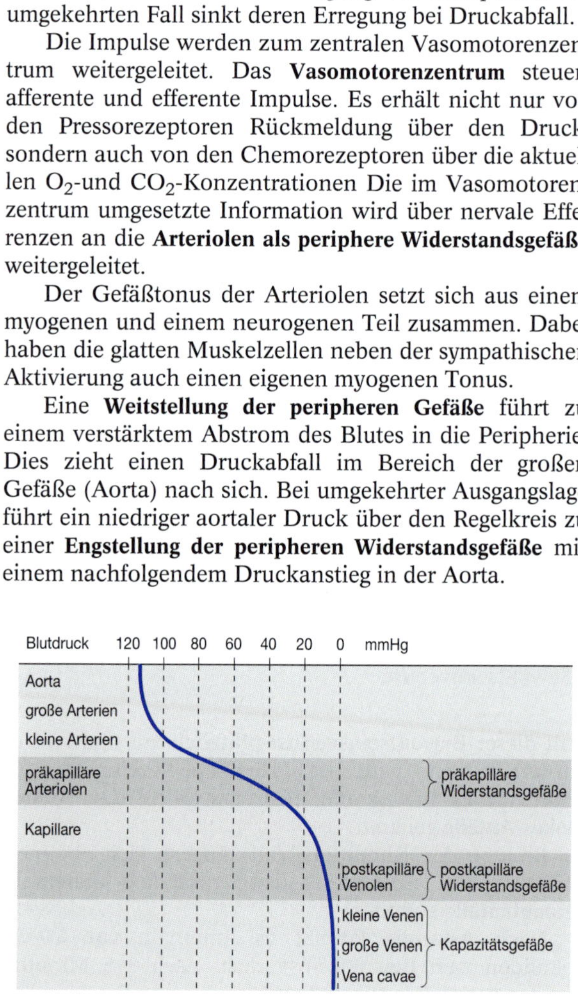

Abb. 14-1 Verlauf des Blutdruckes in verschiedenen Abschnitten des Gefäßsystems.

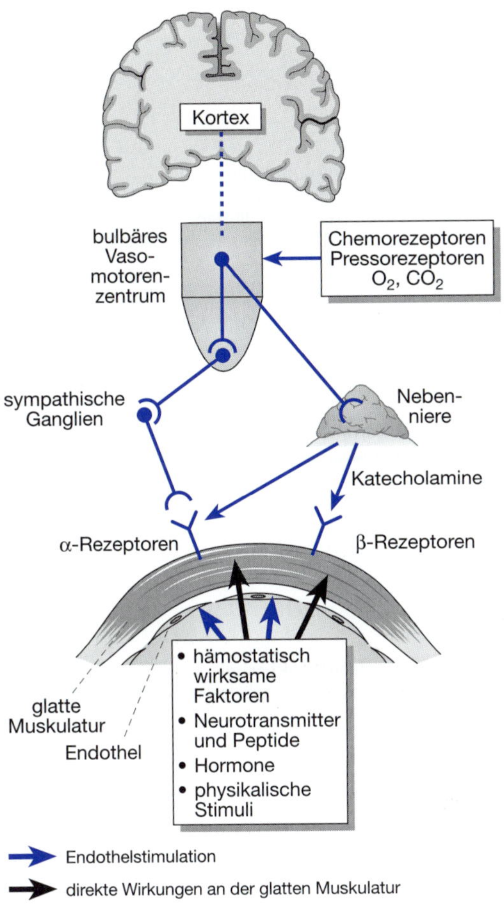

Abb. 14-2 Regelkreis der Vasomotorik.

Wenn sich der Gefäßtonus der Arteriolen verändert, ändert sich in den nachgeschalteten Kapillaren die Durchblutung entsprechend. Dies wiederum wirkt sich auf die Stoffwechselprozesse aus.

Humorale Regulation

Verschiedene körpereigene Substanzen sind in der Lage, auf dem Wege einer humoralen Regulation **dilatierend** oder **konstringierend** auf die Gefäße zu wirken.

Dazu gehören Adenosin, Noradrenalin und phosphorylierte Metaboliten.

Muskelkontraktionen führen zu einer Freisetzung von **phosphorylierten Adenosinverbindungen** wie ADP und ATP, die eine dilatierende Wirkung auf die Muskelgefäße ausüben. Außerdem gibt es **lokal gebildete gefäßaktive Metabolite,** die als vasoaktive Substanzen eine direkte Wirkung auf die Gefäße ausüben. Dabei handelt es sich um Produkte des Stoffwechselprozesses, die z.B. bei Sauerstoffmangel im Gefäß anfallen. Hierzu zählen Lactat und Pyruvat mit ihrer vasodilatierenden Wirkung.

Kinine wie z.B. Bradykinin wirken stark tonussenkend auf die Hautgefäße. **Serotonin** wirkt konstringierend, aber dosisabhängig auch dilatierend; ebenso kann **Histamin** beide Reaktionen hervorrufen.

Zentrale Bedeutung für die Steuerung der Gefäßweite liegt auch beim **Endothel** selbst. Durch Freisetzung dilatierend wirkender Stoffe wie Prostaglandine, Prostacycline, Stickstoffmonoxid (NO), Endothelium derived relaxing factor (ERDF) kommt es zur Vasodilatation. Die Freisetzung von Thromboxan A_2, Endothelin und Angiotensin II führen zur Konstriktion.

Darüber hinaus können auch durch andere Zellen gefäßregulierend wirkende Substanzen freigesetzt werden, teilweise auch die oben aufgeführten Stoffe.

Ein Beispiel sind die von Leukozyten freigesetzten **Leukotriene,** die konstringierende Wirkung haben, wie auch der von Thrombozyten gebildete Platelet derived growth factor (PDGF).

Neurogene Regulation

Der neurogene Anteil der Gefäßmuskulatur wird durch das **autonome Nervensystem** gesteuert.

Vasokonstriktorische Reaktionen können durch das adrenerge System, vasodilatatorische Reaktionen durch das cholinerge System vermittelt werden.

Dazu werden an den Nervenenden Überträgerstoffe freigesetzt: Noradrenalin im adrenergen System und Acetylcholin im cholinergen System.

Die glatte Gefäßmuskulatur verfügt über α- und β-Rezeptoren, die auf die Ausschüttung von Noradrenalin, Adrenalin und Acetylcholin reagieren. Es lassen sich α_1- und α_2- sowie β_1- und β_2-Typen unterscheiden (Tab. 14-1). Die Gefäße der Haut weisen ausschließlich **α-Rezeptoren (vasokonstriktorisch)** auf, die des Muskels vorwiegend **β-Rezeptoren (vasodilatatorisch).**

Noradrenalin und **Methoxamin** stimulieren überwiegend die α-Rezeptoren und wirken so pressorisch (konstringierend) im Sinne der Verminderung der Hautdurchblutung.

β-Rezeptoren stimulierende Substanzen wie **Isoproteronol** steigern die Muskeldurchblutung.

Adrenalin nimmt dabei eine Zwischenstellung ein, da es dosisabhängig sowohl α- wie auch β-Rezeptoren erregt. Geringe Dosen führen durch Erregung der β-Rezeptoren zu einer Vasodilatation der Muskelgefäße. Bei Dosissteigerung überwiegt die vasokonstriktorische Wirkung durch Erregung der α-Rezeptoren. Die Arteriolen der Haut werden im Gegensatz dazu durch Adrenalin immer konstringiert.

Die Unterscheidung verschiedener Rezeptortypen hat zur Entwicklung **spezifischer blockierender Pharmaka** geführt, z.B. mit gezielter Einwirkung auf die jeweilige β-Rezeptorenuntergruppe. Die α- und β-Rezeptorenblocker kommen in der Therapie kardiovaskulärer Erkrankungen zum Einsatz (s.a. Kap. 13)

Thermoregulation

Bei der Hautdurchblutung die Thermoregulation im Vordergrund.

Regelgröße ist die Körperkerntemperatur, die über das hypothalamische Wärmezentrum gesteuert wird. Impulse von den Thermorezeptoren der Haut werden

Tab. 14-1 α- und β-Rezeptoren und deren Funktion.

Rezeptortyp	Organ	vermittelte Wirkung
β_1-Typ	Herz	Frequenz, Kontraktilitätssteigerung, Leitungsgeschwindigkeits-Erhöhung
	Niere	Reninfreisetzung
	Fettgewebe	Lipolyse-Steigerung
β_2-Typ	Gefäße, Bronchialtrakt, Uterus	Tonusverminderung glatter Muskulatur (Vasodilatation)
	Pankreas (β-Zellen)	Steigerung der Insulinfreisetzung
	Leber, Skelettmuskel	Steigerung der Glykolyse
	Fettgewebe	Lipolyse-Steigerung
α_1-Typ	Arteriolen, Venen des Körperkreislaufes	Tonussteigerung glatter Muskulatur (Vasokonstriktion)
α_2-Typ	Arteriolen, Venen des Körperkreislaufes	Tonusminderung glatter Muskulatur (Vasodilatation)
	Magen-Darm-Trakt	Kontraktion der Schließmuskeln
	Pankreasazini, β-Zellen der Pankreasinseln	Sekretionsminderung
	Speicheldrüsen	Steigerung der K^+- und H_2O-Sekretion
	Uterus	Tonuszunahme

zum Hypothalamus gesendet. In Abhängigkeit von der Hauttemperatur kommt es zur Steigerung oder zum Abfall des sympathischen konstriktorischen Tonus.

14.2 Klinische Pathophysiologie

Einteilung der Krankheitsbilder nach Ätiologie und Pathogenese

genetisch/angeboren
- Angiodysplasien
- arteriovenöse Fisteln
- Aneurysma dissecans bei Marfan-Syndrom
- Aneurysma verum bei Typ-III-Kollagen-Mutationen

erworben

1 metabolisch/nutritiv
- Arteriosklerose bei Hyperlipidämien, Diabetes, Gicht

2 dysregulativ/hormonell
- funktionelle Durchblutungsstörungen
- Arteriosklerose bei Ovulationshemmern

3 degenerativ
- Arteriosklerose
- Aneurysma verum

4 vaskulär
- –

5 entzündlich/immunologisch
- Panarteritis nodosa
- Thrombangitis obliterans
- allergische Vaskulitiden (Medikamente, Toxine)

6 infektiös
- Lues-Angiitis
- Chlamydien bei Koronarsklerose (?)

7 neoplastisch
- Hämangiome
- andere seltene Gefäßtumoren

8 medikamentös/toxisch
- Nikotin-induzierte Arteriosklerose

9 mechanisch
- iatrogene AV-Fisteln
- posttraumatische AV-Fisteln
- embolische Gefäßverschlüsse

10 neuromuskulär
- Gefäßspasmen
- Raynaud-Syndrom

sonstige/unklar/multifaktoriell
- Arteriosklerose bei arterieller Hypertonie

14.2.1 Arteriosklerose

Definition

Der Begriff Arteriosklerose wird als Oberbegriff verwendet und umfaßt auch die Atherosklerose – die intimale Anhäufung von Lipiden.

Verschiedene Modelle beschreiben das multifaktorielle Geschehen, das der Entstehung, Entwicklung und Regression der Arteriosklerose zugrunde liegt.

Ä/P Ätiologie und Pathogenese

Die Arteriosklerose stellt einen polyätiologischen Krankheitsprozeß dar: Primäre Alterungsprozesse der Arterien und sekundäre, die Gefäßwand tangierende, metabolische Anomalien überlagern sich in ihren Auswirkungen.

Durch epidemiologische Untersuchungen sind verschiedene **Risikofaktoren** der Arteriosklerose identifiziert worden. Dazu gehören – gewichtet nach ihrer Bedeutung:
- die arterielle Hypertonie,
- Hypercholesterinämie,
- Diabetes mellitus,
- Zigarettenrauchen,
- Alter,
- Geschlecht,
- genetische Faktoren (1. Ordnung)
- Gicht,
- Übergewicht,
- Bewegungsmangel (2. Ordnung)
- psychosozialer Streß,
- Ovulationshemmer.

Möglicherweise gibt es eine kausale Beziehung zwischen **Infektionen** (z.B. Chlamydien) und der Arteriosklerose.

Auch hier sind jedoch die atherogenen oder Atherogenese-modulierenden Wirkungen der Erreger noch nicht geklärt, so daß die Frage offen ist, ob eine direkte kausale Beziehung besteht oder ob die Infektion einen weiteren (Co-)Faktor der Arteriosklerose darstellt.

Die **Pathogenese** der Arteriosklerose stützt sich auf zwei **Modelle:**

> Die **Lipidhypothese** geht davon aus, daß Störungen des Lipoproteinstoffwechsels Ausgangspunkt der Arteriosklerose sind.

Die Anhäufung oder Zufuhr hoher Mengen von **Cholesterin** und **Fetten** führt zu Ablagerungen von Lipiden an den Arterien. Extrazelluläre und intrazelluläre Lipide reichern sich in den Arterienwänden an. Monozyten die sich zu Makrophagen umwandeln nehmen die Lipide auf und werden damit zu sogenannten **„Schaumzellen“.** Zusätzlich wandern aus der Media Muskelzellen in den subendothelialen Raum ein: Sie nehmen ebenfalls Lipide auf. Es kommt zur Intimaproliferation und es resultiert das Atherom.

Eine **Hyperlipoproteinämie** des Blutplasmas mit erhöhtem Spiegel an cholesterinreichen Lipoproteinen **(Low-density-Lipoproteine, LDL,** s. Kap. 5), fördert den Prozeß. Die Fraktion der **High-density-Lipoproteine (HDL)** kann in Schaumzellen deponiertes Cholesterin wieder abtransportieren und eine Regression dieses Prozesses bewirken.

Im Vergleich zu arteriosklerotischen Veränderungen an den Koronargefäßen, den Karotiden und der Aorta enthalten arteriosklerotische Veränderungen in peripheren Blutgefäßen wenig oder gar keine Lipide. Dies hat zur Entwicklung weiterer Modelle der Arteriosklerose geführt.

> Das **„reponse to injury“-Modell** geht von einer Schädigung des Endothels und der Media aus.

Mögliche Ursachen sind:
- arterielle Hypertonie,
- veränderte Hämodynamik,
- lokale Gefäßwandschädigungen (traumatisch),
- immunologische, chemische oder bakterielle Schädigungen
- schwere Hypoxie.

Die endotheliale Zerstörung oder Fehlfunktion führt zu **Adhäsion von Leukozyten** und **Migration in die Intima.** Zusätzlich kommt es vermutlich durch Freisetzung von Kollagen zur **Plättenaggregation** an den verletzten Arterienwänden. Dabei werden weitere Stoffe wie Thromboxan A_2 und ADP freigesetzt, die andere Plättchen zur Aggregation stimulieren.

Wachstumsfaktoren wie der PDGF regen die Proliferation glatter Muskelzellen der Media an. Zusätzlich zur Proliferation der Zellen werden Kollagene, Elastin und Proteoglykane synthetisiert. Dies trägt zur Bildung des **arteriosklerotischen Plaques** bei. Er kann als fibromuskuläres Proliferat imponieren oder nach Einwanderung von Lipiden als Atherom. Die lumeneinengenden Plaques können ulzerieren, subintimale Einblutungen und weitere Thrombosierungen führen bis zum kompletten **Gefäßverschluß.**

Bedeutung hat auch die bei arteriosklerotischer Veränderungen **gestörte Prostaglandinsynthese** (Tab. 9-10).

Zu den Prostaglandinen gehören
- Prostacyclin, das auf die glatte Gefäßmuskulatur relaxierend wirkt und die Aggregation von Thrombozyten verhindert, und
- Thromboxan A_2, das dazu gegenläufig zur Vasokonstriktion und zur gesteigerten Thrombozytenaggregation führt.

Prostacyclin wird vermindert synthetisiert, während Thromboxan A_2 vermehrt gebildet wird.

14.2.2 Arterielle Verschlußkrankheit

Definition

> Der Begriff „arterielle Verschlußkrankheit“ umfaßt stenosierende und okkludierende Veränderungen der großen und kleinen Arterien.

Diese **strukturellen Gefäßerkrankungen** werden von den funktionellen Krankheitsbildern (z.B. primäres Raynaud-Syndrom) unterschieden.
Der **akute Arterienverschluß** muß von der **chronischen,** sich langsamer entwickelnden arteriellen Verschlußkrankheit unterschieden werden.

Ä/P Ätiologie und Pathogenese

Die **Bandbreite der Ursachen** von Stenosierungen oder Verschlüssen umfaßt: Arteriosklerose, entzündliche Prozesse (z.B. Thrombangitis obliterans, Panarteritis nodosa), thrombotische oder embolische Verschlüsse oder Gefäßkompressionen (z.B. Neoplasien) u.a..
Am pathophysiologischen Ablauf einer akut oder langsam eintretenden Gefäßstenosierung /Gefäßverschluß sind drei komplexe **Mechanismen** beteiligt:
- Durchblutungsabnahme mit der Folge einer Transportstörung,
- metabolische Umstellung des Stoffwechsels, bedingt durch das entstehende Mißverhältnis zwischen Angebot und Nachfrage von Sauerstoff und Substraten,
- konsekutive, funktionelle und strukturelle Schädigung des Gewebes.

Die hinter einem arteriellen Verschluß **abnehmende Fließgeschwindigkeit** des Blutes führt zur **Veränderung visköser Eigenschaften des Blutes.**

So kommt es bei starker Flußverlangsamung zur Aggregation von Erythrozyten. Durch prästatische Flußsituationen entwickeln sich eine Hypoxämie und konsekutive Gewebshypoxie. Das führt dazu, daß sich die Kapillarpermeabilität erhöht und die Blutviskosität weiter zunimmt (Abb. 14-3).

Dieser Circulus vitiosus kann zum reversiblen oder aber auch irreversiblen völligen **Erliegen der Kapillardurchblutung** führen. Lokal azidotische Prozesse vermindern die Flexibilität der roten und weißen Blutkörperchen. Die den Kapillaren eigene niederfrequente Vasomotion kommt bei kritischer Ischämie zum Erliegen.

Durch die Umstellung auf **anaerobe Glykolyse** als O_2-unabhängigem Stoffwechselweg fallen vermehrt saure Stoffwechselendprodukte an (Lactat und CO_2). Dies führt zur Ansäuerung des Gewebes. Zellen werden geschädigt und Nervenenden gereizt, die einen Schmerz-

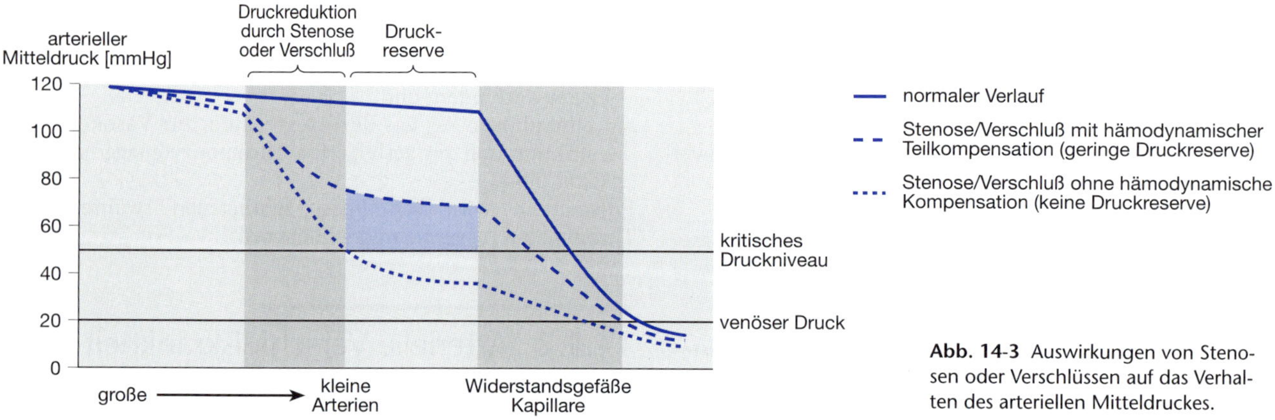

Abb. 14-3 Auswirkungen von Stenosen oder Verschlüssen auf das Verhalten des arteriellen Mitteldruckes.

impuls auslösen. Die veränderten elektrischen Ladungsverhältnisse im **azidotischen Gewebe** beeinträchtigen die Zellmembranen, die Zellen schwellen an.

Ischämie mit Hypoxie und metabolische Veränderungen wie Lactatanstieg, führen zur **Katecholaminfreisetzung.** Die Noradrenalinsekretion und die systemische Adrenalinfreisetzung sind erhöht. Durch die gesteigerte Sympathikusaktivität wird vermehrt metabolische Energie bereitgestellt. Reflektorisch lokal angehäufte vasodilatierende Substanzen verhindern dabei eine negative sympathikusvermittelte Vasokonstriktion im ischämischen Gewebe.

Anhaltende kritische Ischämie führt zum **Zelltod.** Als Ursachen dafür werden zwei Theorien diskutiert:

- Die **Energiehypothese** nimmt an, daß ein ATP-Mangel Ursache für den Zelluntergang ist.
- Die **Membranhypothese** stellt eine Strukturzerstörung der Zellmembran mit nachfolgender Störung der Ionenhomöostase in den Mittelpunkt. Dies bedeutet die Überladung der Zellen mit Ca^{2+}, was zum Zelltod führt.

Kompensationsmechanismen arterieller Verschlüsse

Der Körper verfügt über verschiedene Kompensationsmechanismen als Reaktion auf einen Verschlußprozess im arteriellen System. Dazu gehören

- erhöhte Sauerstoffextraktion und Stoffwechselumstellung,
- periphere Vasodilatation,
- Kollateralisation.

Diese Mechanismen wirken nicht isoliert voneinander, sondern sind eng miteinander verknüpft.

Normalerweise können Durchblutung und Sauerstoffextraktion bei gesteigerter Nachfrage gleichzeitig erhöht werden. Fehlen dazu Kreislaufreserven, so kann der Energiebedarf der Gewebe fast ausschließlich dadurch gedeckt werden, daß Sauerstoff verstärkt extrahiert wird (Verschiebung der O_2-Dissoziationskurve).

Kann der Organismus aerob keine Energie gewinnen, so kann er den Bedarf durch anaerobe Energiegewinnung dekken. Dieser Mechanismus hat jedoch aufgrund des geringen Wirkungsgrades eine untergeordnete Bedeutung.

Periphere Vasodilatation

Die periphere Vasodilatation stellt eine **Stellgröße der Blutdruckregulation** dar.

Durch Weitstellung der Gefäßperipherie wird der periphere Gefäßwiderstand gesenkt, und der Blutdruck fällt konsekutiv ab. Eine periphere Vasokonstriktion mit peripherer Widerstandssteigerung führt zu einer Blutdruckerhöhung.

Dies ist ein Mechanismus, der vielfach zur Blutdruckregulation bei Hypo- und Hypertonie medikamentös ausgenutzt wird.

Die peripheren Widerstandsgefäße regulieren im Kreislauf nicht nur den Blutdruck, sondern beeinflussen auch die **Blutverteilung.** Beim arteriellen Verschluß kann die nachgeschaltete Blutverteilung entsprechend der verschlechterten Durchblutungssituation verändert werden (d.h. lokal gesteigert werden). Dabei spielt dann die Funktion der peripheren Widerstandsgefäße, den Kreislauf zu regulieren, nur noch eine untergeordnete Rolle.

Im ungünstigen Fall kann sich dieser Umverteilungsmechanismus jedoch auch nachteilig auswirken, z.B. in Bereichen mit **multiplen Stenosierungen.** Dabei kommt es zum Phänomen der **Deviation** (Blutverteilungsstörung). Poststenotische Areale werden drastisch minderdurchblutet, indem das angebotene Blut auf verschiedene Muskel- und Hautbezirke neu verteilt wird.

Kollateralisation

Der komplette Verschluß einer Arterie kann nur durch Kollateralen kompensiert werden, die eine **Überbrückung des Verschlusses** herstellen. Veränderte physikalische Strömungsbedingungen aktivieren diese zum Teil präformierten und zum Teil sich erst entwickelnden Kollateralen. Bedingt durch den Verschluß kommt es zu einen Druckanstieg im Bereich der Strombahn. Dadurch können präformierte Kollateralen geöffnet werden und die distal des Verschlusses gelegenen Gebiete erreichen (primäre Kollateralen).

Dabei spielt die **Verschlußlokalisation** eine wichtige Rolle. Bei Verschlüssen im Bereich wichtiger Gefäßaufzweigungen oder bei Mehretagenverschlüssen bestehen besonders ungünstige Voraussetzungen für die Kompensationsmechanismen.

Kollateralen, die nur eine **kurze Verschlußstrecke** überbrücken müssen und dabei direkt Anschluß an das unterbrochene Gefäß finden, bieten die besten Voraussetzungen für eine Kompensation.

Ungünstiger sind Ersatzgefäße, die eine **lange Gefäßstrecke** überbrücken müssen und dann, ohne die verschlossene Hauptstrombahn direkt zu erreichen, im distalen Versorgungsgebiet enden.

Der initial passiven, druckbedingten Erweiterung der präformierten Kollateralen (primäre Kollateralen) folgen der Umbau und die Neubildung sogenannter **sekundärer Kollateralen.** Sie ermöglichen durch gesteigerte Transportfähigkeit, daß der Widerstand in den bereits vorhanden Kollateralen abfällt. Durch die verbesserte Perfusion distal des Verschlusses kann dann die zuvor noch notwendige komplette Vasodilatation der Ersatzgefäße reduziert werden. Es besteht wieder eine, wenn zumeist auch geringe, Flußreserve bei Belastungen.

Die Zeitspanne, in der es zu Kollateralenbildung kommen kann, erstreckt sich über einen **Zeitraum** von bis zu zwei Jahren. Bei chronischer arterieller Verschlußkrankheit mit Stenosierungen und sich ggf. langsamer entwickelnder totaler Okklusion bilden sich bereits während des chronischen Verschlußprozesses allmählich Kollateralen. Damit bestehen dann zum Zeitpunkt des kompletten Verschlusses bereits Kompensationsmechanismen, die zu einer geringer ausgeprägten klinischen Symptomatik führen.
Trotz totaler Ausschöpfung dieser Adaptionsmechanismen bei einer Durchblutungsstörung erreicht die Transportkapazität der Kollateralen nicht die Leistung der ursprünglichen Gefäßmorphologie, so daß nur von einer **„Defektheilung"** ausgegangen werden kann.

Entstehung der Symptome

Die klinischen Symptome sind die Folge der hypoxischen Schädigung des Gewebes.

Hauptsymptom der peripheren arteriellen Verschlußkrankheit (Extremitäten) ist die **Claudicatio intermittens.** Dies bezeichnet die typische Schmerzcharakteristik des Patienten durch eine sich entwickelnde Ischämie bei muskulärer Belastung. Besteht noch eine ausreichende Ruhedurchblutung kommt es in Ruhephasen zur Erholung von der Ischämie mit Rückgang des Schmerzes.

Hämodynamisch wirksame Stenosen oder Verschlüsse der vom Aortenbogen abgehenden Gefäße führen zur zerebralen Ischämie (z.B. transitorisch ischämische Attacke, sog. TIA).

Eine besondere Form der Ischämie bei einer Stenose oder Verschluß ist das **Steal-Syndrom.** Dabei kommt es hinter der Stenose bei Vasodilatation und Abfall des Perfusionsdruckes zur Senkung des Strömungswiderstandes. Dadurch wird der mitversorgende Kollateralkreislauf so stark beansprucht, daß es im eigentlichen Versorgungsgebiet der Kollaterale zur Minderperfusion kommt.

Beim **Subclavian-steal-Syndrom** dient die gleichseitige A. vertebralis als Kollateralgefäß, wenn die Versorgung durch die A. subclavia gestört ist. Bei physischer Arbeit der oberen Extremität wird die A. vertebralis als Kollateralgefäß so stark angezapft, daß eine Strömungsumkehr in dem Gefäß mit Zeichen einer vertebralen Insuffizienz wie Schwindel und Gleichgewichtstörungen auftritt.

14.2.3 Entzündliche Angiopathien

Definition

Kennzeichen dieser Angiopathien ist eine Entzündung mit Sitz in der Gefäßwand. Dabei ist der Befall einzelner bis aller Gefäßwandschichten möglich.

Ätiologie und Pathogenese

Ursache können Infektionskrankheiten wie auch Autoimmunerkrankungen sein. Allergische Prozesse durch Noxen (Infektionen, Drogen, Toxine) können ebenfalls entzündliche Wandreaktionen auslösen.

Die Noxen setzten einen **Schädigungsreiz** an der Gefäßwand. Es folgt eine kurze Konstriktion der Arteriolen und schließlich eine langanhaltende Dilatation von Arteriolen und Venolen. Dies führt zu einer Zunahme der lokalen Perfusion.

Durch die Schädigung verändert sich die **Permeabilität der Gefäßwand,** wobei Plasma in den extravasalen Raum austritt. Es resultiert das **entzündliche Ödem.** Bei fortschreitendem Ödem entwickelt sich ein zunehmender interstitieller Druck auf die Gefäße, der zu Perfusionsabnahme und schließlich zur Stase führt. Leukozyten beginnen aktiv in den Extravasalraum zu migrieren.

Prostaglandine (PGE2, PGI2), Leukotriene und Fettsäureperoxide (s.a. Tab. 9-10) vermitteln die Hyperalgesie im Entzündungsbereich. Die Leukotriene und Fettsäureperoxide steigern darüber hinaus die Gefäßwandpermeabilität und wirken chemotaktisch und chemokinetisch auf Granulozyten. Dadurch kommt es auch zur Konzentrierung weiterer Phagozyten am Entzündungsherd.

Der entzündliche Prozeß läßt sich bei chronischem Verlauf nicht mehr von den degenerativen arteriosklerotischen Prozessen abgrenzen.

So treten auch beim Atherom T-Lymphozyten auf, die einen chronisch entzündlichen Prozeß unterhalten. Wie auch bei den degenerativen Prozessen ist der PDGF bei entzündlichen Prozessen nachweisbar.

Entstehung der Symptome

Die klinische Symptomatik wird zum Teil als **neurogener Schmerz** erklärt. Irritationen des periadventitiellen Gewebes und der Haut über den entzündlichen Arterien können jedoch mehr zur Schmerzentstehung betragen als die eigentliche Arterienläsion selbst.

Schließlich muß auch die im fortschreitenden Entzündungsprozeß enstehende **hypoxische Schmerzauslösung** bedacht werden.

14.2.4 Funktionelle Durchblutungsstörungen

Definition

Funktionelle Durchblutungsstörungen entstehen durch Stenosen oder Verschlüsse in organisch meist intakten Arterien. Im Gegensatz zu den organischen Gefäßwandveränderungen wie der Arteriosklerose sind diese Durchblutungstörungen meist reversibel und nur von kurzer Dauer.

Demzufolge sind hypoxische Gefäßwandschäden eher die Seltenheit.

Ätiologie und Pathogenese

Grundsätzlich können große und kleine Arterien betroffen sein. Zum überwiegenden Teil sind jedoch kleine, periphere Gefäße wie die **Digitalarterien** betroffen.

Eine häufige **Ursache** ist dabei ein **Gefäßspasmus.**

Selbst in großen Arterien kann es zu einer Kontraktion mit einer kompletten Unterbrechung der Durchblutung kommen, so daß klinisch das Bild eines thrombotischen Verschlusses vorgetäuscht wird.

Die Gefäßreaktion ist jedoch innerhalb von Stunden **rückläufig.**

Auslöser dieser Reaktionen können mechanische Reize sein, wie z.B. Traumata oder die Punktion eines arteriellen Gefäßes im Rahmen von Untersuchungen oder Traumata. Kältereize und chemische Reize stellen weitere Ursachen funktioneller Durchblutungsstörungen dar. Typisches Beispiel sind die Mutterkornalkaloide, die zu arteriellen Spasmen führen (Ergotismus).

Als **Mechanismen** spastischer Reaktionen werden diskutiert:

- neurogene und myogene Ursachen,
- vermindertes Ansprechen der Gefäßmuskulatur auf relaxierende Stoffe des Gefäßendothels
- Freisetzung konstringierender Stoffe der Thrombozyten.

Entstehung der Symptome

Das **Raynaud-Syndrom** ist eine häufige funktionelle Durchblutungsstörung und wird durch Spasmen kleiner Arterien ausgelöst. Betroffen sind dabei die Digitalarterien. Liegt keine faßbare organische Erkrankung vor, spricht man vom primären Raynaud-Syndrom, während die sekundäre Form Begleiterscheinung verschiedener Erkrankungen ist (z.B. Kollagenosen, insbesondere Sklerodermie).

Als **Mechanismus** der primären Form wird ein hoher Sympathikotonus mit überschießender vasokonstriktorischer Reaktion angesehen. Dabei können die Spasmen mit oder ohne äußere Reize auftreten, sind jedoch häufig mit Kälteeinwirkung assoziiert.

Weitere pathogenetische **Konzepte** stellen das Gefäßendothel in das Zentrum der Pathogenese dieses Krankheitsbildes. Dabei wird angenommen, daß das Endothel über eine Vielzahl von lokal wirksamen Mediatoren an der veränderten Regulation der Vasomotorik beteiligt ist (s.a. Abschn. 14.1).

Neurovaskuläre Störungen durch Reizzustände peripherer Nerven oder periphere Nervenerkrankungen können ebenfalls Ursache funktioneller Durchblutungsstörungen sein. Die **Akrozyanose** ist ein Beispiel für eine Angioneuropathie. Sie beruht auf einer Dysregulation mit arteriolärer Konstriktion und gleichzeitiger venolärer Dilatation. Typisch ist die Blauverfärbung der Finger.

14.2.5 Arterio-venöse Fistelbildung

Definition

Die Arterio-venöse Fistel ist eine angeborene oder erworbene pathologische Kurzschlußverbindung zwischen Arterie und Vene.

Ätiologie und Pathogenese

Zu den **erworbenden AV-Fisteln** gehören die großen, traumatisch bedingten meist solitären Fisteln (z.B. perforierende Gefäßverletzungen oder iatrogen bei Dialyseshuntanlage). Andere Ursachen für eine erworbene Fistel sind entzündliche Prozesse.

Im Gegensatz dazu sind die **angeborenen Fisteln** meist multipel und kleinkalibrig und treten zumeist im Rahmen von Angiodysplasien auf (z.B. Klippel-Trenauney-Weber-Syndrom).

Während die kleinen Fisteln keine oder nur geringe **Auswirkungen auf die Hämodynamik** des Gesamtkreislaufes haben, kommt es bei großen Fisteln zu typischen Veränderungen.

Entstehung der Symptome

Die großkalibrige AV-Fistel mit großem Volumenfluß (Shunt) bewirkt einen **Kurzschluß im peripheren Kreislauf.** Da der Strömungswiderstand in der Fistel und in der Vene geringer als in den distal der Fistel gelegenen Arterienabschnitten ist, strömt das Blut überwiegend über die Fistel in die Vene und erreicht so nicht mehr die peripheren Gefäßabschnitte, so daß hier eine Verschlechterung der Durchblutungsreserve entsteht bis hin zu einem **Ischämiesyndrom.**

Die veränderten Strömungsbedingungen führen im distal der Fistel weniger durchbluteten arteriellen Gefäß zur **Hypotonie.** Im venösem System distal der Fistel tritt eine **Hypertonie** auf, auf deren Basis es zur chronisch venösen Insuffizienz kommen kann.

Darüber hinaus bewirkt der Shunt einen erhöhten **Rückstrom des Blutes zum Herzen**. Das führt zu chronischer Volumenbelastung, Steigerung des Herzzeitvolumens und zur Gefahr einer myokardialen Insuffizienz.

Die Turbulenzen im Flußbereich der Fistel können als typische kontinuierlich systolisch-diastolische **Strömungsgeräusche** auskultiert werden.

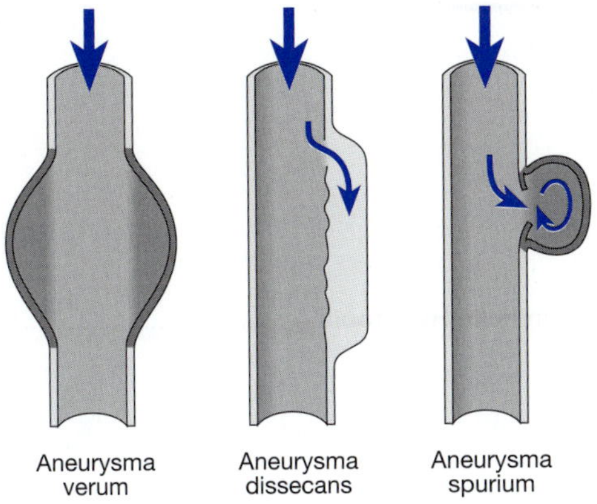

Abb. 14-4 Aneurysma-Typen.

14.2.6 Aneurysmen

Definition

Ein Aneurysma ist eine abnorme, umschriebene Erweiterung eines Gefäßes. Dabei unterscheidet man das Aneurysma verum vom Aneurysma spurium und Aneurysma dissecans.

Ätiologie und Pathogenese

Ausgangspunkt des Aneurysmas kann eine Gefäßwandschädigung sein. Dadurch ist das Gefäß nicht mehr in der Lage, den intravasal wirksamen Druckkräften Widerstand zu leisten und weitet sich aneurysmatisch aus.

Diese **lokale Wandschwäche** kann kongenital (z.B. Hirnbasisarterien) oder Folge entzündlicher Vorgänge sein (z.B. Lues, mykotische Aneurysmen).

Eine andere Ursache ist die **arteriosklerotische Wandschädigung** in Verbindung mit einer erhöhten Wandbelastung bei arterieller Hypertonie.

Nach **gefäßchirurgischen Eingriffen** bilden sich oftmals an den Gefäßanastomosen Aneursymata aus. Benachbarte Venen können durch große Aneurysmasäcke komprimiert werden.

Im erweiterten Gefäßareal strömt das Blut langsamer, was oft zu **Teilthrombosierungen** in den Randabschnitten des Aneurysmas führt. Dabei besteht die Gefahr, daß thrombotische Anteile abgelöst und verschleppt werden (Embolie).

Andere **Komplikationen** bestehen in der Ruptur des Aneurysmas oder Dissektion (s.u.). Bestimmende Faktoren sind dabei die Hämodynamik (Strömungsmechanik und Blutdruck) und Reaktionen der Aneurysmawand, da bei verminderter Wanddicke im erweiteren Gefäßradius die Wandspannung zunimmt.

Entstehung der Symptome

Beim **Aneurysma verum** ist die gesamte Gefäßwand ausgeweitet, wobei die Gefäßwandkontinuität erhalten bleibt. Häufig wird das Aneurysma verum durch Arteriosklerose verursacht, manchmal jedoch auch durch angeborene Wandschwächen. Genetische Mutationen mit Veränderung des Typ-III-Kollagens sind bei Patienten mit abdominellen Aortenaneurysmen identifiziert worden.

Das **Aneurysma dissecans** weist ein zweites Lumen innerhalb der Media auf. Dieses steht über intimale Einrisse mit dem eigentlichen Gefäßlumen in Verbindung. Angeborene (z.B. Marfan Syndrom) oder erworbene (z.B. Arteriosklerose) Krankheiten können die Ursache sein. Wesentliche Komplikationen dieses Aneurysmatyps ist die Gefahr der Ruptur.

Das **Aneurysma spurium** (falsches Aneurysma) ensteht meist nach einem Trauma bei Einriß aller Gefäßwandschichten und führt dann zu einen perivaskulärem Leck mit Ausbildung einer Blutungshöhle. Dabei kann ein Pendelfluß zwischen eigentlichem Gefäßlumen und der Blutungshöhle entstehen (Abb. 14-4).

15 Hypertonie/Hypotonie

Hans-H. Osterhues, Vinzenz Hombach

15.1 Arterielle Hypertonie

Physiologie und Pathophysiologie
(Adaptionsmechanismen der Organfunktion)

Definition

Eine **chronische arterielle Hypertonie** liegt vor, wenn festgelegte Normwerte des systolischen und diastolischen Blutdruckes überschritten werden.

Die Festlegung der Normwerte ist willkürlich und erfolgt durch wissenschaftliche Organisationen. Die Expertenkommssion der Weltgesundheitsorganisation (WHO) schlägt vor, Blutdruckwerte systolisch über 140 mmHg und diastolisch über 90 mmHg als erhöht zu betrachten. Tabelle 15-1 zeigt die Normgrenzen für den systolischen und diastolischen Blutdruck entsprechend der WHO und nach Einteilung der Deutschen Liga zu Bekämpfung des Bluthochdruckes.

Abzugrenzen von der chronischen arteriellen Hypertonie sind **systolische Blutdruckerhöhungen** bei Bradykardie, Aortenklappeninsuffizienz, Hyperthyreose und A-V-Fisteln.

Darüber hinaus müssen **vorübergehende Blutdrucksteigerungen** z.B. bei psychischer Erregung, Erkrankungen des Nervensystems, Infektionen etc. von der chronischen arteriellen Hypertonie abgegrenzt werden.

Allgemeine Pathophysiologie

Im Regelsystem des arteriellen Blutdruckes spielen eine Reihe von physiologischen Mechanismen als **Stellgrößen** für die kurz- und langfristige Regulation eine Rolle. Dazu gehören :

- das Vasomotorenzentrum,
- arterielle Barorezeptoren im Karotissinus und Aortenbogen,
- venöse Barorezeptoren in den großen Venen und Vorhöfen,
- Chemorezeptoren,
- Dehnungsrezeptoren im Vorhof und in der Pulmonalarterie,
- Vorhofreflexe (Bainbridge-Reflex),
- das Ausmaß des zerebralen Blutflußes,
- hormonale Mechanismen,
- Noradrenalin-Adrenalin-Vasokonstriktormechanismen,
- das Renin-Angiotensin-System,
- Vasopressin, Aldosteron,
- Druck- und Natriumdiurese.

Die physiologischen Mechanismen dieser Stellgrößen werden hier nur soweit behandelt, als sie nicht in Kapitel 14 diskutiert werden.

Die Erhöhung des Blutdruckes betrifft in der Regel den systolischen und den diastolischen Blutdruck. Dies ist beim **Widerstandshochdruck** der Fall, der als Folge des erhöhten peripheren Gesamtwiderstandes auftritt.

Eine alleinige Erhöhung des systolischen Blutdruckes kann bei Erhöhung des Herzzeitvolumens z.B. bei körperlicher Arbeit oder Hyperthyreose auftreten **(Minutenvolumen- oder Schlagvolumenhochdruck).**

Beim **Elastizitätshochdruck** liegt eine arteriosklerotisch bedingte Starre der Aorta und der anderen großen elastischen Gefäße vor, so daß diese ihre Windkesselfunktion einbüßen (s. Kap. 14). Dadurch nimmt der systolische Blutdruck zu und der diastolische entspre-

Tab. 15-1 Normgrenzen für den systolischen und diastolischen Blutdruck.

Blutdruckbereiche definiert von der Weltgesundheitsorganisation (WHO)		
Normbereich	systolisch	139 mmHg und niedriger
	diastolisch	89 mmHg und niedriger
Grenzbereich	systolisch	140-159 mmHg
	diastolisch	90–94 mmHg
Hypertonie	systolisch	160 mmHg und mehr
	diastolisch	95 mmHg und mehr
Normgrenzen definiert von der Deutschen Liga zur Bekämpfung des Bluthochdruckes		
systolisch	140 mmHg bis zum 40. Lebensjahr	
	150 mmHg vom 40. bis 60. Lebensjahr	
	160 mmHg ab dem 60. Lebensjahr	
diastolisch	90 mmHg für alle Lebensalter	

chend ab. Der arterielle Mitteldruck ist bei dieser Konstellation nicht erhöht.

Die verschiedenen Hypertonieformen haben eine Reihe von **pathogenetischen Faktoren** gemeinsam.

Dazu gehören **strukturelle Wandveränderungen** (s.a. Kap. 14.2.1) mit einer im Verlauf der Hypertonie auftretenden Hypertrophie der Media der Widerstandsgefäße. Diese **Mediahypertrophie** gilt als wichtiger Faktor bei der Progression und Aufrechterhaltung der arteriellen Hypertonie, insbesondere der essentiellen Hypertonie.

Genetische Faktoren und **Umweltfaktoren** wie psychosozialer Streß, Überernährung und übermäßige Kochsalzzufuhr führen zunächst zu labilen Blutdruckerhöhungen. In der Folge dieser leichten Blutdruckerhöhungen ist eine Mediahypertrophie der Widerstandsgefäße zu beobachten. Dadurch wird das Lumen im Bereich der präkapillären Widerstandsgefäße eingeengt. Das führt dazu, daß der Widerstand in hypertrophierten Gefäßen wesentlich mehr erhöht ist als in unveränderten Gefäßen.

Die **Barorezeptoren** als Stellgrößen des Kreislaufes dienen dazu, blutdruckabhängige Signale über Dehnungsrezeptoren abzugeben und sie an das Zentralnervensystem weiterzuleiten.Von dort wird der Blutdruck entsprechend den aufgenommenen Signalen gesteuert.

Im natürlichen Alterungsprozeß treten strukturelle Gefäßwandveränderungen auf und bewirken, wie auch beim andauernd erhöhten arteriellen Blutdruck, daß die Empfindlichkeit der Barorezeptoren abnimmt. Als Resultat werden sympathikoadrenerge Reaktionen auf den Kreislauf vermindert abgepuffert (körperliche Belastung, Streß). Die Empfindlichkeit der Barorezeptoren nimmt dabei als Folge des erhöhten Blutdruckes ab und ist nicht kausaler Faktor.

Klinische Pathophysiologie

Einteilung der Krankheitsbilder nach Ätiologie und Pathogenese

genetisch/angeboren
- hereditäre arterielle Hypertonie
- Angiotensinogen-Mutanten

erworben

1 metabolisch/nutritiv
- Kochsalzkonsum
- Übergewicht

2 dysregulativ/hormonell
- renaler Hypertonus
- Phäochromozytom
- Cushing-Syndrom
- Conn-Syndrom
- Hyperthyreose
- Akromegalie
- adrenogenitales Syndrom
- Hyperparathyreodismus
- Schwangerschaftshypertonie

3 degenerativ
- –

4 vaskulär
- Hypertonie bei Arteriosklerose
- prästenotische Hypertonie bei Aortenisthmusstenose

5 entzündlich/immunologisch
- –

6 infektiös
- –

7 neoplastisch
- Hypertonus bei Polycythämia vera

8 medikamentös/toxisch
- Sympathikomimetika
- Mineralcorticoide
- Glucocorticoide
- Antikonzeptiva

9 mechanisch
- Volumenhochdruck

10 neuromuskulär
- Aktivierung des sympathikoadrenergen Systems bei Stress

sonstige/unklar/multifaktoriell
- primäre oder essentielle Hypertonie

15.1.1 Primäre oder essentielle Hypertonie

Definition

Der essentiellen oder primären Hypertonie liegt im Gegensatz zur sekundären Hypertonie keine erkennbare organische Erkrankung zugrunde. Sie ist mit einem Anteil von ca. 90-95% die häufigste Hypertonieform.

Ä/P Ätiologie und Pathogenese

Die **Ätiologie** der essentiellen Hypertonie ist **multifaktoriell.**

Obwohl eine Reihe von Faktoren bekannt ist, die eine Hypertonie begünstigen, kann kein Faktor als allein ursächlich definiert werden. Vermutlich ist das **inadequate Zusammenspiel** verschiedener die Blutdruckregulation steuernder Faktoren entscheidend. Dennoch können auch einzelne **Faktoren** (z.B. Überernährung) **bestimmend** für eine arterielle Hypertonie sein.

Die Bedeutung **genetischer Faktoren** der arteriellen Hypertonie wurde bereits aufgrund epidemiologischer Studien (Geschwisterpaaranalysen, Familienuntersuchungen, Assoziationsstudien) herausgestellt. Molekularbiologisch konnte bisher gezeigt werden, daß das Angiotensinogen-Gen an der Pathogenese der Hypertonie beteiligt ist. Es wird jedoch eine Kombination von DNA-Varianten verschiedener Gene, die den Blutdruck mitregulieren, vermutet.

Psychosoziale Faktoren stellen einen weiteren Aspekt in der Hypertoniegenese dar. Anhaltender psychischer Streß, Lärmbelastung, soziale Belastungen sind mit erhöhten Blutdruckwerten assoziiert. Hier spielt die **Aktivierung des sympathikoadrenergen Systems,** das in der Pathogenese der Hypertonie einen besonderen Stellenwert hat, eine Rolle.

Hoher **Kochsalzkonsum** ist bei 30–40% der Patienten mit essentieller Hypertonie mit erhöhten Blutdruckwerten verbunden. Diese erhöhte Salzempfindlichkeit der Patienten ist offenbar genetisch determiniert.

Die Bedeutung des **atrialen natriuretischen Peptids (ANP),** das aus den Vorhöfen bei Druckbelastung (z.B. Volumenzunahme) sezerniert wird mit konsekutiver Vasodilatation und Natriurese, ist letztlich nicht geklärt.

Gewichtsreduktion bei übergewichtigen Hypertonikern läßt den Blutdruck sinken. Über welchen genauen Mechanismus das **Übergewicht** die Entwicklung einer Hypertonie begünstigt, ist unklar. Diskutiert wird eine Insulinresistenz mit Hyperinsulinämie, die zu einer Natriumretention führt.

Bei einem Teil der Hypertoniker ist eine **gesteigerte Empfindlichkeit gegenüber Noradrenalin** beobachtet worden. Dies unterstützt die Hypothese, daß das sympathische Nervensystem die Hypertonie beeinflußt. Eine gesteigerte Aktivität des sympathischen Nervensystems soll für die Hypertonieentwicklung von pathogenetischer Bedeutung sein.

Ein weiterer Faktor in der Pathogenese der arteriellen Hypertonie ist eine im Verhältnis zum erhöhten Blutdruck nicht angepaßte **Plasmareninaktivität** (normale und teilweise erhöhte Plasmareninaktivität). Die Ursachen dafür könnten eine vermehrte sympathische Aktivität oder eine renale Minderdurchblutung bei hochdruckbedingter Nierenschädigung sein.

Eine Reihe **pathophysiologischer Veränderungen** wird bei dieser häufigsten Form der arteriellen Hypertonie beobachtet.

Als Ursache für die Blutdrucksteigerungen im Frühstadium der Erkrankung kann das Herzzeitvolumen leicht erhöht sein, z.B. als Folge eines gesteigerten Sympathikotonus. Dabei wird der periphere Widerstand nicht angemessen verringert. Bei erhöhtem Herzzeitvolumen kann das auch ein normaler peripherer Widerstand sein. Der periphere Widerstand steigt bei anhaltender Erhöhung des Blutdruckes an.

Im **chronischen Stadium** ist diese Erhöhung des peripheren Strömungswiderstandes wesentlicher unterhaltender Mechanismus der arteriellen Hypertonie, da sich das erhöhte Herzzeitvolumen wieder normalisiert oder auch leicht erniedrigt sein kann.

S Entstehung der Symptome

Bei der Hypertonie entsteht eine anhaltende Druckbelastung des Herzens mit Myokardhypertrophie, Links- und schließlich auch Rechtsherzinsuffizienz. Infolge der myokardialen Wanddicke mit überproportionaler Versorgungsstrecke innerhalb des Muskels entstehen schließlich **myokardiale Ischämien.**

Die Bedeutung der arteriellen Hypertonie als **Risikofaktor bei der Entstehung der koronaren Herzkrankheit** und des **Schlaganfalles** ist gesichert (s. Kap. 14).

Die Verdickung der Media der Hirnarteriolen beeinträchtigt die Autoregulation des Blutdruckes im Gehirn mit Verschiebung zu höheren Drucken.

Als Folge der arteriellen Hypertonie treten arteriosklerotische Läsionen des renalen Gefäßsystems auf, die die Niere schädigen können (s. Kap. 20). Die glomeruläre Filtrationsrate ist vermindert und die Tubulusfunktionen sind beeinträchtigt, was zu einer Niereninsuffizienz führen kann.

15.1.2 Sekundäre Hypertonien

Bei den sekundären Hypertonien liegt im Gegensatz zu den primären Hypertonien ein Grundleiden vor, in dessen Folge der Bluthochdruck entsteht.

Renale Hypertonien

Definition

Ursächlich für die renal bedingten Blutdruckerhöhungen sind vaskuläre oder parenchymatöse Erkrankungen der Niere.

Ä/P Ätiologie und Pathogenese

Bei den **vaskulären** Erkrankungen ist die Durchblututng der Niere verringert. Neben arteriosklerotisch bedingten Stenosen sind fibromuskuläre Dysplasien ursächlich.

Bei den **parenchymatösen** Erkrankungen unterscheidet man einseitige und doppelseitige Erkrankungen **Auslöser** der **doppelseitigen** renal-parenchymatösen Erkrankungen sind:

- Glomerulonephritis,
- interstitielle Nephritiden,
- Beteiligung der Niere bei Systemerkrankungen (z.B. Lupus erythematodes, Diabetes mellitus, Periareriitis nodosa, Sklerodermie etc.),
- Zystennieren.

Die **einseitig** renal-parenchymatösen Erkrankungen entstehen bei

- kongentialer Hypoplasie,
- Nierentumoren,
- Nierenzysten,
- Hydronephrose oder
- einseitig atrophischer interstitieller Nephritis.

Bei der **Pathophysiologie** der renalen Hypertonie spielen verschiedene Faktoren eine Rolle:

- die Retention von Natrium und Wasser,
- die Aktivierung des Reninsystems,
- möglicherweise eine verminderte Bildung von Prostaglandinen und Kininen,
- vermutlich eine Steigerung der Sympathikusaktivität.

Bei der parenchymatösen Hypertonie ist die Wechselwirkung zwischen systemisch erhöhtem Blutdruck und konsekutiver Reaktion auf renaler Ebene in Form einer erhöhten Wasser- und Natrium-Ausscheidung gestört. Die exkretorische Nierenfunktion ist eingeschränkt und es erfolgt eine Retention von Wasser und Natrium, was zu vermehrtem venösen Rückstrom und Erhöhung des Herzzeitvolumens führt. Im weiteren Verlauf wird ein Anstieg des peripheren Strömungswiderstandes beobachtet.

Ein Teil der Patienten weist eine **Aktivierung des Renin-Angiotensin-Systems** auf. Formal sind Plasma-Renin- und Angiotensin-II-Konzentration normal. Im Verhältnis zum erhöhten Blutdruck und austauschbarem Natrium müssen diese Konzentrationen jedoch als erhöht gewertet werden.

Das Renin-Angiotensin-System spielt eine wichtige Rolle, wenn die renale Durchblutung gedrosselt werden soll. Im Initialstadium der Erkrankung wird vermehrt Renin sezerniert, was eine Angiotensin-II-bedingte Vasokonstriktion nach sich zieht. Dabei sind peripherer Widerstand und konsekutiv der Blutdruck erhöht. Die Angiotensin vermittelte Aldosteronfreisetzung führt zu einer vermehrten Natrium- und Wasser-Retention, nachfolgend erhöht sich das Herzzeitvolumen. Die Natriumlast erhöht die Ansprechbarkeit der glatten Muskulatur auf Angiotensin II als potente vasokonstriktorische Substanz.

Während die Vorgänge im frühen Stadium der Regulationsstörung noch **reversibel** sind, werden im **chronischen Stadium** der renovaskulären Hypertonie Gefäße und Parenchym der Niere geschädigt. Dadurch wird die Hypertonie im Sinne einer parenchymatösen Hypertonie aufrecht erhalten.

Endokrine Hypertonie

Dieser seltenen Form der Hypertonie (<1%) liegen endokrine Erkrankungen zugrunde.
Dazu gehören:

- das Phäochromozytom,
- das Cushing-Syndrom,
- das Conn-Syndrom,
- die Hyperthyreose,
- die Akromegalie,
- das androgenitale-Syndrom,
- der Hyperparathyreodismus.

Weitere Informationen zu diesen Erkrankungen werden in den entsprechenden Kapiteln des Endokrinen Systems (Kap. 29-35) behandelt.

Schwangerschafthypertonie

Symptomatisch sind Blutdruckwerte von 140/90 mmHg oder darüber in der Schwangerschaft.

Neben einer zugrundeliegenden essentiellen Hypertonie oder Nierenerkrankungen ist die häufigste Ursache eine **EPH-Gestose** (Edema-Proteinurie-Hypertonie). Dabei nimmt die in der Schwangerschaft erhöhte Produktion der vasodilatatorischen Substanzen Prostaglandin E_2 und Prostacyclin (PGI_2) ab.

Zusätzlich vermindert sich die in der Schwangerschaft üblicherweise zu beobachtende Angiotensin-II-Resistenz, was zu einer **Erhöhung des peripheren Widerstandes** führt. Die Verschiebung des Gleichgewichts zwischen dem von den Plättchen gebildeten Thromboxan A_2 und dem aus den Endothelzellen stammenden aggregationshemmenden PGI_2 erhöht die Plättchenaggregation.

Symptome entstehen durch die Beteiligung von Niere (Ödeme), Leber (Ikterus), ZNS (Hyperreflexie, Sehstörungen, Kopfschmerzen, Krampfanfälle), und Blutbild (Thrombozytopenie, mikroangiopathische hämolytische Anämie).

Kardiovaskuläre Hypertonien

Wesentliche Mechanismen sind

- ein Elastizitätsverlust bei Arteriosklerose der großen Gefäße (Windkesselhypertonie s.o.) sowie
- eine Einengung des Aortenisthmus, bei dem vor der Verengung der Blutdruck erhöht ist.

Letztlich können ein erhöhtes Schlag- oder Herzminutenvolumen auch zur Blutdruckerhöhung führen (z.B. Aorteninsuffizienz, hyperkinetisches Herzsyndrom).

Medikamentöse Hypertonieformen

Als **Nebenwirkung** verschiedener Medikamente kann eine Hypertonie auftreten.

Die Gabe von Sympathikomimetika, Mineralkortikoiden, Glucocorticoiden führt entsprechend den primären endokrinen Hypertonieformen zur Erhöhung des Blutdruckes.

Zusätzlich wird bei Einnahme von **Antikonzeptiva** eine Erhöhung des Blutdruckes beobachtet. Hier wird eine Aktivierung des Renin-Angiotensin-Systems diskutiert.

15.2 Arterielle Hypotonie

Definition

Die arterielle Hypotonie bezeichnet eine Blutdrucksituation mit systolischen Werten von weniger als 100 mmHg beim Erwachsenen. Dabei werden Hypotonieformen unterschieden, die bereits im Liegen erniedrigte Blutdruckwerte aufweisen, von Formen, die sich nur im Stehen manifestieren.

Einteilung der Krankheitsbilder nach Ätiologie und Pathogenese

genetisch/ angeboren
-

erworben

1 metabolisch/nutritiv
-

2 dysregulativ/hormonell
Nebennierenrindeninsuffizienz (M. Addison)
Hypothyreose
Hypophysenvorderlappeninsuffizienz

Bartter-Syndrom
Shy-Dräger-Syndrom

3 degenerativ
-

4 vaskulär
Karotissinus-Syndrom
vasovagale Hypotonie
Pericarditis constrictiva
Herzklappenerkrankungen

5 entzündlich/immunologisch
-

6 infektiös
infektiös-toxische Hypotonien

7 neoplastisch
-

8 medikamentös/toxisch
medikamentös induzierte Hypotonien

9 mechanisch	–
10 neuromuskulär	–
sonstige/unklar/multifaktoriell	–

Ätiologie und Pathogenese

Entsprechend den Hypertonieformen werden bei der Hypotonie ebenfalls primäre von sekundären Hypotonien unterschieden.

Zentraler pathogenetischer Mechanismus der Hypotonie ist eine Verminderung des Herzzeitvolumens durch verschiedene Störungen.

Das **Orthostasesyndrom** stellt die häufigste Manifestationsform der Hypotonie dar. Dabei ist die physiologische Regulationskette beim Körperlagewechsel gestört. Bei aufrechter Haltung versackt das Blut in die venösen Kapazitätsgefäße der Beine, der venöse Rückfluß nimmt ab. Konsekutiv sinken Herzzeitvolumen und arterieller Blutdruck.

Über die Barorezeptoren und den Karotissinus erfolgt die **Gegenregulation** und über das zentrale Kreislaufzentrum wird der Sympathikus aktiviert (siehe Kap. 14). Der positiv inotrope und chronotrope Effekt am Herzen sowie eine Konstriktion der peripheren Arteriolen stellen die Gegenregulation dar, so daß die Herzfrequenz ansteigt und gleichzeitig der systolische Blutdruck nur gering abfällt. Zusätzlich wird in der späteren Phase das Renin-Angiotensin-System aktiviert.

> Letztlich liegen dem Orthostasesyndrom Dysregulationen im System der Blutdrucksteuerung beim Lagewechsel zugrunde.

Bei anderen, **sekundären Formen der Hypotonie** ist der pathophysiologische Ablauf im Zusammenhang mit der auslösenden Erkrankung zu erklären.

- Bei der primären **Nebennierenrindeninsuffizienz (Morbis Addison)** ist das Herzzeitvolumen durch Wasser- und Natrium-Verluste erniedrigt.
- Bei der **Hypothyreose** mit Verlust der inotropen und chronotropen Wirkung des Schilddrüsenhormons ist das Herzminutenvolumen herabgesetzt.
- Beim **Karotissinusyndrom** ist die Erregbarkeit des Karotissinus abnorm gesteigert mit depressorischer Wirkung auf die Herzaktivität, das Herzzeitvolumen fällt ab.
- **Vasovagalen Blutabfällen** liegt eine psychische Belastung oder Irritation vagaler Nerven zugrunde. Dabei führt der gesteigerte Vagotonus zu einer arteriolären und venösen Dilatation; der periphere Widerstand fällt und kardiale Kompensationsmechanismen fehlen.

Neurogene Hypotonien entstehen ebenfalls durch Regulationsstörungen im Regelkreis des Reflexbogens der Kreislaufregulation. Degenerative Prozesse peripherer und auch zentraler autonomer Nervenregionen können die Ursache sein. Dem **Shy-Dräger-Syndrom** liegt eine Zellzerstörung der Substantia nigra im Putamen und in der Columna intermediolateralis zugrunde. Pathogenetisch bestehen funktionell normale periphere Neurone, die jedoch nicht stimuliert werden können.

> Als übergreifender pathogenetischer Mechanismus kann eine arterielle Hypotonie immer dann auftreten, wenn unabhängig vom jeweiligen Auslöser (medikamentös, toxisch, durch Dehydratation, Blutung, Schockgeschehen) ein Volumenmangel mit fehlender Möglichkeit zur Aufrechterhaltung des Herzzeitvolumens entsteht.

Entstehung der Symptome

Die klinischen Symptome der Hypotonie resultieren aus der **erniedrigten Organperfusion,** insbesondere des Zentralnervensystems. Dabei reicht die Manifestationspalette vom Schwindel bis hin zum Bewußtseinsverlust.

Die sympathikotone Form der orthostatischen Hypotonie zeichnet sich dadurch aus, daß die Herzfrequenz ansteigt und der Blutdruck bei erhaltenem Sympathikotonus sinkt. Bei der asympathikotonen Form fallen systolischer und diastolischer Blutdruck ohne wesentliche Änderung der Pulsfrequenz.

16 Venöses System

Hans-H. Osterhues, Vinzenz Hombach

16.1 Allgemeine Physiologie und Pathophysiologie (Adaptionsmechanismen der Organfunktion)

Das venöse System **gliedert** sich in
- tiefe Venen,
- inter- oder intramuskulär verlaufende Venen,
- oberflächliche Venen
- Verbindungsvenen zwischen oberflächlichen und tiefen Venen, die sogenanten Vv. perforantes und Vv. communicantes.

Im Gegensatz zu den tiefen Venen sind die oberflächlichen Venen mit mehr **glatter Muskulatur** ausgestattet.

Die venösen Gefäße haben bikuspid angelegte **Klappen,** um die Strömungsrichtung des Blutflusses zu kontrollieren. In Abhängigkeit vom hydrostatischen Druck ist die Anzahl der Klappen in den peripheren Venen höher als in den zentral gelegenen Venen. Die Venae iliacae communes und die Vena cava sind klappenlos.

> Die Funktionsfähigkeit der Klappen ist von entscheidender Bedeutung für den physiologischen Fluß im venösen System.

Die Venen erfüllen folgende Funktionen:
- Rücktransport des Blutes zum Herzen,
- Kapazitätsgefäße,
- Widerstandsfunktion.

Besonders die Venolen sind an der Regulation der **peripheren Resistenz** beteiligt. Die Wirkung auf den Gesamtwiderstand durch diese distal der Kapillaren gelegenen Widerstandsgefäße (postkapillär) ist gering. Trotzdem üben die Venolen einen direkten Einfluß auf die kapilläre Füllung aus, da die Änderung zwischen prä- und postkapillärem auftretendem Widerstand den Füllungszustand steuert.

Als **Blutspeicher** können die Venen große Blutmassen speichern bzw. mobilisieren. Kommt es zu einen großen Blutverlust, kann durch Konstriktion der Venen dem Kreislauf eine große Menge an Blut zugeführt werden (s.a. Kap.13).

Die **Steuerung des Venentonus** erfolgt fast ausschließlich durch das sympathische Nervensystem bzw. durch Katecholamine (s. Tab. 14-1). Dabei wirken die sympathischen Nerven sowie Adrenalin und Noradrenalin konstriktorisch auf die Venen.

Bei Krankheitsbildern mit Verlust der venösen Tonussteuerung (z.B. **Tabes dorsalis)** kann bei Einnahme der aufrechten Körperhaltung, wobei konsekutiv große Blutmengen in den peripheren Venen versacken (Orthostase), keine Gegenregulation erfolgen. Schwindel oder im Extremfall orthostatischer Bewußtseinsverlust sind die Folgen.

> Trotz des geringen Druckgefälles im Venensystem ist die Strömungsgeschwindigkeit in den Venen aufgrund des geringen peripheren Widerstandes relativ hoch.

Unterstützende Kräfte des venösen Rückstromes sind die Atmung und die Herzaktionen, die intrathorakale Druckschwankungen bewirken.

Bei **Inspiration** steigt der Rückstrom zum Herzen aufgrund des intrathorakalen Druckgefälles an (Sogwirkung), wobei gleichzeitig durch eine intraabdominelle Druckzunahme im Cavagebiet (Thoraxausdehnung) ein Schluß der peripheren Venenklappen im Oberschenkel eintritt. Bei Abfall des Druckes in der Vena cava **(Exspiration)** öffnen sich diese Klappen wieder, so daß peripheres Blut in die abdominellen Venen einströmt. Man spricht hier von einer **abdomino-thorakalen Zweiphasenpumpe.**

Die Venenklappen unterstützen außerdem die Wirkung der Muskelpumpe. Dabei wird durch Kontraktion der Muskulatur eine Flußbeschleunigung in den Venen erreicht **(„systolischer Druck").** Durch den Druckanstieg im tiefen Venensystem schließen sich die Klappen der distal gelegenen Venenanteile und die Klappen der Verbindungsvenen (Vv. perforantes), indem das Blut in ihre Taschen zurückströmt. Die proximal gelegenen Venensegmente öffnen sich, und das Blut fließt zentralwärts ab. Bei Erschlaffung der Muskulatur **(„Diastole")** kehren sich die Druckverhältnisse um. Die jetzt umgekehrte Klappenöffnung bzw. Klappenschluß ermöglicht einen Zufluß aus den peripheren und oberflächlichen Venen in das tiefe Venensegment und verhindert einen Rückstrom aus den großen proximal gelegenen Venen (Abb. 16-1).

Im Bereich der **Wadenmuskulatur** hat die Muskelpumpe großen Anteil an der Rückführung des Blutes zum Herzen. Darüber hinaus kann durch sie auch ein **hydrostatisches Ödem** durch zunehmende Entstauung wieder abgebaut werden.

Diese statischen Ödeme treten selbst bei Gesunden auf, bedingt durch den im Stehen hohen hydrostatischen

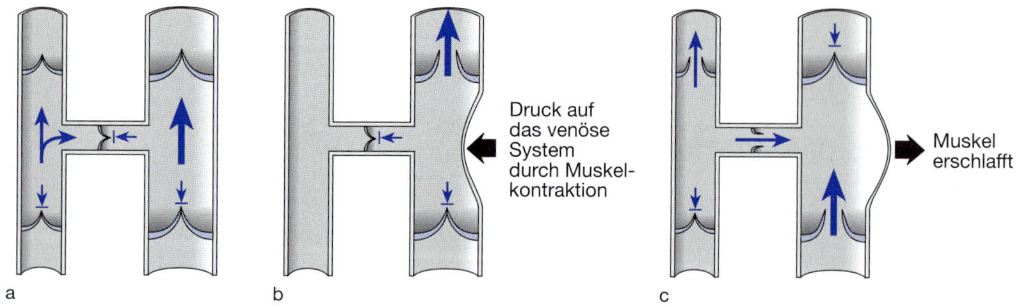

Abb. 16-1 Flußrichtung und Druckverhältnisse im oberflächlichen und tiefen Venensystem und in den Verbindungsvenen in verschiedenen Ausgangssituationen.

Druck im Kapillarsystem. Die Folge davon sind ein erhöhter Filtrationsdruck sowie eine verminderte Flüssigkeitsresorption (s. Kap. 19.1.7).

16.2 Klinische Pathophysiologie

Einteilung der Krankheitsbilder nach Ätiologie und Pathogenese

genetisch/angeboren
- arteriovenöse Fisteln
- Venenschwäche bei Marfansyndrom

erworben

1 metabolisch/nutritiv

2 dysregulativ/hormonell
- Thrombophlebitiden bei Östrogentherapie
- Thrombosen bei Gerinnungsstörungen

3 degenerativ
- primäre Varizen / Varikosis
- primäre chronische venöse Insuffizienz
- postthrombotisches Syndrom

4 vaskulär
- –

5 entzündlich/immunologisch
- Thrombophlebitis bei Thrombangitis obliterans

6 infektiös
- bakterielle Thrombophlebitiden

7 neoplastisch
- sekundäre Beteiligung der Venen bei Neoplasien

8 medikamentös/toxisch
- Irritanzien (z.B. Zytostatika)
- iatrogene Sklerosierungen
- postaktinische Venenverödungen

9 mechanisch
- iatrogene AV-Fisteln
- posttraumatische AV-Fisteln
- Thrombosen
- Thrombophlebitis durch Fremdkörper (Katheter)
- mechanische Venenabflußhindernisse

10 neuromuskulär
- neurogene Regulationsstörungen des Venentonus
- Verlust des Venentonus bei Tabes dorsalis

sonstige/unklar/multifaktoriell
- sekundäre chronische venöse Insuffizienz
- sekundäre Varizen / Varikosis

16.2.1 Venenverschlüsse, Phlebothrombose

Definition

Bei den Venenverschlüssen handelt es sich um eine Verlegung des Venensystems ohne wesentliche entzündliche Wandveränderungen. Dabei wird der Verschluß tiefer Venen als **Phlebothrombose** bezeichnet. Im Gegensatz dazu wird der Begriff **Thrombophlebitis** für die Entzündung und den thrombotischen Verschluß oberflächlicher Venen benutzt.

Ä/P Ätiologie und Pathogenese

Verschlüsse tiefer Venen können durch äußere Kompression auftreten (z.B. Tumoren, Hämatome). Die häufigste Ursache ist jedoch der thrombotische Verschluß. Die wesentlichen **Ursachen einer tiefen Venenthrombose** werden durch die Virchow-Trias zusammengefaßt:

- Gefäßwandschäden,
- Hyperkoagulabilität des Blutes,
- verändertes Stromzeitvolumen.

Ausgangspunkt für **Gefäßwandschäden** sind oft Traumata (Unfälle, Operationen).

Veränderungen des **Stromzeitvolumen** kommen bei Abflußhindernissen, Immobilisation (z.B. durch Gipsverbände, Bettlägerigkeit) vor.

Die **Hyperkoagulabilität** steht im Zusammenhang mit Gerinnungsstörungen (z.B. Mangel an Antithrombin III, Protein S und Protein C, APC-Resistenz). Andere Ursachen sind eine systemische Hyperkoagulabilität bei Karzinomen, schweren Infektionen oder bei der Einnahme von Ovulationshemmern (s.a. Kap. 8).

Die **Verlegung einer Stammvene** führt zur venösen Stase. Ein Teil des gestauten Blutes kann über Kollateralvenen abtransportiert werden (z.B. oberflächliches Venensystem). Es besteht jedoch eine geringere Transportkapazität der **Kollateralkreisläufe.** Typischerweise weicht bei Kollateralen der normalerweise respiratorisch schwankende Fluß in den Venen einem kontinuierlichen, respiratorisch unabhängigem Fluß. Der Venendruck distal des Strombahnhindernisses nimmt zu, was dazu führt, daß der Kapillardruck steigt. Der erhöhte Kapillardruck zieht eine verminderte Flüssigkeitsresorption nach sich, die zu Ödemen führt. Zusätzlich kommt es zur Kapillarwandschädigung.

Im Gegensatz zur arteriellen Strombahn werden venöse Thrombosen häufig rekanalisiert. Die Organisation des frischen Thrombus beginnt bereits zwischen dem 3. und 8. Tag. Es entstehen sinusartige Hohlräume, die zu einem kontinuierlichen Gefäßrohr konfluieren. Die rekanalisierte venöse Strombahn entspricht in ihrer Leistungsfähigkeit jedoch nicht der ursprünglichen Strombahn. Neben der Tatsache, daß die **Rekanalisation** funktionell einer stenosierten Gefäßstrecke gleichkommt, spielen zwei zusätzliche Veränderungen eine pathophysiologische Rolle:

- die Venenklappen sind irreversibel geschädigt,
- das rekanalisierte Gefäß hat sich in ein starres Rohr verwandelt.

Entstehung der Symptome

Klinisch kommt es neben dem Ödem zu Schmerz, zyanotischer Verfärbung und Fußvenenstauung vor allem im Stehen. Die Kollateralvenen fallen durch eine pralle Füllung auf.

> Wichtiges **differentialdiagnostisches** Kriterium gegenüber der Schmerzcharakteristik und klinischen Erscheinungsform bei akutem arteriellem Verschluß ist die Überwärmung der Extremität im Gegensatz zu der typischerweise kalten, blassen Extremität bei arteriellen Prozessen.

Das **Ausmaß des klinischen Bildes** hängt vom betroffenen venösen Gefäßareal ab. So ist die Kollateralisierungsmöglichkeit bei Beckenvenenverschlüssen schlechter als bei Verschlüssen der Ober- oder Unterschenkelvenen.

Thrombosen können sich deszendierend oder aszendierend fortsetzen. Wenn sich thrombotisches Material ablöst (z.B. nicht-wandadhärente, flottierende Thromben), wird es verschleppt, was zur typischen **Komplikation** einer **Lungenembolie** führen kann.

Als Maximalform einer Thrombose kann sich das dramatische Bild der **Phlegmasia coerulea dolens** entwickeln. Dabei handelt es sich um eine schlagartig einsetzende Massenthrombose mit Verlegung nahezu aller Venen einer Extremität. Der Druckansteig distal des Verschlusses ist immens und führt zu einem ausgedehnten Ödem und dementsprechend gesteigertem Gewebsdruck.

Die große Flüssigkeitsmenge, die durch das Ödem dem Kreislauf entzogen wird, kann zum **hypovolämischen Schock** führen. Der resultierende Abfall des systemischen Druckes und der massiv ansteigende Gewebedruck bewirken eine arterielle Durchblutungsstörung, die zu einer Gangrän (venöse Gangrän) der Extremität führen kann.

Das klinische Bild der initial zyanotischen Extremität kann sich zu einer blaßen Extremität hin verschieben **(Phlegmasia alba dolens)**.

Die im Thromboseprozeß enstehenden postthrombotischen Störungen haben zum Begriff des **postthrombotischen Syndroms** geführt. Bestimmend dafür sind das Ausmaß und die Lokalisation der Thrombose.

> Die **Kollateralisationsfähigkeit** des venösen Systems ist eng gekoppelt an das betroffene Segment.

Im **femoropoplitealen Gebiet** können die V. femoralis profunda, die Vv. concomitantes der V. femoralis und die Vena saphena magna einspringen. Damit liegen in diesem Stromgebiet günstige Voraussetzungen vor.

Die Verhältnisse im **Becken** sind ungünstiger. Vv. concomitantes fehlen in diesem Segment. Kollateralisierungmöglichkeiten bestehen nur über kontralaterale Venen, die per se eine ungünstge Kompensationssitutation darstellen. Zum geringen Teil können auch ipsilaterale Venen im Becken einspringen.

Unzureichende Kollateralisierung bzw. ungünstige morpholgische Voraussetzungen der Kollateralen führen zu erhöhtem Abflußwiderstand, der in den distalen Segmenten in Form einer chronisch-venösen Hypertension meßbar wird. Dies ist eine der Ursachen für das Auftreten einer **chronischen venösen Insuffizienz,** die im Mittelpunkt des postthrombotischen Syndroms steht.

16.2.2 Chronische venöse Insuffizienz

Definition

> Der Begriff chronische venöse Insuffizienz (CVI) umfaßt die Störungen des venösen Rückstromes mit einer dauerhaften venolär-kapillaren Hypertonie.

Ätiologie und Pathogenese

Ätiologisch liegen dem Bild der CVI verschiedene Faktoren zugrunde. **Entscheidend** sind

- die beschriebene mechanische Behinderung des venösen Rückstromes (stattgehabte Thrombose, rekanalisiertes venöses Gefäß etc.), und
- eine Insuffizienz des Klappenapparates der Venen.

Von Bedeutung ist dabei sowohl die Insuffizienz der Klappen tiefer Venen als auch die Klappen der Verbindungsgefäße (Vv. perforantes, Vv. communicantes) zwischen oberflächlichem und tiefem Venensystem und die Klappen der oberflächlichen Venen.

Die **sekundäre CVI** als Folge einer tiefen Venenthrombose, bei der die Klappen im Rahmen des thrombotischen Prozesses zerstört und somit insuffizient wurden, muß vom primären Typ abgetrennt werden.

Der **primären CVI** liegt eine konstitutionelle Wandschwäche und/oder Insuffizienz der Venenklappen zugrunde.

Pathogenetisch ist durch die insuffizienten Klappen der **unidirektionale Blutstrom** im venösen Gefäßsystem gestört. Das Blut strömt in die Peripherie zurück. Die Venen sind stark gefüllt und die Gefäßwand gedehnt, so daß der Klappenring überdehnt wird. Dadurch ist ein Klappenschluß auch intakter Venenklappen nicht mehr möglich.

Der konstant erhöhte venöse Druck führt bei allen Formen der CVI zu Rückwirkungen auf das **Kapillargebiet** (Abb. 16-2). Die Resorption ist vermindert, so daß es zum **Ödem** im betroffenen Areal kommt. Da die Klappen defekt sind, kann die Muskelpumpe das Ödem nicht mehr rückbilden helfen Die Schädigung der Kapillarwand mit verstärkter Filtration fördert die Ödembildung. Dabei wandern vermehrt Proteine ins Interstitium. Der dabei enstehende erhöhte onkotische Druck im Gewebe unterhält das Ödem.

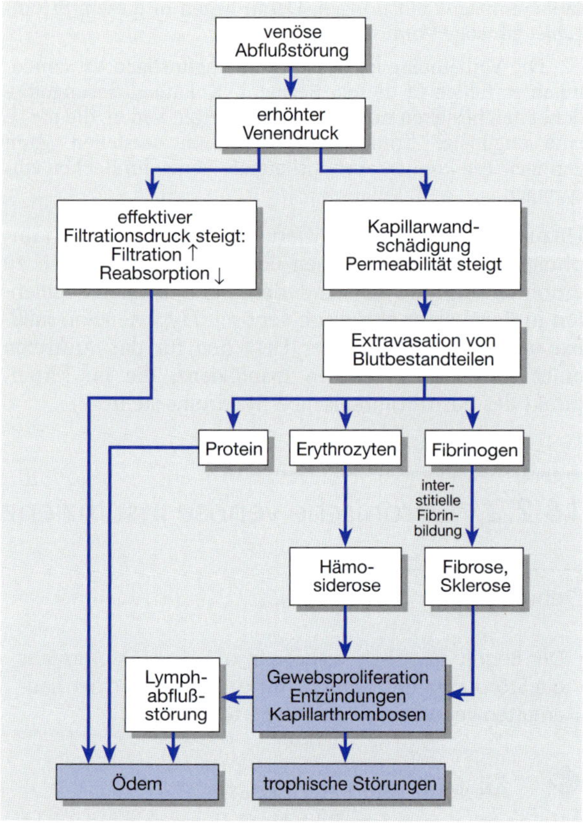

Abb. 16-2 Folgen der venösen Abflußstörung.

In gewissem Umfang kann die erhöhte Proteinkonzentration im Interstitium dadurch kompensiert werden, daß der lymphatische Abfluß gesteigert wird. Bei Überschreiten dieser Kompensationsfähigkeit verbleibt die eiweißreiche Flüssigkeit zunehmend im Gewebe, was zu einem **eiweißreichen, lymphatischen Ödem** führt. Kennzeichen dieser Ödemform sind weitere sekundäre Veränderungen mit einer Gewebsproliferation (s.a. Kap. 18).

Eine Zunahme von Fibroblasten bzw. des Bindegewebes induziert eine **subkutane Sklerose,** die als Induration der Haut imponiert.

Durch die Kapillarschädigung gelangen weitere zelluläre Elemente in das Interstitium. Ausgetretene Erythrozyten werden über Hämosiderin abgebaut, was zur bräunlichen **Pigmentierung der Haut** führt. In der weiteren Folge des Prozesses sind ausgedehnte Störungen der Mikrozirkulation sowie trophische Störungen zu beobachten. Dies kann im Bereichen mit besonders ungünstiger Hämodynamik zu **Ulzerationen** führen.

S Entstehung der Symptome

Am Knöchel ist der hydrostatische Druck im Stehen besonders hoch. Daher treten **Ulzerationen** typischerweise **im Knöchelgebiet** auf. Dabei ist entscheidend, daß die Perforansvenen (sog. Cockett-Gruppe) insuffizient sind.

Andere typische Zeichen von Ulzera sind weiße, gefäßlose Hautbezirke, die als **Atrophie-blanche-Flecken** bezeichnet werden. Dabei handelt es sich um kleine kapillarlose Gebiete, die von dilatierten Kapillaren gesäumt werden. Wenn die Regenerationsfähigkeit der Haut eingeschränkt ist und sowohl venöser als auch lymphatischer Abfluß gestört sind, findet man oft vermehrt bakterielle Infektionen **(Erysipel).**

16.2.3 Varizen und Varikose

Definition

Unter **Varizen** versteht man lokale, aneurysmatische Erweiterungen der Venen. Liegt die diffuse variköse Degeneration mehrerer Venensegmente vor, also eine ausgedehnte Bildung von Varizen, spricht man von der **Varikose.**

Man unterscheidet die primäre Varikose von der sekundären Form.

Ä/P Ätiologie und Pathogenese

Die Gefäßmuskulatur dieser Venen ist teilweise abgebaut und durch Bindegewebe ersetzt. Bei Bindegewebserkrankungen wie dem Marfan-Syndrom können die Gefäßwände konstitutionell geschwächt sein. Die Gefäßwände können aber auch aufgrund einer **erhöhten transmuralen Druckbelastung** erweitert (dilatiert) und sekundär verändert sein. Dies ist der Fall bei primären Klappeninsuffizienzen, Erhöhung des Abstromwiderstandes oder übermäßiger Stehbelastung.

Ursachen der **primären Varikose** sind eine Schwäche der Venenwand und fehlende oder funktionell minderwertige Klappen. Risikofaktoren sind aber auch Übergewicht und die konstitutionelle, mit dem Lebensalter zunehmende Venenwandschwäche. Es sind fast ausschließlich die unteren Extremitäten betroffen, da hier der hydrostatische Druck hoch ist und Klappen- und Wandsystem stark belastet sind.

Sekundäre Varizen können als Ursache haben:

- entzündliche Schädigungen der Venen und Klappen,
- thrombotische Gefäßverschlüsse,
- venöse Abflußbehinderungen und
- arteriovenösen Fisteln (selten).

Durch die Erweiterung der Varizen kommt es zu einer verlangsamten Strömung in diesen Venen. Die Varizen sind prädisponierte Areale für die Entstehung von Thromben, da die Venenwand verändert ist und im Bereich der Klappen lokal Strömungsturbulenzen auftreten. Meist ist auch die Aktivität des normalerweise antikoagulatorisch wirksamen Venenendothels herabgesetzt.

16.2.4 Thrombophlebitis

Definition

Die Thrombophlebitis bezeichnet eine **Entzündung der Venenwand,** die meist zu einem thrombotischen Verschluß der Vene führt. Dabei wird dieser Begriff im klinischen Alltag fast durchgängig auf die oberflächlichen Venen bezogen.

Ä/P Ätiologie und Pathogenese

Prädisponierend sind hier varikös erweiterte Venen. Ursachen können sein:

- eine bakterielle Infektion mit Beteiligung der Venenwand,
- intravenöse Injektionen,
- Infusionstherapien,
- Karzinome oder
- die Thrombangiitis obliterans (selten).

Als **Folge** des entzündlichen Prozesses werden die elastischen und kollagenen Muskelfasern der Venenwand zerstört. **Klinisch** imponiert ein schmerzhaft geröteter Venenstrang, oftmals als tastbare Verhärtung palpierbar. Ein Übergreifen dieser oberflächlichen Entzündungen auf das tiefe Venensystem kommt selten vor.

17 Schock

Hans-H. Osterhues, Vinzenz Hombach

Definition

Der Schock bezeichnet eine akute Störung des Gleichgewichtes zwischen Sauerstoffangebot und Sauerstoffbedarf lebenswichtiger Organe.

Diese Störung ist nicht oder nur kurzfristig kompensierbar. Die Gewebsperfusion wird zunehmend gestört und führt zur Zellschädigung. Das kann organübergreifende Funktionseinschränkungen bis hin zum multiplen Organversagen nach sich ziehen.

Der Begriff des **refraktären Schocks** bezeichnet dabei den generalisierten Verlauf des Schocks, der sich selbst unterhält und letztlich unbeherrschbar sein kann.

17.1 Physiologie und Pathophysiologie (Adaptionsmechanismen der Organfunktion)

Beim Schockgeschehen versagt nahezu immer mindestens eine der **hämodynamischen Regelgrößen:** Herzleistung, Blutvolumen und Gefäßtonus.

Dabei ist es wichtig zu beachten, daß der Schock nicht automatisch mit einem erniedrigten Blutdruck einhergehen muß. Auch bei Vorliegen von normotensiven Zuständen können kapillärer Blutfluß, Sauerstofftransport und Sauerstoffverwertung im Gewebe schocktypisch gestört sein.

Die unterschiedlichen **ätiologischen Formen** des Schocks sind anhand der klinisch relevanten Klassifikation des Schocks in der Tabelle „Einteilung der Krankheitsbilder nach Ätiologie und Pathogenese" aufgeführt.

Viele Reaktionsfolgen im Schockgeschehen haben zum Ziel, die Durchblutung lebenswichtiger Organe zu erhalten. Diese als **Zentralisation** bezeichnete Reaktion soll die Perfusion des Herzens und des Gehirns auf Kosten der Durchblutung der Nieren, Haut, Muskulatur und des Splanchnikusgebietes stabilisieren. Die Zentralisation wird primär dadurch erreicht, daß der periphere Widerstand steigt. Dies geschieht auf Kosten der nachgeschalteten kapillären Strombahn mit resultierender Minderperfusion und Mikrozirkulationsstörung. Tabelle 17-1 zeigt die hämodynamischen Parameter bei verschiedenen Schockformen.

Der **pathophysiologische Ablauf** des Schocks als komplexes Geschehen wird zum einen durch die auslösende Ursache bestimmt (z.B. hypovolämischer Schock, septischer Schock), weist aber bei allen Schockformen im Hinblick auf die entstehende Mikrozirkulationstörung übereinstimmende Abläufe auf. Dabei durchlaufen eine Vielzahl körpereigener Regulationssysteme schockspezifische Veränderungen.

Die Minderperfusion der kapillären Strombahn führt zu einer ungenügenden Gewebsperfusion und einem **unzureichenden Sauerstoffangebot.** Für das verminderte Sauerstoffangebot beim Schock können aber auch eine Beeinträchtigung der Sauerstoffabgabe, der Sauerstoffverwertung und/oder ein erhöhter Sauerstoffbedarf verant-

Tab. 17-1 Hämodynamische Parameter bei verschiedenen Schockformen.

Schockform	Blutvolumen	Herzzeitvolumen	peripherer Widerstand	PAVD*
kardiogener Schock	n–↓	↓↓	n–↑	↑
hypovolämischer Schock	↓↓	↓	↑↑	↓
septischer Schock				
hyperdynames Initialstadium	n–↓	n–↑	↓–↓↓	n–↓
hypodynames Stadium	n–↓	↓	n–↑	↓/↑
anaphylaktischer Schock	n–↓	↓	↓↓	↓
traumatischer Schock	↓	↓	+	↓
neurogener Schock	n–↓	↓	↓	↓
endokriner Schock	n–↓	↓	↑	↓

* pulmonalarterieller Verschlußdruck (s. Abb. 13-4)

wortlich sein. Der intrazelluläre Sauerstoffmangel führt zu einer Störung der Zellfunktion mit Funktionsverlust von Zellorganellen und Zellmembran.

Veränderte Fließeigenschaften des Blutes mit Stagnation der Strömung unterstützen die **Minderperfusion des Kapillargebietes.** Beteiligt dabei sind alle Einzelkomponenten des Blutes: Plasma, Erythrozyten, Leukozyten.

Durch Aktivierung des Gerinnungs-, Komplement- und Kallikrein-Kinin-Systems entstehen biologisch hochaktive Substanzen, die **Schockmediatoren** (s. Kap. 8). Diese Substanzen wirken direkt oder sie reagieren miteinander. Dies führt zu vasoaktiven Effekten, rheologischen Veränderungen und direkten Zellschädigungen. Eine gravierende **Komplikation des Schocks** ist die disseminierte intravaskuläre Koagulopathie (engl. DIG bzw. Verbrauchskoagulopathie; s. Kap. 8). Sie entsteht durch intravasale Aktivierung der Gerinnungskaskade und des Komplementsystems sowie durch erhöhte Fibrinolyse (s. Kap. 9).

Aus Thrombozyten, aktivierten Leukozyten und geschädigten Endothelzellen werden **vasoaktive Mediatoren,** sowie Mediatoren, die die **Gefäßpermeabilität beeinflussen,** freigesetzt. Zusätzlich wird durch Thrombozyten die Granulozytenaggregation getriggert, wobei deren Zytotoxizität gegenüber Endothelzellen zunimmt.

Zytokine (vor allem Interleukin-1 und Tumornekrosefaktor=TNFα) stimulieren Granulozyten zur Bildung von **Sauerstoffradikalen.**

Es konnte nachgewiesen werden, daß es zu Störungen der Organfunktion allein durch Zytokine und freie Sauerstoffradikale kommt.

All diese Vorgänge führen letztlich zu organspezifischen funktionellen und strukturellen Veränderungen. Das **Organversagen** infolge des Schocks betrifft vorwiegend Lunge, Niere, Magen-Darm-Trakt und Leber mit einer hohen Inzidenz eines **Multiorganversagens** (Abb. 17-1).

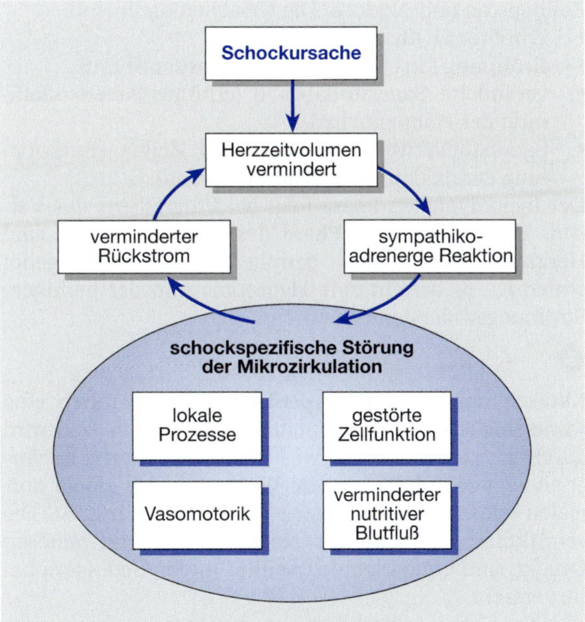

Abb. 17-1 Circulus vitiosus der makrozirkulatorischen und mikrozirkulatorischen Störungen beim Schock.

17.2 Klinische Pathophysiologie

Einteilung der Krankheitsbilder nach Ätiologie und Pathogenese

genetisch/angeboren
–

erworben

1 metabolisch/nutritiv
metabolischer Schock bei chronischem Organversagen
Leberzirrhose, Urämie, respiratorische Insuffizienz

2 dysregulativ/hormonell
endokriner Schock
diabetisches Koma, Addison-Krise, hypothyreotes Koma,
Thyreotoxikose, Parathyreotoxikose

3 degenerativ
–

4 vaskulär
kardiogener Schock
Myokardinfarkt, Arrhythmien, Lungenembolie, Dekompensation ischämischer kardialer Grunderkrankungen

5 entzündlich/immunologisch
anaphylaktischer Schock

6 infektiös
septischer Schock

7 neoplastisch
Schock bei Tumor-Lyse-Syndrom

8 medikamentös/toxisch
Antihypertensiva
Intoxikationen

9 mechanisch
hypovolämischer Schock
Blutverlust, Plasma-, Wasser-, Elektrolytverlust
Flüssigkeitssequestration bei Peritonitis, Pankreatitis, Leberzirrhose
renaler Flüssigkeitsverlust (Diabetes insipidus)
traumatischer Schock

10 neuromuskulär
neurogener Schock
ZNS-Läsionen, Toxine, Medikamente (Spinalanästhesie)

sonstige/unklar/multifaktoriell
–

17.2.1 Hypovolämischer Schock

Definition

Dieser Schockform liegt eine akuter Volumenmangel zugrunde.

Ätiologie und Pathogenese

Hauptursache des hypovolämischen Schocks ist der massive Blutverlust bei äußeren oder inneren Blutungen **(hämorrhagischer Schock).**

Davon abzugrenzen sind Hypovolämien durch
- **Plasmaverluste** (z.B. durch die Transsudation von Flüssigkeit und Plasmaeiweiß bei Verbrennungen und bei Peritonitis),
- **Verluste von Wasser und Elektrolyten** bei renaler Polyurie oder extrarenaler Genese (z.B. Diarrhö).

Durch diese Flüssigkeitsverluste entsteht im Gegensatz zum hämorrhagischen Schock (Blutverlust) eine hohe **Hämokonzentration.** Dabei sind die rheologischen Eigenschaften des Blutes verschlechtert, was die Bildung von **Mikrothromben** begünstigt.

Entstehung der Symptome

Auch hier bewirkt der Abfall des Blutdruckes, daß der periphere Widerstand steigt, um den Blutdruck aufrecht zu erhalten. Diese reflektorische, sympathikoadrenerg vermittelte Vasokonstriktion wird erreicht, indem Katecholamine ausgeschüttet werden. Die Venen als Kapazitätsgefäße können Volumenverluste begrenzt kompensieren. Die **klinischen Zeichen** sind
- Blässe durch Verminderung der Hautdurchblutung,
- Tachykardie,
- gesteigerte Erregbarkeit infolge verminderter Hirndurchblutung
- Oligo- bis Anurie.

17.2.2 Kardiogener Schock

Definition

Bei dieser Schockform versagt die Pumpleistung des Herzens.

Ätiologie und Pathogenese

Kardiale Ursachen führen zum Versagen der Auswurfleistung des Herzens (Myokardinfarkt, Herzrhythmusstörungen, myogene Herzinsuffizienz, oder behindern die linksventrikuläre Kammerfüllung (Herzbeuteltamponade, Lungenembolie, Rechtsherzversagen).

Dabei ist der **Myokardinfarkt** die häufigste Ursache des myokardialen Pumpversagens (s. Kap. 13). Durch das verminderte Herzzeitvolumen tritt eine Hypotonie auf und führt reflektorisch zur Erhöhung des peripheren Widerstandes, um die Blutdruckverhältnisse zu stabilisieren. Diese Reaktion wird durch das sympthikoadrenerge System vermittelt und bewirkt, daß Herzfrequenz, Kontraktilität und Nachlast des Herzens zunehmen. **Kritisch** dabei ist die beim Myokardinfarkt gestörte Koronarperfusion, so daß bei einer Leistungssteigerung des Herzens die myokardiale Ischämie zunehmen kann.

Entstehung der Symptome

Das Pumpversagen und der sytemische Blutdruckabfall, der durch eine Erhöhung des peripheren Widerstandes nicht kompensiert werden kann, führen zur Minderperfusion der Organe. Die Zentralisation als reflektorisches Geschehen zur Sicherung der kardialen und zentralen Perfusion verstärkt diese Situation. Letztlich entsteht eine Gewebshypoxie mit konsekutiver schocktypischer Mikrozirkulationsstörung.

17.2.3 Septischer Schock

Definition

Der septische Schock wird durch Bakterien, deren toxische Produkte (Endotoxine, Ektotoxine) sowie durch Viren und Pilze ausgelöst.

Ätiologie und Pathogenese

Die häufigste Ursache eines septischen Schocks sind Infektionen mit gramnegativen Bakterien, gefolgt von grampositiven Erregern und (selten) Pilzen, Mykobakterien, Viren sowie Protozoen. Infektionen und die Auswirkungen von Erregern in der Blutbahn werden im Kapitel 11 ausführlich besprochen.

Wichtiger pathogenetischer Faktor bei **gramnegativer Sepsis** sind Endotoxine (Lipopolysacharide), die bei Bakteriolyse aus der Zellwand freigesetzt werden.

Endotoxine lösen eine **pyrogene Reaktion** aus, stimulieren humorale Abwehrmechanismen und aktivieren das Gerinnungs-, Kallikrein- und Komplementsystem. Nachfolgend werden **Mediatoren** aus neutrophilen Granulozyten, Thrombozyten und Endothelzellen freigesetzt. Darüber hinaus stellen Endotoxine starke Stimuli für Monozyten und Makrophagen dar, die wiederum **Zytokine** (Interleukin-1 und TNF-α) freisetzen (s. Kap. 9). Durch diese Reaktionsfolge wird rasch die schocktypische Störung der Mikrozirkulation ausgelöst.

Bei **grampositiven Bakterien** werden Ektotoxine als hochgiftige Toxine abgesondert, die dann auf den Schockverlauf einwirken.

Der **pathogenetische Ablauf** des Schocks unterscheidet sich von den beiden vorangehenden Schockformen durch einen **biphasischen Verlauf.**

In der initialen **hyperdynamen Phase** entstehen trotz der normalen oder gesteigerten Sauerstofftransportkapazität Zellhypoxie und Azidose. Die Ursachen dafür sind:
- erhöhter O_2-Bedarf der Zellen,
- Eröffnung funktioneller arteriovenöser Shunts,
- veränderte Sauerstoffabgabe (erhöhte Sauerstoffaffinität des Hämoglobins),
- Sauerstoffverwertungsstörung der Zellen (Entkopplung der oxidativen Phosphorylierung).

Der hyperdynamen Phase folgt bei Progredienz des Verlaufs die **hypodyname Phase** des Schocks. Dabei sind Herzzeitvolumen und peripheres Sauerstoffangebot erniedrigt, es besteht eine Hypotonie und der periphere Strömungswiderstand ist erhöht.

Entstehung der Symptome

Klinisch imponiert die **hyperdyname Phase** durch eine warm-trockene, gut durchblutete Haut. Dieses Bild wird durch die vasodilatierend wirkenden Mediatoren hervorgerufen, wobei der periphere Widerstand bei einem normalen oder erhöhten Herzzeitvolumen erniedrigt ist. Die ventrikulären Drücke der Herzkammern und venösen Drücke sind erniedrigt, da das Blut in der Gefäßperipherie versackt.

Die Gefäßpermeabilität ist erhöht und der venöse Rückfluß zum Herzen verringert. Dadurch kommt es in der **hypodynamen Phase** zur Hypovolämie. Das Herzzeitvolumen sinkt, was zum typischen Circulus vitiosus des Schocks mit Störung der Mikrozirkulation führt.

Beim septischen Schock ist die Lunge häufiger als bei anderen Schockformen beteiligt. Ursache für die **funktionellen Lungenveränderungen** sind

- Hypoxämie,
- verminderte Lungendehnbarkeit (Compliance),
- erhöhter Atemwegswiderstand (Resistance).

Die Maximalform der Schädigung stellt das **ARDS** (adult respiratory distress syndrome, Schocklunge) mit respiratorischer Insuffizienz und Lungenversagen dar.

17.2.4 Anaphylaktischer Schock

Definition

Dieses Schockbild stellt die systemische Maximalform der Überempfindlichkeitsreaktion vom Typ I (anaphylaktische Reaktion) dar.

Ä/P Ätiologie und Pathogenese

Auslöser sind eine große Zahl chemisch unterschiedlicher Substanzen mit Antigencharakter (s. Kap. 9). Häufige Ursachen sind

- Insektengift,
- Fremdserum,
- Arzneimittel (jodhaltige Kontrastmittel, Antibiotika).

Die Mechanismen, die nach Antigenkontakt zur anaphylaktischen Reaktion führen, sind in Kapitel 9 beschrieben. Kontakt mit Antigenen führt bei Sensibilisierung durch Bindung an Antikörper zur Mastzelldegranulation. Dabei werden Mediatorstoffe wie Histamin, Serotonin, Bradykinin freigesetzt. Außerdem wird der Arachidonsäuremetabolismus stimuliert, wodurch **Prostanoide** und **Leukotriene** (LTC4, LTD4, LTE4) gebildet werden.

Es folgt eine **generalisierte Vasodilatation** , bei der der periphere Widerstand gesenkt und gleichzeitig die Kapillarpermeabilität erhöht werden sowie Konstriktion der glatten Muskulatur und Bronchiolenspasmus auftreten.

Die **periphere Vasodilatation** läßt den arteriellen Blutdruck sinken. Der venöse Rückstrom ist vermindert, so daß ein Abfall der Herzminutenvolumens resultiert. Die erhöhte Kapillarpermabilität führt zur weiteren Steigerung der Hypovolämie, wobei Flüssigkeit in den Extravasalraum verloren geht. Durch den Bronchiolospasmus wird der Widerstand der Lungenstrombahn erhöht, was den Blutfluß zum linken Herzen vermindert. Ein zunehmendes Ödem der Bronchialwand führt zur Diffusionsstörung der Lunge.

S Entstehung der Symptome

Durch die Ausschüttung der vasodilatatorischen Mediatoren und Störung der Kapillarpermeabilität kann es zum Glottisödem mit inspiratorischem Stridor kommen. Ebenso können die Mediatorstoffe ein Hirnödem auslösen. Typische Reaktionsform der Haut ist eine Urtikaria.

17.2.5 Traumatischer Schock

Diese Schockform beruht auf einer ausgedehnten Gewebezerstörung, die meist mit einem großen Volumenverlust verbunden ist (traumatisch-hämorrhagischer Schock). Zusätzlich zum Ablauf durch die hypovolämischen Komponente spielt die frühe Stimulation humoraler Kaskadensysteme mit ausgeprägter Störung der Mikrozirkulation und des Zellstoffwechsels eine Rolle.

17.2.6 Neurogener Schock

Der neurogene Schock löst eine **periphere Kreislaufinsuffizienz** aus, obwohl kein Volumenverlust vorliegt und die Herzleistung ausreicht.

Dabei ist die **Regulation des Nervensystems** gestört, die zentrale Kreislaufregulation fällt aus. Die Steuerung des Gefäßtonus respektive des peripheren Widerstandes ist als wesentliche Folge gestört. Weitere Ursache kann eine gestörte sympathische Steuerung der kardialen Funktion gestört sein (Herzfrequenz, Pumpleistung des Herzens). Hauptursachen sind Läsionen und Erkrankungen des ZNS oder toxische, pharmakologische Substanzen (z.B. iatrogen bei Spinalanästhesie).

Da die normale Vasomotorenfunktion ausfällt, bleibt die reflektorische Zentralisation beim Schock aus.

17.2.7 Endokriner Schock

Eine endokrine Störung (z.B. Addison-Krise, thyreotoxische Krise oder Hypophyseninsuffizienz, diabetisches Koma) führt zu dieser Schockform. Entscheidend für die Pathogenese ist die zugrundeliegende endokrine Störung (s. Endokrines System).

18 Lymphsystem

Hans-H. Osterhues, Vinzenz Hombach

18.1 Allgemeine Physiologie und Pathophysiologie

(Adaptionsmechnismen der Organfunktion)

Aufgaben des lymphatischen Transportes sind:

- die Rückführung von Proteinen aus dem Interstitium in die Blutbahn und
- die Kompensationsfunktion bei Aufreten vermehrter Flüssigkeitsmengen im Interstitium.

Neben den Einweißen gehören zelluläre Elemente, Chylus als Fettlast und Wasser zu den **lymphpflichtigen Lasten.**

Im Interstitium erfolgt die Aufnahme der Lymphflüssigkeit durch die **Lymphkapillaren** als kleinste Baueinheit des Transportsystems. Diese einfachen endothelausgekleideten initialen Lymphgefäße sind klappenlos und in Netzwerken angeordnet.

Die nächstgrößere Baueinheit des Lymphsystems, die **Präkollektoren,** können schon über Klappen verfügen. Fester Bestandteil sind Klappen erst in den nachgeordneten **Kollektoren** und den **Lymphstämmen.**

Die Endstrecke des Transportes stellt der **Ductus thoracicus** dar, der fast ausschließlich in den linken Venenwinkel einmündet.

> Das **Starling-Gleichgewicht** beschreibt die Kräfte, die den Flüssigkeitsaustausch zwischen dem interstitiellen Raum und den Gefäßen bestimmen.

Dabei sind der intrakapillare hydrostatische und der interstitielle kolloidosmotische Druck Kräfte der **Filtration** und der interstitielle hydrostatische und der intrakapillare kolloidosmotische Druck Kräfte der **Reabsorption.**

Die Kapillarwände fungieren als **semipermeable Membranen,** durch die großmolekulare Eiweiße nicht diffundieren können. Diese Kolloide verlassen die intakte Kapillare aktiv durch Transport in Vesikeln.

Das Starling-Gleichgewicht setzt dabei die filtrierte Flüssigkeitsmenge gleich mit der reabsorbierten Flüssigkeitsmenge (s. Kap. 19.1.7). Tatsächlich wird jedoch nicht die gesamte filtrierte Flüssigkeit durch die Venolen reabsorbiert, sondern ein Teil wird über das Lymphgefäßsystem zurück zur Blutbahn transportiert.

Der **Transport der Lymphe** erfolgt damit von einem niedrigem zu einem höheren Druckniveau: Liegt der Druck im Interstitium bei 0 mmHg, so besteht an der Einmündungsstelle im Bereich vom Venenwinkel im Normalfall ein positiver Druck von etwa 5 mmHg. Dabei kann das Druckgefälle, das durch den Lymphtransport überwunden werden muß, noch weiter ansteigen, wenn der Druck im venösen System erhöht ist.

Zur Bewältigung dieser Aufgabe verfügen die Lymphgefäße über glatte Muskulatur, so daß eine **aktive Pumpfunktion** durch rhythmische Kontraktionen möglich ist. Bikuspide Klappen ermöglichen wie im venösen System eine gerichtete Flüssigkeitsströmung. Weitere unterstützende Kräfte sind auch hier die Muskelpumpe und respiratorische Schwankungen im Thorax.

Eine **lymphatische Pumpeinheit** wird als Segment zwischen zwei Klappen definiert und kann seine Transportleistung durch Veränderung von Schlagvolumen und Schlagfrequenz variieren.

Diese Mechanismen ermöglichen es, den lymphatischen Fluß bedarfsgerecht anzupassen.

18.1.1 Kompensationsmechanismen

Eine erhöhte Flüssigkeitsmenge im Interstitium mit nachfolgender Schwellung wird als **Ödem** bezeichnet.

Das Lymphsystem spielt eine wichtige Rolle bei der Kompensation auftretender Ödeme. Dabei kann das Lymphsystem die Transportleistung anfallender lymphpflichtiger Lasten wesentlich besser steigern als das venöse System.

Das Lymphsystem kann wie ein sich öffnendes **Sicherheitsventil** wirken, indem es bei erhöhtem Flüssigkeitsanfall im Interstitium vermehrt Flüssigkeit abtransportiert.

Die maximale Transportkapazität (d.h. die Grenzen des Lymphtransportes) wird bestimmt durch

- das Gesamtkaliber der Transportgefäße und der initialen Lymphkapillaren,
- die Frequenz der Auf- und Zu-Bewegungen der Einlaßventile der kleinsten Lymphgefäße (Lymphkapillaren) und
- die Lymphangiomotorik.

> Überschreitet die anfallende interstitielle Flüssigkeitsmenge das maximale Lymphzeitvolumen (=Transportkapazität), kommt es zum Ödem.

Man unterscheidet generalisierte Ödeme von lokalisierten Formen, zum Beispiel auf eine Extremität beschränkte Ödeme. Kennzeichnend für das Lymphödem ist ein hoher Proteingehalt ($\geq$ 1g/l Protein).

18.2 Klinische Pathophysiologie

Einteilung der Krankheitsbilder nach Ätiologie und Pathogenese

genetisch/angeboren
primäres Lymphödem bei angeborenen Lymphangiektasien
primäres Lymphödem bei Lymphangiohypo- u. -aplasien

erworben
1 metabolisch/nutritiv
–
2 dysregulativ/hormonell
–
3 degenerativ
Lymphwandinsuffizienz
chylöse Ergüsse bei Klappenringinsuffizienz
4 vaskulär
–
5 entzündlich/immunologisch
Lymphangitis
6 infektiös
bakterielle Lymphangitiden
Filariose (Wuchereria bancrofti)
7 neoplastisch
Lymphangiosarkom
8 medikamentös/toxisch
postaktinische Verödung der Lymphgefäße
9 mechanisch
postoperative Verlegung der Lymphgefäße
mechanische Lymphabflußhindernisse
10 neuromuskulär
Lymphangioparalyse

sonstige/unklar/multifaktoriell
chronisches Lymphödem

18.2.1 Insuffizienzformen

Definition

Ist die **Transportkapazität** des Lymphgefäßsystems größer als die anfallende lymphpflichtige Last, arbeitet das Lymphsystem suffizient. Wenn die Transportkapazität geringer ist als die Menge der **anfallenden lymphpflichtigen Last,** führt das zu einer Insuffizienz des Lymphsystems. Dabei unterscheidet man die Hochvolumeninsuffizienz und die Niedrigvolumeninsuffizienz.

Bei der **Hochvolumen-** oder **dynamischen Insuffizienz** ist das Lymphsystem intakt und voll leistungsfähig. Es kommt aber trotz normaler Transportkapazität zum Lymphödem.

Im Gegensatz dazu ist bei der **Niedrigvolumen-** oder **mechanischen Insuffizienz** die Menge an lymphpflichtiger Last normal. Hier kommt es zum Ödem, da die Transportkapazität des Lymphgefäßsystems vermindert ist (Abb. 18-1).

Ätiologie und Pathogenese

Die **Ursache der Hochvolumeninsuffizienz** liegt in einem stark vermehrtem Anfall lymphpflichtiger Last, die die Kapazität des gesunden Lymphsystems überschreitet: Das abzutransportierende Volumen ist zu hoch. Eine solche Überlastung des Lymphsystems kann auftreten bei

- Herzinsuffizienz,
- fortwährend hohem Anfall interstitieller Flüssigkeit bei chronisch-venöser Insuffizienz,
- Leberzirrhose.

Die **Ursachen** für eine verminderte Transportleistung bei der **Niedrigvolumeninsuffizienz** sind vielfältig. Man unterscheidet zwischen funktionellen und organischen Störungen.

Ursachen für **funktionelle Störungen** sind

- Klappeninsuffizienz bei überdehntem Klappenring,
- Wandinsuffizienz,
- Lymphangiospasmus
- Lymphangioparalyse.

Organische Störungen, die zu einer mechanischen Insuffizienz führen, können auf jeder Ebene des Lymphgefäßsystem auftreten. Mögliche **Ursachen:**

- Schädigung der Lymphgefäße durch Röntgenbestrahlung,
- Traumen (iatrogen durch Operationen),
- entzündliche Prozesse,
- Tumoren.

Die mechanische Insuffizienz der Lymphgefäße führt stets zu einem eiweißreichen lymphatischen Ödem.

Bei einem langandauernden hohen Flüssigkeitsangebot an das Lymphsystem kann es zu einer **Kombination** der beiden o.g. Insuffizienzformen kommen. Mit fortwährend geforderter maximaler Transportleistung kann das System dekompensieren, beispielsweise bei Ermüdung der Lymphangiomotorik.

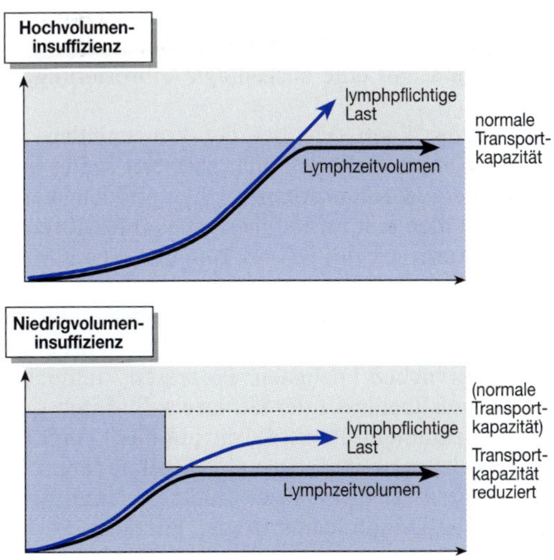

Abb. 18-1 Insuffizienzformen des Lymphgefäßsystems.

Entstehung der Symptome

Als typische Komplikation bei Störungen des Lymphtransportes kann die lokale **Abwehr** geschwächt sein. Bereits vor einem Stadium III (s.u.) des Lymphödems liegt eine Neigung zu **Entzündungen** in diesen Gebieten vor. Typisch ist hier das rezidivierende Auftreten von Erysipelen. Vermutlich bietet das proteinreiche Gewebe einen guten Nährboden für Erreger.

Bei Klappeninsuffizienzen im Bereich zentraler chylushaltiger Lymphgefäße kann der retrograde Fluß in die Organe **chylöse Ergüsse** – beispielsweise einen chylösen Pleuraerguß oder Aszites – verursachen.

Bei angeborenen oder durch Klappeninsuffizienz entstandenen Lymphgefäßektasien können sich **Lymphfisteln** entwickeln. Je nach Verbindungsstelle entleert sich eine milchige Flüssigkeit. Der Eiweißverlust über eine Lymphfistel kann sehr ausgeprägt sein und eine Hypoproteinämie bedingen.

18.2.2 Lymphödem

Definition

Ist das Angebot lymphpflichtiger Lasten erhöht und die Transportkapazität der Lymphgefäße unbeeinträchtigt, führt das zu Ödemen aller Art.
Wenn dagegen – wie bei der mechanischen Insuffizienz – die lymphatische Transportkapazität eingeschränkt ist, kommt es zum typischen eiweißreichen Lymphödem.

Ätiologie und Pathogenese

Das **primäre Lymphödem** entsteht durch Anlage- und Entwicklungsstörung des Lymphsystems. Mögliche Formen dieser Störungen sind eine Aplasie oder Hypoplasie der Kollektoren oder aber auch eine Hyperplasie. Bei der hyperplastischen Form liegen z.B. extrem geschlängelte, ektatisch erweiterte Kollektoren vor, so daß ein gerichteter Lymphfluß kaum möglich ist **(Lymphangiektasie).**

Beim primären Lymphödem sind auch Anomalien der zugehörigen Lymphknoten zu finden. Es wird beobachtet, daß sich Anzahl und Größe der Lymphknoten verringern und daß eine ausgeprägte Fibrosierung stattfindet.

Das Ödem kann wie bei der kongenitalen Form bereits bei Geburt vorliegen, oder aber erst später auftreten. Bei einem latenten primärem Lymphödem kann es unter Umständen erst im Rahmen eines infektiösen Prozeßes zum Ausbruch des Ödems kommen (späte Manifestation).

Das **sekundäre Lymphödem** beruht auf einer erworbenen Schädigung des Lymphgefäßsystems. Im Vordergrund stehen dabei neben malignen Prozessen traumatische Ursachen (unfallbedingt oder iatrogen z.B. durch Operationen). Entzündliche Prozesse, die auf das Lymphystem übergreifen, können ebenso zu einem sekundärem Lymphödem führen. Beispiel einer Infektionskrankheit als Ursache eines Lymphödems ist die Filariosis Bancrofti (Tab. 18-1).

Tab. 18-1 Klassifikation der Lymphödeme.

Primäres Lymphödem	
Lymphgefäße, Lymphknoten	Dysplasien: • Aplasie (Agenesie, Atresie), • Hyperplasie, • Leistenlymphknotenfibrose
kongenital nicht kongenital präcox tardum familiär sporadisch	
sekundäres Lymphödem	
	posttraumatisch, postoperativ, entzündlich: Bakterien, Pilze, Parasiten (Filaria), Viren nach Strahlentherapie, iatrogen, Tumorerkrankung, Retroperitonealfibrose

Entstehung der Symptome

Klinisches Merkmal des chronischen, lymphatischen Ödems ist ein wenig eindrückbares, blasses Ödem mit der maximalen Entwicklung einer lymphostatischen Elephantiasis.

Lymphödeme werden in **drei Stadien** unterteilt:

- **Stadium I: reversibles Stadium.** Der Eiweißgehalt im Interstitium ist hoch, es gibt keine begleitende sekundäre Gewebsveränderungen. Das Ödem ist noch weich und eindrückbar und spontan reversibel.
- Im **Stadium II (spontan irreversibles Stadium)** kommt es bereits zu sekundären Gewebsveränderungen. Makrophagen nehmen die Eiweißmeloküle auf und setzen Zytokine frei, die über Interleukin Fibroblasten aktivieren. Bindegewebe proliferiert, das Ergebnis ist eine Fibrose mit konsekutiver Induration (Sklerose).
- Das **Stadium III** wird als **lymphatische Elephantiasis** bezeichnet. Dieser Begriff beruht auf der typischen Erscheinungsform: extreme Volumenzunahme der Extremität (Elephantenbein) und Verhärtung der Haut (Pachydermie).
  Typisch im Stadium III sind wiederholte entzündliche Schübe in der betroffenen Extremität. Dabei entsteht ein Circulus vitiosus: Zum einen sind lymphostatische Gebiete immunschwach und infektionsanfällig, zum anderen schädigen wiederholte Entzündungen die Lymphgefäße und führen zu einem vermehrten Anfall lymphpflichtiger Lasten. Der lymphatische Abstrom wird weiter verschlechtert und die Lymphostase gesteigert.

19 Atmung

Werner Seeger, Horst Olschewski, Richard Schulz

19.1 Physiologie und Pathophysiologie (Adaptionsmechanismen der Organfunktion)

Die Atmungsorgane und der pulmonale Gasaustausch haben eine kritische Bedeutung für die vitale Funktion aller Organsysteme.

Störungen können auf folgenden Ebenen auftreten:
- der zentralen Atmungsregulation,
- der Atempumpe und der Atemwege,
- sowie der Gasaustauschstrecke zwischen Alveolarraum und Lungengefäßen.

Hierzu gehören Veränderungen der Lungendurchblutung, die wiederum für die rechtsventrikuläre Funktion Konsequenzen haben.

Lungenerkrankungen zählen zu den häufigsten Todesursachen und führen oft zu einer vorzeitigen Arbeitsunfähigkeit.

Die Diagnostik und Therapie muß vielfältige Interaktionen berücksichtigen:
- angeborene prädisponierende Faktoren,
- inhalative Noxen,
- erworbene anatomische und funktionelle Störungen und
- körpereigene Adaptationsmechanismen.

19.1.1 Alveoläre Ventilation und Totraumventilation

Die Alveolarwände werden kapillär perfundiert. Die Luft, die den Alveolarraum erreicht, nimmt am Gasaustausch teil (alveoläre Ventilation).

Die letzten Volumenanteile bei jeder Inspiration erreichen aber nur die zentralen Atemwege **(anatomischer Totraum).** Dieser Raum, zusammen mit Übergangsbereichen zum Alveolarbereich, in denen noch kein vollständiger Gasaustausch stattfindet, bildet den **funktionellen Totraum.** Er beträgt etwa 200 ml, steigt jedoch an, wenn unter pathologischen Bedingungen Lungenparenchymbezirke zwar ventiliert, jedoch nicht perfundiert werden (z.B. Lungenembolie).

Erst das Volumen, das über das funktionelle Totraumvolumen hinaus eingeatmet wird, in Ruhe ca. 400 ml, nimmt als **alveoläre Ventilation** am Gasaustausch teil.

Daraus folgt, daß
- die absolute Größe des funktionellen Totraums einen erheblichen Einfluß auf die Effektivität der Ruheatmung hat, und
- jede Verkleinerung des Atemzugvolumens, egal ob durch Störungen des Thorax, des Lungenparenchyms, der Atemwege oder Erschöpfung der Muskulatur, die **Atemeffektivität** verschlechtert.

19.1.2 Atmungsregulation

Die alveoläre Ventilation wird unbewußt reguliert, was besonders im Schlaf evident ist. Sie richtet sich überwiegend nach Signalen von **Chemorezeptoren**, die empfindlich auf einen Anstieg des pCO_2 und Abfall des pH-Wertes und pO_2 reagieren.

Atemzentrum

Das Atemzentrum in der Medulla oblongata koordiniert die Atembewegung, generiert den Atemrhythmus und reagiert auf Abweichungen der Regelgrößen von den Sollwerten. Dennoch kann der Atemrhythmus willentlich beeinflußt werden, indem **übergeordnete Faktoren** auf das Atemzentrum wirken, wie in Abb. 19-1 dargestellt. So führen z.B. **sensomotorische Afferenzen**, die vermutlich aus Muskelspindeln stammen, bereits unmittelbar zu Beginn einer körperlichen Belastung zu einer Erhöhung des Atemantriebes und sorgen dafür, daß in dieser Phase weder Hypoxämie noch Hyperkapnie entsteht.

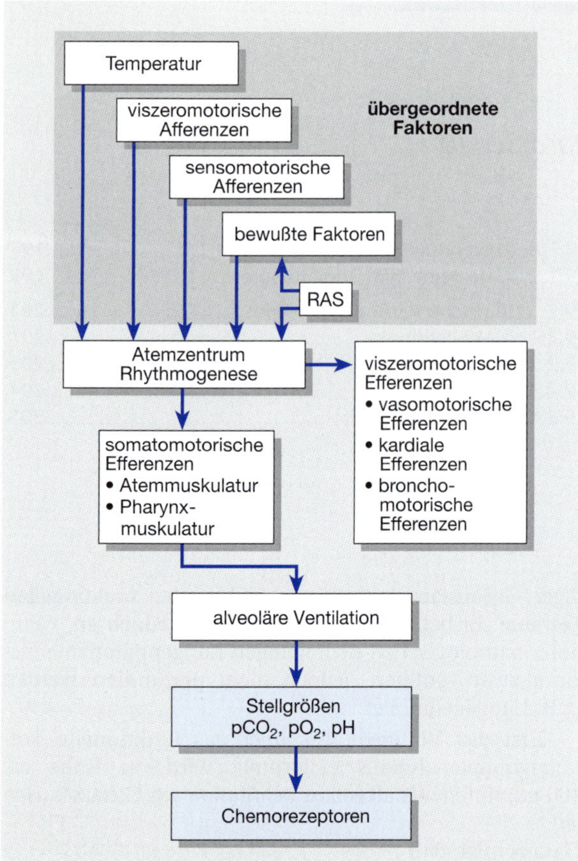

Abb. 19-1 Atmungsregulation.
Das **Atemzentrum** koordiniert die an der Atempumpe beteiligten Muskeln und beeinflußt so die **Stellgrößen** pO_2, pCO_2 und pH. Diese beeinflussen das Atemzentrum im Sinne einer **negativen Rückkopplung.**
Das Atemzentrum wird außerdem von vielen zentralnervösen Faktoren beeinflußt und gibt viszeromotorische Efferenzen ab.
RAS = retikuläres aufsteigendes System

Viszeromotorische Afferenzen von nicht genau bekannten Schleimhautrezeptoren oder Lungenrezeptoren beeinflussen teilweise selektiv die Atemphasen (z.B. Hering-Breuer-Reflex: Inspirationshemmung; Head Reflex: Exspirationshemmung).

Klinisch besonders wichtig ist der juxtakapilläre Reflex **(J-Reflex):** Wenn der interstitielle Druck der Lunge ansteigt (drohendes Lungenödem), werden die sogenannten pulmonalen C-Fasern aktiviert, was zu einer allgemeinen Hemmung der Atmung führt. Dies trägt zum Gefühl von Dyspnoe bei, weil die Fortsetzung der Ventilation einen überproportionalen willentlichen Antrieb erfordert.

Das Atemzentrum hat nicht nur motorische Efferenzen zur Atemmuskulatur, sondern auch zu den Pharynxöffnern, die bei der Inspiration stets mitinnerviert werden.

Daneben werden als **viszeromotorische Efferenzen** gleichzeitig bronchiale und kardiale sympathische Nerven aktiviert, die inspiratorisch die Bronchien weitstellen und die Herzfrequenz anheben. Das Gegenteil geschieht über vagale Fasern während der Exspiration **(„respiratorische Arrhythmie“).**

Hypoventilation

Wenn die alveoläre Ventilation erniedrigt ist und weniger CO_2 aus dem Körper befördert, als metabolisch entsteht, so liegt eine Hypoventilation vor.

Im arteriellen Blut steigt der pCO_2 über den Normalwert von 36–44 mmHg an und der pO_2 sinkt (altersabhängiger Normalwert). Dies zählt nicht zu den „Störungen des Gasaustausches“ im eigentlichen Sinne. Es läßt sich dadurch abgrenzen, daß die alveolo-arteriellen Partialdruckdifferenzen normal sind, weil die alveoläre CO_2-Konzentration erhöht und die O_2-Konzentration erniedrigt ist (s. Abschn. 19.1.6).

Die häufigsten **Ursachen** sind Vergiftungen mit atemdepressiven Medikamenten bzw. Drogen (Schlafmittel, Opiate, Alkohol). Es können aber auch Störungen der Atemmechanik (Kyphoskoliose, abnorme Adipositas, Rippenserienfraktur, Atemwegsobstruktion) und eine Erschöpfung der Atemmuskulatur der Hypoventilation zugrunde liegen.

Eine **relative Hypoventilation** liegt beispielsweise bei Lungenkrankheiten mit Gasaustauschstörungen und vergrößertem funktionellen Totraum vor: Zur „Kompensation“ dieser Störungen wäre eine erhöhte alveoläre Ventilation notwendig, die aber nicht längerfristig aufgebracht werden kann. Entsprechendes kann bei einer extremen Steigerung des Metabolismus mit vermehrtem O_2-Verbrauch und CO_2-Anfall zutreffen (z.B. Schüttelfrost, Arbeit, psychomotorische Unruhe).

Azidoseatmung

Durch eine metabolische Azidose (Ketoazidose bei entgleistem Diabetes mellitus, renale Azidose durch Niereninsuffizienz, Laktazidose bei Schock oder schwerer körperlicher Arbeit) wird das Atemzentrum erregt und antwortet mit einer Steigerung von Atemfrequenz und besonders Atemtiefe. Diese wird beim entgleisten Diabetes mellitus als **„große Kussmaul-Atmung“** bezeichnet. Der pCO_2 sinkt und die metabolische Azidose wird teilweise respiratorisch kompensiert.

Charakteristisch für all diese Störungen ist ein erniedrigter pH-Wert, ein stark erniedrigter Basen-Exzess, bei meist erniedrigtem pCO_2 und normalem pO_2.

Hyperventilation

Eine Hyperventilation liegt vor, wenn durch gesteigerte alveoläre Ventilation der pCO_2 unter 32 mmHg abfällt.

Auslöser können das angstneurotisch gefärbte Hyperventilationssyndrom (zumeist junge Menschen in Streßsituationen), aber auch hirnorganische Störungen, etwa im Rahmen einer Meningitis, Enzephalitis oder Brückenläsionen sein.

Die am pCO_2 ausgerichtete Definition einer Hyperventilation wird auch erfüllt, wenn sie **sekundär,** durch Zustände metabolischer Azidose (s.o.), durch Zirkulationsstörungen oder durch Gasaustauschstörungen (mit

Tab. 19-1 Ursachen einer Hyperventilation.

	pO_2	pCO_2	pH	Besonderheiten
Hyperventilationssyndrom	↑	↓↓↓	↑↑↑	Angstneurotische Auslösung
Metabolische Azidose	↑	↓↓↓	↓↓	z.B. Ketoazidose, Laktatazidose; besonders vermehrte Atemtiefe
Kardiogener Schock (1) **Sepsis (2)**	n/↓	↓↓	↓↓	Azidose und Lactatbildung durch Low Output (1) oder Mikrozirkulationsstörungen (2)
Pneumonie oder Lungenödem oder ARDS: - kompensiert - dekompensiert	 ↓ ↓↓↓	 ↓↓ ↑/↑↑	 ↑ ↓↓	Gasaustauschstörung mit im Vordergrund stehender arterieller Hypoxämie
Lungenembolie - leicht - mittelgradig - schwer	 n/↓ ↓↓↓ ↓↓↓	 ↓ ↓↓ ↑	 ↑ ↑/n/↓ ↓↓	immer Gasaustauschstörung, auffällige Tachypnoe nach Schweregrad Schockzustand
Primäre pulmonale Hypertonie	↓	↓↓	↑/n/↓	Low Output durch Rechtsherzbelastung; geringe Störung des Gasaustausches
Lungenfibrose - leicht - schwer	 ↓ ↓↓↓	 ↓↓↓ ↑/↑↑	 ↑/n ↓	Gasaustauschstörung mit pO_2-Abfall; erst spät pCO_2-Anstieg

Hypoxie als wesentlichem Trigger des Atemantriebes) ausgelöst wird (Tab. 19-1).

Die Hyperventilation kann bei fehlenden metabolischen oder zirkulatorischen Grundkrankheiten auch zu einer akut auftretenden Alkalose führen. Dabei bindet freies Serumcalcium vermehrt an Proteine; die Folgen sind gesteigerte neuromuskuläre Erregbarkeit (Pfötchenstellung, Spitzmund, positives Chvostek-Zeichen, im Extremfall hypokalzämische Tetanie) und Parästhesien.

Vermutlich bewirkt die inadäquate Erregung der Thoraxmuskulatur ein Engegefühl um den Brustkorb, das als Circulus vitiosus Dyspnoe (s.u.) und massive Atemanstrengung unterhält. Außerdem finden sich Sympathikusaktivierung (kalte feuchte Hände) und Schwindelzustände (autoregulatorische Engstellung der zerebralen Gefäße bei Hypokapnie und Alkalose; bekannter „Selbstversuch" des schnellen Aufblasens einer Luftmatratze).

Bei disponierten Patienten können auch zerebrale Krampfanfälle ausgelöst werden.

19.1.3 Atemmechanik der Lunge

Die im Thorax aufgespannten Lungen üben eine elastische Zugspannung aus, die das thorakale Volumen bei komplett ruhender Atemmuskulatur bis auf die sogenannte **funktionelle Residualkapazität** (FRC) verkleinert.

Von diesem Volumen ausgehend erfolgt die **Inspiration** immer muskulär. Die **Exspiration** verläuft dagegen in Ruhe nichtmuskulär, allein durch die elastischen Rückstellkräfte der Lungen, des Thorax und des Bauchraumes. Bei Arbeit, bei der Stimmbildung und beim Husten oder Pressen wird auch unter physiologischen Bedingungen die Exspirationsmuskulatur eingesetzt. Mit dem Atemantrieb steigt zunächst das Atemzugvolumen, während erst bei höherer Belastung die Atemfrequenz ansteigt. Die **Atempumpe** verfügt physiologisch über eine sehr große Reserve: Bei körperlicher Belastung und vervielfachtem Ventilationsbedarf aufgrund der metabolischen Ansprüche kann ein trainierter Sportler die Ruheventilation bis zum mehr als 20fachen steigern.

Einzelne Komponenten der Atempumpe können primär gestört sein, was die Anforderung an die Atemmuskulatur chronisch erhöht (Tab. 19-2).

Alternativ kann die Atemmuskulatur, wenn Atemwege oder Lungenparenchym chronisch verändert sind, permanent erhöht beansprucht und dadurch **sekundär** überfordert werden. Die Erschöpfung läßt sich biochemisch z.B. durch erniedrigte Glykogenreserven und durch Abnahme der energiereichen Phosphate in den Zwerchfellmuskelzellen nachweisen.

Klinisch manifestiert sich das in einer fortschreitenden Leistungsabnahme, auch was die Skelettmuskulatur betrifft. Die Erschöpfung wirkt sich zunächst nur auf das Atemzugvolumen aus und führt dann zu einer kompensatorischen Steigerung der Atemfrequenz. Dadurch sinkt aber die Atemeffektivität und letztlich auch die alveoläre Ventilation: Der pCO_2 steigt an, Dyspnoe tritt auf, und die Patienten können im Extremfall in der respiratorischen Azidose und Hypoxie versterben.

Die neu entwickelte **Therapiestrategie** der intermittierenden Heimbeatmung über transportable Respiratoren und Nasen- oder Gesichtsmasken macht sich die Mechanismen der Erschöpfung und Erholung der Atemmuskulatur zunutze. Unter zwischenzeitlicher externer Beatmung (z.B. nachts) erholt sich die chronisch überforderte Atemmuskulatur und erreicht für die nachfolgenden Stunden eine verbesserte Leistungsfähigkeit.

Tab. 19-2 Störungen der Atempumpe.

Primäre Affektionen der aktiven Atemmechanik	Beispiel
Störungen der Innervation der Atemmuskeln	hoher Querschnitt, Phrenicus-Paresen, -Verletzungen, Neuronale Erkrankungen
Muskuläre Störungen	Muskelerkrankungen mit Affektion der Atemmuskulatur, Muskelgifte wie Curare
Versagen der inspiratorischen Pharynxöffnung	komatöser Patient in Rückenlage, obstruktive Schlafapnoe
Primäre Affektion der passiven Elemente	
Verminderte Dehnbarkeit des Lungenparenchyms	Lungenfibrose, Lungenödem, ausgedehnte Tumorinfiltation
Stenosierung der unteren Atemwege	Asthma bronchiale, chronisch obstruktive Bronchitis
Stenosierung der oberen Atemwege	Tracheomalazie bei retrosternaler Struma
Ungünstige Ausgangsstellung der Inspirationsmuskulatur	Zwerchfelltiefstand bei Emphysem
Erhöhung des intraabdominellen Gegendruckes	ausgeprägter Meteorismus, ausgeprägter Aszites
Sekundäre Überlastung der aktiven Atemmechanik	
Erhöhter Bedarf an alveolärer Ventilation zur Gewährleistung des Gasaustausches	alle Formen der respiratorischen Insuffizienz, gesteigerter Metabolismus
Verminderte Effektivität der Atemarbeit	Totraumvergrößerung, Gasaustauschstörung, vermindertes Atemzugvolumen, obstruktive Ventilationsstörung, restriktive Ventilationsstörung

19.1.4 Störungen der Atemmechanik

Bei der Untersuchung der Lungenfunktion lassen sich obstruktive von restriktiven Störungen unterscheiden.

> Bei der Obstruktion ist die Luftströmung in den Atemwegen behindert. Die Restriktion ist gekennzeichnet durch eine verminderte Dehnbarkeit (Compliance) von Lunge und/oder Thorax.

Häufig genügt bereits die einfache Spirometrie, (Abb. 19-2), um diese beiden Störungen zu differenzieren.

Obstruktion

Der Atemwegswiderstand (Resistance) ist erhöht.
Bei intrathorakaler Lage der Obstruktion ist die forcierte Exspiration besonders stark gestört (z. B. FEV1 , PEF, MEF50% in Abb. 19-2). Das erklärt sich aus

- dem erhöhten bronchokonstriktiven Tonus der viszeromotorischen Efferenzen während der Exspiration und
- der zunehmenden Kollapsneigung der Bronchien, wenn die elastischen Zugkräfte des aufgespannten Lungenparenchyms (sogenannte „Entspannungsobstruktion") wegfallen.

Die **Entspannungsobstruktion** wird mit zunehmender Exspirationslage immer gravierender und mündet schließlich in einen Verschluß der Atemwege bei maximaler Ausatmung. Der entsprechende Verschlußpunkt entscheidet über die Größe des Residualvolumens. Das **Residualvolumen** ist bei allen Formen von intrathorakaler Obstruktion erhöht, ganz besonders aber bei einem „Kollaps kleiner Atemwege", wie etwa bei der chronisch obstruktiven Bronchitis und dem Lungenemphysem.

Zur Kompensation des Atemwegskollaps erhöhen die Patienten ihre Atemmittellage; man kann sie als „intrathorakales Gasvolumen" (IGV) mittels Bodyplethysmographie bestimmen.
Eine Obstruktion der intrathorakalen Atemwege kann nun ganz verschiedene **Ursachen** haben:

- beim Asthma bronchiale die **Tonuserhöhung der Bronchialmuskulatur** (Broncho- und Bronchiolospasmus),
- bei akuter Bronchitis und kardialer Stauung das **Ödem der Bronchialschleimhaut,**
- bei Tumoren und Sekretion von zähem Schleim (Dyskrinie), übermäßiger Schleimproduktion (Hyperkrinie) oder eitrigem Sekret bzw. der Fremdkörperaspiration die **Lumenverlegungen der Bronchien.**
- Bei chronischer Bronchitis und Emphysem gehen die retraktiven Kräfte des Bronchienstützgewebes verloren. Dadurch entsteht eine Instabilität, die sich als **Kollaps der Atemwege** während der (forcierten) Exspiration bemerkbar macht (Entspannungsobstruktion).

FEV1 und besonders MEF50% (spätere Phase der Ausatmung) sind dann überproportional erniedrigt. Das Zwerchfell ist zudem durch die Lungenüberblähung flach ausgespannt, büßt dadurch einen großen Teil seiner inspiratorischen Effektivität ein und gerät somit in die Gefahr der chronischen Überforderung.

Hintergrund der Ausbildung von Broncho- und Bronchiolospamus ist die komplexe neurohumorale Kontrolle des Tonus der glatten bronchialen Muskelzellen.

> Das **parasympathische Nervensystem** wirkt als bronchokonstriktorisches Prinzip.

Efferente parasympathische Fasern ziehen im N. vagus zu den Bronchialwänden. Dort werden sie ganglionär umgeschaltet und ziehen als kurze postsynaptische Fasern zu den einzelnen glatten bronchialen Muskelzellen, deren Kontraktion sie über Acetylcholin vermitteln (muskarinerge Rezeptoren). Über den N. vagus wird fortwährend ein basaler Bronchialtonus aufrechterhalten.

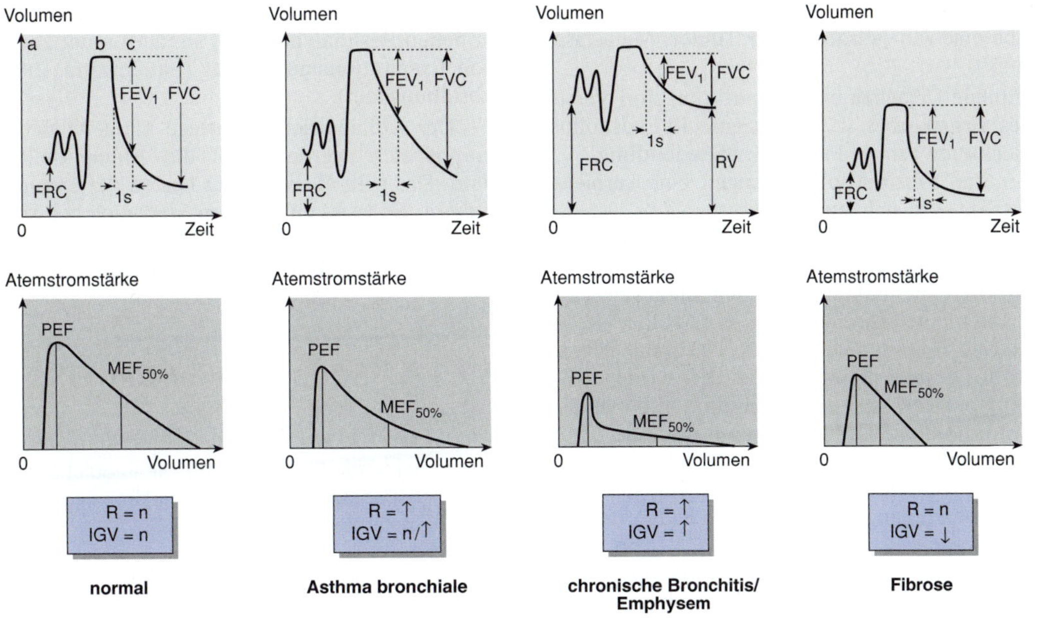

Abb. 19-2 Messung der Atemmechanik mittels Spirometrie (Störung bei obstruktivem und restriktivem Syndrom).
Mit der Spirometrie werden Atemstromstärken und (als Integral) die Lungenvolumina am Mund des Patienten bestimmt.
Nach normaler **Ruheatmung (a,** Normal) wird mit maximaler Ausatmung und Einatmung die **Vitalkapazität** (VK) gemessen **(b).**
Zur **FEV_1-Bestimmung** (forciertes exspiriertes Volumen in 1 s; c) atmet der Patient aus maximaler Inspirationslage so schnell wie möglich aus. Aus der Flußkurve ergibt sich ein Absolutwert für FEV_1, und ein Wert prozentual zur forcierten Vitalkapazität (FVC). FEV_1/FVC beträgt normal >75%. Bei Aufzeichnung des maximalen exspiratorischen Flusses gegen das Volumen erhält man das **„Fluß-Volumen-Diagramm",** aus dem z.B. der maximale („peak") exspiratorische Flow **(PEF)** oder der mittlere exspiratorische Fluß bei 50% der VK **($MEF_{50\%}$)** abgelesen werden können.
R: Residualvolumen, IGV: intrathorakales Gasvolumen

Wenn das Bronchialepithel mechanisch oder chemisch gereizt und Irritanzrezeptoren sowie C-Fasern stimuliert werden, kann über den N. vagus eine Reflexbronchokonstriktion hervorgerufen werden.

Die **sympathische** Innervation des Bronchialbaums ist gering ausgeprägt. Wichtiger sind zirkulierende **Katecholamine,** die stark bronchodilatatorisch wirken.

Die Lunge ist das Organ mit der höchsten Dichte an **β-Rezeptoren,** und innerhalb der Lunge steigt die Dichte dieser Rezeptoren von der Trachea zu den kleinen Bronchiolen hin an. Dabei dominieren an den glatten Muskelzellen **β2-Rezeptoren** absolut.

Darüber hinaus existiert eine **nichtadrenerge-nichtcholinerge** (NANC) nervale Regulation der Bronchialmuskulatur. Die wahrscheinlichen Neurotransmitterkandidaten des **inhibitorischen NANC-Systems** sind VIP (vasoaktives intestinales Peptid) und weitere Peptide, die über entsprechende Peptid-Rezeptoren bronchodilatativ wirken. Für das **exzitatorische NANC-System** sind Tachykinine oder Neurokinine als Mediatoren bekannt, u.a. Substanz P (Peptid mit 11 Aminosäuren), Neurokinin A und „Calcitonin-Gen-Related-Peptid". Sie wirken über Neurokinin-Rezeptoren stark bronchokonstriktorisch.

Tachykinine stellen einen weiteren, möglicherweise entscheidenden Schenkel der **Reflexbronchokonstriktion** dar: Nach der Erregung von Irritanz-C-Fasern kann über direkte efferente Fasern ohne ganglionäre Umschaltung eine Bronchokonstriktion vermittelt werden („Axonreflex"), indem Neurokinine freigesetzt werden.

Darüber hinaus nehmen zahlreiche **inflammatorische Mediatoren** auf den Bronchialtonus Einfluß. Sie können in der Lunge aus zirkulierenden (polymorphkernige, basophile und eosinophile Granulozyten, Monozyten, Plättchen) und ortsständigen Zellen (Alveolarmakrophagen, Mastzellen, pulmonale Epithel- und Endothelzellen) freigesetzt werden.

Als Mediatoren sind von Bedeutung Histamin, Serotonin, Plättchen-aktivierender Faktor (PAF), Prostaglandine, Thromboxan, und Sulfidopeptidleukotriene. Diese wirken alle bronchokonstriktorisch und können vor allem in Zusammenhang mit diffusen inflammatorischen Prozessen der Atemwege den Bronchialtonus signifikant verändern (s. Abschn. 19.2.3).

Restriktion

Bei der Restriktion ist die Compliance (Dehnbarkeit) der Lunge **(pulmonal),** des Thorax **(extrapulmonal)** oder beider Komponenten erniedrigt. Folglich sind intrathorakales Gasvolumen und Vitalkapazität reduziert. Das forciert exspirierte Volumen ist absolut erniedrigt, relativ zur reduzierten Vitalkapazität jedoch normal.

Ursachen einer pulmonalen Restriktion sind Prozesse
- mit Bindegewebsvermehrung der Lunge (idiopathische und sekundäre Fibrosen),
- mit erhöhter Oberflächenspannung in den Alveolen (Surfactantmangel, gestörte Surfactantfunktion),

- die dehnbares Lungengewebe durch rigideres solides Gewebe ersetzen (ausgedehnter Tumor, Metastasenbildung).

Extrapulmonale Ursachen einer Restriktion sind Versteifungen des Brustkorbes (z. B. extreme Kyphoskoliose, Morbus Bechterew) sowie Pleuraschwartenbildung.
Restriktion und Obstruktion verlangen eine **vermehrte Atemarbeit.** Sie setzt sich zusammen

- aus der elastischen Atemarbeit gegen die elastischen Zugkräfte von Lunge und Thorax und
- der viskösen Atemarbeit gegen den Atemwegswiderstand und nichtelastische Kräfte.

Bei **restriktiven Erkrankungen** ist die elastische Atemarbeit bei der Inspiration massiv erhöht. Dies wird zum Teil dadurch kompensiert, daß die Exspiration aktiv verläuft, und das intrathorakale Gasvolumen am Ende der Exspiration weit unter der eigentlichen funktionellen Residualkapazität liegt. Dadurch kann der erste Teil der Einatmung mit Unterstützung der elastischen Kräfte der Thoraxwand erfolgen.

Bei der **Obstruktion** ist besonders die visköse Atemarbeit erhöht. Auch hier wird nicht mehr passiv ausgeatmet (Rückkehr von gedehntem Thorax plus Lunge zum funktionellen Residialvolumen), sondern unter Zuhilfenahme von Exspirationsmuskulatur (Bauchwand, interne Interkostalmuskeln).

Der Kollaps der Atemwege kann teilweise dadurch kompensiert werden, daß die Atemmittellage erhöht wird. Das geht allerdings zu Lasten der Inspirationsmuskulatur. So ist es zu erklären, daß auch bei primär exspiratorischer Obstruktion die Inspirations- und nicht die Exspirationsmuskulatur zum limitierenden Faktor wird.

19.1.5 Surfactant System

Surfactant ist ein Apoprotein-Lipid-Komplex, der eine entscheidende Bedeutung für die Regulation der Oberflächenspannung an der alveolären Oberfläche hat („Antiatelektasenfaktor").

Die **de-novo-Synthese** der verschiedenen Phospholipid- und Proteinkomponenten findet in den Alveolarzellen

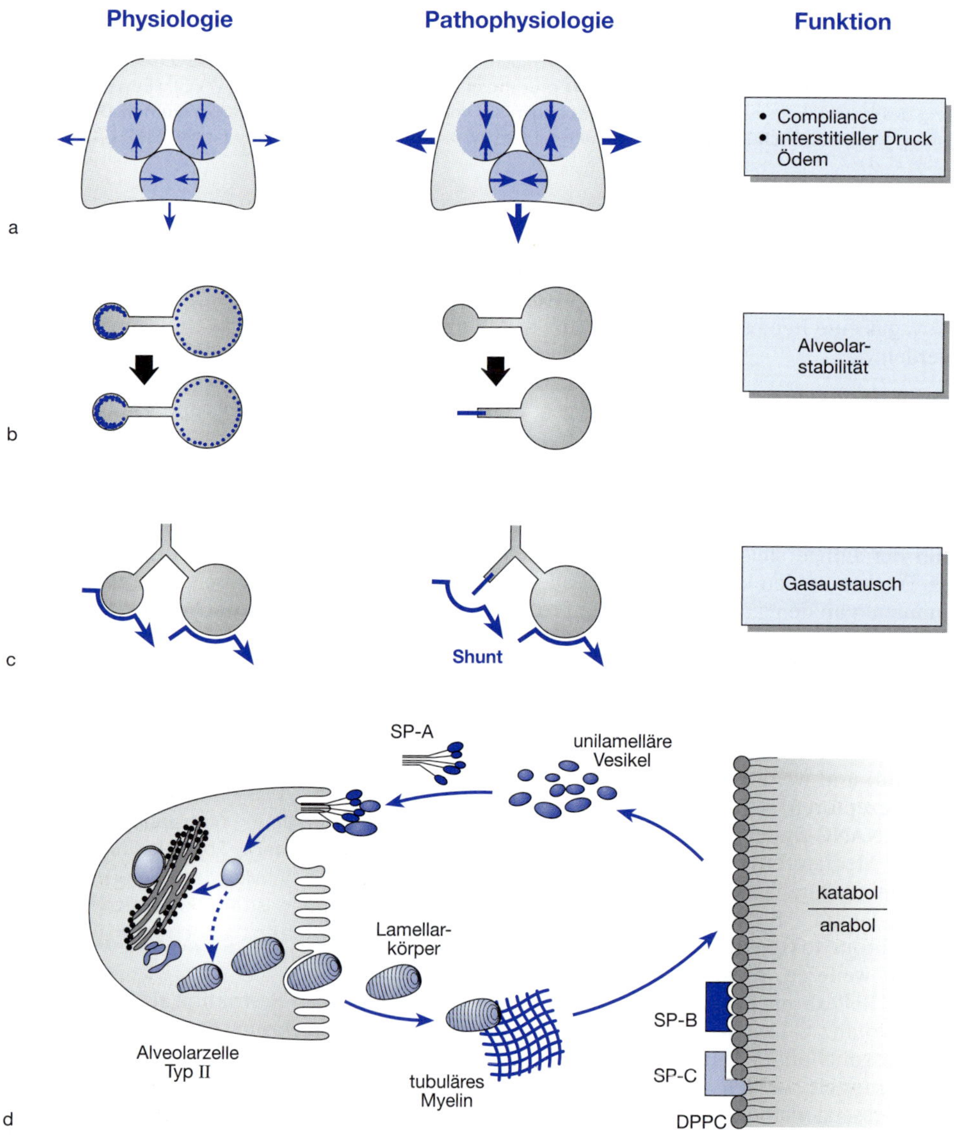

Abb. 19-3 Übersicht zu Physiologie, Pathophysiologie (a-c) und Metabolismus (d) des alveolären Surfactantsystems (Details siehe Text).

Typ II statt (Abb. 19-3 d). Innerhalb der Typ-II-Zellen wird der Surfactant in Form der Lamellarkörper **zwischengespeichert.** Deren **Zusammensetzung** entspricht mit ca. 90% Lipiden, ca. 10% Proteinen und einem sehr geringem Anteil an Kohlenhydraten weitgehend der biochemischen Komposition des extrazellulären Surfactant.

Innerhalb der **Lipide** dominieren die Phospholipide und insbesondere das gesättigte Dipalmitoylphosphatidylcholin (DPPC). Die **Proteine** sind spezifische Surfactant-Apoproteine (SP-A bis SP-D), von denen zwei hydrophil bzw. amphiphil (SP-A, SP-D) und zwei extrem hydrophob (SP-B, SP-C) sind.

Nach Abgabe der Surfactant-Komponenten in den Extrazellularraum (alveoläre Hypophase unter der Luft-Wasser-Grenzfläche) werden Surfactantphospholipide und Apoproteine sterisch als sog. **tubuläres Myelin** angeordnet. Diese Fraktion scheint als direkter „Lieferant" und „Regulationseinheit" des Phospholipid-Monolayers an der Phasengrenzfläche zu fungieren. Die Dichte des Phospholipid-Monolayers ändert sich infolge der Vergrößerung und Verkleinerung der alveolären Oberfläche atemzyklusabhängig.

Mit „Unterstützung" durch die hydrophoben Apoproteine dominiert an der Oberfläche **DPPC,** das aufgrund der geraden (gesättigten) Fettsäureketten extrem komprimiert werden kann (Fettsäureketten zur Luftseite). Dadurch wird die Oberflächenspannung von 70 dyn/cm (Wasser) auf < 10 dyn/cm reduziert.

Für die verschiedenen Surfactantkomponenten ist darüber hinaus ein Recycling, d.h. eine **Wiederaufnahme** in die Alveolarzellen Typ II, nachgewiesen worden, wofür wiederum die Apoproteine bedeutsam sind. Die **Halbwertszeiten** der einzelnen Surfactant-Komponenten im Extrazellularraum sind mit unter 12 h sehr kurz.

Die Funktionen des Surfactant (Abb. 19-3 a-c) ergeben sich aus dem LaPlace-Gesetz:

$$P = 2 \times \chi / r$$

P = Druck, der notwendig ist, um eine Alveole gegen die Oberflächenspannung gedehnt zu halten; χ = Oberflächenspannung; r = Alveolarradius.

Bei kleinen Alveolen und somit Alveolarradien (die im Rahmen der Schwankungsbreite jederzeit auftreten können) muß χ **besonders niedrig** sein (dichter Surfactant-Film), damit diese kleinen „Bläschen" neben den großen trotz kommunizierender Bronchial-„Röhren" (und somit überall gleichem Druck) bestehen können (Abb. 19-3b).

Hohe χ-Werte bei gestörter Oberflächenspannungsregulation verlangen hohe transpulmonale Drücke (Gradient zwischen Druck im Alveolarraum und Unterdruck im Pleuraspalt), um die Alveolen zu dehnen. Die Compliance der Lunge ist bei χ = 70 dyn/cm in extremem Ausmaß erniedrigt. Die auf das Zentrum der Alveolen gerichtete Spannung reduziert den Druck im dazwischenliegenden Interstitium. Bei erhöhter Oberflächenspannung wird eine pulmonale Ödembildung (s.u.) gefördert (Abb. 19-3a).

Bei fehlender Alveolarstabilität entstehen Atelektasen. Das diese Regionen passierende Blut nimmt nicht am Gasaustausch teil, es entsteht ein **Shunt-Fluß** (Abb. 19-3c).

Störungen der Oberflächenspannungsregulation treten grundsätzlich auf bei

- Surfactant-Mangel (Ursache des Atemnotsyndroms der Frühgeborenen),
- veränderter Surfactant-Komposition und
- bei Anwesenheit Surfactant-inhibitorischer Mechanismen, zumeist bei inflammatorischen Erkrankungen der Lunge (Prototyp „Akutes Respiratorisches Distress Syndrom des Erwachsenen", ARDS).

19.1.6 Gasaustausch

Damit ein optimaler Gasaustausch gewährleistet ist, müssen Ventilation und Perfusion genau aufeinander abgestimmt sein („Matching", Abb. 19-4).

V.a. die Perfusionsverteilung der Lunge kann durch humorale und neuronale Mechanismen stark variiert werden.

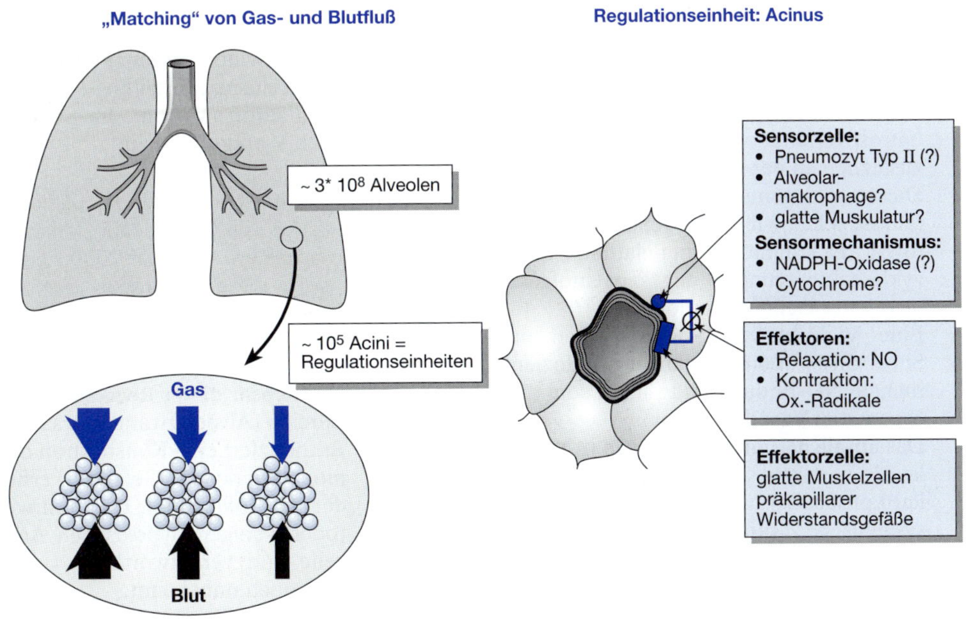

Abb. 19-4 Anpassung von Blutfluß und Gasfluß. **Regulationseinheiten** sind die Acini, die je ca. 3.000 Alveolen enthalten. Bei verminderter Belüftung ist die Perfusion gedrosselt und vice versa. Diese **hypoxische pulmonale Vasokonstriktion** (Euler-Liljestrand-Mechanismus) umfaßt ein „Sensing" des pO_2 inmitten des Azinus, in der Nähe der diesen Azinus versorgenden muskulären Gefäße. Diese „tauchen" in den Acinus ein wie die sich aufzweigenden Stiele in eine Weintraube.

Im Gegensatz zum systemischen Gefäßwiderstand wird der Gesamtwiderstand des **pulmonalen Gefäßbettes,** gleichbedeutend mit der Nachlast des rechten Herzens, unter physiologischen Bedingungen niedrig gehalten. Der **mikrovaskulären Endstrecke** des pulmonalen Gefäßbettes kommt darüber hinaus besondere Bedeutung zu:

- als Areal der größten vaskulären Compliance – wichtig als **Volumenpuffer** zwischen den aktuellen Schlagvolumina des rechten und linken Herzens,
- als Strecke der größten potentiellen **Flüssigkeitsfiltration** – wichtig für die Regulation der Flüssigkeitsbilanz der Lunge (s.u.).

Die parallel geschalteten Regulationseinheiten (Acini, Abb. 19-4) der pulmonalen Durchblutung bestehen jeweils aus einer Serienschaltung von Kompartimenten, charakterisiert durch Widerstand (Strecken des Druckabfalles) und Kapazität (Compliance).

Unter physiologischen Bedingungen haben auch **anatomische Besonderheiten** und **passive mechanische Eigenschaften der Lunge** einen bedeutenden Einfluß auf die Charakteristik der pulmonalen Perfusion. Hierzu zählen

- die Abnahme des pulmonal-vaskulären Widerstandes bei einer Zunahme des Herzzeitvolumens und des linksatrialen Druckes aufgrund von Gefäßrekrutierung (Durchblutung von Gefäßen, die unter Ruhebedingungen nicht perfundiert werden) und Gefäßdistension (druckpassive Dilatation der Gefäße) und
- die sogenannte „aktive Vasodilatation".

Die pulmonalen Gefäßreserven sind unter physiologischen Bedingungen so groß, daß eine mehrfache Steigerung des Herzzeitvolumens weitgehend ohne Anstieg des pulmonalarteriellen Mitteldruckes (Normalwert < 21 mmHg) toleriert wird.

Folgende **Effektoren,** die kontinuierlich gebildet werden, sind für die **aktive Vasodilatation** verantwortlich, und halten den pulmonalvaskulären Gesamtwiderstand physiologisch bei sehr niedrigen Werten:

- **Prostazyklin** wird kontinuierlich – vermehrt bei steigendem Shear-Stress aufgrund von Blutflußsteigerung – in den arteriellen und mikrovaskulären Endothelzellen der Lunge gebildet und wirkt auf die lokalen glatten Muskelzellen. Die Relaxation wird induziert, indem vermehrt c-AMP in diesen Zellen gebildet wird.
- Der **Endothelium derived relaxing factor (EDRF)** konnte kürzlich als NO identifiziert werden; weitere Nitrosoverbindungen sind jedoch möglicherweise zusätzlich an der EDRF-Wirkung beteiligt.

  Dieser endogene Faktor benutzt also die gleiche „Endstrecke" wie die sogenannten „Nitrovasodilatatoren": Es kommt zu einer glattmuskulären Guanylatzyklaseaktivierung mit nachfolgend c-GMP-mediierter Gefäßrelaxation.

  Eine Vielzahl von Stimuli, unter anderem auch Shear-Streß und Druckanstieg, induzieren die endotheliale NO-Bildung und führen somit zu einer lokal begrenzten Vasodilatation.
- Das **atriale natriuretische Peptid (ANP)** ist ein vasodilatativ wirksames Hormon, das v.a. im Vorhofmyokard produziert und über den Sinus coronarius in die systemische Zirkulation abgegeben wird.

  Die Sekretionsrate hängt von der Herzfrequenz, den Druckwerten in Pulmonalgefäßen und Vorhöfen und der zentralvenösen Sauerstoffentsättigung ab, und führt zu einer Senkung des pulmonalen und systemischen Drucks und Widerstands.

  Zusätzlich besitzt ANP antiproliferative Eigenschaften und unterdrückt beispielsweise chronisch fibrosierende Umbauvorgänge der Lungengefäße bei pulmonaler Hypertonie.

Das **autonome Nervensystem** beeinflußt ebenfalls die Regulation des Vasotonus. Ein Netzwerk sympathischer Nervenfasern läßt sich bis in die Region der intraazinären Widerstandsgefäße der Lunge nachweisen. Die Nervenfasern enden zum Teil in einem terminalen Effektorplexus in der Grenzschicht zwischen Adventitia und Media.

Zirkulierende Katecholamine erreichen die glatten Muskelzellen von intravasal. Über α-Rezeptoren wird eine präkapilläre Vasokonstriktion vermittelt, β-Rezeptoren (insbesondere β_2) vermitteln Vasodilatation.

Unter den Neuropeptiden des **NANC-Systems** sind vasomotorische Wirkungen insbesondere für VIP und Substanz P beschrieben.

VIP findet sich in intrapulmonalen Ganglien und efferenten Nervenbahnen im pulmonal-arteriellen Bereich, wird nach Freisetzung an die glatten Muskelzellen der Pulmonalarterien gebunden und bewirkt deren Relaxation.

Substanz P konnte vorwiegend in sensorischen, afferenten Bahnen nachgewiesen werden und beeinflußt möglicherweise den pulmonal-vaskulären Tonus direkt (Vasokonstriktion). Da Substanz P bevorzugt in sensorischen Fasern vorkommt, wird angenommen, daß es vorwiegend eine Rolle im Rahmen der „pulmonalen Reflexe" nach Aktivierung von Dehnungs-, Chemorezeptoren und „Irritationsrezeptoren" der Lunge spielt. Über diese Rezeptoren können ventilatorische, bronchomotorische und kardiovaskuläre Effekte ausgeübt werden.

Bei Entzündungsreaktionen können eine Vielzahl von **Mediatoren** in Endothelzellen, glatten Muskelzellen, Fibroblasten und Leukozyten generiert werden. Sie nehmen dann wesentlichen Einfluß auf die Vasoregulation, zumeist im Sinne einer lokalen Gefäßkontraktion. Zu den wichtigsten Mediatoren gehören nach heutigem Wissensstand Thromboxan A2 und Endothelin, jedoch auch Peptide wie Serotonin und Angiotensin II (s. Kap. 15).

Trotz des physiologisch niedrigen pulmonalen Gesamtwiderstandes findet eine permanente Regulation der Perfusionsverteilung (Q = Fluß) in Anpassung an die Ventilation (V) statt. Im Stehen nehmen sowohl Q, als auch V apikobasal zu.

> Die entscheidenden Regulationseinheiten für die Adaptation von Q und V auf „Mikroebene" stellen jedoch die einzelnen Azini (ca. 2000 Alveolen) dar. Gewährleistet wird diese Adaptation durch den **„Euler-Liljestrand-Mechanismus"**, die **hypoxische Vasokonstriktion (HPV**, Abb. 19-4).

Der **Sensor dieser Regulationsschleife** liegt im alveolären Bereich (Alveolarwand, intraazinäre Pulmonalis-Gefäße). Er induziert eine Konstriktion der kleinen afferenten pulmonalarteriellen Gefäße (Perfusionsdrosselung), wenn der pO_2 lokal sinkt. Dadurch wird der Blutfluß zu nicht (oder weniger) hypoxischen Arealen umverteilt. Sensorzelle und verantwortliche vasokonstriktive Mediatoren sind noch unbekannt.

Die **HPV** optimiert die Anpassung von V (Ventilation) und Q (Fluß) unter physiologischen Bedingungen, führt jedoch bei allgemeiner alveolärer Hypoxie (schwere restriktive und obstruktive Ventilationsstörungen) zur Entwicklung einer pulmonalen Hypertension durch generalisierte Vasokonstriktion.

Gasaustauschstörungen entstehen bei **V-Q-Inhomogenitäten** (mit ihren Extremen Shunt und Totraumventilation; Abb. 19-5) und bei **Diffusionsstörungen** (Abb. 19-6).

V-Q-Inhomogenitäten, Shunt und Totraumventilation

V-Q-Inhomogenitäten treten bei allen Störungen des Lungengerüsts (Emphysem, Fibrose), der Lungengefäße (Embolie, Malformation) und bei inflammatorischen Lungenerkrankungen (Pneumonie, ARDS) auf.

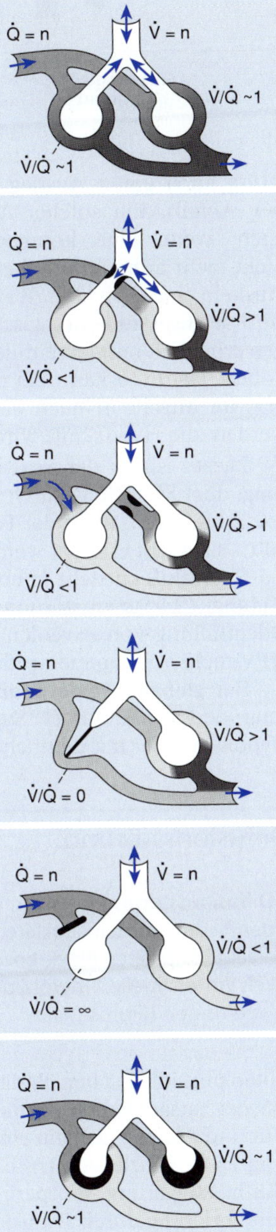

	arteriell pO_2	arteriell pCO_2	alveolär-arterieller Gradient O_2	alveolär-arterieller Gradient CO_2	Hypoxämie bei 100% O_2
normal (Ruhe: alveoläre Ventilation V̇ ca. 4 l/min, Perfusion Q̇ ca. 5 l/min, Q̇ ~1)	n	n	Ø	Ø	Ø
Verteilungsstörung (primär ventilatorisch)	↓	↑	+	+	Ø
mit Ventilationssteigerung:	↓(↓)	~n/↓	+	+	Ø
Verteilungsstörung (primär zirkulatorisch)	↓	↑	+	+	Ø
mit Ventilationssteigerung:	↓(↓)	↓	+	+	Ø
Shunt (Atelektasen)	↓	↑/n	+	+	+
mit Ventilationssteigerung:	↓	~n/↓	+	+	+
Totraumventilation	↓	↑	+	+	Ø
mit Ventilationssteigerung:	~n	~n	+	+	Ø
Diffusionsstörung (verdickte Gastransitstrecke)	↓	~n	+	Ø	Ø
mit Ventilationssteigerung:	(↓)	↓	+	Ø	Ø
globale Hypoventilation (V ↓)	(↓)	↑	Ø	Ø	Ø

Abb. 19-5 Störungen der Ventilation (V), der Perfusion (Q) und der Diffusion – Konsequenzen für den Gasaustausch.
Sowohl die Ventilationsverteilung als auch die Perfusionsverteilung als auch die Diffusion können isoliert gestört sein; klinisch liegen jedoch oft **Kombinationen** vor.
Überlagert werden die Atemgasveränderungen z.T. durch den **sekundären Kompensationsmechanismus** der **Ventilationssteigerung.**

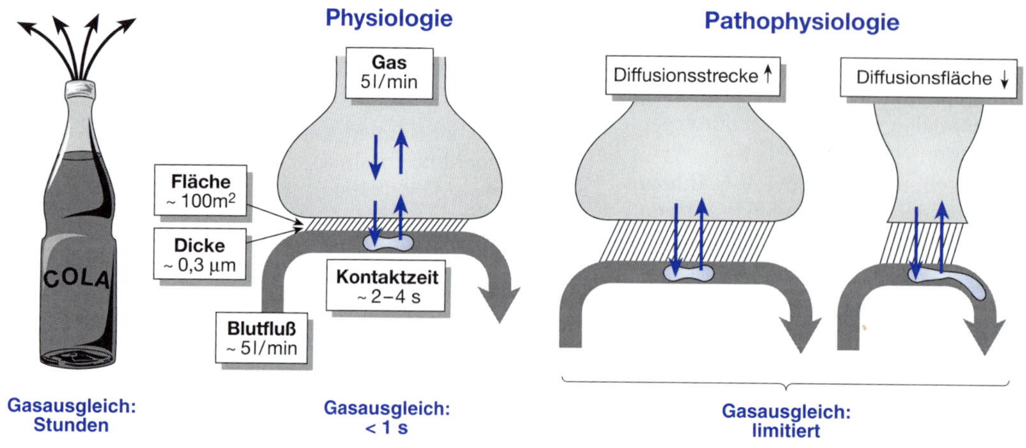

Abb. 19-6 Gasdiffusion und Diffusionsstörungen. Details siehe Text.

Dabei „zerfällt" die Lunge in Bezirke mit hohen und solche mit niedrigen V-Q-Quotienten (Abb. 19-5), auch wenn die globalen Größen von Ventilation und Perfusion der Gesamtlunge unverändert sind.

In den **Alveolen mit V/Q < 1** treten Hypoxie und Hyperkapnie auf, die im Extremfall (V = 0) den zentralvenösen Werten entsprechen. Man spricht in diesem Fall von **„Shuntblut"**.

In den **Alveolen mit V/Q > 1** bestehen umgekehrt Hyperoxie und Hypokapnie, im Extremfall (Q = 0) entsprechen die alveolären Gaskonzentrationen der Raumluft (pO_2 = 150 mmHg, pCO_2 = 0 mmHg). In diesem Fall spricht man von **„Totraumventilation"**.

Shuntblutfluß läßt den arteriellen pO_2 sinken, was schlecht auf Sauerstofftherapie anspricht. Im Gegensatz dazu führt die Totraumventilation zu verminderter Atemeffektivität und vergrößerter Atemarbeit. Bei jeder Form der V-Q-Inhomogenität entstehen jedoch vergrößerte alveoloarterielle Differenzen für O_2 und CO_2 ($AaDO_2$, $AaDCO_2$).

Eine normale $AaDO_2$ (< 25 mmHg) schließt eine relevante V-Q-Inhomogenität aus.

Ein pCO_2-Anstieg und pO_2-Abfall des arteriellen Blutes führen zu einer Steigerung der Gesamtventilation. Dadurch bleibt zwar der Gradient bestehen, der **pCO_2** kann im Normbereich gehalten werden, oder er wird gar erniedrigt. Der fast lineare Verlauf der CO_2-Bindungskurve und der große mögliche Gradient (pCO_2 venös ca. 46 mmHg, in der Atemluft 0 mmHg) erlauben eine effektive Erniedrigung des pCO_2 in den gut ventilierten Arealen, so daß sich im Mischblut nach der Lunge Normokapnie findet.

Für den **pO_2** gilt dies nicht, da auch erhebliche Hyperventilation der gut belüfteten Areale den pO_2 höchstens dem pO_2 der Inspirationsluft (ca. 150 mmHg) annähern kann. Dies trägt gemäß der S-Form der O_2-Bindungskurve (eine O_2-Sättigung des Hb von 100% kann nicht übertroffen werden) nur sehr wenig zum (zusätzlichen) O_2-Gehalt des Blutes bei. Typisch für **Verteilungsstörungen mit kompensatorischer Hyperventilation** ist so ein Abfall des arteriellen pO_2 bei Normokapnie (oder sogar, gemäß dem Ausmaß der Ventilationssteigerung, Hypokapnie).

Schwere Verteilungsstörungen bewirken trotz Hyperventilation auch einen Anstieg des arteriellen pCO_2 (neben pO_2-Abfall). Ein solcher Anstieg des pCO_2 findet sich auch, wenn eine kompensatorische Hyperventilation nicht mehr aufrecht erhalten werden kann, da die Atemmuskeln erschöpft sind. Wenn reines O_2 eingeatmet wird, wird der O_2-Gradient zwischen Alveole und Blut auch in den erheblich minderventilierten Arealen (V/Q < 1) angehoben. Dadurch kann bei den Verteilungsstörungen der pO_2 im Mischblut nach der Lunge deutlich angehoben werden, die Hypoxämie wird behoben.

Dieses ist bei der **extremen Form der Verteilungsstörung,** dem Shuntfluß durch nicht ventilierte Areale (V/Q = 0; Abb. 19-5), nicht der Fall, da diese Areale auch von 100% O_2 nicht erreicht werden.

Shuntfluß entsteht in erster Linie durch Atelektasenbildung (Surfactantstörung, Bronchusverschluß) sowie Ödemfüllung von Alveolen, wenn deren Perfusion trotz HPV nicht vollkommen gedrosselt wird.

Bei **globaler Hypoventilation** (z.B. Atemantriebsstörung oder obstruktives Syndrom), geht die moderate Hypoxie immer mit deutlichem pCO_2-Anstieg einher.

Diffusionsstörung

Diffusionsstörungen treten bei erheblichen „Verdickungen" der alveolokapillären Transitstrecke (auch als alveolo-kapillärer Block bezeichnet), z.B. durch Flüssigkeit (interstitielle Ödembildung) oder Bindegewebseinlagerungen (Fibrose) auf.

Unter physiologischen Bedingungen reicht bereits 1/3 – 1/5 der tatsächlichen **Kontaktzeit (Transitzeit)** zwischen Blut und Alevole aus, um eine vollständige Gasäquilibrierung zu gewährleisten (Abb. 19-6). Auch bei maximaler Blutflußsteigerung (körperliche Anstrengung) ist diese Äquilibrierung durch Diffusion nicht limitiert.

Die Diffusionsstörung macht sich nur für O_2 bemerkbar, da CO_2 wegen seiner besseren Löslichkeit in Wasser sehr viel schneller als O_2 diffundiert.

Bei **körperlicher Belastung** verkürzt sich die Kontaktzeit des Kapillarblutes mit dem alveolären Gas, die Hypoxämie bei Diffusionsstörung nimmt zu.

Ebenso kann aber auch die Hypoxämie bei V-Q-Verteilungsstörung und Shuntfluß unter der Belastung akzentuiert werden. Die stärkere O_2-Ausschöpfung der Peripherie, d.h. niedrigere venöse O_2-Sättigung des Hämoglobins (z.B. 30–40% statt normal 70%), verschlechtert nämlich die Konsequenzen für den O_2-Gehalt des Mischblutes nach der Lunge, wenn ein Kurzschlußfluß dieses Blutes durch nicht oder schlecht ventilierte Areale stattfindet.

Diffusionsstörungen treten praktisch nie isoliert auf, sondern sind regelmäßig von V-Q-Verteilungsstörungen begleitet, die wesentlichen Anteil an der Störung des Gasaustausches haben können.

19.1.7 Flüssigkeitsregulation der Lunge und pulmonale Ödembildung

Die interstitielle Flüssigkeitsmenge der Lunge beträgt ca. 300 – 400 ml und resultiert aus einem Gleichgewicht von filtriertem Volumen und Lymphabfluß.

Ein Ödem entsteht, wenn die filtrierte Menge den mehrfach steigerbaren Lymphabfluß übersteigt, oder der Lymphabfluß gestört ist.

Die Zusammenhänge werden durch die **Starling-Gleichung** verdeutlicht (Abb. 19-7):

Flüssigkeitsansammlung = Kf,c [(Pc-Pi)-σ(πpl-πi)]-Qlymph

Kf,c = kapillärer Filtrationskoeffizient (Wasserdurchlässigkeit der Gefäßwand);
Pc = pulmonalkapillärer (mikrovaskulärer);
Pi = mittlerer interstitieller Druck;
σ = Reflektionskoeffizient für Makromoleküle (Proteinundurchlässigkeit der Gefäßwand; Bereich 0-1);
πpl = onkotischer Druck des Plasmas;
πi = onkotischer Druck des Interstitiums;
Qlymph = Lymphabfluß.

Besonderheiten der Lunge sind:

- Es gibt nicht eine, sondern 2 Schranken, Endothel und Epithel, die unabhängig voneinander verändert sein können. Die epitheliale Schranke ist die dichtere der beiden Schranken. Die Basalmembranen dieser beiden Schranken sind z.T. miteinander verschmolzen.
- Pi ist in der Lunge negativ und stark atemabhängig. Bei Erhöhung der Oberflächenspannung wird Pi noch ausgeprägter.
- Pc in der Pulmonalisstrombahn ist niedrig (6 – 8 mmHg), jedoch pulsatil.
- σ des pulmonalen **Endothels** liegt mit ca. 0,7 deutlich niedriger als im pulmonalen Epithel (nahe 1); d.h. zwischen dem Blut und dem Interstitium ist kein wirksamer onkotischer Druckgradient vorhanden, während unter physiologischen Bedingungen das **Epithel** für große Proteine nahezu undurchdringlich ist.
- Im alveolären Epithel gibt es energieabhängige Transportsysteme, die Elektrolyte (insbesondere Natrium) und begleitend Wasser aus dem Alveolarraum in das Interstitium „pumpen“ und somit zum Trockenhalten der Alveolen beitragen. Von besonderer Bedeutung ist der in den Typ-II-Zellen apikal (zum Alveolarlumen) lokalisierte Na^+-Kanal in Verbindung mit einer basalen Na^+-K^+-ATPase dieser Zellen.

Bei einem **Lungenödem** ist der extravaskuläre Flüssigkeitsgehalt um ein Vielfaches erhöht. Dies hat klinische, funktionelle und radiologische Veränderungen zur Folge. Initial findet sich die Flüssigkeit im Interstitium **(interstitielles Ödem),** sekundär im Alveolarraum **(alveoläres Ödem)** mit nachfolgendem Abfluß in den Bronchialbaum.

Durch die große Kapazität der luftführenden Räume kann die Lunge im Extremfall > 2 l Ödemflüssigkeit aufnehmen.

Die häufigsten **Ursachen** pulmonaler Ödembildung sind:

- ein Anstieg des mikrovaskulären Druckes (Pc) durch Stauung des Blutes vor dem linken Herzen **(kardiogenes Ödem)** sowie
- eine inflammatorische Störung der Flüssigkeitsbarriere der Lunge (Tab. 19-3).

19.1.8 Abwehrfunktion des Atmungstraktes

Die Lunge kommt bei jedem Atemzug auf einer großen Oberfläche mit einer Vielzahl von Fremdpartikeln in Kontakt (z.B. Schadstoffe der Luft, Krankheitserreger), die wieder eliminiert werden müssen, um eine Krankheitsentstehung zu vermeiden.

Die pulmonale Abwehr kann dabei in Mechanismen unterteilt werden, die im oberen und unteren Respirationstrakt wirksam werden.

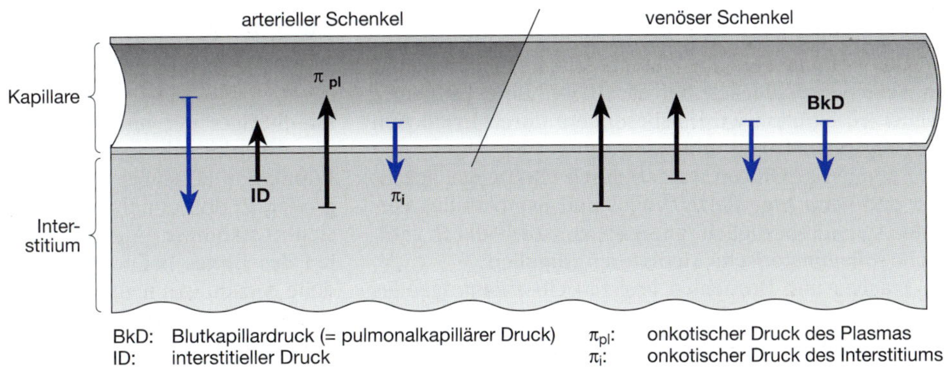

Abb. 19-7 Starling-Gleichgewicht. Wirkungsrichtung der beteiligten Kräfte der Filtration und Reabsorption.

Tab. 19-3 Ursachen pulmonaler Flüssigkeitseinlagerung.

	Ursache	Häufigkeit
Intakte alveolokapilläre Schranke	Anstieg des mikrovaskulären Druckes PC der Lunge (entspricht dem pulmonalarteriellen Verschlußdruck, der mittels Rechtsherzkatheter gemessen werden kann, s. Abb. 13-4)	
	- kardiogen (myogene Insuffizienz, Klappenvitien)	+++
	- Überhydratation (Nierenversagen)	++
	- Höhenödem (bei raschem Aufstieg auf große Höhen kann es zu prä- und postkapillärer Vasokonstriktion mit Anstieg des Kapillardruckes kommen)	++
Abfall des interstitiellen Druckes der Lunge	- Reexpansions-Ödem (nach Absaugen großer Pleuraexsudate) - extrem starke Inspiration bei extrathorakaler Stenose verminderte Lymphdrainage (z.B. Lymphangiosis carcinomatosa)	+ + +
Vermehrt durchlässige alveolokapilläre Schranke (zusammengefaßt als nicht-kardiogenes Ödem)	- Pneumonien - alle Formen des ARDS - Inhalation toxischer Gase - Bestrahlungspneumonitis - Hypersensitivitätspneumonitis	+++ ++ + ++ ++

Mukoziliäre Clearance

Größere Partikel werden in den **oberen Atemwegen** durch aerodynamische Filtration und Impaktion (Anhaftung nach Aufprall auf die Schleimhaut) zurückgehalten. Für die dann folgende Elimination, die eigentliche mukoziliäre Clearance, spielt auch der **Hustenreflex** eine wichtige Rolle.

Der **Mukus** wird von mukösen und serösen Zellen der submukösen Schleimdrüsen, von den epithelialen Becherzellen sowie von den Clara-Zellen gebildet. Er ist ein komplexes Gemisch aus Proteinen, Glykoproteinen, Elektrolyten und Wasser. Darüber hinaus sind Immunglobuline (vornehmlich sekretorisches IgA) und Protease-Inhibitoren (α_1-Proteinase-Inhibitor, sekretorischer Leukoproteaseninhibitor, α_2-Makroglobulin) nachweisbar.

Das normale tägliche **Volumen des tracheobronchialen Sekrets** beläuft sich auf ca. 10 ml. Eine vermehrte Becherzellsekretion wird insbesondere durch Irritanzien (z.B. Zigarettenrauch) provoziert.

Submuköse Drüsen werden durch cholinerge, adrenerge und peptiderge Reize (Vagus und Sympathikus verhalten sich diesbezüglich synergistisch) sowie durch zahlreiche inflammatorische Mediatoren **stimuliert.**

Trachea und Bronchien besitzen ein zilientragendes Epithel. Das **Flimmerepithel** ist von einem ca. 7 µm starken Schleimfilm bedeckt. Dieser Film besteht aus einer 5 µm dicken periziliären „Solschicht" und einer 2 µM starken darüberliegenden „Gelschicht" mit hoher Viskoelastizität.

Die **Zilien** schlagen synchronisiert mit einer Frequenz von 12 bis 15 Hz bei 37°C. Die Schlagfrequenz kann durch β-adrenerge Agonisten gesteigert werden. Unter optimalen Bedingungen kann ohne Geschwindigkeitseinbuße eine Last bis zu 20mg/mm^2 transportiert werden.

Es wird angenommen, daß aus den Alveolen stammendes Surfactantmaterial die **Grenzschicht zwischen Sol- und Gelphase** bildet. Zum einen verhindert diese Grenzschicht, daß die Zilien in der Gelphase „festkleben", und zum anderen sorgt sie dafür, daß der Mukus besser auf der Solschicht gleitet.

Für einen effektiven Transport ist zudem eine genau regulierte **Tiefe der periziliären Flüssigkeitsschicht** essentiell. Ist die Tiefe der Solschicht kleiner als 5 µm, treffen Zilien unter einem suboptimalen Winkel auf die Gelschicht. Darüber hinaus können sie zu tief in den Mukus eindringen, verkleben oder anderweitig beschädigt werden. Ist die Solschicht tiefer als 5 µm, treffen die Zilien nicht mehr auf die Gelschicht. Die periziliäre Flüssigkeitsschicht wird reguliert durch aktive Chlorid-Sekretion nach luminal und aktive Natrium-Absorption nach abluminal durch die bronchialen Epithelzellen; diese Elektrolyt-Transporte werden jeweils von Flüssigkeitsverschiebungen begleitet. Die Geschwindigkeit des fließbandähnlichen Bronchialschleimtransports beträgt in der Trachea 5–10 mm/min und nimmt zur Peripherie hin ab.

Störungen des Clearancesystems sind auf verschiedenen Ebenen möglich. Bei der Mukoviszidose (s.u.) ist der Chlorid-Transport genetisch gestört. Es gibt **angeborene Defekte** des kinoziliären Transportes (s.u.).

Tabakrauch und bakterielle Toxine können darüber hinaus die Zilientätigkeit direkt hemmen. Bei chronischer **Irritation der Bronchialschleimhaut** (Rauchen) kommt es zur mukösen Metaplasie, d.h. der Umwandlung von Drüsenzellen der Bronchialwege vom serösen in den mukösen Typ. Dadurch steigen Viskosität und Menge des produzierten Sputums.

Ausgedehnte Lücken im „Förderband" des Bronchialschleimtransports (zerstörte Zilien, fehlende Epithelzellen) werden bei der **chronischen Bronchitis** sowie bei viralen (z.B. Influenza A) und bakteriellen (z.B. Mycoplasma pneumoniae, Pseudomonas aeruginosa) **Infektionen** beobachtet.

Phagozytose und spezifische Immunantwort

Im unteren Respirationstrakt kommen unspezifische und spezifische sowie zelluläre und humorale Abwehrsysteme zum Tragen.

Hauptträger der **unspezifischen zellulären Abwehr** sind die Alveolarmakrophagen als ortsständige Phagozyten-Population. Darüber hinaus existiert in der Lunge ein großer Endothel-adhärenter Pool von Leukozyten, der sich in ständigem Austausch mit den zirkulierenden Zellen des Blutes befindet. Die dort zu jeder Zeit vorhandene Anzahl von neutrophilen Granulozyten, Monozyten und Lymphozyten übersteigt sogar die Gesamtanzahl der zirkulierenden Populationen dieser Zellen.

Die Endothel-adhärenten **Leukozyten** können in kurzer Zeit für die Abwehrfunktion des Alveolarraumes rekrutiert werden. Eine entscheidende Rolle spielen dabei inflammatorische Mediatoren, die einen chemotaktischen Gradienten bilden, und komplexe Phänome der Zell-Zell-Interaktion bei der transendothelialen und transepithelialen Passage dieser Zellen. Rekrutierte Granulozyten und Monozyten können so rasch den Phagozyten-Pool im Alveolarraum expandieren.

Für die Opsonierung von Mikroben stehen Immunglobuline und Komplementfaktoren im alveolären Lining Layer zur Verfügung. Darüber hinaus verfügt der Alveolarraum über spezielle Opsonine, die in den Typ-II-Pneumozyten gebildeten amphiphilen Surfactant-Apoproteine A und D, denen ebenfalls eine wichtige Rolle bei der Phagozytose von Bakterien, Pilzen und Viren zugeschrieben wird.

Die **spezifische pulmonale** Abwehr ist an die Funktion von Lymphozyten gebunden. Das lymphatische Gewebe der Bronchien wird als BALT (bronchus associated lymphoid tissue) bezeichnet, in den Alveolen finden sich ebenfalls Lymphozyten.

Die **B-Lymphozyten** der Lunge produzieren in erster Linie IgA und IgG. Für die Abgabe des (sekretorischen) IgA aus dem BALT über das respiratorische Epithel in das Bronchiallumen existiert ein spezieller Transportmechanismus.

Die **T-Lymphozyten** sind, wie überall, die Träger der zellvermittelten Immunität. Es gibt CD4-positive T-Helferzellen und eine CD8-positive Population aus T-Suppressorzellen und Killerzellen. Das Verhältnis der CD4/CD8-Lymphozyten im Alveolarraum beträgt nomalerweise ca. 2:1. Es verschiebt sich jedoch bei zahlreichen inflammatorischen und immunologischen Erkrankungen der Lunge und dient (da durch bronchoalveoläre Lavage leicht zu erreichen) als wichtiges diagnostisches Mittel.

Die Funktion der **Antigen-Präsentation** wird im Alveolarraum weniger durch die Makrophagen, sondern bevorzugt durch im Interstitium lokalisierte dendritische Zellen wahrgenommen.

19.1.9 Allgemeine Symptomatologie

„Dyspnoe" beschreibt einen Zustand von subjektiv erlebter Atemnot („Luftnot", „Lufthunger") und ist in schweren Fällen von „Erstickungsangst" begleitet.

Man kann verschiedene Schweregrade unterscheiden. Die gebräuchlichste Skala für Patienten mit Lungenerkrankungen ist der **Dyspnoe-Index,** der die Berufs- und Freizeitaktivität, die Schwere einer Aufgabe und die Geschwindigkeit der Tätigkeit gesondert erfaßt, bei der Luftnot auftritt. Zusammenfassend beschreibt

- **Stufe 0:** Luftnot bei Ruhe oder kleinster Belastung (Nahrungsaufnahme, An- und Auskleiden) und die Unfähigkeit zu Berufs- und Freizeittätigkeit,

Tab. 19-4 Entstehung der Dyspnoe.

Dyspnoetyp	Häufigkeit	Führender Mechanismus	Beispiele
Obstruktion der oberen Atemwege	+	Inspiratorisch betonte Atemwegsengstellung; Atemarbeit ↑	Glottisödem, extrathorakale Trachealstenose
Obstruktion der unteren Atemwege	+++	exspiratorisch betonte Atemwegsengstellung; Atemarbeit ↑(Gasaustausch ↓)	Asthma bronchiale; chronische obstruktive Bronchitis; Emphysem mit exspiratorischem Atemwegskollaps
Restriktion pulmonaler Ursache	++	Dehnbarkeit der Lunge ↓, Atemarbeit ↑, Gasaustausch ↓	interstitielle Lungenerkrankungen; Lungenfibrosen; ARDS; Lymphangiosis carcinomatosa
Restriktion extrapulmonaler Ursache	++	Dehnbarkeit von Pleura/Thorax ↓, Atemarbeit ↑	extreme Kyphoskoliose, extreme Pleuraschwarte
Reduktion der Gasaustauschfläche	++	Gasaustausch ↓ (Dehnbarkeit ↓, Atemarbeit ↑)	alveoläre Pneumonien; Pneumothorax; große Pleuraergüsse; ausgedehnte Tumoren, Metastasen der Lunge
Neuromuskuläre Erkrankungen	+	empfundene „Unfähigkeit" zur Ventilationssteigerung	Polyradikulitis Guillain-Barré, Myasthenia gravis, Muskeldystrophie
Pulmonale Gefäßwiderstandserhöhung	+++	Niedriges Herzzeitvolumen durch Afterloadbelastung des rechten Herzens, Gasaustausch ↓	Lungenembolie (akut, chronisch); idiopathische pulmonale Hypertonie, andere Ursachen des chronischen Cor pulmonale
Kardiale Erkrankungen mit Kongestion der Lunge	+++	Niedriges Herzzeitvolumen, Dehnbarkeit der Lunge ↓, Atemarbeit ↑, Gasaustausch ↓, J-Reflex, PAP ↑	akutes und chronisches Linksherzversagen, Mitralvitien, Aortenvitien
Reduzierter O_2-Gehalt des Blutes aus nicht-pulmonaler Ursache	++	rascher Hämoglobinabfall (> 3 - 5 g/dl) bei Blutung, chronische Anämie (Hb < 6-5 g/dl), CO-Vergiftung (CO-Hämoglobin)	
Psychogene Dyspnoe	++	Engegefühl des Thorax aufgrund eines erhöhten Muskeltonus (respiratorische Alkalose)	Hyperventilationssyndrom, Hyperventilationstetanie

- **Stufe 1:** Luftnot bei niedriger Belastung (Laufen in der Ebene bei erniedrigter Geschwindigkeit mit häufigen Pausen), Unfähigkeit zur Ausübung eines Berufs und weitgehende Einschränkung der Freizeitaktivität,
- **Stufe 2:** Luftnot bei mittlerer Belastung (leichte Steigung bei mäßig erniedrigter Geschwindigkeit), Einschränkung von Berufs- oder Freizeittätigkeit,
- **Stufe 3:** Luftnot bei stärkerer Belastung (stärkere Steigung bei normaler Geschwindigkeit), leichte Einschränkung der Berufs- oder Freizeitaktivität,
- **Stufe 4:** Luftnot erst bei schwerer Belastung (bergauf mit schwerem Gepäck bei normaler oder erhöhter Geschwindigkeit), keine Einschränkung von Berufs- oder Freizeittätigkeit.

Dyspnoe kann bei allen pneumologischen Erkrankungen auftreten (Tab. 19-4). Folgende Faktoren spielen für die **Auslösung** der Dyspnoe eine wesentliche Rolle:

- gesteigerte Atemarbeit,
- zur Sauerstoffaufnahme unproportional hohe Atemarbeit,
- verminderte Atemreserve durch obstruktive oder restriktive Ventilationsstörung, oder
- Gasaustauschstörungen mit Abfall des arteriellen pO_2 und Anstieg des arteriellen pCO_2 oder
- Abfall des zentralvenösen pO_2 bzw. Anstieg des pulmonalen Drucks bei Herzinsuffizienz.

Signale verschiedener intra- und extrathorakaler **Rezeptoren** (Dehnungs-, Chemorezeptoren, Muskelspindeln) aktivieren das Atemzentrum; bei Überschreiten der Bewußtseinsschwelle entsteht Dyspnoe.

Das angstneurotisch gefärbte **Hyperventilationssyndrom** (ohne Gasaustauschstörung) reflektiert besonders die subjektive Komponente der Dyspnoe.

Belastungsdyspnoe beschreibt das Auftreten von Atemnot bei mäßiger körperlicher Betätigung, **Ruhedyspnoe** die Atemnot unter Ruhebedingungen.

Unter **Orthopnoe** wird der Zwang verstanden, bei massiver Atemnot den Oberkörper aufzurichten (Umverteilung von Flüssigkeit aus der Lunge in die Peripherie, Tiefertreten des Zwerchfells) und die Atemhilfsmuskeln in vollem Umfang einzusetzen.

Als Begriffe abgegrenzt werden

- **Hyperventilation:** eine gemessen an der CO_2-Produktion des Körpers überproportionale Ventilation, mit Abfall des arteriellen $pCO_2 < 35$ mmHg und
- **Tachypnoe:** eine zum Sollwert in Ruhe (ca. 15 Atemzüge/min) oder unter Belastung erhöhte Atemfrequenz.

Husten und Auswurf

> Husten kann „trocken" (unproduktiv) oder von Auswurf begleitet sein („produktiver Husten") sein.

Alle entzündlichen Erkrankungen der Atemwege/Lunge **(inflammatorische** Stimuli), **mechanische** (Fremd- oder Tumormaterial im Bronchialsystem; Atemwegskompression von außen), **chemische** (Rauch, Dämpfe) oder **thermische** (extrem warme/kalte Luft) Stimuli können einen Hustenreflex auslösen.

Produktiver Husten erlaubt eine makroskopische, mikroskopisch-zytologische sowie bakteriologische Analyse. Wichtig ist der Unterschied zwischen **Speichel** (aus Mundhöhle und Rachen stammend) und **Sputum** (aus möglichst tiefen Atemwegen hochgehustet). **Makroskopisch** werden unterschieden: seröses, mukös-zähes (z.B. bei Asthma bronchiale), eitriges (z.B. bakterielle Bronchitis, Bronchiektasen, Lungenabszeß, eitrige Pneumonie), fötides (vor allem Anaerobierinfektionen) und blutiges Sputum **(Hämoptyse** oder **Hämoptoe).**

Auslöser einer **Hämoptyse:**

- Entzündliche Prozesse. Beispiele sind Bronchiektasen, Tuberkulose und schwere Bronchitis.
- Neoplastische Prozesse; vor allem Bronchialkarzinome, selten Metastasen der Lunge.
- Kardiovaskuläre Ursachen. Beispiele sind Infarkt bei Thromboembolie, linksventrikuläre Stauung mit hämorrhagischem Lungenödem, Vaskulitiden der Lunge, Malformationen wie arteriovenöse Aneurysmen.

Als **Komplikationen** können bei starkem Husten Rippenfrakturen (meist bei Hustenattacke in atypischer Körperstellung oder bei Osteoporose), Pneumothorax oder – selten – eine Hustensynkope auftreten. Letztere beschreibt einen kurzen Bewußtseinsverlust bei oder nach einer Hustenattacke und wird im wesentlichen durch die Behinderung des venösen Rückflusses bei plötzlich stark gesteigertem intrathorakalen Druck mit Abfall des Herzzeitvolumens erklärt.

Hypoxie, Zyanose und Polyglobulie

Die Lichtabsorptionscharakteristik des Hämoglobins hängt stark von seiner Oxygenierung ab. Auf diesem Prinzip basieren die oxymetrischen Methoden zur Bestimmung der arteriellen Sauerstoffsättigung mittels Fingerclip. Bei **Zyanose** sind Haut und Schleimhäute bläulich verfärbt.

> Zyanose entsteht, wenn die mittlere kapilläre Konzentration an reduziertem Hämoglobin in dem entsprechenden Hautbezirk mehr als 5 g/dl beträgt (Absolutmenge ist entscheidend!).

Bei schwerer Anämie (Hb < 6 g/dl) kann folglich selbst bei vital bedrohlicher O_2-Untersättigung niemals eine Zyanose auftreten, während bei ausgeprägter Polyglobulie (Hb > 20 g/dl) selbst bei geringem (klinisch unproblematischen) Anteil von reduziertem Hb im Kapillarbett regelhaft der Eindruck einer Zyanose entsteht.

Bei **zentraler Zyanose** besteht ursächlich eine reduzierte Oxygenierung des arteriellen Blutes, während eine rein **periphere Zyanose** durch periphere Hypozirkulation mit starker Sauerstoffausschöpfung des Blutes auftritt (Tab. 19-5). Beide Formen sind durch arterielle Blutgasanalyse sicher unterscheidbar. Bei peripherer Zyanose ist zudem die Zungenschleimhaut nicht bläulich verfärbt, da dieses Endstromgebiet nicht in die allgemeine Vasokonstriktion eingezogen wird. **Pseudozyanose** kann bei Blei- oder Silbereinlagerung der Haut entstehen.

> Chronisch reduzierte Sauerstoffsättigung des arteriellen Blutes stimuliert im Sinne eines Regelkreises die renale Erythropoetinbildung mit Entstehung einer **Polyglobulie.**

Tab. 19-5 Ursachen der Zyanose.

Zentrale Zyanose	Periphere Zyanose
Reduzierter atmosphärischer Druck (Höhenlage)	Reduziertes Herzzeitvolumen (Herzinsuffizienz, Schock)
Alveoläre Hypoventilation (begleitet von pCO_2-Anstieg)	Lokaler „low flow" durch Vasokonstriktion (z. B. Kälte, Vasospastik)
Gasaustauschstörung trotz ausreichender alveolärer Ventilation (V-Q-Verteilung, Shunt, Diffusion)	Lokaler „low flow" durch mechanische, arterielle (z.B. Arteriosklerose) oder venöse (z.B. Thrombose) Gefäßeinengung
Kongenitale Vitien mit Shunt	
Pulmonale arteriovenöse Fisteln	
Nicht-O_2-transportierende Hämoglobine (Met-Hb, Sulf-Hb)	

Sie ist „kompensatorisch sinnvoll" durch Steigerung der O_2-Transportkapazität des Blutes, erhöht jedoch dessen Viskosität (exponentieller Anstieg bei Hkt > 55%).

Bei pulmonaler Hypertonie, die die chronische Gasaustauschstörung häufig begleitet, trägt dieser Viskositätsanstieg zur Rechtsherzinsuffizienz bei. Komponenten der peripheren Zyanose (Abfall des Herzzeitvolumens) addieren sich dann zu denen der zentralen Zyanose, es entsteht eine **„gemischte Zyanose"**.

Darüber hinaus können sich bei chronischer arterieller Hypoxämie **Trommelschlegelfinger** und **Uhrglasnägel** ausbilden, ohne daß der Pathomechanismus dieser Störungen bekannt wäre.

Respiratorische Insuffizienz

Die respiratorische Insuffizienz bezeichnet die Unfähigkeit des Atmungsapparates, den Gasaustausch gemäß den Erfordernissen des Stoffwechsels zu gewährleisten.

Als Ursache können Ventilation (Atemantrieb, Obstruktion, Restriktion) und Gasaustausch (V/Q-Verteilungsstörungen, Diffusionsstörungen, Shunt) gestört sein.

Bei **reduzierter Ventilation** zeigt sich in der Regel sowohl eine arterielle Hypoxie als auch eine Hyperkapnie **(respiratorische Globalinsuffizienz).**

Bei **Gasaustauschstörungen** findet sich, wie erläutert, z.T. nur ein Abfall des pO_2, da die begleitende Störung der CO_2-Elimination zunächst durch gesteigerte alveoläre Ventilation kompensiert (Normokapnie) oder sogar überkompensiert (Hypokapnie) wird. Diese Konstellation wird als **respiratorische Partialinsuffizienz** bezeichnet.

Die Grenze zwischen Normbereich und Hyperkapnie liegt, unabhängig vom Alter, bei einem pCO_2 zwischen 42 und 45 mmHg, während der Grenzwert für die Hypoxie deutlich altersabhängig ist. Näherungsweise dient die Formel

$$pO_2 \text{ (mmHg)} = 90 - 1/3 \times \text{Alter}$$

zum Abschätzen des Grenzwertes zum pathologischen Bereich.

Die Begriffe der partiellen und globalen respiratorischen Insuffizienz sind somit lediglich über die Befundkonstellation der arteriellen Blutgase definiert und erlauben keine weitere ätiologische Zuordnung.

Unterschieden wird darüber hinaus zwischen akuter (Prototyp ARDS) und chronischer (Prototyp Blue Bloater, siehe unten) respiratorischer Insuffizienz.

19.2 Klinische Pathophysiologie

19.2.1 Mukoviszidose

Definition

Die Mukoviszidose (oder zystische Fibrose) ist eine häufige (1:2000-3000), autosomal-rezessiv vererbte Erkrankung der exokrinen Drüsen, die sich klinisch vor allem im Bereich von Lunge und Magen-Darm-Trakt manifestiert. Sie ist die häufigste zum Tode führende Erbkrankheit der westlichen Welt.

Ätiologie und Pathogenese

Das Gen der Mukoviszidose ist auf dem Chromosom 7 lokalisiert. Die häufigste **Mutation** (ungefähr 70% der Fälle) ist die delta F508-Mutation, bei der 3 Basen deletiert sind. Es sind jedoch noch weit mehr Mutationen bekannt, die z.T. für die unterschiedliche klinische Ausprägung der Mukoviszidose verantwortlich sind.

Das Mukoviszidose-Gen kodiert ein Protein, das als **Chloridkanal** in der apikalen Zellmembran der Bronchialepithelzellen fungiert. Ist dieser Kanal durch eine Mutation defekt, so resultiert eine verminderte Chloridsekretion in das Atemwegslumen. Gleichzeitig ist die Natriumabsorption in Richtung Bronchialwand gesteigert.

Folge dieser **Elektrolytverschiebungen** sind eine Salz- und Wasserverarmung des Bronchialsekretes, das äußerst zäh wird und die Bronchien verlegt. Die Patienten leiden daher unter **rezidivierenden Infekten,** insbesondere durch Staphylococcus aureus und Pseudomonas aeruginosa.

Durch die Verlegung der kleinen Bronchien und Bronchiolen und die superponierten Infektionen wird eine chronische Entzündung der Atemwege mit Einstrom von Leukozyten unterhalten. **Destruktionen der Bronchialwände,** und komplizierend Bronchiektasen, sind die Folge.

Wenn der Gasaustausch sich durch die gestörte alveoläre Ventilation fortschreitend verschlechtert, kommt es dann zunehmend zu arterieller Hypoxie und schließlich Hyperkapnie. Die hypoxische Vasokonstriktion triggert die Entwicklung einer **pulmonalen Hypertonie** mit Cor pulmonale, und die Patienten versterben in der Regel in chronischer respiratorischer Insuffizienz und dekompensierendem Cor pulmonale.

Einteilung der Krankheitsbilder nach Ätiologie und Pathogenese

Ätiologie	Krankheitsbeispiele	Führende Charakteristika
Genetisch	α_1-Antitrypsin-Mangel	Störung der Protease-Antiprotease-Balance; progredientes parazinäres Emphysem ab mittlerem Lebensalter
	Mukoviszidose	Mutation eines Chloridkanals mit Eindickung des Sekrets exokriner Drüsen aufgrund der Elektrolytverschiebung. Destruktion der Bronchialwände, chronische Infekte der Atemwege und progrediente respiratorische Insuffizienz stehen im Vordergrund. Tod zumeist im Kindesalter oder frühen Erwachsenenalter.
	Primäre ziliäre Dyskinesie	Funktionsdefekt der Flimmerhaare des respiratorischen Epithels → Infektionen der Atemwege
Inflammation der Bronchien	Asthma bronchiale	Chronische (eosinophile) Entzündung der Bronchialschleimhaut mit anfallsweise auftretender Obstruktion. Allergische („extrinisic") und nicht-allergische („intrinsic") Auslöser.
	Chronische Bronchitis	Persistierende Entzündung des Tracheobronchialsystems. Wenn mit Obstruktion einhergehend: chronisch-obstruktive Bronchitis. Auslösung durch chronische Schleimhautirritiation (Raucher!) und bislang unklare genetischer Disposition.
Inflammation kleiner Bronchien → Parenchym	Emphysem	Entzündliche Destruktion und Rarefizierung von Alveolarsepten. „Zentroacinär", da das destruktive Geschehen über die terminalen Bronchioli auf die Acini übergreift. Auslöser wie bei chronischer Bronchitis.
Inflammation des Lungenparenchyms	Adultes Respiratorisches Distress Syndrom (ARDS)	Akute entzündliche Veränderung des Lungenparenchyms mit Funktionsstörung des Gasaustausches (Kapillare, Interstitium, Alveole). Auslöser durch direkte (z.B. Aspiration) und indirekte (z.B.: Sepsis) Affektion des Lungenparenchyms.
	Chronische interstitielle Lungenerkrankungen mit Fibrosierung	Chronische nicht-maligne, nicht-infektiöse entzündliche Prozesse des Interstitiums und/oder Alveolarraumes mit strukturellem Umbau. Auslöser: allergische Reaktionen auf inhalierte Allergene, Reaktion auf anorganische Stäube wie Silikate, autoimmun, „idiopathisch"; > 180 verschiedene Entitäten.
Primär vaskuläre Veränderungen	Lungenembolie	Akute Querschnittsreduktion der Lungenstrombahn durch Einschwemmung von thrombotischem Material.
	Chronische pulmonale Hypertonie und Cor pulmonale	Chronische Widerstandserhöhung der pulmonalen Strombahn mit konsekutiver Hypertrophie/Dilatation des rechten Ventrikels. Auslöser: chronische alveoläre Hypoxie, chronisch mechanische Obliteration, Vaskulitiden.
Infektionen	Pneumonien	Mikrobielle Auslösung (Viren, Bakterien, Pilze, Protozoen, Würmer) einer akuten Inflammation des Lungenparenchyms, z.T. Übergang in ARDS.
	Tuberkulose	Subakute oder zumeist chronische inflammatorisch-destruktive Umbauprozesse des Lungenparenchyms (und z.T. der Bronchien) durch persistierende Infektion mit Mycobakterium tuberculosis.
Toxische Schädigung	Akutes toxisches Lungenödem	Inhalation toxischer Gase (z.B. Phosgen, Nitrosegase).
Neoplasien	Bronchialkarzinom	Maligne vom Bronchialepithel ausgehende Karzinome. Verschiedene Untergruppen, grob unterteilt in kleinzellige und nicht-kleinzellige Bronchialkarzinome. Zumeist infauste Prognose.
Zentrale Regulationsstörung	Schlafapnoe-Syndrom	Nächtliche periodische Hypo- oder Apnoe-Zustände mit arterieller Hypoxämie, Zerstörung der Schlafarchitektur und kardiovaskulären Folgeerkrankungen.
Pleurale Erkrankungen	Pneumothorax	Pathologische Luftansammlung im Pleuraraum durch Leakage der Pleura visceralis und/oder parietalis.
	Pleuraerguß	Flüssigkeitsansammlung im Pleuraspalt. Verursacht durch Rechts- oder Linksherzinsuffizienz (Transsudat), inflammatorische/infektiöse Prozesse (Exsudat; z.B. Tuberkulose) oder Pleuritis carcinomatosa (Exsudat).

Die **gastrointestinale Symptomatik** mit Diarrhöen und Mangelernährung wird durch ein Malassimilationssyndrom geprägt infolge Involution des exokrinen Pankreasanteils (zystische Pankreasfibrose), ebenso verursacht durch die Elektrolyt- und somit Wasserverschiebung in den Gängen der Pankreasdrüse (s. Kap. 26).

Der als **Diagnostikum** genutzte positive **„Schweißtest"** beruht darauf, daß in den Ausführungsgängen der Schweißdrüsen der Chloridkanal zur Rückresorption des Chlorids (und somit von Natrium und Wasser) dient, und der Defekt mit einem vermehrten Verlust von Kochsalz über die Schweißdrüsen verbunden ist.

Therapieansätze

Im Vordergrund stehen Physiotherapie (dem Sekretabhusten kommt eine zentrale Bedeutung zu), Ernährungstherapie sowie gezielte antibiotische Behandlung.

Klinisch geprüft wird z. Zt. eine **differenzierte Aerosoltherapie:** mit Amilorid, einem Hemmer der (bronchialen) Natrium-Kanäle, wird die Aufnahme von Natrium aus dem Bronchiallumen gehemmt, um somit mehr Wasser im Bronchialsekret zu halten und dieses zu verflüssigen.

In Endstadien der Erkrankung besteht die Option der Lungentransplantation.

Die Mukoviszidose ist ein Prototyp der Erkrankungen, bei denen Anstrengungen zur Etablierung einer **Gentherapie** (hier Einschleusung des fehlenden intakten Gens in die Bronchialepithelzellen durch Aerosolzugang) unternommen werden.

19.2.2 Asthma bronchiale

Definition

> Das Asthma bronchiale ist eine Atemwegserkrankung, die durch eine anfallsweise auftretende, in ihrer Ausprägung variable und reversible Obstruktion gekennzeichnet ist. Grundlage der Erkrankung ist eine chronische eosinophile Entzündung der Bronchialschleimhaut mit Ausbildung einer bronchialen Hyperreagibilität, d.h. erhöhten Empfindlichkeit auf Auslöser einer Bronchialobstruktion.

Ca. 10 – 15% der westlichen Bevölkerung besitzen die Veranlagung zur vermehrten Reaktionsbereitschaft des bronchialen Systems, nur ein Teil entwickelt jedoch klinisch relevantes Asthma bronchiale.

Ätiologie und Pathogenese

Das **allergische (extrinsic) Asthma** wird über inhalierte Allergene ausgelöst (z.B. Pollen, Tierhaare, Backmehle, Hausstaubmilben).

Das **nicht-allergische (intrinsic)** Asthma tritt häufig erst im mittleren Erwachsenenalter auf und wird zumeist über virale Infekte getriggert.

Das **Anstrengungsasthma** wird durch körperliche Aktivität bei kalter, trockener Luft über osmotische Reize („Austrocknung" des Bronchialsekretes bei gesteigerter Ventilation) ausgelöst, beim **Analgetika-Asthma** tritt Luftnot nach Einnahme von nicht-steroidalen Antiphlogistika (z.B. Aspirin) auf.

Der pathophysiologische Ablauf des Asthma bronchiale beinhaltet ein kompliziertes Zusammenspiel verschiedener Zelltypen und Mediatoren. Am besten charakterisiert sind die Veränderungen für die **allergische Auslösung.** Prinzipiell lassen sich hier folgende Abläufe gedanklich trennen:

Phase der Entwicklung der chronischen Entzündung und Hyperreagibilität.

Ein in der Regel über die Atemwege aufgenommenes Allergen wird über dendritische Zellen prozessiert und Lymphozyten präsentiert.

Es entwickelt sich eine sogenannte **TH2-Reaktion.** Diese ist durch bestimmte Zytokinmuster bei der T-Lymphozytenproliferation (IL-4, IL-5, GM-CSF) gekennzeichnet.

Unter diesen Bedingungen differenzieren die B-Lymphozyten zu Plasmazellen, die antigenspezifische IgE-Antikörper produzieren.

Über die genannten Zytokine wird zudem die Expression von Adhäsionsmolekülen in den Bronchialgefäßen getriggert. Das hat zur Folge, daß insbesondere die Eosinophilen in die Mukosa einwandern, und die „Überlebensbedingungen" der Eosinophilen in der bronchialen Mukosa werden verbessert.

Asthmatische Frühreaktion

Ein erneut inhaliertes Allergen wird durch das spezifische IgE erkannt, der Komplex koppelt sich an die IgE-Rezeptoren der Mastzellen, und diese setzen ihr Mediatorarsenal frei.

Zu den Mediatoren gehören insbesondere Histamin, Prostaglandine, die Cysteinyl-Leukotriene LTC4, LTD4 und LTE4 sowie der Plättchen-aktivierende Faktor (PAF), die sämtlich bronchospastisch wirken. Die **spastische Potenz** der **Cysteinylleukotriene** an den glatten Muskelzellen der Bronchien übertrifft die des Histamins mehr als 1000fach.

Asthmatische Spätreaktion

Die erneute Allergenpräsentation triggert über die genannten Mechanismen eine erneute Welle der Infiltration der Mukosa mit Eosinophilen. Die Eosinophilen setzen schließlich weitere entzündungsfördernde Substanzen frei wie u.a. kationische Proteine, sowie wiederum die genannten Lipidmediatoren und Oxidanzien.

Diesem Vorgang wird die Spätreaktion zugeschrieben, die zumeist 4 – 6 h nach Abklingen der Frühreaktion auftritt und noch lange nach Allergenkontakt bestehen kann.

Im Rahmen der Spätreaktion wird das Bronchialepithel zerstört, nicht-cholinerge und nicht-adrenerge Nervenfasern werden freigelegt und können über neuropeptiderge Transmitter eine **Reflexbronchokonstriktion** mediieren (Axonreflex, siehe oben).

Bei **nicht-allergischer Auslösung** eines Asthma bronchiale sind die Reaktionsabläufe auf der Ebene der lymphozytären Reaktion weniger gut definiert. Die Muster der Mastzelldegranulation und Eosinophilen-Infiltration sind jedoch ähnlich. Übergänge zwischen allergischem und intrinsischem Asthma bronchiale kommen vor (bei langjährigem allergischen Asthma häufig später Auslösung durch eine Vielzahl von Triggern).

Entstehung der Symptome

Die bronchiale Entzündung bewirkt ein mikrovaskuläres Leck mit Ödem der Bronchialmukosa, und die Bronchusdrüsen sezernieren vermehrt einen zähen Schleim **(Hyper- und Dyskrinie).**

Beide Mechanismen tragen zur **Einengung des Bronchiallumens** bei, die wichtigste Komponente ist hierbei jedoch die Kontraktion der glatten Muskulatur der Bronchien.

Schließlich entstehen als **Leitsymptome** des Asthma bronchiale Dyspnoe und Husten, die vorzugsweise anfallsartig auftreten, jedoch auch ständig vorhanden sein können (d.h. auch im anfallsfreien Intervall).

Therapieansätze

Im Vordergrund der Asthmatherapie steht der Einsatz von topisch applizierten **(inhalativen) antientzündlich** wirkenden **Steroiden.**

Darüber hinaus werden inhalative β_2-Sympathomimetika verwendet, um die glatte Muskulatur der Bronchien zu entspannen (in leichten Fällen als Bedarfsmedikation, sonst regelmäßig in festgesetzten Intervallen).

Sind die Symptome mit inhalativen Medikamenten nicht zu beheben, werden Theophyllin und Kortikosteroide peroral, im Notfall auch intravenös, verabreicht.

Beim **allergischen Asthma bronchiale** ist die wirksamste Therapiemaßnahme die **absolute Allergenkarenz,** in ausgewählten Fällen besteht die Möglichkeit der **Hyposensibilisierung.**

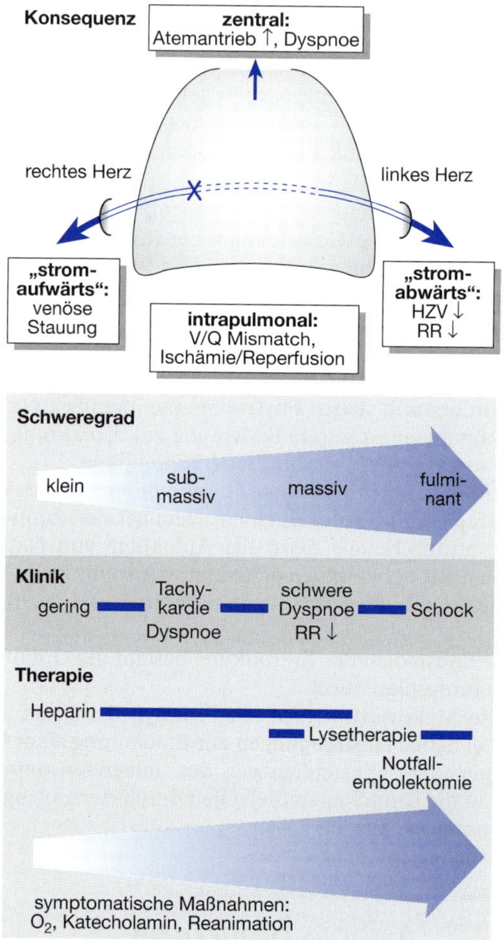

Abb. 19-8 Pathophysiologie der Lungenembolie.
RR: arterieller Blutdruck

19.2.3 Lungenembolie

Definition

Die **akute Thromboembolie** ist charakterisiert durch die Einschwemmung von thrombotischem Material aus dem venösen Schenkel des Kreislaufes oder dem rechten Herzen in das pulmonale Gefäßbett. Die akute Querschnittsreduktion der Lungenstrombahn hat Folgen für die Zirkulation „stromaufwärts“ und „stromabwärts“ und für den Gasaustausch (Abb. 19-8).

Für Deutschland wird die Anzahl von Lungenembolien auf jährlich 150.000 bis 200.000 Fälle geschätzt mit einer Letalitätsrate von ungefähr 30%.

Ätiologie und Pathogenese

Die Thromboembolie wird ausgelöst, indem ein wesentlicher Anteil des Gefäßquerschnitts der Lunge durch Thrombosematerial mechanisch verlegt wird. Das Thrombosematerial stammt zu 95% aus den tiefen Bein- oder Beckenvenen.

Auffällig ist, daß die Verlegung von 50% der gesamten Lungenstrombahn bereits mit massiver Symptomatik verbunden ist, während die rechte oder linke Pulmonalarterie ohne gravierende hämodynamische Folgen unterbunden werden kann.

Neben der **mechanischen Komponente** werden folglich **vasokonstriktive Mediatoren** aus dem Thrombus selbst oder aus dem „stimulierten“ pulmonalen Gefäßbett freigesetzt und erhöhen ebenfalls den Widerstand. In Betracht kommen hierbei vasoaktive Produkte der Gerinnung und der Fibrinolyse selbst. Diese Prozesse laufen periembolisch permanent ab. Folgende vasoaktive Produkte können beteiligt sein:

- Thrombin,
- Fibrinmonomere und Fibrinopeptide,
- Thromboxan und Serotonin aus im Thrombus befindlichen Thrombozyten,
- Sauerstoffradikale und Leukotriene aus Granulozyten (eingeschlossen im Thrombus oder periembolisch aktiviert),
- Produkte aus der durch die Emboli aktivierten Gefäßwand (Thromboxan, Leukotriene, Endothelin).

Das an niedrige Drücke adaptierte **rechte Herz** kann auf diese **akute „afterload“-Belastung** nur begrenzt mit Kontraktilitätssteigerung reagieren. Es dilatiert, und Zeichen der Rechtsherzinsuffizienz treten auf wie hoher zentralvenöser Druck und evtl. sekundäre Trikuspidalinsuffizienz.

Das **linke Herz** kann nur das Volumen auswerfen, das ihm vom rechten Herzen angeboten wird, das Herzzeitvolumen fällt ab. Wenn dies durch periphere Vasokonstriktion nicht mehr kompensiert wird, fällt der Blutdruck und es kommt zu einem **zirkulatorischen Schock.**

Intrapulmonal nimmt die Totraumventilation sprunghaft zu, da ein wesentliches Perfusionsgebiet verlegt ist. Unter erhöhtem pulmonalarteriellen Druck sucht sich das Blut neue Perfusionswege, die wegen schlechterer Ventilation bislang weitgehend ausgeschaltet waren. Die verbliebenen Perfusionsareale werden übermäßig perfundiert.

Insgesamt entsteht eine deutliche **V-Q-Verteilungsstörung (Mismatch),** und der arterielle pO_2 fällt ab. Der pCO_2 ist trotz der Totraumerhöhung meist ebenfalls erniedrigt, da die Ventilation erheblich ansteigt. Die Hyperventilation ist durch eine auffällige **Tachypnoe** gekennzeichnet. Für ihre Auslösung scheint eine Reflexschleife zwischen Dehnungsrezeptoren der Lunge und Atemzentrum verantwortlich zu sein. Es besteht ein erhöhter Sympathikotonus mit Tachykardie und Schweißneigung.

Eine Ischämie bzw. eine bei spontaner Fibrinolyse auftretende Reperfusion führen zu **intrapulmonalen Folgen,** die erst im späteren Verlauf auftreten (> 12 h). Hierzu gehören

- die Infiltration des embolisierten Areals mit inflammatorischen Zellen mit begleitender Ödembildung,
- Atelektasenbildung,
- Infarkt (radiologisch pleuraadhärente keilförmige Verschattung, sogenannte „Hampton's Humps"),
- begleitende Pleuritis mit Pleuraerguß
- möglicherweise Blutaustritt im betroffenen Gefäßgebiet, folglich können **Hämoptysen** auftreten.

Bei Patienten mit hyperreagiblen Atemwegen kann dies eine lokale Bronchospastik hervorrufen.

Entstehung der Symptome

> Initial imponiert plötzliche Dyspnoe, die von Tachypnoe (ineffektive Atmung durch V-Q-Mismatch) und meist Tachykardie (Sympathikotonus) begleitet ist.

Brustschmerzen (vermutlich über Beteiligung der Pleura und rechtsventrikuläre Ischämie bzw. Distension) können das Bild mitprägen und Probleme in der **differentialdiagnostischen Abgrenzung** zum Myokardinfarkt aufwerfen.

Mit **zunehmendem Schweregrad** (siehe Abstufungen in Abb. 19-8) treten Zeichen der rechtsventrikulären Stauung (Halsvenenstauung, Leberstauung) und des Abfalls der linksventrikulären Auswurfleistung (kalte vasokonstringierte Peripherie, Blutdruckabfall, zirkulatorischer Schock) in den Vordergrund.

Später auftretende Schmerzen sind meist Folge einer Pleuritis im embolisierten Areal (Pleurareibeschmerz; die Pleura parietalis, nicht die Lunge, besitzt Schmerzfasern).

An dieser Stelle kann sich im **weiteren Verlauf** ein Pleuraerguß entwickeln. Ebenso können später Hämoptoe sowie Fieber (ausgelöst durch Gewebsnekrose und/oder rasche bakterielle Superinfektion mit sekundärer Pneumonie) auftreten.

Therapieansätze

Die Therapie hängt vom Schweregrad ab und ist in Abb. 19-8 dargestellt. Bei fulminanter Embolie besteht eine Letalität von >70%, submassive Embolien verlaufen dagegen in aller Regel nicht letal.

19.2.4 Schlafapnoe-Syndrom

Definition

Das Schlafapnoe-Syndrom ist eine nächtliche, schlafbezogene Atemregulationsstörung, die bei 2 – 4% der westlichen Bevölkerung vorkommen soll. Das Vollbild der Erkrankung ist unbehandelt mit einer erhöhten Letalität verbunden.

Als Apnoe ist ein Sistieren des Atemflusses über mindestens 10 Sekunden definiert. Pathologisch im Sinne einer Schlafapnoe gelten mehr als 10 Apnoen/Stunde.

Ätiologie und Pathogenese

Man unterscheidet eine obstruktive, eine zentrale und eine gemischte Schlafapnoe.

Bei der **obstruktiven Apnoe** tritt repetitiv ein Kollaps der oberen Atemwege auf, während die Inspirationsmuskulatur fortwährend aktiviert wird. Die pharyngeale Obstruktion ruft eine durch mechanische und chemische Stimuli (Abfall des pO_2, Anstieg des pCO_2) vermittelte Weckreaktion (Arousal) hervor. Sie beendet die Apnoe schließlich durch Tonisierung der Pharynxmuskulatur.

Die **zentrale Apnoe** entsteht durch eine Reglerschwingung der respiratorischen Neurone, die Atemmuskeln werden nicht mehr aktiviert.

Die **gemischte Apnoe** ist durch eine Kombination von obstruktiver und zentraler Apnoe gekennzeichnet.

Genetische Faktoren spielen bei der Entstehung der Schlafapnoe eine Rolle (familiäre Häufung). Darüber hinaus werden **anatomische Faktoren** verantwortlich gemacht (enger Pharynx, kurzer und dicker Hals, kraniofasziale Abnormitäten).

Die Aktivität der den Pharynx dilatierenden Muskeln ist bei Patienten mit Schlaf-Apnoe im Wachzustand kompensatorisch erhöht; im Schlaf tritt ein Tonusverlust auf ein normales bis niedrig normales Niveau auf. Angesichts der anatomischen Gegebenheiten führt der Tonusverlust zum Verschluß der oberen Atemwege.

Ursächlich können in seltenen Fällen Hypothyreose oder Akromegalie zugrunde liegen, neurologische Erkrankungen können vornehmlich zentrale Apnoen auslösen.

Entstehung der Symptome

> Leitsymptome der Schlaf-Apnoe sind Schnarchen, Atemaussetzer im Schlaf sowie exzessive Tagesmüdigkeit (Einschlafneigung, Konzentrationsschwäche).

Betroffen sind vorwiegend übergewichtige Männer im mittleren Lebensalter.

Das **Schnarchen** entsteht durch inkomplette pharyngeale Obstruktionen zwischen den Apnoen, zudem werden die Apnoe-Phasen selbst häufig mit einem lauten Schnarchgeräusch beendet.

Ursache der **Tagesmüdigkeit** ist die Zerstörung der normalen Schlafarchitektur durch immer wiederkehrende Arousals (reduzierter Tiefschlaf), die jedoch den Patienten nicht bewußt werden.

Die Schlafapnoe ist mit einer erhöhten kardio- und zerebrovaskulären **Morbidität** assoziiert (system- und pulmonalarterieller Hypertonus, Herzrhythmusstörungen, Myokardinfarkt, Apoplex). Dafür verantwortlich sind die Sauerstoffentsättigungen während der Apnoen und eine generalisierte Aktivierung des sympathischen Nervensystems.

Abgegrenzt von der üblichen Schlafapnoe werden Formen der **periodischen Atmung.** Hier kommt es zu einer Periodizität der Rhythmogenese des Atemzentrums (siehe Abb. 19-1).

Bei der **Cheyne-Stokes-Atmung** findet sich eine rhythmisch an- und abschwellende Ventilation, die meist nur im Schlaf auftritt und typischerweise einen Minutenrhythmus aufweist. Die Ursache sind häufig Herz-Kreislauferkrankungen mit verlängerter Kreislaufzeit. Während einer **Hypoventilation** treten dabei eine alveoläre Hyperkapnie und Hypoxie auf, die erst mit Verzögerung über das Blut zu den arteriellen Chemorezeptoren weitertransportiert werden. Die dann folgende **Hyperventilation** führt zu einer alveolären Hypokapnie, die über den verzögerten Blutweg dann wiederum eine Hypoventilation auslöst. Man kann somit von einer **Reglerschwingung** bei an sich intakten Regelungselementen sprechen.

Die **Biot-Atmung** dagegen tritt bei schweren hirnorganischen Störungen auf (Meningitis, Enzephalitis, Trauma, Zerebralsklerose, Hirndruck) und ist auf eine Schädigung des Atemzentrums selbst zurückzuführen. Weder die Atemfrequenz noch das Atemzugvolumen hat einen gleichmäßigen Rhythmus. Im Schlaf kann die Atmung ganz aussetzen.

Therapieansätze

Basismaßnahmen bei der Schlafapnoe sind Gewichtsreduktion, Alkoholkarenz und Vermeidung von Schlafmitteln, in leichten Fällen evtl. Einsatz von Theophyllin.

Standardtherapie ist die nasale kontinuierliche Überdruckbeatmung über eine Maske (nCPAP), die den Kollaps der oberen Atemwege verhindert (Prinzip der pneumatischen Schienung).

Fabel, H.: Pneumologie. In: W. Gerok, F. Hartmann, H.-R. Schuster (Hrsg.): Innere Medizin der Gegenwart, Bd. 2. Urban & Schwarzenberg, München-Wien-Baltimore 1989.

Fishman, A. P. (ed.): Pulmonary Diseases and Disorders, Vol 1-3, 2nd edn. McGraw-Hill, New York 1988.

Fraser, R. G., J. A. Paré, P. P. D. Paré, R. S. Fraser, G. P. Genereux (eds.): Diagnosis of Diseases of the Chest. Vol. 1-3. Saunders, Philadelphia 1988.

Lasch, H. G., K. Lenz, W. Seeger (Hrsg.): Lehrbuch der Internistischen Intensivtherapie. Schattauer, Stuttgart 1997.

Matthys, H.: Pneumologie. Springer, Berlin-Heidelberg 1988.

Murray, J. F., A. Nadel (eds.): Textbook of Respiratory Medicine. Vol. 1-2. Saunders, Philadelphia 1994.

Nolte, D. (Hrsg.): Manuale pneumologicum. Dustri-Verlag Dr. Karl Feistle, Wiesbaden 1992.

20 Niere

Reinhard Brunkhorst, U. Brunkhorst

20.1 Physiologie und Pathophysiologie

(Adaptionsmechanismen der Organfunktionen)

Die **funktionelle Einheit** der Niere ist das Nephron (Abb. 20-1).

Im Glomerulus werden ca. 180 l Flüssigkeit pro Tag aus dem Blut filtriert. Diese Flüssigkeit ist ein **Ultrafiltrat des Blutes.** Korpuskuläre Elemente und Makromoleküle werden nicht filtriert. Das Filtrat enthält kleinmolekulare Substanzen in annähernd gleicher Konzentration wie das Plasma. Vom Ultrafiltrat werden 99% im proximalen und distalen Tubulus und in den Sammelrohren rückresorbiert.

Die **Durchblutung des Glomerulus** wird durch den Druck in der afferenten und der efferenten Arteriole bestimmt. Eine Konstriktion der afferenten Arteriole läßt den Druck und damit die glomeruläre Filtration sinken. Im Gegensatz dazu steigen der glomeruläre Druck und das Ultrafiltrat an, wenn eine Konstriktion der efferenten Arteriole vorliegt.

Das Filtratvolumen, das pro Zeiteinheit gebildet wird **(Glomeruläre Filtrationsrate = GFR)** beträgt ca. 120 ml/ min. Beeinflußt wird die GFR durch den **effektiven Filtra-**

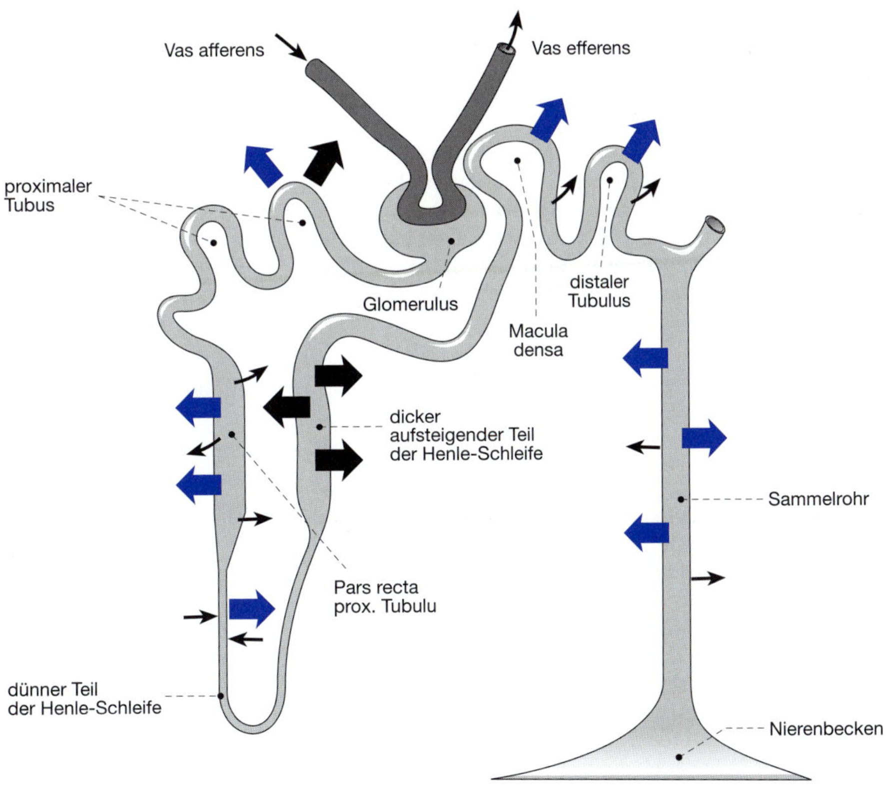

Abb. 20-1 Das Nephron. Die schwarzen Pfeile bezeichnen den Kochsalztransport, die blauen Pfeile den Wassertransport.

tionsdruck [Fdeff = hydrostatischer Druck im Kapillarlumen – (hydrostatischer Druck in der Bowmanschen Kapsel – onkotischer Plasmadruck)].

Die glomeruläre Filtrationsrate ist aber nicht nur vom Filtrationsdruck, sondern auch von der Permeabilität der Membran und von der Größe der Kapillaroberfläche, die für die Filtration zur Verfügung steht, abhängig. Die **Membranpermeabilität** ist bei Fieber sowie ACTH- oder Glucocorticoidtherapie erhöht, bei pathologischen Veränderungen der Basalmembran erniedrigt. Entzündlich-proliferative Prozesse oder Parenchymausfälle (z.B. nach Niereninfarkt) vermindern über eine **Reduktion der Filtrationsfläche** die GFR.

Neben der Filtration am Glomerulus gelangen im Plasma gelöste Substanzen (z.B. organische Säuren, Ammoniak, Wasserstoffionen) auch durch **Sekretion** durch die Tubuluswand in den Urin. Andere Stoffe können den Tubulus durch **Resorption** wieder verlassen. So werden neben Ionen und Wasser (Abb. 20-1) auch Glucose, Aminosäuren und filtriertes niedermolekulares Protein nahezu vollständig resorbiert.

Weitere Aufgaben der Niere sind die **Bildung von Hormonen** (z.B. Erythropoetin, Angiotensin-II, Vitamin D, s.u.) und **Stoffwechselfunktionen** (z.B. Gluconeogenese, Abbau von Hormonen).

20.1.1 Regulation des Harnvolumens

Um die für den Körper unnötigen oder schädlichen Stoffwechselendprodukte auszuscheiden, benötigt ein gesunder Erwachsener (mit normaler Konzentrationsfähigkeit der Nieren) eine Urinmenge von ca. 500 ml/d.

Wird diese Menge unterschritten, spricht man von einer **Oligurie** (<300 ml Urin /d), bleibt die Urinproduktion völlig aus, liegt eine **Anurie** vor. Als **Polyurie** wird eine Steigerung des Harnvolumens bezeichnet. Die Urinmenge kann in seltenen Fällen (z.B. beim Diabetes insipidus) über 20 l/d betragen.

Bei einer progredienten Niereninsuffizienz kommt es zunächst zu einer **Hyposthenurie** (eingeschränkte Konzentrationsfähigkeit) und dann zu einer **Isosthenurie,** d.h. der Urin ist plasmaisoton und kann im Tubulus weder konzentriert noch verdünnt werden. Bei der **Asthenurie** ist lediglich die Konzentrationsfähigkeit aufgehoben (z.B. bei Diabetes insipidus).

Konzentrierung

Die Konzentrierung des Urins erfolgt im **Gegenstromsystem** im Nierenmark. Durch die Reabsorption von Na^+ im wasserundurchlässigen dicken aufsteigenden Schenkel der Henle-Schleife wird zwischen Interstitium und Tubulus ein hoher **osmotischer Gradient** aufgebaut. Er ist die Voraussetzung für die passive Reabsorption von Wasser im dünnen absteigenden Teil der Henle-Schleife.

Die Osmolarität des medullären Interstitiums ist außerdem von der **Markdurchblutung** abhängig. Ist sie erhöht, sinkt der osmotische Konzentrationsgradient durch Auswaschen. Bei Minderdurchblutung nimmt der Gradient zu und als Folge auch die passive Wasserresorption.

Eine Erhöhung der Markdurchblutung wird beispielsweise bei Pyelonephritis und Hyperthyreose gefunden, eine Minderdurchblutung bei Hypovolämie.

In den Sammelrohren erfolgt die Wasserrückresorption nur bei Antidiurese, also in Anwesenheit von antidiuretischem Hormon (ADH, s. Kap. 21).

Osmotische Diurese

Durch schwer resorbierbare osmotisch wirksame Substanzen im Ultrafiltrat (z.B. Mannit) wird Wasser im Tubulus zurückgehalten. Die Folge ist eine vermehrte Wasserausscheidung.

Eine **endogene osmotische Diurese** entsteht bei Abnahme des Nierenparenchyms bzw. der für die Filtration zur Verfügung stehenden Glomeruli (z.B. bei einer chronischen Glomerulonephritis oder Schrumpfnieren). Die gesteigerte Einzelnephronfiltrationsrate bewirkt eine osmotische Überladung der Rest-Nephrone (z.B. durch Harnstoff).

20.1.2 Ausscheidung harnpflichtiger Substanzen

Glomeruläre Filtration

Unabhängig vom Volumen des Endharns kann die glomeruläre Filtration (GFR) harnpflichtiger Substanzen pathologisch verändert sein.

Störungen der tubulären Sekretion und Reabsorption treten bei Defekten von membranständigen Transportermolekülen auf. Entzündliche Prozesse des tubulointerstitiellen Raumes, Intoxikationen und Stoffwechselerkrankungen beeinträchtigen tubuläre Transportprozesse.

Stoffe, die nicht resorbiert werden können, erscheinen im Urin. Ihre Plasmakonzentration kann durch den Verlust über den Urin stark erniedrigt sein.

Bei der **tubulären Proteinurie** ist die tubuläre Rückresorption der glomerulär filtrierten niedermolekularen Plasmaproteine gestört. Sie tritt bei tubulointerstitiellen Nierenerkrankungen auf.

Stoffwechselendprodukte

Glomeruläre Filtration und tubuläre Sekretion und Resorption bestimmen die Ausscheidung der Stoffwechselendprodukte.

Kreatinin, ein Abfallprodukt des Muskelstoffwechsels, wird fast ausschließlich (glomerulär) filtriert und eignet sich deshalb für die Bestimmung der glomerulären Filtrationsrate (GFR).

Mit Hilfe der endogenen Kreatininclearance läßt sich eine Einschränkung der glomerulären Filtrationsrate bereits bei normalen Serumkreatininwerten feststellen. Ein Anstieg der Serumkreatininkonzentration erfolgt erst bei einer Einschränkung der glomerulären Filtration um mehr als 50% („kreatininblinder Bereich").

Harnstoff ist ein Endprodukt des Protein- und Aminosäurestoffwechsels. Die Harnstoffmenge ist abhängig von der täglichen Eiweißzufuhr. Harnstoff wird nicht nur glomerulär filtriert, sondern auch abhängig von der Strömungsgeschwindigkeit tubulär resorbiert. Er hat in sehr hohen Serumkonzentrationen (Urämie) toxische Wirkungen.

Organische Säuren, wie beispielsweise die Harnsäure, werden im proximalen Tubulus aktiv sezerniert und in weiter distalen Tubulusabschnitten fast vollständig rückresorbiert. Störungen dieser beiden Mechanismen können im Rahmen einer fortschreitenden Niereninsuffizienz auftreten, so daß es zu Veränderungen der Säurekonzentrationen im Blut und damit verbundenen Störungen (s. Abschn. 20.2.7 und 20.2.10) kommen kann.

20.1.3 Endokrine Funktionen

In den Nieren werden die vasoaktiv wirksamen Hormone **Renin** und **Angiotensin-II** gebildet (Abb. 20-2).
Die **Reninfreisetzung** aus den juxtaglomerulären Zellen wird durch drei Mechanismen kontrolliert:

- **Stimulation:** Die Natriumchloridkonzentration in der Tubulusflüssigkeit im Bereich der Macula densa steigt, entsprechend wird Chlorid durch die Zellen der Macula densa transportiert.
- **Regulation** über Barorezeptoren, die in der afferenten Arteriole lokalisiert sind (je höher der Druck, um so weniger Renin).
- **Direkte Freisetzung** von Renin durch Aktivierung der renalen Sympathikusaktivität erfolgt über β-Rezeptoren in den reninsekretorischen Zellen.

Weitere wichtige Hormone werden ebenfalls in den Nieren synthetisiert. Beim **Erythropoetin** (EPO) handelt es sich um ein Glykoprotein, das im Knochenmark die Bildung roter Blutkörperchen stimuliert. Es wird bei vermindertem O_2-Druck aus den peritubulären Zellen der Nierenrinde freigesetzt. Bei fortschreitender Niereninsuffizienz kommt es zu einer verminderten Bildung dieses Hormons und in der Folge zu einer **renalen Anämie.**

Kalzitriol (1,25 Dihydroxicholekalziferol) wird in der Niere mit Hilfe des Enzyms 1α-Hydroxylase aus dem Prohormon 25-OH-Vitamin D gebildet. Es fördert die Kalziumresorption aus dem Darm, reguliert die Osteoblastendifferenzierung, hemmt die Bildung von Parathormon (PTH) und die Proliferation der Parathyreoideazellen. Fällt das Hormon bei chronischer Niereninsuffizienz aus, entsteht ein **sekundärer Hyperparathyreodismus** mit typischen Skelettveränderungen (Osteitis fibrosa, Osteomalazie, s. Kap. 36).

Das vasokonstriktorische Peptid **Endothelin** wird in der Niere und hier besonders in den Mesangiumzellen des Glomerulus z.B. auf Hypoxie- und Ischämiereize hin produziert. Es reguliert lokal den vasomotorischen Tonus. Inhibiert wird das Endothelin u.a. durch das atriale natriuretische Peptid (ANP).

Renale Erkrankungen, die mit Störungen der Endothelinproduktion einhergehen, sind die **cyclosporininduzierte Nephropathie** und das **postischämische Nierenversagen.**

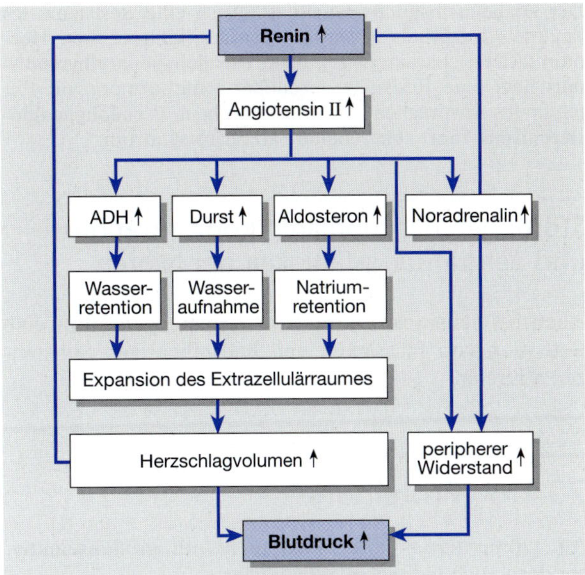

Abb. 20-2 Beeinflussung des Blutdruckes durch die Aktivierung des Renin-Angiotensin-Systems.

20.1.4 Blutdruck- und Blutvolumenregulation

Die Rolle der Niere bei der Regulation des Blutdrucks und des Blutvolumens wird in den Kapiteln 15 und 21 beschrieben.

20.1.5 Tubuläre Funktionsstörungen

Resorptionsstörungen

Bei der klassischen distal-tubulären Form der **tubulären Azidose** ist die Ammoniak- und Wasserstoffionenresorption gestört. Dies führt zu einer hyperchlorämischen metabolischen Azidose, die mit einer Hypokaliämie, Hypovolämie, Hyperkalziurie, Nephrokalzinose und gestörtem Knochenstoffwechsel vergesellschaftet ist. Sie kann primär angeboren oder erworben sein. Bei der proximal-tubulären Form liegt eine Bicarbonatresorptionsstörung vor.

Als **Fanconi-Syndrom** wird eine kombinierte Rückresorptionsstörung von Glucose, Aminosäuren und Phosphat bezeichnet. Der Transportdefekt im proximalen Tubulus kann autosomal rezessiv vererbt sein oder sekundär bei angeborenen Stoffwechselstörungen, Intoxikationen, Tumoren, Myelom, nephrotischem Syndrom u.a. auftreten.

Störungen tubulärer Rezeptoren

In den Zellen des Tubulusepithels befinden sich Rezeptoren für verschiedene Hormone, die genetisch bedingt fehlen, defekt ausgebildet oder in zu geringer Dichte vorliegen können.

Der **Diabetes insipidus renalis** ist durch eine Resistenz des Sammelrohrepithels gegenüber dem Antidiuretischen Hormon (ADH) charakterisiert, beim **Pseudohypoparathyreodismus** liegt eine Resistenz gegenüber Parathormon vor. Ein fehlendes Ansprechen auf Aldosteron beim **Pseudohypoaldosteronismus** führt zum renalen Salzverlustsyndrom.

Störungen der tubulären Konzentrations- und Verdünnungsfähigkeit der Nieren

Auch bei scheinbar „normalen" Urinmengen kann eine Retention von Flüssigkeit und harnpflichtigen Substanzen auftreten.

20.1.6 Proteinurie

Am glomerulären Filter wird nicht nur **größenselektiv**, sondern auch **ladungsselektiv** filtriert.

Proteinmoleküle bis zu einer Molekulargewicht von 10 000 werden fast komplett frei filtriert. Für Moleküle mit einem Molekulargewicht größer als 50 000 ist der glomeruläre Filter dagegen praktisch nicht passierbar.

Die Permeabilität des dreischichtigen glomerulären Filters (Endothelzelle, Basalmembran, Epithelzelle) für Wasser und Elektrolyte wird durch die epithelialen Schlußleisten und die Basalmembran vermittelt. Die Durchlässigkeit für Makromoleküle wird hingegen als Porosität der Basalmembran **(Permselektivität)** bezeichnet.

Negative fixierte Wandladungen an Epithelzellen, Basalmembran und Podozyten (Fußfortsätze der Epithelzellen) lassen negativ geladene Makromoleküle wesentlich schlechter passieren als neutrale oder positiv geladene (Abb. 20-3).

Ein Verlust dieser negativen Ladungen (z.B. im Rahmen einer Minimal-change-Glomerulonephritis) erhöht die Ausscheidung negativ geladener Makromoleküle, vor allem von Molekülen mit einem Molekulargewicht zwischen 10 000 und 20 000 (z.B. Albumin, pH 4,6), die nicht durch die Porengröße zurückgehalten werden können. Sie erscheinen dann im Urin **(selektive Proteinurie).**

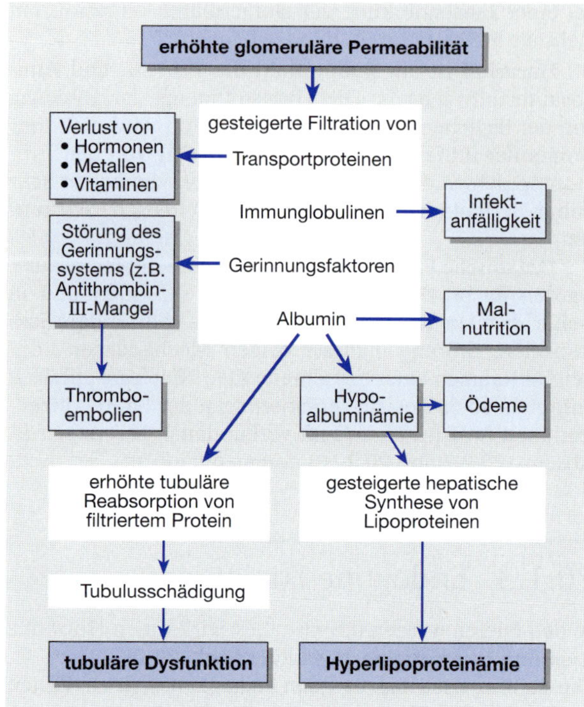

Abb. 20-4 Pathophysiologie der Proteinurie.

Im proximalen Tubulus werden die filtrierten (niedermolekularen) Proteine durch Endozytose nahezu vollständig rückresorbiert (Abb. 20-4).

Kleine Proteinmengen im Urin (bis 150 mg/d) sind ohne Krankheitswert. Bei Werten >150 mg/d liegt eine **Proteinurie** vor. Eine Proteinurie <0,5g/24h kann durch Fieber, körperliche Anstrengung oder orthostatisch bedingt sein. Werte >3,5 g/d kennzeichnen das **nephrotische Syndrom** (Abschn. 20.2.3).

Bei der **prärenal ausgelösten Proteinurie** ist die Konzentration niedermolekularer Proteine im Plasma erhöht (z.B. sog. Bence-Jones-Proteine bei Plasmozytom). Die Menge der filtrierten Proteine übersteigt die tubuläre Resorptionskapazität, und als Folge erscheinen diese Proteine im Urin.

Eine entzündliche oder toxische Schädigung des glomerulären Filters führt zu einer **glomerulären Proteinurie.**

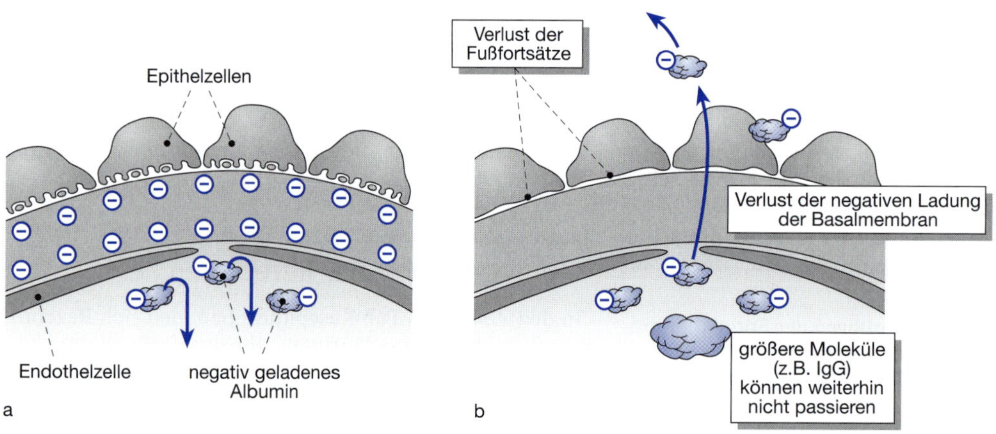

Abb. 20-3 Größenselektivität und Ladungsselektivität des glomerulären Filters. a) Die negativ geladene Basalmembran stößt negativ geladene Proteine wie Albumin ab. b) Der Verlust der negativen Ladungen z.B. bei einer Minimal-change-Glomerulonephritis ermöglicht den Durchtritt negativ geladenen Albumins.

Diese kann bei einem Verlust der Ladungsbarriere selektiv das Albumin betreffen. Bei stärkerer Schädigung gehen unselektiv auch höhermolekulare Proteine, z.B. Immunglobuline durch den defekten glomerulären Filter verloren.

Die **Mikroalbuminurie** ist eine selektive Albuminurie, bei der die Gesamteiweißausscheidung im Urin noch im Normbereich (<300 mg/d) liegt. Sie ist ein Hinweis auf eine beginnende Schädigung des glomerulären Filters bei diabetischer Nephropathie oder Bluthochdruck.

Bei der **tubulären Proteinurie** ist die Reabsorptionsfähigkeit der Tubuluszellen im Rahmen tubulointerstitieller Erkrankungen (s. Abschn. 20.2.4) gestört. Nicht nur Albumin, sondern auch andere niedermolekulare Proteine wie das β_2-Mikroglobulin sowie aus den Tubuluszellen stammende Proteine und organische Moleküle (z.B. N-Acetylglucosamin) erscheinen im Urin. Die Proteinausscheidung ist jedoch meist niedriger als 3 g/d.

20.1.7 Hämaturie

Bei einer Menge von mehr als 2000 Erythrozyten/min im Urin spricht man von einer Hämaturie. Die Erythrozyten können aus der Niere selbst stammen, d.h. glomerulären, selten auch tubulären Ursprungs sein oder im Verlauf der ableitenden Harnwege in den Urin übergetreten sein (postrenale Hämaturie).

Je nach Ausprägungsgrad liegt eine mikroskopisch nachweisbare **Mikro-** bzw. eine mit bloßem Auge sichtbare **Makrohämaturie** (mit Rotfärbung des Urins) vor.

Die Differenzierung zwischen intrarenaler und postrenaler Hämaturie ist durch die Phasenkontrastmikroskopie der Urinerythrozyten möglich.

Bei der **intrarenalen glomerulären Hämaturie** weisen die Erythrozyten typische Verformungen **(Dysmorphien)** auf, die durch die Passage im Nephron hervorgerufen werden sollen. Pathognomonisch für eine akute Glomerulonephritis ist der Nachweis von Erythrozytenzylindern; die dysmorphen Erythrozyten sind in tubulär gebildeten Proteinzylindern eingeschlossen.

Bei **postrenaler Hämaturie** liegen hingegen keine Verformungen vor, die Erythrozyten sind isomorph.

20.1.8 Bakteriurie

Können mehr als 10^5 Erreger pro Mittelstrahlurin nachgewiesen werden, liegt eine signifikante Bakteriurie vor.

In der Mehrzahl der Fälle wird es sich um eine **bakterielle Infektion der Harnröhre** oder der **Harnblase** handeln. Die pathogenen Keime (meist Darmkeime, z.B. E. coli) können jedoch über die Harnröhre und die Blase bis in die Nieren aszendieren oder durch hämatogene Streuung in die Nieren gelangen.

Neben der Bakteriurie liegt bei Harnwegsinfekten fast immer eine **Leukozyturie** (mehr als 5000 Leukozyten/min) vor.

20.2 Klinische Pathophysiologie

Die gängige Einteilung der Krankheitsbilder der Niere erfolgt weniger nach pathogenetischen oder ätiologischen Gesichtspunkten, sondern ist an klinischen und/oder anatomisch-histologische Gesichtspunkten ausgerichtet.

Einteilung der Krankheitsbilder nach Ätiologie und Pathogenese

genetisch/angeboren
- polyzystische Nierendegeneration (autosomal-dominant)
- Nephronophthisis (autosomal-rezessiv)
- angeborene glomeruläre Erkrankungen
- primäre Hyperoxalurie (autosomal-rezessive Ablagerung im Nierengewebe)
- Alport-Syndrom (X-chromosomal vererbte Strukturveränderungen der Basalmembran)
- Fabry-Syndrom (X-chromosomal vererbte Speichererkrankung bei α-Galaktosidase-Mangel)
- Zystinurie (autosomal-rezessiv vererbter Aminosäuretransportdefekt)
- Gitelman-Syndrom (autosomal-rezessive Störung der Na^+-Rückresorption)
- nephrogener Diabetes insipidus (X-chromosomale Mutation des Vasopressin-Rezeptors)
- kongenitales nephrotisches Syndrom (autosomal-rezessiv)
- tubuläre Azidose (angeborene Form)
- Fanconi-Syndrom (autosomal rezessiv vererbte Rückresorptionsstörung von Glucose, Aminosäuren u. Phosphat)

erworben

1 metabolisch/nutritiv
- diabetische Nephropathie
- Gichtniere
- Hyperkalziämie
- Tumorlysesyndrom

2 dysregulativ/hormonell
- diabetische Nephropathie

3 degenerativ
- Amyloidose

4 vaskulär
- Nierenarterienstenose
- Nierenvenenthrombose
- Nierenarterienaneurysmen

5 entzündlich/immunologisch
- primäre Glomerulonephritiden
- sekundäre Glomerulonephritiden bei immunologischen Systemerkrankungen

6 infektiös
- Harnwegsinfekte
- Pyelonephritis
- perinephritischer Abszeß

7 neoplastisch
- Nierenzellkarzinom
- Onkozytom

8 medikamentös/toxisch
- Schwermetallvergiftungen
- Pilzgifte
- Marschnephropathie (durch Hämoglobinurie u./o. Myoglobinurie)
- Analgetika (Phenacetin, nonsteroidale Antirheumatika)
- Bence-Jones-Nephropathie bei Plasmozytom
- Zytostatika (z.B. Cisplatin)
- Antibiotika (z.B. Aminoglykoside)

9 mechanisch
Refluxnephropathie
Stauungsniere (Prostatahypertrophie, retroperitoneale Tumoren, M. Ormond)
Urolithiasis
Strahlennephritis

10 neuromuskulär
–

sonstige/unklar/multifaktoriell
Fanconi-Syndrom (sekundäre Form: Rückresorptionsstörung von Glucose, Aminosäuren u. Phosphat, z.B. bei M. Wilson)
tubuläre Azidose (angeborene und erworbene Formen)

20.2.1 Angeborene Nierenerkrankungen

Die für die angeborenen Nierenerkrankungen verantwortlichen genetischen Störungen können ausschließlich die Niere betreffen oder zu systemischen Krankheiten mit Nierenbeteiligung führen.

Bei einer ganzen Reihe von renalen Erkrankungen ist nicht nur die **chromosomale Lokalisation** des Gendefekts bekannt, sondern auch die **Funktion des jeweiligen Proteins,** das von diesem Genabschnitt kodiert wird. Aus pathogenetischer Sicht lassen sich hierbei unterscheiden (Tab. 20-1):

- Strukturproteine, z.B. Kollagen,
- Transporter- und Rezeptorproteine,
- Enzyme und
- Tumor-Suppressor-Proteine.

Tab. 20-1 Erkrankungen bzw. Medikamente, die eine sekundäre Glomerulonephritis auslösen bzw. unterhalten können.

genetisch/angeboren
–

erworben

1 metabolisch/nutritiv
–

2 dysregulativ/hormonell
–

3 degenerativ
–

4 vaskulär
–

5 entzündlich/immunologisch
Akutes rheumatisches Fieber
Panarteriitis nodosa
Sarkoidose

6 infektiös
Viren:
Hepatitis B, C, Masern, Mumps, Varizellen, Mononukleose, Zytomegalie, HIV, Erythema multiforme
Bakterien:
Streptokokken, Staphylokokken, Pneumokokken, Meningokokken, Leptospiren, Pseudomonas, Proteus, E. coli (hämolytisch-urämisches Syndrom), Salmonella typhi, Mykoplasmen
Parasiten:
Plasmodium malariae, Toxoplasma gondii, Trichinen, Schistomsomen, Filarien

7 neoplastisch
Bronchialkarzinom
Morbus Hodgkin
Non-Hodgkin-Lymphome

8 medikamentös/toxisch
Impfstoffe, D-Penicillamin, Hydantoin, Heroin, Methamphetamin, Gold, Captopril, Erythema multiforme, Toxische epidermale Nekrolyse

9 mechanisch
–

10 neuromuskulär
–

sonstige/unklar/multifaktoriell
Systemischer Lupus erythematodes
Mixed connective tissue disease
Rheumatoide Arthritis
Goodpasture Syndrom
Purpura Schönlein-Henoch
Wegener-Granulomatose
andere systemische nekrotisierende Vaskulitiden
Churg-Strauss-Syndrom
Kryoglobulinämie
Amyloidose

Eine angeborene Erkrankung der Glomeruli ist das **Alport-Syndrom,** bei dem die glomeruläre Basalmembran wegen Fehlens eines Kollagenanteils ihre dreischichtige Struktur verloren hat. Dies führt zu einer Glomerulonephritis und in ca. 50% der Fälle zu einer Innenohrschwerhörigkeit, seltener auch zu Augenhintergrundveränderungen.

Beim **kongenitalen nephrotischen Syndrom** tritt bereits intrauterin eine massive Proteinurie auf.

Bei der **Fabry-Erkrankung,** die überwiegend in der armenischen und kaukasischen Bevölkerungsgruppe vorkommt, stehen extrarenale Manifestationen meist im Vordergrund. Ein α-Galaktosidase-A-Mangel führt zur Anreicherung von Trihexosylceramid in Haut, Kornea, Gefäßen und Nervensystem. Typische lipidhaltige Einschlußkörperchen findet man auch in den glomerulären Epithelzellen, die zu eher unspezifischen renalen Symptomen wie Proteinurie, Hämaturie, Hypertonie und einer progredienten Niereninsuffizienz führen.

Eine ähnliche renale Symptomatik findet man auch beim **Nagel-Patella-Syndrom.** Hier könnte wiederum ein Kollagendefekt vorliegen, Dysplasien der Fingernägel und Patella sind die Hauptmanifestationen.

Angeborene tubuläre Erkrankungen können Aminosäuretransporter, wie bei der **Zystinurie,** betreffen. Die Resorption für die entsprechenden Aminosäuren ist gestört oder entfällt ganz.

Eine Polyurie und Polydipsie kennzeichnet den **nephrogenen Diabetes insipidus,** der durch einen Defekt des Vasopressinrezeptors (ADH) hervorgerufen wird.

Weitere tubulär verursachte Störungen des Wasser- und Elektrolythaushaltes liegen bei der **renal tubulären Azidose,** dem **Gitelmann-Syndrom** und dem **Bartter-Syndrom** vor.

Zu den häufigsten angeborenen Nierenerkrankungen gehören die zystischen Nierenerkrankungen.

Man unterscheidet die rezessive (=infantiler Typ) und dominante (= Erwachsenen-Typ) Form **kongenitaler Zystennieren.** In beiden Fällen kommt es zur zystischen Zerstörung des Nierenparenchyms mit progredienter Niereninsuffizienz.

Beim **infantilen Typ** sind distale Tubuli und Sammelrohre beider Nieren zystisch erweitert. In der Regel tritt die Erkrankung in Kombination mit einer Leberfibrose auf. Beim **Erwachsenentyp** (Prävalenz ca. 1:1000) findet man Zystenbildung in allen Bereichen des Nephrons. Die Nieren werden durch das Wachstum der zahlreichen Zysten deformiert und zerstört.

Eine zystische Aufweitung der Sammelrohre in den Pyramiden führt zu den sogenannten **Markschwammnieren.**

Die autosomal rezessiv vererbte Form der **Nephronophtise** (familiäre juvenile Form) zeigt neben Zystenbildungen eine interstitielle Fibrose und sekundäre Glomerulosklerose. Bereits im Kindesalter treten in der Folge Polyurie, Polydipsie, Anämie und progrediente Niereninsuffizienz auf. Die Erwachsenenform ist die medulläre zystische Nephronophtise, die meist ohne extrarenale Manifestationen einhergeht.

20.2.2 Vaskuläre Nierenerkrankungen

Wegen des hohen O_2-Bedarfs der Nieren führen Sauerstoffmangelzustände bei funktionellen Durchblutungsstörungen, aber auch morphologisch nachweisbare vaskuläre Schäden schnell zu Funktionseinschränkungen.

Die **arterioläre Nephrosklerose bei Hypertonie** entsteht auf dem Boden einer Schädigung der Gefäßwände bei Hypertonie und betrifft besonders die Nierengefäße. Möglicherweise kommt es durch direkte mechanische Schädigung („Scherkräfte") zu einer Ablagerung von Serumprotein in den Arteriolenwänden **(arterioläre Hyalinose)** und zur Endothelzellschädigung.

Die lokale Freisetzung von Mediatoren (u.a. Zytokine, Wachstumsfaktoren) führt zum Umbau der Gefäßwand. Daraus folgen Gefäßverengungen mit fibrinoider Nekrose und Arteriolonekrose, die zur Ischämie der abhängigen Gebiete führen können. Hierdurch wird das Renin-Angiotensin-System aktiviert. In schweren Fällen finden sich aneurysmatische Aufweitungen kleiner Arteriolen.

Die ein- oder beidseitige **Nierenarterienstenose** kann, wie der Versuch des experimentellen „Clipping" von Goldblatt (1934) demonstriert, einen persistierenden Hypertonus hervorrufen (renovaskulärer Hypertonus, s.a. Kap. 15). Atheromatöse Läsionen, fibromuskuläre Dysplasie oder selten eine Vaskulitis können zu einer Nierenarterienstenose führen.

In der **akuten Phase** läßt die Verengung einer Arterie Renin und Aldosteron sowie den Blutdruck plötzlich ansteigen.

In der **chronischen Phase** wird die Hypertonie durch erhöhte Reninspiegel (nicht regelhaft) und durch Natriumretention mit nachfolgender Erhöhung des Plasmavolumens aufrecht erhalten.

In den Nierenvenen der ischämischen Nieren lassen sich auch andere vasoaktiv wirksame Substanzen wie z.B. reaktiv erhöhtes vosadilatatorisch wirkendes Prostaglandin E_2 finden.

Seltene Gefäßabnormalitäten der Niere sind
- **Nierenarterienaneurysmen** (charakteristisch bei Panarteriitis nodosa) und
- **Dissektionen der Nierenarterie.**

Klinisch auffällig werden diese Veränderungen meist nur im Falle von Ruptur, Thrombose oder Infarkt.

Eine **akute Thrombose der Nierenarterie** kann durch ein Abdominaltrauma oder durch eine Nierenarteriographie ausgelöst werden. Ein **embolischer Verschluß** der Nierenarterie ist meist Folge von Thrombenbildungen im Herzen bei dilatativen Herzerkrankungen und kardialen Arrhythmien. Seltener führen Cholesterinemboli (z.B. nach Katheteruntersuchungen der Arterien) zu einem Nierenarterienverschluß. Die Folge ist in diesen Fällen der **Niereninfarkt,** der zu einem plötzlichen renalen Funktionverlust führen kann.

Als Ursache von **Nierenvenenthrombosen** kommen in Frage:
- mechanische Abflußbehinderungen durch Trauma oder Tumoren,
- hämodynamische Veränderungen bei Sepsis oder Dehydratation
- eine erhöhte Gerinnungsneigung des Blutes (besonders beim nephrotischen Syndrom).

Nierenvenenthrombosen führen zu einer Zunahme der Proteinurie und bei beidseitigem Befall auch zur Niereninsuffizienz.

20.2.3 Glomeruläre Nierenerkrankungen

Glomerulonephritiden

Man unterscheidet:
- **primäre Glomerulonephritiden:** Erkrankungen, die initial allein die Glomeruli betreffen und
- sekundäre Glomerulonephritiden, die im Rahmen von **Systemerkrankungen** oder als **Begleiterkrankungen** (bei Tumorerkrankungen, nach Medikamenten oder para/postinfektiös) vorkommen (s. Tab. 20-2).

Von primären und sekundären Glomerulonephritiden abgegrenzt werden die **Glomerulopathien,** z.B. diabetische Nephropathie oder Nephropathie bei Amyloidose, bei denen seltener eine Hämaturie beobachtet wird.

Ätiologie und Pathogenese

Die glomeruläre Schädigung bei der Glomerulonephritis kommt über eine Kaskade von humoralen und zellulären Immunmechanismen, die humorale Effektorsysteme aktivieren, zustande. Am Beginn der pathogenetischen Sequenz steht die glomeruläre Ablagerung von Antikörpern und Antigenen. Die folgenden prinzipiellen Muster wurden nachgewiesen:
- glomeruläre Ablagerung von **Antigen/Antikörper-(Immun-)komplexen,** die sich in der Zirkulation gebildet haben,
- Bildung von Immunkomplexen im Glomerulus nach Ablagerung eines glomerulusfremden Antigens im Glomerulus **(„in-situ"-Komplexbildung),**
- direkte Bindung eines **zirkulierenden Antikörpers an ein glomeruläres Antigen.**

Tab. 20-2 Funktionelle Defekte des Tubulusapparates und ihre klinischen Manifestationen.

Lokalisation	Funktioneller Defekt	Klinische Manifestation
Proximaler Tubulus	reduzierte Reabsorption von HCO_3^-, Kalium, Phosphat, Glucose, Aminosäure und Harnsäure	renal tubuläre Azidose (Typ II) durch Bicarbonatverlust, sog. „Fanconi-Syndrom" bei Ausfall aller proximal tubulärer Funktionen
Distaler Tubulus	reduzierte Reabsorption von NaCl, reduzierte Sekretion von H^+ und K^+	Salzverlustsyndrom, hyporeninämischer Hypoaldosteronismus mit hyperchlorämischer hyperkaliämischer Azidose
Henle-Schleife	reduzierte Reabsorption von NaCl	verminderte Konzentrationsfähigkeit, nephrogener Diabetes insipidus

Glomerulär gebundene **Immunkomplexe** führen zur Aktivierung des Komplementsystems. C3a und C5a bewirken eine Invasion von Granulozyten, Monozyten und von Phagozyten. Die **infiltrierenden Zellen** fördern direkt oder über die Freisetzung und Induktion humoraler **Mediatoren** die glomeruläre Schädigung.

Monozyten, Makrophagen und Granulozyten infiltrieren die glomerulären Strukturen, nachdem sie **chemotaktisch wirkende Faktoren** freisetzen (z.B. Komplementfaktoren und Interleukin-8) und vermehrt **Adhäsionsmoleküle** exprimieren. Thrombozyten schädigen die glomerulären Kapillaren nicht nur durch thrombotische Verlegung der Gefäße (z.B. beim hämolytisch-urämischen Syndrom), sondern auch durch ihre entzündungsfördernden Wirkungen (s. Kap. 8).

Auch Zellen des Glomerulus, vor allem Mesangialzellen, können eine lokale Entzündung induzieren oder unterhalten. Sie können Chemotaxine bilden und Antigene präsentieren und für die Bildung einer pathologischen Matrix verantwortlich sein.

Humorale Mediator- und **Effektorsysteme** werden von den infiltrierenden Zellen und auch von den Glomeruluszellen selbst aktiviert. Sie bewirken eine weitere Zelleinwanderung und lösen eine direkte Schädigung aus.

Die beschriebenen immunpathogenetischen Mechanismen führen zusammen mit der systemischen und der glomerulären Hypertonie zu sehr unterschiedlichen **histologischen Manifestationen.**

> Die Bezeichnung der Glomerulonephritis berücksichtigt den jeweiligen Zelltyp, der von der Entzündung betroffen ist **(membranös** – Zellen der Basalmembram, **mesangial** – Mesangiumzellen u.s.w.) und ob eine Zellproliferation (z.B. **membranoproliferativ)** oder ein Austritt von Entzündungszellen ins Gewebe **(exsudative** Läsion) stattgefunden hat.

Ausgedehnte Proliferationen lösen eine rasch progrediente Niereninsuffizienz aus. Beispielsweise ist die Proliferation des Epithels der Bowmann-Kapsel wahrscheinlich durch eine Kapillarruptur mit Austritt von Entzündungszellen bedingt **(extrakapilläre Proliferation).**

Eine **Glomerulosklerose** ist der irreversible Endzustand der Vernarbung; die Funktionszellen sind durch Bindegewebe ersetzt.

Beim **nephrotischen Syndrom** kommt es zusätzlich zur Hyperlipidämie. Diese entsteht infolge einer erhöhten hepatischen Synthese der Lipid- und Proteinanteile des Lipoproteinmoleküls. Daneben spielt der herabgesetzte periphere Katabolismus eine wichtige sekundäre Rolle.

Als **pathophysiologische Ursachen der Synthesesteigerung** kommen in Betracht:

- die Hypalbuminämie selbst,
- ein erniedrigter plasmaonkotischer Druck,
- eine reduzierte Plasmaviskosität oder
- eine gestörte hepatische Aufnahme von intermediate density Lipoprotein (IDL), das über einen negativen Feedback-Mechanismus die hepatische Lipidsynthese reguliert.

Neben ihrer pathogenetischen Bedeutung für die Atherosklerose wird der Hyperlipidämie ein direkter Einfluß auf die Progression der Niereninsuffizienz zugeschrieben.

S Entstehung der Symptome

Symptome einer glomerulären Erkrankung können sein:

- Hämaturie,
- Proteinurie,
- Einschränkung der glomerulären Filtrationsrate,
- arterieller Hypertonus,
- Ödemneigung bei ausgeprägter Proteinurie.

Es lassen sich typische **klinische Verlaufsformen** der Glomerulonephritiden unterscheiden, die pathophysiologische Charakteristika aufweisen:

- chronischer Verlauf,
- rapid progredienter Verlauf,
- nephritisches Syndrom und
- nephrotisches Syndrom.

Das **nephritische Syndrom** ist die Folge einer **akuten Entzündung** der Glomeruli, zum Beispiel im Rahmen einer postinfektiösen Glomerulonephritis (histologisch: endokapilläre Glomerulonephritis).

Leitsymptom des nephritischen Syndroms ist die Hämaturie glomerulären Ursprungs mit Erythrozytenzylindern.

Der charakteristische Symptomenkomplex einer plötzlich auftretenden Mikro- und/oder Makrohämaturie, einer Ödembildung (typisch: Lidödeme), einer geringen Proteinurie und einer neu aufgetretenen Hypertonie wird nicht nur bei der endokapillären Glomerulonephritis beobachtet, sondern kann auch im Rahmen von anderen primären und sekundären Glomerulonephritiden vorkommen.

Als **nephrotisches Syndrom** wird das gleichzeitige Auftreten einer **Proteinurie,** einer **Hypoproteinämie,** einer **Hyperlipidämie** und einer **Ödemneigung** definiert. Alle Abnormalitäten sind das Ergebnis einer gesteigerten glomerulären Permeabilität gegenüber Plasmaproteinen. Abbildung 20-4 stellt die Pathophysiologie des nephrotischen Syndroms dar. Die Pathophysiologie der Ödeme wird im Kapitel 21 genauer beschrieben.

Ein nephrotisches Syndrom kann beobachtet werden bei:

- primären Glomerulonephritiden,
- sekundären entzündlichen Erkrankungen der Glomeruli (z.B. Systemerkrankungen, Glomerulonephritiden bei Malignomen),
- Glomerulopathien bei Stoffwechselerkrankungen (Amyloidose, Diabetes mellitus).

20.2.4 Tubulointerstitielle Nierenerkrankungen

Ätiologie und Pathogenese

Die **akute interstitielle Nephritis** ist entweder infektiös, medikamentös oder idiopathisch ausgelöst.

Charakteristisch ist ein Abfall der glomerulären Filtrationsrate, Oligurie, Hämaturie, arterielle Hypertonie und tubuläre Proteinurie. Das Interstitium wird entzündlich infiltriert mit Lymphozyten, Monozyten sowie Fibroblasten, Plasmazellen und polymorphkernigen Granulozyten. Ein interstitielles Ödem und ein Tubuluszellschaden sind dabei typisch. In schweren Fällen kommt es zu einer akuten Tubulusnekrose. Tabelle 20-2 zeigt die **funktionellen Defekte** des Tubulusapparates und die klinischen Manifestationen in Abhängigkeit von der Lokalisation der Schädigung.

Klinisch kann die akute interstitielle Nephritis zum akuten Nierenversagen führen (s. Abschn. 20.2.8).

Die Ursachen der **chronischen interstitiellen Nephritis** sind in Tabelle 20-3 aufgeführt. Sie induzieren ein mononukleäres Zellinfiltrat im Interstitium, das zu einer Weitstellung zahlreicher Tubuli, zur Tubulusatrophie und zur interstitiellen Fibrose führen kann.

Die **Analgetikanephropathie** ist die häufigste Ursache der chronischen interstitiellen Nephritis.

Die chronische Einnahme von Phenacetin oder Paracetamol (insbesondere zusammen mit Coffein oder Codein) führt zu den beschriebenen tubulointerstitiellen Veränderungen sowie zu Papillennekrosen und mündet meist in eine terminale Niereninsuffizienz.

Der Pathomechanismus ist nicht geklärt (vermehrte Produktion von Sauerstoffradikalen durch das Cytochrom P450 System? Ischämiereaktion nach Inhibierung vasodilatierend wirkender Prostaglandine?).

Tab. 20-3 Ursachen einer chronischen interstitiellen Nephritis.

genetisch/angeboren		
	zystische Nierenerkrankungen Alport´s Syndrom hereditäre interstitielle Nephritis Obstruktion der ableitenden Harnwege vesikourethraler Reflux Markschwammniere	
erworben		
	1 metabolisch/nutritiv	Hyperkalzämie, Oxalose, Kaliumdepletion, Zystinose, Sarkoidose, Amyloidose
	2 dysregulativ/hormonell	–
	3 degenerativ	–
	4 vaskulär	–
	5 entzündlich/immunologisch	Lupus erythematodes Vaskulitiden Kryoglobulinämie Transplantatabstoßung
	6 infektiös	
	7 neoplastisch	Plasmozytom, Leukämien, Lymphome, Sichelzellanämie, paroxysmal nächtliche Hämoglobinurie, Obstruktion der ableitenden Harnwege
	8 medikamentös/toxisch	Analgetika, Cyclosporin A, Lithium, Cisplatin, Blei, Cadmium, Quecksilber, Balkannephropathie
	9 mechanisch	Obstruktion der ableitenden Harnwege vesikourethraler Reflux
	10 neuromuskulär	vesikourethraler Reflux
sonstige/unklar/multifaktoriell		
	Strahlennephritis hypertensive Nephrosklerose	

20.2.5 Harnwegsinfektionen und Pyelonephritis

Der Nachweis einer signifikanten Bakteriurie (>10^5 Keime pro ml) und Leukozyturie (>10 Leukozyten pro Gesichtsfeld) kennzeichnen Harnwegsinfektionen.

Ätiologie und Pathogenese

Lokale Abwehrmechanismen der Schleimhaut (Phagozytose, sekretorisches IgA, Tamm-Horsefall-Glykoprotein/Glykomukoid, Lactobazillusflora von Vagina und Urethraausgang) und die Miktion, insbesondere die forcierte Diurese wirken einer Infektion entgegen.

Prädisponierend für eine Infektion sind auf Seiten des Wirtes z.B. Obstruktionen oder Diabetes mellitus.

Die **Uropathogenität** des am häufigsten nachweisbaren Keims **E. coli** hat verschiedene Gründe:

- Die E.-coli-Stämme, die Harnwegsinfekte hervorrufen, sind charakterisiert durch eine hohe Wachstumsrate, besonders adhäsive Fimbrien und Lipopolysaccharidbestandteile mit Endotoxinwirkung. Diese Erreger haben auch eine weitgehende Resistenz gegenüber den bakteriziden Effekten von Komplement und Antikörpern.
- Von Bedeutung ist auch die Siderophorenproduktion der Keime, die die Bindung des für den bakteriellen Stoffwechsel notwendigen Eisens ermöglicht.
- Gesteigert wird die Virulenz von E. coli außerdem durch die Bildung von Hämolysinen.

Hämatogen oder aszendierend bedingt sind die meist durch Candida albicans verursachten **Pilzinfektionen der Harnwege.**

Harnwegsinfektionen erfolgen in der Regel **aszendierend** über die Urethra (Urethritis) und Blase (Zystitis) ins Nierenbecken (Pyelonephritis).

Die **akute Pyelonephritis** ist eine in der Regel einseitige granulozytäre Entzündung, die meist durch einen vesikoureteralen Reflux bedingt ist. Im Bereich des Nierenmarks kann der Natriumaustausch gestört sein, der osmotische Gradient sinken und es kann zu einer ADH-Refraktärität im distalen Tubulus kommen.

S Entstehung der Symptome

Die Entzündungsreaktion bei der **akuten Harnwegsinfektion (Urethritis, Zystitis)** führt zu Dysurie, Strangurie und Pollakisurie.

Gelegentlich besteht eine Makrohämaturie, eine Pyurie wird lediglich bei einer massiven Pyelonephritis beobachtet. Aus der akuten Pyelonephritis können außerdem **intrarenale** und **perirenale Abzesse** hervorgehen.

Die bindegewebigen Vernarbungen bei der **chronischen Pyelonephritis** kommen bei anderen Formen der interstitiellen Pyelonephritis nicht vor. Sie führen zu charakteristischen Veränderungen im Ultraschall und im Röntgen.

20.2.6 Nephrolithiasis

Steinbildungen in den Hohlsystemen der Nieren (Tubulus, Nierenbecken) und in den ableitenden Harnwegen werden als **Nephrolithiasis** bezeichnet. Verlegt ein Stein die Harnwege, erfolgt eine Stauung mit Drucksteigerung.

Ä/P Ätiologie und Pathogenese

Drei Viertel aller Nierensteine bestehen aus Kalziumoxalatsteinen. Weitere häufige **Bestandteile von Steinen** und ihre potentiellen Ursachen sind in Tabelle 20-4 gezeigt. Prinzipiell kann jede im Urin vorkommende Substanz, z.B. auch Medikamente, zu Ausfällungen führen, wenn nur ihr Sättigungsgrad hoch genug ist.

In der metastabilen Übersättigungsphase setzt die **Kristallisation** zunächst an vorbestehenden Oberflächen wie Zelldebris, Urinzylindern und anderen Kristallen (heterogene Nukleation) ein. Die Vergrößerung der Steine kann durch **Kristallwachstum** oder häufiger durch **Aggregation** erfolgen. Voraussetzung hierfür ist eine Adhärenz an den Epithelzellen, da andernfalls der Urinfluß die vorhandenen Kristallisationskeime wegspült.

Begünstigend für die Steinbildung sind:

- hohe Urinkonzentrationen der betreffenden Substanz,
- niedriges Urinvolumen,
- niedrige Urinzitratausscheidung,
- niedriger Urin-pH (bei Harnsäuresteinen),
- hoher Urin-pH (bei Kalzium-Phosphatsteinen),
- Harnwegsinfektionen,
- verzögerter Urinfluß (Obstruktionen, Ektasien),
- Immobilisation,
- Kalzifikationen im Nierenparenchym.

Tab. 20-4 Zusammensetzung von Nierensteinen und mögliche Ursachen.

Bestandteil	Ursache
Calciumoxalat	primärer Hyperparathyreodismus
	idiopathische Hyperkalziurie
	niedrige Urincitratspiegel
	Hyperoxalurie
	Hyperurikosurie
Calciumphosphat	renal-tubuläre Azidose
Harnsäure	niedriger Urin-pH-Wert
	Hyperurikosurie
Struvit	Infektion mit Bakterien, die Urease ausscheiden
Cystin	Cystinurie

Hemmend wirken können Komplexbildner und verschiedene Nierenproteine. Nephrocalcin, ein saures Glykoprotein, das die Aminosäure α-Carboxylglutaminsäure enthält, inhibiert Kalziumoxalat-Nukleation, -Wachstum und -Aggregation. Das Tamm-Horsefall-Mukoprotein inhibiert die Aggregation. Uropontin hemmt das Wachstum von Kalziumoxalatkristallen.

T Therapieansätze

Zur Vermeidung der Harnübersättigung können **diätetische Maßnahmen** (Beschränkungen von Oxalsäure, Kalzium, tierischen Eiweiße) sinnvoll sein.

Eine **Erhöhung des Urinvolumens** auf über 2 l/d vermindert ebenfalls die Konzentration der steinbildenden Substanz im Urin und spült Kristallaggregate aus.

Zur **Prophylaxe** von Harnsäuresteinen (z. B. im Rahmen einer zytostatischen Tumortherapie) wird der Harn durch Bicarbonat-Gabe alkalisiert.

20.2.7 Nierenbeteiligung bei Stoffwechselerkrankungen

Diabetische Nephropathie

Eine der häufigsten Ursachen chronischer Niereninsuffizienz ist die Nephropathie bei **Diabetes mellitus,** die bei etwa 40–60% der Typ-I- und Typ-II-Diabetiker auftritt.

Ä/P Ätiologie und Pathogenese

Zur Pathogenese der Gefäßschäden und der Hyperfiltration werden unterschiedliche Mechanismen diskutiert. Hierzu gehören **genetische** und **metabolisch-hämodynamische Modelle.**

Auch die **Hyperglykämie** selbst, bzw. die aus ihr resultierende Glykosylierung von Proteinen soll eine wichtige Rolle spielen: Die Gefäßwandproteine werden durch nichtenzymatische Glykosylierung umgelagert, was zur Quervernetzung der Proteine („advanced glycosylation endproducts" = AGE) führt. Im Vergleich zu ihren Ursprungsproteinen sind **glykosylierte Proteine** nicht abbaubar. Sie induzieren und unterhalten häufig Entzündungsrekationen (z.B. durch Freisetzung oder Aktivierung von Zytokinen).

Entstehung der Symptome

Nach etwa 5- bis 12-jähriger Krankheitsdauer kann sonographisch eine Vergrößerung der Nieren beobachtet werden. Die glomeruläre Filtrationsrate (GFR) steigt auffällig, was auf eine Engstellung des Vas efferens und damit auf eine Erhöhung des effektiven Filtrationsdruckes zurückgeführt wird. In dieser initialen Hyperfiltrationsphase besteht eine **Mikroalbuminurie** (30-300 mg/24h).

In den folgenden Jahren entwickelt sich dann allmählich eine diabetische **Mikroangiopathie.** Dabei sind die kapillären Basalmembranen der Niere und der Retina verdickt, möglicherweise bedingt durch eine Glykosylierung von Membranproteinen. Nachfolgend verbreitert sich das Mesangium, extrazelluläres Material (Matrix) sammelt sich an, Glomeruli sind sklerotisiert und gleichzeitig die verbleibenden Glomeruli vergrößert. Das Vollbild der Erkrankung wird als **Glomerulosklerose** (Kimmelstiel-Wilson) bezeichnet.

Hyperurikämische Nephropathie, „Gichtniere"

Störungen des Harnsäuremetabolismus mit erhöhtem Anfall von Harnsäure können zu Harnsäuresteinen (s. Abschn. 20.2.6), der akuten Uratnephropathie und (selten) der chronischen Gichtnephropathie führen.

Ätiologie und Pathogenese

Ursache der primären Uratnephropathie ist die Ablagerung von Harnsäure (Tophi) im Nierenparenchym. Die Entwicklung von Harnsäuresteinen und eine tubuläre Insuffizienz durch Obstruktion führen zur Nierenschädigung.

Therapieansätze

Therapiestrategien verfolgen
- eine **verminderte Zufuhr von Purinbasen** (fleischarme Diät),
- die Hemmung der Purinbiosynthese durch den Xanthinoxydasehemmer Allopurinol,
- eine Hemmung der tubulären Rückresorption von Harnsäure (Urikosurika),
- ausreichende Diurese (1,5-2 l/d) und
- eine gleichzeitige Erhöhung des Urin-pH durch Natrium-Bicarbonat; dies erhöht die Löslichkeit von Harnsäure im Urin.

Multiples Myelom (Plasmozytom)

Beim Multiplen Myelom werden von einem malignen Plasmazellklon monoklonales Immunglobulin einer bestimmten Immunglobulinklasse oder auch Immunglobulinfragmente (Leichtketten, Bence-Jones-Proteine) produziert.

Die Leichtketten werden wegen ihres geringen Molekulargewichts (22 000) im Urin ausgeschieden und sollen eine direkte toxische Wirkung auf die Tubuluszellen haben und/oder nach Ausfällung eine Obstruktion des Tubuluslumens mit nachfolgender Abnahme der GFR bewirken.

Amyloidose

Das Glykoprotein Amyloid kann als **Begleitamyloidose** verschiedener chronisch entzündlicher Prozesse, als **idiopathische Amyloidose** oder als **angeborene Amyloidose** (z.B. familiäres Mittelmeerfieber) extrazellulär periretikulär oder perikollagen zu Ablagerungen in der Niere führen.

Glomeruläre Amyloidablagerungen induzieren Proteinurie, nephrotisches Syndrom und progrediente Niereninsuffizienz. **Peritubuläre Amyloidablagerungen** können einen nephrogenen Diabetes insipidus, eine renal tubuläre Azidose und eine Hyperkaliämie durch eingeschränkte distal tubuläre Kaliumsekretion bewirken.

20.2.8 Akutes Nierenversagen

Ein akutes Nierenversagen ist definiert als ein abrupt einsetzender Abfall der glomerulären Filtrationsrate, mit einem Kreatininanstieg von 0,5 mg/dl/Tag. In vielen Fällen ist ein akutes Nierenversagen reversibel.

Ätiologie und Pathogenese

Prinzipiell können prärenale („funktionelle"), intrarenale („strukturelle") und postrenale („obstruktive") Formen unterschieden werden.

Die potentielle Reversibilität des akuten Nierenversagens beruht auf der **Regenerationsfähigkeit des Tubulusepithels.**

Nach der Phase der **Funktionsverschlechterung** kommt es typischerweise zu einer **Regeneration** bei noch stabil erhöhten Retentionswerten und einer Anurie/Oligurie. Als dritte Phase schließt sich die **Restitution** („diuretische" Phase) an, die sich über Tage bis Wochen erstrecken kann. Häufig ist die Restitutionsphase durch eine vorübergehende überschießende Diurese (Polyurie) gekennzeichnet .

Prärenales Nierenversagen

Ein prärenales Nierenversagen wird von einer anhaltenden Störung der renalen Durchblutung (RBF) hervorgerufen. Ursache sind ein absoluter oder relativer **Volumenmangel** mit Abnahme des arteriellen Blutdruckes und einer Minderperfusion wichtiger Organe.

Dies führt zu einer Reihe von **Kompensationsmechanismen,** wie der Zunahme der Herzfrequenz und Herzkontraktilität. Die Freisetzung vasokonstriktorischer Hormone vor allem aus der Niere (u.a. Katecholamine,

Angiotensin-II) und die folgende **Vasokonstriktion** läßt RBF und GFR weiter sinken. Gleichzeitig kommt es zu einem zunehmenden Hyperaldosteronismus mit einer verstärkten tubulären Reabsorption von Natrium (und konsekutiv von Wasser). Durch die **Hypovolämie** wird auch vermehrt ADH produziert, wodurch vermehrt natriumfreies Wasser reabsorbiert wird.

Diese Kompensationsmechanismen senken deutlich die Urinkonzentration an Natrium. Sie liegt unter 10 mval/l, die fraktionelle Natriumausscheidung (FENa) unter 1%. Unter der FENa wird das Verhältnis zwischen ausgeschiedener und glomerulär filtrierter Natriummenge verstanden.

Die ausgeprägte Freisetzung von ADH wird z.T. nicht mehr durch den Abfall der Plasmaosmolaliät gegenreguliert. Dadurch steigt die Urinosmolalität über 500 mOsm/kg und das Serumnatrium sinkt.

Intrarenales akutes Nierenversagens

Die häufigste Ursache eines intrarenalen akuten Nierenversagens ist die durch Ischämie oder Nephrotoxine ausgelöste akute Tubulusnekrose (ATN). Ebenso können aber auch immunologische Prozesse (z.B. einer Glomerulonephritis), eine interstitielle Nephritis oder auch vaskuläre Nierenerkrankungen ein akutes intrarenales Nierenversagen induzieren.

Eine **akute Tubulusnekrose** wird durch eine Schädigung der Tubuluszellen meist nur im Bereich bestimmter Nephronabschnitte hervorgerufen, der Zelluntergang führt dann zu einer Obstruktion des Tubuluslumens durch Zelltrümmer. Durch diese Unterbrechung des Urinflusses steigt das Kreatinin an. Eine Ischämie ist die Hauptursache, seltener sind Nephrotoxine oder eine Kombination von Ischämie und toxischer Ätiologie der Grund für eine ATN.

Weitere Ursachen sind die **nephrotoxischen Wirkungen** sehr vieler Pharmaka, die meist renal eliminiert werden und in der Nierenrinde akkumulieren. Potentiell besonders gefährlich sind die Aminoglykosidantibiotika.

Akutes postrenales („obstruktives") Nierenversagen

Das akute postrenale („obstruktive") Nierenversagen ist bedingt durch eine intra- oder extrarenale **Obstruktion,** d.h. eine Verlegung der ableitenden Harnwege.

Zugrunde liegen können **intratubuläre Ablagerungen von kristallinen Harnbestandteilen** z.B. im Rahmen eines Tumorlysesyndroms. Eine **extrarenale Obstruktion der Harnwege** kann im Bereich des Nierenbeckens, der Ureteren, der Urethra oder der Blase vorliegen.

Bei jungen Menschen ist die Hauptursache eine Urolithiasis, beim älteren Menschen eine Prostatahypertrophie oder ein Tumor.

Bei Patienten mit **Analgetikanephropathie** und Patienten mit **diabetischer Nephropathie** kann nekrotisches Gewebe aus dem Papillenbereich (Papillennekrosen) abgehen und die ableitenden Harnwege verlegen. Pathogenetisch wird angenommen, daß der Papillenbereich vermindert durchblutet wird und das Gewebe sekundär vernarbt und verkalkt. Insbesondere bei Patienten, die langfristig ergotaminhaltige Präparate eingenommen haben, muß auch an das mögliche Vorliegen einer retroperitonealen Fibrose (M. Ormond) gedacht werden.

Schließlich können auch entzündliche Prozesse im Abdomen, die zur Kompression der Ureteren und der Gefäße führen, auslösend sein.

T Therapieansätze

Das prärenale akute Nierenversagen kann nur durch Beseitigung der renalen Minderperfusion behoben werden, z.B. durch Volumensubstitution, ggfls. auch mit Plasmaexpandern oder eine Therapie einer zugrundeliegenden Herzinsuffienz.

Die Therapie des intrarenalen bzw. postrenalen akuten Nierenversagens zielt auf die Behandlung der Grunderkrankung bzw. die Aufhebung der Obstruktion.

20.2.9 Chronisches Nierenversagen

Ein chronisches Nierenversagen wird durch eine irreversible, progressive Abnahme des Glomerulusfiltrates hervorgerufen. Dies führt zu einer Retention harnpflichtiger Stoffwechselendprodukte (Harnstoff- und Kreatininanstieg sind meßbare Zeichen einer Retention).

Ä/P Ätiologie und Pathogenese

Neben dem initialen Schädigungsmechanismus durch die Grunderkrankung sind weitere Mechanismen für den chronisch progredienten Verlauf verantwortlich.

Bei Patienten mit einer Nierenerkrankung, die unter einem ausgeprägten **arteriellen Hypertonus** (s. Abschn. 20.2.2) leiden, entwickelt sich die Krankheit schneller zur terminalen Niereninsuffizienz hin. Das Ausmaß der **Proteinurie** ist bei einer chronischen Glomerulonephritis ein weiterer prognostischer Faktor.

Es ist unklar, ob der negative Effekt der Proteinurie zustande kommt, indem sie direkt auf die glomeruläre Kapillarwand wirkt oder evtl. dadurch, daß Proteine tubulär resorbiert werden, die Tubuli funktionell überbeansprucht werden und atrophieren und interstitielle Schäden entstehen.

Bei der progredienten Niereninsuffizienz werden die verbleibenden Nephrone überbeansprucht – wobei Perfusion und Filtrationsleistung der einzelnen Glomeruli erhöht sind **(Hyperfiltration)** – und dabei chronisch geschädigt. Renaler Plasmafluß und GFR des einzelnen Nephrons steigen und damit der hydrostatische Druck in der glomerulären Kapillare. Langfristig kommt es zu einer Sklerosierung der Glomeruli mit Beschleunigung der Progression der Insuffizienzentwicklung.

T Therapieansätze

Neben der Behandlung der Grunderkrankung wirkt sich eine Absenkung des Blutdruckes an die untere Grenze der Norm günstig aus. ACE-Inhibitoren haben offenbar über die Herabsetzung der Einzelnephronfiltrationsrate (durch Dilatation des Vas efferens) zusätzlich zur Blutdrucksenkung einen renoprotektiven Effekt.

20.2.10 Urämiesyndrom

Die chronische Niereninsuffizienz verläuft über das Stadium der vollen Kompensation (GFR bis 50 ml/min, Retentionswerte normal), der kompensierten Retention (Azotämie, Retention ohne klinische Symptome), der dekompensierten Retention (GFR kleiner 25 ml/min) zum Terminalstadium (Ausfall der exkretorischen und inkretorischen Funktionen der Niere).

Unter Urämie (= Harnstoff im Blut) wird das klinische Bild der Intoxikation mit harnpflichtigen Substanzen verstanden.

Ä/P Ätiologie und Pathogenese

Für die urämische Symptomatik verantwortlich gemacht wird die verminderte Ausscheidung z.T. noch nicht näher charakterisierter **niedermolekularer Stoffe** („Urämietoxine"), u.a. Phenol- und Guanidinderivate. Auch sollen **mittelgroße Moleküle** (300 bis 2000 Dalton) an der Entstehung der urämischen Polyneuropathie beteiligt sein.
Die Retention von Kreatinin und Harnstoff dient zur **Beurteilung des Ausmaßes** der Nierenfunktionsstörung und des Proteinkatabolismus, diese Stoffe sind selbst nur in extrem hohen Konzentrationen toxisch.

S Entstehung der Symptome

Gastrointestinale Symptome

Harnstoff wird im oberen Verdauungstrakt durch Urease zu Ammoniak umgewandelt. Dadurch entsteht der „urinöse" Geruch („foetor uraemicus") und der eigenartige Geschmack im Mund. Seltener treten eine Stomatitis, Pharyngitis oder eine Gastroenterokolitis mit schweren Diarrhöen auf. Eine Ulkusbildung im Magen oder Duodenum kann zu schweren Blutungen führen.

Kardiovaskuläre und pulmonale Symptome

Die urämische Perikarditis kann zur Herzbeuteltamponade durch Einblutung oder Ergußbildung führen. Häufig besteht eine renale Hypertonie und eine gleichzeitige Überwässerung. Dadurch kann es zum Linksherzversagen mit initial interstitiellem und später alveolärem Lungenödem kommen.

Störungen des Elektrolyt- und Säure Basenhaushaltes

Die Folge der reduzierten Natriumausscheidung kann eine Wasserretention mit Ödembildung und Hypertonie sein. Im Endstadium der Niereninsuffizienz (Diurese <1000 ml/d) tritt eine Hyperkaliämie mit der Gefahr von Herzrhythmusstörungen bis hin zum Herzstillstand auf. Die metabolische Azidose, die durch die geringere Fähigkeit, Ammoniak (NH_4^+) auszuscheiden, verursacht wird, verstärkt durch den Austritt von Kalium aus den Zellen die Hyperkaliämie.

Störungen des Knochenstoffwechsels

Die renale Produktion von 1,25-Dihydroxycholecalciferol nimmt ab, und die Patienten entwickeln in der Folge eine **Hypokalziämie.** Gleichzeitig sinkt die Ausscheidung von anorganischem Phosphat und es kommt zu einer **Hyperphosphatämie.**

Kalzium und Phosphat fallen als Kalziumphosphat aus und können in schweren Fällen zu Weichteilverkalkungen führen.

Hypokalziämie und Hyperphosphatämie stimulieren die Freisetzung von Parathormon. Der entstehende **sekundäre Hyperparathyreoidismus** führt zu Knochenabbau und -umbau (Osteitis fibrosa cystica).

Ebenso kann eine Entmineralisierung des Knochens auftreten (Osteomalazie).

Hämatologische Konsequenzen

Die verminderte renale Erythropoetinproduktion bewirkt eine normochrome Anämie, die durch exogenes Erythropoetin ausgeglichen werden kann. Die Thrombozytenfunktion (Folge: Hämorrhagische Diathese) scheint ebenso wie einige Partialfunktionen der Leukozyten (verringerte immunologische Funktionen) durch die urämische Stoffwechsellage beeinträchtigt zu sein.

T Therapieansätze

Eine erfolgreiche allogene Nierentransplantation behebt alle Urämiesymptome. Ist diese nicht möglich (Mangel an Spendernieren, Kontraindikation gegen Operation), so können durch eine Dialysebehandlung die Urämietoxine (s.o.) ausgeschieden werden. Zusätzlich gibt man rekombinantes Erythropoetin zur Stimulation der Erythropoese.

Seldin, G.W., G. Giebisch: The Kidney: Physiology and Pathophysiology. Raven, 1992.
Burton, D., M.D. Rose, H.G. Rennke: Renal Pathophysiology: The Essentials. Williams&Wilkins, 1994.
Riley, L.J.: Renal Pathophysiology. Fence Creek Publications, 1999.
Shayman, J.A.: Renal Pathophysiology. Lippincott Raven, 1995.

21 Wasser-, Elektrolyt- und Säure-Basen-Haushalt

Hans Köhler

21.1 Natrium- und Wasserhaushalt

21.1.1 Physiologie und Pathophysiologie (Adaptionsmechanismen der Organfunktion)

Der menschliche Organismus besteht zu 60% seines Körpergewichts (KG) aus **Wasser.** 2/3 davon (40% des KG) entfallen auf das intrazelluläre (IZV), 1/3 (20% des KG) auf das extrazelluläre Volumen (EZV). Das EZV setzt sich aus Intravasalvolumen IVV (ca. 1/3) und interstitiellem Volumen ISV (ca. 2/3) zusammen.

Der gesamte **Natriumbestand** des Organismus beträgt 60 mmol/kg KG. 30% davon befinden sich im Knochen und beteiligen sich nicht am Natriumaustausch, 70% dagegen sind rasch austauschbar (41 mmol/kg). 97% des austauschbaren Na^+ verteilen sich auf das EZV (40 mmol/kg) und nur 3% auf das IZV (1,5 mmol/kg).

Wasser **verteilt** sich aufgrund seiner guten Permeabilität gleichmäßig intra- und extrazellulär, Natrium dagegen infolge aktiver Transportmechanismen (Na^+/K^+-ATPase) fast ausschließlich extrazellulär.

Bei intakter Volumen- und Osmoregulation erfolgen **Störungen des Natriumbestandes** isoton und führen primär zu Veränderungen des EZV. Diese Veränderungen sind an klinischen Parametern zu erkennen (z.B. gestaute Halsvenen, Oligurie, Ödeme u.a.), ohne daß sich hierbei die Konzentration des Serumnatriums ändert.

Im Unterschied hierzu äußern sich **Störungen des H_2O-Bestandes** in Änderungen des Serumnatriums oder der Serumosmolalität, da sich der H_2O-Bestand – bedingt durch die gute Membrangängigkeit von H_2O – im EZV und IZV gleichzeitig verändert (Abb. 21-1).

Die enge pathophysiologische Verknüpfung zwischen Natrium- und Wasserhaushalt ergibt sich aus der Volumen- und Osmoregulation, die am Beispiel des EZV-Defizites dargestellt ist (s. Abb. 21-2). Die Differenzierung in Natrium- und Wasserbestand erleichtert das Verständnis der Pathophysiologie, im Gegensatz zu der in vielen Lehrbüchern angeführten, aber nutzlosen EDH-Nomenklatur (Euhydratation, Dehydratation und Hyperhydration).

Regulationsmechanismen des Natrium-Wasser-Haushaltes

Afferente Mechanismen

Die afferenten Mechanismen werden über Mechano- und Osmorezeptoren vermittelt.

- Die **Mechanorezeptoren** reagieren auf Dehnungs- oder Druckreize. Sie befinden sich im **Hochdrucksystem** (Karotissinus, Aortenbogen, linker Ventrikel, juxtaglomerulärer Apparat des Vas afferens in der Niere) und im **Niederdrucksystem** (rechter und linker Vorhof, rechter Ventrikel, Lungengefäße). Die Mechanorezeptoren des Hochdrucksystems haben eine größere Bedeutung für die Volumenregulation und können diejenigen des Niederdrucksystems überspielen. Die **Volumenregulation** ist also **dominant** und erfolgt über das kleinste Flüsssigkeitskompartiment , das sog. **„effektive intraarterielle Blutvolumen (EABV)"** im zentralen Kreislaufabschnitt. Dies garantiert eine größtmögliche Empfindlichkeit.
  Dagegen sind das totale EZV, das interstitielle Volumen oder das Intravasalvolumen nur **sekundäre Stellgrößen** für den Volumenhaushalt, bzw. die kritische Organperfusion. Dies zeigt sich auch in der fehlenden

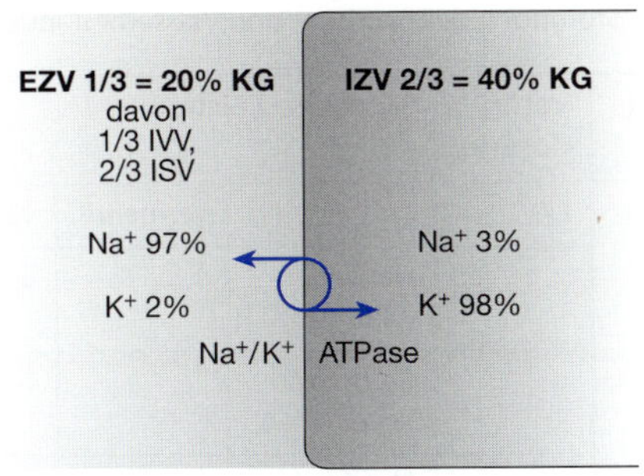

Abb. 21.1 Verteilung des Gesamtkörperwasssers. Das Gesamtkörperwasser beträgt ca. 2/3, bzw. 60% des Körpergewichtes (KG). Wasser verteilt sich aufgrund seiner guten Permeabilität gleichmäßig intra- und extrazellulär (IZV = Intrazellulärvolumen, EZV = Extrazellulärvolumen, IVV= Intravasalvolumen, ISV= interstitielles Volumen). **Natrium** findet sich aufgrund aktiver Transportmechanismen (Na^+-/K^+-ATPase) fast ausschließlich extrazellulär, **Kalium** dagegen intrazellulär.

Bedeutung des venösen Systems, das 85% des Intravasalvolumens ausmacht. So ist beispielsweise bei schwerer Herzinsuffizienz, Leberinsuffizienz oder bei Nephrotischem Syndrom das EABV vermindert, die **Natrium-Wasser-Retention** persistiert und das **EZV (=Ödembildung)** nimmt zu.

Die afferenten Impulse stimulieren über den 9. und 10. Hirnnerven das Vasomotorenzentrum in der Medulla oblongata sowie das osmoregulatorische Zentrum des Hypothalamus und aktivieren, bzw. deaktivieren die Vasopressorsysteme (s.u.).

- Die **Osmorezeptoren** stellen spezialisierte Neurone im Hypothalamus dar, die auf minimale Änderungen des osmotischen Drucks ($\pm$ 1%) im EZV ansprechen. Bei einer Zunahme der Osmolalität im Extrazellulärraum wird ADH, das in den Kernen des Nucleus supraopticus und paraventricularis gebildet, dann in den Hypophysenhinterlappen transportiert und dort gespeichert wird, freigesetzt. Es gelangt dann über das Gefäßnetz des Hypophysenhinterlappens in den systemischen Kreislauf und an seine Rezeptoren im distalen Nephron der Niere. Darüber hinaus erfolgt eine nonosmolale sympathikusvermittelte ADH-Sekretion bei vermindertem EABV („Volumendurst"), bei Schmerz, emotionalem Streß, Hypoglykämie, Glucocorticoidmedikation u.a. (s. Tab. 21-2).

Efferente Mechanismen

Bei einer Änderung des effektiven Blutvolumens, insbesondere des effektiven arteriellen Blutvolumens (EABV) werden die drei wesentlichen hormonalen Vasokonstriktorsysteme aktiviert: das Sympathische Nervensystem, das Renin-Angiotensin-Aldosteronsystem und die nonosmolale ADH-Freisetzung. Im Einzelnen werden die folgenden Mechanismen in Gang gesetzt:

- Die **Sympathikusaktivierung** führt zu einer Vasokonstriktion sowie einer sympathisch vermittelten erhöhten proximal-tubulären Natriumresorption.
- Die **Zunahme der Filtrationsfraktion (FF)** bedingt eine vermehrte proximal-tubuläre Natriumreabsorption: Die Nierendurchblutung nimmt überproportional ab und somit die Filtrationsfraktion zu. Sie ist als Quotient aus glomerulärer Filtrationsrate und renalem Plasmafluß definiert. In der Folge nehmen postglomerulärer kolloidosmotischer Druck und postglomeruläre peritubuläre Natriumreabsorption zu.
- **Aktivierung des Renin-Angiotensin-Aldosteronsystems** mit vermehrter distal-tubulärer Natriumresorption.
- **Hemmung der Freisetzung des atrialen natriuretischen Peptids (ANP)** mit Rückgang der Natriurese. ANP wird in den Vorhöfen gebildet, bei Vorhofdehnung freigesetzt und steigert über glomeruläre und tubuläre Mechanismen Natriurese und Diurese.

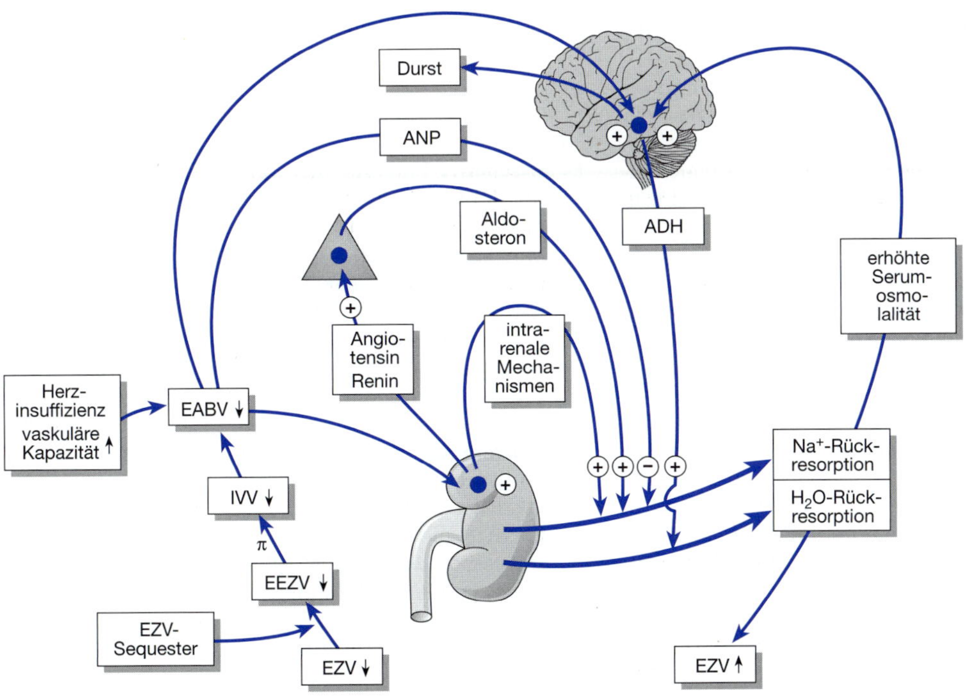

Abb.21.2 Volumenregulation am Beispiel des EZV-Defizits. EZV = extrazelluläres Volumen, EEZV = effektives extrazelluläres Volumen, IVV = intravasales Volumen, EABV = effektives arterielles Blutvolumen, (π = kolloid-osmotischer Druck, ANP = atriales natriuretisches Peptid, ADH = antidiuretisches Hormon.

Als Folge der gesteigerten Natriumresorption wird in einem zweiten Schritt die **Osmoregulation** wirksam, die auf Osmolalitätsänderungen von $\pm 1\%$ anspricht (Abb. 21-2). Das normale Verhältnis des Wasserbestandes zu den gelösten Teilchen beträgt 1 kg Wasser auf 290 mmol.

Über eine dienzephale Stimulation wird ADH so lange freigesetzt, bis durch die **distal-tubuläre H_2O-Resorption** die Osmolalität wieder ausgeglichen ist. Die Osmolalitätserhöhung geht gleichzeitig mit einem **erhöhten Durstgefühl** einher, das zusätzlich zu ihrer Normalisierung durch Trinken veranlaßt.

Zu beachten ist, daß ADH und Durstgefühl nicht nur über die Osmolalitätsänderung, sondern auch durch Volumenmangel (Abnahme des EABV von ca. 10%) direkt stimuliert werden (sog. non-osmolale ADH-Stimulation, „Volumendurst").

21.1.2 Klinische Pathophysiologie

Störungen des Na^+-Bestandes verändern primär das EZV und sind an klinischen Parametern zu erkennen, Störungen des H_2O-Bestandes verändern primär das Serum-Natrium und die Serum-Osmolalität (Tab.21-1).

Tab. 21-1 Störungen des Natrium- und Wasserbestandes.

Störung	Veränderung	Klinische Zeichen		
Natriumbestand	EZV		vermehrt	vermindert
		Halsvenenfüllung	↑	↓
		Zentraler Venendruck	↑	↓
		Blutdruck	↑	↓
		Puls	↓/normal	↑
		Gewicht	↑	↓
		Diurese	↑	↓
		Urin-osmolalität	↓	↑
		Urin-Natrium	↑	↓
		Hämatokrit	↓	↑
		Serum-Hämoglobin	↓	↑
		Serum-Eiweiß	↓	↑
		Lunge	feuchte RG´s	–
		3. Herzton	+	–
		Hautturgor	(↑)	(↓)
		Schleimhäute	(feucht)	(trocken)
freier Wasserbestand	EZV und IZV		vermehrt	vermindert
		Osmolalität	↓	↑
		Serum-Natrium	↓	↑
		Durst	↓	↑

Natriumbestand und Mechanismen der Ödementstehung

Ödeme werden als vorwiegend interstitielle Flüssigkeitsansammlung aufgrund eines erhöhten Natriumbestandes definiert. Diese kann einige Kg betragen, bevor sie klinisch apparent wird.

Man unterscheidet **generalisierte** und **lokale Ödeme.** Die Pathogenese ist heterogen und wird bei den einzelnen Krankheitsbildern behandelt:

- **Kardiale Ödeme:** Sie entstehen v.a. dadurch, daß die Herzauswurfleistung vermindert ist, das EABV abnimmt und die humoralen Vasokonstriktorsysteme (Sympathikus, RAAS, nonosmolale ADH-Freisetzung s.o.) aktiviert werden. Hinzu kommt ein Rückwärtsversagen des Herzens, wobei der hydrostatische Druck in den abhängigen Gefäßprovinzen (Lungenödem) zunimmt.
- **Renale Ödeme:**
  Das **nephrotische Ödem** entsteht durch einen renalen Eiweißverlust, Abnahme des kolloidosmotischen Drucks und des EABV mit seinen Folgen. Neben dieser klassischen Pathogenese spielt aber eine primär gestörte glomeruläre Natriumfiltration eine Rolle.
  Im Gegensatz dazu ist beim **nephritischen Ödem,** das bei entzündlichen glomerulären Erkrankungen auftritt, im wesentlichen die glomeruläre Filtrationsrate vermindert und die Natriumretention erhöht.
  Das **renale Oedem bei Niereninsuffizienz** ist Folge einer verminderten Natriumexkretion bei zunehmender Nierenfunktionseinschränkung.
- **Hepatisches Ödem:** s. Kapitel 27.
- **Exsudative Enteropathie:** Bei entzündlichen Darmerkrankungen kommt es über die erhöhte Permeabilität zum intestinalen Eiweißverlust (s. Kap. 24).
- **Medikamentös induzierte Ödeme:**
  Laxanzien- und/oder Diuretikaabusus lassen das EABV sinken und den Renin-Angiotensinmechanismus aktivieren.
  Nichtsteroidale Antiphlogistika hemmen die renale Prostaglandinsynthese und begünstigen die Natriumretention.
  Kalzium-Antagonisten können über eine Vasodilatation zu lokalen, vorwiegend im Bereich der Knöchel lokalisierten Ödemen führen.
  Lakritze, die früher zur Behandlung von Ulkusleiden eingesetzt wurde, hat einen Aldosteron-analogen Effekt und kann dadurch zu Ödemen führen.
- **Idiopathische Ödeme:** Sie sind in ihrer Pathogenese komplex. Primär auslösend ist oft die prämenstruelle Gestagenphase.

Tab. 21-2 Differentialdiagnose der Hyponatriämie.

	EZV erniedrigt	**EZV erhöht**	**EZV normal oder gering erhöht**
	(Natriumbestand vermindert)	(Natriumbestand erhöht)	(Natriumbestand normal)
Urinnatrium hoch (> 20 mmol/l)	renaler Natriumverlust: Diuretika, Mineralokortikoidmangel, interstitielle Nierenerkrankungen	Niereninsuffizienz (akut oder chronisch)	erhöhte H_2O-Zufuhr: Biertrinker, iatrogen, inadäquate ADH-Sekretion: ZNS- u. Lungenprozesse nonosmolale ADH-Stimulation: Schmerzen, emotioneller oder postoperativer Streß, Psychose, Glucocorticoidmangel, Hypothyreose Medikamente: Thiazide und Furosemid, Chlorpropamid u.a.
Urinnatrium niedrig (< 20 mmol/l)	extrarenaler Natriumverlust: Erbrechen, Durchfall, Schweiß, Verlust in 3. Raum (Verbrennung, Entzündung)	Herzinsuffizienz, Leberzirrhose, nephrotisches Syndrom	o.g. Ursachen bei Natriumrestriktion

- **Sonstige Ödeme:** Darüber hinaus können Ödeme lokal als Lymphödem, Myxödem oder Lipödem entstehen.

Wasserbestand

Störungen des Wasserbestandes führen zu Veränderungen von Serum-Natrium und -Osmolalität. In der Klinik wird als Ausdruck des Wasserbestandes bzw. der Serum-Osmolalität das **Serum-Natrium** herangezogen. Für die meisten Fälle kann die folgende Formel Anwendung finden:

Serum-Osmolarität (mOsmol/l) = Serum-Natrium (mmol/l) × 2 + R

Der **Normwert** beträgt 280-290 mOsmol/l, R ist ein Korrekturfaktor.

Diese Beziehung wird dadurch so einfach, daß sich Korrekturen für Plasmawasser (93,5%) und Kationen wie K^+, Mg^{2+}, Ca^{2+} sowie der osmotische Koeffizient weitgehend ausgleichen. Wenn die errechnete Osmolarität (mOsmol/l) mit der über die Gefrierpunkterniedrigung direkt ermittelten Serumosmolalität (mOsmol/ kg) verglichen wird, ist der Korrekturfaktor R zu berücksichtigen.

R entspricht bei Hyperglykämie 1/18 der Serumglucose (mg/dl), bei Urämie 1/3 des Harnstoff-N (mg/dl) und bei Alkoholintoxikation 1/6 des Äthanol (mg/dl).

In **stark verdünnten Lösungen** können Osmolalität (mOsmol/kg H_2O) und Osmolarität (mOsmol/l H_2O) gleichgesetzt werden. Ein Unterschied ergibt sich mit Zunahme des spezifischen Volumens der gelösten Substanz, was für klinische Belange nur bei Hyperlipidämie und Hyperproteinämie von Bedeutung ist.

> **Akute Störungen** des Wasserbestandes sind weitaus bedrohlicher als chronische, die z.T. ohne wesentliche Symptome verlaufen können. Vital bedrohlich ist eine Hyperosmolalität (> 340 mOsmol/kg) bzw. eine Hypoosmolalität (< 250 mOsmol/kg).

Die besondere **Anfälligkeit des ZNS** beruht vor allem darauf, daß das ödematöse Gehirn wegen seiner knöchernen Hülle keine Möglichkeit hat, sich auszudehnen.

Wenn eine Hyponatriämie mehr als 24–48 h besteht, hat sich die Hirnzelle bereits durch Verlagern von K^+, Aminosäuren, Na^+, Cl^- und H_2O nach extrazellulär adaptiert. Würde nun therapeutisch eine zu rasche Normonatriämie erreicht, bestünde die Gefahr einer weiteren Hirnschädigung durch zelluläre Dehydratation. Eine **Hyponatriämie** ist also **vorsichtig auszugleichen.**

Hyponatriämie

> Eine Hyponatriämie wird definiert als Serum-Natrium <135 mmol/l.

Eine ausgeprägte Hyperlipidämie oder Hypergammaglobulinämie kann den Plasmaanteil derart reduzieren, daß eine Hyponatriämie ohne Hypoosmolalität gemessen wird, die keinen Krankheitswert hat (**„Pseudo-Hyponatriämie“).**

Auch Hyperglykämien und Mannitinfusionen können eine Hyponatriämie ohne Hypoosmolalität zur Folge haben. Jede Erhöhung der Blutzuckerkonzentration um 100 mg/dl vermindert das Serum-Natrium um 1,6 mmol/l.

Die **Differentialdiagnose** der Hyponatriämie orientiert sich primär am EZV (erniedrigt, erhöht oder normal) und dann an der Urinnatriumkonzentration (Tab. 21-2). Bei Hyponatriämie mit normalem EZV ist die Natriumkonzentration im Urin allerdings wenig ergiebig:

Die **Hyponatriämie mit vermindertem EZV** entsteht durch nonosmolale ADH-Sekretion aufgrund des verminderten effektiven arteriellen Blutvolumens (EABV). Die **Hyponatriämie mit erhöhtem EZV** erklärt sich ebenfalls durch nonosmolale ADH-Stimuli infolge eines verminderten effektiven arteriellen Blutvolumens. Die verminderte GFR mit eingeschränkter Wasserausscheidungskapazität ist bei fortgeschrittener Niereninsuffizienz die entscheidende Ursache des Wasserüberschusses. Die **Hyponatriämie mit normalem EZV** hat verschiedene Ursachen (Tab. 21-2).

Die o.g. Beispiele zeigen, daß eine nonosmolale ADH-Stimulation bei vermindertem, normalem und erhöhtem EZV vorkommen kann. Der adäquate Stimulus ist hierbei ein vermindertes **„effektives intraarterielles Blutvolumen“** (EABV).

Die klinische Aussagekraft der **Urinelektrolyte** ist in Tabelle 21-3 aufgezeigt.

Hypernatriämie

Eine Hypernatriämie liegt vor bei einem Serum-Natrium über 150 mmol/l. Hypernatriämie bedeutet in jedem Fall Hyperosmolalität und Defizit an freiem Wasser.

Die Hypernatriämie kann mit erniedrigtem, normalem und erhöhtem EZV einhergehen.
Die Ursachen der **Hypernatriämie mit vermindertem EZV:**

- Bewußtseinsstörung oder gestörtes Durstempfinden lassen die Wasserzufuhr sinken,
- ein ADH-Mangel (zentraler Diabetes insipidus),
- eine verminderte Ansprechbarkeit auf ADH (nephrogener Diabetes insipidus).
  Sie kommt vor bei der familiären chronischen Pyelonephritis, tubulärer Schädigung nach akutem Nierenversagen und postrenaler Obstruktion, Hypokaliämie, Hyperkalzämie, Medikamente (Lithium, Demeclocyclin, Fluoride wie z.B. Methoxyfluran, Colchizin, Amphotericin B, Gentamicin).
- Eine Osmodiurese (bei Gabe von Mannitol oder bei länger anhaltender Hyperglykämie).

Die **Hypernatriämie mit erhöhtem EZV** ist meist iatrogen bedingt, z.B. durch Natriumbicarbonat- oder Natriumpenicillingabe. Die **Hypernatriämie mit normalem EZV** (sog. „essentielle zentralnervöse Hypernatriämie") entsteht über eine Sollwertverstellung im Hypothalamus durch organische Läsionen.

Tab.21-3 Bewertung der Urinelektrolyte.

Klinik	Urinelektrolyte	Zugrundeliegende Störung
akute Oligurie	$Na^+ < 20$ mmol/l	prärenale Niereninsuffizienz
	$Na^+ > 40$ mmol/l	akutes Nierenversagen
EZV-Defizit	$Na^+ < 20$ mmol/l	extrarenaler Natriumverlust
	$Na^+ > 20$ mmol/l	renaler Natriumverlust
Hyponatriämie	$Na^+ < 20$ mmol/l	Ödemkrankheiten, schweres EZV-Defizit
	Na^+-Exkretion > tägl. Zufuhr	inadäquate ADH-Sekretion, NNR-Insuffizienz
Hypokaliämie	$K^+ < 10$ mmol/l	extrarenaler Kaliumverlust
	$K^+ > 10$ mmol/l	renaler Kaliumverlust
Metabolische Alkalose	$Cl^- < 10$ mmol/l	„chloridsensitive" Alkalose
	$Cl^- > 10$ mmol/l	„chloridresistente" Alkalose

21.2 Kaliumhaushalt

21.2.1 Physiologie und Pathophysiologie

(Adaptionsmechanismen der Organfunktion)

Kalium ist das quantitativ wichtigste Kation der menschlichen Zelle.

Der **Kaliumbestand** beträgt 54 mmol/kg KG, wovon 45 mmol/kg rasch austauschbar sind. 98% des Gesamtkörperkaliums finden sich intrazellulär, 2% extrazellulär und maximal 0,4% im Plasma.

Da der extrazelluläre Pool lediglich 60–80 mmol beträgt (Serumkalium 4,1 ± 0,5 mmol/l), besteht bei exogener Zufuhr die Gefahr, daß das EZV mit Kalium überladen wird.

Die **Kaliumausscheidung** erfolgt zu 90% über den Urin (ca. 50–90 mmol/Tag), zu 10% über den Intestinaltrakt und nur in geringem Prozentsatz über den Schweiß. Im Hauptausscheidungsorgan Niere wird Kalium ungehindert glomerulär filtriert und nahezu vollständig proximaltubulär reabsorbiert. Die tatsächlich ausgeschiedene Kaliummenge (Exkretion) wird durch das Ausmaß der Sekretion im distalen Tubulus bestimmt. Voraussetzung ist ein ausreichender tubulärer Fluß, der Kalium abtransportiert und den Diffusionsgradienten zwischen Tubuluszelle und Lumen erhöht.

Für die **Klinik** läßt sich die Regel ableiten, daß eine tägliche Diurese über 1000 ml die Entstehung einer Hyperkaliämie verhindert.

Die maximale Ausscheidungskapazität beträgt bei akuter Belastung 200 mmol Kalium täglich, bei chronischer Belastung annähernd das Doppelte, ca. 350 mmol Kalium.

Der Organismus kann sich von einer erhöhten **Kaliumzufuhr** prompt und wirksam befreien. Eine verminderte Kaliumzufuhr wird dagegen erst nach mehreren Tagen bis Wochen mit einer verminderten renalen Kaliumexkretion beantwortet, so daß eine Hypokaliämie entsteht.

Die Rückkopplung zwischen extrazellulärer Kaliumkonzentration und Mineralokortikoidsekretion – indem eine Hypokaliämie auf die Aldosteronsekretion hemmend und eine Hyperkaliämie fördernd wirkt – ist offensichtlich weniger wirksam als die Steuerung der Mineralocorticoidsekretion durch Volumenfaktoren.

Insgesamt schützt sich der gesunde Organismus vor einer Hyperkaliämie besser als vor einer Hypokaliämie.

Physiologische Bedeutung

Kalium beeinflußt die Eiweiß- und Glykogensynthese sowie die Aktivität zahlreicher Enzyme, kontrolliert das intrazelluläre Volumen und stellt Membranpotentiale ein.

Durch die Na^+/K^+-ATPase wird K^+ nach intrazellulär und Na^+ nach extrazellulär transportiert. An der unerregten Membran ist die Permeabilität für Kalium ca. 100fach höher als die für Natrium, so daß durch das passiv nach extrazellulär diffundierende Kalium eine Potentialdifferenz entsteht (Ruhemembranpotential).

Störungen im Kaliumhaushalt können prinzipiell durch Änderungen der Zufuhr, der Ausscheidung sowie der Verteilung zwischen Intra- und Extrazellulärraum entstehen.

21.2.2 Klinische Pathophysiologie

Hypokaliämie

Eine Hypokaliämie liegt vor bei einem Serum-Kalium von weniger als 3,5 mmol/l.

Ursachen der Hypokaliämie sind (Tab. 21-4)
- verminderte Zufuhr,
- extra-/intrazelluläre Umverteilung und
- vermehrte Ausscheidung.

Bei **unzureichender Kaliumzufuhr** entsteht ein Kaliummangel, da die renale Basalausscheidung von Kalium (5–20 mmol/Tag) fortbesteht.

Auch bei **weit fortgeschrittener Niereninsuffizienz** kann eine Hypokaliämie auftreten. Dies ist besonders der Fall bei vergleichsweise guter Diurese, Diuretikagabe, Laxanzienabusus und Alkalose.

Bei **Alkalose** gibt die Zelle H^+-Ionen ab und nimmt K^+-Ionen auf. Auch in der Tubuluszelle wird intrazellulär K^+ angereichert und bewirkt, daß vermehrt Kalium im Austausch gegen Natrium sezerniert wird.

Eine klinisch häufige Ursache der Hypokaliämie stellt das **Erbrechen** dar. Hierbei entsteht der Kaliummangel weniger durch Verlust des vergleichsweise kaliumarmen Magensaftes als durch eine **vermehrte renale Kaliumausscheidung.** Sie kommt durch die Alkalose und den volumenmangelinduzierten Aldosteronismus zustande. Dieser Mechanismus ist in der Beurteilung der renalen Kaliumausscheidung zu berücksichtigen.

Eine Urin-Kaliumausscheidung von mehr als 20 mmol täglich spricht deshalb nur dann für die renale Genese einer Hypokaliämie, wenn nicht ein Verlust von Magen- und Dünndarmflüssigkeit vorliegt.

Entstehung der Symptome

Die Hypokaliämie geht meist mit einem Kaliumdefizit einher. Ausnahmen liegen in einer extra-intrazellulären Umverteilung begründet.

Im Rahmen der Hypokaliämie entstehen neuromuskuläre, kardiovaskuläre, aber auch metabolische und renale **Störungen.**Das Ruhemembranpotential nimmt zu und die Aktionspotentialdauer verlängert sich. Dies führt an der quergestreiften Muskulatur zur **Lähmung,** die an den unteren Extremitäten beginnt und aufsteigend die Atemmuskulatur befallen kann. Bei schwerer Hypokaliämie kommt es zum Verlust der Querstreifung der Skelettmuskulatur und zur Rhabdomyolyse.

Ist die **glatte Muskulatur** beeinträchtigt, können eine Magenatonie oder ein Ileus auftreten, im Bereich der Harnwege eine Blasenlähmung mit Harnretention. Am **Herzen** nimmt die T-Welle ab, eine U- bzw. TU-Verschmelzungswelle tritt auf. Außerdem finden sich Extrasystolen, vorwiegend aber bei gleichzeitiger Digitaliseinnahme. Bei schwerer Hypokaliämie kann sich eine myogene Herzinsuffizienz entwickeln.

Metabolische Veränderungen manifestieren sich bei Hypokaliämien in Form einer verminderten Insulinsekretion und einer verminderten Glucosetoleranz.

Tab. 21-4 Ursachen der Hypokaliämie.

verminderte Zufuhr	parenterale Ernährung ohne Kalium, Alkoholismus, Anorexia nervosa
extra-/intrazelluläre Umverteilung	Alkalose, Hyperinsulinismus, Diuretika, idiopathische hypokaliämische Lähmung
vermehrte renale Ausscheidung	*ohne Hochdruck:* Diuretika! (häufigste Ursache), Alkalose, sekundärer Hyperaldosteronismus (Leberzirrhose, nephrotisches Syndrom), Bartter-Syndrom, persistierende Alkalose nach Erbrechen bei Natriummangel *mit Hochdruck*: primärer Hyperaldosteronismus, Hyperreninismus (Reninom, Nierenarterienstenose), Morbus Cushing, Lakritzenabusus, Carbenoxolontherapie
vermehrte gastrointestinale Ausscheidung	*mit metabolischer Alkalose*: Erbrechen, Verluste durch Magen- oder Duodenalsonde *mit metabolischer Azidose*: Durchfall, Laxanzienabusus, Colon-Papillom, Enterostomie, Darmfistel

An der **Niere** werden in den Tubuli Vakuolen sowie interstitielle Zellinfiltrate mit Fibrosierung beobachtet. Außerdem ist die Konzentrationsfähigkeit eingeschränkt, eine Polyurie sowie eine vermehrte Reninsekretion treten auf. Primär **renale Kaliumverluste** lassen sich dadurch erfassen, daß der ausgeschiedene Urin in Relation zum zugeführten Kalium gesetzt wird. Bei intakter Nierenfunktion ist ein extrarenal bedingter Kaliummangel an der unvollständigen Ausscheidung (normalerweise: 90% der Belastung in 24 h) einer oralen Kaliumbelastung (z.B. 6 g KCl) erkennbar.

Azidose erhöht die Serum-Kaliumkonzentration durch K^+-Übertritt aus der intrazellulären Fraktion (IZF) in die extrazelluläre Fraktion (EZF), **Alkalose** erniedrigt sie durch Kaliumverschiebung aus der EZF in die IZF.

Azidose kann daher einen Kaliummangel verschleiern, Alkalose ein zu hohes Kaliumdefizit vortäuschen.

pH-Wert-Änderungen von 0,1 haben reziproke Änderungen des Serumkaliums von 0,4–1,2 mmol/l zur Folge.

Therapieansätze

Neben der Behebung der Ursache erfolgt die Kaliumzufuhr, bei schwerer Hypokaliämie intravenös, bei mäßiggradiger Hypokaliämie oral. Eine Prophylaxe der Hypokaliämie ist mit kaliumsparenden Diuretika möglich.

Hyperkaliämie

Eine Hyperkaliämie liegt vor bei einem Serum-Kalium von mehr als 5,5 mmol/l.

Auszuschließen ist eine sog. **„Pseudohyperkaliämie".** Sie entsteht durch Kaliumfreisetzung aus Erythrozyten, Leukozyten und Thrombozyten bei langem Stehenlassen des Blutes und bei ausgeprägter Leukozytose oder Thrombozytose, außerdem durch intensiven Oberarmstau und kräftigen Sog bei der Blutentnahme. Im Serum können die Kaliumwerte 0,2–0,5 mmol/l höher liegen als die gleichzeitig bestimmten Plasmakonzentrationen, da Kalium beim Gerinnungsprozeß freigesetzt wird. Zu den Ursachen der Hyperkaliämie siehe Tabelle 21-5.

Tab. 21-5 Ursachen der Hyperkaliämie.

verminderte Ausscheidung	akute oder chronische Niereninsuffizienz, kaliumsparende Diuretika (Spironolacton, Amilorid, Triamteren), ACE-Hemmer, nichtsteroidale Antiphlogistika, Hypoaldosteronismus (Morbus Addison, Hyporeninämie, u.a. bei Diabetes mellitus), isolierte renale Kaliumexkretionsstörung, schwere Obstipation bei chronischer Niereninsuffizienz (Wegfallen der kompensatorischen intestinalen K-Ausscheidung bei Niereninsuffizienz)
intra-/extrazelluläre Umverteilung	Azidose (Hyperkaliämie bei Ketoazidose geht oft mit vermindertem Kaliumbestand einher), Digitalisvergiftung, Succinylcholingabe, Arginininfusion, zelluläre Freisetzung (Trauma, Hämatombildung, Chemotherapie bei Malignomen), idiopathische hyperkaliämische Lähmung
vermehrte Zufuhr	Bluttransfusionen, kaliumhaltige Penicilline

S Entstehung der Symptome

Gefährlich sind Kaliumwerte über 7,0 mmol/l, insbesondere wenn sie sich rasch entwickeln.

An der **Skelettmuskulatur** äußert sich die Abnahme des Ruhemembranpotentials in einer Muskelschwäche, die bis zur Lähmung fortschreiten kann.

Am **Herzen** ist die Arbeitsmuskulatur durch fortschreitenden Kontraktilitätsverlust und eine myogene Dilatation betroffen. Außerdem kommt es durch Beeinflussung der spezifischen Reizbildungs- und Erregungsleitungsmuskulatur zu atrialen, atrioventrikulären und später auch ventrikulären Leitungsstörungen.

Im EKG ist als **Frühzeichen** der Hyperkaliämie die QT-Zeit verkürzt (raschere Repolarisation) und es entwickelt sich eine hohe, spitze und zeltförmige T-Welle. Dann verlängert sich die PQ-Zeit und die T-Welle verschwindet. Schließlich kommt es zur Höhenabnahme und zur Verbreiterung des QRS-Komplexes. Im fortgeschrittenen Stadium können sich QRS-Komplexe und T-Welle sinusförmig verbinden und das Kammerflimmern einleiten.

> **Wichtig:** Durch gleichzeitige Azidose, Hyponatriämie oder Hypokalziämie können die klinischen Manifestationen der Hyperkaliämie verstärkt werden. Bedrohliche Arrhythmien werden dann schon bei mäßiger Hyperkaliämie möglich.

T Therapieansätze

Bei schwerer Hyperkaliämie wird **Calciumgluconat** i.v. verabreicht, um den depolarisierenden Kaliumeffekt an der Zellmembran unmittelbar zu hemmen (Wirkungseintritt 1–2 min).

Danach wird **Glucose** 20% mit Alt-**Insulin** gegeben, um das extrazelluläre Kalium nach intrazellulär umzuverteilen. Alternativ oder additiv wird ein vergleichbarer Effekt durch Gabe von Natrium-Bicarbonat 8,4% erreicht.

In einem dritten Schritt wird eine **Kaliumelimination** angestrebt: intestinale Zufuhr von kaliumbindenden Kationenaustauscherharzen, renale Kaliumelimination durch Diuretika, in besonderen Fällen extrakorporale Verfahren (Hämodialyse gegen kaliumarmes oder -freies Dialysat).

21.3 Kalziumhaushalt

21.3.1 Physiologie und Pathophysiologie

(Adaptationsmechanismen der Organfunktion)

Der menschliche Körper enthält ca. 1000 g Kalzium (25 000 mmol), die zu 99% **im Knochen** vorliegen.

In **gelöster Form** entfallen auf IZV und EZV zusammen ca. 140 mmol, auf das EZV allein 33 mmol. Das Serumkalzium beträgt normalerweise 2,2–2,6 mmol/l. Davon sind 50% frei ionisiert, 40% proteingebunden und 10% komplexgebunden (Bicarbonat, Citrat und Phosphat). Der Anteil des Albumins an der Proteinbindung beträgt 75%.

Normalerweise werden dem Organismus ca. 25 mmol Kalzium (1 g) täglich zugeführt und davon 5 mmol intestinal absorbiert. 20 mmol werden mit dem Stuhl und 5 mmol mit dem Urin ausgeschieden.

Der Austausch mit dem knöchernen Skelett liegt ebenfalls in der Größenordnung von 5 mmol Kalzium täglich.

Der Kalziumstoffwechsel wird über Vitamin D, Parathormon und Kalzitonin gesteuert. Parathormon und Azidose steigern, Kalzitonin und Alkalose senken den ionisierten Anteil.

Ebenso sind Änderungen der Serumproteine von direkt proportionalen Änderungen des Serumkalziums begleitet: 1 g Albumin bindet 0,2 mmol (0,7 mg) Kalzium. Bei einem Anstieg des Serumalbumins um 1 g/dl muß der Kalziumwert um 0,2 mmol/l (0,8 mg/dl), bei einem Anstieg der Serumproteine um 1 g/dl dagegen nur um 0,04 mmol/l (0,16 mg/dl) korrigiert werden.

> **Wichtig:** Nur Änderungen des ionisierten Anteils des EZ-Kalziums gehen mit klinischen Manifestationen einher. Die Aussagefähigkeit der üblicherweise bestimmten Gesamtkonzentration des Kalziums im Serum ist daher begrenzt.

Azidose und Alkalose können das Verhältnis zwischen ionisiertem und gebundenem Kalzium verschieben.

21.3.2 Klinische Pathophysiologie

Hypokalziämie

Eine Hypokalziämie liegt vor bei einem Serum-Kalzium von weniger als 2,2 mmol/l (Gesamt-Kalzium), bzw. weniger als 1,1 mmol/l (ionisiertes Kalzium).

Ä/P Ätiologie und Pathogenese

Die wesentlichen Ursachen sind in Tabelle 21-6 zusammengefaßt.

S Entstehung der Symptome

Die **neuromuskulären Symptome** (Spasmen, Muskelkrämpfe bis hin zur Tetanie, Diarrhö) sind durch eine gesteigerte Erregbarkeit bedingt.

Die **kardiovaskulären Symptome** entstehen vor allem aufgrund einer verminderten Kontraktilität; sie zeigt sich an einer QT-Verlängerung und kann zur Herzinsuffizienz, Hypotonie und Rhythmusstörungen führen.

T Therapieansätze

Behandlung der Grunderkrankung sowie Kalzium- und Vitamin-D-Zufuhr.

Hyperkalziämie

Ein Hyperkalziämie liegt vor bei einem Serum-Kalzium von mehr als 2,7 mmol/l (Gesamt- Kalzium), bzw. mehr als 1,2 mmol/l (ionisiertes Kalzium).

Ä/P Ätiologie und Pathogenese

Einteilung der Krankheitsbilder nach Ätiologie und Pathogenese (Tab. 21-7).

S Entstehung der Symptome

- **Renale Symptome:** Über eine osmotische Diurese kommt es zur Polyurie und Polydipsie; außerdem durch Kalziumphosphatablagerungen zur Nephrokalzinose, Nephrolithiasis und schließlich zur Niereninsuffizienz.
- **Gastrointestinale Symptome:** Obstipation und Ileus entstehen über eine Motilitätsstörung.
- **Die neuromuskulären Symptome** (Verwirrtheit, Psychosen, Bewußtseinsstörungen, Muskelschwäche) sind im wesentlichen Folge einer Störung des Membranpotentials.
- **Die kardiovaskulären Symptome,** wie QT-Verkürzung und Hypertonie sind Folge einer erhöhten Kontraktilität.
- **Gewebsverkalkungen** entstehen aufgrund von Kalziumphosphatablagerungen.

T Therapieansätze

- Behandlung des Grundleidens und Beseitigung der Dehydratation durch NaCl 0,9%,
- Kalziumelimination durch Furosemidgabe bei gleichzeitiger Volumenzufuhr,
- Calcitonin senkt das Serum-Kalzium,
- Biphosphonate (z.B. Clodronat) hemmen den tumorbedingten osteoklastären Knochenabbau,
- Prednison hemmt den Vitamin D- Effekt am Darm und wirkt bei Sakoidose, Vitamin-D-Überdosierung und einigen Tumorformen.

Tab. 21-6 Ursachen der Hypokalziämie.

verminderte intestinale Absorption	Vitamin-D-Mangel (ungenügende Zufuhr, Malabsorption, Niereninsuffizienz, Phenylhydantoin, Barbiturate), Parathormonmangel, verminderte Kalziumabsorption bei Malabsorption
verminderte Kalzium-mobilisation aus dem Knochen	Hypoparathyreoidismus (idiopathisch, Resektion, „hungry bones"-Syndrom, Magnesiummangel), Pseudohypoparathyreoidismus
vermehrte renale Ausscheidung	renale tubuläre Azidose, Schleifendiuretika
Kalzium-ablagerungen	akute Pankreatitis, Hyperphosphatämie, Phosphatinfusionen, Rhabdomyolyse

Tab. 21-7 Ursachen der Hyperkalziämie.

vermehrte Zufuhr	Milch-Alkali-Syndrom (erhöhte Zufuhr von Milch und oft CaCO3 aufgrund gastrointestinaler Beschwerden), kalziumhaltige Ionenaustauscher
vermehrte intestinale Absorption	Vitamin-D-Überdosierung, gesteigerte Vitamin-D-Empfindlichkeit (Sarkoidose, idiopathische Hyperkalzämie des Kindes), Hyperparathyreoidismus, Nebennierenrindeninsuffizienz
vermehrte Kalzium-mobilisierung aus dem Knochen	Hyperparathyreoidismus, Knochentumoren (primär, sekundär, Plasmozytom), paraneoplastische Parathormonsekretion, Hyperthyreose, Immobilisierung, Morbus Paget
verminderte renale Kalziumausscheidung	Thiazide

21.4 Magnesiumhaushalt

21.4.1 Physiologie und Pathophysiologie

(Adaptationsmechanismen der Organfunktion)

Von den 22 g Magnesium (900 mmol) des menschlichen Körpers sind 50% im Knochen gebunden.

Das gesamte **austauschbare Magnesium** beträgt 140 mmol, wovon sich 10 mmol im EZV befinden.

Das **Serummagnesium** liegt normalerweise bei 0,7-1,0 mmol/l. Davon sind 60% frei ionisiert, 25% proteingebunden und 15% komplex gebunden. Magnesium und Kalzium haben am Eiweiß die gleichen Bindungsstellen.

Normalerweise werden mit der Nahrung ca. 12–15 mmol Magnesium täglich **zugeführt,** von denen 25–60% **absorbiert** werden. Intestinal werden 0,5-1 mmol und renal ca. 4 mmol täglich **ausgeschieden.**

Magnesium wird wie Na^+ und Ca^{2+} in einem hohen Prozentsatz im Bereich der aufsteigenden Henleschen Schleife reabsorbiert.

Dies erklärt, daß Zustände mit erhöhtem Natrium- und Kalziumverlust auch mit einer erhöhten Magnesiumelimination einhergehen.

21.4.2 Klinische Pathophysiologie

Hypomagnesiämie

Eine Hypomagnesiämie liegt vor bei einem Serum-Magnesium von weniger als 0,7 mmol/l.

Ä/P Ätiologie und Pathogenese

Die wesentlichen Ursachen der Hypomagnesiämie sind in Tabelle 21-8 zusammengefaßt.

S Entstehung der Symptome

An der neuromuskulären Endplatte hemmt Magnesium präsynaptisch den Kalziumeinstrom und blockiert postsynaptisch die cholinergen Rezeptoren. Frequenz und Amplitude des Muskelendplattenpotentials werden ebenfalls verringert.Bei Hypomagnesiämie ist die Schwelle des Endplattenpotentials erniedrigt, Acetylcholin wird vermehrt freigesetzt, die Empfindlichkeit des cholinergen, postsynaptischen Rezeptors und die Erregbarkeit der Muskulatur sind erhöht.

Tab. 21-8 Ursachen der Hypomagnesiämie.

verminderte Zufuhr	Mangelernährung, Alkoholabusus, parenterale Ernährung
Magnesium-Shift (intra-/extrazelluläre Umverteilung)	akute Pankreatitis, „hungry bones"-Syndrom nach Parathyreoidektomie, Gravidität, Therapie der diabetischen Ketoazidose
intestinale Verluste	Diuretika, Osmodiurese, Hyperkalzämie, Hyperparathyreoidismus, kongenitaler tubulärer Defekt, erworbener tubulärer Defekt (Aminoglykoside, Ciclosporin, Cisplatin), primärer Hyperaldosteronismus, Phosphatmangel, chronischer Alkoholismus

Die **Folgen** sind
- **neuromuskuläre** Symptome (Muskelschwäche, Muskelkrämpfe bis hin zur Tetanie, zu Fibrillationen, Tremor, Hyperreflexie),
- **zerebrale** Symptome (Depressionen, Ruhelosigkeit und Halluzinationen),
- **kardiovaskuläre** Symptome (Stenokardien, Rhythmusstörungen) infolge Fehlfunktion der vom intrazellulären Magnesium gesteuerten Kalium- und Kalziumkanäle und
- **viszerale** Symptome (Dysphagie, Darmkrämpfe) infolge einer erhöhten Kontraktilität.

Hypermagnesiämie

Eine Hypermagnesiämie liegt vor bei Serum-Magnesium von mehr als 1,6 mmol/l.

Ä/P Ätiologie und Pathogenese (Tab. 21-9)

Tab. 21-9 Ursachen der Hypermagnesiämie.

vermehrte Zufuhr	Antazida, Magnesiumtherapie, magnesiumhaltige Laxanzien
endogene Freisetzung	Rhabdomyolyse, Zytostatikatherapie
verminderte renale Ausscheidung	akute und chronische Niereninsuffizienz, Nebennierenrindeninsuffizienz, Hypothyreose, Lithiumtherapie

S Entstehung der Symptome

Der Hemmeffekt von Magnesium bei der Erregungsübertragung, speziell an der Muskelendplatte führt zu
- **neuromuskulären** Symptomen: Verwirrtheit, Bewußtseinsstörungen, Atemlähmung, Reflexabschwächung,
- Verlangsamung der **kardialen** Erregungsleitung mit Hypotonie Bradykardie, und Herzstillstand sowie
- **viszeralen** Symptomen, die bis hin zur Blasen- und Mastdarmlähmung gehen können.

21.5 Säure-Basen-Haushalt

21.5.1 Physiologie und Pathophysiologie

(Adaptationsmechanismen der Organfunktion)

Täglich werden etwa 20 000 mmol der flüchtigen Säure CO_2 und etwa 80 mmol an nicht-flüchtigen Säureäquivalenten (z.B. Milchsäure, Acetessigsäure) in den Extrazellulärraum abgegeben. Die **Isohydrie** des Extrazellulärraumes wird durch mehrere Puffersysteme gewährleistet, die die Protonenkonzentration konstant halten (pH = 7,36–7,44 entsprechend 36–44 nmol/l).

Tab. 21-10 Normalwerte des Säure- Basenhaushaltes.

pH-Wert	7,4 ± 0,04 (7,36-7,44), bzw. 36-44 nmol/l
pCO_2	39 ± 4 (33-44) mmHg
aktuelles Bicarbonat	25 ± 2 (22-28) mmol/l
Standard-bicarbonat	23 ± 1,5 (20-26) mmol/l Bikarbonatkonzentration nach Äquilibration volloxygenierten Vollblutes mit einem pCO_2 von 40 mmHg bei 37°C. Durch diese in vitro-Bedingung wird die metabolische Komponente einer S/B-Störung erfaßt.
Basenüber-schuß (mmol/l)	Standardbicarbonatänderung x 1,2. Norm = 0 ± 3 mmol/l Der Basenüberschuß (BE) mißt die Basenkonzentration von Vollblut durch Titration auf pH 7,4 bei einem CO_2 von 40 mmHg und 37°C.

Die wichtigsten **Puffersubstanzen** sind Bicarbonat, Proteine (vor allem Hämoglobin), Phosphat und Ammonium. Bei Abweichungen des pH-Wertes (Tab. 21-10) im Extrazellulärraum werden die folgenden drei **Regulationsmechanismen** zeitlich versetzt wirksam:

- **Extrazelluläre Pufferung** durch Bicarbonat- und Phosphatpuffer (innerhalb von 10–15 min).
- **Intrazelluläre Pufferung** durch Phosphat- und Proteinpuffer (2–4 h verzögert aufgrund der Diffusion in den Intrazellulärraum).
- **Respiratorische** und **metabolische Kompensation.**

Die **respiratorische Kompensation** erfolgt über pH-Wert und pCO_2. Sie regulieren die alveoläre Ventilation über den zentralen Atemantrieb so genau, daß nur geringe Schwankungen um den Normalwert von pCO_2 = 40 mmHg erfolgen.

Die respiratorische Kompensation beginnt innerhalb von Minuten bis wenigen Stunden, hat ihr Maximum nach 12–24 h und persistiert 12–36 h über die Korrektur der metabolischen Störung hinaus. Dieser **protrahierte Verlauf** erklärt sich dadurch, daß die H^+-Ionen langsam die Blut-Liquorschranke durchdringen. Bei einer raschen metabolischen Korrektur kann dies eine Überkompensation zur Folge haben.

Die **renale (metabolische) Kompensation** entfernt Säureäquivalente, indem Protonen in die Tubulusflüssigkeit im Austausch mit Natrium sezerniert werden. Die Protonen setzen sich im Tubuluslumen mit HCO_3^- zu CO_2 um, das CO_2 diffundiert in die Zelle zurück und wird durch die Carboanhydrase wieder zu H^+ und HCO_3^- umgewandelt. Die Protonen werden wieder ins Tubuluslumen abgegeben, das Bicarbonat wird ins Blut aufgenommen und kann dort als Puffer wirksam werden.

Die renale (metabolische) Kompensation beginnt frühestens nach 6–18 h und erreicht ihr **Maximum** nach 5–7 Tagen.

Die sezernierten H^+-Ionen werden nur zum geringeren Teil in freier Form (maximale Erniedrigung des Urin-pH auf 4,5), überwiegend durch Titration mit NH_3 und Phosphat im Urin ausgeschieden. Die **Ammoniumbildung** ist quantitativ von großer Bedeutung, nimmt im Bedarfsfall erheblich zu und kann die Säureausscheidung von etwa 50 mmol/d auf 500 mmol/d erhöhen.

Der **Leber** kommt in der **Regulation des Säure-Basen-Haushaltes** insofern eine Rolle zu, als bei gesteigerter Harnstoffsynthese Bikarbonat verbraucht wird, bei verminderter Harnstoffsynthese Bicarbonat eingespart wird:

$$2\,NH_4^+ + 2\,HCO_3^- \rightarrow NH_2\text{-}C\text{-}NH_2 + CO_2 + H_2O.$$

Das in der Harnstoffsynthese nicht verbrauchte NH_4^+ wird in der Leber mit α-Oxoglutarat zu Glutamin synthetisiert. Glutamin setzt dann über die Glutaminase in der Niere wieder NH_4^+ und α-Oxoglutarat frei (vgl. Kap. 27). Unabhängig von dieser Regulationsfunktion findet die **effektive Elimination** in der Niere statt.

> Der **Bicarbonat-Kohlensäurepuffer** hat eine große biologisch-medizinische Bedeutung, da er mit einfachen Methoden zu messen ist, eine Differenzierung in respiratorische und metabolische Störungen ermöglicht und außerdem eine große quantitative Rolle spielt.

Im physiologischen Bereich (pH etwa 7,4) stellt das HCO_3^-/H_2CO_3-System 40–50% der Gesamtpufferkapazität des Organismus.

Die große Leistungsfähigkeit des Bicarbonatpuffers ergibt sich daraus, daß er im Vergleich zu anderen Puffersystemen ein sogenanntes **offenes System** darstellt, das über Lunge und Nieren reguliert wird (Gleichung 1).

$$CO_{2(d)} + H_2O \rightarrow H_2CO_3 \rightarrow H^+ + HCO_3^- \quad (1)$$

Nach dem **Massenwirkungsgesetz** ergibt sich für die schwache Säure:

$$[H^+] \times \frac{[HCO_3^-]}{[H_2CO_3]} = K_A \quad (2) \text{ oder}$$

$$[H^+] = K_A \times \frac{[H_2CO_3]}{[HCO_3^-]} \quad (3)$$

H_2CO_3 steht im Gleichgewicht mit dem gelösten $CO_{2(d)}$, dessen Konzentration allerdings 800fach höher liegt (Gleichung 1). Somit gilt für das offene System statt $[H_2CO_3]$ die Summe aus **$[H_2CO_3 + CO_{2(d)}]$**, die sich proportional zum CO_2-Partialdruck (pCO_2) verhält.

Unter Berücksichtigung des Löslichkeitskoeffizienten von CO_2 (α = 0,0301) und dem pK von 6,1 ergibt sich:

$$[H^+] = 794 \times 10^{-9} \times 0{,}0301 \times \frac{pCO_2}{HCO_3^-} \quad (4)$$

$$[H^+]\,(\text{nmol/l}) = 24 \times \frac{pCO_2\,(\text{mmHg})}{HCO_3^-\,(\text{mmol/l})} \quad (5) \text{ oder}$$

$$pH = 6{,}1 + \log \frac{[HCO_3^-]}{0{,}03} \times pCO_2 \quad (6)$$

In logarithmischer Form wird diese Beziehung als **Henderson-Hasselbalch-Gleichung** bezeichnet. Bei Kenntnis von 2 Größen lässt sich die dritte errechnen. Übersichtlich und einfacher ist Gleichung 5, da im pH-Bereich von 7,2–7,5 die Zunahme des pH um 0,01 mit einer Abnahme der H^+-Konzentration von 1,0 nmol/l einhergeht.

Säure-Basenstörungen entstehen über zwei Wege:

- durch gestörte alveoläre Ventilation (respiratorische Azidose und Alkalose) und
- durch veränderten Anfall bzw. renale Ausscheidung von Säureäquivalenten (metabolische Azidose und Alkalose).

Entsprechend der primär zugrunde liegenden Störungen wird zwischen respiratorischer und metabolischer Azi-

Tab. 21-11 Richtung der Veränderungen primärer Säure-Basenparameter. In Klammern sind die kompensatorischen Änderungen angegeben.

HCO_3^-	PCO_2	pH	Störung	Mechanismen der sekundären Kompensation
↓	(↓)	↓	metabolische Azidose	alveoläre Hyperventilation
↑	(↑)	↑	metabolische Alkalose	alveoläre Hypoventilation
(↑)	↑	↓	respiratorische Azidose	erhöhte renale Bicarbonatschwelle
(↓)	↓	↑	respiratorische Alkalose	erniedrigte renale Bicarbonatschwelle

dose bzw. Alkalose unterschieden. Der Organismus versucht das Säure-Basengleichgewicht durch kompensatorische (respiratorische oder renale) Mechanismen aufrecht zu erhalten. Diese **Kompensationsmechanismen** sind gleichsinnig gerichtet, aber meist unvollständig (Tab.21-11).

Bei einer **einfachen metabolischen Azidose** liegt beispielsweise primär eine Abnahme der HCO_3^--Konzentration vor. Über eine Verschiebung der Reaktionsgleichung (1) nach rechts und eine etwas verzögert einsetzende respiratorische Kompensation (Hyperventilation) nimmt sekundär das pCO_2 ab. Diese Abnahme ist aber weniger ausgeprägt als die primäre metabolische Störung, so daß als Folge der pH-Wert sinkt. Die sekundären, kompensatorischen Veränderungen sind immer unvollständig (Abb. 21-3).

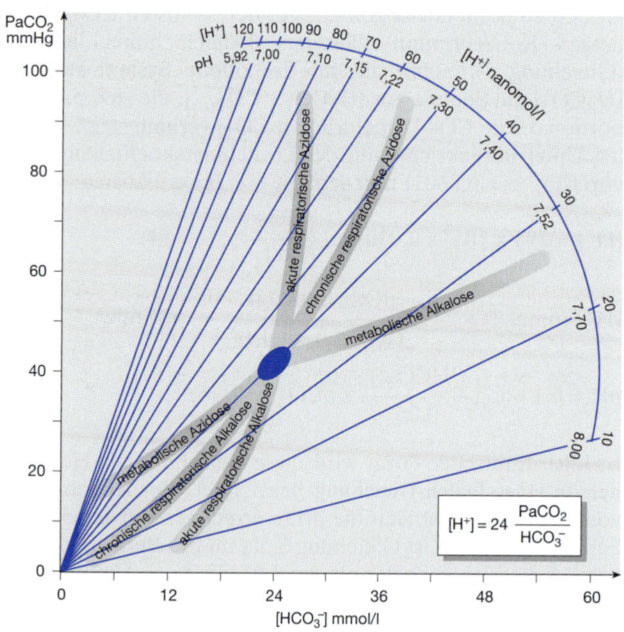

Abb.21.3 Säure- Basen- Nomogramm. Die markierten Bezirke sind empirisch gewonnen und zeigen charakteristische, sog. **einfache Störungen** des Säure-Basenhaushaltes. Liegen die gemessenen Werte außerhalb, ist eine **gemischte Störung** anzunehmen. Liegen die Werte innerhalb beweist dies andererseits nicht das Vorliegen einer einfachen Störung. Beispielsweise führt eine primäre Abnahme des HCO_3^- von 24 auf 14 mmol/l zu einer Abnahme des pCO_2 um den Faktor 1,2 von 40 auf 28 mm Hg.

Lediglich die **chronische respiratorische Alkalose** kann gelegentlich voll kompensiert werden, wenn sie länger als 2 Wochen besteht. Häufig liegt keine einfache, sondern eine gemischte, sog. komplexe Störung des Säure-Basen-Haushaltes vor.

21.5.2 Klinische Pathophysiologie

Metabolische Azidose

Ä/P Ätiologie und Pathogenese

Die metabolische Azidose geht mit einem primären Absinken der Bicarbonatkonzentration einher (Tab. 21-11) und entsteht über die folgenden Mechanismen, die isoliert oder gleichzeitig ablaufen können:

- vermehrter H^+-Anfall (exogen oder endogen),
- verminderte renale H^+-Elimination,
- vermehrter renaler oder intestinaler HCO_3^--Verlust.

Fallen vermehrt **Säureäquivalente** an, verschiebt sich die Reaktionsgleichung 1 nach links. Dies führt zum vermehrten Abatmen von CO_2. Ein **Bicarbonatverlust** verschiebt die Reaktionsgleichung nach rechts und bewirkt, daß weniger CO_2 abgeatmet wird. In beiden Fällen nimmt $[HCO_3^-]$ ab.

Da die CO_2-Änderungen gemessen an der täglichen CO_2-Produktion (ca. 20 000 mmol) quantitativ unbedeutend sind, führen sie zu keinen klinisch manifesten Veränderungen der Atmung.

Die Ursachen einer metabolischen Azidose lassen sich unterscheiden in solche mit erweiterter (Merkwort: KUSMAL, Tab. 21-12) und solche mit normaler Anionenlücke.

Tab. 21-12 Ursachen der metabolischen Azidose.

Erweiterte Anionenlücke	Normale Anionenlücke (=hyperchlorämische Azidose)
Ketoazidose (β-Hydroxybuttersäure, Azetessigsäure), Diabetes, Alkohol, Hunger	**mit Hypokaliämie**
Urämie (SO_4^{2-}, HPO_4^{2-} und organische Säuren)	renale tubuläre Azidose Carboanhydrasehemmer
Salizylat (organische Anionen)	Harnableitung (Ureterosigmoidostomie)
Methanol (Formiat, Lactat)	Diarrhö, Dünndarm- oder Pankreasfistel
Aldehyd (Paraldehyd), Aethylenglycol (Oxalat, Lactat)	**mit Normo- oder Hyperkaliämie** chronische NNR-Insuffizienz beginnende Niereninsuffizienz Dilutionsazidose, HCL-Therapie hyporeninämischer Hypoaldosteronismus
Laktazidose (Lactat, Pyruvat)	

Die **Anionenlücke** ist folgendermaßen definiert:

Anionenlücke (AL) = $[Na^+] - [HCO_3^- + Cl^-]$
= 8–12 mmol/l.

Die Anionenlücke entsteht durch die Summe der nicht im Labor bestimmten Anionen, also vorwiegend durch organische und anorganische Säurereste wie Acetoacetat, Hydroxybutyrat, Lactat, Acetat, Oxalat, Salizylat, Sulfat, Phosphat und anionische Eiweiße.

Die wichtigsten Ursachen einer **erweiterten Anionenlücke** sind die Niereninsuffizienz, Ketoazidose und Lactatazidose (Tab. 21-12). Ist die Zunahme der Anionenlücke wesentlich größer als die Abnahme des HCO_3^-, ist an eine kombinierte Störung zu denken. Eine Veränderung der AL ist auch ohne Störung des Säure-Basenhaushaltes möglich.

Bei metabolischer Azidose mit **normaler AL („hyperchlorämische Azidose")** wird das durch H^+-Ionen titrierte HCO_3^- durch Cl^- ersetzt. Hier werden Krankheitsbilder mit erniedrigtem und normalem bzw. erhöhtem Kalium unterschieden.

Lactatazidose

Die Lactatazidose kann als besonders schwere Form der metabolischen Azidose auftreten.

Glucose wird unter anaeroben Bedingungen zu Lactat und dies zu CO_2 und H_2O abgebaut.

Der **Lactatspiegel** ist Ausdruck des Verhältnisses zwischen Synthese (vorwiegend in Skelettmuskulatur, Haut, Darm und Erythrozyten) und oxidativem Abbau (in Leber und Nieren). Ein erhöhter Lactatspiegel entsteht durch vermehrte Produktion bei O_2-Mangel und/oder durch einen gestörten Abbau zu CO_2 und H_2O bei unzureichender Gewebeoxigenierung und Störung mitochondrialer Funktionen (z.B. Schockzustände, Leberversagen).

Ursachen einer Lactatazidose können sein: körperliche Anstrengung, diabetische Ketoazidose, Kohlenhydratinfusionen, Alkalose, Alkohol, Hypoxie, Schockzustände, Biguanide, Malignome.

S Entstehung der Symptome

Die typische, tiefe und etwas beschleunigte Atmung (Kußmaul-Atmung) entsteht kompensatorisch. Eine intra-extrazelluläre Umverteilung bedingt eine Hyperkaliämie bei vermindertem Kaliumbestand mit der Folge von zerebralen Symptomen und Rhythmusstörungen.

T Therapieansätze

Entscheidend ist die Behandlung der Grundkrankheit (Insulin bei diabetischer Ketoazidose, Schockbehandlung bei Lactatazidose, Hämodialysebehandlung bei renaler Azidose, Bicarbonatbehandlung bei sehr ausgeprägter Azidose).

Metabolische Alkalose

Ä/P Ätiologie und Pathogenese

Die metabolische Alkalose entsteht durch Verlust von H^+-Ionen (und damit renale Bicarbonatretention) oder durch Zufuhr von HCO_3^-.

In beiden Fällen kommt es zum HCO_3^--Anstieg und kompensatorisch innerhalb von Minuten zum Anstieg des pCO_2, der sein Maximum nach 12–24 h erreicht.

Die häufigsten **Ursachen** einer metabolischen Alkalose gehen mit Chloridverlusten einher und lassen sich therapeutisch durch Chloridzufuhr bessern (**„chloridsensitive"** metabolische Alkalose).

Bei primärem Mineralocorticoidüberschuß liegt kein Chloridverlust vor, so daß eine **„Chloridresistenz"** besteht (Tab. 21-13).

Die sogenannte **„gastrische Alkalose"** entsteht nur z.T. durch HCl-Verlust, überwiegend jedoch durch renale Kompensationsmechanismen. Dies gilt auch für die begleitende **Hypokaliämie,** die nicht über den Verlust von kaliumarmem Magensaft, sondern vorwiegend über den sekundären renalen Kaliumverlust entsteht. Die Mechanismen sind eine Verminderung des effektiven zirkulierenden Blutvolumens, Mineralocorticoidexzeß und Hypokaliämie. Darüber hinaus wird durch den HCl-Verlust eine große Menge HCO_3^- frei, wobei die tubuläre Reabsorptionskapazität erschöpft wird. Der dadurch begünstigte Volumenmangel wirkt zusätzlich zum Hyperaldosteronismus, der über die Hypokaliämie die metabolische Alkalose aufrechterhält.

S Entstehung der Symptome

Die metabolische Alkalose führt zur Hypokaliämie mit der entsprechenden Symptomatik (s.o.).

T Therapieansätze

Neben der Behandlung der Grunderkrankung erfolgt bei Chloridmangel die Zufuhr von NaCl-Lösung, damit eine renale Natrium-Bicarbonatelimination erfolgen kann. Darüber hinaus wird KCl, ggfls. auch Spironolacton gegeben.

Tab. 21-13 Ursachen der metabolischen Alkalose.

„Chlorid-sensitive" metabolische Alkalose	„Chlorid-resistente" metabolische Alkalose
gastrointestinale Verluste (Erbrechen, Magendrainage, Durchfall, villöses Kolonadenom, kongenitale chloridverlierende Diarrhö)	primärer Hyperaldosteronismus, Morbus Cushing, exogene Mineralocorticoidzufuhr
renal (Diuretika),	Lakritze, Carbenoxolon, Bartter-Syndron
posthyperkapnische Alkalose	exogene Alkalizufuhr
Na^+- oder K^+-Penicilline in hoher Dosis, „Kontraktionsalkalose"	schwerer Kaliummangel

Respiratorische Azidose

Ätiologie und Pathogenese

Ursache der respiratorischen Azidose ist eine alveoläre Hypoventilation mit einem primären Anstieg des pCO_2.

Der Anstieg des pCO_2 führt **„akut“** zur Verschiebung der Reaktionsgleichung 1 nach rechts und damit sekundär zum HCO_3^--Anstieg.

Nach etwa 6 Stunden setzen die renalen, metabolischen **Kompensationsmechanismen** ein, indem vermehrt H^+-Ionen (überwiegend durch den Ammoniummechanismus) ausgeschieden werden. Der Kompensationsvorgang erreicht aber nicht das Ausmaß der primären respiratorischen Störung.

Liegt das $HCO_3^- < 10$ mmol/l, so ist von vornherein eine metabolische Störung anzunehmen.

Bei respiratorischen Störungen ist zwischen akuten und chronischen Prozessen zu unterscheiden. Tabelle 21-14 listet die Ursachen der respiratorischen Azidose auf.

Entstehung der Symptome

Der pCO_2-Anstieg **(Hyperkapnie)** bedingt eine Vasodilatation der Hirngefäße und kann bei raschem Anstieg zur intrakraniellen Drucksteigerung mit Stauungspapille, Verwirrtheitszuständen und zum Koma führen. Gelegentlich zeigt sich eine Vasodilatation der Konjunktiven und der Gesichtshaut.

Hyperkapnie und die oft zusätzlich vorliegende **Hypoxämie** führen außerdem zur Tachykardie, zum Blutdruckanstieg, zu einer Konstriktion der Lungengefäße und zur pulmonalen Hypertonie. Bei längerem Bestehen kann sich ein Cor pulmonale entwickeln.

Azidose bedeutet außerdem eine Rechtsverschiebung der Sauerstoffbindungskurve mit Abnahme des arteriellen Sauerstofftransports durch Verminderung der Sauerstoffbindung an Hämoglobin im höheren Sättigungsbereich. Weiterhin wird die Entwicklung einer Hyperkaliämie begünstigt.

Therapieansätze

Behandlung des Grundleidens.

Tab. 21-14 Ursachen der respiratorischen Azidose.

Mechanismus	Erkrankungen
Depression des Atemzentrums	Medikamente, organische Läsionen, primäre alveoläre Hypoventilation
neuromuskuläre Störungen	Myopathie, Neuropathie, Hyper- / Hypokaliämie, Intoxikationen
Störungen der Atemmechanik	Rippenfrakturen, Kyphoskoliose, Pneumothorax
Lungenerkrankungen	akute und chronische obstruktive Lungenerkrankungen, Pneumonie, Lungenödem
verschiedene weitere Ursachen	fehlerhafte Beatmung, Herz-Kreislauf-Stillstand

Tab. 21-15 Ursachen der respiratorischen Alkalose.

Mechanismen	Erkrankungen
Stimulation des ZNS	psychogen (Hyperventilation), organische Läsionen (z. B. Infarkt, Tumor, Trauma), Medikamente (Salizylate, Katecholamine, Analeptika), hormonal (Gestagene, Hyperthyreose), verschiedene Ursachen (Fieber, Sepsis, Leberinsuffizienz)
Stimulation peripherer Chemorezeptoren	Hypoxie
Stimulation intrathorakaler Rezeptoren	Lungenparenchymerkrankungen, Lungenembolie, Lungenödem
Mechanische Hyperventilation	

Respiratorische Alkalose

Ätiologie und Pathogenese

Die respiratorische Alkalose ist durch einen primären Abfall des pCO_2 gekennzeichnet und entsteht durch alveoläre Hyperventilation. Der pCO_2-Abfall dämpft das Atemzentrum und limitiert sich damit selbst.

Die Reaktionsgleichung 1 verschiebt sich nach links, wodurch HCO_3^- ebenfalls abfällt und den pH-Anstieg begrenzt **(akute respiratorische Alkalose).** Nach 6-8 h wird die renale metabolische Kompensation wirksam **(chronische respiratorische Alkalose)** (Tab. 21-15).

Entstehung der Symptome

Durch die Alkalose und die mit ihr einhergehende Verminderung des freien ionisierten Kalziums kommt es zu einer gesteigerten neurophysiologischen Erregbarkeit (s. Hypokalziämie), einer verminderten Hirndurchblutung aufgrund der zerebralen Vasokonstriktion mit daraus folgenden zerebralen Stoffwechselstörungen.

Darüber hinaus findet sich bei Alkalose eine Zunahme der Sauerstoffaffinität des Hämoglobins mit erschwerter Sauerstoffabgabe in den Geweben sowie die Begünstigung einer Hypokaliämie.

Therapieansätze

Bei akuter Hyperventilation Beruhigung, leichte Sedierung oder Rückatmung in einen Plastikbeutel, die zur CO_2-Anreicherung führt. Bei chronischer respiratorischer Alkalose ist die Grundkrankheit zu behandeln.

Brenner, B.M (ed.): The kidney, 5.ed, vol.1. Saunders, Philadelphia 1996.
Cohen, J.J., J.P. Kassierer: Acid-Base, 1. ed. Little, Brown and Co, Boston 1982.
Isselbacher, K.J., E. Braunwald, J.D. Wilson, J.B. Martin, A.S. Fauci, D.L. Kasper (eds.): Harrison´s Principles of Internal Medicine, 13. ed. McGraw-Hill, New York 1994.
Truniger, B., P. Richards: Wasser- und Elektrolythaushalt. Diagnostik und Therapie, 5. Aufl. Thieme, Stuttgart-New York 1985.

22 Ösophagus

Volker Groß, Jürgen Schölmerich

22.1 Physiologie und Pathophysiologie (Adaptionsmechanismen der Organfunktion)

Der Ösophagus besitzt zwei wichtige Funktionen:

- Er transportiert Speisen von der Mundhöhle in den Magen,
- er verhindert den Reflux von Mageninhalt.

Die Länge des Ösophagus beträgt beim Erwachsenen 25–30 cm. Der Übergang vom Ösophagus zum Magen befindet sich in einem Abstand von ca. 40 cm von der vorderen Zahnreihe. Funktionell lassen sich drei **Ösophagusabschnitte** unterscheiden (Abb. 22-1):

- zervikaler (oberer) Ösophagussphinkter,
- thorakaler (tubulärer) Ösophagus,
- abdominaler (unterer) Ösophagussphinkter.

Die Muskulatur des oberen Ösophagussphinkters sowie der angrenzende Bereich des tubulären Ösophagus bestehen aus **quergestreiften Muskelfasern.** Daran schließt sich eine Übergangszone an, die knapp die Hälfte der Länge des tubulären Ösophagus umfaßt. In dieser Übergangszone befinden sich sowohl quergestreifte als auch glatte Muskelfasern. Die distale Hälfte des tubulären Ösophagus sowie der untere Ösophagussphinkter (ca. 2–3,5 cm lang) sind aus **glatten Muskelfasern** aufgebaut (Abb. 22-2). Die Ösophagusschleimhaut ist von einem mehrschichtigen Plattenepithel bedeckt.

Im **Ruhezustand** ist der obere Ösophagussphinkter tonisch verschlossen. (Druck 30–140 mmHg). Im tubulären Ösophagus entspricht der Ruhedruck weitgehend dem im Thoraxraum bestehenden Druck, d.h. er wird inspiratorisch negativ. Der untere Ösophagussphinkter hat einen **Ruhedruck** zwischen 15 und 25 mmHg. Er verhindert damit den Reflux von Mageninhalt in den distalen Ösophagus (Abb. 22-3a).

Der Ösophagus ist komplex innerviert (Abb. 22-2). Die **Kontrolle der Ösophagusmotilität** sitzt in einem Schluckzentrum im Hirnstamm, das **afferente Signale** empfängt. Dabei handelt es sich sowohl um sensorische Signale aus dem Oropharynx, die über den N. vagus und andere Hirnnerven (Nn. trigeminus, facialis, hypoglossus, glossopharyngeus) übertragen werden, als auch um sensorische Signale aus dem übrigen Ösophagus, die über den N. vagus geleitet werden. Die quergestreifte Muskulatur wird **efferent** über die Nn. trigeminus, facialis, hypoglossus, sowie Teile des N. vagus versorgt; die glatte Muskulatur über den N. vagus. Darüber hinaus existiert auch eine **sympathische Innervation.** Ihr wird hauptsächlich eine modulierende Funktion für die Kontraktilität zugeschrieben.

In der Ösophaguswand liegt der **Plexus myentericus.** Es gibt zwei Typen von Effektor-Neuronen, die durch präganglionäre Vagusfasern stimuliert werden:

- **exzitatorische Nerven,** die durch nikotinerge Rezeptoren stimuliert werden und eine cholinerge Exzitation der glatten Muskulatur (hauptsächlich über M3-Rezeptoren, aber auch über M2-Rezeptoren) bewirken,
- **inhibitorische Neuronen,** die durch nikotinerge und durch muskarinerge (M1-)Rezeptoren stimuliert werden und deren Wirkung weder adrenerg und noch

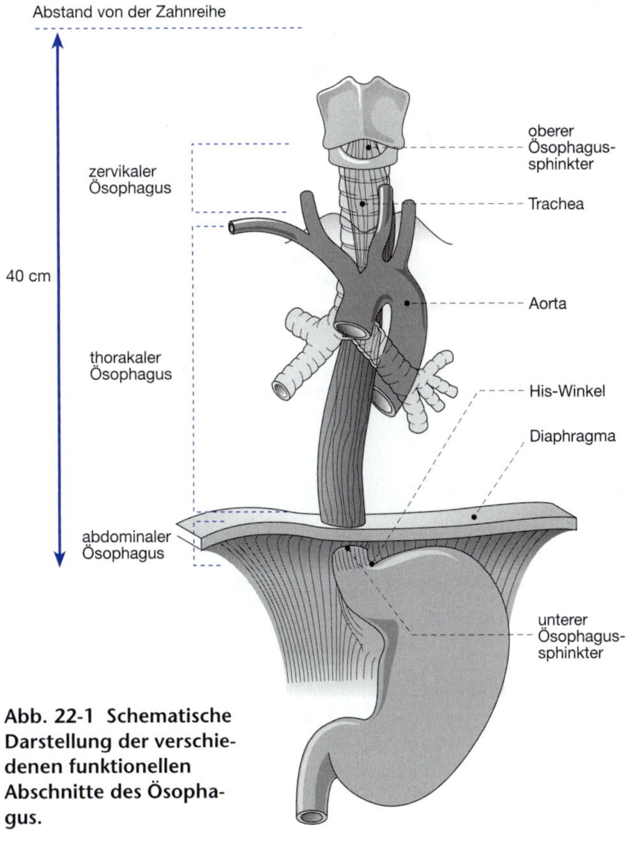

Abb. 22-1 Schematische Darstellung der verschiedenen funktionellen Abschnitte des Ösophagus.

cholinerg ist; wahrscheinlich wird sie über Stickstoffmonoxid (NO) vermittelt.

Der untere Ösophagussphinkter wird durch beide Typen von Neuronen innerviert. Zusätzlich kann seine Funktion durch verschiedene Peptidhormone sowie Medikamente und Nahrungsbestandteile beeinflußt werden (Tab. 22-1).

Der **Schluckakt** beginnt mit dem Verschluß von Kehlkopfeingang und Nasenraum. Mit Hilfe der Zungen- und Rachenmuskulatur wird die Speise in den Ösophagus gepreßt **(buccopharyngeale Phase** des Schluckakts). Im tubulären Ösophagus läuft eine **peristaltische Kontraktionswelle** in kraniokaudaler Richtung, die den Speiseröhreninhalt vor sich her schiebt. Bevor die Kontraktionswelle den unteren Ösophagussphinkter erreicht, erschlafft dieser, so daß ein **Druckausgleich zwischen Speiseröhre und Magen** entsteht und der Speisebolus in den Magen eintreten kann.

Die **Ösophagusmanometrie** veranschaulicht die Physiologie des Schluckens (Abb. 22-3).

Die durch einen normalen Schluckakt ausgelösten peristaltischen Kontraktionen des tubulären Ösophagus werden **primäre Kontraktionen** genannt. Unabhängig vom normalen Schluckvorgang können auch durch lokale Dehnungsreize, z.B. durch Reflux von Mageninhalt peristaltische Kontraktionen des tubulären Ösophagus ausgelöst werden **(sekundäre Kontraktionen).** Tertiäre Kontraktionen sind ungeordnete, nicht fortschreitende, segmentale Kontraktionen.

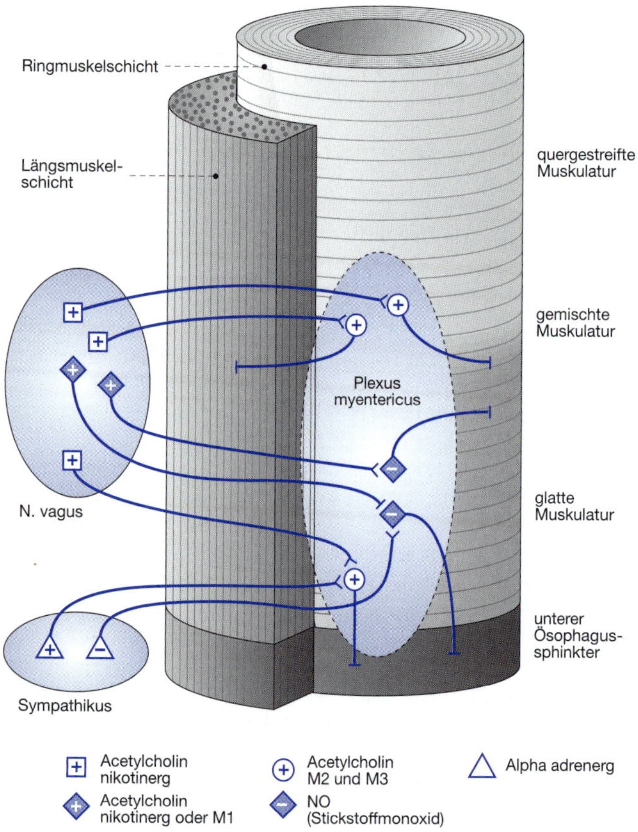

Abb. 22-2 Schematische Darstellung der efferenten Ösophagusinnervation.

Tab. 22-1 Beeinflussung des Druckes im unteren Ösophagussphinkter.

	Erhöhung	Erniedrigung
Hormone und Neurotransmitter	Gastrin Motilin Substanz P Somatostatin Histamin	Sekretin Cholecystokinin Glucagon Neurotensin GIP (gastrisches inhibitorisches Peptid) VIP (vasoaktives intestinales Peptid) Progesteron
Medikamente	α-Adrenergika β-Blocker Cholinergika Antazida	α-Blocker β-Adrenergika Anticholinergika Calciumantagonisten Nitrate Benzodiazepine
Nahrungsbestandteile	Protein	Fett Alkohol
Sonstiges		Schwangerschaft Rauchen

22.1.1 Allgemeine Pathophysiologie

Störungen der Ösophagusfunktion können im Rahmen eigenständiger Ösophaguserkrankungen, von Systemerkrankungen, Erkrankungen der übergeordneten nervalen Regulationszentren oder Erkrankungen der Nachbarorgane verursacht werden.

Zu den **eigenständigen Ösophaguserkrankungen** zählen:

- anatomische Veränderungen (z.B. Fehlbildungen, Divertikel, benigne oder maligne Tumoren) sowie
- funktionelle Erkrankungen (z.B. Motilitätsstörungen, Achalasie, gastroösophageale Refluxkrankheit).

Zu den **Systemerkrankungen,** die zu einer Störung der Ösophagusfunktion führen, zählen entzündliche (z.B. Polymyositis, Dermatomyositis, Systemsklerose) oder degenerative (z. B. Myotonia dystrophica) Muskelerkrankungen.

Störungen der übergeordneten nervalen Zentren können vielfältige Ursachen haben (z.B. zerebrovaskulärer Insult, Morbus Parkinson, Hirnstammtumoren, amyotrophe Lateralsklerose, Multiple Sklerose, Poliomyelitis, progressive Bulbärparalyse). Auch eine Polyneuropathie, beispielsweise im Rahmen eines Diabetes mellitus, kann zur Ösophagusfunktionsstörung führen.

Erkrankungen anatomisch benachbarter Organe können die Ösophagusfunktion stören. Selten können Gefäßanomalien wie ein doppelter Aortenbogen oder eine abnorm verlaufende A. subclavia die Speiseröhre umklammern oder komprimieren. Häufiger ist eine Kompression durch eine vergrößerte Schilddrüse (Struma), Schilddrüsentumoren oder verschiedene Mediastinaltumoren.

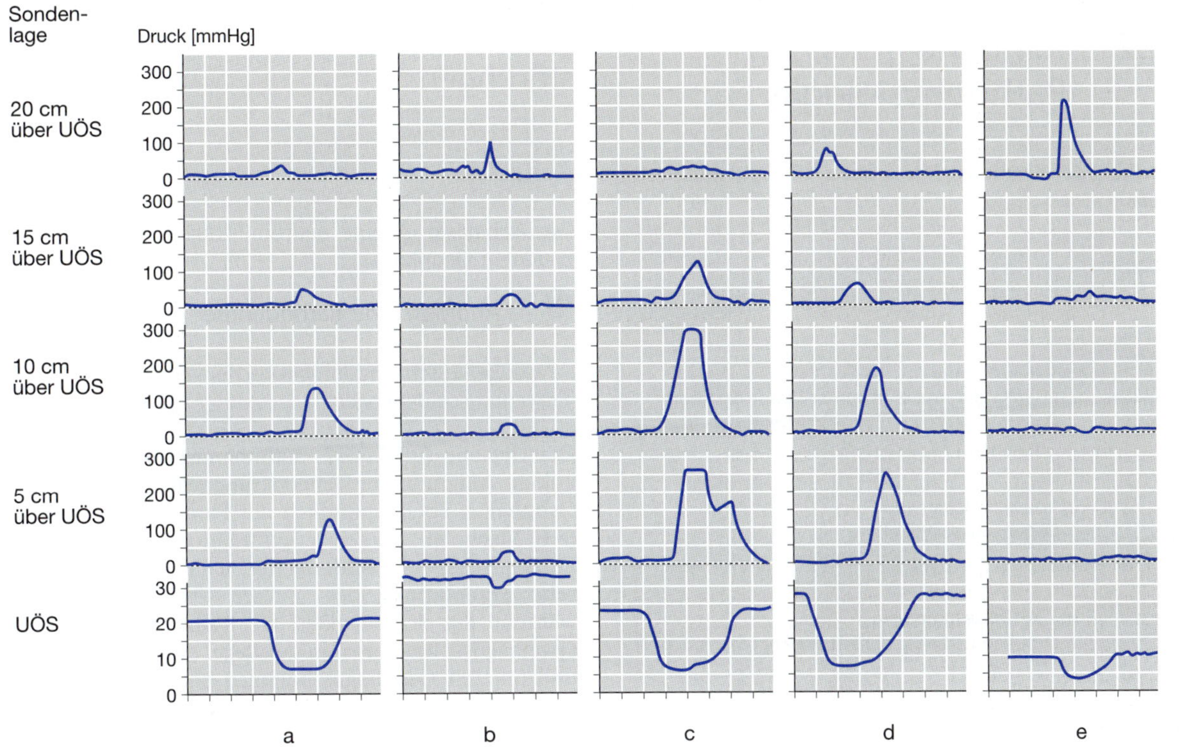

Abb. 22-3 Ösophagus-Manometrie.
Eine Sonde mit mehreren in definierten Abständen angebrachten Meßpunkten wird in den Ösophagus eingelegt und die beim Schluckvorgang sowie spontan auftretenden **Kontraktionen** registriert. Der unterste Meßpunkt liegt auf Höhe des unteren Ösophagussphinkters (UÖS), die weiteren **Meßpunkte** liegen jeweils im Abstand von 5 cm darüber.

a) Beim **normalen Schluckakt** schreitet eine fortgeleitete Kontraktionswelle durch den Ösophagus, begleitet von einer Relaxation des unteren Ösophagussphinkters.

b) Die **Achalasie** ist durch erhöhten Ruhedruck im unteren Ösophagussphinkter gekennzeichnet, der sich infolge eines Schluckaktes nicht adäquat relaxiert. Im tubulären Ösophagus sind nur geringe Kontraktionen meßbar, die nicht fortgeleitet sind (klassische Achalasie).

c) Beim **diffusen Ösophagusspasmus** finden sich simultane Kontraktionen im tubulären Ösophagus, die eine hohe Druckamplitude (über 200 mmHg) aufweisen.

d) Der **Nußknackerösophagus** zeigt fortgeleitete Kontraktionen im tubulären Ösophagus, die eine erhöhte Druckamplitude (über 200 mmHg) besitzen.

e) Bei der **Sklerodermie** finden sich ausreichende Kontraktionen im proximalen (mit quergestreiften Muskelfasern ausgestatteten) Ösophagus, während im distalen Ösophagus (glatte Muskelfasern) keine peristaltischen Kontraktionen mehr stattfinden. Der Druck im unteren Ösophagussphinkter ist erniedrigt.

22.1.2 Folgen der gestörten Ösophagusfunktion

Die wesentlichen **Symptome** von Ösophaguserkrankungen sind
- Dysphagie (gestörter Schluckakt), ggf. Regurgitation (Hervorwürgen von Speisen aus dem Ösophagus),
- Odynophagie (schmerzhafter Schluckakt), ggf. spontane retrosternale Schmerzen oder Sodbrennen (Pyrosis).

Eine **Dysphagie** kann durch neuromuskuläre Erkrankungen des Pharynx oder oberen Ösophagus bedingt sein, welche die buccopharyngeale Phase des Schluckaktes und das Eintreten der Nahrung in die Speiseröhre behindern. Dies führt häufig zur **Aspiration von Nahrungsbestandteilen** in die Atemwege mit Aspirationspneumonien.

Tumoren, narbige Einengungen oder Funktionsstörungen im distalen Ösophagus können zum **Aufstau der Nahrung** im Ösophagus proximal des Hindernisses führen. Der Ösophagus füllt sich mit Nahrungsbestandteilen an, die dann unverdaut regurgitiert werden. Im Laufe der Zeit weitet sich der Ösophagus oberhalb des Hindernisses aus **(Dilatation).** Die Passagestörung betrifft in der Regel zunächst feste, später flüssige Speisen. Unbehandelt kann sich eine Unterernährung entwickeln.

In den oberen Ösophagusanteilen gibt es **Schmerzrezeptoren,** die auf thermische und chemische Stimuli reagieren. In den distalen Anteilen kann der Schmerz über Dehnungsrezeptoren der Muskulatur oder über Chemorezeptoren der Mukosa ausgelöst werden. Eine **Odynophagie** findet man vor allem bei Entzündungen des Ösophagus (Infektionskrankheiten wie Herpes, Zytomegalie, Candida, Verätzungen nach Verschlucken von Säuren, Laugen und anderen toxischen Substanzen, gastroösophagealer Refluxerkrankung oder nach Bestrahlungstherapie).

22.2 Klinische Pathophysiologie

Einteilung der Krankheitsbilder nach Ätiologie und Pathogenese

genetisch/angeboren
Ösophagusatresie
Ösophagusmembranen

erworben
1 metabolisch/nutritiv
Ösophagusring bei Plummer-Vinson-Syndrom (Eisenmangel)

2 dysregulativ/hormonell
–

3 degenerativ
Ösophagusdivertikel

4 vaskulär
–

5 entzündlich/immunologisch
Ösophagusstenose bei systemischer Sklerodermie

6 infektiös
Ösophagitis (v.a.durch Candida/CMV bei Immunsuppression)

7 neoplastisch
Ösophaguskarzinom
Ösophagus-Leiomyom

8 medikamentös/toxisch
–

9 mechanisch
Hiatusgleithernie
Traktionsdivertikel

10 neuromuskulär
Achalasie
diffuser Ösophagusspasmus
„Nußknacker-Ösophagus"

sonstige/unklar/multifaktoriell
Refluxösophagitis
Barrett-Ösophagus

22.2.1 Fehlbildungen

Fehlbildungen im Ösophagus können angeboren oder erworben sein. Sie stören die normale Struktur des Ösophagus durch Verschluß oder Einengung des Lumens bzw. durch Aussackungen der Ösophaguswand. Das wesentliche Symptom ist die Schluckstörung.

22.2.2 Motilitätsstörungen

Alle Erkrankungen, die das neuromuskuläre System des Ösophagus betreffen, können zu einer Motilitätsstörung führen. Es lassen sich primäre Motilitätsstörungen und sekundäre Motilitätsstörungen infolge anderer Erkrankungen unterscheiden.

Primäre Ösophagusmotilitätsstörungen

Achalasie

Die Achalasie ist eine neuromuskuläre Erkrankung des kaudalen Ösophagus.

Ä/P Ätiologie und Pathogenese

Pathogenetisch sind inhibitorische Neuronen im Plexus myentericus denerviert.

Die Ursache (infektiös?, autoimmun?, ischämisch?) ist unklar. Aufgrund der Denervierung reagiert der terminale Ösophagus überempfindlich auf Parasympathomimetika (z.B. Mecholyl), die starke Kontraktionen auslösen.

Typischerweise **fehlt** bei der Achalasie die **reflektorische Erschlaffung** des unteren Ösophagussphinkters während des Schluckaktes. Der Ruhedruck im unteren Ösophagussphinkter ist in der Regel erhöht. Im mittleren und unteren Ösophagus kommen bei der Achalasie bis auf Ausnahmen nur lokale, nicht fortschreitende, simultane Kontraktionen vor (Abb. 22-3b). Dadurch stauen sich die Speisen im Ösophagus. Im Verlauf der Erkrankung entwickelt sich eine **ausgeprägte Ösophagusdilatation** (Megaösophagus).

Neben dieser Form der klassischen Achalasie gibt es eine weitere Form, bei der nur eine mäßige Ösophagusdilatation auftritt und noch kräftigere Kontraktionen nachweisbar sind **(hypermotile Achalasie).**

S Entstehung der Symptome

Die Patienten leiden unter Dysphagie, Regurgitation, Druckgefühl, aber auch retrosternalen Schmerzen. **Sekundär** können sich eine Gewichtsabnahme und Mangelernährung entwickeln.

T Therapieansätze

Die Therapie besteht in einer Sprengung der Muskultur des unteren Ösophagussphinkters. Dies kann nichtinvasiv durch Ballondilatation oder operativ (extramuköse Myotomie) erfolgen.

Diffuser Ösophagusspasmus

Beim Ösophagusspasmus bestehen **aperistaltische simultane** Kontraktionen des tubulären Ösophagus (Abb. 22-3c). Dies führt zu krampfartigen retrosternalen Schmerzen und Dysphagie, da der Schluckakt behindert ist. Wie bei der Achalasie findet sich eine Überempfindlichkeit gegenüber Cholinergika. Therapeutisch können Kalziumantagonisten oder Nitrate eingesetzt werden.

Hyperkontraktiler Ösophagus („Nußknackerösophagus")

Es treten Ösophaguskontraktionen mit abnorm hoher Amplitude und langer Dauer auf, die jedoch im Gegensatz zum Ösophagusspasmus **peristaltisch** ablaufen (Abb. 22-3d). Der **hyperkontraktile** Ösophagus kann ähnlich wie der diffuse Ösophagusspasmus zu krampfartigen retrosternalen Schmerzen führen. Die Kontraktionen können nur **intermittierend** auftreten, daher manometrisch schwer oder nur in einer Langzeitableitung erfaßbar sein. Therapeutisch können Kalziumantagonisten oder Nitrate eingesetzt werden.

Sekundäre Ösophagusmotilitätsstörungen

Sekundäre Ösophagusmotilitätsstörungen finden sich bei Kollagenosen, neurologischen Erkrankungen, muskulären Erkrankungen, Stoffwechselstörungen.

Sklerodermie

Häufig ist die sekundäre Ösophagusmotilitätsstörung bei der Sklerodermie (s. Kap. 33).

Ä/P Ätiologie und Pathogenese

Im **Frühstadium** ist typischerweise die Kontraktion im oberen Ösophagus (quergestreifte Muskulatur) erhalten, während in den unteren zwei Dritteln durch eine Fibrosierung die Kontraktionskraft reduziert ist. Im **fortgeschrittenen Stadium** der Erkrankung kann der Ösophagus völlig amotil werden (Abb. 22-3e). Gleichzeitig ist auch die Funktion des unteren Ösophagussphinkters gestört, so daß es zum **Reflux** von Mageninhalt in die Speiseröhre mit den Symptomen der Refluxösophagitis kommt. Die Therapie besteht in der Behandlung der Refluxkrankheit.

22.2.3 Gastroösophageale Refluxerkrankung

Wichtigster Schutzmechanismus gegen einen gastroösophagealen Reflux ist der **untere Ösophagussphinkter,** der eine Ausdehnung von 2–3,5 cm hat. Er ist manometrisch als Hochdruckzone erfaßbar.

Durch die teilweise intraabdominelle Lage des unteren Ösophagussphinkters wird der Verschlußmechanismus durch den **intraabdominellen Druck** unterstützt. Ein weiterer Faktor ist die **Kompression** des distalen Ösophagus **durch die Zwerchfellschenkel** bei tiefer Inspiration.

Die Bedeutung des spitzen **His-Winkels** zwischen Ösophagus und Fundus zur Kontinenzerhaltung wird unterschiedlich beurteilt. Ein geringer gastroösophagealer Reflux kommt auch beim Gesunden, insbesondere postprandial vor.

Die Wiederherstellung des normalen neutralen pH-Wertes im Ösophagus nach Reflux von saurem Magensaft **(Clearance)** beruht auf zwei Mechanismen:

- Durch **sekundäre Kontraktionen** wird der größte Teil des Refluats wieder in den Magen befördert. Der pH bleibt jedoch durch zurückbleibende geringe Mengen sauren Magensaftes zunächst noch sauer.
- Durch das nachfolgende Schlucken von Speichel erfolgt eine **Neutralisation.**

Ä/P Ätiologie und Pathogenese

Die gastroösophageale Refluxerkrankung ist **multifaktorieller Genese.** Sie wird ausgelöst bzw. unterhalten durch

- transiente Relaxation des unteren Ösophagussphinkters,
- transienten Anstieg des intraabdominellen Druckes, der den unteren Ösophagussphinkterdruck überwindet (Streßreflux),
- spontanen Reflux durch einen insuffizienten Ösophagussphinkter,
- verminderte „Clearance"-Funktion des tubulären Ösophagus.

Die Überdehnung des Magens ist der hauptsächliche Faktor für eine **transiente Relaxation** des unteren Ösophagussphinkters. Eine Hiatusgleithernie fördert die Entstehung eines Refluxes. Darüber hinaus kann eine gestörte Magenentleerung zu einem gesteigerten Reflux führen. Die **schädigenden Faktoren** für die Ösophagusschleimhaut sind Säure und Pepsin, bei Patienten mit duodenogastrischem Reflux oder Patienten nach Magenteilresektion werden oft zusätzlich Gallensäuren als schädigende Agenzien diskutiert.

Mittels Ösophagus-pH-metrie läßt sich feststellen, in welchem Ausmaß und zu welchen Zeiten ein gastroösophagealer Reflux (pH-Wert in der distalen Speiseröhre < 4,0) stattfindet.

> Ein pathologischer Reflux ist dadurch definiert, daß während mehr als 4–8% der Registrierdauer der pH < 4,0 ist.
> Entsprechend des **Refluxmusters** lassen sich Patienten mit vorwiegendem Tagreflux, vorwiegendem Nachtreflux oder gemischtem Reflux unterscheiden (Abb. 22-4).

Letztendlich entscheidet die Zeitdauer, während der die Ösophagusschleimhaut der Säure ausgesetzt ist, über das **Ausmaß der Schädigung.** Dies zeigt sich zunächst in einzelnen Erosionen (Refluxösophagitis Stadium 1), die konfluieren (Stadium 2) und schließlich die gesamte Zirkumferenz des Ösophagus einnehmen können (Stadium 3). Als **Komplikationen** der Refluxösophagitis können sich Ulzera und narbige Ösophagusstenosen entwickeln (Stadium 4).

Als weitere Komplikation der Refluxkrankheit kann ein **Barrett-Ösophagus** entstehen. Beim Barrett-Ösophagus ist der distale Ösophagus über eine wechselnd lange Strecke mit spezialisiertem Zylinderepithel **(intestinale Metaplasie)** anstatt des normalerweise vorhandenen Plattenepithels ausgekleidet. Es finden sich häufig Ulzera im Bereich der Zylinderepithelschleimhaut (Barrett-Ulkus) oder am Übergang vom Plattenepithel zum Zylinderepithel (Übergangsulkus). Der Barrett-Ösophagus ist mit einem **erhöhten Karzinomrisiko** vergesellschaftet.

S Entstehung der Symptome

Die Symptome der Refluxkrankheit sind Sodbrennen, retrosternale Schmerzen sowie Dysphagie (bei Stenosen). Bei ausgeprägtem Reflux, vor allem nachts, kann es auch zu einer Schädigung des Larynx (Heiserheit) sowie gehäuften Atemwegsinfekten kommen.

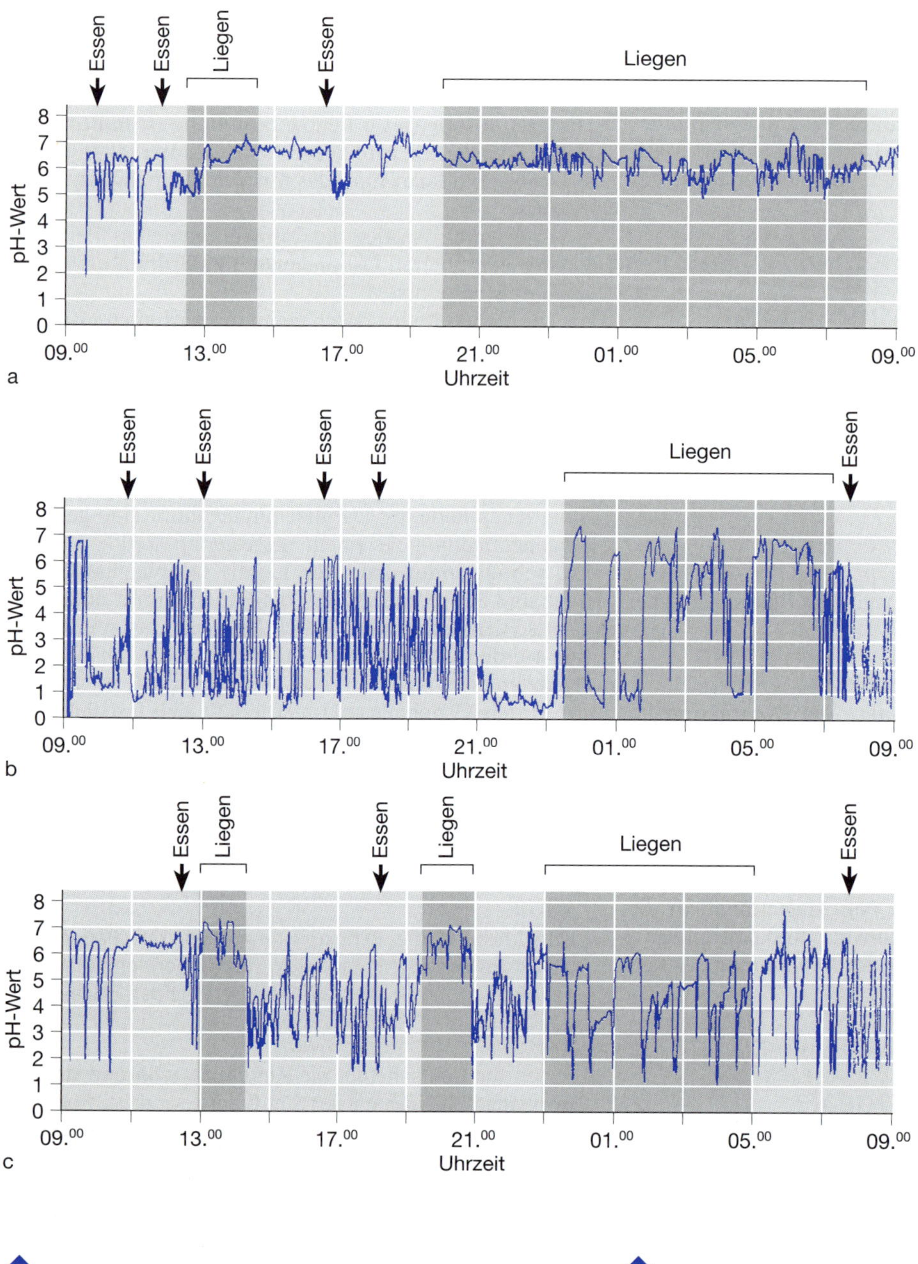

Abb. 22-4 Ösophagus-pH-Metrie.
Für die Ösophagus-pH-Metrie wird eine dünne pH-Sonde durch die Nase in die Speiseröhre eingeführt. Der **ösophagogastrale Übergang** läßt sich durch einen abrupten pH-Sprung von ca. 6-7 auf 1-2,5 lokalisieren. Die Sonde wird danach um 5 cm zurückgezogen, so daß sie proximal des unteren Ösophagussphinkters liegt. Dort wird kontinuierlich über 24 Stunden der pH-Wert registriert.

a) **Normale** pH-Metrie mit neutralem pH im distalen Ösophagus und nur seltenen Episoden eines sauren Refluxes.
b) Häufige, zum Teil lang andauernde **Refluxepisoden,** vorwiegend während des **Tages.**
c) Gehäufte **Refluxepisoden** während des **Tages** und der **Nacht.**

Therapieansätze

Als Therapie wird in erster Linie die Magensäureresektion gehemmt (vor allem durch Protonenpumpenhemmer). Darüber hinaus gibt es chirurgische Verfahren, um den gastroösophagealen Übergang gegenüber dem Mageninhalt abzudichten (z.B. die Fundoplikatio, bei der eine Fundusmanschette um die Cardia gelegt wird).

22.2.4 Tumoren

Der Ösophagus kann Sitz benigner (am häufigsten **Leiomyom)** oder maligner Tumoren sein.

Der häufigste maligne Tumor ist das **Ösophaguskarzinom.** Es tritt häufig bei Männern im 6. und 7. Lebensjahrzehnt auf.

Ätiologie und Pathogenese

Risikofaktoren sind chronischer Alkohol- und Nikotinmißbrauch, frühere Verätzungen, Achalasie und Barrett-Ösophagus. Pathologisch **anatomisch** ist das Karzinom des tubulären Ösophagus ein Plattenepithelkarzinom. Das in der Barrett-Schleimhaut entstehende Karzinom ist ein Adenokarzinom.

Entstehung der Symptome

Die zum Arzt führenden Symptome sind in der Regel eine progrediente Dysphagie, die in Abhängigkeit von der Zeitdauer zu einer Dilatation der Speiseröhre proximal der Stenose und zur Regurgitation führt. Begleitend findet sich häufig ein Gewichtsverlust.

Galmicke, J.-P., J. Janssens: The pathophysiology of gastro-oesophageal reflux disease : an overview. Scand J. Gastroenterology 30 (1995) 7–18.

23 Magen und Duodenum

Volker Groß, Jürgen Schölmerich

23.1 Physiologie und Pathophysiologie (Adaptionsmechanismen der Organfunktion)

23.1.1 Magen

Der Magen dient als Reservoir für aufgenommene Nahrung. Sie wird zerkleinert, mit Magensaft vermischt und proportioniert in das Duodenum abgegeben.

Aufgrund von Schleimhautaufbau und Funktion unterscheidet man Kardia (Mageneingang), Fundus, Korpus und Antrum (Abb. 23-1). Fundus und proximaler Magenkorpus haben hauptsächlich **Speicherfunktion,** distaler Korpus und Antrum **Transportfunktion.**

Innervation

Der Magen wird parasympatisch und sympathisch innerviert. Die **parasympathische Innervation** verläuft über den Nervus vagus, der über einen vorderen und hinteren Ast den Magen erreicht. Er enthält viszerale afferente und präganglionäre efferente Fasern. Die Fasern des N. vagus kommunizieren mit dem Plexus submucosus (Meissner-Plexus) und dem Plexus myentericus (Auerbachscher Plexus).

Der **Sympathikus** erreicht den Magen über postganglionäre Fasern des Ganglion coeliacum, die entlang der Gefäße verlaufen.

Anatomie und Funktion

Die Oberfläche der Magenmukosa ist von einem einschichtigen hochzylindrischen **Oberflächenepithel** bedeckt. Es produziert Schleim und Bicarbonat und schützt vor dem sauren Magensaft.
Im Magen gibt es verschiedene Schleimhauttypen:
- Korpusschleimhaut,
- Antrumschleimhaut,
- Kardiaschleimhaut.

Im Magenkorpus und -fundus sind die Säure- und Pepsin-produzierenden **Korpusdrüsen** lokalisiert, die in die Foveolae gastricae münden. Sie enthalten:
- die vorwiegend an der Drüsenbasis gelegenen Hauptzellen (Pepsinsekretion),
- die im Bereich des Drüsenmittelstücks gelegenen Beleg- oder Parietalzellen (Säuresekretion, Intrinsic-Faktor-Bildung) sowie
- die zum Drüsenhals hin gelegenen Nebenzellen (Muzinproduktion).
- Zusätzlich finden sich endokrine Zellen, die regulatorische Funktionen wahrnehmen.

Die aufgrund ihrer Anfärbbarkeit als **enterochromaffin** bezeichneten Zellen enthalten Serotonin. Enterochromaffin-ähnliche (ECL–) Zellen in den Drüsen des Magenfundus enthalten Histamin. Somatostatin wird von den sogenannten D-Zellen gebildet.

In der Antrumschleimhaut liegen die mukoiden **Antrumdrüsen,** die alkalisches Sekret produzieren. Die Antrumdrüsen enthalten verschiedene Populationen endokriner Zellen. Die Gastrin produzierenden **(G)-Zellen** liegen vorwiegend in mittleren und tieferen Anteilen der Antrumdrüsen. Somatostatin wird von den **D-Zellen** produziert, die sich häufig in Nachbarschaft zu den G-Zellen befinden.

Die **Kardiadrüsen** ähneln in ihrem Aufbau den Antrumdrüsen. Sie enthalten verschiedene Mucin produzierende Zellen, neuroendokrine Zellen und undifferenzierte Zellen. Sie enthalten keine Hauptzellen oder Parietalzellen.

Die von den endokrinen Zellen der Magenschleimhaut gebildeten **Hormone** Gastrin, Somatostatin und Histamin regulieren die Säuresekretion durch die Parietalzellen (Abb. 23-2). Weitere gastrointestinale Hormone werden im Kapitel 35 behandelt.

Der **Pylorus** stellt den Übergang vom Magen zum Duodenum dar. Er erlaubt in der postprandialen Phase nur die Passage stark zerkleinerter Nahrung (< 1 mm Durchmesser).

Der Pylorus ist kein Antirefluxventil wie z.B. der untere Ösophagusshinkter. Daher ist ein **duodenogastraler Reflux,** d.h. der Übertritt vom Duodenalinhalt in den Magen, ein physiologischer Vorgang.

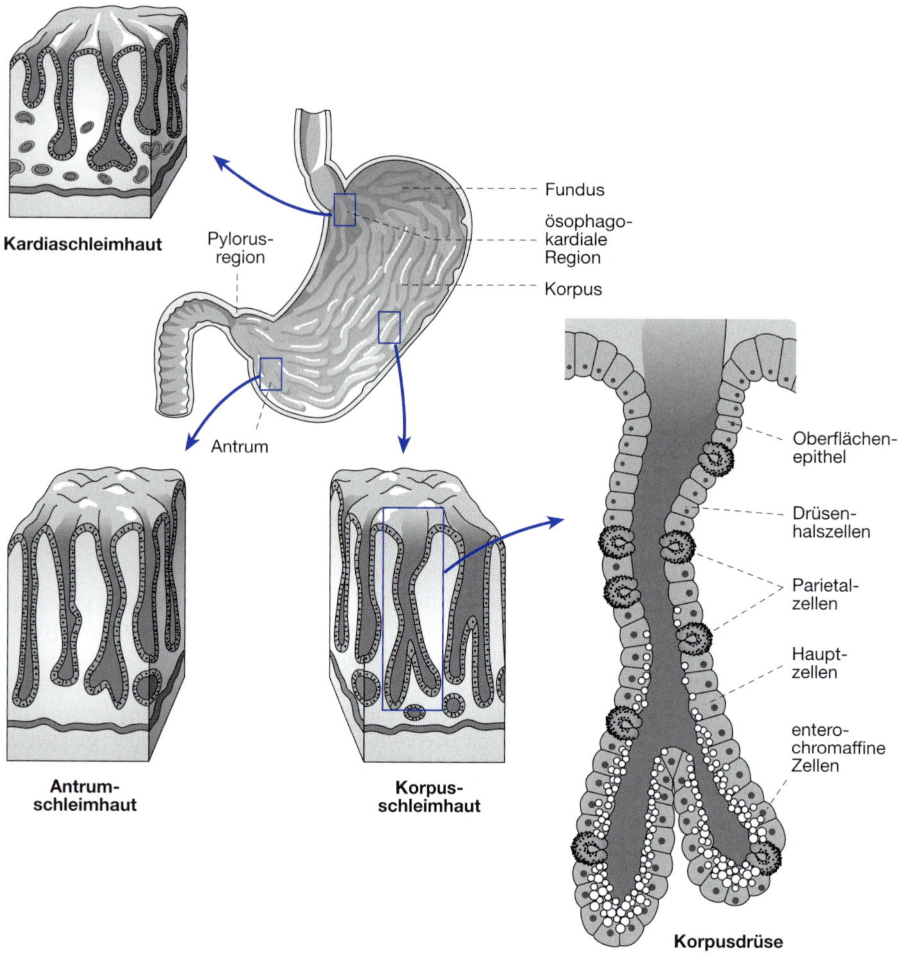

Abb. 23-1 Magenschleimhautaufbau.

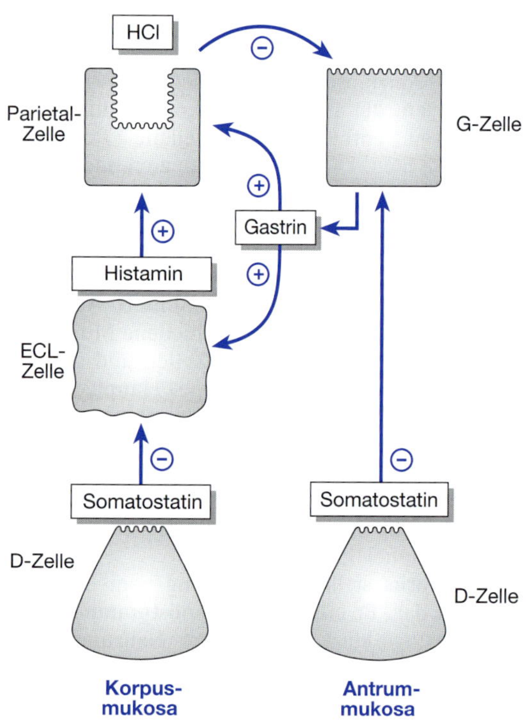

Abb. 23-2 Zusammenspiel endokriner Zellen der Magenschleimhaut bei der Regulation der Magensäure-Produktion.

23.1.2 Duodenum

Das Duodenum ist ein tubuläres Organ von ca. 30 cm Länge, das C-förmig den Pankreaskopf umgibt. In der Pars descendens duodeni liegt etwas unterhalb der Mitte die Papilla Vateri, die Mündung von Ductus choledochus und Pankreashauptgang. Ca. 2 cm darüber befindet sich die Minorpapille mit der Mündung des Ductus Santorini (s.a. Abb. 26-1).

Die **Duodenalschleimhaut** enthält die **Brunner-Drüsen,** die im proximalen Duodenum die größte Dichte aufweisen. Es handelt sich um verzweigte mukoide Drüsen, die ein visköses bicarbonatreiches alkalisches Sekret produzieren. Im Duodenum wird der Speisebrei alkalisiert und mit Galle und Pankreasenzymen vermischt; ferner beginnt die Nährstoffresorption (s. Kap. 24).

23.1.3 Magensekretion

Es werden täglich 1–1,5 l sauren Magensafts produziert. Die **Magensäure** hydrolysiert Nahrungsproteine, inaktiviert aufgenommene Mikroorganismen (z.B. Bakterien) und fördert die Resorption von Eisen im Dünndarm.

Der saure pH-Wert des Magensafts (ca. 1,0) im Vergleich zum Gewebe-pH von 7,4 beruht auf der Fähigkeit der **Parietalzellen** zur **Protonensekretion.** Dies ist ein **energieverbrauchender Prozeß,** der über die H^+/K^+-ATPase auf der luminalen (apikalen) Oberfläche der Parietalzellen vermittelt wird (Abb. 23-3).

Parallel zu H^+ wird Cl^- sezerniert. Durch die Carboanhydrase wird aus OH^- und CO_2 intrazelluläres HCO_3^-, das an der basolateralen Seite im Austausch gegen Cl^- die Zelle verlassen kann. Somit bleibt der **intrazelluläre pH-Wert konstant.**

Dies hat zur Folge, daß ein vermehrter Verlust von saurem Magensaft (anhaltendes Erbrechen) zu einer Anhäufung von HCO_3^- im Blut und damit zu einer **metabolischen Alkalose** führt (Abb. 23-3).

Die **H^+-Sekretion** der Parietalzellen wird durch verschiedene **Faktoren** reguliert. Die **Parietalzellen** besitzen Rezeptoren für Histamin (Histamin-H2-Rezeptoren), Acetylcholin (M3-Rezeptor) und Gastrin, die die Säureproduktion stimulieren. Die durch Gastrin und Acetylcholin vermittelte Säuresekretion beruht nicht nur auf einer direkten Wirkung an der Parietalzelle, sondern auch auf einer Stimulation von **Mastzellen.** Sie verfügen ebenfalls über Rezeptoren für Gastrin und Acetylcholin und reagieren auf diesen Stimulus mit einer vermehrten Histaminfreisetzung.

In Abwesenheit exogener Stimuli läßt sich die sogenannte **basale Säuresekretionsrate** bestimmen. Sie unterliegt zirkadianen Schwankungen (vormittags niedriger als nachmittags) und liegt im Mittel bei 4 mmol H^+/h. Nach Stimulation, z.B. durch Gabe von Pentagastrin (aktives Peptid des Gastrins) oder Nahrungsaufnahme, kann sie im Mittel auf 30–40 mmol H^+/h gesteigert werden.

Bei der Nahrungsaufnahme lassen sich verschiedene **Phasen der Säuresekretion** unterscheiden:

- kephale Phase,
- gastrale Phase,
- intestinale Phase.

Initial wird während der **kephalen Phase** die Säuresekretion über den N. vagus gesteigert. Während der **gastralen Phase** erfolgt eine weitere Steigerung hauptsächlich durch zwei Mechanismen:

- die Magendehnung (Mediatoren: Acetylcholin, Histamin, Gastrin),
- die Stimulation der Gastrinproduktion im Magenantrum durch Peptide und Aminosäuren der Nahrung.

Die Säuresekretion unterliegt einer **negativen Rückkopplung.** Durch Säurekontakt im Antrum wird sie über vagale cholinerge Reflexe und die Freisetzung von Somatostatin wieder reduziert. **Sekundäre Botenstoffe** für diese Hemmung sind wahrscheinlich endogene Prostaglandine.

Während der **intestinalen Phase** sinkt der Gastrinspiegel nach Kontakt von säure- und fetthaltigem Nahrungsbrei mit der oberen Dünndarmschleimhaut. Dadurch sinkt die Säureproduktion.

Neben nervalen sind wahrscheinlich auch humorale Faktoren beteiligt, die jedoch bisher nicht eindeutig identifiziert sind.

In der **Nüchternphase** kommt es während des interdigestiven Motorkomplexes (IMC) kurzfristig für ca. 10–15 min zu einer vermehrten Säureproduktion.

Die physiologischen Regulationsmechanismen der Magensäuresekretion sind die wesentlichen Angriffspunkte für eine Hemmung der Säuresekretion, die zur Ulkusbehandlung eingesetzt wird.

Am wirkungsvollsten ist eine direkte Hemmung der H^+/K^+-ATPase (Protonenpumpe) mittels substituierter **Benzimidazole (Protonenpumpenblocker).** Durch Histamin-H2-Rezeptor-Antagonisten kann der wesentliche Stimulus der Säuresekretion gehemmt werden. Anticholinergika sind weniger wirkungsvoll.

Der von den Parietalzellen produzierte **Intrinsic-Faktor** ist für die Resorption von Vitamin B_{12} im terminalen Ileum notwendig. Erkrankungen, die eine fehlende

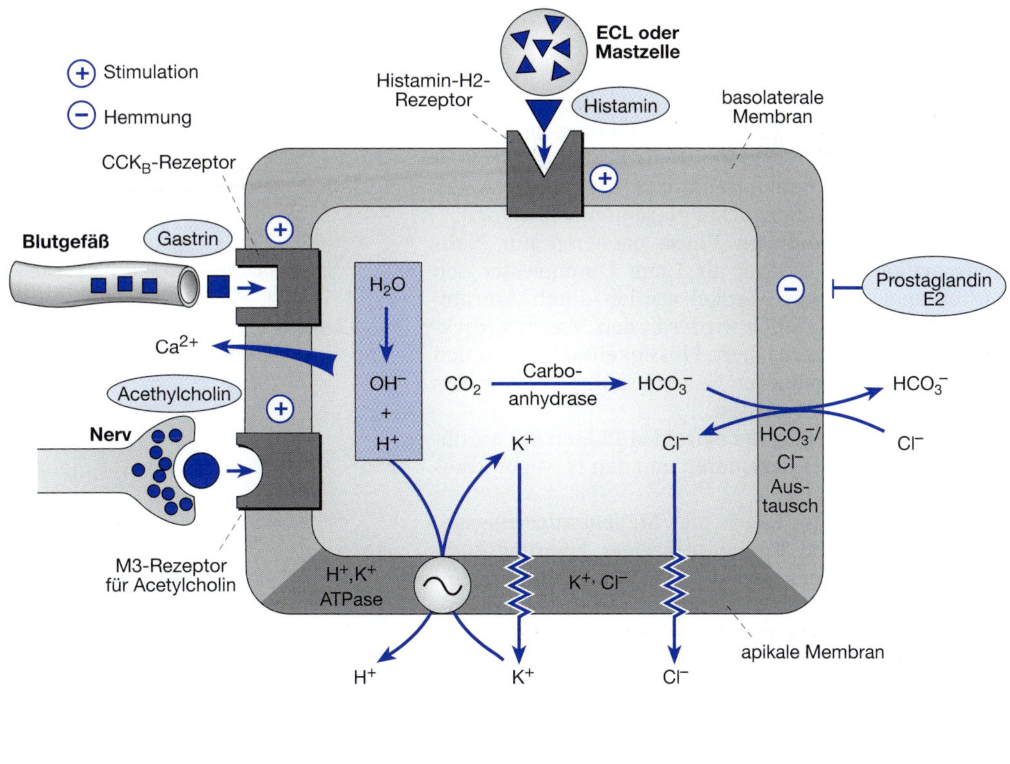

Abb. 23-3 Mechanismus der Säuresekretion durch die Parietalzelle.

Intrinsic-Faktor-Sekretion (atrophische Gastritis) oder eine Gastrektomie bedingen, resultieren somit in einer Störung der **Vitamin-B_{12}-Resorption.**

Der **Magensaft** enthält Pepsine. Sie werden als inaktive Vorstufen (Pepsinogene) in den Hauptzellen gebildet. Pepsinogene werden im sauren Milieu bei einem pH-Optimum von 1,8–2,5 in Pepsine durch partielle Proteolyse umgewandelt.

23.1.4 Protektive Faktoren der Magenschleimhaut

Ungeschützt würde die Magenschleimhaut durch den sauren Magensaft zerstört werden. Daher gibt es verschiedene protektive Faktoren.

Durch die **Oberflächenepithelzellen** der Magenschleimhaut wird eine **Mukusgelschicht** gebildet. Sie besteht aus 5% Glykoprotein und 95% Wasser. Durch ihre Viskosität entsteht eine **strömungsfreie Schicht (unstirred layer)** auf der Zelloberfläche. Diese Schicht dient als Diffusionsbarriere für die Rückdiffusion von H^+-Ionen aus dem Magenlumen in die Zellen. Gleichzeitig hemmt sie die Permeation von Bicarbonationen von der Mukosa in das Magenlumen und gewährleistet somit einen neutralen pH-Wert auf der Zelloberfläche.

Gelangen nach Alteration der Magenschleimhautbarriere trotzdem H^+-Ionen in die Zelle, können sie durch **Bicarbonat** neutralisiert werden.

Versagt auch dieser Schutzmechanismus, können durch einen ausreichenden Blutfluß die H^+-Ionen abtransportiert werden.

Somit sind eine intakte Epitheloberfläche, eine quantitativ und qualitativ ausreichende Mukusproduktion, eine ausreichende Bicarbonatsekretion sowie ein normaler Blutfluß wichtige **Schutzfaktoren der Magenschleimhaut** gegenüber intraluminaler Säure.

23.1.5 Magenmotilität

Der proximale Anteil des Magens (Fundus, proximaler Korpus) hat vor allem eine **Reservoir-Funktion.** Größere Nahrungsmengen können somit ohne wesentliche Änderung des intragastralen Druckes aufgenommen werden.

In der **postprandialen Phase** passieren nur **Nahrungspartikel** von weniger als 1 mm Durchmesser den Pyloruskanal. Größere Partikel werden durch Antrum- und Pyloruskontraktionen wieder in den Magen zurückgepreßt und dabei zerkleinert. **Flüssigkeiten** können den Magen schon während der Nahrungsaufnahme vor den festen Bestandteilen verlassen.

Das Zusammenspiel der einzelnen Phasen der Motilität wird durch lokale Rezeptoren und den N. vagus koordiniert.

Darüber hinaus kann die **Magenentleerungsgeschwindigkeit** durch Kontakt einzelner Nahrungskomponenten mit intestinalen Chemorezeptoren (für bestimmte Aminosäuren [Phenylalanin, Tryptophan], Lipide), mit Osmorezeptoren sowie durch Medikamente beeinflußt werden.

Die Geschwindigkeit der Magenentleerung wird stark durch die Nahrungszusammensetzung determiniert.

Die **Motilität im proximalen Dünndarm** bewirkt eine kontinuierliche Durchmischung des Inhaltes.

Während der **interdigestiven Periode** lassen sich drei **Motilitätsphasen** unterscheiden, die sich in Zyklen von 90–120 min wiederholen (s. Kap. 24):
- In Phase 1 (beim wachen Menschen ca. 10% der Zyklusdauer, im Schlaf ca. 80% der Zyklusdauer) besteht motorische Inaktivität.
- In Phase 2 treten intermittierend phasische Kontraktionen auf.
- In Phase 3 (migrierender motorischer Komplex) gibt es regelmäßige, kräftige, repetitive Kontraktionen, die eine Entleerung des Magens und des Dünndarms von Nahrungsresten bewirken.

Zahlreiche **Medikamente** beeinflussen die Motilität des oberen Gastrointestinaltraktes:
- Adrenerge β-Agonisten verzögern die Magenentleerung, während Betablocker die Magenentleerung beschleunigen.
- Dopamin-D_2-Agonisten (Antiparkinson-Medikamente) verzögern die Magenentleerung, während Dopamin-D_2-Antagonisten (z. B. Domperidon) die Magenmotilität und die Magenentleerung fördern.
- Cholinerge Agonisten fördern die Magenentleerung, während cholinerge Antagonisten die Magenentleerung hemmen.

23.2 Klinische Pathophysiologie

Einteilung der Krankheitsbilder nach Ätiologie und Pathogenese

genetisch/angeboren
- Magenatresie
- Mikrogastrie
- Duplikationszysten (vom eigentlichen Lumen getrennte Wandzysten)
- Membranbildungen
- Volvulus, Malrotation
- infantile hypertrophe Pylorusstenose
- Divertikel und Pseudodivertikel

erworben
1. metabolisch/nutritiv
   –
2. dysregulativ/hormonell
   –
3. degenerativ
   Ösophagusdivertikel
4. vaskulär
   Streßulkus (teilweise)
5. entzündlich/immunologisch
   atrophische Gastritis (Gastritis Typ A)
   Magenbeteiligung bei M. Crohn, Sarkoidose, eosinophilen Syndromen

6 infektiös
- Gastritis Typ B
- Magenulkus (H. pylori)
- Duodenalulkus
- sonstige Erreger (selten): CMV, HSV, Candida

7 neoplastisch
- Magenkarzinom
- Magenlymphom
- Magenleiomyom

8 medikamentös/toxisch
- Gastritis Typ C
- gesteigerter Gallereflux
- nichtsteroidale Antirheumatika

9 mechanisch
- Postgastrektomie-Syndrome

10 neuromuskulär
- Motilitätsstörungen bei SLE, PSS
- diabetische autonome Neuropathie

sonstige/unklar/multifaktoriell
- Streßulkus

23.2.1 Fehlbildungen

Es handelt sich im wesentlichen um angeborene Erkrankungen (Tab. 23-1).

23.2.2 Motilitätsstörungen

Die Magenentleerung kann durch Erkrankungen der glatten Muskulatur oder des Nervensystems gestört sein.

Ä/P Ätiologie und Pathogenese

Myogene Kontraktionsstörungen des Magens finden sich bei der progressiven Systemsklerose, aber auch beim Lupus erythematodes oder der Dermatomyositis. Die anderen Anteile des oberen Gastrointestinaltraktes, d.h. Oesophagus und Duodenum, sind in der Regel mitbetroffen.

Im Rahmen verschiedener Muskelerkrankungen (Dystrophia myotonica, progressive Muskeldystrophie, s. Kap. 37) kann auch die **glatte Muskulatur** des Gastrointestinaltraktes mitbetroffen sein, so daß die Magenentleerung verzögert ist. Bei der Amyloidose kann neben der nervalen Regulation der Magenmotilität auch direkt die Muskulatur betroffen sein.

Die **häufigste Ursache** für eine nervale Störung der Magenentleerung ist die **diabetische autonome Neuropathie.** Sie führt zur sogenannten **diabetischen Gastroparese.** Sie ähnelt der Motilitätsstörung, die nach Vagotomie gefunden wird (Autovagotomie). Typischerweise kann der Magen den Inhalt nicht zermahlen und in das Duodenum befördern. Hinweise für eine gestörte Magenentleerung finden sich bei bis zu 20% der Diabetiker; zu einer klinisch relevanten Symptomatik kommt es jedoch selten (ca. 1%). Die gestörte Magenentleerung kann zu Problemen bei der Diabeteseinstellung führen.

Infektiöse und degenerative Erkrankungen des **autonomen Nervensystems** können die Magenmotilität beeinflussen. Im Rahmen paraneoplastischer Syndrome oder von Autoimmunerkrankungen kann die **neuromuskuläre Interaktion** gestört sein. Nach Bestrahlungstherapie können unabhängig von mechanischen Transporthindernissen Motilitätsstörungen infolge einer Schädigung der **autonomen Innervation** auftreten.

S Entstehung der Symptome

Die gestörte Magenentleerung führt zu Druck im Oberbauch, Völlegefühl und selten zu Erbrechen.

T Therapieansätze

Motilitätsfördernde Medikamente (Cisaprid, Erythromycin) können die Magenentleerung fördern. Die Verteilung der Nahrungszufuhr auf kleinere Portionen lindert die Beschwerden.

Tab. 23-1 Fehlbildungen von Magen und Duodenum.

	Mechanismus	Symptome
Atresien	Entwicklungsstörung mit fehlender Rekanalisation des Magenlumens	Hydramnion, nach Geburt Erbrechen, Dehydratation, Alkalose (bei distaler Duodenalatresie galliges Erbrechen)
Mikrogastrie	Entwicklungsstörung	Erbrechen, Ösophagusdilatation
Duplikationszysten	angeborene Wandduplikationen, die vom eigentlichen Lumen getrennt sind	Wandimpression, evtl. Passagestörung; Blutung, Perforation
Membranbildungen	angeborene Membranen	Passagestörung, je nach Ausprägung häufig erst im Erwachsenenalter symptomatisch
Magenvolvulus, intestinale Malrotation	Fehldrehungen	Passagestörung
Infantile hypertrophe Pylorusstenose	genetische Einflüsse (Ursache ungeklärt), Jungen häufiger als Mädchen betroffen	Magenausgangsbehinderung, postprandiales Erbrechen (häufig Beginn 3–4 Wochen nach Geburt)
Divertikel	echte Divertikel: alle Wandschichten betroffen. Pseudodivertikel: nur Mukosa und Submukosa betroffen	meist symptomlos

23.2.3 Gastritis

Die Gastritis ist eine histologisch/pathologisch definierte **Entzündung der Magenschleimhaut.** Unter diesem Oberbegriff werden bezüglich ihrer Pathogenese und Bedeutung sehr unterschiedliche Erkrankungen zusammengefaßt.

Die **akute Gastritis** ist eine erosiv hämorrhagische Schleimhautschädigung. Bei starker Ausprägung kann sie in ein **Streßulkus** übergehen. Ähnliche Veränderungen können auch an der Duodenalschleimhaut gefunden werden (akute gastroduodenale Schleimhautläsion). Ihr liegt ein Ungleichgewicht zwischen aggressiven und protektiven Mechanismen zugrunde.

Ä/P Ätiologie und Pathogenese

Endogene **aggressive Mechanismen** sind luminale Säure und Pepsin, **protektive Mechanismen** die Integrität und Reparationsfähigkeit des Oberflächenepithels, eine intakte Mukus- und Bicarbonat-Sekretion sowie eine intakte Schleimhautdurchblutung.

Bei schwerkranken Patienten mit Sepsis, Schock, Multiorganversagen, großflächigen Verbrennungen oder Traumata ist dieses **Gleichgewicht gestört** und es können sich akute Streßläsionen entwickeln (Abb. 23-4).

Aspirin und andere nichtsteroidale Antirheumatika, die die für die Mikrozirkulation der Schleimhaut wichtige Prostaglandinsynthese hemmen, begünstigen die Schleimhautläsionen.

Unter Berücksichtigung der Ätiopathogenese und der Verteilung lassen sich drei Typen der **chronischen Gastritis** unterscheiden: A, B und C.

Die chronische Gastritis **Typ A** ist im Fundus und Korpus des Magens lokalisiert. Es handelt sich um eine Autoimmungastritis, die zu einer Atrophie der Korpusdrüsen führt. Es finden sich in ca. 90% **Autoantikörper** gegen **Parietalzellen** und in ca. 50% Autoantikörper gegen den **Intrinsic-Faktor.** Die Gastritis Typ A ist durch eine Verminderung der Säuresekretion **(Hypochlorhydrie)** bis zur kompletten Anazidität **(Achlorhydrie)** gekennzeichnet. Durch den Intrinsic-Faktor-Mangel wird die Vitamin-B_{12}-Resorption gestört. Es bildet sich eine perniziöse Anämie aus.

Die chronische Gastritis **Typ B** betrifft vorwiegend das Antrum und breitet sich von hier nach proximal hin aus. Sie ist in über 90% der Fälle mit einem Befall des Magens mit **Helicobacter pylori** assoziiert. Helicobacter pylori ist ein kleines gramnegatives stäbchenförmiges Bakterium, das unter der Schleimschicht auf der Oberfläche der Epithelzellen lebt. Die pathogenetischen Mechanismen, durch die es eine chronische Gastritis verursacht, sind nicht bekannt. Als **schädigende Faktoren** werden verschiedene Zytotoxine des Keimes diskutiert sowie die ineffektive Immunantwort des Körpers, die möglicherweise die Entzündung unterhält. Charakteristischerweise besitzt H. pylori einen hohen Gehalt an **Urease,** die zu seinem Nachweis verwendet werden kann. Die Typ-B-Gastritis ist mit der peptischen Ulkuskrankheit assoziiert.

Als **Typ-C**-Gastritis wird eine chemisch-toxisch induzierte Gastritis bezeichnet. Als pathogenetisch bedeutsam wird ein **gesteigerter Gallereflux** angenommen.

Neben der akuten und der chronischen Gastritis existieren weitere spezifische Gastritisformen, die durch bestimmte Erreger oder definierte Noxen ausgelöst werden. Dazu zählen bakteriell, viral (Zytomegalievirus, Herpesvirus) oder durch Pilze (Candida) oder Parasiten induzierte Gastritiden. Bestimmte Erkrankungen wie z.B. der Morbus Crohn, die eosinophile Gastroenteritis, die Sarkoidose oder chronisch granulomatöse Erkrankungen können die Magenschleimhaut im Sinne einer Gastritis befallen.

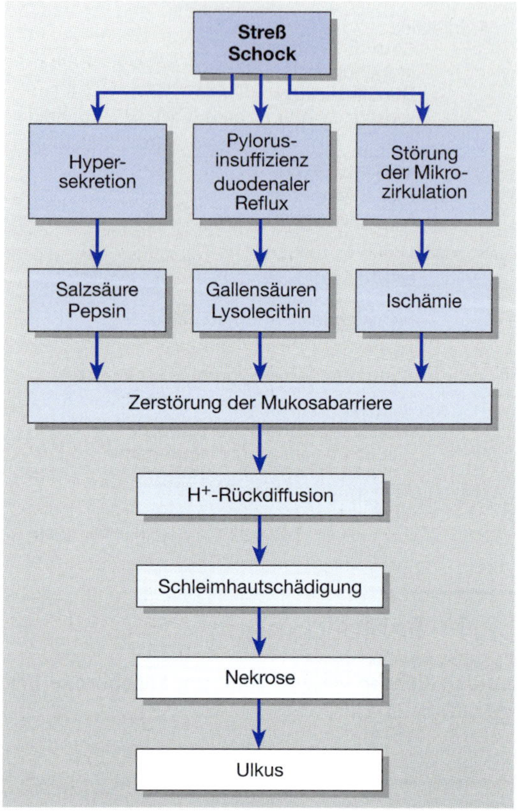

Abb. 23-4 Streßulkus-Pathogenese nach Schumpelick.

S Entstehung der Symptome

Symptome sind selten. Bei perniziöser Anämie kommt es zu den typischen Anämiesymptomen (s. Kap.7).

T Therapieansätze

Die Therapie besteht in der parenteralen Gabe von Vitamin B_{12}.

23.2.4 Ulkuskrankheit

Pathologisch anatomisch ist das Ulkus als ein Schleimhautdefekt definiert, der die Muscularis mucosae durchdringt. Es handelt sich um eine häufige Erkrankung. Schätzungsweise jeder 10. Mensch erleidet im Laufe seines Lebens ein Ulkus.

Da die **Säure** eine wesentliche Rolle bei der Ulkusentstehung spielt, spricht man auch vom **peptischen Ulkus.** Peptische Ulzera finden sich am häufigsten im proximalen Duodenum **(Duodenalulkus)** sowie im Magenkorpus und Antrum **(Magenulkus).**

Ätiologie und Pathogenese

Ätiopathogenetisch nimmt man an, daß eine **Störung zwischen aggressiven und protektiven Faktoren** die Ulkusentstehung fördert (Abb. 23-5).

Neben endogenen Faktoren spielen auch exogene Einflüsse eine wichtige Rolle. Daher können unterschiedliche **Faktoren** bei verschiedenen Patienten die Ulkusentstehung fördern, z.B. die vermehrte Säuresekretion (Hyperchlorhydrie) beim Patienten mit gastrinproduzierendem Tumor (Gastrinom, Zollinger-Ellison-Syndrom), die gestörte Mikrozirkulation beim Patienten mit Schock oder die gehemmte Prostaglandinsynthese beim Patienten, der nichtsteroidale Antirheumatika einnimmt.

Unabhängig von der zugrundeliegenden Ursache der Schleimhautschädigung stellt die Säure einen essentiellen Faktor bei der Ulkusgenese dar. Der alte Satz **"Ohne Säure kein Ulkus"** ist nach wie vor gültig. Zusätzlich zur Säure spielt **Pepsin** eine Rolle, da Säure plus Pepsin sehr viel stärker ulzerogen wirkt als Säure allein. Andererseits ist die Pepsinaktivität mit dem pH-Wert verknüpft, da bei einem pH > 4 kein aktives Pepsin vorliegt.

Als wesentlicher Faktor der Ulkusgenese wurde **Helicobacter pylori** identifiziert, der bei über 90% der Patienten mit Ulcus duodeni und bei ca. 70% der Patienten mit Ulcus ventriculi gefunden werden kann.

Die wesentliche Bedeutung des Keimes wird dadurch belegt, daß in der Vergangenheit eine hohe Ulkusrezidivrate nach Absetzen der säurehemmenden Therapie beobachtet wurde. Nach Beseitigung (Eradikation) des Keimes durch Antibiotika werden **Rezidive** praktisch ganz verhindert. Ulkusrezidive sind dann hauptsächlich mit einer erneuten Helicobacter-pylori-Infektion verbunden.

Der **Mechanismus** der Helicobacter-pylori-induzierten Ulkusentstehung ist nicht ganz geklärt. Eine Rolle scheint die vermehrte Säuresekretion zu spielen. In der Antrumschleimhaut entsteht bei Helicobacter-Besiedelung durch Urease-Aktivität vermehrt **Ammoniak.** Dies führt zu einer antralen **Alkalisierung,** die wiederum eine Hypergastrinämie und eine **vermehrte Säuresekretion** bedingt.

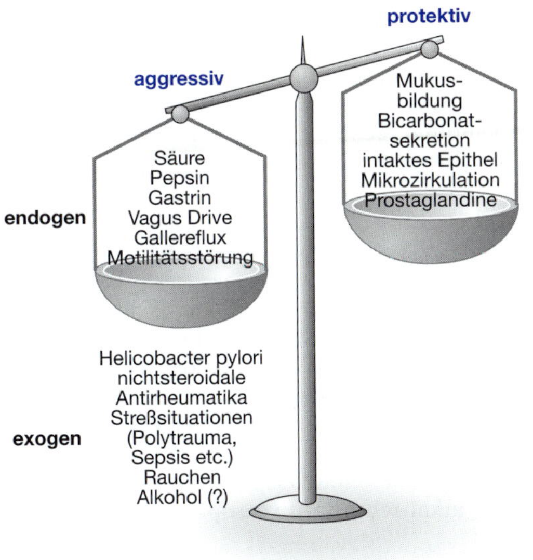

Abb. 23-5 Aggressive und protektive Faktoren der Magenschleimhaut.

Als zusätzlicher Faktor werden **Magenschleimhautmetaplasien** im Bulbus duodeni diskutiert, die infolge der Helicobacter-Infektion entstehen.

Warum die Helicobacter-Besiedelung jedoch nur bei einem Teil der Menschen (ca. 10% der unter 30jährigen, ca. 50% der 60jährigen sind H.-pylori-positiv) zum Ulkus führt, ist bisher nicht geklärt.

Entstehung der Symptome

Die Ulkuskrankheit kann typischerweise durch **morgendliche Nüchternschmerzen** auffallen, die sich nach Neutralisierung der Säure (z.B. Einnahme eines Antazidums) rasch bessern. Andererseits kann sie sich auch symptomlos entwickeln und erst durch Komplikationen symptomatisch werden.

Die Gefahr der Ulkuserkrankung liegt in der Entwicklung dieser **Komplikationen.** Die häufigsten sind Ulkusblutungen sowie Perforationen. Chronische Ulzera können zu narbigen Stenosen, z.B. im Bereich des Pylorus oder des Duodenums führen.

Therapieansätze

Die Therapie besteht in einer Hemmung der Säuresekretion (durch Protonenpumpenhemmer oder H_2-Rezeptorantagonisten) und in einer Eradikation von Helicobacter pylori).

23.2.5 Tumoren

Die Mehrzahl der benignen und malignen Magentumoren entwickeln sich aus dem Epithel. Tumoren können jedoch auch aus der Muskelschicht oder dem Bindegewebe entstehen, sowie aus dem lymphatischen Gewebe des Magens.

Der häufigste maligne Magentumor ist das **Magenkarzinom.** Ein niedriger sozioökonomischer Status ist ein **Risikofaktor** für das Magenkarzinom. Zu den diätetischen Risikofaktoren zählen eine salzreiche Ernährung, sowie ein vermehrter Verzehr von Nitraten und Nitriten, die zur Bildung von Nitrosaminen führen können. Ein weiterer Risikofaktor ist die Helicobacter-pylori-Infektion. Die Typ-A-Gastritis ist ebenfalls ein Risikofaktor, auch die sogenannte hypertrophe Gastropathie, bei der man vergröberte Magenfalten findet (Morbus Ménétrier).

Vitamin C und Zitrusfrüchte haben eine **Schutzfunktion.**

Nach partieller Gastrektomie (Billroth-II-Resektion) steigt das Magenkarzinomrisiko nach 10–20 Jahren an.

Das Magenkarzinom kann sich **klinisch** durch Ulzerationen, möglicherweise mit der Folge von oberen gastrointestinalen Blutungen manifestieren. Tumoren in der Nähe der Kardia oder des Pylorus können zu einer Obstruktion und Passagebehinderung führen, ebenso fortgeschrittene große Tumoren des Magenkorpus.

Das Tumorleiden kann jedoch auch lange unerkannt bleiben und erst durch Allgemeinsymptome oder Symptome, die durch Metastasen verursacht werden, klinisch in Erscheinung treten. Die Therapie ist, wenn möglich, chirurgisch.

Magenlymphome sind wesentlich seltener als Magenkarzinome. Sie entwickeln sich aus dem lymphatischen Gewebe. Ihre histologische Klassifikation entspricht der allgemeinen Klassifikation der Lymphome. Neuere Befunde sprechen dafür, daß Helicobacter pylori möglicherweise auch eine Rolle bei der Entstehung niedrigmaligner Magenlymphome spielt.

23.2.6 Folgen von Magenoperationen

Nach Magenoperationen können kurzfristige, aber auch längerfristige Beschwerden auftreten, die Ihre Ursache in der **veränderten Anatomie** und **Funktion** haben, die das jeweilige Verfahren bedingt.

Mit verbesserter Operationstechnik (sichere Anastomosen, geeignete Länge der zu- und abführenden Schlinge, Reservoirbildung) sind in den letzten Jahren die **echten Folgeerkrankungen** wie Früh- und Spätdumping-Syndrom oder das Syndrom der zuführenden Schlinge jedoch sehr selten geworden.

Verschiedene chirurgische Verfahren der Vagotomie, die früher häufiger zur Behandlung der Ulkuserkrankung eingesetzt wurden, um die Säureproduktion zu reduzieren, haben Auswirkungen auf die Funktion von Magen und Intestinaltrakt **(Postvagotomiesyndrom)**.

A/P Ätiologie und Pathogenese

Die **trunkuläre Vagotomie** und die **selektive gastrale Vagotomie** beeinflussen sowohl die Funktion des proximalen Magens **(Dehnung)** als auch des distalen Magens **(Magenentleerung).** Einerseits wird nach Vagotomie die Dehnbarkeit des proximalen Magens verringert, andererseits aber auch die Peristaltik im distalen Magen. Dies führt zu vorzeitigem Völlegefühl. Um eine postprandiale Stase zu verhindern, wird der Eingriff daher in der Regel mit einer Erweiterung des Magenausgangs (Pyloroplastik oder Gastroenterostomie) kombiniert.

Bei **proximal selektiver Vagotomie** wird vorwiegend die Funktion des proximalen Magens beeinflußt, d.h. die Dehnbarkeit ist verringert. Dadurch wird die Entleerung von **Flüssigkeiten** beschleunigt.

Die Kombination einer Vagotomie mit einer Resektion des distalen Magens verringert die Magenkapazität. Daher können lösliche Kohlenhydrate rascher in den Darm entleert werden mit den Folgen eines Dumping-Syndroms (s.u.).

Darüber hinaus können auch relativ **große Partikel** in den Darm befördert werden, die der Verdauung widerstehen und so zu Malabsorption und Durchfällen führen können.

Bei einigen Patienten kann sich nach Vagotomie und distaler Magenresektion jedoch auch eine **Gastroparese** entwickeln, so daß der Restmagen die festen Nahrungsbetandteile trotz korrekter Anastomoseverhältnisse nicht zeitgerecht weitertransportiert.

Magenteilresektionen

Nach Magenteilresektion (Billroth I oder Billroth II) können einige charaktistische **Symptome** auftreten.

Frühdumpingsyndrom

Dem Frühdumpingsyndrom liegt der plötzliche Einstrom osmotisch aktiven Speisebreis in den Dünndarm zugrunde.

Dadurch strömt Flüssigkeit ein und das Plasmavolumen wird reduziert. Dazu wirken wahrscheinlich vasomotorische Faktoren in Form von vasoaktiven Aminen oder gastrointestinalen Hormonen.

Dies bedingt postprandiale Übelkeit, Hitzegefühl, Schwitzen, Blutdruckabfall, Tachykardie, Erbrechen und Diarrhö.

Um diese Folgen zu vermeiden, sollten die Patienten häufige kleine Mahlzeiten zu sich nehmen, die arm an niedermolekularen Kohlenhydraten, sind.

Spätdumpingsyndrom

Das Spätdumpingsyndrom wird durch eine reaktive Hypoglykämie verursacht, die 2–3 Stunden nach Nahrungsaufnahme auftritt.

Es wird durch eine zu schnelle Aufnahme des Nahrungszuckers mit **überschießender Insulinfreisetzung** verursacht. Wenn kein weiterer Zucker mehr zur Verfügung steht, kommt es zur **Hypoglykämie.**

Dies äußert sich in Schwächegefühl, Kaltschweißigkeit, Hungergefühl und kann bis zu Somnolenz und Bewußtlosigkeit führen.

Der Patient sollte eine Diät einhalten, die den Prinzipien einer **Diabetikerdiät** (Vermeiden rasch resorbierbarer Kohlenhydrate, Einnahme von Zwischenmahlzeiten) folgt.

Syndrom der zuführenden Schlinge

Das Syndrom der zuführenden Schlinge wird durch eine Entleerungsstörung der zuführenden Schlinge nach Billroth II Resektion oder totaler Gastrektomie bedingt. Dadurch kommt es nach dem Essen zum Aufstau von Galle und Pankreassaft. Es entwickeln sich Übelkeit und Druckgefühl im rechten Oberbauch, die erst nach Erbrechen verschwinden.

Syndrom der abführenden Schlinge

Das Syndrom der abführenden Schlinge beruht auf einer Obstruktion der abführenden Jejunumschlinge. Nach Nahrungsaufnahme treten infolge der Transportstörung Oberbauchschmerzen und Erbrechen auf.

Nach Magenteilresektion kann es zum galligen duodenogastralen Reflux kommen. Liegt gleichzeitig eine Insuffizienz des unteren Ösophagussphinkters vor, kann sich eine **alkalische Refluxoesophagitis** entwickeln (s. Kap. 22).

Totale Gastrektomie

Nach totaler Gastrektomie, die in der Regel aufgrund einer Tumorerkrankung erfolgt, können sich in Abhängigkeit vom gewählten Rekonstruktionsverfahren verschiedene **Beschwerden** und **Folgeerscheinungen** entwickeln:

- Der Magen fällt als Reservoir-Organ weg.
- Es erfolgt keine Durchmischung und Zerkleinerung fester Nahrungsbestandteile und keine portionierte Entleerung.

Trotzdem sind unter Beachtung bestimmter **Ernährungsregeln** krankhafte Folgezustände bei Anwendung moderner Operationsverfahren relativ selten.

Nach totaler Gastrektomie muß wegen Fehlens des Intrinsic-Faktors eine lebenslange Substitution mit **Vitamin B_{12}** erfolgen. Darüber hinaus ist auf eine ausreichende Versorgung mit **Eisen** (Eisenmangelanämie) und **Folsäure** (Folsäuremangelanämie) zu achten.

Aufgrund einer postzibalen Asynchronie (unkoordinierte Sekretion von Galle und Pankreassaft) kann die **Fettverdauung** und die **Resorption der fettlöslichen Vitamine** (A, D, E, K) gestört sein. Der **Vitamin-D-Mangel** kann eine Knochenmineralisationsstörung zur Folge haben. Die Maldigestion kann zur **chronischen Diarrhö** führen. Eine chronische Diarrhö kann jedoch auch auf einer bakteriellen Fehlbesiedelung des Dünndarms infolge des fehlenden sauren Magensaftes beruhen.

Whitehead, R.: The classification of chronic gastritis: current status. J. Clin. Gastroenterology 21, Suppl. 1 (1995) 131–134.

Mc Gowan, C.C., T.L. Cover, M.J. Blasesr: Helicobacter pylori and gastric acid: Biological and therapeutic implications. Gastroenterology 110 (1996) 926–938.

24 Dünn- und Dickdarm

Jürgen Schölmerich, Volker Groß

24.1 Physiologie und Pathophysiologie (Adaptationsmechnismen der Organfunktion)

24.1.1 Anatomie und Histologie

Dünn- und Dickdarm sind muskuläre Hohlorgane, die durch die Ileozökalklappe voneinander abgegrenzt sind. Der Dünndarm hat im Mittel eine Länge von 280 cm, der Dickdarm von 110 cm.

Träger von Stoff- und Wasseraufnahme im engeren Sinne ist die **Schleimhaut,** die ein sehr hohes Regenerationspotential aufweist und durch Falten, Zotten und Mikrozotten eine **Austauschfläche** von 200–300 m^2 realisiert (Abb. 24-1). Das **Epithel** besteht aus Enterozyten, wobei die unreiferen Kryptenzellen **sekretorische** Eigenschaften haben und die in die Zotten gewanderten Zellen **absorptiv** tätig sind. Kapillar- und Lymphgefäße sind unterhalb dieser Oberfläche dicht verzweigt und ausgedehnt.

Die Schleimhaut und die darunterliegenden Strukturen verfügen überdies über ein **System von Immunzellen,** die Teil der **intestinalen Barriere** sind.

Der Darm wird **sympathisch** von postganglionären Fasern des Plexus zöliakus, des Plexus mesentericus superior (Dünndarm) und posterior sowie des Plexus hypogastricus (Kolon) innerviert. Die **parasympathischen** Fasern verlaufen präganglionär und erreichen den Darm über den Vagus, Plexus hypogastricus und die Nervi splanchnici des Beckens. Beide Systeme führen efferente und afferente Fasern.

24.1.2 Physiologie

Die **Funktionen** des Gastrointestinaltraktes umfassen Transport des Speisebreis, Reservoirfunktion, Verdauung, Absorption, Sekretion sowie die Barrierefunktion, die allen Schleimhäuten eigen ist. Verdauung (Digestion) und Absorption werden gemeinsam als Assimilation bezeichnet.

Verschiedene **Regulationssysteme** und insbesondere „feed back"-regulierte Funktionsabläufe tragen zur Erfüllung dieser Aufgaben bei. Zusätzlich beeinflußen die Zusammensetzung der Nahrung, des Darminhaltes und auch die ortständige Darmflora einige dieser Funktionen wie Motilität, Absorption und Sekretion. Regulatoren von Transport und Motilität sind die intrinsischen Nervenplexus der Darmwand und das Mukusa-assoziierte neuroendokrine Zellsystem.

Störungen der Regulation können Motilität, Absorption oder Sekretion isoliert oder in verschiedenem Ausmaß kombiniert betreffen.

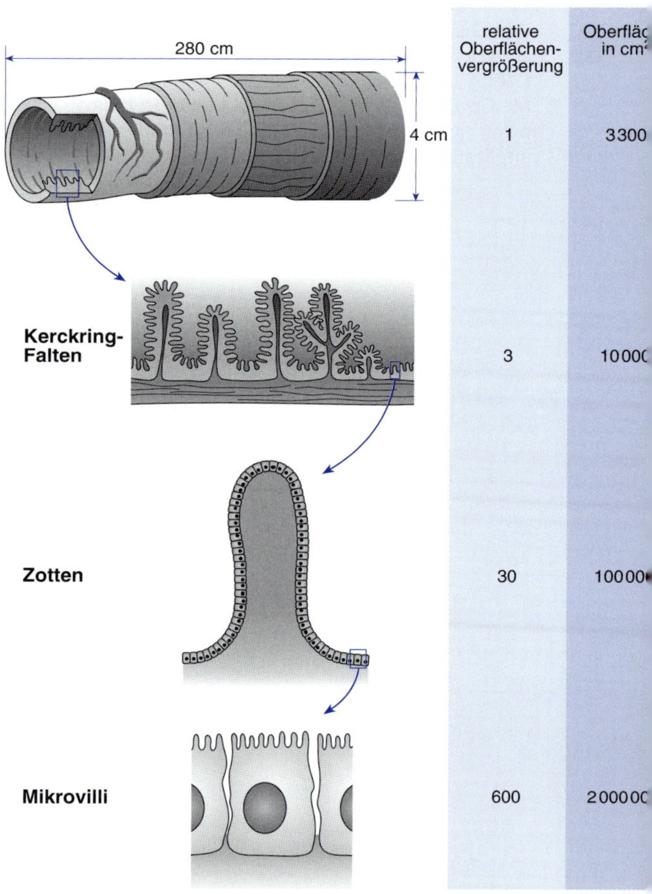

Abb. 24-1 Architektur des Dünndarms. Oberflächenvergrößerung durch Kerckring-Falten, Zotten und Mikrovilli.

Bei der Erfüllung seiner Aufgaben stellt der Gastrointestinaltrakt eine **funktionelle Einheit** dar, wobei nur alle Teilfunktionen gemeinsam die Aufgabe der Absorption der Nahrung erfüllen können. Hierfür sorgt eine **geordnete Abfolge der verschiedenen Teilprozesse** in den unterschiedlichen Abschnitten des Gastrointestinaltraktes (entsprechend einer industriellen Produktionsstraße) und eine lokale Abstimmung des intraluminalen pH-Wertes.

Für die Verdauung der Nahrung werden im Gastrointestinaltrakt von Mukosazellen und von benachbarten Organen sowie endokrinen Drüsen **Sekrete** abgegeben, die je nach Herkunft Enzyme, Muzine, Säure, Emulgatoren und Elektrolyte enthalten. Die Verdauungsenzyme bzw. deren inaktive Vorstufen gelangen entweder durch Exozytose in das Lumen oder sind in die Bürstensaummembran eingebaut.

Absorption von Wasser und Elektrolyten

Im Intestinaltrakt wird täglich ein Volumen von 9 l Wasser absorbiert, die überwiegende Menge wird dabei vom Dünndarm aufgenommen und nur 1 bis maximal 2 l erreichen pro Tag das Zökum. Das Kolon absorbiert davon nochmals etwa 90% so daß die **tägliche Stuhlwassermenge** durchschnittlich 100 ml beträgt (Abb. 24-2).

Sowohl die absorbierenden als auch die sezernierenden **Enterozyten** sind funktionell polar ausgerichtete Zellen. Die Enterozyten der Dünndarmzotten und der Schleimhautoberfläche des Kolons besitzen **absorptive** Funktionen, während die unreiferen Kryptenenterozyten **sekretorische** Eigenschaften aufweisen.

In der apikalen Membran absorbierender Enterozyten sitzen elektrogene und elektroneutrale **Natriumcarrier.** Einer dieser Carrier im Dünndarm ist der Natrium-Glucose-Cotransporter, der den Hauptanteil der post-

Speicheldrüsen	Ruhesekret	stimuliertes Sekret
Gl. parotis	25%	34%
Gl. submandibularis	70%	63%
Gl. sublingualis	5%	3%

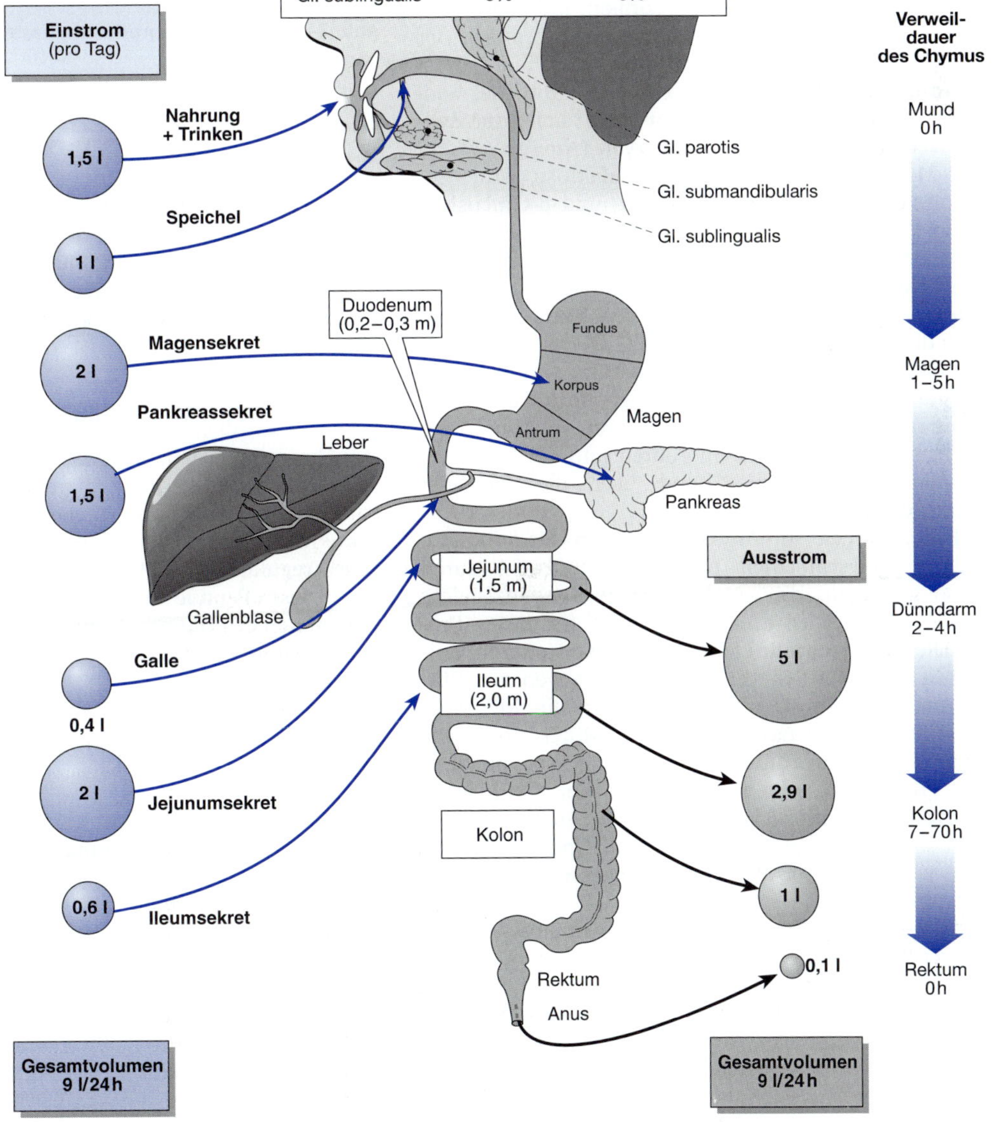

Abb. 24-2 Übersicht über die an Verdauung und Absorption beteiligten Organe, die gastrointestinale Flüssigkeitsbilanz sowie die Passagezeiten bzw. Verweildauern des Darminhaltes.

prandialen Natriumabsorption übernimmt. Er bleibt bei sekretorischer Diarrhö infolge verschiedener Infektionen intakt.

Die Sekretion von Wasser und Elektrolyten findet in den Kryptenzellen durch einen luminal gelegenen Chloridkanal statt, Wasser und Natrium folgen passiv auf parazellulärem Weg.

Nahrungsassimilation im Dünndarm

Die Assimiliation umfaßt **Verdauung (Digestion)** und **Aufnahme (Absorption)** der Nahrungsbestandteile. Beide Prozesse beeinflussen sich wechselseitig.

Nachdem im **Magen** durch die muskulären Kontraktionen Nahrungsbestandteile zerkleinert und mit gastraler Lipase, Pepsin und Säure in Kontakt gebracht wurden, wird der Nahrungsbrei im **Duodenum** und oberen Dünndarm durch Pankreas- und Dünndarmsekrete (Flüssigkeit und Bicarbonat) verdünnt und neutralisiert. Er wird hier auch mit Hilfe der Galle und pankreatischer Enzyme weiter aufgeschlossen (s. Kap. 26 und 27).

Störungen dieser Vorgänge werden als **Maldigestion** bezeichnet. Die aufgeschlossenen Nahrungsprodukte werden im oberen Dünndarm absorbiert und über Pfortader bzw. Lymphsystem abtransportiert. Störungen der Absorption werden als **Malabsorption** bezeichnet.

Kohlenhydrate (α-Grenzdextrine, Maltotriose, Saccharose, Lactose und Trehalose) werden nach ihrer Zwischenverdauung durch Pankreasenzyme (Amylase etc.) in **freie Monosaccharide** (Glucose, Galaktose, Fructose) hydrolysiert. Dies geschieht durch α- und β-Glucosidasen, die an der Oberfläche der Bürstensaummembran lokalisiert sind. Ein natriumabhängiges Carriersystem, das in enger Nachbarschaft zu den Glucosidasen lokalisiert ist, besorgt den Transport der Monosaccharide durch die Zellmembran.

Eiweiße werden durch gastrische und pankreatische Enzyme (Pepsin, Trypsin etc.) in **Oligopeptide** und **Aminosäuren** gespalten. Diese werden durch einen natriumabhängigen Carrier für Aminosäuren und ein Dipeptidtransportsystem resorbiert und über die Pfortader abtransportiert.

Fette werden in Anwesenheit von Gallensäuren emulgiert und bei einem pH-Wert von über 6 durch Lipase gespalten, die an der Fett-Wassergrenzschicht aktiv ist. Colipase ist ebenfalls essentiell für diesen Prozeß. Die **Lipolyseprodukte** werden teilweise durch Gallensäuren zu Mizellen verpackt und gelangen zur Bürstensaummembran. Der Transport über die Membran erfolgt meist durch passive Diffusion. Mittel- und kurzkettige Fettsäuren können ohne vorangegangene digestive Prozesse resorbiert werden. In der Epithelzelle erfolgt eine **Resynthese** von Triglyzeriden und Phospholipiden sowie eine Reesterifizierung von Cholesterin. Die Fette werden dann als **Chylomikronen** lymphatisch abtransportiert.

Vitamine und **Spurenelemente** sowie eine Vielzahl weiterer Stoffe werden ebenfalls im Dünndarm – Vitamin B_{12} selektiv im distalen Ileum – resorbiert.

Konjugierte Gallensäuren werden selektiv im distalen Ileum aufgenommen (Abb. 24-3). Diese Resorption ist Grundlage ihrer enterohepatischen Zirkulation und der Regulation der Cholesterinbiosynthese (s. Kap. 27).

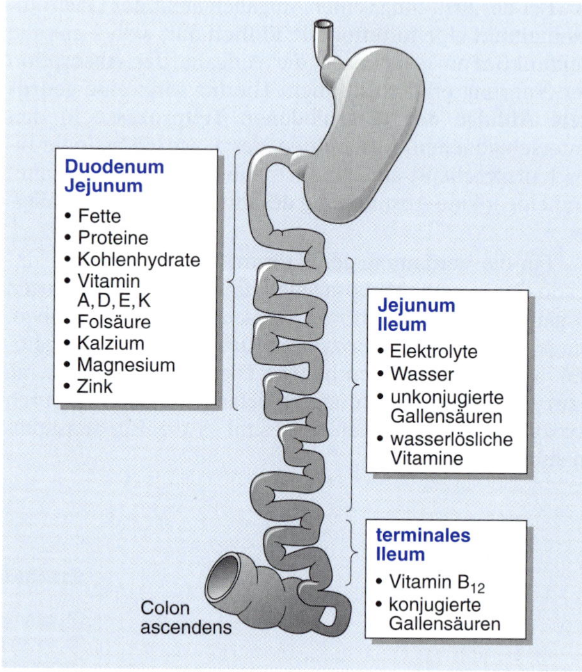

Abb. 24-3 Orte der Absorption im Gastrointestinaltrakt.

Aufgabe des Dickdarms

Der etwa 110 cm lange Dickdarm hat die Aufgabe, den Chymus aus dem Dünndarm aufzunehmen, ihn durch Resorption von Wasser und Elektrolyten einzudicken, zu neutralisieren sowie die unverdauten Nahrungsbestandteile zum Rektum zu transportieren.

Neuroendokrine Regulation des Darmes

Der Gastrointestinaltrakt ist das größte endokrine Organ des Organismus, und der Dünndarm ist neben Magen, Pankreas und Dickdarm wesentlicher Sitz des diffusen endokrinen Zellsystems und der nervalen Strukturen, aus denen **regulatorische Peptide** freigesetzt werden (s. Kap. 35). Diese Peptide beeinflussen endokrin zahlreiche Funktionen des Darmes. Daneben wirken sie häufig auch parakrin, d.h. durch Übertragung auf benachbarte Zellen vermittelt.

Motilität

Propulsive und stationäre Kontraktionen ermöglichen eine **optimale Durchmischung** und Transit von Darminhalt.

Die **Dünndarmmotorik** wird in **nüchternem Zustand** von wandernden Motorkomplexen beherrscht. Dabei handelt es sich um eine zyklische Abfolge von Motilitätsmustern, die am gastroösophagealen Übergang beginnen und bis zum Ileozökalbereich fortgeleitet werden können. Sie setzen sich aus einer Ruhephase und zwei Perioden mit motorischer Aktivität zusammen, die Gesamtdauer der drei Phasen beträgt 1–4 Stunden. Die

postprandiale Motorik ist durch Fehlen dieser Motorkomplexe und eine unregelmäßige Aufeinanderfolge stationärer (80%) und propulsiver Kontraktionen (20%) gekennzeichnet. 4–6 Stunden nach einer Mahlzeit treten wieder wandernde Motorkomplexe auf.

Propulsive Kontraktionen (1–2 cm lange, fortschreitende Einschnürungen mit propulsiver Wirkung auf den Darminhalt) sichern die Entleerung des Dünndarminhaltes ins Zökum. **Segmentale Kontraktionen** sind bis zu 2 cm lange Einschnürungen der Dünndarmwand von Sekundendauer, die segmental den Chymus in optimalen Wandkontakt bringen.

Im **Dickdarm** treten Kontraktionsphasen in **unregelmäßigen Intervallen** auf. Diese Periodik wird von einer **zirkadianen Rhythmik** überlagert, wobei die Aktivität während der Nacht reduziert und am Morgen und nach Mahlzeiten stimuliert wird. Mehrmals am Tag treten große lumenverschließende Kontraktionen auf, die über das gesamte Kolon wandern. Motilität, Absorption und Sekretion beeinflussen sich wechselseitig durch intramurale und intramukosale neurale Reflexbögen.

Bei **Durchfallerkrankungen** infolge enterotoxischer oder enteropathogener Bakterien sind beispielsweise gut definierte Bewegungsmuster bekannt, die der Entleerung wässrigen Darminhaltes dienen sollen. Ein Mangel an propulsiven, lumenverschließenden Kontraktionen zeichnet die Form **chronischer Obstipation** mit stark verlängerter Transitzeit aus.

Die **Eigenmotilität im Nüchternzustand** hat eine wichtige Funktion für die Dekontamination des Dünndarms von Bakterien des Dickdarms.

Bei Störung dieser Nüchternmotilität und bei Defekten der Bauhin-Klappe zwischen Ileum und Kolon kann es zur bakteriellen Aszension von Keimen aus dem Dickdarm in den Dünndarm kommen.

Barrierefunktion

Häufig übersehen, aber wichtig ist die Barrierefunktion des Darmepithels. Dabei wird verhindert, daß verschiedene Substanzen eindringen:

- H^+-Ionen,
- chemotaktischen Peptide,
- potentiell antigen wirkende Proteine sowie
- Bakterienbestandteile und -produkte.

Man kann eine extrinsische und eine intrinsische Barriere unterscheiden (Abb. 24-4).

Komponenten der **extrinsischen Barriere** sind die Schleimschicht (Mucus), der sogenannte „unstirred layer" („Diffusionsbarriere"), das sekretorische IgA, die Bikarbonatsekretion im Austausch gegen H^+Ionen und die hydrophobe Membranoberfläche.

Beim Transport durch eine Epithelzelle muß eine Substanz drei serielle Hindernisse, die **intrinsische Barriere,** passieren: die apikale Membran, das Zytosol und schließlich die basolaterale Membran.

Während die meisten Nahrungsprodukte **transzellulär** über spezifische Transportproteine aufgenommen werden, besteht für kleinere Moleküle auch die Möglichkeit, durch die engen Schlußleisten zwischen den Zellen (tight junctions) **parazellulär** in das Körperinnere zu gelangen.

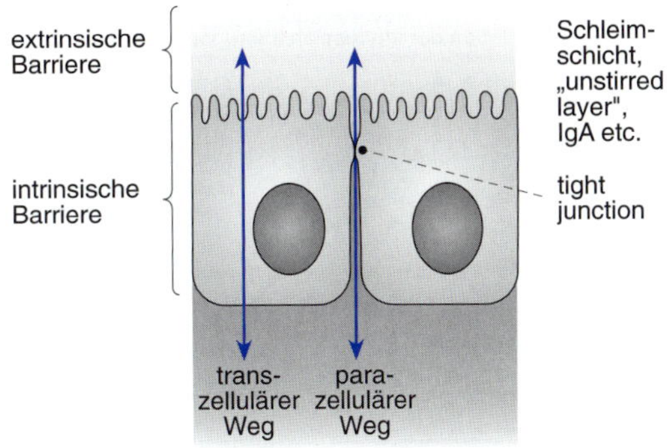

Abb. 24-4 Extrinsische und intrinsische Barriere im Dünndarm.

Die Dünndarmschleimhaut zeigt von allen gastrointestinalen Epithelien die höchste Permeabilität.

Ist die **Barriere zerstört,** dringen vermehrt schädliche luminale Bestandteile ein und aktivieren das intestinale Immunsystem. Sekundär kann der epitheliale Transport und wiederum die Barrierefunktion beeinflußt werden.

Reparaturmechanismen dieser Barriere sind komplex, wobei Erneuerung und gesteigerte epitheliale Zellproliferation eine wichtige Rolle spielen. Eine Schädigung der Barriere kann insbesondere durch eine Aktivierung des Immunsystems, beispielsweise durch eine Hypersensitivitätsreaktion (z.B. Sprue) oder durch andere Mechanismen (z.B. Morbus Crohn und Colitis ulcerosa) entstehen.

Mukosaassoziiertes Immunsystem

Wesentlicher Bestandteil der intestinalen Barriere ist das mukosaassoziierte Immunsystem (Abb. 24-5).

Neben **unspezifischen mechanischen** (Epithelbarrieren) müssen auch **funktionelle Prinzipien** (Darmflora, Peristaltik, Magensäuren, Gallensäuren) die Schrankenfunktion des Gastrointestinaltrakts begründen. Diese Schrankenfunktion wird als **Mukosablock** bezeichnet.

Das **spezifische Immunsystem des Gastrointestinaltrakts** spielt aber die Hauptrolle im Rahmen dieser Barriere. Dabei läßt sich, ähnlich wie in der Peripherie, eine **humorale** und **zellvermittelte Immunität** definieren. Das System soll, ähnlich wie das periphere Immunsystem, das Eindringen potentieller Antigene verhindern und intestinale Pathogene eliminieren.

Im Unterschied zum peripheren Immunsystem muß das spezifische Immunsystem des Gastrointestinaltrakts aber gleichzeitig Toleranz gegen zahlreiche Bestandteile des Darminhaltes bewirken. Das bedeutet, es muß die Reaktivität des peripheren Immunsystems kontrollieren und darüber hinaus intestinale Resorptionsvorgänge regulieren.

Träger der gastrointestinalen Immunität ist das **darmassoziierte lymphatische Gewebe (GALT).** Es besteht morphologisch aus der Peyer-Plaques (PP), den Lymphfollikeln der Darmwand und den Mesenteriallymphknoten. Dazu existieren diffus in der Mukosa verteilte Komponenten.

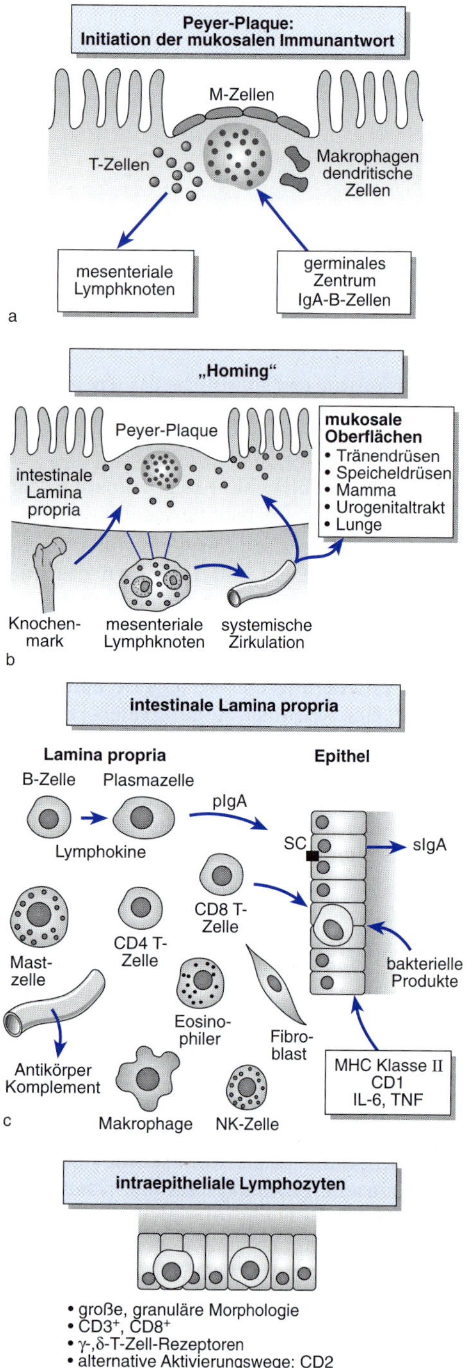

Abb. 24-5 Mukosales Immunsystem des Gastrointestinaltraktes.
a) Initiation: Antigene werden in das lymphatische Gewebe transportiert und T-Zellen präsentiert. Aktivierte Zellen wandern zu den mesenterialen Lympknoten und dann in die Zirkulation.
b) Homing: Aktivierte Lymphozyten wandern über die Zirkulation in Schleimhäute, v.a. in die Region, in der sie aktiviert wurden.
c) Intestinale Lamina propria: Region komplexer immunologischer Aktivität, an der alle Zellpopulationen beteiligt sind. Bakterielle Produkte im intestinalen Lumen induzieren Zytokinproduktion im intestinalen Epithel und aktivieren intestinale lymphoide Zellen. CD4+ Zelle überwiegen und induzieren über Lymphokine die B-Zelldifferenzierung
d) Intraepitheliale Lymphozyten: Spezialisierte Subpopulation von CD8-positiven T-Zellen in der Epithelzellschicht

Das kompartimentierte System repräsentiert den **afferenten Schenkel,** die diffus in der Mukosa verteilten Zellen den **efferenten Schenkel,** der die Immunantwort an der mukosalen Oberfläche ausführt (Abb. 24-5). Dies diffus verteilte mukosale lymphatische Gewebe läßt sich in zwei phänotypische und funktionell unterschiedliche Zellpopulationen einteilen:

- die Lamina-propria-Lymphozyten (LPL),
- die intraepithelialen Lymphozyten (IEL).

In der **Lamina propria** überwiegen die T-Lymphozyten geringfügig gegenüber den B-Lymphozyten und Plasmazellen. CD4-positive Zellen sind 2 – 4 mal so häufig wie CD8-Zellen. Die T-Zellen zeigen eine gestaffelte Expression von Antigenen, die mit der Zellaktivierung assoziiert sind, ohne daß gleichzeitig die IL-2-Freisetzung gesteigert ist, was eine nur partielle Aktivierung dieser Zellen deutlich macht (s. Kap. 9). Sie können schlecht neu sensibilisiert werden. Ihre gute T-Helferzellfunktion und die ausgeprägt vorhandenen Toxizitätsmechanismen machen eine Vorsensibilisierung und Differenzierung deutlich.

Die orale Aufnahme löslicher Antigene kann eine Unfähigkeit zur systemischen Antikörperproduktion oder T-Zell-vermittelten Reaktion nach parenteraler Stimulation mit demselben Antigen zur Folge haben. Dieses Phänomen wird **orale Toleranz** genannt. Ziel dieses Prinzips ist die Unterdrückung normoimmunologischer Reaktionen gegen Nahrungsmittelantigene oder autoimmuner Reaktionen im peripheren Immunsystem.

Im Gastrointestinaltrakt liegen mit 10^{10}–10^{11} **Immunglobulin-produzierenden Plasmazellen** pro m^2 Darm insgesamt dreimal so viel Immunglobulin-produzierende Zellen vor wie in Milz, Lymphknoten und Knochemark gemeinsam. Weiterhin finden sich **Mukosamastzellen.**

Im Darm überwiegt, wie in anderen mukosalen Sekreten, IgA im Gegensatz zur Dominanz des IgG in der Zirkulation. Das **sekretorische IgA** unterscheidet sich vom Serum IgA, auch die Leber trägt zum Gehalt an sekretorischem IgA im Darmlumen bei. Sekretorisches IgA und IgM werden über Cysteinreste an den Mucus gebunden und bilden als Bestandteil des **„unstirred layer"** einen Teil der gastrointestinalen Barriere. Dabei verhindern sie durch Binden von Antigenen deren Aufnahme in den Organismus und daraus resultierende Folgen.

Nur Antigene, die diese erste Verteidigungslinie des Gastrointestinaltraktes durchdringen oder umgehen, können eine zweite Immunreaktion auslösen, die vorwiegend von Leukozyten und Makrophagen sowie Lymphozyten getragen wird.

Diese sekundäre „Immunelimination" besitzt neben ihrer Schutzfunktion auch ein hohes **Entzündungspotential** und kann zu einer Gewebeschädigung und damit auch zu einer Störung des Mukosablocks führen.

Dies ist sowohl bei den chronisch entzündlichen Darmerkrankungen als auch bei der Sprue der Fall.

Verschiedene immunologische Defektsyndrome können umgekehrt gastrointestinale Erkrankungen zur Folge haben. Dies gilt für primäre B- und T-Zelldeffekte ebenso wie für das variable Immunmangelsyndrom, den selektiven IgA-Mangel und andere Erkrankungen.

Bakterielle Flora

Der gesunde Dickdarm beherbergt eine vielfältige, **überwiegend anaerobe** Flora (etwa 10^{10} - 10^{13} Keime /ml Darminhalt), die beim einzelnen Menschen quantitativ und qualitativ relativ konstant ist.

Sie besitzt die Fähigkeit zur Autoregulation (z.B. durch Substratkompetition) und zur **Fermentation** oral aufgenommener, im Dünndarm nicht aufspaltbarer und **nicht resorbierbarer Kohlenhydrate** zu kurzkettigen flüchtigen Fettsäuren (z.B. Essig-, Propion- und Buttersäure). Diese Fettsäuren stellen in ihrer anionischen Form die quantitativ wichtigsten Anionen des Koloninhaltes dar und dienen auch der Ernährung des Kolons. Wesentliche Kohlenhydrate sind dabei **Cellulose** und **Pektine** pflanzlicher Zellwände (täglich 15 g), sowie **Stärke,** von der 10% der aufgenommenen Menge das Kolon erreichen.

Darüber hinaus werden auch endogene Substanzen (z.B Mucus, abgeschilferte Epithelien) fermentiert. Das Trockengewicht des Stuhles entfällt zu einem Drittel auf die Bakterienflora (10^{13} Bakterien = 2 kg!).

Bei intakter Rückresorption der Gallensäuren gelangen noch 5% der mit der Galle zufließenden **Gallensäuren** in das Kolon. Dort werden sie durch Bakterien dekonjugiert und durch 7α-Dehydroxylierung zu den sekundären Gallensäuren **Desoxy-** und **Lithocholsäure** umgewandelt. Etwa 50% dieser weniger polaren Metaboliten werden im Dickdarm pro Tag passiv aufgenommen, 300 - 600 mg werden täglich mit dem Stuhl ausgeschieden.

> Die metabolische Aktivität der Dickdarmflora weist interindividuelle Unterschiede auf (s. Abschn. Gasbildung).

Diese interindividuellen Differenzen sind auch in der **Arzneimitteltherapie** von Bedeutung, da beispielsweise Digitalispräparate zu unwirksamen Metaboliten verstoffwechselt werden können, dies aber nicht bei allen Personen in gleicher Weise stattfindet. Auch **Antibiotika** können **bakteriell inaktiviert** werden.

Saures Magenmilieu, propulsive Darmmotilität und Hemmwirkungen der Gallensäuren auf das Bakterienwachstum führen dazu, daß im **Dünndarm** physiologischerweise **höchstens bis 10^3 bis zu 10^5 Keime** pro ml Darmsaft (im Jejunum 0 - 10^4) gefunden werden (meist Vertreter der Rachenflora). Kolonkeime finden sich nur in geringer Menge im distalen Dünndarm und werden durch die Darmmotilität wieder abtransportiert.

Vitamin B_{12} wird von Bakterien zu unwirksamen Metaboliten verstoffwechselt. Eine pathologische Vitamin-B_{12}-Resorption wird deswegen regelhaft bei einer bakteriellen Überbesiedlung des Dünndarms beobachtet.

Triglyceride, die aus dem Dünndarm bei fehlender Resorbierbarkeit in den Dickdarm gelangen, werden dort bakteriell zu freien Fettsäuren und Hydroxyfettsäuren abgebaut. Die entstehenden kurzkettigen Fettsäuren erhöhen die Osmolarität im Dickdarm und führen zu osmotisch bedingten Durchfällen, die mit einem sauren Stuhl-pH einhergehen.

Gasbildung

Bei der bakteriellen Fermentation entstehen Gase, die zu klinischen Symptomen wie Meteorismus und Flatulenz führen.

Das **Gasvolumen** des Gastrointestinaltraktes beträgt beim Gesunden zu einem gegebenen Zeitpunkt lediglich 100 - 200 ml. 99% hiervon entfallen auf die Gase N_2 (18 - 32%), O_2 (0,8 - 2,4%), H_2 (28 - 40%), CH_4 (0 - 13%) und CO_2 (28 - 47%); 1% auf weitere Gase wie H_2S, H_2SO_3 oder NH_3.

Im **oberen Dünndarm** entstehen besonders nach einer Mahlzeit große Mengen **CO_2**, indem die Salzsäure des Magens durch das Natriumbicarbonat des Pankreas und des Duodenalsekretes neutralisiert wird. Dieses Gas wird weitgehend durch Diffusion resorbiert.

Das **Kolon** weist den höchsten Gasgehalt auf. Die **Fermentation organischer Ballaststoffe** und weiterer im Dünndarm nicht resorbierbarer oder nicht resorbierter Substanzen durch die anaerobe Dickdarmflora führt zur Bildung von kurzkettigen Fettsäuren, CO_2 und v.a. H_2.

Die gesamte **Gasproduktion pro Tag** im Kolon ist immens, so werden beispielsweise etwa 10 l Wasserstoff pro Tag generiert. Dies liegt unter anderem daran, daß von den komplexen Kohlenhydraten 30–50 g pro Tag das Kolon erreichen. Bei 10% der Erwachsenen ist die Flora nicht zur **Wasserstoffbildung** befähigt.

Diese gewaltige Gasmenge wird teilweise abgeatmet, teilweise ist die **methanogene Dickdarmflora,** die etwa 30–50% der Bevölkerung der westlichen Welt beherbergt, zur Utilisation von CO_2 und H_2 befähigt. Individuen, die keine metanogene Flora besitzen, beherbergen **sulfatreduzierende Bakterien.** Auch sie vermindern das Gasvolumen durch eine wasserstoffverbrauchende Reaktion.

Die bakterielle Utilisation von Wasserstoff ist wahrscheinlich in quantitativer Hinsicht der wesentlichste Vorgang zur Reduktion des Gasvolumens.

Weiterhin wird der Gasgehalt des Dickdarms durch **anale Windabgänge** vermindert, das physiologische Flatusvolumen beträgt etwa 500 - 1200 ml/d, die Flatusfrequenz liegt bei 8 – 20 /d. Die **Zusammensetzung** variiert innerhalb weiter Grenzen und hängt von der aufgenommenen Nahrung ab. Für den charakteristischen Geruch sind Gase und leicht flüchtige Substanzen verantwortlich, deren Menge von der Nahrung und nach neueren Erkenntnissen auch von der Zufuhr von Spurenelementen wie beispielsweise Zink (Salzbildner) abhängen.

24.1.3 Allgemeine Pathophysiologie

Die Vielzahl der Erkrankungen des Dünn- und Dickdarmes führen zu einer **begrenzten Zahl von Symptomen.** Dabei dominieren

- Diarrhö,
- Meteorismus,
- Gewichtsverlust,
- Obstipation,
- Schmerzen,
- Blutung und
- Folgen der Barrierestörung wie z.B. Infektionen der Peritonealhöhle.

Diarrhö

Eine Diarrhö ist als Entleerung flüssigen Stuhls mit einem Stuhlvolumen von über 250 g pro Tag und einer Stuhlfrequenz von mehr als 3 Stuhlgängen täglich definiert. Ein flüssiger Stuhl wiederum ist durch einen Stuhlwassergehalt von über 85% charakterisiert.
Eine Diarrhö bei Dünndarmerkrankungen kommt erst dann zustande, wenn die maximale Resorptionskapazität des Kolons (5700 ml/24 h) überschritten wird (Abb. 24-6).

Man unterscheidet die osmotische von der sekretorischen Diarrhö. Bei der **osmotischen Diarrhö** führen schlecht oder nicht resorbierte osmotisch wirksame Substanzen im Darmlumen, vorwiegend im Kolon zur verminderten Wasserresorption. Dadurch wird vermehrt Wasser ausgeschieden. Charakteristisch für diese Form der Diarrhö ist, daß sie nach 24-stündigem Fasten endet.

Sekretorische Diarrhöen finden sich bei einer aktiven Wasser- und Elektrolytsekretion der Dünn- und/oder Dickdarmschleimhaut, hervorgerufen durch Enterotoxine, gastrointestinale Peptide oder Gallen- und Fettsäuren. Auch verschiedene Medikamente und neuroendokrine Substanzen können die Sekretion fördern (Tab. 24-1). Der sekretorischen Diarrhö liegt eine Steigerung der Chloridsekretion zugrunde (Abb. 24-7). Sie ist im Kryptenepithel lokalisiert und wird durch cAMP und andere Moleküle gesteuert. Klassisches Beispiel ist die durch das von Vibrio cholerae gebildete Enterotoxin induzierte massive Diarrhö.

Osmotische und sekretorische Diarrhö lassen sich durch klinische Beobachtung und einzelne **Laboruntersuchungen** trennen. Die **Osmolarität** des frischen Stuhls beträgt normalerweise 290 ml osmol/kg Wasser, d.h der Stuhl ist isoton zum Plasma. Die Differenz zwischen Stuhlosmolarität und der doppelten Konzentration von Natrium und Kalium liegt normalerweise unter 100 mmol/kg, da kaum andere osmotisch wirksamen Substanzen als Natrium, Kalium und ihre Bindungspartner vorkommen. Liegt das Stuhlnatrium über 90 mmol/l und die osmotische Lücke unter 50 mosmol/kg, handelt es sich um eine sekretorische Diarrhö. Liegt das Stuhlnatrium unter 60 mmol/l und die **osmotische Lücke** über 100 mosmol/kg, liegt sicher eine osmotische Diarrhö vor.

Tab. 24-1 Substanzen und Mechanismen, die die intestinale Sekretion fördern.

Hormone	Gastrin, Sekretin, Cholezystokinin, Glucagon, Enteroglucagon, GIP, Calcitonin
Neuroendokrine Substanzen	Acetylcholin, VIP, Substanz P, Bombesin, Neurotensin, Serotonin, ATP, Helodermin
andere Mediatoren	Histamin, Bradykinin, Prostaglandine
Enterotoxine	Cholera, Escherichia coli, Campylobacter, Yersinien, Salmonellen, Shigellen, Clostridium difficile, Staphylococcus aureus, Klebsiella pneumoniae, Aeromonas, Amöben
Medikamente	Gallensäuren, Laxanzien (Rhizinus, Bisadocyl, Phenolphtalein, Coffein, Theophyllin)
mechanisch	Dehnung
Mukosa-schädigung	virale Gastroenteritis, Shigellen, Escherichia coli, Sprue, Morbus Crohn, Lymphom, Ischämie

Bei **Dickdarmerkrankungen** ist die Absorptionskapazität normalerweise reduziert und zusätzlich die Sekretion vermehrt, so daß hier auch bei geringerem Flüssigskeitsangebot an das Kolon eine Diarrhö auftritt.

Eine **akute Diarrhö** ist in der Regel infektiöser und damit sekretorischer Natur, die **chronische Diarrhö** umfaßt ein breiteres Spektrum pathogenetischer Mechanismen (Tab. 24-2). Hier ist zu berücksichtigen, daß 60% der Fälle von chronischer Diarrhö in den Bereich der funktionellen Erkrankungen gehören.

Eine Diarrhö hat verschiedene **systemische Auswirkungen.** Der Verlust von Wasser und Elektrolyten führt zu Hämokonzentration und Dehydratation. Je nach Ursache der Diarrhö kann es zu Hyper- oder Hyponatriämie kommen, eine Hypokaliämie ist häufig. Eine Alkalose findet sich, wenn die Differenz der Ausscheidung von Natrium und Kalium und von Chlorid im Stuhl kleiner als das Plasmabicarbonat ist, eine Azidose findet sich im

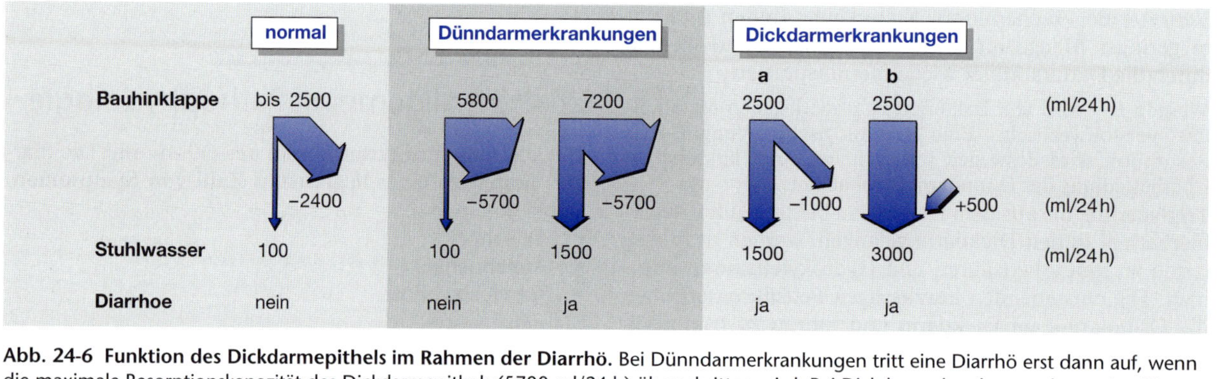

Abb. 24-6 Funktion des Dickdarmepithels im Rahmen der Diarrhö. Bei Dünndarmerkrankungen tritt eine Diarrhö erst dann auf, wenn die maximale Resorptionskapazität des Dickdarmepithels (5700 ml/24 h) überschritten wird. Bei Dickdarmerkrankungen kann eine Diarrhoe als Folge einer verminderten Absorption (a) und/oder als Folge einer Sekretion (b) des Dickdarmepithels bei normaler Dünndarmfunktion auftreten.

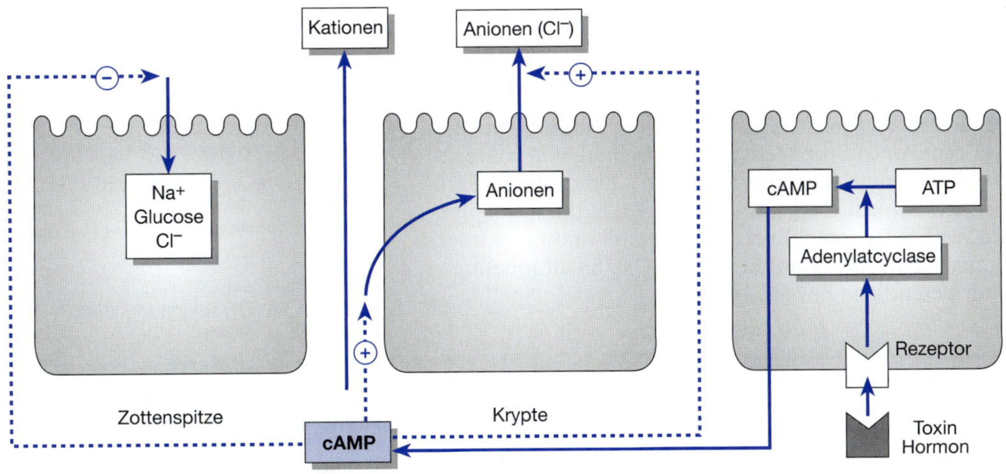

Abb. 24-7 Entstehung der sekretorischen Diarrhö nach Induktion durch Toxine oder Hormone.

umgekehrten Falle. **Konsequenz** der Störungen kann ein akutes Nierenversagen sein.

Meteorismus

Der Meteorismus kommt durch eine vermehrte bakterielle Fermentation proximal nicht absorbierter Kohlenhydrate im Kolon zustande. Er kann auch durch eine fehlende Kapazität der Wasserstoffutilisation der Kolonflora bedingt sein. Auch bei Motilitätsstörungen, insbesondere beim paralytischen Ileus findet sich eine gestörte Gasbilanz, da der anale Gasabgang entfällt.

Gewichtsverlust

Ein Gewichtsverlust ist die Folge einer gestörten Absorption von Nährstoffen und tritt bei den verschiedenen Formen der Malassimiliation auf.

Obstipation

Eine Obstipation, die durch das Absetzen eines zu harten, meist geringvolumigen Stuhles, weniger als 3 mal pro Woche definiert ist, wird durch unterschiedliche Ursachen bedingt. Hier spielen Nebenwirkungen von Arzneimitteln (beispielsweise Morphine), Erkrankungen des Anorektums (s. Kap. 25), Störungen der Innervation (beispielsweise Morbus Hirschsprung oder zentrale bzw. periphere neurologische Erkrankungen anderer Ursache) und schließlich funktionelle Ursachen eine wesentliche Rolle.

Schmerzen

Schmerzen entstehen

- durch übermäßige Dehnung von Darmsegmenten, wie beispielsweise beim mechanischen Ileus oder bei Dünn- oder Dickdarmstenosen (z.B. Morbus Crohn)
- bei ausgedehnter, wanddurchgreifender Entzündung (z.B. Morbus Crohn oder wandübergreifende Tumoren) durch Schädigung des reich innervierten Peritoneums
- Hyperperistaltik bei Entzündung des distalen Kolons (Tenesmen).

Der sog. **viszerale Schmerz** nimmt seinen Ausgang von den Nervi splanchnici in der Darmwand, die auf Dehnung und Wandspannung ansprechen. Dieser Schmerz wird gewöhnlich in der Periumbilikalregion empfunden, wenn er vom Dünndarm oder vom rechten Kolon ausgeht, und im Unterbauch, wenn er vom übrigen Kolon ausgeht. Er ist bohrend, brennend im Charakter und nicht präzise lokalisierbar.

Demgegenüber ist der **somatische Schmerz** scharf lokalisierbar, da die sympathische Nervenversorgung scharf umschrieben ist. Er wird ausgelöst durch Gewebsläsionen (Torsion, Infiltration, chemische und enzymatische Noxen). Reizung des parietalen Peritoneums führt zu reflektorischer, lokalisierter oder diffuser Muskelspannung, Reizung des Retroperitoneums zur Schonhaltung (angezogene Beine, Lordosierung der Lendenwirbelsäule).

Viszerale und somatische Schmerzen treten bei zahlreichen Störungen gleichzeitig auf.

Tab. 24-2 Ursachen der Diarrhö.

Infektionen	bakteriell (z. B. Salmonellen) viral (z. B. Zytomegalievirus) parasitär (z. B. Amöben)
Hormonelle Störungen	(z. B. Hyperthyreose)
iatrogene Schädigung	(z. B. Medikamente, Strahlen, Darmresektion)
anatomische Veränderungen	(z. B. Colitis ulcerosa, Morbus Crohn)
Malassimilation	(siehe Tab. 24-3)
andere Störungen	(z. B. chologene Diarrhö, bakterielle Fehlbesiedelung)

Blutungen

Blutungen aus dem Dünn- und Dickdarm äußern sich in der Regel als Hämatochisis (sichtbarer Abgang von Blut aus dem Anus) oder Meläna (Beimischung von bakteriell metabolisiertem Blut zum Stuhlgang). Eine Blutung kann bei unterschiedlichsten intestinalen Erkrankungen auftreten, wobei Tumoren, Entzündungen mit und ohne Infektionen, Divertikelkrankheit und Gefäßmalformationen eine wesentliche Rolle spielen.

Defekte der Barrierefunktion

Defekte der Barrierefunktion treten bei toxischen Schäden (Alkohol, Medikamente, Strahlen) und bei Erkrankungen mit morphologischen Veränderungen der Schleimhaut oder der Schleimhautdurchblutung auf. Wichtigste Folge ist die Translokation von intestinalen Bakterien in Lymph- und Blutbahn mit der Folge von Infektionen wie beispielsweise der des Aszites bei Leberzirrhose oder anderer Organe.

24.2 Spezielle klinische Pathophysiologie

24.2.1 Dünndarmerkrankungen

Einteilung der Dünndarmerkrankungen nach Ätiologie und Pathogenese

genetisch/angeboren
- Enzymdefekte
- Sprue
- zystische Fibrose
- selektiver IgA-Mangel
- Abetalipoproteinämie
- Divertikel

erworben

1 metabolisch/nutritiv
- Diabetische Neuropathie

2 dysregulativ/hormonell
- Endokrinopathien
- endokrine Tumoren

3 degenerativ
- Divertikel
- Amyloidose

4 vaskulär
- Ischämie
- Angiodysplasie
- Lymphgefäßfehlbildungen

5 entzündlich/immunologisch
- Sarkoidose
- Nahrungsmittelallergie

6 infektiös
- M. Whipple
- bakterielle Fehlbesiedelung
- Tropische Sprue
- Lambliasis
- Appendizitis

7 neoplastisch
- Lymphome
- Karzinoide
- Karzinome
- Polyposis
- endokrine Tumoren

8 medikamentös/toxisch
- Bestrahlung
- Analgetika
- (Opiate)

9 mechanisch
- OP-Folgen (Kurzdarm)
- Briden

10 neuromuskulär
- Diabetische Neuropathie

sonstige/unklar/multifaktoriell
- –

Von der Vielzahl der Dünndarmerkrankungen sollen im Folgenden nur einige exemplarisch besprochen werden.

Malassimilation

Malassimilation kann durch Störungen der intraluminalen Verdauung (Maldigestion) oder der Resorption (Malabsorption) bedingt sein.

Man unterscheidet eine **globale** Malassimiliation bei Störung der Aufnahme aller Nahrungsbestandteile (bei Reduktion der Absorptionsfläche oder ausgedehnten morphologischen Schleimhautveränderungen) und eine **partielle** Malassimiliation (bei Defekten der Aufnahme einzelner Stoffe).

Ä/P Ätiologie und Pathogenese

Eine **Maldigestion** ist angeboren oder erworben (wenn Enzyme des Pankreas oder der Darmmukosa oder Gallensäuren vermindert sind oder fehlen, bzw. die Durchmischung im zeitlichen Ablauf gestört ist).

Alle **ausgeprägten Funktionsstörungen** von Magen, Pankreas und hepatobiliärem System sowie der angeborene oder erworbene Mangel von spezifischen kohlenhydratspaltenden Enzymen der Dünndarmschleimhaut führen zur Maldigestion. Auch **Medikamente,** die die Säuresekretion weitgehend blockieren (z.B. Protonenpumpenhemmer) oder Gallensäuren binden (Colestyramin), können eine Maldigestion verursachen.

Schließlich sind alle Situationen, bei denen die zeitliche oder örtliche Abfolge der Sekretion der verschiedenen Substanzen oder Enzyme und ihrer Beziehung zur Nahrungspassage gestört sind (z.B. Pankreatikozibale Asynchronie nach Magenresektion) mögliche Ursachen einer Maldigestion.

Eine **Malabsorption** tritt bei intakter Digestion auf, wenn Transportvorgänge der Mukosa primär (ohne morphologische Veränderungen der Darmschleimhaut) oder sekundär (infolge krankheitsbedingter morphologischer Veränderungen) defekt sind. Wichtigste Ursache einer Malabsorption ist eine **Reduktion der Absorptionsfläche,** z.B. durch intestinale Ischämien, v.a. wenn sie zu einer ausgedehnten Dünndarmresektion führt (Kurzdarmsyndrom). Weitere Ursachen sind medikamentöse

Schäden, Strahlenfolgen, ausgedehnte Dünndarmerkrankungen wie die Sprue und der Morbus Whipple (s.u.), Infektionen und das Syndrom der bakteriellen Überwucherung. Tab. 24-3 gibt eine Übersicht über verschiedene Ursachen des Malassimilationssyndroms.

Das **Ausmaß einer Malabsorption** hängt stark vom Ausmaß der Läsion des Dünndarms ab, der mit 2,5 – 4 m Länge eine relativ **große Reservekapazität** besitzt. Von besonderem Interesse sind **Resorptionsvorgänge,** die **nur an bestimmten Dünndarmabschnitten** erfolgen können, wie die der Gallensäuren oder von Vitamin B_{12}, die selektiv im terminalen Ileum absorbiert werden. Hier kann es auch bei weniger ausgedehnten Läsionen oder Resektionen zu Malabsorption und zu **ausgeprägten Mangelsyndromen** kommen, die wie im Fall der Gallensäurenmalabsorption wiederum sekundär zur Maldigestion führen können.

Ein typisches Beispiel einer **primären partiellen Malassimilation** stellt der **Lactasemangel** dar, der in unterschiedlicher ethnischer Häufigkeit vorkommt.

Entstehung der Symptome

Maldigestion oder Malabsorption verursachen ähnliche Symptome. Die **Kardinalsymptome** sind Diarrhö und Gewichtsverlust.

Zahlreiche weitere Symptome sind Folge eines Mangels spezifischer Stoffe, wie Elektrolyte, Spurenelemente und Vitamine (s. Kap. 5).

Tab. 24-3 Ätiopathogenetische Einteilung der Malassimilation.

		Maldigestion	Malabsorption
genetisch/ angeboren		kongenitaler Lipasemangel Hämochromatose angeborener Enzymmangel (Saccharose-Isomaltose-Intoleranz, Trehaloseintoleranz, Enterokinasemangel, Glucose-Galaktose-Intoleranz)	Zystische Fibrose Ahornsiruperkrankung, Tryptophanmalabsorption Methioninmalabsorption Abetalipoproteinämie einheimische Sprue selektiver IgA-Mangel
erworben	1 metabolisch/ nutritiv	Diabetische Neurogastroenteropathie	–
	2 dysregulativ/ hormonell	–	Hypothyreose Hyperthyreose Hyperparathyroidismus Morbus Addison
	3 degenerativ	–	Divertikel Amyloidose
	4 vaskulär	–	Intestinale Ischämien Enteropathia lymphangiektatika
	5 entzündlich/ immunologisch	Chronisch athrophische Gastritis Chronische Pankreatitis	Sklerodermie Sprue Eosinophile Enteropathie Morbus Crohn
	6 infektiös	Hepatitis bakterielle Fehlbesiedelung	Tropische Sprue Morbus Whipple AIDS Tuberkulose Salmonellose Yersiniose Parasitosen (z.B. Lambliasis)
	7 neoplastisch	Magenkarzinom Pankreaskarzinom Zollinger-Ellison-Syndrom	Mastozytose
	8 medikamentös/ toxisch	Leberzirrhose Alkoholhepatitis Colestyramin	Alkoholenteritis Medikamente (Colchicin, Neomycin, Biguanide, Digitalis, Acarbose)
	9 mechanisch	operativ angelegt Blindsäcke obstruktive Cholestase Pankreatektomie Magenausgangsstenose Strahlenkolitis	Dünndarmresektion Dünndarmdivertikel Dünndarmstrikturen Fisteln
	10 neuromuskulär	–	–
sonstige/ unklar/ multifaktoriell		intrahepatische Cholestase	–

Bei der Diarrhö kann es sich um eine **osmotische Diarrhö** bei Malassimiliation von Kohlenhydraten handeln, wie sich dies beispielhaft bei der **Lactosemalabsorption** infolge Lactasemangels zeigen läßt (Abb. 24-8).

Es kann aber auch zur **sekretorischen Diarrhö** kommen, die z.B. bei **Gallensäurenmalabsorption** durch bakteriell modifizierte Gallensäuren oder Fettsäuren im Kolon über eine cAMP vermittelte gesteigerte Chloridsekretion (s.o.) ausgelöst wird.

Im Falle der Fettsäurenmalabsorption findet sich zudem eine Steatorrhö (Abb. 24-9).

Eine Diarrhö infolge einer **Gallensäurenmalabsorption** findet sich z.B. bei Morbus Crohn mit Befall des terminalen Ileums und insbesondere nach Ileumresektion.

Nach einer ausgedehnten **Ileumresektion** ist die Leber nicht mehr in der Lage, den entstehenden Gallensäurenverlust durch Neusynthese zu kompensieren. Es kommt zur Gallensäurenmangelsituation und zur konsekutiven Fettmalassimilation. Durch die Fettsäuren wird Kalzium gebunden und ausgeschieden, so daß ein Kalziummangel resultiert. Fehlendes Kalzium im Dickdarmlumen führt zur Resorption nicht kalziumgebundener Oxalsäure. Hyperoxalurie und (gemeinsam mit weiteren Mechanismen) Nierensteine sind die Folge (Abb. 24-10). Bei ausgeprägter Gallensäurenmalabsorption kommt es zum Gallensäurenmangel in der Galle und damit zur Entstehung von Cholesteringallensteinen (s. Kap. 27).

Zahlreiche weitere Symptome sind Folge eines Mangels spezifischer Stoffe wie Elektrolyte, Spurenelemente und Vitamine. Bei Vorliegen einer Fettmalabsorption ist fast immer ein Mangel der fettlöslichen Vitamine A, D, E und K vorhanden, die eine Vielzahl von Symptomen verursachen können (s. Kap.5) (Tab. 24-4).

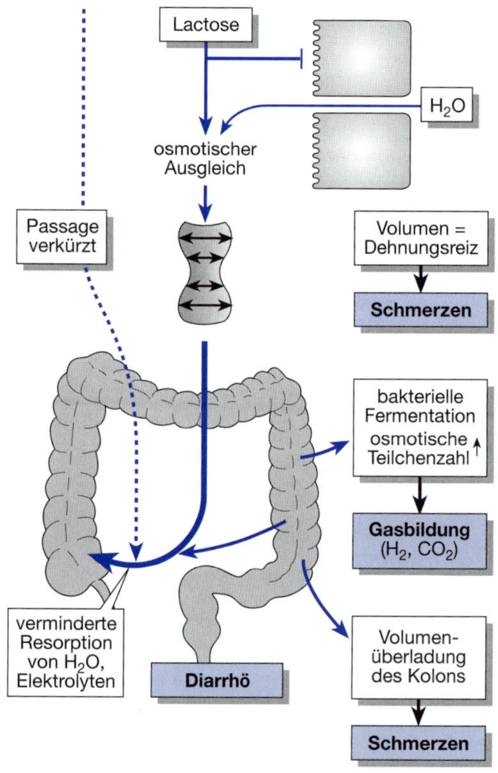

Abb. 24-8 Pathomechanismen der Lactosemalabsorption.

Tab. 24-4 Symptome und deren Ursachen bei Malassimilation.

Symptom	Ursache
Diarrhö	Malabsorption von Gallensäuren, Hydroxyfettsäuren und organischen Säuren oder osmotisch aktiven Substanzen (Kohlenhydrate) -> intestinale Sekretion von Flüssigkeit und Elektrolyten
Gewichtsverlust	Nährstoffmangel, reduzierte Nahrungsaufnahme (Angst vor Schmerz)
Blähungen	bakterielle Fermentation nicht absorbierter Kohlenhydrate
abdominelle Schmerzen	Darmwandüberdehnung, muskuläre Spasmen, Peritonealbeteiligung der Grunderkrankung
Glossitis, Stomatitis, Cheilosis	Eisenmangel, Riboflavinmangel, Niacinmangel
mikrozytäre Anämie	Eisenmangel
makrozytäre Anämie	Folsäuremangel, Vitamin-B_{12}-Mangel
Blutungsneigung	Vitamin-K-Mangel
Osteopenie	Kalziummangel, Vitamin-D-Mangel, Proteinmalabsorption
Neigung zu Tetanie	Kalziummangel, Magnesiummangel, Vitamin-D-Mangel
Dyskeratose, Hyperkeratose, Dermatitis	Vitamin-A-Mangel, Zinkmangel, Mangel an essentiellen Fettsäuren und Niacin
Ödeme, Aszites	Proteinmangel
periphere Neuropathie	Vitamin-B_{12}-Mangel, Thiaminmangel
Hyperparathyreoidismus	protrahierter Kalzium- und Vitamin-D-Mangel
Amenorrhö, Infertilität	generalisierte Malabsorption und Malnutrition

Sprue und Morbus Whipple

Definition

Die **Sprue** (bei Kindern Zöliakie) ist eine Erkrankung, die mit einer abnormen Zottenabflachung und -destruktion (Abb. 24-11) und einer konsekutiven globalen Malabsorption einhergeht und auf einer Überempfindlichkeit gegen Gluten (Protein in Getreideprodukten) beruht.
Der **Morbus Whipple** ist eine bakteriell induzierte, chronisch rezidivierende Systemerkrankung, die sich meist bei Männern mittleren Alters als globales Malabsorptionssyndrom gemeinsam mit einer Vielzahl anderer Symptome manifestiert. Er wird hervorgerufen durch ein bislang nur indirekt identifiziertes Bakterium, Tropheryma whippelii.

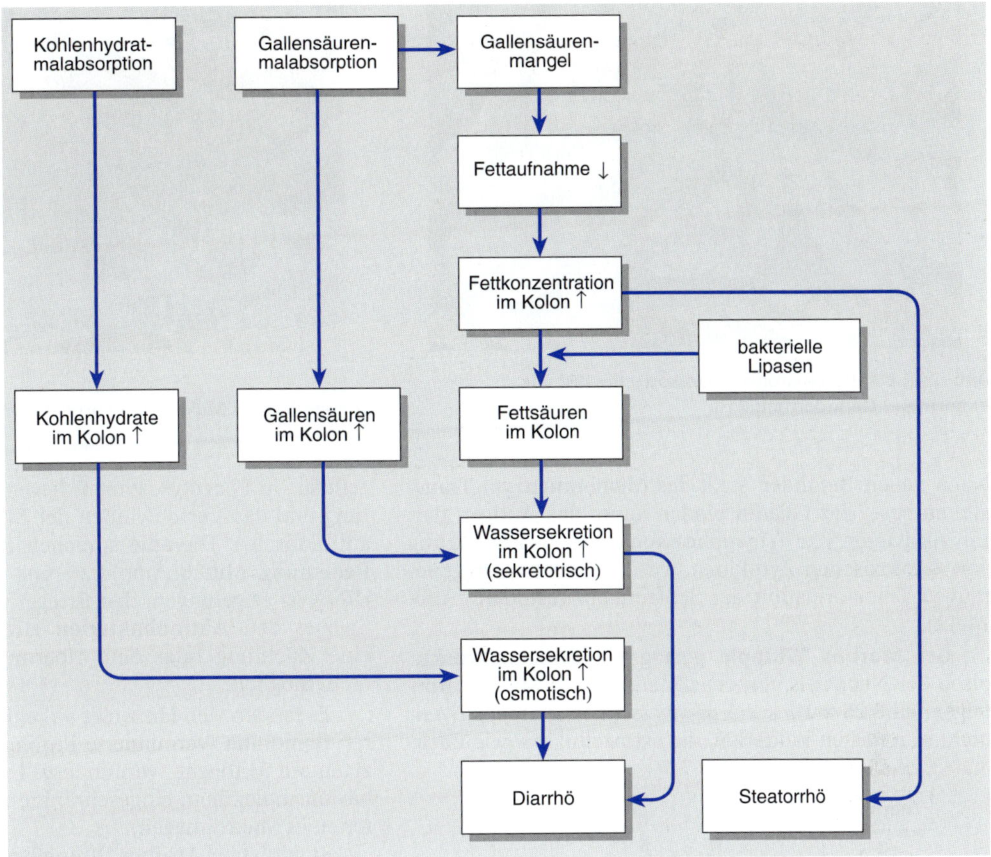

Abb. 24-9 Pathogenese der Diarrhö bei Malassimilation.

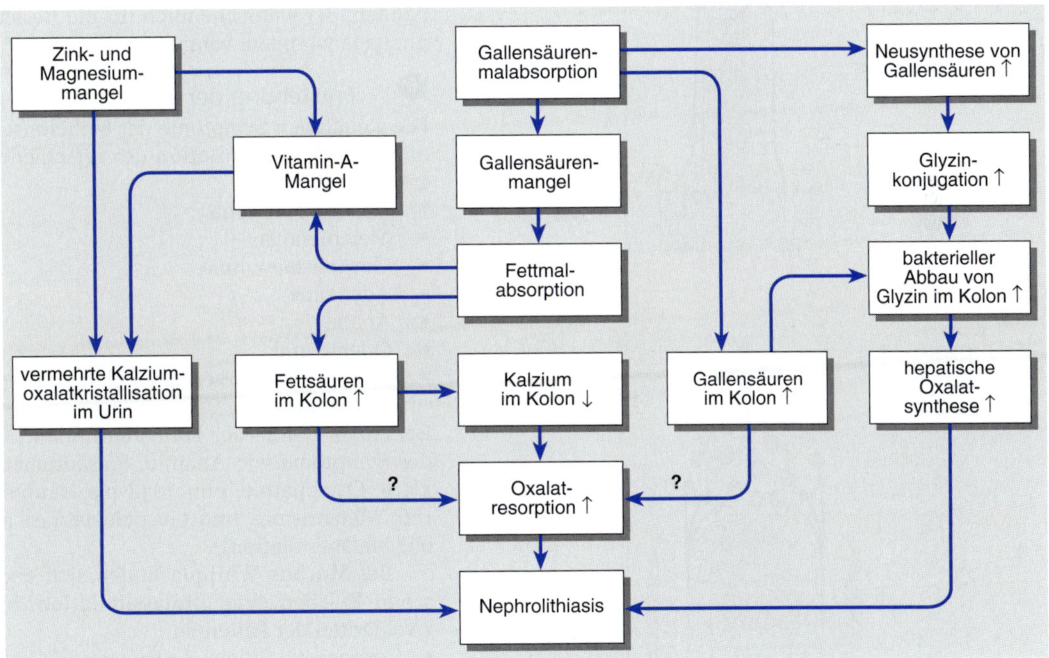

Abb. 24-10 Pathogenese der Kalziumoxalatsteine bei Malassimilation.

Ätiologie und Pathogenese

Die Prädisposition einer Population für die **Sprue** ist an **genetische Faktoren** geknüpft. Direkte Verwandte sind zu 10% betroffen. Die Konkordanzrate bei monozygoten Zwillingen liegt bei 75%, bei HLA-identischen Geschwistern bei 30%. Die familiäre Prädisposition folgt nicht den Mendelschen Gesetzen, so daß es sich um eine **multigene** oder **multifaktorielle** Pathogenese handelt (siehe Kap. 1).

Gesichert ist eine abnorme Reaktion der Schleimhaut auf die alkohollösliche Fraktion des Glutens **(Gliadin).**

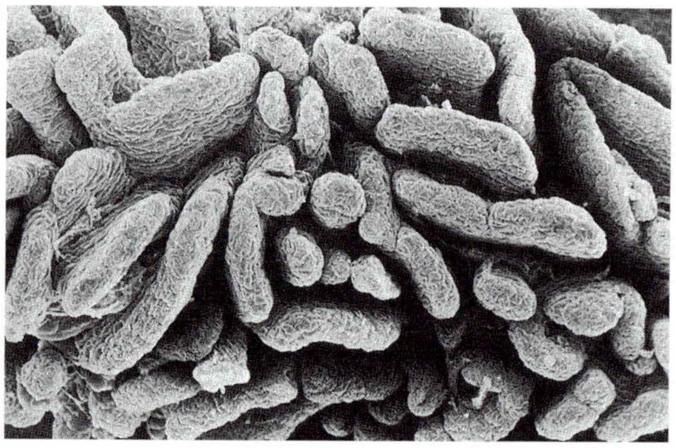

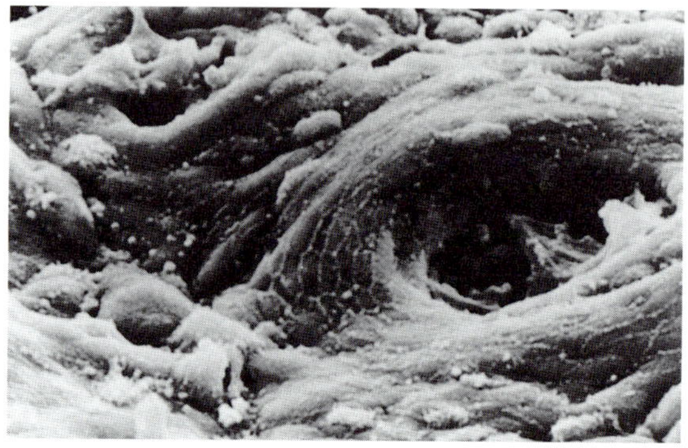

Abb. 24-11 Rasterelektronenmikroskopisches Bild von a) **normaler Dünndarmmukosa** b) **abgeflachter Mukosa bei Sprue** mit völligem Zottenverlust.

Nach neuen Befunden stellt das Membranenzym Transglutaminase, das Gliadin binden kann, das Antigen dar. Ein Aktivieren von T-Lymphozyten führt zur Freisetzung von zytotoxischen Zytokinen, was in einer hyperregenerativen Transformation der Schleimhaut resultiert (Abb. 24-12).

Bei **Morbus Whipple** gelang elektronenmikroskopisch der Nachweis von charakteristischen, stäbchenförmigen, ca 0,25 x 1,5 – 2,5 µm messenden grampositiven, nicht säurefesten Bakterien, die extrazellulär sowie intrazellulär (in Phagolysosomen) liegen. Die klinische Besserung und das Verschwinden der Mikroorganismen unter antibiotischer Therapie sprechen für deren ätiologische Bedeutung. Mittels Amplifizierung von bakterieller 16 S-rRNA ist es gelungen, den Erreger als neue Gattung und Spezies den **Aktinobakterien** zuzuordnen. Bislang ist eine Züchtung oder eine Übertragung im Tierversuch nicht möglich.

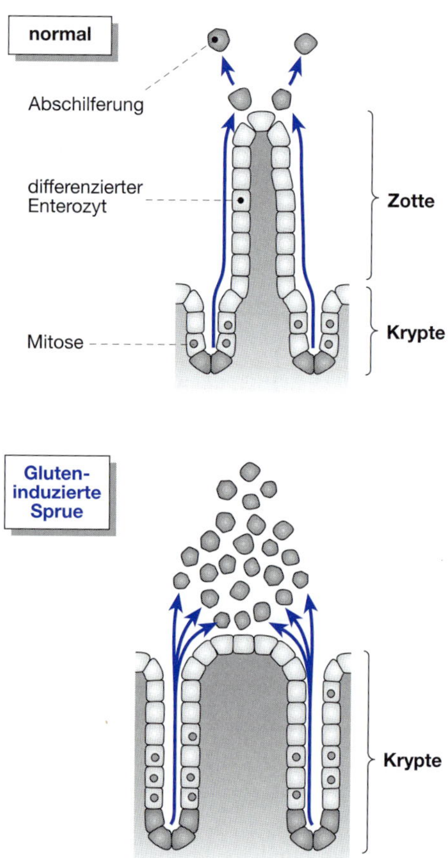

Abb. 24-12 Transformation der Schleimhaut bei der Sprue. Normalerweise wandern die Zellen von der Krypte zur Zottenspitze und sterben ab. Bei der Sprue kommte es durch die Entzündung zum überschießenden Absterben der Zellen, zum Zellverlust und zur Hypertrophie der (hyperregenerativen) Krypten.

Es fanden sich Hinweise auf einen Defekt der zellulären Immunität (verminderte Proliferation der T-Lymphozyten auf Mitogene, verminderte Expression von Zelladhäsionsmolekülen, eingeschränkte Degradation der Bakterien in Makrophagen).

Somit ist bei Morbus Whipple ein bislang nicht exakt charakterisierter **Defekt der zellulären Immunität** vorhanden, der wahrscheinlich für die Besiedelung mit Tropheryma whippelii verantwortlich ist.

S Entstehung der Symptome

Die vielfältigen Symptome der einheimischen **Sprue** sind durch die **Malassimilation** der verschiedenen Nährstoffe erklärt (Tab. 24-4):

- massive Fettstühle,
- Meteorismus,
- Gewichtsabnahme,
- Adynamie,
- Anämie,
- Ödeme und
- Knochenschmerzen als Zeichen einer Kalziumstoffwechselstörung.

Bei einem Drittel der Patienten finden sich nur einzelne der Symptome wie Anämie, Folsäuremangel oder ungeklärte Osteopathie, ohne daß die Hauptsymptome Diarrhö, Meteorismus und Gewichtsverlust auftreten (partielle Malassimilation).

Bei **Morbus Whipple** finden sich ebenfalls die typischen Zeichen einer **Malassimilation,** hinzu treten bei zwei Drittel der Patienten

- seronegative nicht destruierende Gelenkveränderungen,
- Fieberschübe,
- Nachtschweiß und
- abdominelle Lymphome auf, deren Genese bislang nicht sicher geklärt ist.

Eine **zentralnervöse Manifestation** ebenso wie **kardiale Symptome** sind durch Befall mit dem Bakterium bedingt.

Therapieansätze

Bei der **Sprue** ist eine möglichst vollständig **glutenfreie Ernährung** die wesentliche therapeutische Maßnahme, wobei praktisch auf Weizen-, Roggen-, Gerste- und Haferprodukte verzichtet werden muß. Initial muß häufig auch auf Milchprodukte verzichtet werden, da meist ein **erworbener Lactasemangel** besteht.

Bei **Morbus Whipple** ist eine **antibiotische Therapie** für mindestens ein Jahr kurativ. Rezidive sind dennoch häufig. Erst die weitere Charakterisierung des Erregers wird noch bessere Therapieansätze zeitigen.

Kurzdarmsyndrom

Definition

Unter Kurzdarmsyndrom versteht man die klinischen Auswirkungen der Resektion oder des Ausfalls größerer Abschnitte des Dünndarms.
Erst die Entfernung von **mehr als 50% des Dünndarms** führt zu klinischen Auswirkungen, da die Reservekapazität hoch ist. Lediglich bei Resektion **spezifischer Resorptionsorte** wie des terminalen Ileums (Vitamin B_{12} und Gallensäuren) kommt es bereits bei relativ kurzem Resektat zu Störungen (Abb. 24-13).

Ätiologie und Pathogenese

Die wichtigsten Ursachen des Kurzdarmsyndroms gibt Tabelle 24-5 an. Da der proximale Dünndarm nicht in der Lage ist, die Funktion des distalen Dünndarms zu übernehmen, ist eine distale Resektion mit mehr Komplikationen behaftet als eine proximale. Aus dem mittleren Dünndarm können ohne schwerwiegende Komplikationen etwa 50% entfernt werden.

Ein intaktes Duodenum und mindestens 30–40 cm Jejunum sind unabdingbar für ein Überleben ohne parenterale Ernährung.

Tab. 24-5 Ursachen des Kurzdarmsyndroms.

durchblutungsbedingt	Thrombose oder Embolie der Arteria mesenterica superior Thrombose der Vena mesenterica superior Strangulation Volvulus
entzündungsbedingt	Morbus Crohn (nach ausgedehnten und/oder wiederholten Resektionen) Enteritis necroticans (Kinder)
chirurgisch-therapeutisch	jejunoilealer Bypass Resektion nach traumatischer Dünndarmschädigung

Entstehung der Symptome

Die Symptome betreffen in erster Linie **gestörte Funktionen des Darms** wie

- wäßrige Diarrhö,
- Steatorrhö,
- Gewichtsverlust
- Adynamie sowie
- Störungen der Absorption einzelner Substanzen entsprechend den oben dargestellten Symptomen der Malassimilation (s. Tab. 24-4).

Von Bedeutung ist, daß die Leistungen des proximalen Dünndarmes vom distalen Dünndarm und – soweit es Wasser und Elektrolytresorption anbelangt – vom Kolon übernommen werden können.

Liegt bei distaler Resektion die **Resektionslänge unter 100 cm,** besteht eine im wesentlichen wäßrige chologene Diarrhö. Beträgt die **Resektionslänge mehr als 100 cm,** kommt es meist auch zu Steatorrhoe und zur Gallenstein- und Nierenoxalatsteinbildung (siehe Abb. 24-9 und 24-10).

Therapieansätze

Beim Auftreten einer **chologenen Diarrhö** ist die Gabe von Colestyramin (Gallensäurebinder) wirksam.

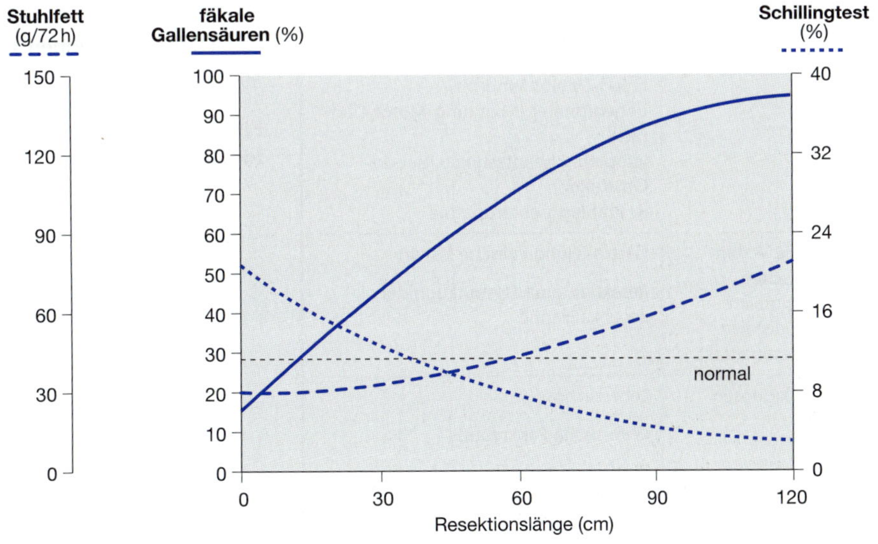

Abb. 24-13 Einfluß der Länge einer Ileumresektion auf die Absorption verschiedener Substanzen und die Steatorrhö beim Menschen. Schillingtest = Messung der Aufnahme von Vitamin B_{12}.

Bei Steatorrhö muß ein Teil der oralen Fettzufuhr durch mittelkettige Triglyzeride (MCT) ersetzt werden, da diese unabhängig von Gallensäuren resorbiert werden können. In diesen Fällen muß Colestyramin abgesetzt werden, da es die Fettresorption weiter verschlechtert.

Bakterielle Überbesiedlung des Dünndarms

Definition

Verschiedene Ursachen führen zum Auftreten hoher Keimzahlen. Dabei sind vor allem Bakteroides, E. coli, Enterokokken, Clostridien und Lactobacillus von Bedeutung. Die Erkrankung manifestiert sich mit Malassimilationssymptomen und insbesondere mit einem Vitamin-B_{12}-Mangel.

Ätiologie und Pathogenese

Während der Dünndarm normalerweise wenig Bakterien enthält (s.o.), kann es bei Vorliegen bestimmter klinischer Situationen zu einer Fehlbesiedelung des Dünndarms kommen (Tab. 24-6). Diese Situation tritt heute häufiger auf, da die langfristige Anwendung von **starken Säureblockern** zunimmt. In diesem Falle handelt es sich dann in der Regel um eine Besiedelung mit Keimen der Rachenflora.

Tab. 24-6 Die wichtigsten klinischen Situationen, die mit einer bakteriellen Fehlbesiedlung assoziiert sind.

Klinische Situation	Ursachen
Verlust der Säurefunktion des Magens	(s. Kap. 23)
Stagnation des Dünndarminhalts	anatomische Besonderheiten Syndrom der zuführenden Schlinge nach BII-Gastrektomie Dünndarmdivertikulose Syndrom der blinden Schlinge nach chirurgischen Eingriffen Obstruktion (Strikturen, Adhäsionen, Entzündungen, Neubildungen)
Motilitätsstörungen	Diabetische autonome Neuropathie Systemische Sklerose Ehlers-Danlos Syndrom ungeordneter 'Migrating Motor Complex' Idiopathische intestinale Pseudo-Obstruktion Bestrahlungsenteropathie
Abnormale Verbindung zwischen dem proximalen und dem distalen Gastrointestinaltrakt	Gastro-jejuno-colische Fisteln Resektion oder Dysfunktion der Ileozökalklappe
Andere Diagnosen	Leberzirrhose Chronische Pankreatitis Zystische Fibrose Immunmangelerkrankungen

Entstehung der Symptome

Die Symptome erklären sich aus der gesteigerten metabolischen Aktivität der Bakterien im Dünndarm (Tab. 24-7).

Tab. 24-7 Folgen eines gesteigerten bakteriellen Metabolismus im Dünndarm.

Substrat	Produkt	Bedeutung für den Patienten
Kohlenhydrate	organische Säuren	Resorption im Kolon, energetische Verwertung osmotische Diarrhö
	Wasserstoff (H_2)	H_2-Atemtest für Malabsorption
	Methan	Ursache der Implosion bei Koloskopie
	D-Lactat	Störung der zerebralen Funktion
Triglyceride	Fettsäuren	Diarrhö
	Hydroxyfettsäuren	Diarrhö
Proteine	Ammoniak, Amine	metabolische Enzephalopathie
	Indole, Skatole	fraglich
Vitamin B_{12}	Cobamide	Vitamin-B_{12}-Mangel
Gallensäuren (GS)	dekonjugierte GS	Durchfälle, gestörte Mizellenbildung
	dehydroxylierte GS	Durchfälle, gestörte Mizellenbildung Steigerung der Mukosa-permeabilität, Hyperresorption von Oxalsäure, Hyperoxalurie, Nierensteine

24.2.2 Dickdarmerkrankungen

Am Dickdarm können unterschiedliche Krankheitsprinzipien wirksam werden.

Einteilung der Dickdarmerkankungen nach Ätiologie und Pathogenese

genetisch/angeboren
- familiäre Polyposen
- Nicht-polyposis-Syndrome
- Morbus Hirschsprung

erworben
1. metabolisch/nutritiv
   - Diabetische Neuropathie
2. dysregulativ/hormonell
   - Endokrinopathien
3. degenerativ
   - Divertikulose

4 vaskulär
- Mesenteriale Ischämie (akut/chronisch)
- Angiodysplasie

5 entzündlich/immunologisch
- Colitis ulcerosa
- Kollagencolitis

6 infektiös
- bakterielle Infektionen
- Amöben
- Pseudomembranöse Kolitis (C. difficile)
- Divertikulitis
- Cholera

7 neoplastisch
- Polypen/Adenome
- Karzinome
- Lymphome

8 medikamentös/toxisch
- Strahlenkolitis
- Zytostatika-Kolitis
- antibiotikainduzierte Diarrhö

9 mechanisch
- Dickdarmileus
- Briden

10 neuromuskulär
- Morbus Hirschsprung
- Diabetische Neuropathie

sonstige/unklar/multifaktoriell
- Pseudoobstruktion

Von den Erkrankungen des Dickdarms sollen exemplarisch nur die Divertikelkrankheit und die Obstipation besprochen werden.

Divertikelkrankheit

Dickdarmdivertikel sind **Pseudodivertikel,** d.h. Hernien von Schleimhaut und Submukosa durch die Muskelschicht des Kolons.

In den westlichen Ländern sind besonders ältere Menschen betroffen, 70jährige haben bereits in über 40% Divertikel. Meist ist die **linke Kolonhälfte** betroffen. Die Mehrzahl der Personen mit Divertikeln sind und bleiben beschwerdefrei, etwa 20% erkranken.
Während die Divertikulose nur durch die Anwesenheit der Divertikel definiert ist, ist die Divertikelkrankheit durch deren **Komplikationen** wie Divertikulitis, Perforation oder Blutung gekennzeichnet.

Ä/P Ätiologie und Pathogenese

Zwei pathogenetische Faktoren sind bedeutsam:
- eine verminderte Festigkeit der Kolonwand und
- ein transmuraler Druckgradient zwischen dem Dickdarmlumen und der Peritonealhöhle.

Die Divertikelbildung ist durch eine verminderte Dehnungsfähigkeit des Kolons, altersbedingte Veränderungen des Kollagens und Schwäche der Längsmuskulatur mitbedingt. Hierfür spricht die Neigung zur Divertikelbildung bei jungen Patienten mit **Bindegewebserkrankungen** (z.B. Marfan-Syndrom oder Sklerodermie).

Als weitere Ursache wird eine initiale intraluminale **Drucksteigerung im Kolon,** in deren Folge es zur Segmentation des Darminhalts und Verdickung der Kolonmuskulatur kommt, angenommen. Ein **Mangel an Ballaststoffen** mit übermäßiger Eindickung der Stuhlsäule führt zur Reduktion der Spontanmotorik und Erhöhung des intraluminalen Druckes. Dementsprechend werden Divertikel in Ländern mit hohem Fasergehalt der Nahrung kaum beobachtet.

Durch den erhöhten intrakolischen Druck wird ein **Schleimhautprolaps** entlang der Durchtrittsöffnung der Gefäße induziert. Die **bevorzugte Lokalisation** im Sigma hat physikalische Gründe. Der Radius des Sigma ist im Vergleich zu anderen Darmabschnitten klein, so daß sich nach dem Gesetz von Laplace in diesem Abschnitt ein höherer intraluminaler Druck, entwickelt der umgekehrt proportional zum Radius des Hohlorgans ist.

Eine Stuhlretention in Divertikeln mit nachfolgender bakterieller Fermentierung, Entzündung und Mikro- sowie Makroperforation führt zur **Divertikulitis,** gelegentlich zur gedeckten Perforation und zur Abszeßbildung. Arrosionen von Gefäßen führen zur Divertikelblutung.

S Entstehung der Symptome

Auch ohne Vorliegen einer Entzündung können Patienten mit **Kolondivertikeln** Symptome wie **kolikartige Schmerzen** im linken Unterbauch entwickeln. Der Schmerz ist durch **Füllung der Divertikel** und entsprechende Dehnung der Serosa bedingt.

Bei **Divertikulitis bzw. Komplikationen** kommt es durch Affektion der Serosa oder von Organen der unmittelbaren Umgebung zu **Fieber** und **Schmerzen** im linken Unterbauch und gleichzeitiger **reflektorischer Obstipation.** Eine entzündliche Stenosierung des Dickdarms kann zu Stuhlverhalt führen.
Rezidivierende Divertikulitiden führen zu narbigen Stenosen mit entsprechenden Symptomen wie Schmerzen, bleistiftdünnen Stühlen und chronischer Obstipation.

T Therapieansätze

Die Therapie der Divertikulose besteht in faserreicher Nahrung, der Quellmittel in Form von Weizenkleie oder Leinsamen zugegeben werden können. Bei kolikartigen Beschwerden sind Spasmolytika zweckmäßig.

Obstipation

Definition

Von einer Obstipation wird gesprochen, wenn unter einer ballaststoffreichen Kost weniger als 3 Defäkationen pro Woche erfolgen, oder zwischen zwei Defäkationen 3 oder mehr Tage liegen, und die mittlere tägliche Stuhlmenge weniger als 35 g beträgt.

Das Symptom „Obstipation“ hat nicht unbedingt Krankheitswert, da es auch Patienten gibt, die sich bei einer einmal wöchentlichen Stuhlentleerung wohl fühlen.

Ä/P Ätiologie und Pathogenese

Unter pathophysiologischen Aspekten lassen sich 4 verschiedene Formen der Obstipation unterscheiden:
- Obstipation bei mechanischer Passagebehinderung,

- hypomotile Obstipation,
- hypermotile Obstipation und
- Obstipation durch Störung der Bauchpresse und/ oder der Beckenmuskulatur.

Tabelle 24-8 gibt eine Übersicht über die Ursachen der Obstipation.

Eine **mechanische Passagebehinderung** wird bei verschiedenen Erkrankungen des Anorektums (siehe Kap. 25) beobachtet. Sie ist häufig mit einer **„paradoxen Diarrhö"** assoziiert, wobei es über eine prästenotische Dilatation des Darmes zu einer Stimulation des intramuralen Nervensystems kommt. Die dabei freigesetzten Neurotransmitter können im Dickdarm eine elektrogene Chloridsekretion stimulieren, so daß der prästenotisch eingedickte Darminhalt verflüssigt und abgesetzt werden kann. Unmittelbar anschließend sistiert die nervale Stimulation, es beginnt eine neue Phase der Obstipation. Die paradoxe Diarrhö ist somit durch einen Wechsel von Diarrhö und Obstipation gekennzeichnet.

Die **hypomotile Form** der Obstipation ist durch eine **Reduktion der Peristaltik** erklärt und findet sich vorwiegend bei endokrinen Erkrankungen, bei neurologischen Affektionen und unter Medikamenteneinfluß (Tab. 24-8).

Die **hypermotile Obstipation** weist eine Zunahme der nichtpropulsiven, segmentären Peristaltik auf und findet sich vorwiegend bei **neurologischen Schädigungen** im Rahmen von Hirn- und Rückenmarksläsionen sowie bei Morbus Hirschsprung. Letzterer ist durch eine Aganglionose des Plexus myentericus gekennzeichnet. Auch die Einnahme von Ganglienblockern sowie Opiaten kann eine hypermotile Obstipation induzieren.

Eine herabgesetzte oder **aufgehobene Bauchpresse** kommt im Rahmen verschiedener Erkrankungen mit Atrophie von Becken- und Bauchmuskulatur zustande.

Tab. 24-8 Ätiopathogenetische Einteilung der Obstipation.

genetisch/angeboren		M. Hirschsprung
		Längenanomalien des Darms
erworben	1 metabolisch/nutritiv	ballaststoffarme Kost
	2 dysregulativ/hormonell	Diabetische Neuropathie
		Hyperthyreose
		Porphyrie
		Hypokaliämie
	3 degenerativ	Morbus Parkinson
		Amyloidose
		Intestinale Pseudoobstruktion
		Sphinktersklerose
		Prolaps
	4 vaskulär	Ischämie
		Hämorrhoidalleiden
		Zerebrale Insulte
	5 entzündlich/immunologisch	M. Crohn
		Fissuren
		Systemische Sklerose
		Dermatomyositis
		Multiple Sklerose
	6 infektiös	Divertikulitis
		Abszeß
	7 neoplastisch	Rektumkarzinom
		Analkarzinom
		Riesenpolypen
	8 medikamentös/toxisch	Analgetika (v.a. Opiate)
		Eisenpräparate
	9 mechanisch	Briden/Volvulus
		Fremdkörper
		Schwangerschaft
		Bettlägerigkeit
	10 neuromuskulär	Myotone Dystrophie
sonstige/unklar/multifaktoriell		Colon irritabile

24.2.3 Erkrankungen von Dünn- und Dickdarm

Einteilung von Dünn- und Dickdarmerkrankungen nach Ätiologie und Pathogenese

genetisch/angeboren		Morbus Crohn
erworben	1 metabolisch/nutritiv	Diabetische Neuropathie
	2 dysregulativ/hormonell	Endokrinopathien
	3 degenerativ	Amyloidose
	4 vaskulär	Mesenteriale Ischämie
		Angiodysplasie
	5 entzündlich/immunologisch	M. Crohn
		Mastozytose
		Eosinophile Gastroenteritis
		Sklerodermie/Kollagenosen
		M. Schönlein-Henoch
		Churg-Strauss-Syndrom
	6 infektiös	Virusinfektionen
		AIDS-assoziierte Infektionen
		Tuberkulose
		bakterielle Infektionen
	7 neoplastisch	Polyposis-Syndrome
		Lymphome
		Karzinoide
	8 medikamentös/toxisch	NSAID-Enteropathie
		Alkoholenteritis
		Zytostatika-Schädigung
		Strahlenenterokolitis
	9 mechanisch	Ileus
		Volvulus
		Invagination
	10 neuromuskulär	–
sonstige/unklar/multifaktoriell		Irritables Darmsyndrom

Chronisch entzündliche Darmerkrankungen

Definition

Die chronisch entzündlichen Darmerkrankungen werden eingeteilt in **Morbus Crohn** (MC) und **Colitis ulcerosa** (CU) sowie die nicht **klassifizierbare Colitis** (Colitis indeterminata).

Der MC befällt prinzipiell den gesamten Intestinaltrakt, wobei vorrangig der distale Dünndarm und/oder der Dickdarm betroffen sind. Die Erkrankung ist durch ihren diskontinuierlichen Charakter gekennzeichnet, da häufig gleichzeitig weit voneinander entfernt liegende Abschnitte des Intestinaltrakts befallen sind.
Die CU ist eine auf die Mukosa des Dickdarms beschränkte Erkrankung, die vom Rektum ausgehend eine kontinuierliche Ausbreitung in das distale Kolon und selten in das gesamte Kolon aufweist.

Ätiologie und Pathogenese

Es ist nicht klar, ob die genannten Erkrankungen eine gemeinsame Ätiologie haben und sich nur durch ihre klinische Expression unterscheiden. Unstrittig ist, daß den chronisch entzündlichen Darmerkrankungen eine **genetische Disposition** zugrunde liegt. Dies wird durch die hohe Konkordanzrate bei monozygoten Zwillingen (z.B. bei Morbus Crohn 58% versus 4% bei dizygoten) belegt.
Mögliche Grundlagen der genetischen Disposition sind

- Permeabilitätsstörungen des Darmes,
- Veränderungen der intestinalen Barriere durch Störungen der Mukusbildung,
- Störungen des Stoffwechsels von Xenobiotika, Oxidanzien oder Fettsäuren und
- immunologische Primärdefekte.

Die Tatsache, daß verschiedene tierexperimentelle Defekte des Immunsystems, wie eine Defizienz von IL-10 oder IL-2 oder T-Zell-Rezeptormutationen mit dem Bild einer Enterokolitis einhergehen, weist in letztere Richtung. Die Suche nach den beteiligten Genen hat bisher Hinweise für eine Lokalisation von assoziierten Genen auf verschiedenen Chromosomen ergeben, was zur gesicherten **multigenen Ätiologie** der Erkrankungen paßt.

Epidemiologische Daten liefern klare Hinweise für eine **Beteiligung von Umweltfaktoren.** Neben der Häufung in Ländern der sog. industrialisierten westlichen Welt findet sich gleichsinnig eine gehäufte Erkrankungsprävalenz in städtischen gegenüber ländlichen Gegenden.

Die jüdische Bevölkerung in Israel hat ein geringeres Risiko, einen MC zu bekommen, als jüdische Einwanderer in Nordamerika.
Zu den in Frage kommenden Umweltfaktoren zählen

- Mikroben,
- Ernährungsfaktoren,
- Medikamente und
- toxische Substanzen.

Auch ein erhöhter Hygienestandard in der Kindheit ist mit einem MC assoziiert. Bei Vorliegen einer entsprechenden genetischen Prädisposition und **fehlender Belastung des frühkindlichen mukosaassoziierten Immunsystems** treten offenbar häufiger Fehlfunktionen in der Folgezeit auf.

Pathophysiologisch findet sich bei beiden Erkrankungen eine **überschießende Aktivierung des intestinalen Immunsystems.** Zytokine, Immunglobuline und weitere chemotaktische Faktoren werden in einer Kaskade gebildet und führen zur Immigration von Leukozyten und Makrophagen/Monozyten, die wiederum eine Vielzahl von Mediatoren (Leukotriene, plättchenaktivierender Faktor und Sauerstoffradikale) freisetzen. Schließlich werden die intestinalen Epithelzellen zerstört.

Wesentlicher Bestandteil der Pathophysiologie ist die wohl genetisch begründete Tendenz zur **Chronifizierung,** die sich zumindest in Tiermodellen deutlich darstellen läßt.

Entstehung der Symptome

Die wesentlichen Symptome des **MC** lassen sich durch die **morphologischen Veränderungen des Darmes** erklären.

Entzündliche oder narbige Stenosen führen zu Schmerzen, Entzündungen des Kolons zu einer sekretorischen Diarrhö. Bei ausgedehnter Beteiligung des terminalen Ileums oder insbesondere nach Resektion desselben kommt es zur Malassimilation (s.o.). Bei **CU** stehen aufgrund der **ausgedehnten Entzündung** des distalen oder des gesamten Kolons blutig schleimige Durchfälle im Vordergrund.

Ursächlich für die **extraintestinalen Manifestationen** beider Erkrankungen sind wahrscheinlich zirkulierende Immunkomplexe. Darüber hinaus gelangen intestinal gebildete Botenstoffe durch die gestörte Mukosabarriere hindurch und erreichen über die Zirkulation andere Organe.

Die **extraintestinalen Komplikationen,** die praktisch nur bei MC auftreten, lassen sich durch die Malassimilation erklären (Abb. 24-14).

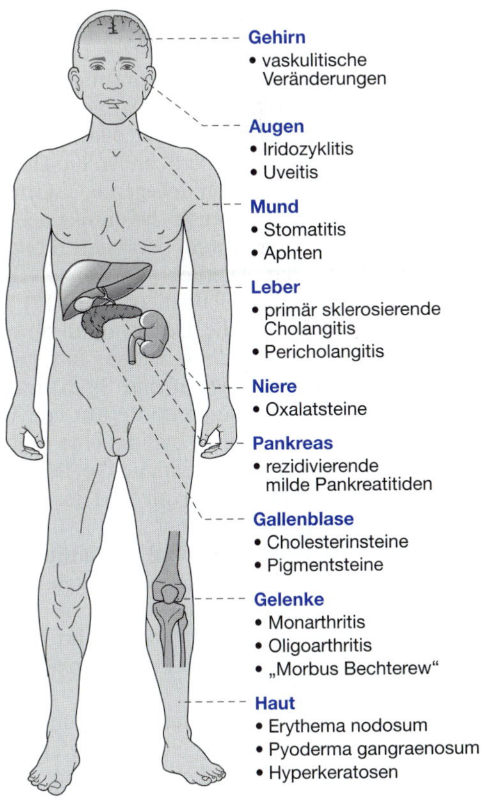

Abb. 24-14 Extraintestinale Manifestationen und Komplikationen bei Patienten mit chronisch entzündlichen Darmerkrankungen.

Die gesteigerte regenerative Proliferation ist besonders bei Dickdarmbefall und damit insbesondere bei der CU mit einem **erhöhten Karzinomrisiko** verbunden.

Ileus

Definition

Der Ileus ist gekennzeichnet durch eine **schwere Motilitätsstörung** mit mehr oder minder starker Aufhebung der peristaltischen Beförderung des Darminhaltes, wobei zwischen mechanischem und funktionellem Ileus zu unterscheiden ist.

Charakteristisch für den **mechanischen Ileus** sind die Verlegung des Darmlumens von außen (Okklusion) oder von innen (Obturation) und eine Hyperperistaltik. Beim **funktionellen Ileus** besteht eine Darmparese; ein Passagehindernis fehlt.

Ä/P Ätiologie und Pathogenese

Der Ileus kann durch eine Vielzahl von Ursachen ausgelöst werden (Tab. 24-9).

Der **mechanische Ileus** kann durch Strangulation und Störung der Blutzirkulation bedingt sein. Hierbei kommt es rasch zu einer Darmnekrose, wie z.B. bei einer Invagination von Dünndarm in den Dickdarm.

Bei einer Obstruktion von außen oder innen kommt es zunächst nicht zur Darmwandnekrose. Es findet sich eine Hyperperistaltik des dem Hindernis vorgeschalteten Darmabschnittes; erst wenn die Darmwand und die darin befindlichen Nerven geschädigt sind, kommt es zur sogenannten Ileuskrankheit.

Der **funktionelle (paralytische) Ileus** kann metabolisch, beispielsweise durch eine Hypokaliämie, reflektorisch bei verschiedenen intra- und extraabdominellen Erkrankungen und vor allem infektiös-toxisch ausgelöst werden. Die Motilität des Darmes ist dabei weitgehend aufgehoben. Die Parese läßt den Darminhalt zum Stillstand kommen und überdehnt so die Darmwand.

Wenn die zugrundeliegende Störung sowohl bei mechanischem als auch bei funktionellem Ileus über einen längeren Zeitraum persistiert, kommt es zur **Ileuskrankheit,** die letztlich zu einem hypervolämisch-toxisch-septischen Schock (s. Kap. 17) führt. Wesentlicher **Mediator** ist die Darmwanddistension, die über 4 Mechanismen zur Schockbildung führen kann:

- Ein durch Erbrechen und Sequestration von Darmflüssigkeit entstandener Verlust von Wasser, Elektrolyten und Proteinen bedingt eine weitere Darmwandschädigung. Dabei nimmt die Permeabilität zu und das Volumen weiter ab und es kommt letztlich zu einer Hypovolämie.
- Davon unabhängig wird durch die Stase des Darminhaltes vermehrt bakteriell Gas gebildet; dabei wird die Darmwand zunehmend gedehnt. Die Endotoxinbildung durch die Bakterien kann eine Durchwanderungsperitonitis mit septisch-toxischem Schock zur Folge haben.
- Gas- und Flüssigkeitsansammlungen in den Darmschlingen bedingen einen Zwerchfellhochstand mit Minderbelüftung der Lunge und einer allgemeinen Hypoxie, die die lokale Hypoxie der Darmwand überlagert.
- Eine lokale Abflußbehinderung kann zu einer Mikrozirkulationsstörung der Darmwand und zur intravasalen Aggregation von Erythrozyten führen. Diese Mikrozirkulationsstörung führt zur organischen Schleimhautschädigung und damit wiederum zur Durchwanderungsperitonitis.

S Entstehung der Symptome

Klinisch tritt der Wasser- und Elektrolytverlust durch die Zeichen der **Exsikkose** mit vermindertem Hautturgor, trockener Zunge, ungenügender Venenfüllung und dem Abfall des Urinvolumens bis hin zum prärenalen Nierenversagen in Erscheinung.

T Therapieansätze

Mechanische Ileusursachen müssen operativ beseitigt werden. Supportive Maßnahmen beinhalten eine Ableitung des Darminhalts nach oral und die Gabe von Substanzen, die die Darmtätigkeit stimulieren, wenn kein mechanisches Hindernis vorliegt.

Tab. 24-9 Einteilung und Ursachen des Ileus.

Mechanischer Ileus (Darmverschluß)	
Strangulation (mit Störung der Blutzirkulation)	inkarzerierte Hernien Volvulus Invagination Malrotation
Obstruktion (ohne Störung der Blutzirkulation)	Briden Tumoren Adhäsionen Gallensteine Askariden Koprostase Atresie Stenosen
Funktioneller Ileus (Darmlähmung)	
metabolisch	z.B. Hypokaliämie
reflektorisch	postoperativ Koliken Pankreatitis Trauma Herzinfarkt Apoplex
nerval	Querschnittslähmung neurologische Erkrankungen
infektiös-toxisch	Peritonitis Urämie Pneumonie ketoazidotisches Coma diabeticum

Infektionen

Definition

Zu den infektiösen Darmerkrankungen rechnet man bakterielle Enterokolitiden, parasitäre Infektionen (Lamblien, Amöben, Bilharziose, Würmer etc.), virale Kolitiden und Pilzerkrankungen.

Ätiologie und Pathogenese

In Europa sind die häufigsten Erreger einer akuten infektiösen Colitis:
- Campylobacter jejuni,
- Salmonellenarten,
- E. coli-Arten,
- Shigellenarten,
- Yersinien
- Aeromonas hydrophila.

Darmtuberkulose und Aktinomykose spielen nur noch eine untergeordnete Rolle. Die Mehrzahl der Erreger ist durch Lebens- und Genußmittel übertragbar (Tab. 24-10).

Nach pathogenetischen Gesichtspunkten unterscheidet man 3 verschiedene **Mechanismen** (Abb. 24-15). Je nach Erreger werden unterschiedliche Bereiche des Dünn- und Dickdarmes beteiligt, was unterschiedliche Symptome erklärt.

Parasitäre Infektionen können ebenfalls je nach Lokalisation zu außerordentlich unterschiedlichen Krankheitsbildern führen. Die Amöbiasis ist invasiv, die Lambliasis dagegen eher adhärent. Giardia lamblia führt offenbar über eine Stimulation intrazellulären Inositoltriphosphats zu einer erheblichen Sekretion im Dünndarm.

Einen Sonderfall stellen die infektiösen Erkrankungen bei Patienten mit **erworbenem Immunmangelsyndrom (AIDS)** dar, hier sind auch normalerweise nicht pathogene Bakterien, Viren und Protozoen von krankheitsrelevanter Bedeutung.

Tab. 24-10 Lebensmittelinfektionsquellen.

Erreger	Quelle
Salmonellenarten	Geflügel Fleisch Rohmilch Eier
Campylobacter jejuni	Geflügel Fleisch Rohmilch Wasser
E. coli (enterohämorrhagische Stämme)	Rindfleisch Rohmilch
Yersinia enterocolitica	Schweinefleisch Rohmilch Salat Geflügel
Staphylococcus aureus	kalte Speisen, zubereitet mit Milch, Eiern oder Fleisch
Vibrio parahaemolyticus	Fisch Muscheln Krebse Fleisch Geflügel
Clostridium perfringens	Fleisch Geflügel
Bacillus cereus	wasserarme Lebensmittel
Listeria monocytogenes	Käse Fleisch Milch Salate

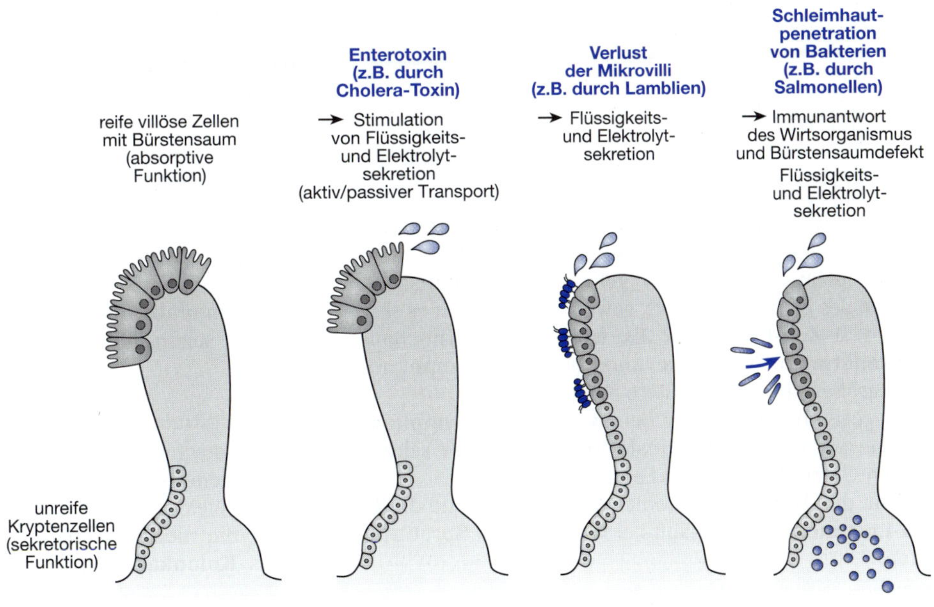

Abb. 24-15 Pathogenese der akuten (meist infektiösen) Diarrhö.

Tab. 24-11 Seltene erbliche Tumorsyndrome des Kolons.

erbliche Syndrome	histologischer Befund	Manifestationsort	extraabdominelle Befunde	Malignitätsrisiko	Erbgang
juvenile Polyposis	Hamartom	Kolon, Dünndarm, Magen		vermehrt - offenbar infolge gehäufter Assoziation mit karzinomatös entartenden adenomatösen Polypen	
Peutz-Jeghers	Hamartom	Magen, Dünndarm, Kolon	Pigmentierungen der Mundschleimhaut und perioral	Malignität wird beobachtet - vermutlich ausgehend von assoziierten Adenomen	autosomal dominant mit variabler inkompletter Penetranz
familiäre Polyposis coli	Adenom	Kolon		zwangsläufig	autosomal dominant
Gardner-Syndrom	Adenom	Kolon	subkutane Fibrome, Lipome, Osteome, Desmoidtumoren, Epidermoidzysten, Fibrosarkome, Karzinome (Duodenum, Harnblase, Nebennieren, Schilddrüse)	zwangsläufig	autosomal dominant
Turcot-Syndrom	Adenom	Kolon	Medulloblastom, Glioblastoma multiforme	wahrscheinlich hoch	autosomal dominant möglicherweise Teil der familiären Polyposis coli oder des Gardner-Syndroms

Entstehung der Symptome

Bei **invasiven** Erregern kommt es neben der Diarrhö und dem Fieber zu Allgemeinsymptomen wie Kopfschmerzen, Muskelschmerzen und Blutung durch systemische Ausbreitung von Toxinen oder der Erreger selbst.

Bei nicht-invasiven Erregern beschränkt sich die Symptomatik in der Regel auf Diarrhö und häufig Fieber.

Tumoren

Tumoren finden sich selten im Dünndarm, sehr häufig dagegen im Dickdarm. Während im Dünndarm Lymphome und neuroendokrine Tumoren dominieren, spielen im Dickdarm vor allem Polypen und das Kolorektale Karzinom eine Rolle (s. Kap. 6).

Dünndarmtumoren

Ätiologie und Pathogenese

Beim Lymphom des Dünndarms unterscheidet man zwischen primärem und sekundärem Lymphom.

Das **primäre Lymphom** geht vom lymphatischen Gewebe des Darms selbst aus, gewöhnlich handelt es sich um ein **B-Zell-Lymphom.** Es fehlen meist Knochenmarksinfiltration, periphere und thorakale Lymphknotenvergrößerungen und weitere Symptome.

Dagegen handelt es sich beim **sekundären Lymphom** um eine primär extraintestinale Erkrankung, die sekundär den Gastrointestinaltrakt einbezieht.

Von den B-Zell-Lymphomen abzugrenzen sind die **T-Zell-Lymphome,** die gehäuft bei Patienten mit Sprue auftreten.

Bei den **endokrin aktiven Tumoren** des Dünndarms handelt es sich um Tumoren, die von den enterochromaffinen Zellen im Darm ausgehen und je nach Lokalisation unterschiedliche vasoaktive Substanzen wie Serotonin, Bradykinin und Tachykinine produzieren. Klinisch rufen sie je nach Produktion dieser Substanzen das Karzinoidsyndrom hervor.

Typische Symptome sind Flush, wässrige Durchfälle, Ödeme, Asthma bronchiale, Endokardfibrose und pelagraähnliche Hautveränderungen. Diese Symptome treten in der Regel erst bei Metastasierung in die Leber auf, da die Produkte erst so die systemische Zirkulation errreichen können.

Verschiedene benigne und maligne Tumoren des Dünndarms können zu einer Obstruktion und damit zu dem Bild eines Ileus oder Subileus sowie zu entsprechenden Schmerzen führen. Eine okkulte Blutung kann weiteres Symptom sein.

Dickdarmtumoren

Die Mehrzahl der **gutartigen** Dickdarmtumoren sind Polypen. Finden sich mehr als 50 Polypen, spricht man von einer Polyposis.

Bei den **malignen** Karzinomen dominiert das Adenokarzinom, selten sind Lymphome, Sarkome und Karzinoide.

Ätiologie und Pathogenese

Bei den verschiedenen Formen der **Polyposis** handelt es sich um **genetische Syndrome,** die durch unterschiedliche Gendefekte bedingt sind (Tab. 24-11).

Für die nichtvererbbaren Polypen sind, ebenso wie für das **Kolonkarzinom, Umweltfaktoren** von erheblicher Bedeutung. Ein hoher Konsum von tierischem Fett und Fleisch bei niedrigem Anteil von Pflanzenfasern ist ein disponierender Faktor. Weitere **Karzinogene** scheinen Gallensäuren und Alkohol zu sein.

Die Mehrzahl der kolorektalen Karzinome entsteht in der Mukosa, in der Regel aus dem Epithel eines Adenoms oder einer Schleimhautkrypte. Bezüglich der Tumorentstehung geht man davon aus, daß eine **Sequenz genetischer Defekte** erforderlich ist, damit aus normaler Schleimhaut über eine Hyperproliferation ein Adenom und schließlich ein maligner Tumor entsteht (s. Kap. 6). Luminale Faktoren wie Gallensäuren, Darmflora und tumorfördernde Metaboliten sowie in den Darm gelangte Karzinogene führen zu einer **Epithelschädigung.** Durch Induktion einer Zellproliferation kommt es dann zum unregulierten Wachstum, umschriebene Chromosomenverluste nehmen mit dem Tumorstadium zu.

Entstehung der Symptome

Die Symptome erklären sich durch Obstruktion (Schmerz, Ileus) und Schleimhautläsionen (Blutung).

Madara, I.L.: Loosening tight junctions – lessons from the intestine. J. Clin. Invest. 83 (1989) 1089-94.

Schölmerich, J.: Therapie chronisch entzündlicher Darmerkrankungen – Colitis ulcerosa und Morbus Crohn. In: Peter, H.H., M. Pfreundschuh, T. Philipp, J. Schölmerich, H.P. Schuster, G.W. Sybrecht (Hrsg.): Klinik der Gegenwart. Urban und Schwarzenberg, München 1996 IV, 16: 1-44.

Trier, J.S.: Celiac sprue. New. Engl. J. Med. 325 (1991) 1709-1719.

25 Anorektum

Jürgen Schölmerich, Volker Groß

25.1 Physiologie und Pathophysiologie (Adaptionsmechanismen der Organfunktion)

Die **Linea dentata** trennt den Analkanal vom Rektum (Abb. 25-1). Sie wird von 10–15 winzigen Analpapillen gebildet. Zwischen den Analpapillen befinden sich Krypten, nach oben geöffnete Taschen, in denen die Ausführungsgänge rudimentärer Proktodealdrüsen münden.

Der **Analkanal** wird durch ein hochempfindliches, nicht verhornendes Plattenepithel ausgekleidet. Im äußeren Analbereich findet sich verhornendes Plattenepithel, das von Schweiß- und Talgdrüsen durchsetzt ist.

Oberhalb der Linea dentata liegt eine 1–2 cm breite **epitheliale Übergangszone.** Die daran proximal anschließende **Rektumschleimhaut** weist die charakteristischen Falten (Kohlrausch) auf.

Im oberen Analkanal finden sich die **Hämorrhoiden,** ein arteriovenöses Gefäßgeflecht mit Schwellkörperfunktion, das durch die Arteria rectalis superior versorgt wird. Die kaudale Verdickung der Ringmuskulatur des Rektums bildet den aus glatter Muskulatur bestehenden inneren **Schließmuskel (Sphinkter).** Der äußere Schließmuskel mit dem Musculus puborectalis besteht aus quergestreifter Muskulatur und ist Teil des Beckenbodens.

Die wesentlichen **Funktionen** des Anorektums sind die Erhaltung der Kontinenz und die gerichtete Defäkation:

> Die Kontinenzerhaltung ist nicht allein Leistung der quergestreiften und der glatten Muskulatur, sondern auch der Hämorrhoiden, des Anoderms und der beteiligten Nerven.

Während der Kontinenzphase ist der innere Sphinkter submaximal kontrahiert. Der äußere Sphinkter kann bewußt betätigt werden, um bei intraabdominaler Druckerhöhung die Funktion des inneren Sphinkters zu unterstützen. Die **Feinkontinenz** wird durch die prallgefüllten Hämorrhoiden gewährleistet, die die ungewollte Passage von Gas und flüssigem Stuhl verhindern.

Die **Defäkation** wird durch Propulsionsbewegungen eingeleitet, die den Stuhl zum Rektum transportieren. Dies führt zu einer reflektorischen Erschlaffung des inneren Sphinkters mit Öffnung des oberen Analkanals. Durch das Anoderm erfolgt die Unterscheidung zwischen fest, flüssig und gasförmig.

25.2 Klinische Pathophysiologie

Eine Vielzahl von Erkrankungen des Anorektums kann zu sehr unterschiedlichen Symptomen führen.

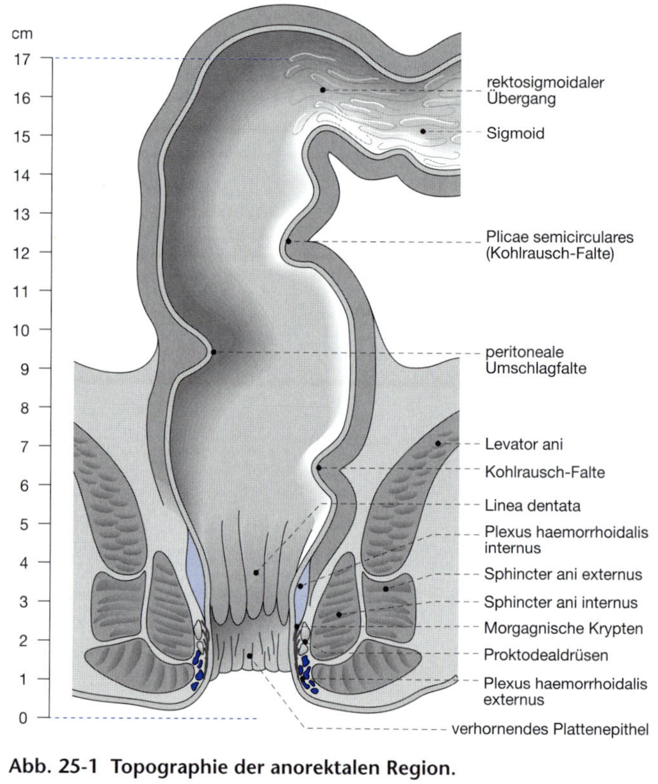

Abb. 25-1 Topographie der anorektalen Region.

Einteilung der Krankheitsbilder nach Ätiologie und Pathogenese

genetisch/angeboren
- Morbus Hirschsprung (Agenesie der kolorektalen Innervation)

erworben
1 metabolisch/nutritiv
- Obstipation

2 dysregulativ/hormonell
- hypertrophe Analpapille
- Pruritus ani

3 degenerativ
- Analprolaps

4 vaskulär
- Hämorrhoidalleiden
- rektale Varizen bei Pfortaderhochdruck
- perianale Thrombose

5 entzündlich/immunologisch
- Fisteln
- Analekzem

6 infektiös
- Proktitis (v.a. durch Candida/CMV bei Immunsuppression)
- Condylomata
- venerische Erkrankungen
- Abszesse

7 neoplastisch
- Morbus Bowen
- Morbus Paget
- Rektumkarzinom
- Analkarzinom
- Dermoidzysten

8 medikamentös/toxisch
- Pruritus ani
- Obstipation

9 mechanisch
- Verletzungen
- Rektumprolaps
- Isoliertes Rektumulkus
- Marisken
- Analfissur

10 neuromuskulär
- Querschnittslähmung

sonstige/unklar/multifaktoriell
- Obstipation
- Inkontinenz

Im folgenden werden einige exemplarische Krankheitsbilder besprochen.

25.2.1 Hämorrhoidalleiden

Ektasie und Hyperplasie der hämorrhoidalen Schwellkörper führen zu einer Vergrößerung der Gefäßkonvolute. **Störungen des venösen Abflusses** infolge von Bewegungsarmut, sitzender Tätigkeit und ballaststoffarmer Kost (fehlender Druck) werden ursächlich angeschuldigt. Wenn die Defäkation nicht zu einer physiologischen Dehnung des Analkanals führt und damit keine Entleerung der Hämorrhoidalkonvolute ermöglicht, werden diese traumatisiert und zunehmend nach kaudal gepreßt (Abb. 25-2).

S Entstehung der Symptome

Bereits bei geringer Vergrößerung kann es zur hellroten Blutung (arteriovenöses Gefäßsystem) kommen, wenn die harte Kotsäule die Schwellkörper lädiert. Chronische Blutungen können zu einer **Anämie** führen. Ist der Verschluß des Analkanals gestört, tritt Sekret der Proktodealdrüsen und der Mukosa nach außen und verursacht **„Nässen"** und **„Feuchten"**. Das kann auf Dauer zur Mazeration, zur bakteriellen Besiedlung und zum Analekzem bzw. zum Pruritus ani führen.
Bei ausgeprägtem Hämorrhoidalleiden treten die Knoten nach außen vor den Anus, und es resultiert ein **Schleimhautprolaps** mit ständigem „Feuchten". Der Zug am sensiblen Anoderm bewirkt dumpfe Schmerzen.

T Therapieansätze

Eine Verkleinerung der vergrößerten Schwellkörper durch Injektionsbehandlung, Bandligatur oder selten Operation kann die Symptome beseitigen.

25.2.2 Analfissur

Eine Analfissur ist ein **längliches Ulkus** im Analkanal, das sich meist im Bereich der hinteren Kommissur findet. Ein ständiger breiiger Stuhl, der keine Dehnung des Analkanals bewirkt, spielt eine wesentliche Rolle. Jede **Läsion** des Anoderms führt über einen Circulus vitiosus zu einer Störung der Durchblutung und damit zu einer schlechten Abheilung der resultierenden Fissur (Abb. 25-3).

S Entstehung der Symptome

Die Spasmen des inneren Sphinkters führen zu „Bleistiftstühlen". Die Schmerzen beim Stuhlgang resultieren aus Mikroeinrissen des sensiblen Anoderms.

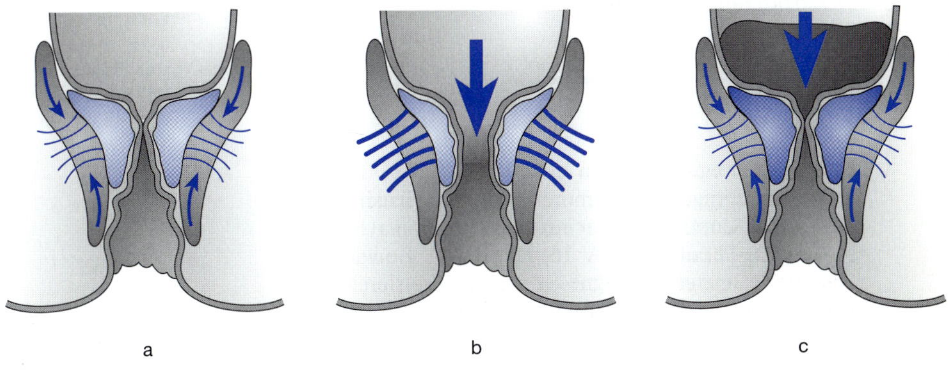

Abb. 25-2 Motilität des Analkanals.
a) **Analkanal geschlossen.** Prall gefüllte Hämorrhoiden. Der Blutabfluß ist durch den kontrahierten internen Sphinkter gedrosselt.
b) **Analkanal geöffnet.** Die Hämorrhoiden sind infolge Erschlaffung des internen Sphinkters entleert, die Defäkation erfolgt ohne Traumatisierung der Hämorrhoiden.
c) **Verkrampfter Analkanal** mit Störung des Abflusses aus den Hämorrhoidalkonvoluten während der Defäkation.

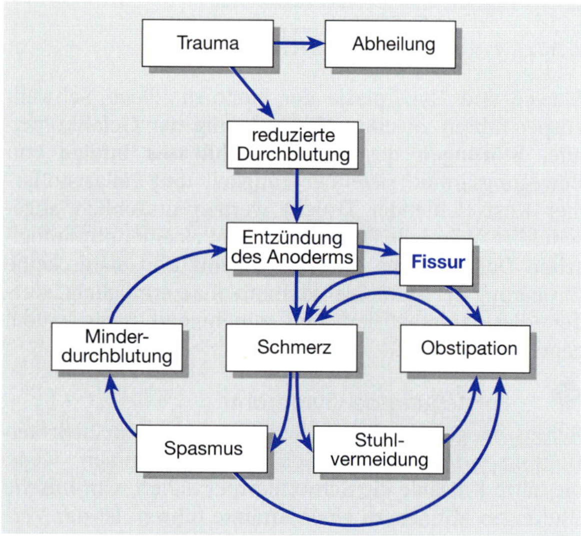

Abb. 25-3 Pathomechanismen der Analfissur.

Therapieansätze

Um den Circulus vitiosus zu durchbrechen, ist einerseits eine Unterspritzung mit Lokalanästhetika und andererseits eine Analdehnungsbehandlung zweckmäßig.

25.2.3 Fisteln und Abszesse

Der periproktitische Abszeß stellt eine unterschiedlich große **Eiteransammlung** in einer nicht vorgebildeten, allseits abgeschlossenen Höhe dar. Perianale Fisteln treten meist als Folge eines Abszesses auf und sind chronisch eiternde, röhrenförmige oder spaltförmige Gänge.
Primärläsionen sind meist Entzündungen unterschiedlicher Ursache in den rudimentär angelegten Proktodealdrüsen und den Morgagni-Krypten (Abb. 25-1). Die Infektion kann sich dann entlang der Gefäße, im intersphinkteren Raum oder durch die Muskulatur ausbreiten und zu den klinisch manifesten Abszessen führen. Nach spontaner Perforation oder auch nach operativer Drainage kann es zur Fistelbildung kommen.

Entstehung der Symptome

Schmerzen, vor allem beim Sitzen und Stuhlgang, sind durch den Druck des nicht entlasteten Abszesses erklärt, Temperaturen und allgemeines Krankheitsgefühl durch eine bakterielle Streuung.

25.2.4 Tumoren

In der Analregion können eine Vielzahl von Tumoren auftreten. Einige der Tumoren können **virusinduziert** sein, so die Condylomata acuminata (Papillomavirus), die bowenoide Papulose (HPV 16) und der M. Bowen (HPV 18), wobei letzterer maligne ist und metastasieren kann. Die Pathogenese des Rektumkarzinoms ist ähnlich der des Kolonkarzinoms (s. Kap. 6 und 24).

Tab. 25-1 Inkontinenzsymptome und ihre pathophysiologische Bedeutung.

Inkontinenzsymptom	Möglicher Defekt
Dranginkontinenz	verringerte Willkürmotorik Muskeldefekt
unbemerkter Abgang von Stuhl - tags - nachts	 autonome Neuropathie hirnorganisch, Prolaps autonome Neuropathie (z.B. Diabetes)
Stuhlschmieren in der Wäsche	Rektozele, Mukosaprolaps, narbiger Analkanal
ungenügende Differenzierung	sensorische Inkontinenz (Prolaps oder Narben)
keine Kontrolle über Winde	geringer Tonus der glatten Muskulatur
Stuhlabgang bei Belastung (Streß)	neurogen (N. pudendus, spinal, zentral)

25.2.5 Inkontinenz

Eine Inkontinenz kann Folge zahlreicher Störungen und Erkrankungen sein. Dabei sind die Pathomechanismen unterschiedlich und beruhen auf Störungen der verschiedenen Komponenten des Kontinenzorgans. **Störungen der Innervation** haben einen hohen Anteil. Diese können durch Nervenläsionen der regionalen Nerven (z. B. postoperativ), der ZNS bei verschiedenen Erkrankungen, durch Stoffwechselerkrankungen (z. B. autonome Neuropathie bei Diabetes) bedingt sein. Destruktion der Sphinkteren oder der Hämorrhoiden stellen den anderen wesentlichen Teil.

Entstehung der Symptome

Die unterschiedlichen Symptome der Inkontinenz werden dementsprechend durch unterschiedliche Defekte verursacht (Tab. 25-1).

Ewe, K: Das Hämorrhoidalleiden. In: Peter, H.H., M. Pfreundschuh, KT. Phillip, J. Schölmerich, H.P. Schuster, G.W. Sybrecht (Hrsg.): Klinik der Gegenwart, IV: 22,1-19. Urban und Schwarzenberg, München–Wien–Baltimore 1996.

Enck, P., R. Schäfer: Stuhlinkontinenz. In: Peter, H.H., M. Pfreundschuh, T. Phillip, J. Schölmerich, H.P. Schuster, G.W. Sybrecht (Hrsg.): Klinik der Gegenwart, IV:18,1-13. Urban und Schwarzenberg, München-Wien–Baltimore 1996.

26 Pankreas

Joachim Mössner

26.1 Physiologie und Pathophysiologie (Adaptionsmechanismen der Organfunktion)

26.1.1 Funktion des exokrinen Pankreas

Das Pankreas vereint ein exokrines und endokrines Organ.

Im exokrinen Organ formen die Pankreasazinuszellen Azini. In der Azinuszelle werden mehr als 20 verschiedene Verdauungsenzyme synthetisiert. Sie gelangen nach Synthese im endoplasmatischen Retikulum in Zymogengranula (Abb. 26-1).

Bis auf Amylase und Lipase, werden alle Pankreasverdauungsenzyme als **inaktive Proenzyme (Zymogene)** synthetisiert.

Unter physiologischen Bedingungen wird **Trypsinogen** im Dünndarm durch Enterokinase, einer von der Dünndarmmukosa sezernierten Protease, aktiviert. Es enstehen zwei Fragmente, das sogenannte Trypsinaktivierungspeptid und aktives Trypsin. **Trypsin** aktiviert sich selbst und sämtliche anderen Zymogene.

Trypsin, Chymotrypsin, Elastase und Procarboxypeptidasen sind für die **Eiweißverdauung,** Amylase für die **Stärkespaltung,** Lipase für die **Verdauung von Triglyceriden** und Phospholipase von **Phospholipiden** verantwortlich.

Unter physiologischen Bedingungen stimulieren nach Magenpassage des Chymus

- die Magensäure die Sekretion von Sekretin und
- Fettsäuren und Oligopeptide die Sekretion von Cholecystokinin.

Sekretin und Cholecystokinin sind Hormone der oberen Dünndarmmukosa (s. Kap. 35).

Sekretin stimuliert an den Gangepithelien des Pankreas die Sekretion einer bicarbonatreichen wässrigen Flüssigkeit.

Cholecystokinin stimuliert über einen Cholecystokinin-A-Rezeptor der glatten Muskelzelle die Gallenblasenkontraktion. An der Pankreasazinuszelle des Menschen wirkt Cholecystokinin indirekt: Es setzt intrapankreatisch Acetylcholin frei.

Die **Acetylcholinfreisetzung** erfolgt aber auch durch direkte nervale Stimulation und über weitere noch unbekannte Mechanismen. Dies erklärt die Beobachtung, daß Cholecystokinin-Rezeptorantagonisten die nahrungsstimulierte Enzymsekretion nur teilweise hemmen, Atropin die Sekretion aber vollständig aufhebt.

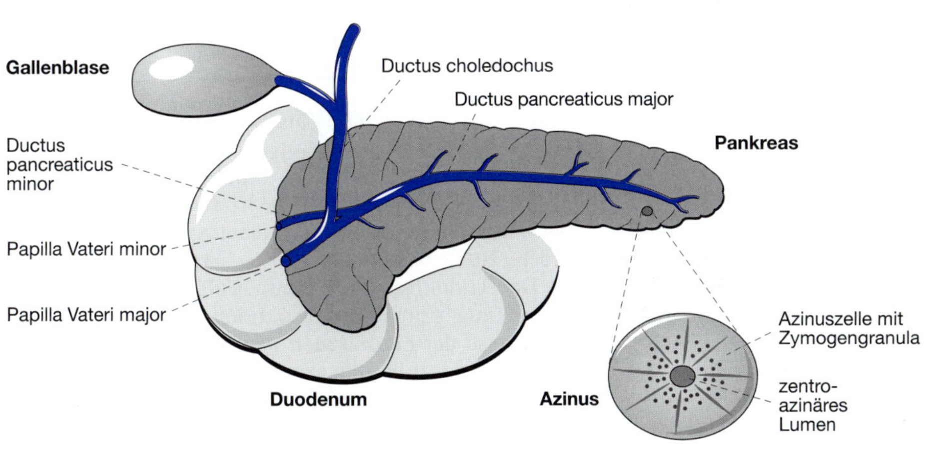

Abb. 26-1 Schematische Darstellung der Anatomie und Funktionseinheiten des exokrinen Pankreas.

Zahlreiche weitere Hormone und Neurotransmitter **stimulieren,** wie Bombesin und das vasoaktive intestinale Peptid (VIP), oder **hemmen,** wie Somatostatin und pankreatisches Polypeptid (PP), die Pankreassekretion.

Hormone und Neurotransmitter, wie Acetylcholin, interagieren mit ihren Rezeptoren auf der basolateralen Membran der Azinuszelle. Das führt dazu, daß Zymogengranula mit der apikalen Zellmemban fusionieren und Zymogene sich in das zentroazinäre Lumen entleeren (Abb. 26-1). Viele der intrazellulären Schritte dieser **Stimulations-Sekretions-Kopplung** sind aufgeklärt: u.a. die kaskadenartige Phosphorylierung und Dephosphorylierung intrazellulärer Proteine.

Die Sekretion von Bicarbonat und Wasser aus den Gangepithelzellen verdünnt in den Pankreasgängen das proteinreiche Sekret. Das Pankreassekret gelangt über die Papilla Vateri zusammen mit der Galle in das Duodenum. Dort neutralisiert Bicarbonat die Magensäure und ermöglicht so das pH-Optimum für die Aktivität der Pankreasenzyme. Die durch Cholecystokinin stimulierte Gallenblasenkontraktion führt zur gleichzeitigen Anwesenheit von Gallensäuren und Pankreasenzymen zusammen mit dem angedauten Chymus.

Ein präpapilläres Zusammentreffen der Galle mit den Pankreasenzymen verbessert die für die Fettdigestion notwendige Durchmischung von Gallensäuren mit Lipase und Kolipase.
Nur kurz- und mittelkettige Triglyceride, sogenannte MCT-Fette (medium chain triglycerides) können ohne Spaltung im Dünndarm resorbiert werden.

Negative feedback-Regulation

Bei verschiedenen Tierspezies hemmt die Anwesenheit von Proteasen im Duodenum die exokrine Pankreassekretion. Diese Regulation ist durch Cholecystokinin (CCK) vermittelt. Die Freisetzung von CCK aus der Dünndarmmukosa wird wahrscheinlich durch Peptide des Dünndarms und des Pankreassekrets induziert. Diese CCK-Freisetzungspeptide werden durch Proteasen, wie Trypsin, zerstört.

Die Daten beim Menschen sind noch kontrovers. Folgende Regulation wäre sinnvoll: Sind die Proteasen durch Nahrung gebunden, wird das Pankreas weiter stimuliert, um die vollständige Digestion der Nahrung zu ermöglichen. Freie Proteasen im Duodenum wären ein Zeichen abgeschlossener Digestion, ein Abschalten des Pankreas durch Hemmung der CCK-Freisetzung logische Konsequenz.

26.1.2 Funktion des endokrinen Pankreas

Das endokrine Pankreas besteht aus den **Langerhans-Inseln.** Sie sind über das Pankreas verteilt. In den A-Zellen wird Glucagon, den B-Zellen Insulin, den D-Zellen Somatostatin und den PP-Zellen pankreatisches Polypeptid synthetisiert (s. Kap. 34).

26.1.3 Pathophysiologie der exokrinen Funktionsinsuffizienz

Kohlenhydrat- und Eiweißverdauung können zum Teil durch **extrapankreatische Enzyme,** wie Speicheldrüsen-Amylase, Pepsin des Magens und Peptidasen des Dünndarms übernommen werden. Daher ist eine Maldigestion von Kohlenhydraten und/oder Proteinen mit Ausscheidung unverdauter Proteine und Kohlenhydrate im Stuhl auch bei ausgeprägter Pankreaszerstörung eher selten.

DieVerdauung von langkettigen Fettsäuren kann durch die Zungengrund- und Magenlipase allerdings nicht kompensiert werden.

Das gesunde Pankreas kann quantitativ mehr Enzyme synthetisieren als für die Verdauung benötigt werden. Aufgrund dieser hohen **Reservekapazität** des exokrinen Pankreas kommt es zur klinisch manifesten Maldigestion von Fett mit Ausscheidung von Fettstühlen offensichtlich erst bei einem Funktionsausfall von über 90%.

Bei einer **Steatorrhö** liegt das Stuhlgewicht meist über 200 g/Tag und die Fettausscheidung über 7 g/Tag. Die Steatorrhö und auch die verzögerte Kohlenhydratverdauung führen zu **bakterieller Fehlbesiedelung** des Dünndarms. Diese erklärt **dyspeptische Symptome** bedingt durch Meteorismus und Flatulenz.
Bei ausgeprägter Maldigestion von Fett kommt es zu einer **gestörten Resorption fettlöslicher Vitamine** mit ihren Folgeerkrankungen:

- Vitamin-A-Mangel: Nachtblindheit,
- Vitamin-E-Mangel: Hautveränderungen,
- Vitamin-K-Mangel: Gerinnungsstörungen (s. Kap. 8),
- Vitamin-D-Mangel: Osteomalazie (s. Kap 36).

Das nicht verdaute Nahrungsfett bindet Kalzium. Es kommt zur **Kalkseifenbildung.** Das durch Fett gebundene Kalzium ermöglicht eine erhöhte **Resorption freier Oxalsäure** mit dem Risiko der Nierensteinbildung (s. Kap. 24).

Die exokrine Pankreasinsuffizienz ist die häufigste Ursache einer Maldigestion.

Auch eine **funktionelle exokrine Insuffizienz** ist möglich: Bei Atrophie der Dünndarmmukosa, z.B. Krankheitsbild der Zöliakie, sind die das Pankreas stimulierenden Hormone Sekretin und Cholecystokinin vermindert.

26.1.4 Pathophysiologie der endokrinen Funktionsinsuffizienz

Die Pathophysiologie des **Diabetes mellitus** wird an anderer Stelle besprochen (s. Kap. 34).

Der endokrine Funktionsausfall im Rahmen einer Erkrankung primär des exokrinen Pankreas, wie beispielsweise der chronischen Pankreatitis, tritt meist erst nach bereits manifestem exokrinen Ausfall auf.

Es kommt zum **pankreopriven Insulinmangeldiabetes.** Die Pathophysiologie des Insulinmangeldiabetes bei chronischer Pankreatitis unterscheidet sich kaum von der Pathophysiologie des Typ-I-Diabetes (s. Kap. 34). Allerdings fehlen die kontrainsulinären Gegenspieler und es kommt nach Insulingabe häufiger zur Hypoglykämie.

26.2 Klinische Pathophysiologie

Einteilung der Krankheitsbilder nach Ätiologie und Pathogenese

genetisch/angeboren
- hereditäre chronische Pankreatitis
- Mukoviszidose/zystische Fibrose

erworben
1. metabolisch/nutritiv
   - chronische Pankreatitis (Alkohol)
2. dysregulativ/hormonell
   - akute Pankreatitis bei Hyperparathyroidismus
3. degenerativ
   - Pankreasfibrose
4. vaskulär
   - Schockpankreatitis
5. entzündlich/immunologisch
   - chronische Pankreatitis
6. infektiös
   - Pankreatitis bei Mumps
   - infizierte Nekrosen
7. neoplastisch
   - Pankreaskarzinom
   - Inselzellkarzinome
   - Zystadenokarzinom
8. medikamentös/toxisch
   - alkoholinduzierte Pankreatitis
   - medikamenteninduzierte Pankreatitis (z.B. Asparaginase, Furosemid, Azathioprin)
9. mechanisch
   - akute biliäre Pankreatitis
   - ERCP(endoskopisch-retrograde Cholangio-Pankreatikographie)-induzierte akute Pankreatitis
   - Operationsfolgen
10. neuromuskulär
    - –

sonstige/unklar/multifaktoriell
- idiopathische Pankreatitis (akut und chronisch)

Zu den wichtigsten Erkrankungen des exokrinen Pankreas zählen die akute und chronische Pankreatitis, Malignome des Pankreas sowie die Mukoviszidose (zystische Fibrose).

Alle Erkrankungen, die eine irreversible Zerstörung der exokrinen Pankreasazini bewirken, können zu einer klinisch manifesten Maldigestion führen (s.o.).

26.2.1 Akute Pankreatitis

Definition

Die akute Pankreatitis ist eine Entzündung der Bauchspeicheldrüse, die entweder ödematös oder hämorrhagisch nekrotisierend verläuft.

Folgende **Verläufe** sind möglich: „restitutio ad integrum", Defektheilung oder Tod durch Multiorganversagen.
Falls die Ursache der akuten Pankreatitis nicht beseitigt wird, wie zum Beispiel das Gallensteinleiden, kann es jederzeit zu einem Rezidiv mit leichter oder auch schwerer Verlaufsform kommen.

Ätiologie und Pathogenese

Gallenwegserkrankungen und übermäßiger Alkoholkonsum zählen zu den wichtigsten Ursachen der akuten Pankreatitis (Tab. 26-1).

Bei der **alkoholinduzierten Pankreatitis** handelt es sich oft nicht um eine akute Pankreatitis, sondern um den erneuten Entzündungsschub einer chronischen Pankreatitis.

Bei bis zu 30% der Pankreatitiden findet sich keine Ursache. Eine **biliäre Genese** ist jedoch auch bei diesen idiopathischen Formen möglich, da sich im Gallensekret bei einigen Patienten winzige Gallensteine (Mikrolithen) finden lassen.

90% der Fälle einer akuten Pankreatitis präsentieren sich als **ödematöse Form** mit einer Letalität unter 1%, 10% als **hämorrhagisch nekrotisierende Form** mit einer

Tab. 26-1 Die wichtigsten Ursachen der akuten Pankreatitis.

Gallensteine (50 - 60%)
Alkoholabusus (20 - 40%)
Idiopathisch (10 - 30%)
Seltene Ursachen • Anomalien • „Begleitpankreatitis" (z.B. penetrierendes Ulkus) • Fremdkörper • Infektionen • Malignome • Medikamente • Iatrogen (z.B. ERCP: endoskopisch retrograde Cholangio-Pankreatikographie) • Morbus Crohn, Colitis ulcerosa • Niereninsuffizienz • Obstruktion • Schwangerschaft • Stoffwechselerkrankungen (Hypertriglyceridämie, Hyperparathyreoidismus) • Systemerkrankungen (z.B. Lupus erythematodes) • Transplantation • Intraoperativer Volumenmangel • Vergiftungen

Letalität von 20–50%. Verschiedene Ursachen der akuten Pankreatitis können offensichtlich zum gleichen pathomorphologischen und klinischen Bild führen.

Die vorzeitige intrapankreatische Aktivierung proteolytischer Enzyme gilt als entscheidender pathogenetischer Schritt.

Der exakte Pathomechanismus ist unklar. Kontrovers ist nach wie vor das „wo" und „wie" der vorzeitigen Aktivierung von Trypsin:

- Trypsinaktivierung in der **Azinuszelle** selbst: Unter physiologischen Bedingungen steuern Aminosäuresequenzen, sogenannte Signalpeptide, den Weg der neusynthetisierten Proteine. Zymogene gelangen in spezielle Granula und werden via Exozytose in das zentroazinäre Lumen abgegeben.
  Lysosomale Enzyme gelangen in Vakuolen, die zu Lysosomen reifen. Bei gestörten intrazellulären Transportvorgängen kommt es zu einer Fusionierung der Lysosomen mit den Zymogengranula (Crinophagie). Das lysosomale Enzym Kathepsin B kann Trypsinogen aktivieren.
- Trypsinaktivierung im **Interstitium:** Bei gestörter Sekretion werden die Pankreasenzyme nicht gerichtet über die apikale Zellmembran in das zentroazinäre Lumen sezerniert, sondern gelangen über die laterale Zellmembran in das Interstitium.

Möglichkeiten der Trypsinogenaktivierung **außerhalb des Dünndarmlumens:**

- Trypsinogen kann sich selbst aktivieren.
- Aktivierung durch Plasmin im Plasma.
- Verbrauch von Proteaseninhibitoren des Plasmas, wie α_2-Makroglobulin oder α_1-Antitrypsin, aufgrund einer zu hohen Ausschwemmung von Proteasen in das Plasma bei nekrotisierender Pankreatitis.
- Intrazelluläre Aktivierung durch lysosomale Enzyme.
- Bei Reflux von Duodenalinhalt in das Pankreasgangsystem Aktivierung durch Enterokinase.

Auch **lipolytische Enzyme** spielen im Pathomechanismus der akuten Pankreatitis eine wichtige Rolle.

Lipase wird als aktives Enzym sezerniert. Bei Übertritt der Lipase in das Pankreasinterstitium (durch gestörte Permeabilität der Pankreasgänge, ungerichtete Sekretion aus der Azinuszelle oder Rückdiffusion aus der Blutbahn) und Kontakt mit Triglyceriden entstehen freie Fettsäuren.

Die freien Fettsäuren bewirken aufgrund ihrer Eigenschaft als Detergenz die **Lyse von Zellmembranen.** Die Rolle lipolytischer Enzyme in der Pathogenese der akuten Pankreatitis wird durch das Auftreten **peripankreatischer Fettgewebsnekrosen (s.u.)** unterstrichen.

Ein weiteres lipolytisches Enzym ist die **Phospholipase A_2.** Sie wird im Pankreas als Zymogen (Proenzym) synthetisiert und muß durch Trypsin aktiviert werden. Bei Kontakt mit ihrem Substrat Lecithin (Bestandteil von Zellmembranen; Galle) entsteht Lysolecithin. Lysolecithin führt als Detergenz zu rascher **Zellmembranlyse.**

Die **Rolle des Immunsystems** in der Pathogenese der akuten Pankreatitis ist nicht geklärt. Wie bei jeder akuten Entzündung kommt es im Beginn zu einer Aktivierung unterschiedlichster immunkompetenter Zellen und zu einem Anstieg ihrer Sekretionsprodukte den Zytokinen. Bei progredienter schwerer Entzündung kommt es im weiteren Verlauf zu einer „Downregulation" des Immunsystems.

Sauerstoffradikale entstehen als Zwischenprodukte bei verschiedenen Stoffwechselprozessen, insbesondere bei Entzündungsvorgängen und bei Reperfusion nach Ischämie.

Die Zelltoxizität wird durch die Anwesenheit von sogenannten Radikalfängern, wie Selen, Vitamin C und Oxydoreduktasen aufgehoben.

Eine Imbalance dieser Oxydoreduktasen führt zur Zerstörung der Membranstabilität. Die abgestorbenen Zellen lösen dann die „Abräumaktion" durch Entzündungszellen aus.

Eine **Störung der Kapillarpermeabilität** liegt bei der schweren nekrotisierenden hämorrhagischen Form der Pankreatitis vor. Diese gestörte Permeabilität ermöglicht den Übertritt von Makromolekülen aus der Blutbahn ins Interstitium und in das Retroperitoneum.

Prostaglandine spielen in der Regulation der Durchblutung eine wichtige Rolle. Ein gestörtes Zusammenspiel unterschiedlicher Prostaglandine ist möglich.

Calciumionen werden ebenfalls eine pathogenetische Rolle zugeschrieben. Calcium aktiviert Trypsinogen und bewirkt in hohen Konzentrationen eine Hyperstimulation der Azinuszelle. Bei zu hohem Calciumeinstrom in die Zelle kommt es zum Zelltod.

Die **Apoptose,** der programmierte Selbstmord einer geschädigten Zelle, gilt als Schutzmechanismus gegenüber der Entwicklung einer schweren nekrotisierenden Pankreatitis. Eine Störung der Apoptose wird bei nekrotisierender Pankreatitis beschrieben.

Im Tiermodell läßt sich durch **unphysiologisch hohe Dosen von Cholecystokinin** eine ödematöse Pankreatitis auslösen. Eine „Überstimulation" der Pankreasazinuszelle durch Hormone und Neurotransmitter, wie Cholecystokinin oder Acetylcholin, beispielsweise nach exzessiver Nahrungszufuhr, ist denkbar, aber beim Menschen nicht bewiesen.

Bei der Entwicklung der **biliären Pankreatitis** spielt die Wanderung von meist kleineren Steinen aus der Gallenblase in den Ductus choledochus eine wichtige Rolle. Da sich bei manchen Patienten mit biliärer Pankreatitis im Stuhl Gallensteine nachweisen lassen, kommt es offensichtlich nur zu einer passageren Verlegung der Papilla Vateri. Die Folge ist eine Druckerhöhung im Pankreasgang. Sie kann verbunden mit einer periampullären Entzündung zu einem Übergreifen der Entzündung auf das Pankreas führen.

Bei Steineinklemmung in die Papille und hierdurch gestörtem Gallenabfluß ist eine aszendierende Infektion der Gallenwege mit weiterer Aussaat der Keime nicht selten **(septische Cholangitis).**

Der präzise Pathomechanismus, wie die Steineinklemmung zur Auslösung der Pankreatitis führt, ist unbekannt. Ein inkarzeriertes Konkrement könnte zu einem Gallereflux in den Pankreasgang führen. Zu diesem Reflux käme es bei gemeinsamer Endstrecke des Gallen- und Pankreasgangs.

Diese gemeinsame Endstrecke wird aber bei den wenigsten Patienten gefunden, da Pankreas- und Gallengang in der Regel getrennt in der Papilla Vateri münden. Auch verhindert der höhere Druck im Pankreasgang einen Reflux von Galle in das Pankreas.

Extrapankreatische Komplikationen

Die auf das Pankreas beschränkte ödematöse Pankreatitis mit allenfalls mäßiger peripankreatischer Entzündung und vereinzelten peripankreatischen Fettgewebsnekrosen führt nur selten zu extrapankreatischen Organkomplikationen.

Der im Rahmen der nekrotisierenden Pankreatitis fast obligate **paralytische Ileus** (reflektorisch- oder toxinbedingt) begünstigt die Durchwanderung von Bakterien des Kolons in die Nekrosen.

Infizierte Nekrosen sind ein wichtiger Sepsisherd. Nicht das Ausmaß der Nekrotisierung, sondern die Infektion der Nekrosen beeinflussen entscheidend die Prognose.

Die Nekrotisierung kann sich retroperitoneal ausbreiten. Nekrosen des mesenterialen Fettgewebes und hämorrhagischer Aszites gehören zum Bild der **nekrotisierenden Pankreatitis.**

Die weiteren extrapankreatischen Komplikationen sind durch **Ausschwemmung aktivierter Verdauungsenzyme** in den Kreislauf bedingt (Abb. 26-2):

- Phospholipase A_2 und Trypsin führen zur **Parenchymnekrotisierung verschiedenster Organe.** Phospholipase A_2 ist an der Entwicklung der **respiratorischen Insuffizienz** (ARDS, akute respiratorische Insuffizienz) beteiligt!
- Phospholipase A_2 und Lipase sind verantwortlich für die **Fettgewebsnekrotisierung.**
- Elastase spielt wichtige Rolle bei der **Zerstörung von Blutgefäßen.**
- Massiver Flüssigkeitsverlust in das Retroperitoneum und die Bauchhöhle sowie Blutungen sind wichtige Faktoren bei der **Entstehung des Schocks.**
- Das komplexe System der Regulation der Blutgerinnung und der Fibrinolyse besteht aus einem Zusammenspiel zwischen Proteasen und ihren Inhibitoren. Dieses Zusammenspiel wird durch Trypsin (aktiviert Thromboplastin) gestört. Folge: **Verbrauchskoagulopathie,** die wiederum weitere Blutungen unterstützt.
- Aktivierung von Kallikrein durch Trypsin ist Kofaktor bei der Pathogenese des Nierenversagens.

Bei der nekrotisierenden Pankreatitis unterscheiden sich viele pathogenetische Vorgänge nicht von denen anderer schwerer Krankheitsbilder, wie Verbrennungen, Polytrauma oder Sepsis anderer Ursache: Die Sequenz kann von SIRS (systemic immunologic response syndrome) über MODS (multi organ dysfunction), MOF (multi organ failure) zum Tod führen.

Das Zusammenspiel zahlloser Mediatoren wie TNF-α (Tumornekrosefaktor), Il-1 (Interleukin), Il-6, Il-8, Il-10, Interferon-γ, die von den früh in das Pankreas einwandernden Entzündungszellen oder auch von den Azinuszellen selbst produziert werden, mit potentiell positivem oder auch negativem Ausgang für den Organismus erklärt die ausgeprägten extrahepatischen Veränderungen.

S Entstehung der Symptome

Schmerzen werden durch die Affektion des Peritoneums und durch die starke Innervation der Drüse erklärt. Erbrechen ist Folge der entzündlichen Kompression des Duodenums und der Darmparalyse.

T Therapieansätze

Eine Nahrungskarenz führt zur Ruhigstellung der Drüse. Andere gezielte Therapieansätze sind nicht bekannt, die Komplikationen werden intensivmedizinisch behandelt.

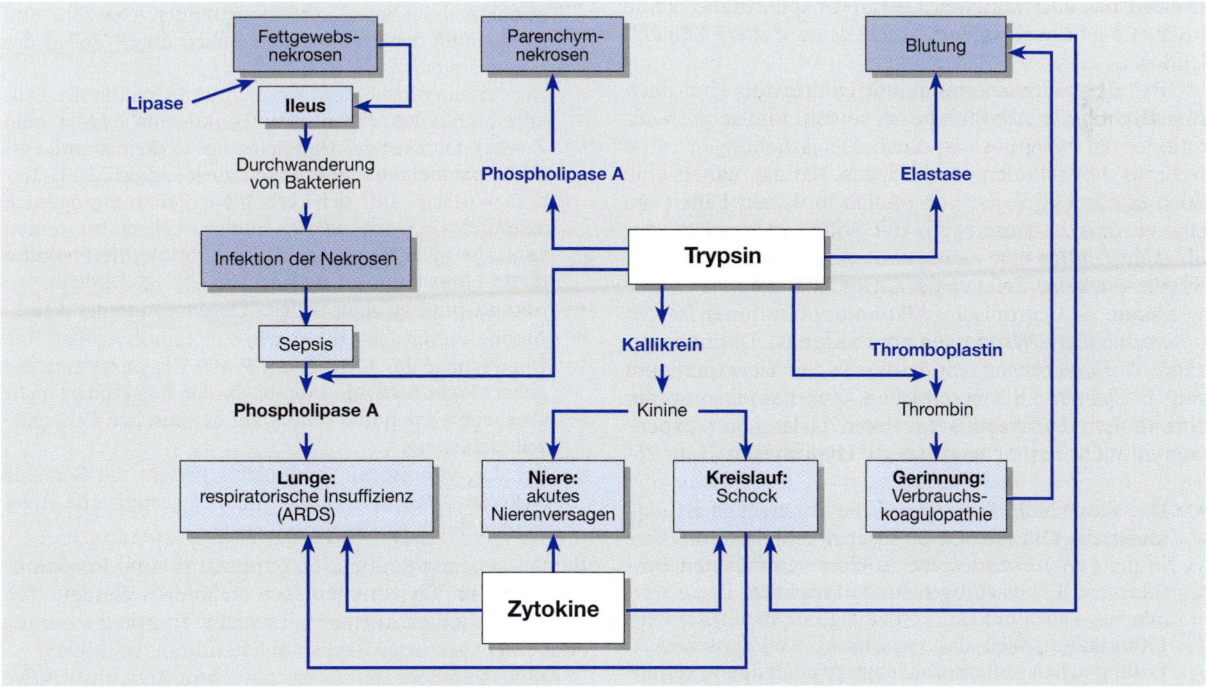

Abb. 26-2 Pathophysiologie und Pathogenese extrapankreatischer Komplikationen. Im Zentrum der Pathogenese steht die Ausschwemmung von Digestionsenzymen in den Blutkreislauf. Die Pfeile zeigen die möglichen Folgen, wenn aktivierte Pankreasenzyme in die verschiedenen Organe gelangen. Ein weiterer prognostisch wichtiger pathogenetischer Schritt ist die Infektion von Nekrosen mit septischer Ausschwemmung der Erreger.

26.2.2 Chronische Pankreatitis

Definition

Die chronische Entzündung der Bauchspeicheldrüse ist gekennzeichnet durch:
- fokale Nekrosen mit segmentaler oder diffuser Fibrose, mit oder ohne Steinbildung in den Pankreasgängen,
- Gangerweiterungen,
- entzündliche Zellinfiltration und Pseudozysten.

Sie führt zu einer Zerstörung des exokrinen und später auch endokrinen Gewebes. Das Krankheitsbild schreitet entweder in Schüben oder kontinuierlich fort.

Ätiologie und Pathogenese

In den Industrienationen sind 70–80% aller Fälle chronischer Pankreatitis **alkoholinduziert,** 20% idiopathisch.

Eine Rolle **genetischer Faktoren,** wie bei Trägern der Blutgruppe 0 und Störungen der Trypsinogeninaktivierung, sowie Einflüsse einer fett- und eiweißreichen **Ernährung** sind anzunehmen. Die nicht durch Alkohol induzierte chronische Pankreatitis in verschiedenen tropischen Entwicklungsländern wird durch Mangelernährung und wahrscheinlich noch unbekannte Inhaltsstoffe der Ernährung ausgelöst.

Das **Risiko,** eine chronische Pankreatitis zu entwickeln, steigt mit der Zeitdauer und Menge des Alkoholkonsums und liegt für Frauen bei 20 g und für Männer bei 60 g Alkohol pro Tag. Meist geht ein mehr als 10jähriger Alkoholabusus voraus, bevor es zum klinisch ersten Schub der Erkrankung kommt. Eine subklinische Alkoholvorschädigung des Pankreas ist daher anzunehmen. Die Art des alkoholischen Getränkes spielt dabei keine Rolle. Es gibt auch offensichtlich keine sichere Schwellendosis.

Bei alkoholinduzierter akuter Pankreatitis sind nach **Beendigung des Alkoholabusus** sowohl klinische „restitutiones ad integrum" als auch Defektheilungen ohne weiteres Fortschreiten beschrieben. Es ist daher eine noch offene Diskussion, ob es sich in diesen Fällen um eine chronische Pankreatitis mit Stillstand handelt oder ob es tatsächlich eine akute alkoholinduzierte Pankreatitis gibt, die keine Zeichen der Chronizität zeigt.

Akute und chronische **Alkoholapplikationen** zeigen unterschiedliche **Wirkungen am Pankreas.** Alkoholinduzierte Veränderungen am Pankreas im Tierexperiment sind in Tabelle 26-2 beschrieben. Zur Pathogenese der chronischen Pankreatitis existieren bislang nur experimentell nicht ausreichend belegte **Hypothesen** (Tab. 26-2):

- Die alkoholinduzierte chronische Pankreatitis ist eine **klassische Lithiasis:** Chronischer Alkoholkonsum führe in der Pankreasazinuszelle zu einer verminderten Synthese von Lithostatin genannten Proteinen. Diese werden zusammen mit den Verdauungsenzymen sezerniert. Lithostatine sollen das metastabile Pankreassekret in Lösung halten und die Calciumpräzipitatbildung verhindern.
  Bei Reduktion dieser Proteine im Pankreassekret kommt es zu Proteinpräzipitaten, die sekundär verkalken. Diese Präzipitate verstopfen die Gänge. Folge ist die Druckatrophie des vorgeschalteten exokrinen Gewebes und Abräumung der absterbenden Zellen durch Zellen des Immunsystems.
  An Veränderungen der Quantität und Qualität des Pankreassekrets bei chronischer Pankreatitis besteht kein Zweifel. Ob aber der Untergang des exokrinen und entweder parallel oder meist später auch endokrinen Gewebes wirklich auf den erhöhten Pankreasgangdruck aufgrund von Gangkonkrementen zurückgeführt werden kann, ist nicht bewiesen. Bislang konnte die Funktion dieses Lithostatins nicht zweifelsfrei belegt werden.
- Alkohol führt zu einer fettigen **Degeneration der Azini.**
- Alkohol verursacht zusammen mit Industriegiften eine **Überlastung des Cytochrom-P-450 Enzymsystems** der Leber. Freie Radikale können in der Folge nicht mehr abgebaut werden und führen zur chronischen Pankreaszellschädigung.
- Bei der chronischen Pankreatitis besteht die **Sequenz Nekrose – Fibrose:** Durch Alkohol absterbende Azini werden durch Bindegewebe ersetzt.

Tab. 26-2 Akute und chronische Alkoholwirkungen am Pankreas.

Wirkung	Effekt
Druckerhöhung am Sphinkter Oddi	gestörte Motilität
Störung der Permeabilität	erhöhte Permeabilität der Pankreasgänge
Änderungen der physiko-chemischen Eigenschaften des Pankeassekrets	Bildung von Proteinplaques
Direkte Schädigung der Azinuszelle	Erhöhung der Membranfluidität Änderung der Zusammensetzung von Membranphospholipiden Erniedrigung der mitochondrialen Proteinsynthese Erhöhung der Toxizität von Chemikalien intrazelluläre Fettakkumulation Erhöhung von Cholesterin und Triglyceriden Abnahme der Fettoxidation Desintegration von Mikrotubuli Erhöhung der Sekretion von proteolytischen Enzymen Hemmung der Sekretion von Proteaseninhibitoren Steigerung der Durchblutung

Bei der seltenen hereditären Pankreatitis sind **Punktmutationen im Trypsinogen-Gen** gefunden worden. Ob diese Mutationen zu einer vorzeitigen Trypsinaktivierung oder einem gestörten Trypsinabbau führen, ist unklar.

Eine seltenere Form ist die chronisch obstruktive Pankreatitis, die sich proximal aus einer **Stenose,** beispielsweise einer Narbe, entwickelt. Sie heilt nach Beseitigung der Stenose aus und zeigt meist keine Verkalkungen.

Pathogenese der Komplikationen

Eine häufige Komplikation der chronischen Pankreatitis ist die Entwicklung von einer oder mehreren **Pseudozysten.**

Pseudozysten sind, im Gegensatz zu echten Zysten, nicht mit Epithel ausgekleidete, flüssigkeitsgefüllte Hohlräume.

Je nach Lage, Größe und Geschwindigkeit des Auftretens kommt es zu unterschiedlichsten Folgekomplikationen (Tab. 26-3) wie **Kompression benachbarter Organe, Ruptur** und **Infektion.**

Ein entzündlicher Pankreaskopftumor kann über eine chronische Obstruktion des Ductus choledochus zu einem Galleaufstau (Cholestase) mit sekundärer Leberschädigung führen. Etwa 5% der Patienten entwickeln auf dem Boden der chronischen Pankreasentzündung ein Adenokarzinom des Pankreas.

S Entstehung der Symptome

Schmerzen kennzeichnen die chronische Pankreatitis. Starke Schmerzen begleiten einen akuten Schub der Erkrankung oder auch eine Komplikation. Zwischen den Schüben kann der Patient schmerzfrei sein. Beobachtet wird aber auch eine chronische Schmerzsymptomatik ohne klar erkennbare Entzündungsaktivität des Pankreas.

Zu den **pankreatogenen Ursachen** des Schmerzes zählen:

- die entzündliche Infiltration des azinären Gewebes und der Nerven, insbesondere die Kompression sensibler Nerven,
- eine Abflußbehinderung des Pankreassekrets durch Gangstenosen und Steine sowie
- eine Pseudozystenbildung.

Pseudozysten verursachen Schmerzen, je rascher ihre Größe zunimmt, hier aufgrund der Pankreaskapseldehnung. Eine weitere Ursache für zystenbedingte Schmerzen sind Kompression des Duodenums und des Ductus choledochus.

Abflußbehinderung der Galle führt ebenfalls, je nach Geschwindigkeit ihres Auftretens, zu Schmerzen bedingt durch Leberstauung sowie Gallenblasen- und Gallenwegskontraktionen.

Ein schwerer Schub einer chronischen Pankreatitis kann wie eine akute nekrotisierende Pankreatitis verlaufen mit stärksten Schmerzen, bedingt durch Pankreasnekrose, retroperitoneale Effusionen, Infektionen mit Abszedierungen und Aszitesbildung.

Zu **extrapankreatischen Ursachen** der Schmerzen zählen Begleit- und Zweiterkrankungen, wie Ulzerationen und Minderdurchblutungen der intestinalen Arterien bei Gefäßsklerose.

Eher selten sind Polyneuropathien des intestinalen Nervensystems als Folge von Äthylismus, Vitaminmangel und Diabetes. Eine weitere Ursache für meist leichtere Schmerzen ist die Maldigestion mit Steatorrhoe, bakterieller Fehlbesiedelung des Darmes und Meteorismus.

T Therapieansätze

Bei exokrinem Funktionsausfall werden die fehlenden Enzyme (v.a. der Fettverdauung) oral substituiert. Die Obstruktion von Pankreas- und Gallengang wird endoskopisch (Stents) oder chirurgisch angegangen, eine Duodenalobstruktion erfordert chirurgisches Vorgehen.

Tab. 26-3 Folgen der Pseudozystenbildung.

Komplikation	Folge
Obstruktion des Duodenums	Behinderung der Nahrungspassage Magenretention Erbrechen
Obstruktion des ductus choledochus	Cholestase Leberparenchymschädigung
Kompression der Milzvene	Milzvenenthrombose Magenfundusvarizenbildung Blutung
Arrosion der Milzarterie	Blutung
Ruptur	
in die freie Bauchhöhle	pankreatogener Aszites
in die Darmwand	Ausheilung
in das Retroperitoneum	Obstruktion des Ureters Hydronephrose
Infektion	Abszeß Sepsis
Ruptur in die Bauchhöhle	Peritonitis

26.2.3 Pankreaskarzinom

Das Adenokarzinom des Pankreas gehört zu den 10 häufigsten Malignomen und steht in den Industrienationen als Tumortodesursache bereits an 5. Stelle. Das Adenokarzinom nimmt mit hoher Wahrscheinlichkeit seinen Ausgang von den Pankreasgangepithelien.

Andere Karzinome des Pankreas wie das schleimbildende (muzinöse) zystenbildende Karzinom und endokrine gut- und bösartige Neoplasien des Pankreas sind selten.

Ätiologie

Die Ursache der Entwicklung eines Adenokarzinoms des Pankreas ist unbekannt. Als **Risikofaktoren** gelten Nikotinabusus und die chronische Pankreatitis. Bei den meisten Patienten entsteht das Karzinom allerdings nicht auf dem Boden einer chronischen Pankreatitis sondern „spontan“.

Ä/P Ätiologie und Pathogenese

Über 80% der Pankreaskarzinome zeigen Punktmutationen im Codon 12 des K-ras Onkogens. Weiterhin finden sich Mutationen des p53-Tumorsuppressorgens und eines wahrscheinlich weiteren Tumorsuppressorgens (DPC, deleted in pancreatic carcinoma).

Entstehung der Symptome

Kennzeichen vieler Pankreaskarzinome ist die **späte Symptomatik** aufgrund fehlender Klinik bei noch kleinen Tumoren. Ausnahmen sind die papillennahen Tumoren, die zu schmerzlosem Ikterus führen.

Weitere noch unbekannte Tumorsekretionsprodukte dürften für die oft **vermehrte Thromboseneigung** und den ausgeprägten Gewichtsverlust **(Kachexie),** der nicht immer durch den Tumor selbst erklärt ist, verantwortlich sein **(paraneoplastisches Syndrom).**
Schmerzen sind durch die reiche Innervation der Drüse und durch die Affektion benachbarter Organe bedingt; Gewichtsverlust durch Störung der exokrinen Funktion (Gangokklusion).

Therapieansätze

Die einzige Therapiemöglichkeit ist die Operation, der Tumor wird aber meist zu spät entdeckt.

26.2.4 Mukoviszidose (zystische Fibrose)

Die Mukoviszidose ist eine der häufigsten tödlichen **autosomal rezessiven Erbkrankheiten.**

Aufgrund von Mutationen kommt es zu einer **Strukturänderung eines für den Chloridtransport verantwortlichen Membranproteins.** Dies führt zu **„Eindickungen"** unterschiedlichster Sekrete.
Für die Prognose entscheidend sind gehäufte pulmonale Infektionen aufgrund der gestörten mukoziliären Clearencefunktion der Bronchialwege (s. Kap. 19). Am Pankreas kommt es aufgrund der Eindickung des Pankreassekrets zu einer **gestörten Enzymsekretion mit konsekutiver Maldigestion.**

26.2.5 Operationsfolgen

Je nach Ausmaß eines resezierenden Eingriffs muß mit dem Auftreten einer exokrinen und auch endokrinen **Insuffizienz** gerechnet werden. Außer dem morphologischen Verlust an endokrinem und exokrinem Gewebe kann es bei den einzelnen Operationsverfahren auch zu einer funktionellen exokrinen und endokrinen Insuffizienz kommen.

Negatives Beispiel ist die bei Pankreaskopfkarzinom erforderliche **Operation nach Kausch-Whipple.** Bei dieser Operation sind eine distale Magenteilresektion, die Entfernung der Gallenblase, eine Choledochojejunostomie und die Anastomosierung des Restpankreas mit einer hochgezogenen Dünndarmschlinge erforderlich. Der Chymus gelangt relativ ungehindert und zu schnell aus dem Restmagen (siehe unter Dumping-Syndrom Kap. 23) in den oberen Dünndarm. Nach Magenresektionen und operativer Ausschaltung des Duodenums von der Nahrungspassage werden Cholecystokinin und Sekretin nicht zeitgerecht zur Entleerung des Chymus aus dem Magen sezerniert **(„pankreatikozibale Asynchronie").** Die Stimulation des Pankreas und seine Sekretion erfolgen nicht synchron mit der Chymuspassage.

Auch die Stimulation der **Insulinsekretion** erscheint bei „physiologischeren" Resektionsverfahren, wie der duodenumerhaltenden Pankreaskopfresektion, besser gewährleistet.

Drainierende Pankreasoperationsverfahren, wie zum Beispiel die Y-Roux-Anastomose einer Pankreaspseudozyste mit einer hochgezogenen Jejunalschlinge haben nur geringere Auswirkungen auf die Physiologie der Digestion.

Eckhauser, F.E., L.M. Colletti, J.A. Knol: Pancreatic carcinoma. Curr. Op. Gastroenterol. 11 (1995) 414-422.
Forsmark, Ch.E., P.P. Toskes: Chronic pancreatitis. Curr. Op. Gastroenterol. 11 (1995) 407-413.
Grendell, J.H.: Acute pancreatitis. Curr. Op. Gastroenterol. 11 (1995) 402-406.
Mössner , J.: Ätiologie und Pathogenese der akuten Pankreatitis. Z. ärztl. Fortbild. 87 (1993) 947-959.

27 Leber und biliäres System

Axel Holstege

27.1 Physiologie und Pathophysiologie (Adaptationsmechanismen der Organfunktion)

27.1.1 Funktionen der Leber

Die Leber ist mit ca. 1500 g das **größte Organ** und besitzt eine **doppelte Blutversorgung** über die Arteria hepatica und die Vena portae. Das gesamte Blut aus dem Splanchnikusgebiet passiert über die Pfortader die Leber. Deshalb spielt sie eine zentrale Rolle bei der Aufnahme und weiteren Verarbeitung von Nährstoffen und für die Entgiftung von Medikamenten und Xenobiotika.

Das **Terminalstadium einer chronischen Lebererkrankung** ist weitgehend unabhängig von der zugrundeliegenden Ätiologie die **Leberzirrhose.** Sie ist charakterisiert durch Abnahme der Hepatozytenzahl (= metabolische Kapazität), Umgehungskreisläufe und eine Behinderung der Substratdiffusion durch den perisinusoidalen Disse-Raum.

Ist der Blutabfluß aus der Pfortader durch die Leber unter diesen Bedingungen gestört, steigt der Druck im Splanchnikusgebiet. Gleichzeitig werden **Umgehungskreisläufe** gebildet und verschiedene **Komplikationen der portalen Hypertension** treten auf (Kap. 28).

Die Leber spielt z.B. eine zentrale Rolle bei der pH-Regulation, der Glucosehomöostase bis hin zu der Freisetzung von Gerinnungsfaktoren und Akut-Phase-Proteinen. Dabei unterliegen die Leberzellen einer Regulation durch Hormone, Zytokine und Nervengeflechte.

Aufgrund ihres Reichtums an Makrophagen übernimmt die Leber darüber hinaus eine wichtige Aufgabe bei der **unspezifischen Immunabwehr** und der **Freisetzung von Komplementfaktoren** und **Akut-Phase-Proteinen.**

Akute oder chronische Schädigungen der Leber gehen mit Störungen dieser hepatozellulären Funktionen und einer Abnahme der stoffwechselaktiven Zellmasse einher.

Die Gallenwegskanalikuli stellen die Anfangsstrecken der Gallenwege dar und werden aus der kanalikulären Membran von zwei nebeneinander gelagerten Hepatozyten gebildet. Diese hepatozellulären Zellmembrandomänen sind mit **spezifischen Transportsystemen** (Abschn. 27.1.2 Gallensäurenstoffwechsel) ausgestattet, die die Gallebildung und biliäre Exkretion von körpereigenen und körperfremden Substanzen ermöglichen (Abschn. 27.1.2 Bilirubinstoffwechsel, Physiologie der Gallebildung).

Angeborene oder erworbene Störungen dieser Transporter oder Behinderungen des Galleflusses führen zum Ikterus und zur Cholestase.

Über die Gallenwege und den Intestinaltrakt werden **gallepflichtige Verbindungen** entweder aus dem Körper eliminiert oder bei Rückresorption im Dünndarm in den **enterohepatischen Kreislauf** eingeschleust. Biliär sezernierte Gallensäuren und Phospholipide sind für die Emulgierung und Resorption von Fetten von entscheidender Bedeutung.

Der Verlust dieser Funktionen führt zu Steatorrhö und Maldigestion (Kap. 24).

Die Leber setzt sich nicht nur aus Hepatozyten (Tab. 27-1), sondern auch aus Sinusendothelzellen, Kupffer-Zellen, fettspeichernden Sternzellen, Pit-Zellen und

Tab. 27-1 Leberzellpopulationen des Leberläppchens.

Zellpopulation	[%] - Anteile an		Funktion
	Zellzahl	Lebervolumen	
Hepatozyten	60	78	Stoffwechsel, Speicher, biliäre Exkretion, Entgiftung
Endothelzellen	30	3	Matrixproduktion, Freisetzung von Zytokinen
Kupffer-Zellen	10	1,5	Zytokinbildung, Phagozytose, Freisetzung vasoaktiver Mediatoren, unspezif. Immunantwort
Sternzellen	<5	1,5	Vitamin-A-Speicher, Regulation der Perfusion der Sinusoide, Matrixsynthese
Mastzellen	?	?	Freisetzung von Zytokinen und Mediatoren

Mastzellen zusammen. Diese erklären weitere wichtige Funktionen des Organs für **unspezifische Immunantworten** (Kupffer-Zellen) oder für die **Speicherung von Vitaminen** (Sternzellen). Sternzellen haben kontraktile Eigenschaften und regulieren die Durchblutung der Sinusoide (Kap. 28) in den Leberläppchen.

Bei Einwirkung von schädigenden Noxen sind die Nicht-Parenchymzellen direkt oder indirekt daran beteiligt, daß eine Leberfibrose ausgebildet und profibrogenetische Zytokine freigesetzt oder extrazelluläre Matrix abgelagert werden (Abschn. 27.1.2 Synthese der extrazellulären Matrix bei Leberzirrhose).

27.1.2 Stoffwechselfunktionen in der gesunden und erkrankten Leber

Aminosäurenstoffwechsel

Aminosäuren sind in der Leber Substrat für die **hepatozelluläre Proteinbiosynthese** sowie für die Synthese von Taurin, Carnosin, Glutamin, Glutathion oder Kreatin.

Der quantitativ wesentlich bedeutendere Stoffwechselweg der Aminosäuren ist jedoch nicht ihre anabole Verwertung, sondern ihr **Abbau zu Harnstoff** oder die **Überführung in Glucose.**

Während die aromatischen Aminosäuren (Phenylalanin, Tyrosin, Methionin) in der Leber abgebaut werden, werden verzweigtkettige Aminosäuren (Valin, Leucin, Isoleucin) im Skelettmuskel weiter verstoffwechselt.

Quellen für die im Blutplasma zirkulierenden Aminosäuren sind die Nahrung, der Proteinkatabolismus in extrahepatischen Geweben (Muskulatur) und die Leber selbst (Glucose-Alanin Zyklus) (Abb. 27-1).

Der **Abbau der Aminosäuren** umfaßt zwei Reaktionstypen:
- Transaminierungen,
- oxidative Desaminierung.

Bei der **Transaminierung** wird die Aminogruppe der Aminosäure auf eine entsprechende Ketosäure übertragen, woran verschiedene Transaminasen beteiligt sind. Die bei diesen Reaktionen gebildeten Ketosäuren können im Citratzyklus, im Kohlenhydrat- oder Lipidstoffwechsel weiter verwendet werden. Die meisten **nicht-essentiellen Aminosäuren** entstehen aber durch Aminogruppenübertragung auf Ketosäuren in der Leber.

Bei der **oxidativen Desaminierung** werden Aminosäuren in Ammoniak und Ketosäuren überführt, wobei diese Reaktionen durch die L-Aminosäureoxidase katalysiert werden.

Dies gilt nicht für den entsprechenden Abbau von Glycin und Glutamin, der spezifisch durch die Glycinoxidase bzw. durch die Glutamatdehydrogenase bewirkt wird.

In der **zirrhotischen Leber** ist die hepatozelluläre Verwertung von aromatischen Aminosäuren beeinträchtigt, während die Muskulatur einen ungestörten Metabolismus der verzweigtkettigen Aminosäuren aufweist. Bei diesen Patienten verschiebt sich das **Verhältnis der Ami-**

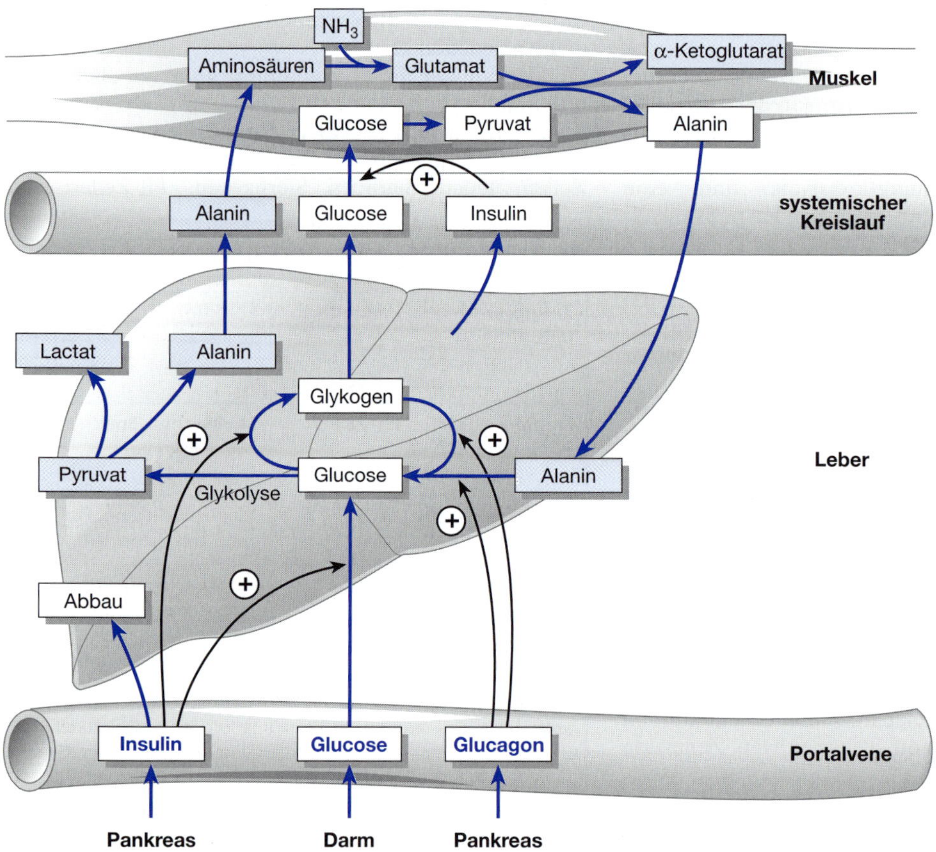

Abb. 27-1 Kohlenhydrat- und Aminosäurenaustausch zwischen Muskulatur und Leber.
Die über die Portalvene anströmende **Glucose** wird von den Hepatozyten zur Glykogensynthese verwendet oder in die Glykolyse eingeschleust. Aus der Muskulatur stammendes **Alanin** wird für die Gluconeogenese verwendet. Durch Transaminierung des bei der Glykolyse anfallenden **Pyruvats** kann Alanin umgekehrt von der Leber freigesetzt und über die Blutbahn wieder in den Muskel gelangen (Glucose-Alanin-Zyklus).
Die mit + markierten Pfeile zeigen auf hormonell stimulierte Reaktionen.

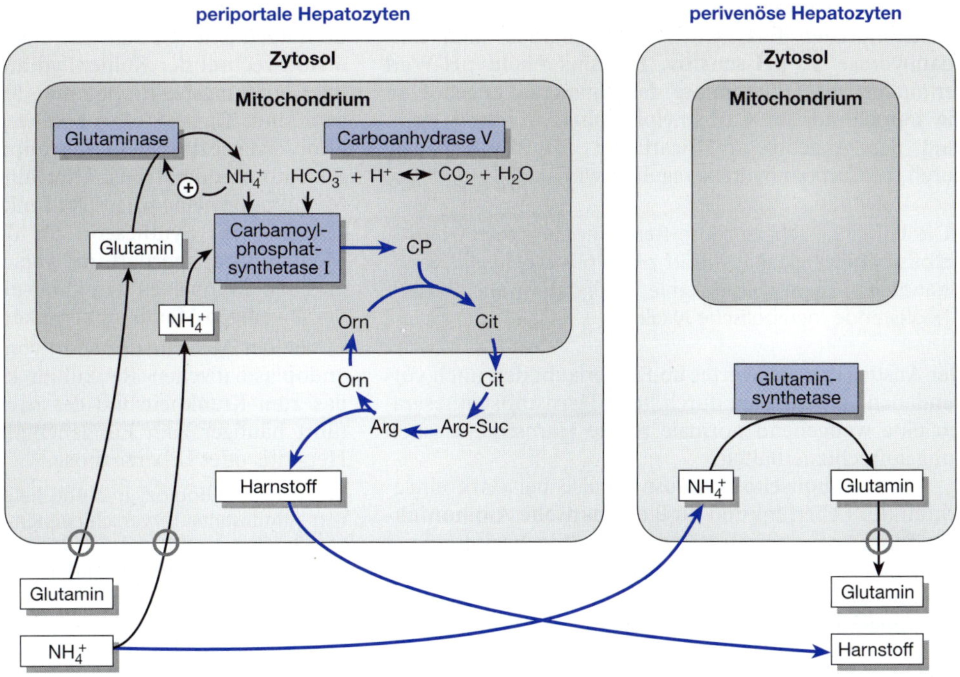

Abb. 27-2 Hepatozelluläre Ammoniakentgiftung durch periportale Harnstoffsynthese und perivenöse Glutaminsynthetase (CP: Carbamylphosphat; Cit: Citrullin; Arg: Arginin; Arg-Suc: Argininosuccinat; Orn: Ornithin)

nosäuren im Blut zu Ungunsten der verzweigtkettigen Aminosäuren: Die schädlichen aromatischen Aminosäuren überwiegen. Hierauf basiert eine der Hypothesen zur Pathogenese der **hepatischen Enzephalopathie** (Kap. 28.2.3).

Die Aktivität der zytosolischen oder mitochondrialen **Aminotransferasen** (Glutamat-Oxalacetat-Transaminase (GOT) oder Aspartat-Aminotransferase (AST), 70% mitochondrial; Glutamat-Pyruvat-Transaminase (GPT) oder Alanin-Aminotransferase (ALT), zytosolisch) steigt im Blut nach Leberzellschädigung oder Enzyminduktion (Medikamente, Alkohol) an und kann **diagnostisch genutzt** werden, um eine Leberschädigung **(Zellnekroseparameter)** nachzuweisen.

Harnstoff- und Ammoniakstoffwechsel

Das Endprodukt des Stickstoffmetabolismus, der Ammoniak, wirkt potentiell toxisch. Hepatozyten können prinzipiell über zwei Stoffwechselwege den Organismus entgiften:

- Harnstoffsynthese,
- Glutaminsynthese.

Der **Harnstoffzyklus** beseitigt nicht nur 90% des überschüssigen Stickstoffs, sondern stellt auch Arginin für die Proteinbiosynthese zur Verfügung und kann über den gleichzeitigen Verbrauch von Bicarbonat in das Säure-Basengleichgewicht regulierend eingreifen.

Bei der Harnstoffbildung werden Ammoniak und Bicarbonat in äquimolaren Mengen verbraucht. Dagegen ist die **Glutaminsynthese** nicht an die Elimination von Bicarbonat gekoppelt, so daß die Ammoniakentgiftung je nach dem vorliegenden pH-Wert mit oder ohne Bicarbonatverbrauch entlang dem Leberazinus erfolgen kann (Abb. 27-2).

> Ammoniak entsteht überwiegend beim Abbau von Aminosäuren durch körpereigene Zellen oder im Darm durch Bakterien. Diese Bakterien können auch den in den Darm diffundierten Harnstoff in Ammoniak überführen.

Bei Patienten mit Leberzirrhose lassen die um bis zu 80% eingeschränkte metabolische Kapazität für die Ammoniakentgiftung und portosystemische Shunts den Blutplasma-Ammoniakspiegel ansteigen und den Serum-Harnstoffspiegel sinken. Die **metabolische Kapazität** zur Entgiftung von Ammoniumionen wird unter diesen Bedingungen rasch überschritten, wenn

- ein Überangebot an stickstoffhaltigen Substanzen (zuviel Nahrungseiweiß oder gastrointestinale Blutung) im Darm besteht oder
- hohe Harnstoffspiegel bei gleichzeitiger Niereninsuffizienz ein entsprechendes Substrat für die intestinale bakterielle Ammoniakbildung darstellen.

Ammoniak kann in seiner nicht-ionisierten Form die **Blut-Hirn-Schranke** überwinden und zur Entwicklung einer **hepatischen Enzephalopathie** bei Patienten mit schwerer akuter oder chronischer Leberschädigung beitragen (Kap. 28.2.3).

Die **Enzyme** des Harnstoffzyklus und der Glutaminsynthese sind im Leberazinus diskontinuierlich angeordnet (Abb. 27-2). Während die Enzyme für die Harnstoffbildung in periportalen Hepatozyten lokalisiert sind, findet sich die Glutaminsynthase in einer nur wenige Zellschichten umfassenden perivenösen Zone. Diese Zellen extrahieren den Ammoniak, der von stromaufwärts gelegenen Hepatozyten nicht für die Harnstoffsynthese verwertet wird, mit hoher Affinität aus den Sinusoiden. Diese besondere **topographische Anordnung** der beiden Ammoniak-entgiftenden Stoffwechselwege ermöglicht die Bicarbonatelimination und damit die pH-Wert-Regulation durch periportale Leberparenchymzellen ohne Gefahr für die Entstehung einer Hyperammoniämie.

Die Harnstoffbildung ist durch Vermittlung von zwei mitochondrialen Enzymen, der Glutaminase und Carboanhydrase V, **pH-sensitiv.** Bei sinkendem pH-Wert vermindert die Glutaminase das Ammoniakangebot an die mitochondriale Carbamylphosphatsynthetase, während das Angebot an Bicarbonat pH-Wert-abhängig durch die Carboanhydrase reguliert wird.

Die bei einer Leberzirrhose stark eingeschränkte Harnstoffsynthesekapazität erklärt nicht nur die häufig vorhandene Hyperammoniämie, sondern auch die begleitende metabolische Alkalose.

Der Anstieg des pH-Wertes im Blut erlaubt den noch vorhandenen Hepatozyten durch hohe Harnstoffsyntheseraten eine weitgehend normale renale Harnstoffausscheidung aufrechtzuerhalten.

Die **metabolische Alkalose** ist also bei stark eingeschränkter Leberfunktion für die **hepatische Ammoniakentgiftung** von zentraler Bedeutung. Sie beeinträchtigt aber gleichzeitig die **renale** Entgiftung von Ammoniumionen und erleichtert den Übertritt von nicht-ionisiertem Ammoniak in das Gehirn entsprechend der Formel:
$NH4+ + OH- \leftrightarrow NH3 + HOH$.
Gehen perivenös angeordnete Glutaminsynthase-reiche Hepatozyten bei Leberzirrhose verloren, begünstigt das die Hyperammoniämie insbesondere dann, wenn gleichzeitig **Diuretikagaben** die stromaufwärts gelegene Carboanhydrase (Abb. 27-2) hemmen.

Wieweit die verschiedenen pathophysiologischen Mechanismen eine Alkalose, Hyperammoniämie und hepatische Enzephalopathie entstehen lassen oder verhindern, ist beim Menschen bisher noch nicht ausreichend geklärt.

Proteinstoffwechsel

Die Leber synthetisiert zwar weniger Eiweiß als die Skelettmuskulatur, weist aber die höchsten Syntheseraten auf. Proteine werden nicht nur für den Eigenbedarf des Organs synthetisiert, sondern auch zur Freisetzung in die Zirkulation.

Die wichtigsten **Plasmaproteine,** die hepatisch gebildet werden, sind:

- Gerinnungsfaktoren (s. Kap. 9.1), Inhibitoren,
- Akut-Phase-Proteine (s. Kap. 8.1),
- Apoproteine und
- Albumin.

Täglich werden etwa 12 g Albumin von den Hepatozyten produziert. Das entspricht einem Viertel der gesamten hepatischen Proteinsynthese und der Hälfte der exportierten Proteinmenge.

Albumin spielt eine wichtige Rolle als Bindungs- und Transportprotein für eine Vielzahl von Metaboliten und hält den plasmaonkotischen Druck aufrecht.

Zu den in der Leber gebildeten **Gerinnungsfaktoren** und **Inhibitoren** gehören: Fibrinogen (Faktor I), Prothrombin (Faktor II), die Faktoren V, VII, IX und X sowie weitere Inhibitoren der Gerinnung und Fibrinolyse (s. Kap. 8).

Die Leber synthetisiert nicht nur Exportproteine, sondern auch eine Vielzahl von **Enzymen,** die im Intermediärstoffwechsel der Kohlenhydrate, Lipide, Aminosäuren, bei Entgiftungsreaktionen und der Galleproduktion wirksam sind. Diese Stoffwechselwege und ihre Regulation erfordern spezifische **Membranproteine,** die als Enzyme, Rezeptoren oder Transporter funktionieren. Damit diese Membranproteine ungestört funktionieren können, müssen sie vom Syntheseort an die richtige subzelluläre Membran transportiert, die verschiedene Untereinheiten zu einer komplexen Funktionseinheit aufgebaut und in der jeweiligen Membran verankert werden.

Ist der Auswärtstransport von α_1-Antitrypsin aus dem endoplasmatischen Retikulum kongenital gestört, führt das zum Krankheitsbild des **α_1-Antitrypsinmangels.** Er führt häufiger zum Lungenemphysem und seltener zur Hepatitis oder Leberzirrhose.

Verschiedene homozygote und heterozygote Kombinationen von mindestens 17 verschiedenen **Mutationen** des α_1-Antitrypsin-Gens sind mit niedrigen Blutplasmaspiegeln der Antiprotease und dem Risiko der Entwicklung eines Lungenemphysems verbunden.α_1-Antitrypsin hemmt hauptsächlich die Neutrophilenelastase, eine stark destruierend wirkende Protease aus neutrophilen Granulozyten.

Etwa 4% der Nordeuropäer sind heterozygot für die Z-Mangelvariante von α_1-Antitrypsin, während normalerweise die M-Form vorliegt. Homozygote für die Z-Variante (PiZZ) sezernieren nur etwa 15% des Proteins und retinieren 85% im endoplasmatischen Retikulum der Hepatozyten.

Die Leberschädigung bei PiZZ α_1-Antitrypsinmangel resultiert aus toxischen Wirkungen des sich anhäufenden atypischen α_1-Antitrypsin-Moleküls.

Nicht nur Mutationen sondern auch **Medikamente** oder **Alkohol** können das intrazelluläre „Processing" von neusynthetisierten Proteinen beeinflussen.

Alkoholeinfluß stört die zielgerichtete Wanderung von **mitochondrialer Glutamat-Oxalacetat-Aminotransferase (mGOT)** in die Mitochondrien und führt zum Einbau des Enzyms in die Plasmamembran.Von hier aus kann es in die Blutbahn freigesetzt werden und trägt zum Anstieg der mGOT im Blut von Alkoholikern bei. Gleichzeitig kann dieses Enzym wahrscheinlich als Transporter für freie Fettsäuren wirken und zur alkoholischen Fettleber beitragen.

Schwere Schädigungen der Leber mit Verlust von Hepatozyten und metabolischer Kapazität haben eine **verminderte Albuminsynthese** zur Folge, die diagnostisch zur **Schweregradeinschätzung** der Leberfunktionsstörung herangezogen werden kann. Bei portaler Hypertension begünstigt sie die Entstehung von Aszites und peripheren Ödemen.

Auf Grund ihrer kurzen Halbwertszeit sind die **Gerinnungsfaktoren** im Serum (Quick-Wert, Faktor V) als **Leberfunktionsparameter** geeignet. Nehmen die Gerinnungsfaktoren bei fortgeschrittenem Leberschaden ab, treten Haut- oder auch gastrointestinale Blutungen häufiger auf.

Die Synthese der **Vitamin-K-abhängigen Gerinnungsfaktoren** kann bei einer Leberzirrhose nicht durch die parenterale Zufuhr des Vitamins gebessert werden. Die Synthesekapazität ist nämlich stark herabgesetzt, da funktionstüchtige Hepatozyten verloren gegangen sind. Im Gegensatz dazu kann bei cholestatischen Leber- oder Gallenwegserkrankungen, die mit einer gestörten enteralen Resorption fettlöslicher Vitamine einhergehen, eine parenterale Vitamin-K-Gabe die Synthese der Gerinnungsfaktoren normalisieren.

Synthese der extrazellulären Matrix bei Leberzirrhose

Die Leberzirrhose ist die gemeinsame morphologische Endstrecke einer Vielzahl von chronischen Lebererkrankungen. Bestandteile der extrazellulären Matrix werden dabei exzessiv synthetisiert und abgelagert und Lebergewebe (Regeneratknoten) kompensatorisch neu gebildet, was zu ausgeprägten und irreversiblen Veränderungen der Leberarchitektur führt. **Hauptbestandteile der extrazellulären Matrix** sind Proteine, wie Kollagen und Elastin, Glykokonjugate und Glykosaminoglykane (s.a. Kap. 38).

Hauptverantwortlich für die **Biosynthese der extrazellulären Matrix** sind in der Leber die im Disse-Raum lokalisierten **Sternzellen** (Ito-Zellen, Perisinusoidale Zellen, Lipozyten) insbesondere nach ihrer Transformation in Myofibroblasten-ähnliche Zellen (Abb. 27-3).

Ruhende Sternzellen synthetisieren vorwiegend Kollagen Typ IV, während sie nach ihrer Aktivierung Kollagen Typ I und III und weitere Komponenten der extrazellulären Matrix produzieren.

Weitere Aufgaben der Sternzellen sind die Speicherung von **Vitamin-A** im menschlichen Organismus und kontraktile Eigenschaften. Dadurch können sie ähnlich wie Perizyten an Kapillaren die Durchblutung der Lebersinusoide regulieren (Tab. 27-1). Diese Aufgabe für die **Durchblutungsregulation** besitzen die Sternzellen jedoch wahrscheinlich nur in der pathologisch veränderten Leber.

Werden Sternzellen aktiviert oder transformiert, gehen Vitamin-A-Speicher verloren, nimmt das endoplasmatische Retikulum zu, es werden Zytokinrezeptoren exprimiert und für glatte Muskelzellen typische Proteine gebildet (α-Aktin) (Abb. 27-3).

Der **Transformationsprozeß** wird durch eine Vielzahl von Faktoren, die durch unterschiedliche Zellpopulationen freigesetzt werden, ausgelöst. PDGF (Platelet derived growth factor) ist ein wichtiges proliferationsstimulierendes Zytokin, während TGF-β, TNF-α, IL-1β und IL-4 die Synthese extrazellulärer Matrix durch die Sternzellen stimulieren.

TGF-β fördert nicht nur die Neusynthese extrazellulärer Matrix, sondern hemmt auch ihren Abbau, indem die TIMP-Freisetzung (Tissue inhibitor of metalloproteinases) stimuliert wird. TIMP ist ein Hemmstoff der Metalloproteinasen, die die extrazelluläre Matrix abbauen.

> Gesteigerte Neusynthese und verminderter Abbau extrazellulärer Matrix sind beide an der Entstehung der Leberzirrhose beteiligt.

Der fibrosierende Krankheitsprozeß wird unterhalten und chronifiziert durch

- die fortgesetzte Freisetzung von Zytokinen, Endotoxin und Lipid-Peroxidationsprodukten aus stimulierten oder geschädigten Leberzellen,
- eine den Fibroseprozeß unterhaltende geänderte Zusammensetzung der extrazellulären Matrix,
- autokrine Produktion von Fibrose-stimulierenden Zytokinen in Sternzellen.

Kohlenhydratstoffwechsel

> Die Leber hält den Blutzuckerspiegel konstant, indem sie vermehrt hepatozelluläre Glucose freisetzt oder mehr Glucose aufnimmt (Abb. 27-1). Die **vermehrte Glucosefreisetzung** ergibt sich aus einer gesteigerten Gluconeogenese oder Glykogenolyse. Die **erhöhte Glucoseaufnahme** führt zu Glykogenbildung und Glykolyse.

Die Leber kann pro Tag eine Menge von 240 g Glucose über die Gluconeogenese bereitstellen. Der Verbrauch durch Ner-

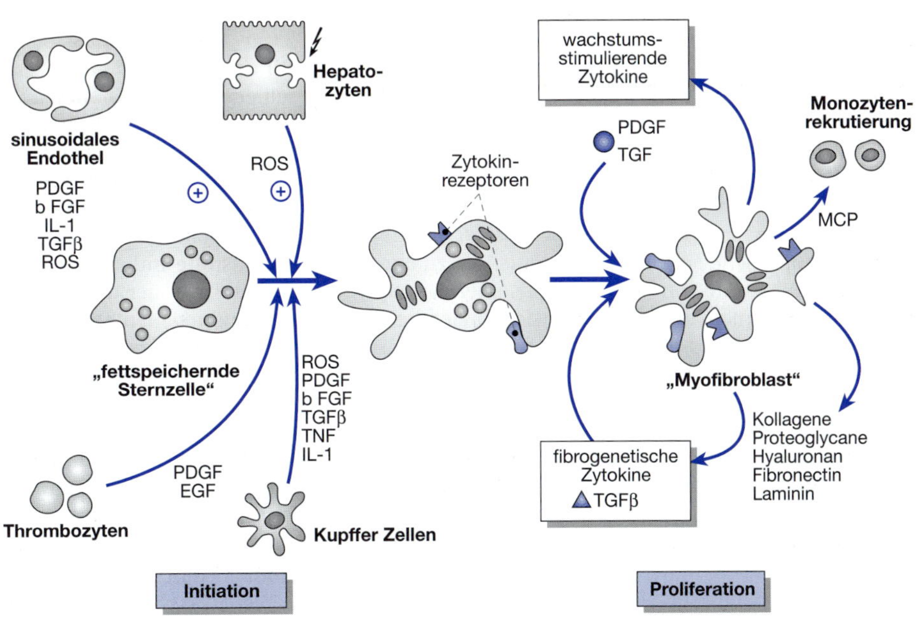

Abb. 27-3 Transformation von ruhenden fettspeichernden Sternzellen mit Vitamin-A-Granula in extrazelluläre Matrix-produzierende Myofibroblasten.
EGF: epidermaler Wachstumsfaktor; bFGF: Fibroblastenwachstumsfaktor; IL-1: Interleukin-1; MCP-1: chemotaktisches Monozytenprotein; PDGF: Wachstumsfaktor aus Blutplättchen; TGFβ: Transformierender Wachstumsfaktor-β; TNF: Tumornekrosefaktor; ROS: reaktive Sauerstoffspezies.

vengewebe und Erythrozyten während einer Hungerperiode von 24 Stunden beträgt im Vergleich dazu nur 120 g.

Störungen der Hepatozytenfunktion oder ein Verlust von Leberzellen können sowohl mit einer **Hypoglykämie** als auch mit einem hepatischen Diabetes **(Hyperglykämie)** einhergehen.

Die verschiedenen Stoffwechselwege werden durch Zytokine (IL-1, IL-6, IGF-1, usw.) und Hormone wie Insulin, Glucagon, Wachstumshormon und Katecholamine **reguliert** (Abb. 27-1). Die Wirkungen des Insulins werden in Kap. 34 ausführlich besprochen.

Niedrige Insulin- und hohe Glucagonspiegel während des **Fastens** stimulieren in der Leber die Glykogenolyse und Gluconeogenese. Bei der hepatozellulären Neusynthese von Glucose werden Proteine in der Muskulatur abgebaut und die hierfür notwendigen Ausgangsprodukte, insbesondere Alanin, bereitgestellt.

Nach **Nahrungsaufnahme** werden umgekehrt Alanin und verzweigtkettige Aminosäuren von den Hepatozyten an extrahepatische Gewebe abgegeben, so daß der Aufbau von Muskeleiweiß gefördert wird.

Zwischen Leber und extrahepatischen Organen wurden zwei derartige Substratzyklen beschrieben: der Milchsäure- oder Corizyklus und der Glucose-Alanin-Zyklus (Abb. 27-1).

Die Leberzirrhose kann in fortgeschrittenen Stadien zu erheblichen Störungen der Glucosehomöostase führen. Bei diesen Patienten sind Glucoseintoleranz (60–80%) und Hyperglykämie (10–30%) typische Veränderungen, wobei normale oder erhöhte Insulinspiegel im Blutplasma beobachtet werden.

Dies weist auf eine **Insulinresistenz** hin. Die Ursachen können sein:

- eine herabgesetzte Insulinclearance durch die Hepatozyten,
- Defekte der Insulinrezeptoren auf Rezeptor- oder Postrezeptorebene in hepatischen- und extrahepatischen Geweben und
- eine herabgesetzten Stoffwechselkapazität für Glucose durch Reduktion der Leberzellmasse.

Möglicherweise besteht auch eine **Glucoseresistenz,** d.h. eine verminderte Wirkung der Hyperglykämie auf die vom Insulin unabhängige Stimulation der Glucoseaufnahme.

Eine **Glucoseintoleranz** kann sich über zwei gleichzeitig ablaufende Prozesse ausbilden:

- Insulinresistenz in der Muskulatur;
- β-Zellen können nicht ausreichend Insulin sezernieren, um die herabgesetzte Insulinwirkung zu kompensieren.

Ist die Insulinsekretion zunehmend gestört und bildet sich eine hepatische Insulinresistenz aus, die zu endogener Überproduktion von Glucose und einer Hyperglykämie im Nüchternzustand führt, entwickelt sich bei Patienten mit Leberzirrhose und peripherer Insulinresistenz ein **Diabetes mellitus** (s. Kap. 34.2.1).

Hypoglykämien treten insbesondere bei Patienten mit **akutem Leberversagen** auf und finden sich seltener im Endstadium einer Leberzirrhose. Der Glykogenspeicher der menschlichen Leber beträgt etwa 70 g und ist nach einem Hungertag aufgebraucht. Mögliche Ursachen für hypoglykämische Zustände bei diesen Patienten sind:

- verringerte Speicherkapazität,
- reduzierte Empfindlichkeit gegenüber Glucagon,
- herabgesetzte metabolische Kapazität für die Glykogenneubildung.

Hypoglykämien werden durch gleichzeitigen **Alkoholgenuß** verstärkt, da Alkohol die Gluconeogenese hemmt.

Entgiftungsfunktion

Der menschliche Organismus setzt sich täglich mit körperfremden Substanzen **(Xenobiotika)** auseinander, die mit der Nahrung oder auch als Medikamente von außen zugeführt und aus dem Körper anschließend wieder eliminiert werden müssen.

Als wesentliche Voraussetzung dafür muß die Substanz in eine mehr wasserlösliche Verbindung überführt werden.

Der **Arzneimittelstoffwechsel (Biotransformation)** setzt sich häufig aus zwei hintereinander geschalteten Reaktionen zusammen. Im **Phase-1-Stoffwechsel** werden in das Fremdmolekül aktive Gruppen durch Oxidation, Reduktion oder Hydrolyse eingebracht. Im **Phase-2-Stoffwechsel** werden wasserunlösliche Verbindungen durch Kopplung (Konjugation) mit wasserlöslichen Reaktionspartnern (Glucuronsäure, Glutathion, Schwefelsäure, usw.) in eine hydrophile biliär oder renal eliminierbare Form gebracht.

Eine Vielzahl von **Enzymen** sind am Phase-1-Stoffwechsel (Dehydrogenasen, Reduktasen, Oxidasen, Monooxygenasen, usw.) beteiligt.

Zu den **Oxidoreduktasen** gehört z.B. die Alkoholdehydrogenase, die Alkohol in Acetaldehyd überführt.

Die wichtigste Gruppe stellen die **Cytochrom-P450-abhängigen Monooxygenasen** dar. Es handelt sich dabei um Häm-Proteine, die im endoplasmatischen Retikulum lokalisiert sind und den Einbau von Sauerstoff in lipophile Substrate katalysieren.

Inzwischen sind bis zu 60 verschiedene P450-Proteine bekannt, wobei Gene mit 40% Homologie zu Genfamilien zusammengefaßt werden (P450 1 bis 4). Sie besitzen eine starke genetische Variabilität, so daß jeder Mensch eine individuell spezifische Enzymausstattung besitzt.

Zwar haben die meisten Cytochrome eine **spezifische Bindungsstelle** für eine ganz bestimmte Substanz, verschiedene Arzneimittel können sich jedoch gegenseitig bei ihrer Bindung an dieses Enzym behindern. Diese **Kompetition** um eine gemeinsame Bindungsstelle erklärt **Arzneimittelinteraktionen**, die eine Substanz vermindert abbauen und sie damit verstärkt toxisch wirken lassen.

Cytochrom-P450-Enzyme können auch durch Fremdstoffe induziert werden und einen rascheren Substanzabbau oder die ungewünschte Aktivierung von z.B. Prokarzinogenen bewirken.

Hepatotoxizität kann bei verminderter Cytochrom-P450-Aktivität, die erworben oder angeboren ist, ausgelöst werden. Dies geschieht, indem eine primär schädliche Substanz ungenügend eliminiert oder eine primär nicht giftige Substanz unter Einwirkung dieser Monooxygenasen in eine hepatotoxische Verbindung überführt wird.

Bei einer **Paracetamol-Überdosierung** wird die Entgiftung der Substanz durch Glucuronidierung oder Sulfatierung im Rah-

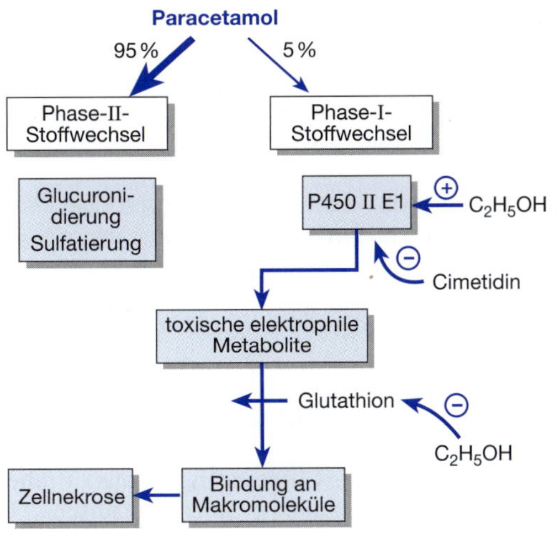

Abb. 27-4 Hepatozelluläre Biotransformation von Paracetamol. Alkoholkonsum induziert das Cytochrom P450 II E1, während Cimetidin die Expression des Enzyms hemmt.

men des Phase-2-Stoffwechsels abgesättigt (Abb. 27-4). Paracetamol wird so in erhöhten Mengen vom Cytochrom P450 II E1 in toxische elektrophile Metaboliten überführt, die hoch reaktiv sind, an Makromoleküle binden und diese in ihrer Funktion beeinträchtigen. Dies führt, v.a. wenn endogene Antioxidanzien wie Glutathion fehlen, zur Zellnekrose und zum akuten Leberversagen.

Störungen der Leberfunktion setzen die Fähigkeit der Leber, Arzneimittel im Phase-1- oder Phase-2-Stoffwechsel zu entgiften, herab. Mit zunehmendem Alter wird diese Funktion ebenfalls beeinträchtigt.

Bilirubinstoffwechsel

Bilirubin ist das Endprodukt des Hämabbaus im retikuloendothelialen System. Es stammt zu 80% aus dem physiologischen Abbau von gealterten Erythrozyten und zu 20% aus Häm, das als prosthetische Gruppe in hepatischen Enzymen (Cytochrom P450) und anderen Proteinen zu finden ist.

Der Katabolismus von Häm zu Bilirubin erfolgt durch ein mikrosomales Enzym: die Hämoxygenase. Sie öffnet den Tetrapyrrol-Porphyrinring unter Abspaltung von Kohlenmonoxid und Eisen und überführt ihn in Biliverdin. Die Biliverdinreduktase katalysiert schließlich die Bildung von Bilirubin aus Biliverdin.

Bilirubin besteht aus vier Pyrrolringen (A, B, C und D). Obwohl Bilirubin vier negativ geladene Gruppierungen aufweist, ist es nur sehr **schlecht wasserlöslich,** da die hydrophilen Anteile des Moleküls durch **intramolekulare Wasserstoffbrückenbildungen** abgesättigt werden. Die inneren Wasserstoffbrücken werden durch Veresterung der Propionsäureseitenketten aufgehoben.

Durch entsprechende Konjugationsreaktionen mit einem Kohlenhydratrest wird die Wasserlöslichkeit wiederhergestellt und das Molekül gallegängig gemacht. Den gleichen Effekt hat **Lichtexposition,** die die Wasserstoffbrückenbindungen des lichtempfindlichen Bilirubins partiell aufhebt (Behandlung des Neugeborenenikterus mit UV-Licht).

Bilirubintransport im Blut

Bilirubin zirkuliert in der Blutbahn an **Albumin** gebunden, was die potentiell toxische Wirkung des freien Liganden verhindert (Abb. 27-5). Medikamente, wie Sulfonamide oder gallegängige Kontrastmittel, können umgekehrt Bilirubin aus der Albuminbindung verdrängen und seine Toxizität erhöhen.

Unter physiologischen Bedingungen ist Bilirubin als Dianion an eine primäre Bindungsstelle (Aminosäureposition 124 bis 297) des Albumins gekoppelt.

Trotz seiner starken Bindung an Albumin im sinusoidalen Blut wird Bilirubin rasch, wahrscheinlich rezeptorvermittelt, in den Hepatozyten aufgenommen. Als Rezeptoren kommen verschiedene Proteine, die organische Anionen binden, in der Leberzellmembran hierfür in Frage. Albumin bleibt bei der hepatozellulären Aufnahme von Bilirubin im sinusoidalen Blut zurück.

Intrazelluläre Bindung und Transport

Nach intravenöser Gabe ist radioaktiv markiertes Bilirubin zu allen Zeiten an verschiedene Proteine im Zytosol der Hepatozyten gebunden nachweisbar. Die **intrazellulären Bindungsproteine** werden unter dem Oberbegriff Ligandin (Y- und Z-Proteine) zusammengefaßt und machen 5% der zytosolischen Proteine aus. Der Zusammenhang zwischen der Bindung von Bilirubin an Ligandin und seinem Transport innerhalb der Zelle, der Konjugation und biliären Exkretion ist noch weitgehend ungeklärt.

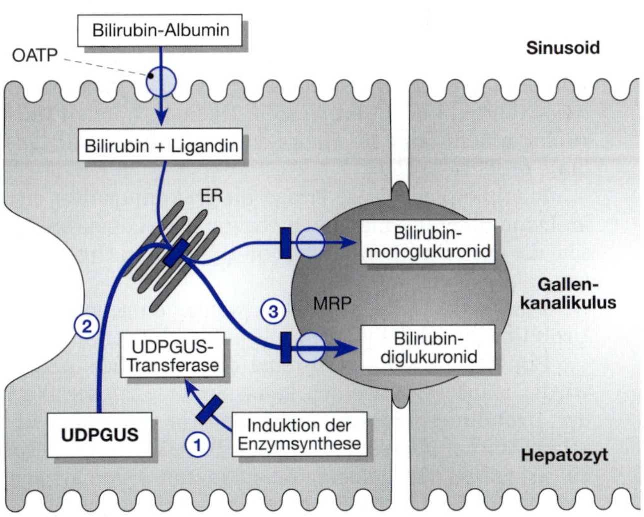

Abb. 27-5 Biliäre Elimination von Serumbilirubin durch den Hepatozyten und seine Störungen. (1) M. Meulengracht, (2) Crigler-Najjar-Syndrom, (3)Dubin-Johnson/Rotor-Syndrom). ER: endoplasmatisches Retikulum; UDPGUS: UDP-Glucuronsäure; MRP: Multidrug resistance protein, OATP: Transportprotein für organische Anionen.

Konjugation von Bilirubin

Von den Kohlenhydratresten, die für die Konjugation mit Bilirubin genutzt werden, ist die **Glucuronsäure** quantitativ bedeutender als Glucose oder Xylose. Nach Glucuronidierung von einem oder zwei Propionsäureresten werden **Bilirubinmono-** bzw. **Bilirubindiglucuronide** gebildet. Das Diglucuronid ist der bedeutsamste Metabolit in der menschlichen Galle.

Im endoplasmatischen Retikulum katalysiert die Uridindiphosphat-Glucuronosyltransferase die Konjugatbildung, wobei UDP-aktivierte Glucuronsäure verwendet wird. Diese Gruppe von Enzymen unterscheidet sich durch ihre Substratspezifitäten und ist unter anderem am Phase-II-Stoffwechsel verschiedener Xenobiotika beteiligt.

Kanalikulärer Transport

Die Bilirubinkonjugate werden kanalikulär sezerniert, wobei der zu Grunde liegende Mechanismus noch nicht vollständig aufgeklärt ist.

Der kanalikuläre Transport von **glucuronidiertem Bilirubin** scheint geschwindigkeitslimitierend für die biliäre Elimination von Bilirubin zu sein.

In der kanalikulären Membran von menschlichen Hepatozyten wurde ein **ATP-abhängiges Transportmolekül** identifiziert. Es transportiert spezifisch Glutathion-S-Konjugate, Glucuronsäurekonjugate, Glutathion-Disulfid und weitere amphiphile Verbindungen nicht aber Gallensäuren. Diese Konjugat-Exportpumpe benötigt ATP für den unidirektionalen Transport in den Gallekanalikulus und wird als **Multidrug resistance proteine (MRP;** Abb. 27-5) bezeichnet.

Bilirubinmetabolismus in Gallenwegen und Darm

In den Gallenwegen können Bilirubinglucuronide durch zellständige oder auch bakterielle β-Glucuronidasen in freies Bilirubin überführt werden. Dadurch können **Bilirubinpigmentsteine** im Gangsystem oder in der Gallenblase gebildet werden.

Physiologischerweise erfolgt die **Dekonjugation** erst im Darm unter der Einwirkung bakterieller Glucuronidasen, die auch die Überführung von Bilirubin in Urobilinogen katalysieren.

Das meiste über den Darm wieder aufgenommene **Urobilinogen** wird über die Galle ausgeschieden.

Ein kleinerer Teil wird renal eliminiert, der tubulär wieder reabsorbiert werden kann. Somit wird der Wert der **Urobilinogenausscheidung** im Urin als **diagnostischer Marker** für einen intakten Bilirubinstoffwechsel eingeschränkt. Bei einem Patienten mit Ikterus zeigt jedoch das Fehlen von Urobilinogen im Urin einen vollständigen Gallengangsverschluß an.

Durch Oxidation wird das farblose Urobilinogen im Darm in Urobilin überführt, das zu der normalen Stuhlfarbe beiträgt.

Cholesterinstoffwechsel

Die Cholesterin-Homöostase wird überwiegend in der Leber reguliert (s.Kap. 5.1.5).

> Cholesterin ist ein wichtiges Ausgangsprodukt für die Synthese von Steroiden und Gallensäuren und ein wichtiger Baustein bei der Bildung von Zellmembranen.

Das in der Leber vorhandene Cholesterin kann aus drei **Quellen** stammen:
- de novo Synthese aus Acetyl-Coenzym A,
- intestinal resorbiertes Cholesterin, das mit Chylomikronen zur Leber gelangt,
- Aufnahme von LDL-Cholesterin, das aus extrahepatischen Geweben stammt, über spezifische LDL-Rezeptoren.

In den Hepatozyten liegt Cholesterin entweder in **freier** oder **veresterter Form** vor. Der Austausch zwischen diesen beiden Formen des Cholesterins erfolgt durch die **AcylCoA:Cholesterinacyltransferase,** die freies Cholesterin verestert, und die **neutrale Cholesterinesterhydrolase,** die die Esterbindung hydrolysiert.

> Der intrazelluläre Cholesteringehalt nimmt ab, indem Gallensäuren gebildet oder Cholesterin kanikulär in die Galle sezerniert wird.

Zusätzlich kann Cholesterin in die Blutbahn in Form von VLDL (Very low density lipoprotein) freigesetzt werden.

Die tägliche **Cholesterinneusynthese** liegt zwischen 600 und 900 mg/Tag, während die Zufuhr über die Nahrung zwischen 300 und 500 mg beträgt. Die gleiche Menge verläßt den Körper über die Galle oder wird in Gallensäuren oder Steroide überführt.

Die **erworbenen Störungen** des Cholesterinstoffwechsels resultieren aus der gestörten biliären Elimination des Cholesterins bei intra- oder extrahepatischer Cholestase mit Hypercholesterinämie. Dies führt bei primär biliärer Zirrhose (intrahepatische Cholestase) auch zur sichtbaren Ablagerung von Cholesterin zum Beispiel im Bereich der Augenlider (Xanthelasmen).

Bei schwereren Lebererkrankungen wird das Enzym Lecithin-Cholesterin-Acyl-Transferase (LCAT) vermindert synthetisiert und freigesetzt. Es überträgt die β-ständige Fettsäure des Lecithins auf die 3β-Hydroxygruppe des Cholesterins und ist die Ursache für eine unter diesen Umständen verminderte Konzentration an verestertem Cholesterin im Blut.

Gallensäurenstoffwechsel

> Cholesterin ist das Ausgangsprodukt für die Neusynthese von wasserlöslichen Gallensäuren, die biliär eliminiert werden.
> Gallensäurenderivate bestehen überwiegend aus Taurin- oder Glycinkonjugate aber auch aus Sulfaten und weiteren Konjugatbildungen durch Glucuronidierung, Glucosidierung oder N-Acetylglucosaminidierung. Die Konjugation erhöht die Löslichkeit der Gallensäuren im wässrigen Milieu.

Täglich werden etwa 300–600 mg Gallensäuren neusynthetisiert. Die gleiche Menge geht täglich über den Stuhl und eine sehr geringe Menge über den Urin (0,5 mg) verloren, so daß der Gallensäurepool des Menschen im enterohepatischen Kreislauf mit etwa 3 g konstant bleibt.

Der geschwindigkeitsbegrenzende Schritt bei der Neusynthese der sogenannten **primären Gallensäuren** im Hepatozyten ist die Cholesterin-7α-Hydroxylase. Dieses Enzym wird durch den intrazellulären Gehalt an Gallensäuren gehemmt (Feedback-Hemmung). **Endprodukte** dieses Stoffwechselweges sind die Cholsäure und die Chenodesoxycholsäure.

Aus diesen primären Gallensäuren entstehen durch bakteriellen Metabolismus (7α-Dehydroxylierung oder 7α-Dehydrogenierung) im Dickdarm die **sekundären Gallensäuren** Lithocholsäure, 7-Ketolithocholsäure und Desoxycholsäure. Die 7-Ketolithocholsäure wird in der Leber in die **tertiäre Gallensäure** Ursodesoxycholsäure überführt.

Während im oberen Dünndarm unkonjugierte und glycinkonjugierte dihydroxylierte Gallensäuren durch passive Diffusion resorbiert werden können, wird die Hauptmenge der taurinkonjugierten und trihydroxylierten Gallensäuren im terminalen Ileum durch **aktiven Transport resorbiert.**

Aus dem sinusoidalen Blut gelangen die zu 80% an Serumalbumin gebundenen Gallensäuren in die Hepatozyten. Dies geschieht durch spezifische Carrier mit hoher Affinität. Der **natriumabhängige Gallensäurentransporter (NTCP)** katalysiert den Einwärtstransport von konjugierten und unkonjugierten Gallensäuren entlang einem Natriumgradienten. Er wird durch die Aktivität der Na^+/K^+-ATPase in der basolateralen Membran zwischen dem Extra- und Intrazellulärraum aufrecht erhalten (Abb. 27-6). Der natriumunabhängige Transporter katalysiert nicht nur die Aufnahme von Gallensäuren, sondern auch von **Bilirubin** und **Bromsulfthalein.**

Das organische Anionen transportierende Protein **(OATP)** vermittelt neben der intrazellulären Aufnahme von organischen Anionen und Gallensäuren auch die Aufnahme organischer Kationen.

In den **Hepatozyten** werden die Gallensäuren an Proteine gebunden im Zytosol oder innerhalb von mikrosomalen Membranen transportiert. Die **3α-Hydroxysteroiddehydrogenase** ist ein zytosolisches Protein mit hoher Bindungsspezifität für Gallensäuren.

Die genaue Bedeutung des von den Mikrotubuli abhängigen vesikulären Transportes von Gallensäuren von der sinusoidalen bis zur kanalikulären Membran ist noch unklar. Dieses Transportsystem scheint jedoch während **cholestatischer Leberschädigungen** an Bedeutung zu gewinnen.

Bei Patienten mit Leberzirrhose ist der Gallensäurenstoffwechsel auf vielfältige Weise gestört. Der gesamte endogene Gallensäurenpool ist bei Patienten mit dieser Erkrankung erniedrigt, da die Neusynthese von primären Gallensäuren stark beeinträchtigt ist.

Die hepatozelluläre **Clearance** der Gallensäuren aus dem Pfortaderblut ist ebenfalls deutlich eingeschränkt, was darauf zurückzuführen ist, daß Umgehungskreisläufe (portosystemische Shunts) gebildet werden und die funktionierende Zellmasse abnimmt. Als Folge steigen die Blutplasmakonzentrationen, was als relativ sensitiver Parameter für eine Leberschädigung genutzt werden kann.

Physiologie der Gallebildung

Der Gallefluß in den Gallenwegen hängt von der hepatozellulären Gallebildung ab.

Die Gallebildung beginnt mit der **Sekretion der primären Galle** in die Kanalikuli und ist eine ausschließliche Leistung der Hepatozyten (Abb. 27-6). Lösliche Substanzen werden in den Kanalikulus sezerniert. Dadurch wird

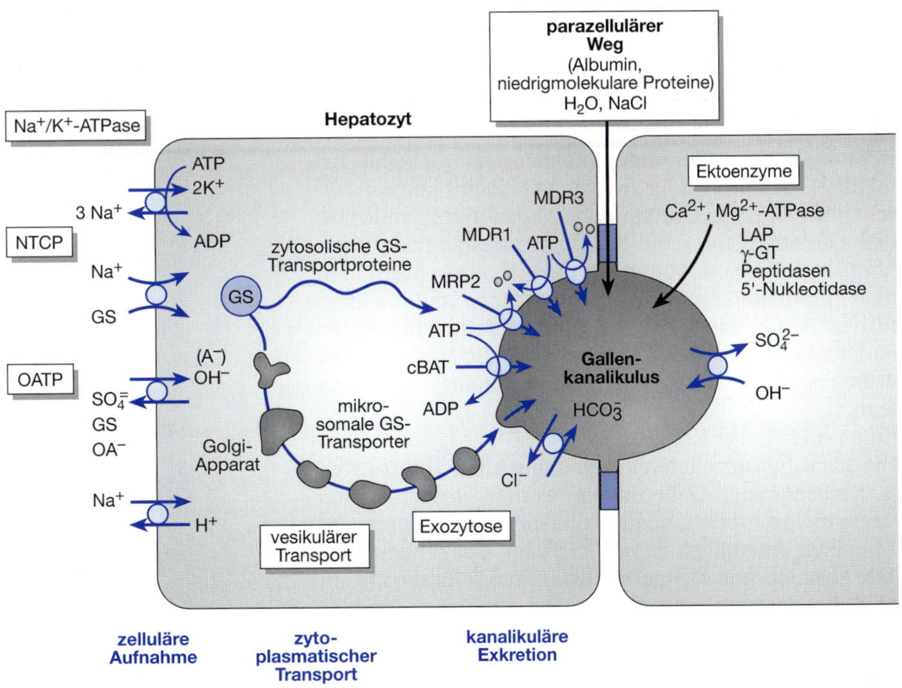

Abb. 27-6 Physiologie der Gallebildung durch den Hepatozyten.
OATP: Transportprotein für organische Anionen; NTCP: Natriumabhängiger Gallensäurentransporter; cBAT: kanalikulärer Gallensäuretransporter; GS: Gallensäure; MRP: Multidrug resistance protein; MDR: ATP-abhängiges Transportglykoprotein.

ein osmotischer Gradient gebildet, der Wasser nach sich zieht und einen hydrostatischen Druck aufbaut, der zum **Gallefluß** entlang der Gallengänge führt.

Bei der Sekretion der kanalikulären Galle unterscheidet man einen gallensäurenabhängigen von einem gallensäurenunabhängigen Mechanismus. Die Zusammensetzung der Galle wird entlang den Galleduktuli weiter modifiziert.

Gallensäurenabhängiger Gallefluß

Im Bereich der kanalikulären Membran des Hepatozyten gibt es vermutlich mehrere **Transportsysteme,** die die Passage der Gallensäuren durch diese Membran in die Galle vermitteln. Im Lumen des Kanalikulus werden die Gallensäuren angereichert und stimulieren osmotisch den gallensäurenabhängigen Gallefluß.

Neben einem **ATP-abhängigen Gallensäurentransporter (cBAT)** gibt es Hinweise auf ein von einem elektrischem Potential angetriebenes Transportsystem und eine Ekto-ATPase.

Der gallensäurenabhängige Fluß wird wesentlich von der Aktivität des cBAT bestimmt. Dieser Gallensäurentransporter unterscheidet sich von dem **kanalikulären multispezifischen Transporter organischer Anionen (cMOAT, MRP2).** Er vermittelt den ATP-abhängigen Transport konjugierter Gallensäuren, von Gluthation-S-Konjugaten, Glutathionsulfid und weiteren anionischen amphiphilen Verbindungen aus dem Hepatozyten in den Gallekanalikulus (Abb. 27-6).

Kürzlich konnte gezeigt werden, daß cMOAT identisch mit dem **„Multidrug resistance protein 2“ (MRP2)** ist, das im Bereich der kanalikulären Membran hoch angereichert ist und bei Patienten mit Dubin-Johnson-Syndrom fehlt (Abb. 27-5).

Beim Menschen sind bisher noch zwei weitere ATP-abhängige Transporter nachgewiesen worden, MDR1 und MDR3.

MDR3 wird auch als kanalikuläre Phosphatidylcholin-Flippase bezeichnet und katalysiert den biliären Auswärtstransport von Phosphatidylcholin. **MDR1** vermittelt u.a. den Transport von zytotoxisch und immunsuppressiv wirkenden Medikamenten wie Daunomycin, Vincristin und Cyclosporin A in die Galle.

Gallensäurenunabhängiger Gallefluß

Die kanalikuläre Ausscheidung von Glutathion und von an Glutathion gebundenen Liganden trägt offenbar wesentlich zum gallensäurenunabhängigen Gallefluß bei (MRP 2). Die Beziehung zwischen Gallefluß und osmotischer Aktivität von Glutathion wird dadurch kompliziert, daß Glutathion in seine Aminosäurebestandteile überführt wird. Ein vom Membranpotential abhängiger kanalikulärer Membrantransporter wurde für Glutathion identifiziert und kloniert. Zu dem gallensäurenunabhängigen Fluß scheint auch beizutragen, daß Bicarbonat über wahrscheinlich weitere Transportproteine sezerniert wird.

Enterohepatischer Kreislauf

Die nach hepatozellulärer Aufnahme biliär sezernierten (s. Gallebildung) Gallensäuren werden im terminalen Ileum rückresorbiert und durchlaufen so bis zu 10mal pro Tag einen enterohepatischen Kreislauf. Somit steht stets eine ausreichende Menge an Gallensäuren für die intestinale Emulgierung von Fetten zur Verfügung und es braucht keine permanente Neusynthese zu erfolgen.

Der enterohepatische Kreislauf kann unterbrochen werden und Gallensäuren verloren gehen

- durch eine Gallefistel nach außen,
- durch eine gestörte Rückresorption nach Resektion des terminalen Ileums oder
- unter einer Therapie mit gallensäurenbindenden Harzen.

Der Gallensäurenverlust kann durch Neusynthese kompensiert (kompensiertes Gallensäurenverlustsyndrom) oder auch nicht mehr ausgeglichen werden (dekompensiertes Gallensäurenverlustsyndrom).

Folgen des **kompensierten Syndroms** sind wässrige Durchfälle, da die in den Dickdarm gelangten Gallensäuren eine Wassersekretion im Kolon induzieren können.

Folge des **dekompensierten Syndroms** ist die Ausbildung einer Steatorrhö, da die biliär sezernierten Gallensäuren nicht mehr ausreichen, um Nahrungsfette intestinal zu emulgieren und pankreatische Lipasen zu aktivieren (s. Kap. 24).

27.2 Klinische Pathophysiologie

Einteilung der Krankheitsbilder nach Ätiologie und Pathogenese

genetisch/angeboren

- M. Meulengracht (verminderte Induktion der UDPGUS-Transferase)
- Crigler-Najjar Typ I (Fehlen der UDPGUS-Transferase)
- Crigler-Najjar Typ II (Verminderung der UDPGUS-Transferase)
- Dubin-Johnson-Syndrom (Fehlen des MRP-2)
- Rotor-Syndrom
- M. Wilson (Defekt der P-Typ-ATPase)
- primäre Hämochromatose (HLA-H-Gendefekt)
- M. Gaucher

erworben

1 metabolisch/nutritiv
- Fettleber

2 dysregulativ/hormonell
- Cholelithiasis

3 degenerativ
- Amyloidose

4 vaskulär
- Budd-Chiari-Syndrom (Lebervenenthrombose)
- VOD (Venenverschlußkrankheit bei Knochenmarkstransplantationen)

5 entzündlich/immunologisch
- Autoimmunhepatitis
- primäre biliäre Leberzirrhose
- autoimmune Cholangiopathie
- primär sklerosierende Cholangitis
- Sarkoidose

6 infektiös
- virale Hepatitiden (A bis G)
- parasitäre Lebererkrankungen (Echinokokkose, Schistosomiasis)
- Lebermykosen (Candida)
- bakterielle Leberabszesse

7 neoplastisch
 hepatozelluläres Karzinom
 Leberadenome
 Leberhämangiome
 Fokal noduläre Hyperplasie

8 medikamentös/toxisch
 Fettleber
 Fettleberhepatitis
 medikamenteninduzierte Hepatitis

9 mechanisch
 obstruktiver Ikterus

10 neuromuskulär
 –

sonstige/unklar/multifaktoriell
 –

27.2.1 Ikterus

Definition

Unter Ikterus versteht man eine Gelbverfärbung von Haut, sichtbaren Schleimhäuten und Skleren. Sie wird durch eine erhöhte Konzentration von Bilirubin (>3 mg/dl) in Blut und Geweben hervorgerufen.

Ursachen für eine isolierte Erhöhung von direktem (konjugiertem) oder indirektem (nicht konjugiertem) Bilirubin im Serum sind **angeborene** oder **erworbene Störungen** im **Bilirubinstoffwechsel:**

- die Überproduktion von Bilirubin (prähepatischer Ikterus),
- die gestörte Clearance von nicht konjugiertem Bilirubin bei einer Beeinträchtigung der hepatozellulären Glucuronidierungsreaktion (hepatischer Ikterus),
- ein unzureichender hepatobiliärer oder biliärer Abtransport des konjugierten Bilirubins (hepatischer oder extrahepatischer Ikterus).

Ä/P Ätiologie und Pathogenese

Überproduktion von Bilirubin (prähepatischer Ikterus)

Im Rahmen eines prähepatischen Ikterus wird durch den gesteigerten **Zerfall von zirkulierenden roten Blutkörperchen (Hämolyse)** oder beim **Abbau von größeren Hämatomen** verstärkt Bilirubin gebildet. Erythrozyten werden extravaskulär in den Makrophagen von Milz und Leber abgebaut. Dieses mononukleär-phagozytische System eliminiert die roten Blutkörperchen aus der Blutbahn, wenn seine Rezeptoren auf der Oberfläche der Erythrozyten gebundene Immunglobuline erkennen. Die Verformbarkeit der Erythrozyten kann auch so beeinträchtigt sein, so daß die Blutzellen den Kapillarfilter der Milz nicht passieren können.

Das in erhöhten Mengen zur Leber gelangende indirekte Bilirubin kann von den Hepatozyten **nicht ausreichend glucuronidiert** werden, da die metabolische Kapazität unter diesen Bedingungen überschritten wird.

Störung der Bilirubin-Glucuronidierung (hepatischer Ikterus)

Bei einigen, teilweise sehr seltenen, angeborenen Formen des Ikterus ist das unkonjugierte Bilirubin im Blut erhöht (Abb. 27-5). Als Ursache ist die Bilirubin-Glucuronidierung gestört.

Die verminderte Aktivität der Bilirubin-Konjugationsreaktion ist beim **Morbus Meulengracht** oder **Morbus Gilbert** wahrscheinlich auf eine gestörte Expression des Gens des Typs 1 der Bilirubin-UDP-Glucuronosyltransferase zurückzuführen. Patienten mit Morbus Meulengracht sind homozygot für diesen Gendefekt in der TATAA-Box der Promotorregion. Insgesamt handelt es sich um eine harmlose Störung der Induzierbarkeit des Gens ohne klinische Folgen.

Beim **Crigler-Najjar Syndrom** Typ I und II ist das indirekte Bilirubin im Blut stärker erhöht.

Beim **Typ I** wird die Hyperbilirubinämie autosomal rezessiv vererbt und ist durch einen vollständigen Verlust der Aktivität der **UDP-Glucuronosyl-Transferase** (Isoenzyme vom Typ I) charakterisiert. Die Neugeborenen lagern toxisches Bilirubin im Gehirn (Kernikterus) ab oder sterben. Dementsprechend benötigen die Patienten eine lebenslange Phototherapie oder eine Lebertransplantation.

Die UDP-Glucuronosyl-Transferasefamilie wird durch einen sehr langen Genabschnitt kodiert. Er wird in unterschiedliche mRNA-Stränge transkribiert, so daß zahlreiche **Isoenzyme** entstehen. Eine Mutation in einem der gemeinsam genutzten Exons, z.B. eine Deletion von 13 Basenpaaren im Exon 2, bewirkt den vollständigen Aktivitätsverlust dieser Isoenzyme.

Die Patienten mit Criggler-Najjar Syndrom sollten kein Propofol erhalten und sind empfindlicher gegenüber Paracetamol, da auch diese Substanzen vor Elimination konjugiert werden müssen (Abb. 27-4).

Auch beim **Crigler-Najjar Syndrom Typ II** finden sich Mutationen im Gen der UDP-Glucuronosyltransferase 1, die jedoch noch **Restaktivitäten** zulassen. Das Typ-2-Isoenzym ist dagegen unbeeinträchtigt. Im Gegensatz zum Crigler-Najjar-Syndrom Typ I verläuft der Typ II gutartig, nur selten tritt ein Kernikterus auf. Das nichtkonjugierte Bilirubin ist auf bis zu 20 mg/dl erhöht.

Beim Typ II kann das Enzym durch Phenobarbital induziert werden, wobei das Serumbilirubin um mehr als 25% sinkt. Dadurch kann man den Typ I vom Typ II abgrenzen.

Störungen des kanalikulären Transportes (hepatischer Ikterus)

Angeborene Störungen des **Bilirubinauswärtstransportes** führen zu einer isolierten Erhöhung des konjugierten Bilirubins im Serum.

Hierbei müssen zwei seltene gutartige Syndrome voneinander abgegrenzt werden:

- das Dubin-Johnson-Syndrom und
- das Rotor-Syndrom (Abb. 27-5).

Beim **Dubin-Johnson-Syndrom** handelt es sich um eine Mutation des Transportproteins MRP 2 (MRP = multidrug resistance protein). Es ist für den ATP-abhängigen Transport von konjugiertem Bilirubin und anderen organischen Anionen-Konjugaten in den Gallekanalikulus verantwortlich. Entsprechend ist auch der Transport von Bromsulfthalein, Indocyaningrün und gallengängigen Kontrastmitteln (keine

Darstellung der Gallenblase) gestört, was diagnostisch zur **Abgrenzung** gegenüber dem Rotor-Syndrom genutzt werden kann. Histologisch erkennt man eine dunkle Pigmentablagerung in Hepatozyten und Kupffer-Sternzellen. Sie führt makroskopisch zu einer schwarzen Verfärbung der Leber und ist in ihrer Genese bisher ebenfalls nicht geklärt. Das **Rotor-Syndrom** unterscheidet sich klinisch nicht von dem Dubin-Johnson Syndrom.

Eine Beeinträchtigung der hepatozellulären Sekretion liegt wahrscheinlich auch dem seltenen Syndrom der **benignen intrahepatischen rekurrierenden Cholestase** zu Grunde. Neben einer konjugierten Hyperbilirubinämie finden sich die laborchemischen Zeichen der Cholestase. Die Erkrankung verläuft in Schüben mit Abständen von einigen Monaten bis Jahren, die einige Wochen bis Monate anhalten, und sich zumeist vor dem 30. Lebensjahr erstmals manifestieren. Sie betrifft zumeist mehrere Familienmitglieder.

Die **progressive familiäre intrahepatische Cholestase** ist eine rezessiv vererbte Erkrankung des Kindesalters, die vor dem Erwachsenenalter zum Tode durch Leberversagen führt. Eine Untergruppe dieser Erkrankungen konnte auf eine gestörte Expression des Gens für das MDR-3-P-Glykoprotein zurückgeführt werden (Abb. 27-6).

27.2.2 Cholestase

Definition

Der Begriff Cholestase beschreibt ein Syndrom, das zu einer Zunahme von gallepflichtigen Substanzen im Blut führt. Dabei werden Hepatozyten geschädigt oder Galbildung bzw. -fluß beeinträchtigt.

Eine Cholestase kann bei einem hepatischen Ikterus vorliegen und ist immer bei einem posthepatischen Ikterus vorhanden.

Die **Ursachen** für die Cholestase können auf verschiedenen Ebenen der Primärgallebildung zu finden sein (Abb. 27-6):

- im Bereich der sinusoidalen Membran,
- in intrazellulären Gallensäurentransportstörungen,
- im Bereich der kanalikulären Membran,
- bei postkanalikulären Abflußhindernissen.

Ä/P Ätiologie und Pathogenese

Sinusoidale Membran

Der natriumabhängige Einwärtstransport von Gallensäuren durch die sinusoidale Membran kann negativ durch Östrogene, Cyclosporin A und Taurolithocholsäure beeinflußt werden.

Bei experimenteller Cholestase nach Gabe von Östrogenen, Chlorpromazin, Endotoxin, Protoporphyrinen und bei Hypothyreose wurde beobachtet, daß die Na^+/K^+-ATPase-Aktivität gehemmt wird. Sie hält den Natriumgradienten aufrecht, der für den natriumabhängigen Gallensäurentransport notwendig ist (Abb. 27-6).

Östrogene und **Gallensäuren** verändern darüber hinaus auch die Membranfluidität und damit transmembranöse Transportvorgänge. Indirekt werden diese Prozesse über die sinusoidale Perfusion beeinflußt.

Kanalikuläre Membran und intrazelluläre Transportvorgänge

Bisher wurde noch nicht beobachtet, daß eine Cholestase durch eine Beeinträchtigung des zytosolischen Protein-vermittelten Gallensäurentransporters ausgelöst wurde. Substanzen, die mit Strukturen des Zytoskeletts (Mikrotubuli, Mikrofilamenten oder Intermediärfilamente) interferieren, hemmen den vesikulär vermittelten Gallensäurentransport von der sinusoidalen zur kanalikulären Membran.

Patienten, denen das **MDR3-Glykoprotein** fehlt, zeigen im Kindesalter laborchemisch und histologisch eine cholestatische Leberschädigung. Das MDR3-Glykoprotein vermittelt den Durchtritt von Phospholipiden durch die kanalikuläre Membran. Fehlen Phospholipide in der Galle, werden Gallensäuren nicht mehr mizellar durch die Gallenwege transportiert. Wegen ihrer Detergentienwirkung können Gallensäuren daher die Gallengangsepithelien chronisch schädigen.

Folgen für den Hepatozyten

Werden gallepflichtige Substanzen nur noch eingeschränkt ausgeschieden, hat das negative Folgen für die hepatozelluläre Funktion.

Die verminderte biliäre Cholesterinausscheidung führt zur **Akkumulation von Cholesterin** im Serum und in verschiedenen Zellorganellen. **Kupfer,** das größtenteils über die Galle ausgeschieden wird, steigt in den Hepatozyten an und wirkt über eine gesteigerte Lipidperoxidation zellschädigend.

Wesentlichen Anteil an der Lebertoxizität haben die **hohen Gallensäurenkonzentrationen.** Aufgrund ihrer Detergentienwirkung schädigen sie nicht nur Leberzellmembranen, sondern können auch dazu führen, daß vermehrt Calcium einströmt, verstärkt Sauerstoff verbraucht wird und Lipidperoxidationsprozesse zunehmen.

S Entstehung der Symptome

Steigt der Bilirubingehalt im Serum und in den Geweben an, so kommt es zur Gelbverfärbung von Haut, Skleren und Schleimhäuten, dem **Ikterus.** Gleichzeitig verfärbt sich der Urin dunkel durch die renale Ausscheidung von konjugiertem Bilirubin und Urobilinogen, während der Stuhl heller wird **(acholischer Stuhl).**

Kratzspuren auf der Haut weisen auf einen **Pruritus** (Juckreiz) hin, der wahrscheinlich nicht direkt auf die gesteigerte kutane Ablagerung von Gallensäuren zurückzuführen ist. Erhöhte Gallensäurenkonzentrationen im Blut können jedoch indirekt dazu führen, daß Pruritus-auslösende Substanzen aus den Hepatozyten freigesetzt werden.

Xanthome und **Xanthelasmen** sind flache, leicht über das Hautniveau erhabene, gelbe weiche Hautveränderungen im Bereich der Handlinien, der Augenlider und der Streckseiten verschiedener Gelenke. Sie sind auf die verminderte biliäre Ausscheidung von Cholesterin bei Cholestase zurückzuführen.

Cholestatische Lebererkrankungen und fortgeschrittene Leberzirrhosen können mit einer **Steatorrhö** einhergehen **(Fettmaldigestion),** die Folge der verminderten biliären Ausscheidung bzw. Synthese von Gallensäuren ist. Das führt auch zu Malassimilation von fettlöslichen Vitaminen mit den entsprechenden Symptomen.

Bei Patienten mit chronisch cholestatischen Leberkrankheiten und Leberzirrhose führt der gestörte Knochenstoffwechsel zur **Osteopenie.** Die Ursache ist jedoch häufiger eine Osteoporose als eine Osteomalazie bei Vitamin-D-Mangel. Häufige Symptome sind Schmerzen durch Veränderungen des knöchernen Skeletts und eine Neigung zu Spontanfrakturen.

27.2.3 Alkoholische Leberschädigung

Definition

Erhöhter Alkoholkonsum ist die häufigste Ursache für eine Lebererkrankung und in bis zu 95% der Fälle verantwortlich für eine Leberzirrhose.

Ä/P Ätiologie und Pathogenese

Die Aufnahme und Verteilung von Alkohol im menschlichen Organismus hängt ab von:

- der Geschwindigkeit der Magenentleerung,
- der Äthanoloxidation in der Magenschleimhaut,
- der hepatozellulären Aufnahme von Alkohol aus dem Portalvenenblut,
- der anschließenden Oxidation in der Leberzelle und
- der Verteilung von Äthanol in den Körperflüssigkeiten.

Der quantitativ bedeutendste Anteil des Alkoholmetabolismus erfolgt in der Leber, wo Äthanol zunächst enzymatisch in Acetaldehyd und anschließend in Acetat überführt wird.

Für die **Oxidation von Alkohol** stehen drei verschiedene Enzyme zur Verfügung:

- die zytosolischen Alkoholdehydrogenasen (20 verschiedene Isoenzyme),
- ein mikrosomales Alkohol-oxidierendes System (Cytochrom P450 2E1) und
- die peroxysomale Katalase.

Der weitere Metabolismus von Acetaldehyd in Acetat wird zu 90% durch die **Acetaldehyddehydrogenase** katalysiert.

Polymorphe Alkoholdehydrogenase-Gene unterscheiden sich nicht nur in ihrer Aminosäurensequenz, sondern auch in ihren kinetischen Eigenschaften und ihrem Vorkommen in verschiedenen Bevölkerungsgruppen der Erde. Dies erklärt, warum die Reaktion auf Alkoholgenuß und das Risiko für das Auftreten einer alkoholischen Lebererkrankung individuell und ethnisch sehr unterschiedlich sein können.

Das mikrosomale Äthanol-oxidierende System (MEOS) entspricht im wesentlichem dem Cytochrom P450 2E1. Es kann durch Alkohol induziert werden und hat eine hohe Michaelis-Konstante für Äthanol.

Alkohol-induzierte Cytochrom-P450-Moleküle können Xenobiotika in toxische Radikale überführen, was die erhöhte Empfindlichkeit von Alkoholikern gegenüber Medikamenten, wie z.B. Paracetamol, erklärt (Abb. 27-4).

Die Oxidation von Alkohol durch die Katalase-Reaktion spielt beim Menschen wahrscheinlich nur eine untergeordnete Rolle.

Die **lebertoxischen Effekte** nach Alkoholgenuß sind in erster Linie auf die Wirkungen des Acetaldehyds zurückzuführen.

Das hoch reaktive **Acetaldehyd** stimuliert Lipidperoxidationsprozesse, die Synthese von Kollagen Typ I und die Bildung von Acetaldehyd-Proteinaddukten. Sie führen zur Inaktivierung von Enzymen und zur Entstehung von modifizierten Proteinepitopen, die als Neoantigene wirken können.

Bei der Oxidation von Alkohol entsteht **NADH im Überschuß,** was zahlreiche Stoffwechselveränderungen unter Alkoholgenuß erklärt. Der geänderte Redox-Zustand, der sich aus einem Anstieg des NADH/NAD+ Quotienten erklärt, kann zu Hyperurikämie und Lactatazidose führen.

Triglyceride werden ebenfalls vermehrt gebildet, was die β-Oxidation von Fettsäuren hemmt, die hepatozelluläre Aufnahme der Triglyceride erhöht und eine **alkoholinduzierte Fettleber** entstehen läßt.

Die **Leberzirrhose** bei chronischem Alkoholabusus ist durch die Ablagerung von Kollagen im Disse-Raum charakterisiert, der sog. **„Kapillarisierung“ der Sinusoide.**

Nicht Äthanol, sondern Acetaldehyd stimuliert perisinusoidale Sternzellen zur Freisetzung von Kollagen Typ I und einem Hemmstoff der Kollagen-abbauenden Metalloproteinasen, TIMP (tissue inhibitor of metalloproteinases). Der Alkohol-induzierte Mangel an Antioxidantien, wie Vitamin E (alpha-Tocopherol) oder Glutathion, die als Radikalfänger verbraucht werden, verstärkt die Folgen der ungehindert ablaufenden Lipidperoxidation.

27.2.4 Virale Leberschädigung

Definition

Die hepatotropen viralen Infektionen der Leber umfassen derzeit die Hepatitisviren A, B, C, D, E, (F) und G (Tab. 27-2).

Ä/P Ätiologie und Pathogenese

Prinzipiell sind **zwei Pathomechanismen** denkbar:

- Die virale Replikation zerstört die Leberzellen.
- Immunologische Reaktionen dienen der Abräumung infizierter Zellen und tragen dazu bei, daß sich der Krankheitsprozeß chronifiziert.

Tab. 27-2 Hepatitisviren A bis G.

Virus	Genom	Inkubation [Tage]	Akute Hepatitis	Chronische Hepatitis	Leberzirrhose	Übertragungsweg
HAV	RNA	15-45	+	-	-	fäkal/oral
HBV	DNA	25-160	+	5%	20-30%	parenteral
HCV	RNA	21-84	+	80%	10-20%	parenteral
HDV	RNA	60-110	+	50%	30-40%	parenteral
HEV	RNA	25-40	+	-	-	fäkal/oral
HGV	RNA	?	(+)	?	?	parenteral
HFV noch nicht ausreichend charakterisiert						

Die Viren benutzen zumeist normale **Zelloberflächenmoleküle,** um in das Innere der Zellen vorzudringen. Sie vermehren sich dort, indem sie **Replikationsmechanismen** der Leberzelle partiell nutzen.

Der Wirtsorganismus schützt sich gegen die Infektion, indem er **neutralisierende Antikörper,** die gegen Teile des Virus gerichtet sind, bildet. Alternativ können andere Antikörper den Eintritt des Virus in die Zielzellen verhindern. Darüber hinaus werden virusbefallene Zellen im Rahmen der **zellulären Abwehr** erkannt und zerstört.

Gelingt es nicht, die virusbefallenen Hepatozyten vollständig zu beseitigen, wird ein **chronischer Schädigungsprozeß** durch diese Abwehrmechanismen unterhalten. CD8+-zytotoxische T-Lymphozyten sind entscheidend an diesen Vorgängen beteiligt, aber auch CD4+ Helfer-T-Zellen, Killer-Zellen, Lymphokine und Komplement.

Insbesondere bei der **Hepatitis B** werden die Hepatozyten durch viral ausgelöste zelluläre Immunmechanismen geschädigt. Wird die Immunreaktion medikamentös durch z.B. **Glucocorticoidgabe** unterdrückt, begünstigt das die virale Replikation. Im Gegensatz dazu steigt die Zellschädigung, wenn die Immunsuppression beendet wird.

Eine HLA-Klasse-I-restringierte zytotoxische T-Zell-Antwort auf präsentierte virale Peptide spielt eine wichtige Rolle für die Zellschädigung bei Hepatitis B und C sowie bei der akuten Hepatitis A und wahrscheinlich auch den anderen hepatotropen Viren.

Die Mechanismen, die zur **Chronifizierung** einer Hepatitis-B- oder -C-Virusinfektion führen, sind noch weitgehend unbekannt. Sind Antigen-Aufbereitung oder Antigen-Präsentation gestört, resultiert eine inkomplette Immunantwort mit Persistenz des Virus in der Leber. Dadurch wird eine kontinuierliche viral ausgelöste immunologische Zytotoxizität gegen Hepatozyten unterhalten.

Therapieansätze

Die **Prophylaxe** der Hepatitis A und B erfolgt vorzugsweise durch eine aktive Impfung. Die passive Impfung mit angereicherten Immunglobulinen erfolgt nach Exposition mit infiziertem Material (Nadelstichverletzung).

Die chronisch viralen Hepatitiden können mit α-**Interferon** (Hepatitis B, C, D) therapiert werden. Es fördert u.a. die Präsentation viraler Antigene durch HLA-Klasse-I-Moleküle auf der Hepatozytenoberfläche und begünstigt damit die Zerstörung infizierter Leberzellen durch zytotoxische T-Zellen.

Nukleosidanaloga greifen hemmend in den Replikationsmechanismus der Hepatitis-B-Viren ein und reduzieren die Viruslast (Lamivudin, Famciclovir u.a.).

27.2.5 Morbus Wilson

Definition

Beim Morbus Wilson ist die Leber mit Kupfer überladen und geschädigt. Die Leberschädigung tritt zusammen mit zahlreichen extrahepatischen Manifestationen auf, die ebenfalls auf unphysiologische Kupferablagerungen zurückzuführen sind.

Ätiologie und Pathogenese

Die seltene Erkrankung wird **autosomal rezessiv** vererbt und beruht auf einem Defekt der **P-Typ-ATPase,** die den Transport von Kupfer durch Zellmembranen vermittelt.

Mit der Nahrung zugeführtes **Kupfer** wird von den Darmepithelien in die Blutbahn freigesetzt, wo es an Albumin, Transcuprein (kupferbindendes Transportprotein) oder Aminosäuren gebunden mit dem Pfortaderblut zur Leber gelangt. Die Hepatozyten nehmen das Kupfer auf und **speichern** es durch Bindung an Metallothionein. In polymerisierter und unlöslicher Form gelangt dieser Protein-Kupferkomplex in die Lysosomen und verbleibt bei Patienten mit Kupferüberladung in dieser Form in den Hepatozyten.

Aus **Metallothionein** kann Kupfer zur Bindung an andere Proteine, die Kupfer als prosthetische Gruppe benötigen, freigesetzt werden. Die Rolle von Coeruloplasmin für den Transport von Kupfer von der Leber in extrahepatische Gewebe ist noch unklar.

Coeruloplasmin, das bei 95% der Patienten mit Morbus Wilson im Serum erniedrigt ist, dient als **biochemischer Marker** für diese Erkrankung. Seine Abnahme im Serum ist jedoch mit hoher Wahrscheinlichkeit Folge des P-Typ-ATPase-Defektes. P-Typ-ATPase katalysiert den transmembranösen Transport des für die Synthese von Coeruloplasmin notwendigen Kupfers.

Entstehung der Symptome

Wird die Kapazität der Leber für die Speicherung und Bindung von Kupfer überschritten, gelangt dieses Metall in freier Form in die Zirkulation und lagert sich in verschiedenen extrahepatischen Geweben mit lokaler Schädigung ab.

> Die Mutation innerhalb des Gens der P-Typ-ATPase ist unterschiedlich lokalisiert und ruft eine fehlende oder mehr oder weniger erniedrigte Aktivität des Enzyms hervor. Dies erklärt das stark variable klinische Erscheinungsbild des Morbus Wilson.

Der Schädigungsprozeß in der Leber (akutes Leberversagen, Leberzirrhose) wird durch **freies Kupfer** und die dadurch induzierte **Lipidperoxidation** induziert, wobei freie Radikale freigesetzt werden.

Folge der gesteigerten **zerebralen Kupferablagerung** beim Morbus Wilson sind sowohl **neurologische** (Dysarthrie, Ataxie, Tremor) als auch **psychiatrische Symptome** (s. Kap. 40.2.4).

Die erhöhte **renale Ausscheidung** von Kupfer bewirkt eine **tubuläre Nierenschädigung** mit gestörter tubulärer Sekretion und Reabsorption.

Therapieansätze

Kupfereinlagerungen können abgebaut oder vermindert werden, indem lebenslang Penicillamin oder andere **Chelatbildner** verabreicht werden, die Kupfer binden und zu seiner renalen Ausscheidung beitragen.

Die orale Verabreichung von **Zink** kompetiert wahrscheinlich mit der enteralen Aufnahme von Kupfer und induziert die Synthese von Metallothionein, das Kupfer in den Darmepithelien bindet.

27.2.6 Primär idiopathische Hämochromatose

Definition

> Bei der primären Hämochromatose wird ein genetischer Defekt autosomal rezessiv vererbt, der zu einer gesteigerten Resorption von **Eisen** mit erhöhter Ablagerung in hepatischen und extrahepatischen Geweben führt.

Das **defekte Gen** wurde dem Chromosom 6 zugeordnet und liegt in dichter Nachbarschaft zu den Histokompatibilitätsantigenen. Hieraus ergibt sich eine starke Assoziation mit dem Vorhandensein von HLA-A3-, HLA-B7- und HLA-B14-Antigenen. Der Hämochromatose liegt eine spezifische Mutation des HLA-H Gens in Position 282 zu Grunde, das eine bisher noch nicht geklärte Rolle im Eisenstoffwechsel spielt.

Die Prävalenz in der Bevölkerung liegt bei 3–5 auf 1000, wobei sich die Mutation bei etwa 85-90% der Patienten mit Hämochromatose findet. Offenbar gibt es weitere bisher noch nicht entdeckte Mutationen, die dem klinischen Bild dieser Erkrankung zu Grunde liegen.

Ätiologie und Pathogenese

Die Mutation des HLA-H-Gens führt wahrscheinlich zu einer fehlenden Bindung des β_2-Mikroglobulins an das vom defekten Gen kodierte Protein, wodurch eine unregulierte Eisenaufnahme erfolgt.

Aus tierexperimentellen Untersuchungen weiß man, daß β_2-Mikroglobulin eine entscheidende Rolle im Eisenstoffwechsel spielt. Mäuse („Knock-out" Maus) mit einem defekten β_2-Mikroglobulin zeigen eine ähnliche Eisenüberladung wie Patienten mit einer Hämochromatose. Die Kenntnis dieser Mutation eröffnet die Diagnostik dieser Erkrankung mit Hilfe molekularbiologischer Methoden bei einem großen Teil der Patienten.

Der Defekt liegt nicht in der Leber, sondern in der **unregulierten Eisenaufnahme** durch den Darm. Ferritin ist stets stark erhöht und weist auf die gefüllten zellulären Eisenspeicher hin. Die Bindungskapazität des Transferrins, das den Eisentransport im Blut bewerkstelligt, ist für Eisen weitestgehend abgesättigt. In die Hepatozyten wird das Transferrin zusammen mit dem gebundenen Eisen über Endozytose oder spezifische Transferrinrezeptoren aufgenommen und intrazellulär freigesetzt. Die Expression der Transferrinrezeptoren wird durch Eisen supprimiert.

Die schädigende Wirkung der Eisenüberladung ist auf die Induktion von **toxischen freien Radikalen** zurückzuführen. In Gegenwart reduzierender Substanzen und von Sauerstoff kann Eisen die Bildung des Superoxydradikalanions ($O_2^{-}\bullet$) katalysieren, das zur Entstehung des hoch toxischen Hydroxylradikals (OH•) führt. Darüber hinaus wirken gleichzeitige Lipidperoxidationsprozesse nicht nur zellschädigend, sondern auch stimulierend auf die Fibrogenese.

Entstehung der Symptome

Folge der hepatischen Eisenüberladung ist bei Ausbleiben einer rechtzeitigen Therapie die Entwicklung einer Leberzirrhose und das überproportional häufigere Auftreten eines Leberzellkarzinoms bei diesen Patienten.Nicht nur in der Leber, sondern auch extrahepatisch wird Eisen mit nachfolgender Zellschädigung abgelagert.

Die Eisenüberladung des Pankreas führt zur endokrinen **Pankreasinsuffizienz** bei gleichzeitiger Hyperpigmentierung der Haut („Bronzediabetes"). Diese ist auf eine vermehrte Melanineinlagerung zurückzuführen.

Bei der **Hodenatrophie,** die für das Krankheitsbild der Hämochromatose charakteristisch ist, wird Eisen in Hypothalamus, Hypophyse und die Hoden eingelagert.

Kardiomyopathie, Gelenkbeschwerden und Störungen der Adenohypophyse sind weitere Folgen der Eisenablagerung in diesen Organen. **Gelenkbeschwerden** bei Patienten mit Hämochromatose sind auf die Chondrokalzinose, die Kalzifizierung von Disci und Menisci, zurückzuführen. Daneben finden sich Spongiosaläsionen oder Erosionen der subchondralen Knochenschicht.

Therapieansätze

Ziel der Behandlung ist, daß die exzessiven Eisenablagerungen in den Geweben beseitigt werden. Dies kann durch regelmäßige, in mehr oder weniger großen Zeitintervallen lebenslang durchzuführende Aderlässe erreicht werden. Pro Aderlaß von 500 ml Blut werden etwa 250 mg Eisen entfernt. Da die Eisenüberladung bis zu 50 g betragen kann, sind zu Beginn häufige Behandlungen erforderlich (2x/Woche).

27.2.7 Autoimmune Lebererkrankungen

Definition

Die autoimmunen Lebererkrankungen stellen sich pathologisch, anatomisch und klinisch als **chronisch aktive Hepatitis** oder als **cholestatische Lebererkrankung** dar. Autoantikörper charakterisieren zumeist diese Erkrankungen. Ihre Rolle in der Pathogenese autoimmuner Hepatitiden oder Cholangitiden ist bisher noch nicht geklärt und sie dienen lediglich als biochemischer Marker.

Ä/P Ätiologie und Pathogenese

Das Versagen der Toleranz gegenüber körpereigenen Substanzen kann prinzipiell dazu führen, daß Autoantikörper durch B-Lymphozyten produziert werden oder körpereigene Zellen durch T-Zell-gebundene Abwehrreaktionen geschädigt werden.

Bei entsprechender genetischer Veranlagung kann ein exogenes Agens einen autoimmunen Prozeß auslösen, der gegen Leberantigene gerichtet ist. Er bewirkt eine fortschreitende entzündliche Leberschädigung, die schließlich zur Fibrose und Zirrhose führt.

Mögliche **genetische Prädispositionen** sind in der Assoziation der Autoimmunerkrankungen mit dem häufigeren Vorkommen von HLA Klasse I B8 und Klasse II DR3 und DR52a zu sehen. Weitere Verbindungen wurden zu Genlokalisationen hergestellt, die Komplementprodukte, Immunglobuline und T-Zellrezeptoren betreffen.

Die **auslösenden Mechanismen** sind weitgehend unbekannt, obwohl es Hinweise dafür gibt, daß Masernvirusinfektionen, virale Hepatitiden oder das Ebstein-Barr-Virus in enger Assoziation mit einer autoimmunen Hepatitis vorkommen können.

Autoimmunhepatitiden

Autoantikörper können für eine hepatozelluläre Schädigung in Frage kommen, wenn das Antigen auf der Zelloberfläche exprimiert wird. Ein **leberspezifisches Membranprotein** wie der Asialoglykoproteinrezeptor ist eine derartige Zielstruktur. Die bei der Autoimmunhepatitis vom Typ I im Blut zirkulierenden antinukleären Antikörper (ANA) und die Antikörper gegen glatte Muskelzellen (SMA) sind jedoch weder organspezifisch noch spielen sie eine Rolle in der Pathogenese der Lebererkrankung.

Eine weitere Hypothese zur Erklärung der Pathogenese der autoimmunen Hepatitis beruht auf der Annahme einer **gestörten Suppressor-T-Zellfunktion.** In-vitro-Befunde und die Reversibilität der Störung unter einer Glucocorticoid-Behandlung sprechen für diesen Pathomechanismus.

Cholestatische autoimmune Lebererkrankungen

Die **primär biliäre Leberzirrhose** ist eine autoimmune cholestatische Lebererkrankung, bei der kleine Gallengänge in den Portalfeldern geschädigt sind.

Im Serum finden sich **antimitochondriale Antikörper (AMA),** die gegen ein auf der inneren Mitochondrienmembran lokalisiertes Enzym, die E2-Untereinheit des Pyruvatdehydrogenase-Komplexes gerichtet sind. Entsprechend dem Konzept des **molekularen Mimikry** ist die Induktion von Autoantikörpern durch rezidivierende bakterielle Infekte möglich, da in Bakterien ebenfalls die Antigenepitope nachgewiesen wurden, gegen die die AMA gerichtet sind.

Antigen-präsentierende Kupffer-Sternzellen oder auch Gallengangsepithelien phagozytieren Bakterien, was zur Aktivierung von CD4 positiven T-Helferzellen (T1 und T2) führt. Sie stimulieren ihrerseits die B-Zellproliferation und Differenzierung, indem sie aktivierende Zytokine freisetzen. Durch molekulares Mimikry werden antimitochondriale Autoantikörper gebildet. Unter diesen Umständen können biliäre Epithelzellen MHC-Klasse-I- und -II-Moleküle exprimieren und bakterielle Antigene präsentieren. Diese Antigene können zytotoxische Lymphozyten aktivieren, die gegen Gallengangsepithelien gerichtet sind, und zu den histologisch erkennbaren **Zerstörungen der portalen Gallengänge** führen.

Ein klinisch und histologisch der primär biliären Leberzirrhose sehr ähnliches Krankheitsbild ist die **autoimmune Cholangiopathie,** die nicht mit AMA-Bildung, sondern mit dem Nachweis von ANA im Serum einhergeht.

Die **primär sklerosierende Cholangitis (PSC),** geht mit Pericholangitis, mit zwiebelschalenförmig um die Gallengänge angeordneten Kollagenfaserbündeln, perlschnurartigen Stenosierungen und Aufweitungen der großen Gallenwege einher. Diese Patienten weisen im Blut Antikörper gegen **perinukleär angeordnete zytoplasmatische Antigene in Neutrophilen (p-ANCA)** auf.
Die p-ANCAs finden sich auch bei Patienten mit **Colitis ulcerosa,** was auf eine enge Verwandtschaft dieser beiden Erkrankungen hinweist. 60% der Patienten mit PSC leiden an einer Colitis ulcerosa, während 7% der von einer Colitis ulcerosa Betroffenen eine PSC aufweisen.

T Therapieansätze

Die autoimmunen Hepatitiden werden mit Steroiden oder Immunsuppressiva wie Azathioprin behandelt.

Bei den cholestatischen autoimmunen Lebererkrankungen zeigte sich diese Therapie als weniger effektiv oder mit erheblichen Nebenwirkungen (Osteopenie) belastet.

Bei der primär biliären Leberzirrhose verlangsamt eine Therapie mit **Ursodesoxycholsäure** den chronischen Krankheitsprozeß. Ursodesoxycholsäure verdrängt nicht nur die sich bei Cholestase im Serum akkumulierenden toxischen Gallensäuren, sondern hat vermutlich auch vielfältige Wirkungen auf das Immunsystem, die sich günstig auf den Verlauf der Erkrankung auswirken.

27.2.8 Gallensteine

Definition

Gallensteine sind aus Bestandteilen der Galle entstandene Konkremente. Zu unterscheiden sind **Cholesterinsteine** (Cholesteringehalt > 50% im Trockengewicht) von **Pigmentsteinen** (Cholesteringehalt < 50%, Bilirubingehalt > 25%). 80–90% der Gallensteine in Nord- und Mitteleuropa sind Cholesterinsteine.

Ätiologie und Pathogenese

Verschiedene Risikofaktoren wie Alter, Geschlecht, Adipositas, Schwangerschaft oder Östrogen/Gestagentherapie begünstigen die Entstehung von Cholesterinsteinen. Pathogenetisch spielen hierbei **3 Faktoren** eine Rolle:

- **Cholesterinübersättigung der Galle** (Hypersekretion von Cholesterin, Hyposekretion von Gallensäuren),
- **Nukleationsdefekte** (Überwiegen pronukleierender Faktoren oder Mangel an nukleationshemmenden Substanzen),
- **gestörte Gallenblasenmotilität.**

Cholesterin wird in unveränderter Form biliär eliminiert. Es ist in Wasser fast unlöslich (20 µg/l); in der Galle liegt die Cholesterinkonzentration jedoch zweimillionenfach höher.

Als **Lösungsvermittler** dienen daher Gallensäuren und Phospholipide (Lecithin), aus denen die sog. **gemischten Mizellen** entstehen.

Sinkt der relative Anteil der Gallensäuren und/oder steigt die Cholesterinkonzentration, so kommt es zur Übersättigung der Galle. Sie begünstigt die Bildung von **instabilen cholesterinreichen Vesikeln,** die im Gegensatz zu den Mizellen nur aus Cholesterin und Phospholipiden bestehen. Die unilamellären Vesikel lagern sich zu mehrlamelligen Vesikeln zusammen, aus denen sich **Cholesterinmonohydratkristalle** bilden.

Dieser Prozeß wird durch nukleationsfördernde und -hemmende Substanzen beeinflußt (Abb. 27-7).

Die Übersättigung der Galle mit Cholesterin ist für die Steinentstehung zwar eine notwendige, aber nicht hinreichende Bedingung.

Die bei Normalpersonen benötigte Zeit für die Cholesterinmonohydratkristallbildung **(Nukleationszeit)** ist deutlich länger als die Verweildauer der Galle in der Gallenblase (Abb. 27-7). Vermutlich überwiegen nukleationsfördernde Substanzen oder es fehlen nukleationshemmende Faktoren. Darüber hinaus wirken begünstigend:

- gestörte Gallenblasenmotilität z.B. bei hormonellen Einflüssen (Schwangerschaft, Gestagentherapie),
- nervale Störungen (trunkuläre Vagotomie, diabetische autonome Neuropathie),
- verminderte Gallenblasenentleerung bei längerem Fasten oder bei parenteraler Ernährung.

Der Anteil der Pigmentsteine an den Gallenblasensteinen beträgt 10–20%. Man unterscheidet schwarze und braune Pigmentsteine.

Die **schwarzen Pigmentsteine** befinden sich überwiegend in der Gallenblase. Sie bestehen aus Calciumbilirubinat, anorganischen Calciumsalzen und Muzin. Als Ursache ist die Galle mit unkonjugiertem Bilirubin übersättigt, z.B. bei Hämolyse.

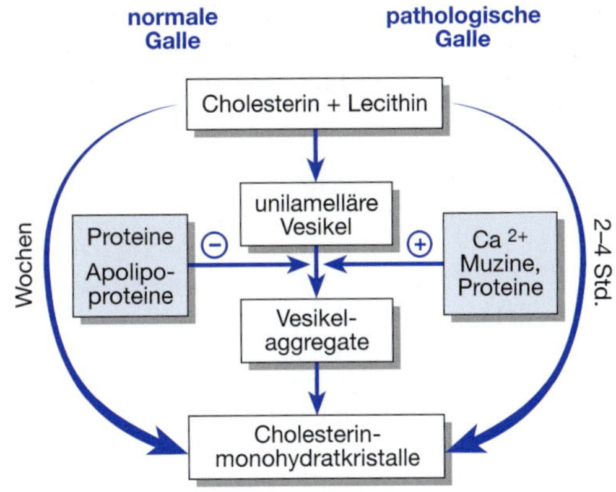

Abb. 27-7 Hemmung und Stimulation der Cholesterinmonohydratkristallbildung aus Cholesterin und Lecithin in der Gallenblasengalle.

Braune Pigmentsteine bestehen aus Calciumbilirubinat, Calciumsalzen von Fettsäuren, Cholesterin und Muzin. Sie entstehen in der Regel in Gegenwart von Bakterien, die mittels der von ihnen gebildeten β-Glucuronidase unkonjugiertes Bilirubin aus der ursprünglich konjugierten Form freisetzen. Die ebenfalls von Bakterien gebildete Phospholipase setzt Fettsäuren frei, aus denen schwerlösliche Calciumsalze entstehen. Braune Pigmentsteine sind der häufigste Steintyp im Gallengang.

Entstehung der Symptome

In Deutschland weisen 10–15% der Bewohner Gallenblasensteine auf, die in 80% der Fälle zeitlebens **asymptomatisch** bleiben.

Die Cholezystolithiasis ist andererseits der häufigste faßbare Befund bei Patienten mit **Oberbauchsymptomatik.** Gallenblasensteine verursachen **kolikartige Schmerzen,** begünstigen die Entstehung einer **Cholezystitis** oder wandern in den Choledochus , wobei sich ein **posthepatischer Ikterus** oder eine **biliäre Pankreatitis** entwickeln.

Therapieansätze

Bei symptomatischen Patienten mit **Cholezystolithiasis** wird die Gallenblase operativ entfernt **(Cholezystektomie).**

Unter bestimmten Umständen kann auch eine **medikamentöse Auflösung** von Gallenblasencholesterinsteinen mittels Ursodesoxycholsäure allein oder in Kombination mit Chenodesoxycholsäure erfolgen. Dazu muß zumeist die Steinoberfläche durch **Zertrümmerung der Steine** mittels extrakorporaler Stoßwellenlithotripsie (ESWL) vergrößert werden. Ursodesoxycholsäure und Chenodesoxycholsäure wirken über eine Verbesserung der Löslichkeit von Cholesterin in der Galle.

Symptomatische und asymptomatische Gallengangssteine werden primär endoskopisch im Rahmen einer **endoskopisch retrograden Cholangiopankreatographie (ERCP)** entfernt.

Arias, I.M., J.L. Boyer, N. Fausto, W.B. Jakoby, D. Schachter, D.A. Schafritz (eds): The liver. Biology and pathobiology, 3rd ed. Raven, New York 1994.

28 Portale Hypertension

Axel Holstege

28.1 Physiologie und Pathophysiologie (Adaptionsmechanismen der Organfunktion)

28.1.1 Physiologische Regulation der Leberdurchblutung

Unter physiologischen Bedingungen beträgt der Druck in der Pfortaderstrombahn 3–6 mmHg. Übersteigt der Druck den oberen Grenzwert, liegt definitionsgemäß eine portale Hypertension vor.

Der Zusammenhang zwischen portaler Leberdurchblutung (Q), dem Pfortaderdruck (p) und dem intrahepatischen Gefäßwiderstand (R) wird in der Leber wie auch in anderen biologischen und physikalischen Systemen durch das **Ohm-Gesetz** definiert:

$$p = Q \times R$$

Der Druckabfall bei der Passage des Pfortaderblutes durch die Leber ist somit direkt proportional dem Gefäßwiderstand. Er hängt entsprechend dem **Hagen-Poiseuille-Gesetz** von der Viskosität (η) des Blutes sowie von der Länge (L) und dem Radius (r) des Gefäßes ab:

$$R = \frac{8 \times \eta \times L}{\pi \times r4}$$

Der Widerstand in der Leberstrombahn wird ganz wesentlich vom **Durchmesser der Gefäße** bestimmt. Da die Pfortaderaufzweigungen kein starres Gefäßsystem darstellen, besteht bei physiologischen Drucken (3–6 mmHg) oberhalb des Öffnungsdruckes der Gefäße eine lineare Beziehung zwischen Druck und Fluß.

Arterielle Leberdurchblutung

Fünf verschiedene **Widerstandsgebiete** regulieren die Durchblutung der Leber (Abb. 28-1). Neben der Pfortaderdurchblutung besitzt die Leber eine zweite Blutversorgung über die **Arteria hepatica.** Das Widerstandsgebiet (R1) der Arteriolen läßt den systolischen Arteriendruck auf die niedrigen sinusoidalen Druckwerte abfallen.

Die Durchblutung der Arteria hepatica nimmt kompensatorisch zu, wenn die Pfortaderdurchblutung bei Entwicklung einer Leberzirrhose abnimmt (**„Hepatic arterial buffer response“).**

Regulation des intrahepatischen Widerstandes

Das intrahepatische portale Widerstandsgebiet (R3, R4) setzt sich aus verschiedenen Komponenten zusammen. So kann der Druckabfall präsinusoidal im Bereich der portalen Venolen (R3), im sinusoidalen Stromgebiet (R4) oder postsinusoidal (R4) im Bereich der Lebervenen erfolgen (Abb. 28-1).

Unter **physiologischen Verhältnissen** kann der intrahepatische Widerstand durch verschiedene Faktoren beeinflußt und reguliert werden: Ändert sich der Druck, erweitern oder verengen sich die elastischen Gefäße. Zusätzliche Sinusoide öffnen sich, wobei der Widerstand entsprechend moduliert wird. Darüber hinaus kann der Aktivierungsgrad der glatten Gefäßmuskelzellen durch humorale Substanzen, unterschiedliche Besetzung mit vaskulären Rezeptoren oder die nervale Gefäßversorgung verändert werden.

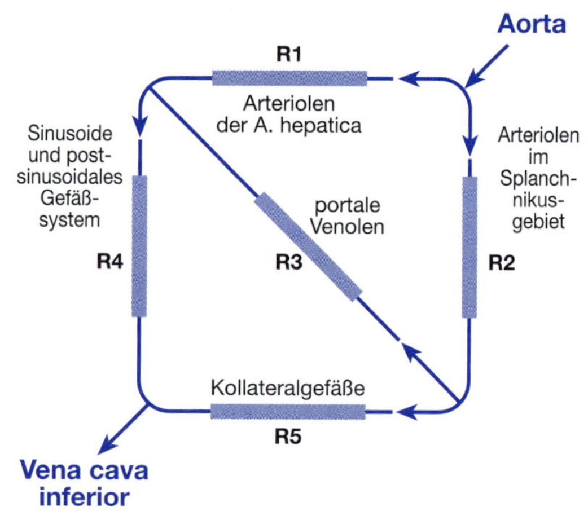

Abb. 28-1 Widerstandsgebiete im splanchnischen Kreislaufsystem.

Bei **konstantem Fluß** ist entsprechend dem Ohm-Gesetz der Pfortaderdruck direkt proportional dem Widerstand der hepatischen Strombahn.

Bei **konstantem Widerstand** kann dagegen allein ein gesteigerter splanchnischer Blutzufluß den Druck steigen lassen (**„Forward-Flow"-Theorie).**

Sowohl eine **Widerstandserhöhung** als auch eine **gesteigerte Pfortaderdurchblutung,** die wiederum über die Widerstände der arteriolären Strombahn im Splanchnikusgebiet (R2) reguliert wird, können an der Ausbildung einer portalen Hypertension beteiligt sein. Auf Grund dieser Beobachtungen wurde zusätzlich zur „Forward-Flow" eine sog. **„Backward-Flow"-Theorie** entwikkelt. Sie geht davon aus, daß primär eine Zunahme des Lebergefäßwiderstandes entsteht.

Erhöhung des Pfortaderdrucks bei Zunahme des intrahepatischen Gefäßwiderstandes („Backward-Flow"-Theorie)

Ist die **sinusoidale Strombahn** durch pathologisch gesteigerte Ablagerung von extrazellulärer Matrix im Disse-Raum **mechanisch eingeengt,** erhöht sich der sinusoidale Widerstand (R4). Dies ist wahrscheinlich der entscheidende auslösende Faktor für die portale Hypertension bei alkoholischer Fibrose und Zirrhose.

Die erhöhte Zahl aktivierter perisinusoidaler Sternzellen bei Leberzirrhose trägt möglicherweise dazu bei, daß der **Widerstand reversibel erhöht** und dadurch pharmakologisch beeinflußbar ist. Bei Patienten mit primär biliärer Leberzirrhose oder posthepatitischer makronodulärer Zirrhose ist der **präsinusoidale Widerstand pathologisch erhöht.** Dabei ist der Druck in der Pfortader höher als der Lebervenenverschlußdruck (= Druck in den Lebersinusoiden).

Charakteristisch für eine alkoholische Leberschädigung ist zusätzlich zur Kapillarisierung der Sinusoide der **Leberazinus zentrilobulär geschädigt** (Zentralvenenthrombose). Somit ist auch der postsinusoidale Widerstand erhöht.

Während mit Entwicklung des Pfortaderhochdrucks die Widerstände prä-(Pfortaderthrombose), intra- (Leberzirrhose) oder posthepatisch (Lebervenenverschluß: Budd-Chiari -Syndrom) zunehmen, ist das Verhalten des Widerstandes im Kollateralkreislauf (R5) umgekehrt. Die Blockierung der Leberstrombahn läßt den Widerstand im Umgehungskreislauf sinken, jedoch nicht auf Werte wie sie in der normalen Leber vorgefunden werden.

Druckerhöhung bei gesteigertem Blutfluß („Forward-Flow"-Theorie)

Bei Patienten mit Leberzirrhose wird der Kreislauf hyperdynam reguliert, der periphere vaskuläre Widerstand ist herabgesetzt und das Herzzeitvolumen erhöht.

Die **hyperdyname Kreislaufsituation** korreliert zwar mit dem Ausmaß der Leberfunktionsstörung, findet sich aber auch unabhängig von der Leberschädigung bei Zuständen von prähepatischer portaler Hypertension. Im Blut dieser Patienten sind die Noradrenalin-Konzentrationen erhöht. Sie können auf eine erhöhte splanchnische und systemische nervale Sympathikusaktivität zurückgeführt werden und führen zu einer Down-Regulation der peripheren β-Rezeptoren.

Tab. 28-1 Mediatoren der splanchnischen hyperdynamen Zirkulation.

Adenosin
Inosin
Hypoxanthin
Platelet activating factor
Glucagon
NO
Endotoxin
Sekretin
VIP
Calcitonine gene-related peptide (CGRP)
Prostazyklin
Histamin
Serotonin
Gallensäuren

Die **Abnahme des peripheren Gefäßwiderstandes** kann durch die gesteigerte Sympathikusaktivität nicht korrigiert werden. Das Ansprechen der peripheren glatten Gefäßmuskelzellen auf Katecholamine ist gestört. Die erniedrigte Konzentration von Endothelin-1 und die Zunahme der NO-Konzentration im Plasma bei Patienten mit Leberzirrhose fördert die systemische Vasodilatation und möglicherweise die splanchnische Hyperzirkulation. Weitere Substanzen sind an der splanchnischen hyperdynamen Zirkulation beteiligt (Tab. 28-1).

Ä/P Ätiologie und Pathogenese

Die Ursachen für die Entstehung einer portalen Hypertension sind vielfältig (Tab. 28-2). Ein erhöhter prähepatischer, intrahepatischer oder posthepatischer Widerstand und eine hyperdyname splanchnische Zirkulation lassen **Umgehungskreisläufe** entstehen. Sie leiten das portalvenöse Blut an der Leber vorbei in den systemischen Kreislauf.

Die neugebildeten **Kollateralgefäße** sind Ursache für die erheblich gesteigerte Morbidität und Mortalität bei diesen Patienten.

28.1.2 Extrahepatische Veränderungen bei portaler Hypertension und Leberzirrhose

Hautveränderungen

Patienten mit Leberzirrhose zeigen gelegentlich ein **Palmarerythem,** das sich aus einer Vielzahl von arteriolove-

Tab. 28-2 Einteilung und Ätiologie der portalen Hypertonie.

Einteilung	Ätiologie
Prähepatisch	Pfortaderthrombose, Myeloproliferatives Syndrom, Protein-C-Mangel, Nabelschnurinfektion
Hepatisch	
präsinusoidal	Sarkoidose, Metastasen, Schistosomiasis, nicht-zirrhotische portale Fibrose, primär biliäre Leberzirrhose
sinusoidal	akute Hepatitis, M. Gaucher, Amyloidose, Vitamin-A-Intoxikation, alkoholische Leberzirrhose
postsinusoidal	Venenverschlußkrankheit, akute alkoholische Hepatitis
Posthepatisch	Pericarditis constrictiva, chronische Rechtsherzinsuffizienz, fibröse Membranen in der V. cava superior, Budd-Chiari-Syndrom (Lebervenenthrombose)

nösen Anastomosen zusammensetzt. Die Pathogenese des Palmarerythems ist ebenso unbekannt wie die der Veränderungen an den Fingernägeln **(Weißnägel, Pigmentierungen der Nägel).**

Hauteinblutungen (Ecchymosen) entstehen spontan bei fortgeschrittener Leberzirrhose, da die hepatische Synthese von Gerinnungsfaktoren herabgesetzt ist. **Petechiale Blutungen (Purpura)** sind dagegen eher Folge der Thrombozytopenie bei portaler Hypertension und Hypersplenismus.

Spider naevi im Bereich der Haut bestehen aus einer zentralen gelegentlich pulsierenden Arteriole, die auf Druck mit einem Glasspatel verschwindet, und von der aus sternförmig kleine Gefäße über eine kurze Strecke abgehen.

Ursache für die zumeist im Gesicht oder der oberen Thorax- und Rückenregion zu findenden Hautveränderungen bei Leberzirrhose sind **Hormone** und wahrscheinlich die gleichen **vaskulär aktiven Mediatoren,** die auch für die Erweiterung der Splanchnikusgefäße bei der portalen Hypertension verantwortlich sind.

Sichtbare dilatierte subkutane Venen im Bereich der Bauchdecken und um den Nabel herum entsprechen Kollateralkreisläufen bei portaler Hypertension **(Caput medusae).** Aus der Pfortader fließt das Blut über eine wiedereröffnete Nabelvene **(Cruveilhier-Baumgarten-Syndrom)** und über die Periumbilikalvenen in den systemischen Kreislauf ab.

Endokrines System

Die bei Männern mit Leberzirrhose gelegentlich vorhandene **Gynäkomastie** und ein femininer Behaarungstyp beruhen auf einer verstärkten Umwandlung von androgenen Steroiden in Östrogene in peripheren Geweben mit Zunahme der Relation von Östradiol zu Testosteron.

Eine Veränderung der Rezeptoren an den endokrinen Zielorganen kann ebenfalls zu **Feminisierung** und **Hypogonadismus** (Abnahme von Libido und Potenz) beitragen.

Gastrointestinaltrakt

Intestinale Blutungen finden sich häufig bei Patienten mit portaler Hypertension.

Hämatemesis und Melaena sind Folge **oberer gastrointestinaler Blutungen,** deren Ursache die Ruptur einer Ösophagusvarize oder diffuse Schleimhautblutungen bei portal-hypertensiver Gastropathie sein können.

Seltener resultiert die Magenblutung aus antralen Gefäßkonvoluten, die strangartig im Antrum auf den Pylorus zulaufen (Wassermelonenmagen oder gastralantrale vaskuläre Ektasien, GAVE-Syndom). Auch aus Gefäßerweiterungen in anderen Darmabschnitten (hypertensive Kolopathie) kann es bei portaler Hypertension bluten.

Zentrales Nervensystem

Beeinträchtigungen des zentralen Nervensystems finden sich bei Leberzirrhose in dem Syndrom der hepatischen Enzephalopathie (28.2.3) und als Hirnödem mit der Gefahr der Einklemmung des Hirnstammes beim akuten Leberversagen.

Hämatopoetisches System

Blutbildveränderungen bei Patienten mit Leberzirrhose sind entweder Folge von Blutverlusten oder einer gestörten Knochenmarksfunktion.

Blutungen aus Ösophagusvarizen, Hämorrhoiden oder der Magenschleimhaut mit und ohne peptische Ulzera sind bei portaler Hypertension nicht selten. Weniger häufig ist der Hämoglobinabfall Folge einer Hämolyse bei Patienten mit Morbus Wilson oder alkoholischer Leberschädigung (Zieve-Syndrom).

Für eine **beeinträchtigte Hämatopoese** kann ein Eisenmangel, Folsäuremangel oder seltener ein Vitamin-B_{12}-Mangel verantwortlich sein. Eine aplastische Anämie kann selten mit einer Hepatitis-C-Virusinfektion assoziiert sein. Leukopenie und Thrombopenie treten bei portaler Hypertension und Splenomegalie auf und sind mit der Aktivität des retikuloendothelialen Systems korreliert. Ein Abfall der Thrombozyten wird auch bei chronischem Alkoholabusus beobachtet.

Die Häufigkeit **bakterieller Infektionen** ist bei Patienten mit Leberzirrhose gesteigert und eher auf eine reduzierte Funktion des retikuloendothelialen Systems zurückzuführen als auf eine Abnahme der Zahl der Leukozyten.

Pulmonale Symptome

Das **hepatopulmonale Syndrom** führt zu einer Sauerstoffuntersättigung des arterialisierten Blutes in der Lunge. In den basalen Lungenabschnitten ist die alveolokapilläre Diffusionsstrecke bei erweiterten Kapillaren verlängert, so daß es nicht zu einer ausreichenden Oxigenierung kommt. Beim Aufsitzen ist entsprechend die Sauerstoffsättigung schlechter als in liegender Position (Orthodeoxie).

Flüssigkeitsansammlungen in den Pleurahöhlen bei Aszites werden als **Hydrothorax** bezeichnet und beeinträchtigen die Atmung in ähnlicher Weise wie Atelektasen bei hochstehenden Zwerchfellen infolge eines ausgeprägten Aszites.

Knochenveränderungen

Die hypertrophe Osteoarthropathie ist gekennzeichnet durch Trommelschlegelfinger und assoziiert mit fortgeschrittener Leberzirrhose. Ursache ist möglicherweise die Hypoxämie bei hepatopulmonalen Syndrom.

28.2 Klinische Pathophysiologie

28.2.1 Aszites

Definition

Unter Aszites versteht man die Ansammlung von freier Flüssigkeit in der Bauchhöhle.
Auslöser für die Entstehung eines Aszites kann neben der Leberzirrhose (hepatischer Aszites), ein maligner Tumor mit peritonealer Aussaat (maligner Aszites), eine akute Pankreatitis (pankreatogener Aszites) oder eine entzündliche Genese (entzündlicher Aszites) sein.

Ätiologie und Pathogenese

Lokale Faktoren begünstigen die Aszitesentstehung bei Leberzirrhose. Sie verstärken die hepatische Lymphproduktion oder behindern die Lymph- und Aszitesreabsorption.

Die postsinusoidale Widerstandserhöhung stimuliert die hepatische Lymph- und Aszitesbildung, wenn der Pfortaderdruck über 25 mmHg steigt.

Wird die Kapazität des drainierenden Lymphabflußsystems (Cisterna chyli, Ductus thoracicus) überschritten oder sinkt die Serum-Albuminkonzentration aufgrund einer verminderten Synthese in der Leber, kommt es zur Aszitesbildung.

Systemische Faktoren führen zur renalen Retention von Natrium und Wasser (Abb. 28-2). Bei Patienten mit Leberzirrhose und Aszites ist die Natriumreabsorption im

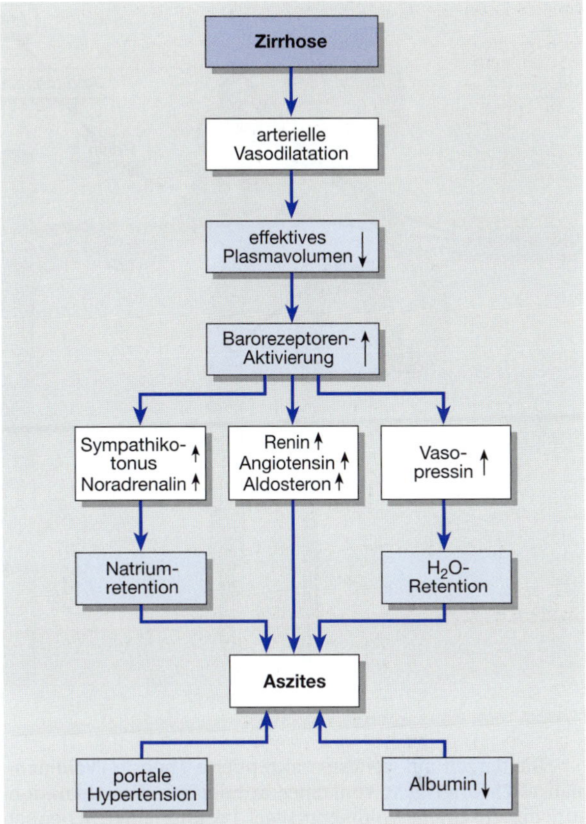

Abb. 28-2 Pathogenese des hepatischen Aszites.

proximalen und distalen Tubulus erhöht, wobei der quantitative Anteil dieser Tubulusabschnitte an der Natriumaufnahme von der glomerulären Perfusion und damit von der glomerulären Filtrationsrate bestimmt wird.

Bei Leberzirrhose mit kontinuierlicher Verschlechterung der Leberfunktion nimmt die renale Perfusion ab; dies kann im schlimmsten Fall zum hepatorenalen Syndrom führen. Mit abnehmender Perfusion nimmt die relative Bedeutung des proximalen Tubulus für die Natriumreabsorption zu (Abb. 28-3).

Aldosteron ist bei Leberzirrhose mit Aszites erhöht und spielt neben der Nierenperfusion eine weitere wichtige Rolle für die renale Natriumretention.

Humorale Faktoren, die die proximale Natriumretention über eine reduzierte Glomerulumperfusion beeinflussen, sind

- erhöhte Blutplasmakonzentrationen von Noradrenalin, Angiotensin II und Endothelin I sowie
- verminderte Wirkung von ANF (atrialer natriuretischer Faktor), die beim Gesunden die Natriumausscheidung über den distalen Tubulus begünstigen.
  Bei einer Leberzirrhose kann ANF am distalen Tubulus nicht wirksam werden, da die gesteigerte Natriumresorption im proximalen Tubulus die Natriummenge im distalen Tubulus zu gering werden läßt, um eine effektive Natriurese zu bewirken.

Zu den auslösenden Mechanismen, die letztendlich die Natrium- und Wasserretention auslösen, sind verschiedene **Hypothesen** entwickelt worden.

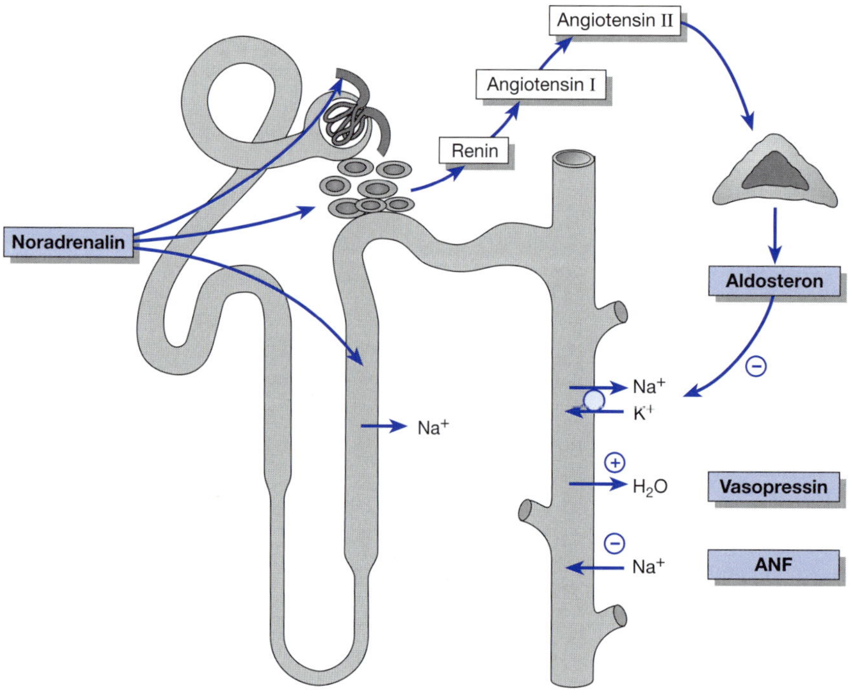

Abb. 28-3 Renale Natriumretention bei Leberzirrhose (ANF: atrialer natriuretischer Faktor).

Die derzeit am weitesten akzeptierte Theorie **(Volumenmangel-Theorie)** geht von einer arteriolären Vasodilatation aus, die zu einem Volumenmangel im arteriellen Schenkel führt. Dadurch werden eine Reihe von **Kompensationsmechanismen** mit dem Ziel, den Mangel auszugleichen, in Gang gesetzt:

- Vasokonstriktorisch wirkende Mediatoren (Noradrenalin, Angiotensin II, Endothelin I) werden freigesetzt,
- die Natriumretention wird stimuliert.

Verschlimmernd wirkt die herabgesetzte Ansprechbarkeit der Gefäße auf Vasokonstriktoren und der Verlust von intravasalem Volumen in den Aszites oder in Form von Ödemen im interstiellen Gewebe.
Die Aszitesbildung ist wahrscheinlich an eine kritische Grenze der Restfunktion der Leber gebunden, deren Unterschreiten zur Natriumretention und zum Aszites führt.

Therapieansätze

Die Beseitigung des Aszites erfordert eine **Basistherapie,** die auf einer verringerten Kochsalzzufuhr, Bettruhe und ggfs. Flüssigkeitsrestriktion beruht.

Helfen diese Maßnahmen nicht, so erfolgt eine **diuretische Therapie** oder **Parazentese** (therapeutische Punktion des Aszites).

Bei therapierefraktärem Aszites kann eine portale Druckentlastung durch interventionelle Anlage eines **intrahepatischen Shunts zwischen Pfortader und Lebervenen** (TIPS = transjugulärer portosystemischer Stent Shunt) zum Ausschwemmen des Aszites führen.

Wie bei allen Komplikationen der portalen Hypertension und Leberzirrhose stellt die einzig kausale Therapie die **Lebertransplantation** dar.

28.2.2 Ösophagusvarizenblutung

Definition

Unter einer Ösophagusvarizenblutung wird eine obere gastrointestinale Blutung aus erweiterten Venen der Ösophaguswand bei portaler Hypertension verstanden.

Ätiologie und Pathogenese

Bei Pfortaderhochdruck stellen die Ösophagusvenen einen Kurzschluß zwischen Pfortader und Vena cava superior dar. Die Venen erweitern sich mit zunehmendem Druck ektatisch und ragen sackförmig aufgetrieben ins Speiseröhrenlumen. Steigt der Druckgradient zwischen Pfortader und Lebervenen auf über 12 mmHg, so besteht die Gefahr einer Ruptur der Ösophagusvarizen mit einer schweren oberen gastrointestinalen Blutung. Bei etwa 30% aller Patienten mit Leberzirrhose und Ösophagusvarizen tritt eine Blutung auf.

Therapieansätze

Bei einer akuten Ösophagusvarizenblutung erfolgen **endoskopische lokale Blutstillungsmaßnahmen** durch Sklerosierung (Injektion einer die Gefäßwand schädigenden Substanz und Auslösung einer Thrombosierung) oder durch Gummibandligatur. Alternativ kann eine **Gefäßtamponade** durch Einlage einer Sonde mit aufblasbarem Ballon (Sengstaken Sonde) erzielt werden.

Unterstützend wirkt die Gabe von im Bereich der splanchnischen Arteriolen (R2, Abb. 28-1) **vasokonstriktorischen Medikamenten.** Vasopressin, Somatostatin oder deren Derivate drosseln den Blutzufluß zur Pfortader und senken dadurch den Pfortader- und Ösophagusvarizendruck.

β-Blocker senken ebenfalls den portalen Druck, indem sie an β_1- und β_2- Rezeptoren binden mit nachfolgender splanchnischer Vasokonstriktion. Sie werden zur Verhütung einer ersten Varizenblutung eingesetzt **(Primärprophylaxe).** Die Kombination der β-Blocker mit Nitraten hat einen zusätzlichen drucksenkenden Effekt.

Um eine zweite Blutung zu verhindern **(Rezidivprophylaxe),** kommen eine Shuntanlage, endoskopische Eingriffe (Ligatur oder Sklerosierung) oder die Gabe von β-Blockern und Nitraten in Frage.

28.2.3 Portosystemische Enzephalopathie

Definition

Der Begriff der portosystemischen oder hepatischen Enzephalopathie beschreibt ein neuropsychiatrisches Syndrom, das als Komplikation einer schweren Lebererkrankung auftritt.
Es handelt sich um eine potentiell reversible metabolische Funktionsstörung des Gehirns.

Die Enzephalopathie tritt akut beim fulminanten oder chronischen Leberversagen oder nach operativer (portokavaler Shunt, distal splenorenaler Shunt) oder interventioneller Shuntanlage (TIPS) auf.

Die Ursache ist somit stets eine **reduzierte hepatische Entgiftungsfunktion für potentiell hirntoxische Substanzen.**

Die unspezifischen Symptome der hepatischen Enzephalopathie reichen von fluktuierenden subtilen Veränderungen der kognitiven Funktionen und der Persönlichkeit bis hin zum Koma.

Ä/P Ätiologie und Pathogenese

Zur Pathophysiologie der hepatischen Enzephalopathie (Abb. 28-4) sind eine Reihe von **Theorien** entwickelt worden, von denen jedoch bislang keine unumschränkt anerkannt ist.

Es wird angenommen, daß sich eine oder mehrere **neuroaktive Substanzen anreichern,** die durch den Ausfall der hepatischen metabolischen Funktion und/oder portosystemisches „Shunting" an der Leber vorbeigeschleust werden.

Die potentiellen Neurotoxine können durch die im Gefolge des Leberversagens **durchlässigere Blut-Hirn-Schranke** direkt auf das zentrale Nervensystem einwirken.

Unterschiedliche Vorstellungen über die Natur und Wirkung dieser **Neurotoxine** haben zur Entwicklung von fünf wesentlichen **pathogenetischen Hypothesen** geführt.

- Die **gestörte Ammoniakentgiftung** bei Patienten mit Leberzirrhose (Kap. 27.1.1) führt in 90% der Fälle zu einem erhöhtem Ammoniakgehalt im arteriellen Blut. **Ammoniumionen** beeinträchtigen die Hirnfunktion auf vielfältige Weise. Sie interferieren mit dem Aminosäurentransport durch die Blut-Hirn-Schranke und

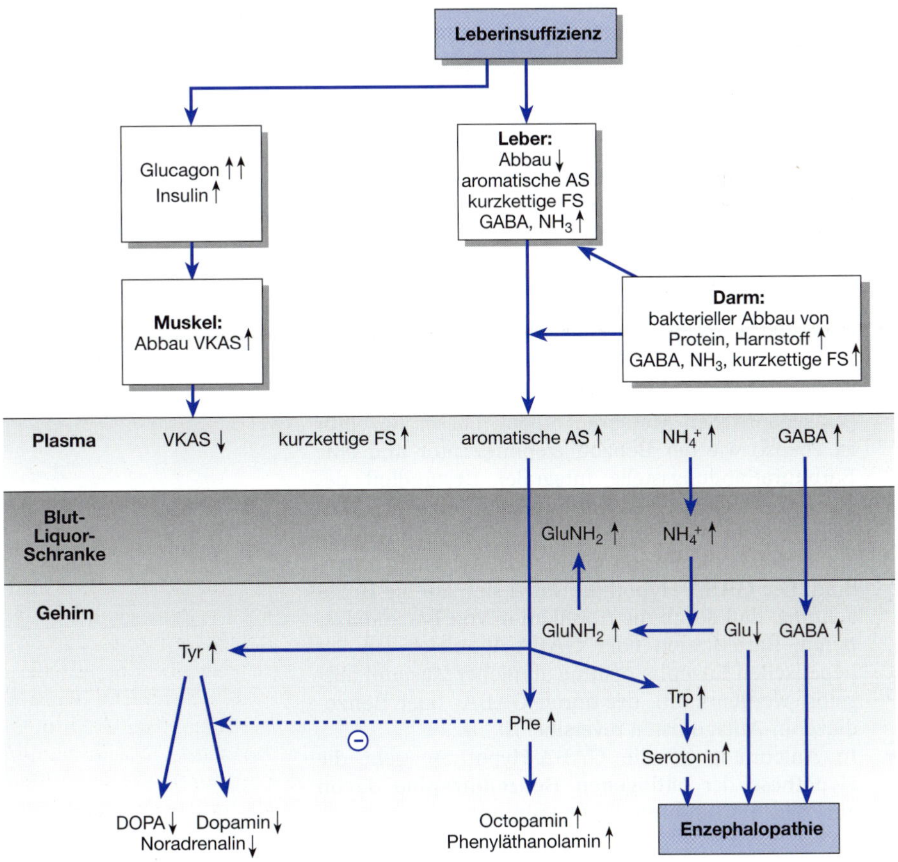

Abb. 28-4 Pathogenese der hepatischen Enzephalopathie. VKAS: verzweigtkettige Aminosäuren; FS: Fettsäuren; GLuNH$_2$: Glutamin; GABA: γ-Aminobuttersäure; Phe: Phenylalanin, Trp: Tryptophan.

führen zu einer verstärkten **intrazerebralen Aminierung von Glutamat zu Glutamin.** Die Verarmung des Gehirns an dem exzitatorisch wirkenden Neurotransmitter Glutamat, der erhöhte Gehalt an Glutamin und Störungen des zerebralen Energiestoffwechsels führen zu einer **neuralen Hemmung** im Rahmen der hepatischen Enzephalopathie. Darüber hinaus nimmt mit der Glutaminkonzentration in Gliazellen der intrazelluläre osmotische Druck zu mit nachfolgender Zellschwellung. Die **Schwellung der Astrozyten** verändert zahlreiche Zellfunktionen und leitet über zum **Hirnödem,** das zur Zunahme des Hirndrucks und schließlich zum Tode insbesondere beim akuten Leberversagen führen kann.

Normale Serumammoniakspiegel finden sich allerdings bei 10% der Patienten mit hepatischer Enzephalopathie, während erhöhte Werte auch bei Patienten ohne dieses Syndrom gefunden werden.

- Beim Leberversagen sind im Serum auch Konzentrationen von **Mercaptanen** (Methanthiol, Dimethylsulfid), **Phenolen** oder von **kurz- und mittelkettigen Fettsäuren** erhöht. All diese Stoffe können neurotoxisch wirken, wenn auch in höheren Konzentrationen als sie beim Leberversagen auftreten. Die Hypothese der synergistischen Neurotoxine geht davon aus, daß das Zusammenspiel dieser Substanzen **in Kombination mit Ammoniak** auch bei relativ niedrigen Plasma- und Hirnspiegeln eine hepatische Enzephalopathie auslösen kann.
- Die Zunahme der aromatischen Aminosäuren im Serum und Gehirn von Patienten mit Leberzirrhose (Kap. 27.1.2 Harnstoff- und Ammoniakstoffwechsel) führt über die erhöhte Konzentration an Tryptophan zur Bildung des **inhibitorischen Neurotransmitters Serotonin.** Die gestiegenen Phenylalaninspiegel hemmen die Synthese von DOPA, Dopamin und Noradrenalin. Phenylalanin ist Ausgangsprodukt für die Synthese der sogenannten **falschen Neurotransmitter** wie Phenyläthanolamin oder Octopamin, die die Katecholamine von ihren Rezeptoren verdrängen und eine bedeutend geringere Aktivität aufweisen.

  Gegen die Hypothese der falschen Neurotransmitter spricht, daß ein niedriger Quotient aus verzweigtkettigen und aromatischen Aminosäuren nur schlecht mit dem Auftreten einer hepatischen Enzephalopathie korreliert.
- **GABA (γ-Aminobuttersäure)** ist der wichtigste inhibitorische Neurotransmitter. Er entfaltet seine Wirkung, indem er an einen spezifischen Rezeptor in der postsynaptischen Membran bindet. Dieser Rezeptor ist ebenso wie der Benzodiazepinrezeptor und eine Barbituratbindungsstelle integraler Bestandteil des sog. **supramolekularen Komplexes.** Er führt bei Aktivierung über eine Steuerung des Chloridkanals zu einer Hyperpolarisation der postsynaptischen Membran. Die GABA-Hypothese stützt sich auf die Beobachtung, daß durch die Applikation von Benzodiazepinen, Barbituraten oder GABA-Agonisten ein der hepatischen Enzephalopathie ähnlicher Zustand ausgelöst werden kann, der durch GABA- oder Benzodiazepin-Antagonisten reversibel ist.
- In Anlehnung an die GABA-Hypothese geht die Hypothese der **endogenen Benzodiazepine** davon aus, daß die Bindung dieser Substanzen an entsprechende Rezeptoren zu einer neuralen Hemmung bis hin zum Koma führen kann.

  Die Charakterisierung dieser endogenen Benzodiazepine ist allerdings noch nicht eindeutig, und die Konzentrationen dieser Substanzen liegen um mehrere Größenordnungen unter der für eine Benzodiazepin-induzierten Sedierung benötigten Dosis.

Therapieansätze

Entsprechend der pathogenetischen Bedeutung des intestinal aus Nahrungsprotein gebildeten Ammoniaks wird bei hepatischer Enzephalopathie die **Eiweißzufuhr** beendet oder reduziert.

Die Gabe von lokal im Darm wirkenden **Antibiotika** beseitigt Ammoniak-produzierende Bakterien. Einen ähnlichen Effekt hat die Gabe von Lactulose, die durch bakterielle Fermentation in Milchsäure überführt wird und so zu einer Absenkung des Stuhl-pH-Wertes führt.

Ammoniak und die Ammoniakbildung auslösenden Aminosäuren werden somit im Stuhl und bakteriell gebunden.

Weitere therapeutische Möglichkeiten beruhen auf der Gabe eines Benzodiazepinrezeptorantagonisten (Flumazenil), von verzweigkettigen Aminosäuren (Kap. 27.1.2 Aminosäurenstoffwechsel) und gegebenenfalls der Durchführung einer Lebertransplantation.

Holstege, A., J. Schölmerich, E.G. Hahn (eds): Portal hypertension. Kluwer Academic Publishers, Dordrecht 1995.

Sauerbruch, T., U. Spengler, W.H. Caselmann (eds): Complications of liver cirrhosis. Digestion 59 (1998) p.2.

Paquet, K.-J., J. Schölmerich (Hrsg.): Pfortaderhochdruck. Karger, Basel 1994.

De Franchis, R. (ed): Portal hypertension II. Blackwell, Oxford 1996.

29 Hypothalamus und Hypophyse

Rudolf Hörmann, Klaus Mann

29.1 Physiologie und Pathophysiologie (Adaptionsmechanismen der Organfunktion)

29.1.1 Hypothalamus

Der Hypothalamus **reguliert die Funktion** der hormonsezernierenden Zellen des **Hypophysenvorderlappens.** Dies geschieht durch die Sekretion kleiner Peptide wie Corticotropin-Releasing-Hormon (CRH), Thyreotropin-Releasing-Hormon (TRH), Gonadotropin-Releasing-Hormon (GnRH) in die hypophysären Portalgefäße.

Im Hypothalamus werden die **Hypophysenhinterlappenhormone gebildet.** Sie gelangen durch axonalen Transport von hypothalamischen Kernen (Nucleus supraopticus und paraventricularis) zum Sekretionsort.

Der Hypothalamus steht im Sinne einer **neuroendokrinen Kommunikation** in nervaler Verbindung mit dem limbischen System und Zentren der Großhirnrinde. Psychische Einflußfaktoren (Streß) beeinflussen über diese Schiene die hypophysäre Hormonsekretion, wie auch eine Rückwirkung der Hormone auf die Psyche besteht **(psychoneuroendokrine Kommunikation, endokrine Psycho-Syndrome,** Abb. 29-1).

Darüber hinaus besteht eine enge Beziehung zum Immunsystem **(immunoendokrine Kommunikation).** Im Rahmen einer Infektion freigesetzte Zytokine (z.B. Interleukin-1) wirken als potente Stimulatoren der ACTH-Ausschüttung; andererseits hemmen hohe Cortisolspiegel die Immunantwort.

29.1.2 Hypophyse

> Die Hypophyse besteht anatomisch aus dem Hypophysenvorderlappen (Adenohypophyse) und dem Hypophysenhinterlappen, die entwicklungsgeschichtlich unterschiedlichen Ursprungs sind.

Die 6 wichtigsten **Hormone des Hypophysenvorderlappens** (Abb. 29-2) sind:

- Adrenocorticotropes Hormon (ACTH),
- Thyreoidea-stimulierendes Hormon (TSH),
- Luteinisierendes Hormon (LH),
- Follikel-stimulierende Hormone (FSH),
- Wachstumshormon (growth hormone, GH oder somatotropes Hormon, STH)
- Prolactin.

Die vier ersten Hormone bestehen aus einer gemeinsamen α-Unterheit und einer jeweils hormonspezifischen β-Untereinheit.

Ihre **Freisetzung** wird durch hypothalamische Peptide reguliert. Sie unterliegt auf der Ebene der Hypophyse einer negativen und teilweise der positiven **Rückkopplung** (z.B. Ovulationsauslösung) durch die Produkte der Zielorgane.

Im **Hypophysenhinterlappen** werden das Antidiuretische Hormon (ADH) und Oxytocin sezerniert.

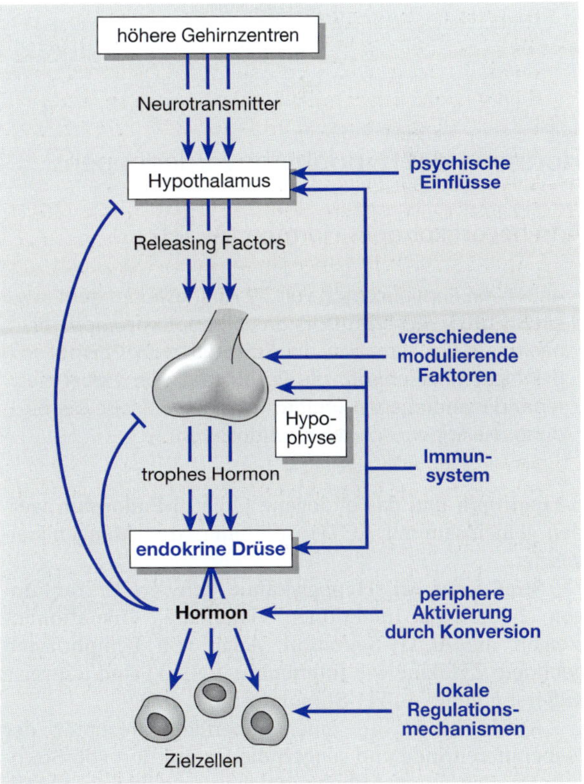

Abb. 29-1 Endokriner Regelkreis.

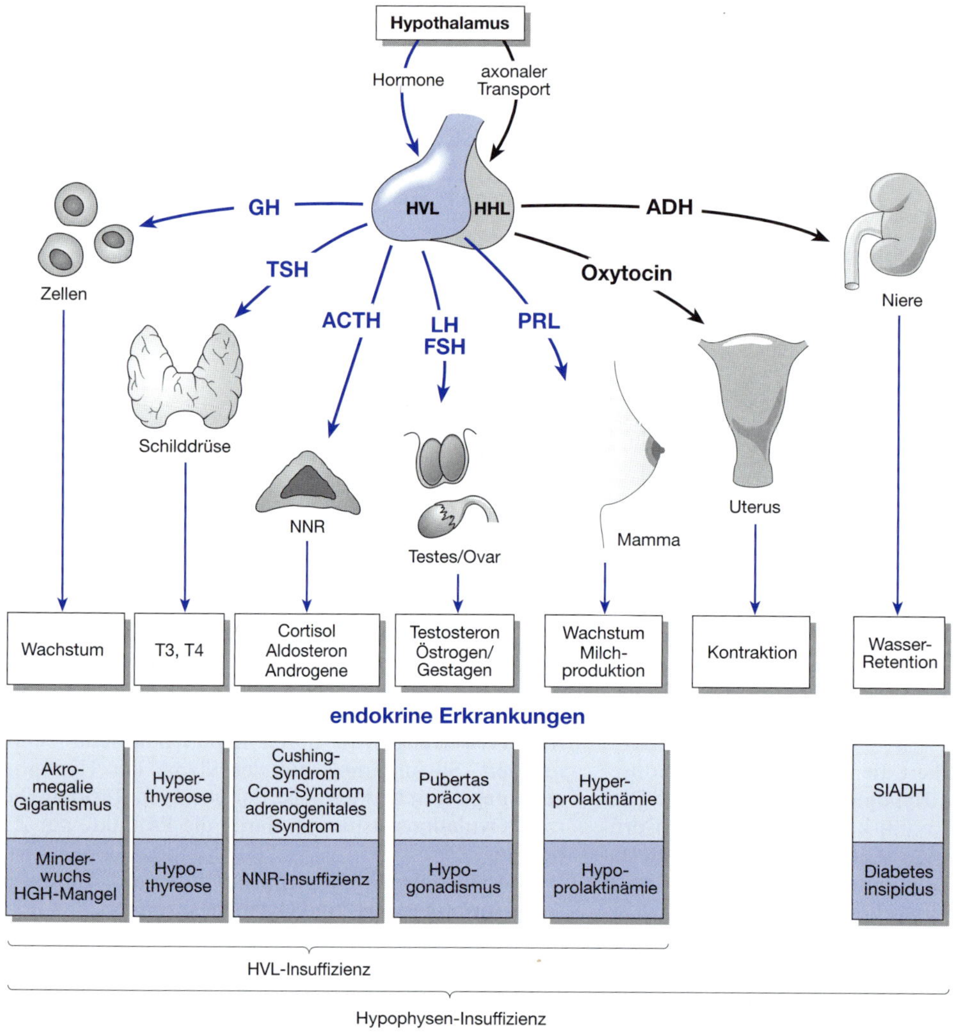

Abb. 29-2 Hormone des Hypophysenvorderlappens (HVL) und des Hypophysenhinterlappens (HHL).
SIADH: Syndrom der inappropriaten (=inadäquaten) ADH-Sekretion.

Hormone des Hypophysenvorderlappens

Adrenocortikotropes Hormon (ACTH)

ACTH, ein Peptidhormon von 39 Aminosäuren geht aus einem größeren Präkursor, dem Proopiomelanocortin, hervor. ACTH stimuliert die **Sekretion von Cortisol** in der Nebennierenrinde, die Produktion von Nebennierenrindenandrogenen und im geringeren Maße die Bildung des Mineralocorticoids Aldosteron.

β-**Lipotropin** und das endogene Opiat β-**Endorphin** werden gemeinsam mit ACTH in äquimolaren Mengen freigesetzt.

Streß jeder Art (Hypoglykämie, schwere Erkrankungen, fieberhafte Infektionen, Traumata, Operationen) steigert die ACTH-Sekretion. Auch von Lymphozyten gebildete Zytokine wie Interleukin-1 (IL-1) sind teilweise äußerst potente ACTH-Stimulatoren.

ACTH bindet an einen Oberflächenrezeptor der Nebennierenrinde und steigert die Produktion von Steroidhormonen durch Anhebung des intrazellulären cAMP-Spiegels.

Die ACTH- Sekretion und in der Folge die Cortisolproduktion unterliegen einer **zirkadianen Rhythmik** mit hohen Konzentrationen in den Morgenstunden und niedrigen Werten in den späten Abend- und Nachtstunden. Seine Eigenhalbwertszeit liegt im Bereich von 7–12 Minuten.

ACTH wird durch CRH stimuliert und durch Glucocorticoide gehemmt.

Wachstumshormon (GH, STH)

GH ist ein artspezifisches Hormon, das aus 191 Aminosäuren besteht. Es wird mit einem biologisch inaktiven Prä-Wachstumshormon cosezerniert und dient vornehmlich der **Vermittlung des linearen Größenwachstums.**

Die Wirkungen des GH werden teilweise auf **direktem Wege** erreicht, teilweise durch den hauptsächlich in der Leber gebildeten **insulin-like growth factor** (IGF-I = Somatomedin C) vermittelt.

IGF-I bindet an ebenfalls durch GH regulierte Bindungsproteine und spezifische Membranrezeptoren. Es ist ein wichtiger Wachstumsfaktor für zahlreiche Zellen, der zusätzlich auf lokaler Ebene autokrin und parakrin gebildet und reguliert wird.

Anabole Wirkung: GH steigert die Proteinsynthese durch vermehrte Aufnahme von Aminosäuren und Beschleunigung der Transkription und Translation der mRNA und fördert Knorpel- und Knochenwachstum durch Ablagerung von Chondroitinsulfat und Kollagenbildung.

Lipolytische Wirkung: Das Hormon setzt Fettsäuren frei, stellt Energie bereit und bewirkt eine Einsparung von Proteinen.

Diabetogene Wirkung: Kohlenhydratutilisation und zelluläre Glucoseaufnahme (Insulinresistenz) werden vermindert.

Die Sekretion von Wachstumshormon wird durch das hypothalamische **GHRH** (GH releasing hormone) positiv und durch **Somatostatin** und **IGF-I** negativ reguliert, im Zusammenspiel mit zahlreichen anderen Faktoren (z.B. Blutzucker, Cortisol, Schilddrüsenhormone, Gestagene, Adipositas, Streß).

Die Sekretion erfolgt episodisch und **pulsatil,** wobei vor allem **nächtliche Ausschüttungen** für das Wachstum wichtig sind.

GH gehört zur Gruppe der sogenannten **Streßhormone** und kann physiologischerweise einen nicht krankhaften, kurzzeitigen, starken Anstieg erfahren.

Thyreoidea-stimulierendes Hormon (TSH)

TSH bindet an Oberflächenrezeptoren des Thyreozyten und **reguliert die Schilddrüsenfunktion.**

Es steht unter positiver Kontrolle des hypothalamischen TRH und negativer Regulation der Schilddrüsenhormone. Auch Somatostatin übt einen hemmenden Einfluß auf die TSH-Sekretion aus, ebenso Dopamin, weitere neurale Einflußfaktoren und Glucocorticoide.

Erhöhte oder erniedrigte TSH-Konzentrationen in der Zirkulation weisen auf eine primäre Schilddrüsenerkrankung hin und können bereits latente oder subklinische **Schilddrüsenfunktionsstörungen** mit noch unauffälligen Schilddrüsenhormonkonzentrationen anzeigen.

Selten finden sich als Ursache einer Hyperthyrotropinämie ein **TSH-produzierender Hypophysentumor** (TSHom) oder ein **Schilddrüsenhormonresistenz-** bzw. **TSH-Rezeptorresistenz-Syndrom.**

Gonadotropine (LH, FSH)

Die Gonadotropine LH und FSH regulieren bei der Frau die ovarielle Funktion, beim Mann die testikuläre Funktion und fördern die **Produktion der Sexualhormone** und die **Gametogenese.**

Beim **Mann** stimuliert LH die Testosteronproduktion durch die interstitiellen Leydig-Zellen der Testes. Die Spermatozoenbildung erfolgt durch das Zusammenspiel von LH und FSH in Verbindung mit zusätzlichen lokalen Faktoren.

Bei der **Frau** regt LH die Östrogen- und Progesteronproduktion des Ovars an. Ein starker Anstieg des LH zur Zyklusmitte ist für die Auslösung der Ovulation verantwortlich, während die kontinuierliche LH-Sekretion das Corpus luteum zur Progesteronproduktion stimuliert. FSH kontrolliert hauptsächlich die Entwicklung der Follikel im Ovar.

Die Östrogensekretion durch den Follikel steht unter Kontrolle von FSH und LH.

Bei beiden Geschlechtern erfolgt die Sekretion von LH und FSH **pulsatil** mit etwa 60-90minütigen Ausschüttungen, die auf entsprechende Anregung durch GnRH zurückgehen.

Die Spiegel von LH und FSH im Serum sind **zyklus-** und **altersabhängig,** sehr niedrig vor Einsetzen der Pubertät und stark erhöht bei Frauen in der Postmenopause.

Eine **pathologische Gonadotropinerhöhung** ist meist regulativ durch Ausfall der Testis- bzw. Ovarfunktion verursacht. FSH- und/oder LH-sezernierende Hypophysentumoren wurden nur in Einzelfällen berichtet, häufiger kommt die Freisetzung von biologisch inaktiven Untereinheiten (α-Kette, LHβ, FSHβ) vor.

Eine **hypothalamische Störung der GnRH-Sekretion** oder ein **hypophysärer Gonadotropinmangel** (im Rahmen eines Hypophysentumors, Kallmann-Syndroms oder idiopathischen hypogonadotropen Hypogonadismus) führen zum tertiären bzw. sekundären Hypogonadismus (siehe Kap. 33).

Prolactin

Prolactin ist ein Polypeptid aus 198 Aminosäuren, das von den laktotrophen Zellen des Hypophysenvorderlappens gebildet wird.

Prolactin bindet an spezifische Rezeptoren in den Mammae und Gonaden und stimuliert die **Laktation** nach der Geburt des Kindes.

In der **Schwangerschaft** steigen die Prolactin-Spiegel östrogeninduziert an, fördern die Brustentwicklung und Vorbereitung der Milchproduktion.

Das Zusammenwirken von Östrogenen und Progesteron in adäquaten Konzentrationen **nach der Geburt** führen gemeinsam mit Prolactin zum Einsetzen der Laktation. Die Prolactinsekretion wird durch die mechanische Reizung der Mammillen beim Saugen stimuliert.

Die Prolactinsekretion steht **unter inhibierender hypothalamischer Kontrolle** durch Dopamin als Prolactin-inhibierendem Faktor (PIF). Dopaminagonisten werden therapeutisch zur Prolactinhemmung eingesetzt.

Hormone des Hypophysenhinterlappen

Antidiuretisches Hormon (ADH, Vasopressin)

ADH spielt eine wichtige Rolle in der Regulation des **Wasserhaushaltes** und der **Osmoregulation.** Es bindet an V2-Rezeptoren der Sammelrohre des Nephrons und steigert die **Wasserrückresorption.**

Der Wasserhaushalt ist eng reguliert; der Gesamtwassergehalt des Körpers schwankt selten um mehr als 1–2%. Die tägliche Wasseraufnahme liegt bei 2,5 – 3 Liter, wobei ca. 1 Liter des Wassers durch die Nahrung und den oxidativen Metabolismus zur Verfügung gestellt wird.

Das **Gleichgewicht** wird durch einen Wasserverbrauch bzw. eine Wasserausscheidung in gleicher Größenordnung gehalten. Einen wichtigen Regulationsmechanismus stellt dabei die **Konzentrierung des Urins** dar. Zunehmende Wasserrückresorption und Urinkonzentrierung können den Wasserverlust reduzieren.

Die ADH-Sekretion reagiert sehr empfindlich auf eine veränderte **Plasmaosmolalität.** Eine Abnahme des Extrazellulärvolumens ohne Veränderung der Osmolalität, z.B. im Rahmen eines Blutverlustes stimuliert sowohl das Durstgefühl als auch die ADH-Sekretion, jedoch sind erst größere Volumenänderungen über 10% in der Lage, die ADH-Sekretion wesentlich zu beeinflussen.

Hypovolämie macht das ADH-System empfindlicher gegenüber Änderungen der Plasmaosmolalität, d.h. im Falle einer Hypovolämie wird der Anstieg der Plasma-ADH-Konzentration auf eine gegebene Zunahme der Plasmaosmolalität höher ausfallen als im normovolämischen Zustand.

Dopamin, Opioide, Alkohol hemmen die ADH-Freisetzung, Streß und Nikotin steigern sie.

Schmerzen haben keinen direkten Einfluß auf die ADH-Sekretion beim Menschen, können aber indirekt über Übelkeit, Hypotonie oder andere vasovagale Mechanismen dessen Ausschüttung fördern.

Oxytocin wird durch die Dehnung des unteren Uterussegments der Zervix und Vagina bzw. durch Mammillenreizung reflexartig ausgeschüttet. Es bewirkt zum einen eine stärkere und häufigere Kontraktion der glatten Muskulatur des Uterus im Rahmen der **Wehen.** Oxytocin fördert außerdem nach der Entbindung den Austritt der Milch **(Milcheinschuß)** durch Kontraktion der Milchgänge.

Darüber hinaus führen eine Reihe von Stimuli der ADH-Sekretion gleichzeitig zu einer Freisetzung des Oxytocins. Therapeutisch wird Oxytocin als Medikament zur Weheneinleitung und Wehenverstärkung eingesetzt.

29.2 Klinische Pathophysiologie

Eine Übersicht über die Hypophysenhormone, ihre wesentlichen Wirkungen und der bei gestörter Sekretion auftretenden Krankheiten findet sich in Abb. 29-2. Die Definition und Einteilung der Erkrankungen erfolgt an Hand der charakteristischen Krankheitsbilder, die durch den jeweiligen Mangel bzw. die Überproduktion eines oder mehrerer Hormones verursacht werden.

Einteilung der Krankheitsbilder nach Ätiologie und Pathogenese

genetisch/angeboren
GH-Mangel, GHRH-Mangel, Gonadotropinmangel, Kallmann-Syndrom mit Riechstörung, angeborenes Syndrom der empty sella

erworben

1 metabolisch/nutritiv
Amenorrhö, Zyklusstörungen bei Diabetes mellitus

2 dysregulativ/hormonell
Hyperprolaktinämie bei Schwangerschaft, Stillen

3 degenerativ
erworbenes Syndrom der empty sella

4 vaskulär
Sheehan-Syndrom

5 entzündlich/immunologisch
Hypophysitis, granulomatöse Systemerkrankungen

6 infektiös
Tbc, HIV

7 neoplastisch
Hypophysenadenome, Kraniopharyngeome, Hypophysenmetastasen

8 medikamentös/toxisch
Hyperprolaktinämie durch Östrogene, TRH, VIP (vasoaktives intestinales Peptid), Dopaminantagonisten, Psychopharmaka

9 mechanisch
traumatische Hypophyseninsuffizienz, postoperative Hypophyseninsuffizienz, Hyperprolaktinämie durch Mamillenirritation

10 neuromuskulär
–

sonstige/unklar/multifaktoriell
–

29.2.1 Hypophyseninsuffizienz

Definition

Die Hypophyseninsuffizienz kann
- komplett (Panhypopituitarismus) sein,
- sich auf den Hypophysenvorderlappen (HVL-Insuffizienz)oder Hypophysenhinterlappen (Diabetes insipidus centralis) beschränken oder
- isolierte Ausfälle einzelner Hormone betreffen (Partialinsuffizienz, z.B. Wachstumshormonmangel).

Hypophysenvorderlappeninsuffizienz

Endorganresistenz gegenüber der Hormonwirkung **(Rezeptordefekte)** kann ähnliche klinische Bilder hervorrufen wie die gestörte Hormonsekretion.

S Entstehung der Symptome

Der Ausfall der Hypophysenhormone wird klinisch dadurch manifest, daß einzelne endokrine Partialfunktionen ausfallen und sich die dadurch entstehenden Effekte addieren (Nebennierenrindeninsuffizienz, Hypothyreose und Hypogonadismus) (Tab.29-1).

Diagnose

Wichtig ist nicht nur die Abschätzung der Basalrate der Hormonsekretion sonden auch die Beurteilung der Funk-

Tab. 29-1 Symptome der HVL-Insuffizienz.

Hormonmangel	Symptomatik
GH	Kinder/Jugendliche: Minderwuchs, Ausbleiben der Pubertätsentwicklung
	Erwachsene: diskrete Auswirkungen auf muskuläre Leistungsreserve, Fettstoffwechsel, Knochenmasse und das psychische Wohlbefinden
ACTH	Blässe, Hypotonie, Schwäche, Adynamie bis hin zur Addison- Krise, Ausfall der Achsel- und Pubesbehaarung (Fehlen der Nebennierenandrogene)
TSH	Müdigkeit, Frieren, Hypotonie
LH, FSH,	Libido-, Potenzverlust, Amenorrhö, Infertilität, Abnahme der Körperbehaarung und des Bartwuchses
Prolactin	Unfähigkeit zu Stillen (Leitsymptom des Sheehan-Syndroms)

tionsreserve und vollen Leistungsfähigkeit des Systems im Hinblick auf Streßsituationen.

Therapieansätze

Bei der HVL-Insuffizienz werden die ausgefallenen Hormone bedarfsgerecht substituiert und im Falle von Streßereignissen wie Traumata, Unfällen und fieberhaften Infekten die Dosis angepaßt.

Hypophysenhinterlappeninsuffizienz (Diabetes insipidus centralis)

Ätiologie und Pathogenese

Ursachen der fehlenden ADH-Sekretion sind
- genetische familiäre Erkrankungen,
- ein Autoimmunprozeß,
- ein Trauma mit Abriß des Hypophysenstiels,
- ein großer Hypophysentumor mit Kompression des Hypophysenstiels oder
- andere Ursachen (selten).

Ein dem ADH-Mangel vergleichbarer klinischer Zustand wird durch fehlendes Ansprechen des Hormons, die sog. **ADH-Resistenz,** bewirkt **(Diabetes insipidus renalis).** Sie kann durch Elektrolytentgleisung (Hyperkalzämie, Hypokaliämie), Nierenerkrankung (Nephritis, Amyloidose) oder Medikamentenwirkung (Li) hervorgerufen werden.

Entstehung der Symptome

Folgen einer ungenügenden ADH-Sekretion sind: Polyurie, Nykturie und Polydipsie (5–30 Liter pro Tag).

29.2.2 Hormonexzeß-Syndrome

Eine unregulierte Hormonsekretion (Hormonüberproduktion nicht obligat) führt in Abhängigkeit von dem jeweils sezernierten Hormon zu typischen Krankheitsbildern.

Seltener kommt eine gleichzeitige Mehrsekretion mehrerer hypophysärer Hormone vor.

Ätiologie und Pathogenese

Ursachen eines Exzesses von Hypophysenhormonen sind
- **Hypophysentumoren:** hormonsezernierende Hypophysenadenome, äußerst selten Malignome
- **paraneoplastische (ektope) Hormonbildung:** ACTH-produzierndes Karzinoid oder Bronchialkarzinom, GHRH-produzierender Pankreastumor

Bei etwa 40% der GH-sezernierenden Adenome wurde eine Mutation im G-Protein (Gsa-Untereinheit) nachgewiesen. Sie führt dazu, daß das System konstitutiv aktiviert und damit die Adenylatcyclaseaktivität aktiviert wird.

ACTH-Exzeß: Cushing-Syndrom (s.Kap. 32)

Eine langdauernde ungehemmte ACTH-Sekretion nach beidseitiger Adrenalektomie kann in einen ACTH-produzierenden Hypophysentumor übergehen **(Nelson-Tumor).**

Bei Erkrankungen mit vermehrter ACTH-Sekretion (z.B. Morbus Addison und Nelson-Syndrom) ist die **Haut** verstärkt **braun gefärbt.** Das geht auf eine primäre ACTH-Wirkung an den Melanozyten zurück.

GH-Exzeß: Gigantismus, Akromegalie

Das Wachstumshormon wird weiterhin episodisch sezerniert. Allerdings sind Anzahl, Dauer, Amplitude und Regelmäßigkeit der sekretorischen Episoden während der 24-Stunden-Periode gestört.

Es fehlt der physiologische nächtliche GH-Anstieg und stimulierende und supprimierende Substanzen werden abnorm beantwortet.

Physiologischerweise läßt sich das Wachstumshormon durch Glucose supprimieren **(diagnostischer Glucosebelastungstest).** Bei der Akromegalie ist eine Suppression der autonomen GH-Produktion nicht möglich.

Entstehung der Symptome

Typische **Auswirkungen** sind
- Zunahme des linearen Größenwachstums im Kindes- bzw. Jugendalter **(Gigantismus),**
- Breitenzunahme der Knochen beim Erwachsenen, die sich in typischer und beim Vollbild auch in leicht erkennbarer Weise an den Akren und den Extremitäten manifestiert **(Akromegalie),**
- Weichteilschwellung, Carpaltunnelsyndrom, Schwitzen,
- Wachstum innerer Organe **(Viszeromegalie),** z.B. Makroglossie, Kardiomegalie, Hepatomegalie, Struma, Kolonpolypen, -karzinom,
- weitere Symptome wie Schlafapnoe-Syndrom, Gelenk-, Wirbelsäulenschmerzen, Diabetes mellitus, Hypertonie, Zyklusstörungen, Potenzstörungen, **psychischen Veränderungen,**
- Kopfschmerzen und Sehstörungen (bitemporale Hemianopsie, Chiasma-Syndrom) bei großen Hypophysenadenomen mit raumfordernder Wirkung.

Prolactinmehrsekretion: Hyperprolaktinämie-Syndrom

Die Prolactinerhöhung kann im wesentlichen funktionell bedingt sein oder von einem Prolactin-produzierenden Hypohysenadenom (Prolaktinom) ausgehen (Tab. 29-2). Stark erhöhte Prolactin-Spiegel (> 200 ng/m)l finden sich praktisch ausschließlich bei Prolaktinomen. Das Prolaktinom ist der häufigste Hypophysentumor.

Entstehung der Symptome

Symptome der Hyperprolaktinämie sind
- Galaktorrhö (ca. 30% der Fälle, abhängig vom Östrogenspiegel),
- Störung der pulsatilen Freisetzung von LH und FSH,
- sekundärer Hypogonadismus mit der Folge von Zyklusstörungen, sekundärer Amenorrhö, Infertilität, Hirsutismus (selten) der Frau, Libidoverlust, Impotenz, Gynäkomastie (selten) des Mannes,
- weitere Folgekrankheiten des Hypogonadismus (z.B. Osteoporose),
- Insulinantagonismus mit Begünstigung eines Diabetes mellitus.

Therapieansätze

Therapeutisch werden **Dopaminagonisten** (z.B. Bromocriptin, Lisurid, Carbengolid) mit großem Erfolg zur Prolactinhemmung angewendet.

ADH-Überproduktion: Syndrom der inappropriaten ADH-Sekretion (SIADH)

Die ADH-Sekretion ist inappropriat erhöht im Verhältnis zur Plasmaosmolalität.
Ursachen können sein
- eine maligne Erkrankung mit ektoper ADH-Sekretion (z.B. Bronchial-Karzinome),
- seltener benigne Lungenerkrankungen, z.B. eine Lungentuberkulose,
- zahlreiche Erkrankungen des ZNS mit vorübergehender Steigerung der ADH-Sekretion einschließlich Schädelhirntrauma, Anästhesie, Schmerzen, Angstzustände,
- endokrine Erkrankungen wie Nebennierenrindeninsuffizienz, Hypothyreose, HVL-Insuffizienz,
- Medikamente, die die ADH-Sekretion stimulieren (z.B. Chlorpropramid, Carbamazepin, Narkosemittel und Zytostatika wie Vincristin und Cyclophosphamid).

Entstehung der Symptome

Symptome der nicht bedarfsgerechten, unangemessen hohen ADH-Freisetzung bei normaler Flüssigkeitszufuhr sind: Wasserretention, hypotone Hyperhydration, Hypoosmolalität und Hyponatriämie mit der Gefahr der Entwicklung eines Hirnödems. Die Urin-Osmolalität übersteigt fast immer die Plasmaosmolalität, in jedem Falle ist sie aber überhöht.

Therapieansätze

Therapieansätze sind Flüssigkeitsrestriktion, bei gravierenden Fällen Infusion einer hypertonen Kochsalzlösung und evtl. zukünftig ADH-Antagonisten.

Chrousos, G.P.: Stressors, stress, and neuroendocrine integration of the adaptive response. The 1997 Hans Selye Memorial Lecture. Ann NY Acad Sci 851 (1998) 311-335.
Melmed, S: Pituitary neoplasia. Endocrinol Metab Clin North Am 23 (1994) 81-92.
Oelkers, W.K.: Hypopituitarism. Curr Ther Endocrinol Metab 6 (1997) 27-31.
Stratakis, C.A., G.P. Chrousos: Neuroendocrinology ans pathophysiology of the stress system. Ann NY Acad Sci 771 (1995) 1-18.
Turnbull, A.V., C. Rivier: Regulation of the HPA axis by cytokines. Brain Behav Immun 9 (1995) 253-275.

Tab. 29-2 Ursachen der Hyperprolaktinämie.

Physiologisch	Schwangerschaft, Stillen, Mamillenirritation, körperliche Belastung, Streß, Schlaf, Neonatalzeit
Medikamentös	Östrogene, TRH, VIP, Dopaminantagonisten wie Phenothiazine, Haloperidol, Metoclopramid, Alpha-Methyl-Dopa, Opiate
Prolaktinom	Mikroprolaktinom < 1 cm, Makroprolaktinom > 1 cm, Mischtumoren.
PIF-Ausfall	Läsionen des Hypophysenstiels, z.B. im Rahmen von großen Hypophysentumoren, Traumata, Entzündungen.
Sonstige	Hypothyreose, chronisches Nierenversagen, schwere Lebererkrankungen, Thoraxwandirritationen.

PIF= Prolaktin-inhibiting-Factor (Dopamin)

30 Schilddrüse

Rudolf Hörmann, Klaus Mann

30.1 Physiologie und Pathophysiologie

(Adaptionsmechanismen der Organfunktion)

30.1.1 Jodstoffwechsel

Ein zentraler Baustein für die Synthese der Schilddrüsenhormone ist das Element Jod, das über die Nahrung aufgenommen wird.
Bei **Jodmangel** werden Funktionsänderungen über Anpassungsreaktionen und morphologische Veränderungen kompensiert. Es bilden sich Struma und/oder Schilddrüsenknoten.

Das Jod wird mit der Nahrung bzw. dem Trinkwasser zugeführt und im Dünndarm rasch und nahezu vollständig resorbiert. Über einen Jodidtransporter gelangt das aufgenommene Jod aktiv in die **Schilddrüse** und wird dort in bis zu 50facher Konzentration angereichert (Abb. 30-1). Die intrathyreoidale Jodaufnahme wird in Abhängigkeit von der zur Verfügung stehenden Jodmenge angepaßt.

Nicht verwertetes Jodid oder aus dem Abbau von Schilddrüsenhormonen anfallendes Jodid wird überwiegend **renal eliminiert.**

Der tägliche **Jodbedarf** beträgt ca. 200 µg. In Deutschland besteht ein **endemischer Jodmangel,** der auf die Auslaugung des Bodens durch die Gletscherbewegung während der Eiszeit zurückgeht.

30.1.2 Schilddrüsenhormonsynthese

Nachdem Jod in die Schilddrüsenzelle aufgenommen wurde, wird es zur apikalen Zellmembran transportiert, zu einer organischen Jodverbindung oxidiert und in die Tyrosylreste des Speicherproteins Thyreoglobulin eingebaut. Dieser Prozeß findet an der apikalen Zellmembran statt und wird durch das Enzym **Schilddrüsen-Peroxidase (TPO)** katalysiert (Abb. 30-1).

Jodid wird in diesem enzymatischen Prozeß mit Hilfe von H_2O_2 oxidiert und über die Vorstufen 3'-Monojodthyrosin (MIT) und 3'-5'-Dijodthyrosin (DIT) in **Tetrajodthyronin (Levothyroxin, T_4)** und **Trijodthyronin (T_3)** eingebaut. T_4 und T_3 werden an Thyreoglobulin gebunden im Follikellumen gespeichert.

Bei Jodmangel erhöht sich im Thyreoglobulin das Verhältnis von MIT zu DIT.

Das durch Monodejodierung aus T_4 entstandene Reverse-T_3 ist biologisch inaktiv.

Das Speicherprotein der Schilddrüsenhormone, das **Thyreoglobulin** ist ein 660 000 Dalton großes Glykoprotein. Es wird von den Thyreozyten in großer Menge synthetisiert und enthält 1–20 Jodatome pro Molekül. In geringen Mengen kommt es auch zu einem Übertritt des Thyreoglobulins in die Blutbahn.Die Schilddrüsenhormone werden aus dem Thyreoglobulin bedarfsweise freigesetzt und sezerniert. Dieser Vorgang wird vom hypophysären thyreoideastimulierenden Hormon TSH **reguliert.** Die tägliche **T_4-Sekretionsrate** beträgt ca. 100 µg, die Sekretionsrate von T_3 ca. 10 µg/Tag. Die Schilddrüsenhormone werden im Blut zu einem sehr hohen Prozentsatz (über 99,9%) an Eiweiß gebunden, insbesondere an das spezifische **Thyroxin-bindende Globulin (TBG),** weniger an Transthyretin.

Die **Halbwertszeit des Thyroxins** beträgt 8 Tage; sie ändert sich in Abhängigkeit von der Schilddrüsenfunktion.

Biologisch wirksam sind die **freien Hormone** (ca. 0,03%), nicht die Gesamthormonkonzentration. Es ist daher pathophysiologisch wichtig und klinisch entscheidend, eine nicht-therapiebedürftige sog. **Hyperthyroxinämie** von einer **Hyperthyreose** zu differenzieren.

Bei der Hyperthyroxinämie ist das Gesamt-Thyroxin, nicht das freie Hormon erhöht, da TBG meist vermehrt in der Leber gebildet wird. Häufig induzieren Östrogene während der Schwangerschaft oder der Einnahme von Ovulationshemmern diesen Prozeß.

T_3 besitzt eine niedrigere Affinität für die Bindungsproteine als T_4, ist jedoch immer noch im sehr starken Maße eiweißgebunden. Die **Halbwertszeit von T_3** ist mit 2–3 Tagen kürzer als die des T_4.

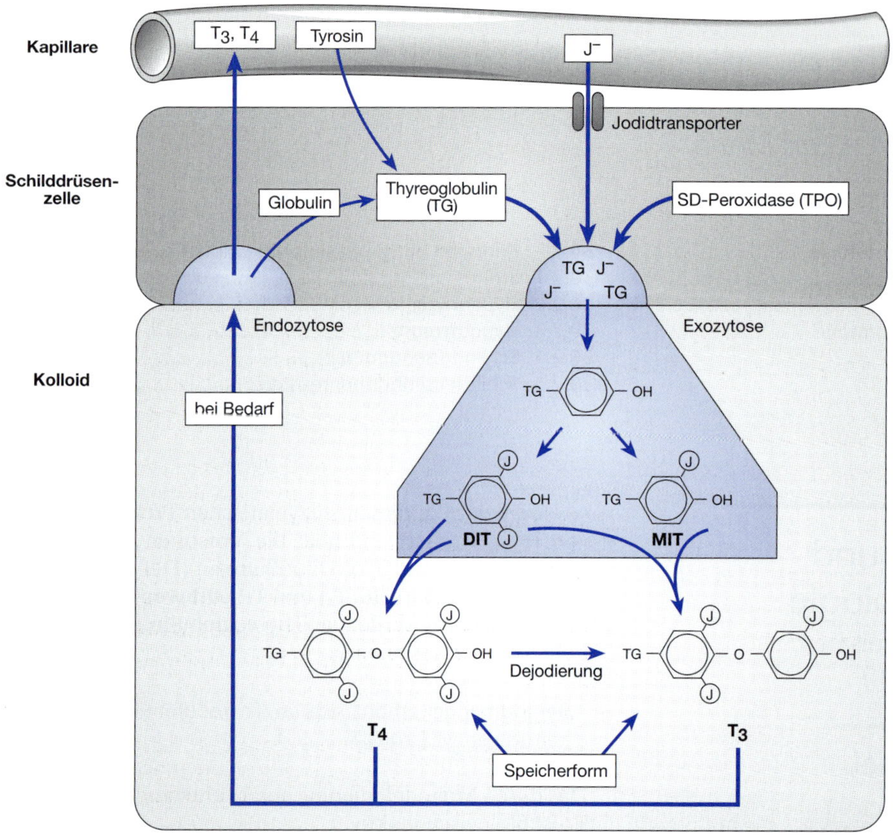

Abb. 30-1 Schilddrüsen-Hormonsynthese.
DIT: Dijodtyrosin
MIT: Monojodtyrosin
T_3: Trijodthyronin
T_4: Thyroxin, Tetrajodthyronin

Zahlreiche Gewebe können T_4 mit Hilfe eines Selenoenzyms der **Typ-I-5'-Dejodase** in das aktive Hormon T_3 umwandeln **(periphere Konversion).** Dies stellt einen wichtigen Regulationsmechanismus auf lokaler Ebene dar. T_3 beeinflußt durch die Bindung an den **T_3-Rezeptor,** der zur Familie der Steroidhormonrezeptoren gehört, die Expression bestimmter Gene.

30.1.3 Wirkung der Schilddrüsenhormone

Schilddrüsenhormone bewirken allgemein eine Aktivierung verschiedener Stoffwechselprozesse und führen zur **Steigerung des Grundumsatzes.**

Schilddrüsenhormone
- erhöhen den oxidativen Stoffwechsel der Mitochondrien,
- steigern den Sauerstoff-, und Energieverbrauch und die Wärmeproduktion,
- wirken katabol, lipolytisch und glykogenabbauend.

Sie potenzieren die Wirkung der Katecholamine z.B. durch vermehrte Bildung von β-Adrenorezeptoren am Herzen.

Schilddrüsenhormone sind für ein normales **Wachstum** und die **Gehirnentwicklung** besonders wichtig. Eine Hypothyreose sowie ein schwerer Jodmangel in der Entwicklungsgeschichte des Feten führen zum Kretinismus, eine Hypothyreose im Wachstumsalter zu Minderwuchs.

Beim Myozyten induzieren Schilddrüsenhormone ein qualitativ verändertes Myoglobin mit verstärkter ATPase-Aktivität und einem gesteigerten Kontraktionsvermögen. Störungen der Schilddrüsenfunktion sollen auf hypophysärer Ebene durch eine entsprechend angepaßte erhöhte oder erniedrigte Sekretion von **TSH** kompensiert werden. Neben der hypophysären Kontrolle bestehen weitere **Autoregulationsmechanismen** auf lokaler Ebene der Schilddrüse. Sie beeinflussen insbesondere die Jodaufnahme und die relative Abgabe von T_3 und T_4. Eine weitere Modulation findet durch die extrathyreoidale Konversion von T_4 zu aktivem T_3 statt.

Schwere Allgemeinerkrankungen verursachen häufig eine Bindungsverdrängung durch freie Fettsäuren und Zytokineinflüsse das sogenannte **Low-T_3-Syndrom.** Es wird jedoch nicht als eine symptomatische, therapiebedürftige Hypothyreose, sondern als eine schützende Anpassungsreaktion interpretiert.

30.2 Klinische Pathophysiologie

Bei Erkrankungen der Schilddrüse lassen sich im wesentlichen Veränderungen der **Morphologie** und **Störungen der Funktion** unterscheiden. Nicht jede Schilddrüsenkrankheit muß mit einer gestörten Schilddrüsenfunktion einhergehen.

Einteilung der Krankheitsbilder nach Ätiologie und Pathogenese

genetisch/angeboren
- Schilddrüsenaplasie, -dysplasie, -ektopie (Zungengrundschilddrüse) - **hypo**
- Jodfehlverwertung (Dyshormogenese, mindestens 6 verschiedene Formen) - **hypo**
- Schilddrüsenhormonresistenz-Syndrome - **eu**
- intrauterin erworbener Jodmangel, Jodexzeß - **hypo**
- strumige Substanzen - **eu**
- immunogene Faktoren - **hypo/hyper**

erworben

1 metabolisch/nutritiv
- Jodmangelstruma - **eu**

2 dysregulativ/hormonell
- funktionelle Autonomie (disseminiert, unifokal, multifokal) - **hyper**
- Hyperthyreose bei erhöhtem TSH oder TSH-ähnlichen Substanzen, humanem Choriongonadotropin (hG) - **hyper**

3 degenerativ
- Hypothyreose nach Strahlentherapie/Chemotherapie - **hypo**

4 vaskulär
- –

5 entzündlich/immunologisch
- Morbus Basedow - **hyper**
- Hashimoto-Thyreoiditis, Autoimmunthyreoiditis
- subakute Thyreoiditis de Quervain
- Strahlenthyreoiditis - **hypo**

6 infektiös
- –

7 neoplastisch
- Schilddrüsenadenome - **eu/hyper**
- Schilddrüsenkarzinome - **eu**

8 medikamentös/toxisch
- Thyreotoxicosis factitia
- Hyperthyreose nach Kontrastmittel
- Zytokin-induzierte Thyeoiditis
- Hyperthyreose durch Amiodarone - **hyper**

9 mechanisch
- traumatische Hypophyseninsuffizienz
- postoperative Hypophyseninsuffizienz - **hypo**

10 neuromuskulär
- –

sonstige/unklar/multifaktoriell
- –

eu: euthyreot, hypo: hypothyreot, hyper: hyperthyreot

30.2.1 Struma

Definition

Die Struma ist als Vergrößerung der Schilddrüse (> 25 ml beim erwachsenen Mann und > 18 ml bei der erwachsenen Frau) definiert.

Das Schildrüsenvolumen wird sonographisch ermittelt. Eine Organvergrößerung ohne Funktionsstörung wird als **euthyreote Struma** bezeichnet, bei fehlenden Knoten spricht man von einer Struma diffusa, bei Vorliegen von Knoten von einer Struma nodosa.

Die euthyreote Struma ist die häufigste Schilddrüsenerkrankung in Deutschland (30–50% der Bevölkerung).

Ätiologie und Pathogenese

Die Pathogenese der Struma ist nicht einheitlich, jedoch geht der überwiegende Anteil (~90%) der euthyreoten Strumen ursächlich auf den **alimentären Jodmangel** zurück. Andere Ursachen wie Autoimmunerkrankungen, Entzündungen, Tumoren der Schilddrüse sind vergleichsweise selten. Es ist aber wichtig, diese differentialdiagnostisch von der Jodmangel-Struma abzugrenzen.
Die Schilddrüse reagiert auf den alimentären Jodmangel mit:
- **Hyperplasie:** echte Vermehrung der Zellzahl,
- **Hypertrophie:** funktionelle Aktivierung und Größenzunahme der Einzelzellen (Abb. 30-2).

Die größere Rolle spielt dabei die direkt über den Jodgehalt regulierte Wirkung von **Jodlipiden** und **lokalen Wachstumsfaktoren,** die eine Hyperplasie induzieren. Gut belegt ist der Effekt verschiedener Wachstumsfaktoren wie EGF (epidermal growth factor) und IGF-I (insulinlike growth factor) sowie TGFβ (transforming growth factor), die entweder autokrin von den Schilddrüsenzellen selbst oder parakrin vom benachbarten Bindegewebe freigesetzt werden. Im Gegensatz dazu bewirkt das TSH vornehmlich eine Hypertrophie.

Ein länger bestehender Jodmangel geht über eine einfache Zellvermehrung bzw. Volumenzunahme der einzelnen Zellen hinaus und führt zu weitreichenden Umbauvorgängen, die letztlich als **Schilddrüsenknoten** in Erscheinung treten.

Entstehung der Symptome

Symptome der Struma sind je nach Ausprägung
- fehlend,
- lokales Kloßgefühl, Schluckbeschwerden, Mißempfindung beim Tragen von Kleidungsstücken,
- fortschreitende mechanische Beeinträchtigung, Atemnot, Stridor, Heiserkeit, obere Einflußstauung.

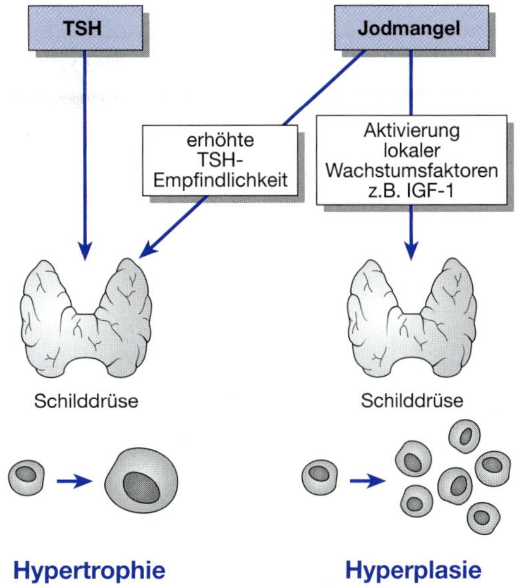

Abb. 30-2 Pathophysiologie des Strumawachstums.

Therapieansätze

Im Vordergrund der Struma-Prophylaxe und Therapie steht der möglichst frühzeitige Ausgleich des pathogenetisch entscheidenden alimentären Jodmangels (Gabe von 100–200 µg/Tag Jodid).

30.2.2 Hyperthyreose

Als Hyperthyreose bezeichnet man die **gesteigerte Wirkung der Schilddrüsenhormone** auf **zahlreiche Organfunktionen.**

Die Hyperthyreose ist ein Symptomenkomplex, dem ursächlich verschiedene Erkrankungen zugrunde liegen können.

Morbus Basedow

Definition

Der Morbus Basedow ist eine **systemische Autoimmunerkrankung** mit Manifestation an der Schilddrüse und anderen Organen (endokrine Orbitopathie).

Ätiologie und Pathogenese

Abbildung 30-3 zeigt schematisch die pathogenetische Vorstellung. Es handelt sich hier weniger um eine eigenständige Erkrankung der Schilddrüse selbst. Die Schilddrüse wird vielmehr durch ein **autoaggressives Immunsystem** verstärkt stimuliert (s.a. Kap. 9.2.6). Genetische Disposition (Defekt der schilddrüsenspezifischen T-Zell-Suppressorfunktion, Assoziation mit HLA-Allelen DR3, B8/B35) und exogene Auslösefaktoren (z.B. Streßereignisse verschiedener Art, Infektionen, Traumata, Operationen, Rauchen) führen zusammen zur Bildung von Antikörpern gegen Schilddrüsenautoantigene. Der Thyreozyt selbst kann dabei HLA-Klasse-II-Antigene exprimieren und Autoantigene präsentieren. Es kommt zur Aktivierung von T-Helferzellen, die Zytokine freisetzen und dadurch die B-Lymphozyten zur Antikörperbildung stimulieren. Zytokine und TSH-Rezeptorantikörper verstärken in einem Circulus vitiosus die Antigenpräsentation und Autoimmunreaktion.

Die wichtigsten **thyreoidalen Autoantigene** sind der TSH-Rezeptor, die Schilddrüsen-Peroxidase (früher als mikrosomales Antigen bezeichnet) und das Thyreoglobulin.

Antikörper gegen den TSH-Rezeptor aktivieren in ähnlicher, jedoch unkontrollierter Weise wie das hypophysäre Hormon TSH die Schilddrüse. Dies führt zur Hyperthyreose mit und ohne konsekutiver Organvergrößerung (Struma). Die TSH-Rezeptor-Antikörper sind im Patientenserum nachweisbar. Neben stimulierenden können auch blockierende TSH-Rezeptorantikörper auftreten, deren Überwiegen zur Hypothyreose führt.

Extrathyreoidale Manifestationen des M. Basedow sind die endokrine Orbitopathie, das prätibiale Myxödem und die seltene Akropachie (Einschränkung der Fingerbeweglichkeit).

Die **endokrine Orbitopathie** kann beidseitig und einseitig auftreten und kommt auch bei Euthyreose und Hypothyreose vor. Sie ist durch Protrusio, Lidschwellungen, Chemosis, Augenmuskelbeteiligung mit Doppelbildern, selten Visusverschlechterung gekennzeichnet. Ihr liegt ein zellulärer Immunprozeß zugrunde, bei dem T-Lymphozyten in das retroorbitale Bindegewebe und die Augenmuskeln einwandern. Dadurch werden retroorbital Bindegewebe vermehrt, Mucopolysacharide gebildet, ein Ödem verursacht und die Augenmuskeln verdickt.

Funktionelle Autonomie der Schilddrüse

Definition

Bei der Autonomie der Schilddrüse wird die Hormonsekretion nicht wie im normalen Fall zentral reguliert, sondern erfolgt unabhängig von der hypophysären Steuerung. Die Hormonsekretion wird dabei nicht an den tatsächlichen Hormonbedarf angepaßt.

Klinisch unterscheidet man:

- eine sogenannte **unifokale Autonomie,** entsprechend einem szintigraphisch singulären heißen Schilddrüsenknoten,
- eine **multifokale Autonomie** mit mehreren Knoten und
- eine **disseminierten Autonomie** ohne Knotenbildung.

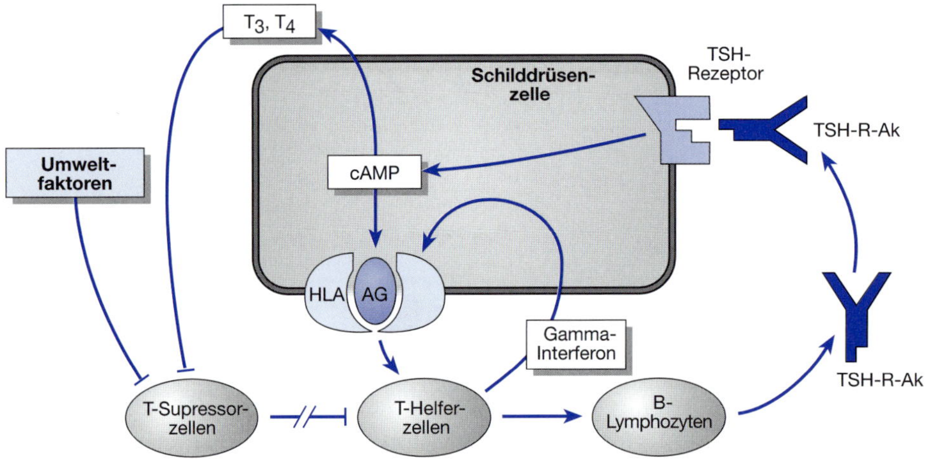

Abb. 30-3 Pathogenese des Morbus Basedow (nach Volpé).

Ätiologie und Pathogenese

In Jodmangelgebieten ist die **funktionelle Autonomie** der Schilddrüse die häufigste Ursache (ca. 60%) einer Hyperthyreose.

Auch die gesunde Schilddrüse enthält eine geringe Menge autonomer Zellen. Erst bei **chronischem Jodmangel** nimmt die Zahl der autonomen Zellen langsam und stetig zu. Sie werden schließlich über Jahre zum sichtbaren **Knoten,** übernehmen in funktioneller Hinsicht einen immer höheren Anteil an der Schilddrüsenhormonproduktion und gehen langsam in die Hyperthyreose über.

Auf molekularer Ebene wurden **Mutationen** im TSH-Rezeptor und im Rezeptor-gekoppelten G-Protein aufgedeckt, die mit einer TSH-unabhängigen Aktivierung des Rezeptors bzw. des G-Proteins einhergehen.

Funktionell aktive und funktionell inaktive Knotenbildungen der Schilddrüse lassen sich mit Hilfe einer **^{99m}Technetium-Szintigraphie** der Schilddrüse unterscheiden. Im **Ultraschallbild** sind die Knoten erkennbar, jedoch ist ihre funktionelle Zuordnung nicht möglich.

Entstehung der Symptome

Die Auswirkungen des Hormonexzesses betreffen nahezu alle Organsysteme (Tab. 30-1).

Pathophysiologisch wird das klinische Bild entscheidend dadurch geprägt, ob die Hyperthyreose akut einsetzt oder wie lange sie bereits besteht. Daraus erklärt sich die ausgeprägte Klinik der Hyperthyreose bei **Jugendlichen,** der meist eine rasch einsetzende Autoimmunhyperthyreose zugrunde liegt. Im Gegensatz dazu ist die Hyperthyreose **älteren Patienten** symptomarm, da sich hier die Autonomie der Schilddrüse während vieler Jahre langsam steigert.

Die **thyreotoxische Krise** stellt eine lebensbedrohliche Exazerbation der Krankheit dar mit Tachykardie > 150/Min., Herzrhythmusstörungen, Hyperthermie bis hohem Fieber, Hypertonie, profusem Schwitzen, Dehydration, Diarrhöen, Unruhe, Agitiertheit, Tremor, Somnolenz bis hin zum Koma.

Tab. 30-1 Typische Symptome der Hyperthyreose.

Organsystem	subjektiv	objektiv
Metabolismus	Appetit-steigerung	Gewichtsabnahme, selten Gewichtszunahme (wenn Appetitsteigerung überwiegt)
Integument	Wärmeintoleranz, Schwitzen	feuchtwarme Haut, Haarausfall
Herz, Kreislauf	Herzklopfen, Palpitationen,	Ruhetachykardie, Tachyarrhythmia absoluta, Dyspnoe, Herzinsuffizienz, Hypertonie
Neuromuskuläres System	Nervosität, innere Unruhe,	Tremor, Muskelschwäche
Gastro-intestinaltrakt	Stuhlveränderungen	Diarrhöen
Psyche	depressive Stimmung	Schlafstörungen
allgemein	Schwäche	reduzierter Ernährungszustand

Tab. 30-2 Typische Symptome der Hypothyreose.

Organsystem	subjektiv	objektiv
Metabolismus	Appetit-minderung	Gewichszunahme, Adipositas, Hypercholesterinaemie
Integument	Kälteempfindlichkeit, Frieren	trockene Haut, Haarausfall, Blässe, Lidödeme
Herz, Kreislauf	Ödeme, Dyspnoe	Bradykardie, Myxödemherz, Pleuraerguß, Hypoventilation, CO_2-Retention
Neuromuskuläres System	Verlangsamung	Hyporeflexie, Myopathie (CK-Erhöhung)
Gastro-intestinaltrakt	Stuhlveränderungen	Obstipation
Psyche	depressive Stimmung	Antriebsarmut
allgemein	Müdigkeit	Leistungsabfall

Therapieansätze

Zur Therapie werden Medikamente (Thyreostatika), die Radiojodtherapie und chirurgische Verfahren eingesetzt.

30.2.3 Hypothyreose

Definition

Als Hypothyreose wird ein Mangel an Schilddrüsenhormonen mit den damit verbundenen Auswirkungen an den Organsystemen definiert.

Ätiologie und Pathogenese

Überwiegend liegt der Hypothyreose eine Erkrankung der Schilddrüse selbst zugrunde und nur selten besteht ein TSH-Mangel mit konsekutiver, sekundärer Hypothyreose.

Entstehung der Symptome

Gemäß der biologischen Wirkung der Schilddrüsenhormone führt der Ausfall zu Störungen verschiedener Organsysteme (Tab. 30-2).

Die schwere Hypothyreose kann über Symptome wie Verlangsamung, Verwirrtheit, Apathie und Somnolenz ins **hypothyreote Koma** übergehen.

Beim Neugeborenen und Kind finden sich häufig ein Icterus prolongatus, verzögerte Knochenreifung, Gedeih-/Wachstumsstörung, Taubheit, Kretinismus.

Therapieansätze

Therapeutisch führt die Substitution mit Schilddrüsenhormonen (50–200 µg Levothyroxin) zur vollständigen Rückbildung der Symptome.

30.2.4 Schilddrüsentumoren

Definition

Die Tumoren der Schilddrüse umfassen gutartige Knotenbildungen auf der Grundlage eines Jodmangels, echte benigne Neoplasien und maligne Tumoren (überwiegend Karzinome).

Ätiologie und Pathogenese

Wir unterscheiden

- Knoten mit autonomem Wachstum und autonomer Funktion **(heiße Knoten),** die heute als uni- oder multifokale Autonomie bezeichnet werden, und
- funktionell inaktive **(kalte) Knoten,** die sich lediglich durch eine Autonomie des Wachstums auszeichnen.

Die im Vergleich zu den gutartigen Tumoren seltenen **Malignome der Schilddrüse** sind meist Karzinome. Davon sind ca. 80% differenzierte papilläre und follikuläre Karzinome, ca. 10% undifferenzierte Karzinome und ca. 10% medulläre Karzinome, die von den C-Zellen ausgehen.

Mutagene und initiierte Faktoren führen in Verbindung mit einer vermehrten TSH-Wirkung zur malignen Entartung. Eine externe Radiatio im Kindesalter kann mit einer Latenzzeit von 5–30 Jahren zur Manifestation eines Schilddrüsenmalignoms führen. Therapeutische ^{131}Jod-Dosen bis 500 rad stellen kein erhöhtes Risiko dar. Der Jodmangel ist kein auslösender Faktor, führt jedoch zu einer Verschiebung des histologischen Malignomtyps zu niedrig differenzierten Karzinomen. Die pathophysiologische Bedeutung von Onkogenen ist für den Sonderfall des medullären Schilddrüsenkarzinoms gesichert und aufgeklärt. Überwiegend handelt es sich um eine sporadisch auftretende somatische Mutation im Ret-Protoonkogen auf Chromosom 10, bei mindestens 10% der Patienten um Keimzellmutationen mit familiären Formen des medullären Schilddrüsenkarzinoms. Die familiäre Form ist häufig mit anderen endokrinen Tumoren wie Phäochromozytom und Hyperparathyreoidismus (multiple endokrine Neoplasie Typ II a oder Sipple-Syndrom) oder neurokutanen Tumoren und verschiedenen Mißbildungen (multiple endokrine Neoplasie Typ IIb) vergesellschaftet. Onkogenträger (Gentests sind verfügbar) haben eine nahezu 100%ige Wahrscheinlichkeit, ein medulläres Schilddrüsenkarzinom zu entwickeln. Diarrhöen bei fortgeschrittenen Tumorleiden werden durch die hohen Calcitoninspiegel erklärt. Beim differenzierten Schilddrüsenkarzinom gibt es Hinweise, daß Protoonkogene an der Pathogenese des Schilddrüsenkarzinoms beteiligt sind, und TSH in Verbindung mit anderen Wachstumsfaktoren und deren Rezeptoren die maligne Proliferation stimuliert.

Therapieansätze

Die wichtigsten Therapieprinzipien beim Schilddrüsenkarzinom stellen die totale Thyreoidektomie, die TSH-suppressive Behandlung mit Levothyroxin und die spezifische Radiojod-Therapie dar. Im Vergleich zu anderen soliden Malignomen weisen die differenzierten Schilddrüsenkarzinome eine sehr günstige Prognose auf.

30.2.5 Schilddrüsenhormonresistenz

Definition

Den Schilddrüsenhormonresistenz-Syndromen liegt ein mangelndes Ansprechen der Zielorgane zugrunde, meist auf Grund von Rezeptordefekten.

Ätiologie und Pathogenese

Mutationen im nukleären T_3-Rezeptor verhindern die DNA-Bindung und Wirkung der Schilddrüsenhormone an den Zielzellen des Körpers und bedingen die Schilddrüsenhormonresistenz, eine angeborene Erkrankung, die ein normales oder erhöhtes TSH bei erhöhten freien Schilddrüsenhormonkonzentrationen auszeichnet.
Durch die erhöhten Schilddrüsenhormonspiegel in der Zirkulation wird der Defekt meist kompensiert und die Patienten sind klinisch euthyreot (generalisierte Schilddrüsenhormonresistenz). Bei partiellen Schilddrüsenhormonresistenzen, die nur die Hypophyse betreffen, kann eine hyperthyreote Stoffwechsellage entstehen.

Mutationen im TSH-Rezeptor-Gen können zu einer Funktionseinschränkung (Resistenz) oder einer Funktionssteigerung durch konstitutive Aktivierung des Rezeptors (unifokale Autonomie, familiäre Formen einer nichtimmunogenen Hyperthyreose) führen.

Braverman, L.E., R.D. Utiger: The Thyroid, 7th ed. Lippincott-Raven Philadelphia, New York, London, Hagerstown 1996.
Hoermann, R.: Schilddrüsenkrankheiten. Leitfaden für Praxis und Klinik, 2. Aufl. Blackwell, Berlin 1998.
Pfannenstiel, P., L.A. Hotze, B. Saller: Schilddrüsenkrnkheiten. Diagnose und Therapie, 3. Aufl. Berliner Medizinische Verlagsanstalt, Berlin 1997.

31 Nebenschilddrüse

Rudolf Hörmann, Klaus Mann

31.1 Physiologie und Pathophysiologie (Adaptionsmechanismen der Organfunktion)

31.1.1 Wirkungen des Parathormons (PTH)

Parathormon ist ein Polypeptid aus 84 Aminosäuren und mit einem Molekulargewicht von 9500 D. Die entscheidenden Regulationsschritte finden v.a. auf der Ebene der Sekretion von Parathormon statt, weniger in seiner Biosynthese, die einen langsamen Prozeß darstellt.

Bei der **Sekretion** werden neben dem intakten Hormon eine Reihe von Fragmenten des Hormons in die Zirkulation abgegeben. Diese Hormonfragmente besitzen keine wesentliche Bioaktivität. Mit unterschiedlichen immunologischen Methoden werden unterschiedliche Konzentrationen an immunoreaktivem Parathormon gemessen, da die Fragmente teilweise mit erfaßt werden. Heutzutage sollten aus diesem Grunde nur noch Methoden verwendet werden, die das **intakte Parathormon** erfassen und damit einen Rückschluß auf dessen biologische Wirksamkeit erlauben.

Die Parathormonsekretion wird entscheidend von **Ca^{2+}** beeinflußt. Im Gegensatz dazu spielen β-adrenerge Agonisten, Prostaglandine, Dopamin und Histamine, eine geringe Rolle. Sowohl cAMP als auch Phosphoinositoltriphosphat, Diacylglycerol und das intrazelluläre Calcium werden als **intrazelluläre Mediatoren** der **Parathormonwirkung** diskutiert, dieüber einen G-Protein-gekoppelten membranständigen Rezeptor vermittelt wird.

Die Nebenschilddrüse spielt eine wichtige Rolle in der **Regulation des extrazellulären** und **ossären Mineralstoffwechsels (s. Kap. 36).**

Es besteht ein komplexes Zusammenspiel zwischen
- Parathormon,
- aktiven Vitamin D und
- Calcitonin, das von den C-Zellen der Schilddrüse gebildet wird.

Biosynthese und Sekretion des Parathormons werden über das freie ionisierte Calcium in der extrazellulären Flüssigkeit reguliert.

Physiologischerweise wirkt das Parathormon einem Abfall des Serum-Calciums entgegen, indem es
- die intestinale Calciumresorption steigert,
- die renal tubuläre Calciumausscheidung vermindert und
- die Mobilisation von Calcium aus dem Knochen fördert.

Die biologischen Effekte des Parathormons werden direkt und indirekt vermittelt. Insbesondere die intestinale Calciumresorption wird als eine indirekte Wirkung angesehen, die über **Vitamin D vermittelt** wird.

Parathormon kann die Konversion von 25-Hydroxy-Vitamin D_3 in die aktive Wirksubstanz, 1,25-Hydroxy-Vitamin D_3 in der Niere stimulieren. Darüber hinaus steigert Parathormon die renale Phosphat-Clearance und verhindert auf diesem Wege einen zu starken Anstieg des Serum-Phosphat-Spiegels.

Die **renale Regulationskomponente** ist entscheidend, da Parathormon am Knochen zu einer konkordanten Freisetzung von Calcium und Phosphat führt.

Bei höhergradiger Niereninsuffizienz kommt es zu einer Hyperphosphatämie, da die Niere die hohe Parathormon-bedingte Phosphat-Freisetzung aus dem Knochen nicht mehr kompensieren kann. Parathormon und Calcitonin sollen eine regulatorische Wirkung auf den Eintritt von Calcium in polarisierte Zellen des Knochens und der Nierentubuli haben.

Parathormon und 1,25-Hydroxy-Vitamin D_3 sind voneinander abhängig. Die zirkulierenden Parathormonspiegel bestimmen die renale Produktion von 1,25-OH-Vitamin D_3 und die intestinale Parathormonwirkung hängt wiederum von den 1,25-OH-D_3-Spiegeln ab.

Physiologischerweise werden die Plasma-Calcium-Spiegel sehr eng reguliert und schwanken nur wenig.

31.1.2 Vitamin-D-Stoffwechsel

Mangel oder Überdosierung von Vitamin D können auch Störungen entstehen lassen, die den Serum-Calcium-Spiegel senken oder erhöhen. Sie gehen daher mit einem sekundären Hyperparathyreoidismus bzw. einer Suppression des Parathormons einher.

Zugrunde liegende **Ursachen des Vitamin-D-Mangels** sind

- ungenügende intestinale Aufnahme (einseitige Ernährung, Malabsorptions-Syndrome bei gastrointestinalen Erkrankungen, Medikamenteninterferenz z.B Phenytoin),
- ungenügende Synthese in der Haut bei mangelnder UV-Exposition oder
- Störung der Umwandlung in 25-OH- Cholecalciferol (Erkrankungen der Leber)
- Störung der Umwandlung in das aktive Vitamin 1, 25 Dihydrocholecalciferol (Erkrankungen der Niere),
- Vitamin-D-Resistenz-Syndrome (Phosphatdiabetes, selten).

Wichtige **Folgen des Vitamin-D-Mangels** sind

- ungenügende intestinale Calcium- und Phosphatresorption,
- mangelnde Mineralisation des Knochens infolge eines erniedrigten Calcium x Phosphat-Produkts bei gleichzeitig gesteigerter jedoch ineffektiver Osteoblastenfunktion (erkennbar an der Erhöhung der alkalischen Phosphatase im Serum),
- Demineralisation als Folge des sekundärem Hyperparathyreoidismus (klinische Krankheitsbilder Rachitis, Osteomalazie, renale Osteopathie).

Die **Vitamin-D-Intoxikation** führt zum Hyperkalzämie-Syndrom (Obstipation, psychische Veränderungen, Nierenfunktionsstörungen mit Anstieg des Serumkreatinins).

31.1.3 Calcitonin

Calcitonin spielt eine vergleichsweise untergeordnete Rolle; typische klinische Krankheitsbilder bei Mangel und Überschuß fehlen. Es dient der Feinreguation, wirkt als PTH-Antagonist und steigt bei Hyperkalzämie an.

Calcitonin senkt die Calcium- und Phosphatspiegel, hemmt den Knochenabbau und verstärkt die renale Calcium- und Phosphatausscheidung. Die Effekte sind aber selbst bei exzessiv hohen Konzentrationen, die beim C-Zell-Karzinom (medulläres Schilddrüsenkarzinom) erreicht werden, nicht anhaltend und klinisch nicht manifest.

31.2 Klinische Pathophysiologie

genetisch/angeboren

Vitamin-D-Resistenz (Phosphatdiabetes)
Pseudohypoparathyreoidismus, Pseudopseodohypoparathyreoidismus,
Pseudohypohyperparathyreoidismus
Syndrom der multiplen endokrinen Neoplasie (Mutation des ret-Protoonkogens mit der Folge von Nebenschilddrüsenadenom, medullärem Schilddrüsenkarzinom und Phäochromozytom)

erworben

1 metabolisch/nutritiv
Vitamin-D-Mangel bei einseitiger Ernährung, Malabsorption
Hypoparathyreoidismus bei Magnesiummangel
Milch-Alkali-Syndrom

2 dysregulativ/hormonell
Hyperventilationstetanie
sekundärer Hyperparathyreoidismus

3 degenerativ
Störung der Vitamin-D-Umwandlung in 25-OH-Cholecalciferol bei Hepatopathien
Störung der Vitamin-D-Umwandlung in 25-Di-OH-Cholecalciferol bei Niereninsuffizienz

4 vaskulär
–

5 entzündlich/immunologisch
idiopathischer Hypoparathyreoidismus
polyglanduläres Autoimmunsyndrom
Vitamin-D-Bildung in Lymphozyten bei Morbus Boeck

6 infektiös
–

7 neoplastisch
primärer Hyperparathyreoidismus bei singulärem Adenom
primärer Hyperparathyreoidismus bei Hyperplasie aller Epithelkörperchen
paraneoplastische Sekretion PTH-verwandter Peptide, seltener von PTH

8 medikamentös/toxisch
Vitamin-D-Intoxikation

9 mechanisch
Vitamin-D-Mangel bei ungenügender UV-Bestrahlung
postoperativer Hypoparathyreoidismus

10 neuromuskulär
–

sonstige/unklar/multifaktoriell
–

31.2.1 Hypoparathyreoidismus

Ä/P Ätiologie und Pathogenese

Eine Beeinträchtigung der Nebenschilddrüsenfunktion tritt am häufigsten als Komplikation einer Schildddrüsenoperation auf; sie kann passagere oder permanent sein.

S Entstehung der Symptome

Die Symptome ergeben sich aus dem Hormonmangel oder indirekt als Folge der Hypokalzämie (Tab. 31-1).

Differentialdiagnostisch ist die sogenannte **Hyperventilationstetanie** abzugrenzen. Die Hyperventilation läßt über den Mechanismus der Hypokapnie mit konsekutiver Alkalose ionisiertes Calcium verstärkt an Plasmaproteine binden und führt damit zur einer vorübergehenden Hypokalzämie. Nach Abklingen der Hyperventilation werden normale Spiegel an Gesamt-Serum-Calcium und freiem ionisierten Calcium gemessen.

Bei **Hypoalbuminämie** ist lediglich das Gesamt-Calcium, nicht das freie Calcium im Serum vermindert.

T Therapieansätze

Therapeutisch kann der Ausfall des physiologischen Parathormons durch eine Reihe von Vitamin-D-Präparaten mit Parathormon-ähnlicher Wirkung kompensiert werden. Sie können im Gegensatz zum Parathormon selbst oral eingenommen werden.

Tab. 31-1 Symptome des Hypoparathyreoidismus.

PTH-Mangel	verminderte Knochenresorption, verminderte renale Phosphatausscheidung mit erhöhtem Serum-Phosphat-Spiegel, verminderte 1,25-OH-Vitamin-D_3-Bildung mit verminderter intestinaler Kalziumresorption, vermehrte renale Kalziumausscheidung in Relation zu dem erniedrigten Serum-Kalziumspiegel
Hypokalzämie	gesteigerte neuromuskuläre Erregbarkeit, positive Chvostek- und Trousseau-Zeichen, Parästhesien, Tetanien (Leitsymptom), selten Stimmritzenkrampf, zerebrale Krampfanfälle, charakteristische EKG-Veränderungen (QT-Zeit-Verlängerung), Verkalkungen der Basalganglien mit extrapyramidalen neurologischen Ausfällen, Kataraktbildung, Haut- und Nagelveränderungen, Zahnveränderungen, psychische Alterationen

31.2.2 Pseudohypoparathyreoidismus

Ätiologie und Pathogenese

Der Pseudohypoparathyreoidismus ist eine **seltene familiäre Erkrankung,** bei der die Zielorgane auf Parathormon vermindert ansprechen.

Bei diesem Syndrom beobachtet man
- Hypokalzämie,
- erhöhte Parathormonfreisetzung und
- eine Reihe kongenitaler Defekte wie Kleinwuchs, Verkürzung der Metacarpalia.

Liegen lediglich die Mißbildungen ohne die biochemischen Abnormalitäten des Pseudohypoparathyreoidismus vor, spricht man von einem Pseudopseudohypoparathyreoidismus. Dabei handelt es sich um die klinischen und morphologischen Abnormalitäten des Hypoparathyreoidismus bei gleichzeitigen typischen Zeichen einer Osteitis fibrosa cystica von Recklinghausen.

Auf molekularer Ebene findet sich ein **Defekt im G-Protein,** das den Parathormonrezeptor an die Adenylatzyklase ankoppelt. Dieser Defekt scheint mit einer zusätzlichen Resistenz gegenüber verschiedenen anderen Hormonen wie Vasopressin oder Glucagon verbunden zu sein. Er kann aufgrund eines verminderten Anstiegs der urinären Phosphat-(Typ II) und/oder cAMP-Ausscheidung (Typ I) nach exogener Parathormonstimulation erkannt werden.

31.2.3 Hyperparathyreoidismus

Definition

Wir unterscheiden zwischen einem primären und einem sekundären Hyperparathyreoidismus. Der **primäre Hyperparathyreoidismus** geht auf eine erhöhte Parathormonsekretion zurück, wobei das Serum-Calcium erhöht ist. Im Gegensatz dazu tritt der **sekundäre Hyperparathyreoidismus** als Anpassungsreaktion bei erniedrigtem Serum-Calcium auf. Von einem **tertiären Hyperparathyreoidismus** spricht man, wenn nach langanhaltendem sekundären Hyperparathyreoidismus sich ein Epithelkörperchenadenom mit autonomer Parathormonsekretion entwickelt. Es kommt häufig bei Patienten mit chronischer Niereninsuffizienz vor.

Tab. 31-2 Symptome des Hyperparathyreoidismus.

Knochenstoffwechsel	Erhöhung der alkalischen Phosphatase, subperiostale Resorption, Osteoporose und im fortgeschrittenen Stadium typische Osteodystrophia fibrosa cystica von Recklinghausen (sog. braune Tumoren)
Niere	Nephrolithiasis, Nephrokalzinose, Polyurie und Einschränkung der Nierenfunktion
Gastrointestinaltrakt	Appetitlosigkeit, Obstipation, Pankreatitis, Ulzera, Cholelithiasis
Cerebrum	depressive Verstimmtheit, Antriebsarmut bis hin zum Koma
Skelettmuskulatur	Weichteilverkalkungen
Herz	EKG-Veränderungen (QT-Zeit-Verkürzung), Herzrhythmusstörungen, verstärkte Digitalisempfindlichkeit
Blutdruckregulation	Blutdruckanstieg, Hypertonie

Entstehung der Symptome

Die Auswirkungen eines Parathormon-Exzesses oder des erhöhten Calciumspiegels ergeben sich entsprechend der physiologischen Wirkung dieses Hormons (Tab. 31-2).

Aus differentialdiagnostischer Sicht ist die Kenntnis der sogenannten familiären **hypokalzurischen Hyperkalzämie** wichtig. Dieses angeborene autosomal dominante Krankheitsbild weist einen Defekt im Calciumsensor auf, geht meist mit normalen bis leicht erhöhten PTH-Spiegeln einher und ist nicht therapiepflichtig.

Therapieansätze

Zur akuten Korrektur einer Hyperkalzämie werden eingesetzt: Furosemid (keine Calcium-retinierenden Thiaziddiuretika), Calcitonin, Glucocorticoide und Biphosphonate. Die **Operationsindikation** wird in Abhängkeit von der Symptomatik und der Höhe der Serum-Calcium-Spiegel gestellt.

Heath, H.: Familial benign hypercalcemia - from clinical description to molecular genetics. West J Med 160 (1994) 554-561.
Horwitz, M.J., J.P. Bilezikian: Primary hyperparathyreoidism and parathyroid hormone-related protein. Curr Opin Rheumatol 6 (1994) 321-328.
Marks, K.H., R. Kilav, T. Naveh-Many, J. Silver: Calcium, phosphate, vitamin D, and the parathyroid. Pediatr Nephrol 10 (1996) 364-367.
Pearce, S.H., E.M. Brown: Disorders of calcium ion sensing. J Clin Endocrinol Metab 81 (1996) 2030-2035.
Silver, J., E. Moallem, R. Kilav, A. Sela, T. Naveh-Many: Regulation of the parathyroid hormone gene by calcium, phosphate and 1,25-dihydroxyvitamin D. Nephrol Dial Transplant 13, Suppl 1 (1998) 40-44.

32 Nebenniere

Rudolf Hörmann, Klaus Mann

32.1 Physiologie und Pathophysiologie (Adaptionsmechanismen der Organfunktion)

32.1.1 Nebennierenrinde

Die Nebennierenrinde umfaßt 3 **endokrine Organe,** die anatomisch den 3 **Schichten der Nebennierenrinde** Zona glomerulosa, Zona fasciculata und Zona reticularis zugeordnet werden können.
Die Schlüsselhormone dieser 3 Organe sind das **Aldosteron,** das **Cortisol** (nicht Cortison), sowie die Nebennierenandrogene, **Dehydroepiandrosteron** und **Androstendion.**

Abbildung 32-1 zeigt eine schematische Darstellung der **Steroidbiosynthese** der Nebennierenrinde. Die meisten Enzyme der Steroidbiosynthese gehören zur Gruppe der Cytochrom-P450-Oxygenasen. In den drei Zonen der Nebennierenrinde mit unterschiedlichem Enzymbesatz werden die verschiedenen Steroid-Hormone aus gemeinsamen Präkursoren (Cholesterinabkömmlinge) produziert.

Das hypophysäre Hormon **ACTH** ist ein trophisches Hormon für die Zonae fasciculata und reticularis und der entscheidende **Regulator der Cortisol-Produktion.** ACTH ist auch für die Regulation der adrenalen Androgenproduktion wichtig, spielt jedoch eine untergeordnete Rolle bei der Regulation der Mineralocorticoide.

Im Gegensatz zur Schilddrüse findet in der Nebennierenrinde keine wesentliche Bevorratung der Hormone statt.

ACTH regt innerhalb von Minuten die Synthese und Freisetzung der Steroide an. Eine chronische ACTH-Stimulation führt zur Hyperplasie und Hypertrophie der Nebennierenrinde, während der **ACTH-Mangel** mit einer **Atrophie** des Organs einhergeht (Abb. 32-2).
Ein membranständiger Rezeptor der adrenocorticalen Zelle vermittelt die ACTH-Wirkung. Nachfolgend wird das cAMP-System aktiviert. Die Bildung des Pregnenolon aus Cholesterin ist der **produktionslimitierende Stoffwechselschritt.**
Der Cortisol-Serum-Spiegel verläuft parallel der ACTH-Wirkung. Es gibt 4 **neuroendokrine Kontrollmechanismen:**
- eine zirkardiane Rhythmik der ACTH- und Cortisol-Sekretion,
- eine akute Steigerung der Cortisolausschüttung (bis um das 10fache) als Antwort auf eine Streßreaktion, die über die hypothalamisch-hypophysäre Achse vermittelt wird,

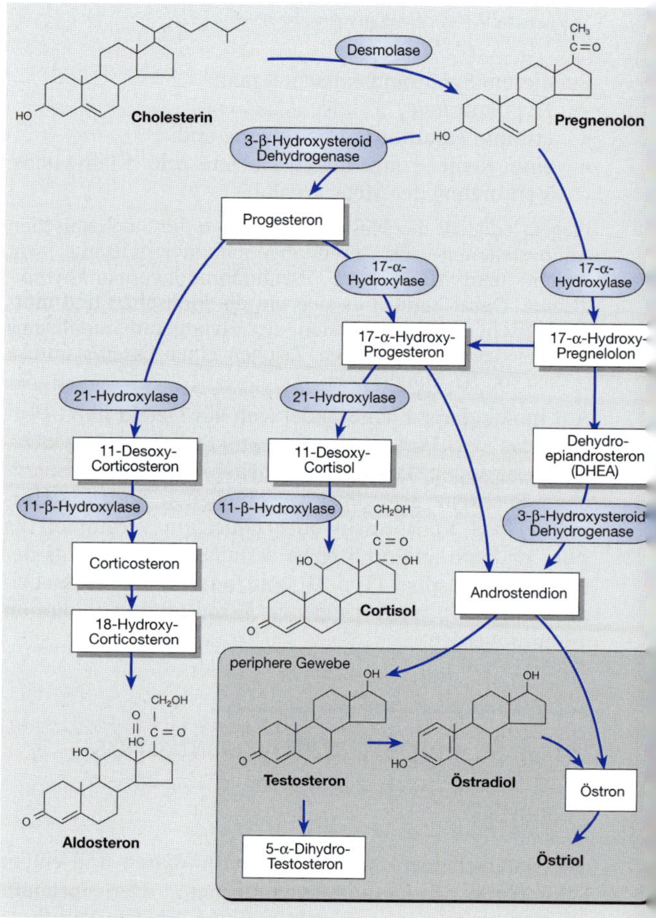

Abb. 32-1 Schema der Steroidbiosynthese in der Nebennierenrinde.

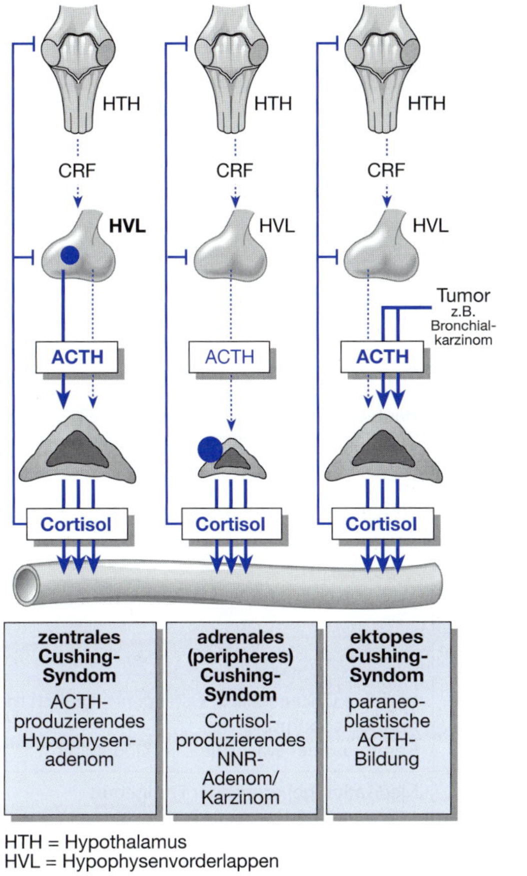

Abb. 32-2 Ursachen des Cushing-Syndroms.

- eine negative Rückkopplung der CRH- und ACTH-Ausschüttung durch Cortisol,
- eine Atrophie der Zona fasciculata und Zona reticularis bei Fehlen des trophischen Einflusses von ACTH.

Nach längerdauernder höherdosierter Applikation eines Glucocorticoid-Präparates ist das hypothalamisch-hypophysäre Nebennierenrindensystem nicht mehr zu einer konzertierten Antwort auf Streßreize fähig. Dies kann bei abruptem Absetzen der Medikation eine vitale Gefährdung für den Patienten darstellen.

Im Serum wird das Cortisol gebunden an ein spezifisches **Bindungsprotein** (Transcortin, Corticosteroid-bindendes Globulin [CBG]) transportiert, das in der Leber unter dem Einfluß von Östrogenen vermehrt gebildet wird. Dies erklärt die Beobachtung einer erhöhten Cortisol-Sekretion bei Schwangeren und Frauen, die ein Pillenpräparat einnehmen. Auch Albumin weist eine hohe, jedoch niedrigaffine Cortisolbindungsfähigkeit auf.

Der **Metabolismus** des Cortisols beinhaltet eine hepatische Inaktivierung durch Konjugation mit Glucuroniden und Sulfaten sowie eine renale Elimination. Nur 1% des Cortisols wird unverändert im Urin ausgeschieden. Dennoch ist das freie Urin-Cortisol ein wichtiger diagnostischer Parameter beim Cushing-Syndrom.

Die **Cortisolausscheidung** kann **vermindert** sein:

- bei reduzierter Produktionsrate (primärer oder sekundärer Nebennierenrindeninsuffizienz, Hypothyreose) und
- bei geringer renaler Clearance (normale Serumspiegel, Lebererkrankungen, chronische Mangelernährung).

Auch die **Androgensynthese** der Nebennierenrinde wird durch ACTH kontrolliert, jedoch werden hier zusätzliche hypophysäre Faktoren diskutiert, die bisher nicht exakt biochemisch definiert wurden.

Das charakteristische Nebennierenrindenandrogen ist das **Dehydroepiandrosteron.** Dieses Androgen wird überwiegend in der Nebenniere gebildet, während **Androstendion** auch aus den Ovarien und Testes stammt.

In der klinischen Praxis läßt sich daher aus einer **Erhöhung des Dehydroepiandrosteronsulfates** auf eine Hyperandrogenämie adrenaler Genese (Tumor, Enzymdefekt, Überstimulation) schließen.

Wirkungen der Glucocorticoide

Glucocorticoide wirken nach Eintritt in die Zelle, indem sie an einen **zytosolischen Glucocorticoid-Rezeptor** binden. Der durch die Hormonbindung aktivierte Hormon-Rezeptorkomplex lagert sich im Zellkern an nukleäre Chromatinstrukturen an.

Die DNA-Bindungsdomäne des Rezeptors ist eine cysteinreiche Region, die Zink chelatiert und als sogenannter **Zinkfinger** bezeichnet wird. Die Bindungsstellen auf der nukleären DNA werden als **„glucocorticoid responsive elements"** bezeichnet; über sie wird die Expression spezifischer Gene reguliert. Je nach Gewebe kann die Glucocorticoid-abhängige Transkription und Translation spezifischer Proteine sowohl inhibiert als auch stimuliert werden.

Es gibt Homologien zwischen den Glucocorticoid-Rezeptor und den Rezeptoren für andere Steroidhormone (Mineralocorticoide, Östrogene, Progesteron), Schilddrüsenhormone und dem v-Erb-Protoonkogen. Cortisol und andere Glucocorticoide binden in unterschiedlichem Maße an den Mineralocorticoid-Rezeptor.

Synthetische Glucocorticoid-Präparate wie Prednison, Dexamethason sind **Glucocorticoid-Rezeptoragonisten** mit höherer Affinität als das native Steroid. Sie haben in äquimolaren Konzentrationen eine höhere Wirksamkeit als Cortisol selbst.

Auf der anderen Seite wurden auch einige **Glucocorticoidantagonisten** hergestellt, z.B. das Antiprogesteron RO486 (Nifepreston).

Aufgrund ihres Wirkungsmechanismus üben Glucocorticoide eine Vielzahl von **Wirkungen im Organismus** aus (Tab. 32-1).

In den meisten Geweben

- inhibieren sie die DNA-Synthese und
- beschleunigen den Proteinabbau mit den klinisch sichtbaren Konsequenzen einer Muskelschwäche, Osteoporose, Bindegewebsschwäche, Hautatrophie und Hemmung lymphatischer Gewebe.

Sie wirken in pharmakologischen Dosen **eiweißkatabol, diabetogen, proliferationshemmend** und **antiphlogistisch.**

Tab. 32-1 Wesentliche Glucocorticoidwirkungen.

Wirkungen	Beispiele
Gluconeogenese $\uparrow$	
hepatische Glykogensynthese und Speicherung von Glykogen $\uparrow$	
Hemmung der peripheren Glucoseaufnahme in Muskel- und Fettgewebe	pathologische Glucosetoleranz, Diabetes mellitus
Freisetzung von Glycerol und freien Fettsäuren $\uparrow$	
Lipolyse $\uparrow$ jedoch wird dieser Effekt teilweise, zumindest in bestimmten Organen durch den Effekt einer reaktiven Hyperinsulinämie kompensiert oder sogar ins Gegenteil verkehrt.Der genaue Grund für die abnorme Fettverteilung im Sinne einer typischen Stammfettsucht ist beim Cushing-Syndrom aber weitgehend unbekannt	Stammfettsucht beim Cushing-Syndrom
Hemmung der Fibroblasten mit Kollagen- und Bindegewebsabbau	Hautatrophie mit leichter Verletzbarkeit, Striae und Wundheilungsstörungen
Hemmung der Knochenbildung durch Inhibition der Protein-, Kollagen- und Hyaluronsäuresynthese, **Steigerung des Knochenabbaus** via Osteoklastenaktivität, Potenzierung der **Wirkung von Parathormon und 1,25-Hydroxy-Vitamin D_3** am Knochen, Interaktion mit Wachstumsfaktoren, verminderte Wachstumshormonsekretion und gesteigerter Somatostatinbildung	
Hemmung der intestinalen Kalziumabsorption mit Folge eines sekundären Hyperparathyreoidismus, **direkte Stimulation der Parathormonfreisetzung,** renale Kaliziumausscheidung $\uparrow$, tubuläre Phosphatresorption $\downarrow$	negative Calciumbilanz, Osteopenie, klinisch manifeste Osteoporose Hemmung des Wachstums im Kindesalter
Surfactantproduktion in der fetalen Lunge $\uparrow$	Medikation bei drohender Frühgeburt
Leukozytenfreisetzung aus dem Knochenmark $\uparrow$, Verlängerung der Halbwertszeit in der Zirkulation, extravasale Auswanderung der granulozytären Zellen $\downarrow$	
Reduktion der Lymphozyten, Monozyten und Eosinophilen in der Zirkulation	
Hemmung der Entzündungsreaktion, insbesondere eine verminderte Einwanderung von inflammatorischen Zellen	
Inhibition der lymphozytären Produktion und Funktion auf zahlreichen Ebenen	
Interferenz mit der **Freisetzung von Zytokinen, der Antigenpräsentation, Antikörperproduktion, immunoendokrinen Kommunikation,** z.B. Interleukin-1 stimuliert Sekretion von CRH	Leukozytose, Eosinopenie Erhöhung der Infektanfälligkeit
Steigerung des Herzzeitvolumens, Vasokonstriktion, Regulation der Expression adrenerger Rezeptoren und des Renin-Angiotensin-Systems	
Mineralocorticoidwirkungen (je nach Präparat unterschiedlich stark)	Arterielle Hypertonie
Passage der Bluthirnschranke, Einfluß auf kognitive Funktionen, Verhaltensweise und Psyche	depressive, psychot. Verstimmungen, Appetit- und Schlafstörungen bei Patienten mit Cushing-Syndrom
Erhöhung des Augeninnendrucks	Glaukom, Katarakt,
Wechselwirkungen mit anderen Hormonen: Glucocorticoide vermindern die TRH-Stimulation des TSH, vermindern die Plasmakonzentrationen des Thyroxin-bindenden Globulins, Konversionshemmung von T_4 zu T_3. Sie hemmen die Gonadotropinsekretion mit konsekutivem Abfall des Serum-Testosterons.	TSH-Erniedrigung T_3-Erniedrigung manifester Hypogonadismus

Wirkung der adrenalen Androgene

Die adrenalen Androgene Dehydroepiandrosteron und Androstendion sind per se schwach wirksam. Sie sind **Präkursoren** für die periphere Konversion in die aktiven Hormone Testosteron und Dihydrotestosteron.

Androgene sind auch, bzw. u.a. für die **Sekundärbehaarung** wichtig. Bei Männern beträgt der Anteil der adrenalen Androgene an der Testosteron-Produktion weniger als 5%, bei Frauen ca. 40%.

Die Überproduktion kann bei Kindern eine **Pseudopubertas praecox** auslösen. Ein **adrenaler Androgenexzeß** manifestiert sich als **Hirsutismus, Virilisierung, Akne** und **Amenorrhö.**

Wirkung der Mineralocorticoide

Die Mineralocorticoide spielen eine wichtige Rolle im **Wasserhaushalt** sowie in der Regulation der **Serumelektrolyte (s. Kap. 21).** Sie wirken, indem sie die Natrium-Kalium-ATPase der Nierentubuli, Schweißdrüsen, Speicheldrüsen und des Darmepithels beeinflussen.

Im Falle einer **Überproduktion** kommt es zur **arteriellen Hypertonie** und **Hypokaliämie,** indem die hervorgerufene Natrium- und Flüssigkeitsretention zur Vermehrung des Extrazellulärvolumens führt. Ein verstärkter peripherer Widerstand wird teilweise über eine gesteigerte Katecholaminsensitivität erklärt.

Auch eine direkte **zentrale Wirkung** des Aldosterons wird diskutiert, da eine Infusion in die Hirnventrikel im Tierversuch den Blutdruck steigen ließ.

Das **atriale natriuretische Peptid** hemmt die Sekretion von Renin und Aldosteron (s. Kap. 21).

32.1.2 Nebennierenmark

Die Zellen des Nebennierenmarks leiten sich vom sympathischen Nervensystem ab und wandern während der Fetalzeit entlang der Zentralvene ins Nebennierenmark ein. Dieser entwicklungsgeschichtliche Vorgang erklärt das Vorkommen von **extraadrenalen** Neuroblastomen und Phäochromozytomen.

Die wichtigsten Nebennierenmarkhormone sind **Adrenalin** und **Noradrenalin,** die aus den Vorstufen Thyrosin, Dopa und Dopamin gebildet werden.

Innervierende sympathische Nervenendigungen setzen bei Streß, Belastung, Orthostase **Acetylcholin** frei. Dadurch wird die **Sekretion** von Adrenalin (ca. 80%) und Noradrenalin (ca. 20%) aus dem Nebennierenmark induziert. Die biologische Wirkzeit der Katecholamine ist kurz.

Wirkungen der Katecholamine

Katecholamine entfalten ihre Wirkung an den Organen über **adrenerge Rezeptoren,** die in α- und β-Rezeptoren mit verschiedenen Subtypen eingeteilt werden.

Diese Rezeptoren gehören zu den mit am besten charakterisierten Rezeptorproteinen. Ihre Struktur ist vollständig aufgeklärt und auf DNA-Ebene kloniert.

Sie gehören zur Gruppe der **G-Protein-gekoppelten Rezeptoren.** Diese zeichnen sich aus durch:

- eine extrazelluläre Domäne,
- eine aus 7 transmembranösen Segmenten bestehende intrazelluläre Domäne,
- eine Koppelung an stimulierende bzw. inhibierende G-Proteine und das Enzym Adenylatcyclase (s.a. Abb. 4-1).

Die Katecholamine **wirken** hauptsächlich im Herzkreislaufsystem. Sie erhöhen v.a. Herzfrequenz, Kontraktilität und Erregbarkeit des Myokards, indem sie β_1-Rezeptoren aktivieren.

Die α-Rezeptoren vermitteln eine Konstriktion der glatten Muskulatur, die β-Rezeptoren dagegen eine Vasodilatation. Darüber hinaus gibt es metabolische Effekte, die dazu führen, daß vermehrt Fettsäuren freigesetzt werden und die Glucosekonzentration im Blut steigt. Adrenalin besitzt eine dosisabhängige **Affinität** für α- und β-Rezeptoren und Noradrenalin für α-Rezeptoren (s. Kap. 14.1.2).

32.2 Klinische Pathophysiologie

Einteilung der Krankheitsbilder nach Ätiologie und Pathogenese

genetisch/angeboren
- Adrenogenitales Syndrom (unterschiedliche Enzymdefekte)
- MEN Typ II

erworben

1 metabolisch/nutritiv
- –

2 dysregulativ/hormonell
- Hypopituitarismus
- zentrales Cushing-Syndrom (ACTH-Exzeß)
- sekundärer Hyperaldosteronismus (bei Insuffizienz von Herz, Leber, Niere)
- Corticosteroid-Entzugs-Syndrom

3 degenerativ
- Amyloidose
- Hämochromatose

4 vaskulär
- NNR-Apoplexie (im Rahmen des Waterhouse-Friedrichsen-Syndroms)

5 entzündlich/immunologisch
- Autoimmunerkrankung der Nebenniere
- Polyglanduläres Autoimmunsyndrom
- Sarkoidose

6 infektiös
- Tuberkulose
- Waterhouse-Friedrichsen-Syndrom (z.B. bei Meningokokken-Sepsis)
- HIV-Infektion

7 neoplastisch
- peripheres Cushing-Syndrom (NNR-Adenom)
- ektopes oder paraneoplastisches Cushing-Syndrom
- primärer Hyperaldosteronismus (NNR-Adenom)
- Phäochromozytom
- Nebenniereninsuffizienz bei Nebennierenmetastasen

8 medikamentös/toxisch
- medikamentöses Cushing-Syndrom (Corticosteroid-Therapie)
- Hemmung der Cytochrom-P-450-Enzyme (z.B. Ketoconazol, Etomidate)

9 mechanisch
- –

10 neuromuskulär
- –

sonstige/unklar/multifaktoriell
- –

Die Einteilung erfolgt an Hand einer erhöhten bzw. verminderten Sekretion der Hormone. Die entsprechenden Auswirkungen prägen das jeweilige Krankheitsspektrum.

32.2.1 Nebennierenrinden-insuffizienz

Definition

Eine Nebennierenrindeninsuffizienz kann Folge eines **primären** Organausfalls (M. Addison) oder eines **sekundären** Ausfalls des Hypophysenhormones ACTH sein, das für die Nebennierenrinde trophisch und funktionell stimulierend (Hypophysenvorderlappeninsuffizienz) wirkt.

Ätiologie und Pathogenese

Ursachen einer Nebennierenrindeninsuffizienz sind:

- **primäre Insuffizienz:** Autoimmunerkrankung der Nebennierenrinde (ca. 80%), polyglanduläres Autoimmun-Syndrom, Tuberkulose oder andere Infektionen einschließlich HIV-Infektion, Amyloidose, Sarkoidose, Hämochromatose,
- **sekundäre Insuffizienz:** Hypopituitarismus,
- **medikamentös/toxisch:** abruptes Absetzen einer Langzeitmedikation mit Steroiden, Hemmung von Cytochrom-P-450-Enzymen (Ketokonazol).

Entstehung der Symptome

Die Symptome ergeben sich aus dem Mangel der Nebennierenrindenhormone und dem Mangel bzw. Exzeß von ACTH (Tab. 32-2).

Die **Addison-Krise** führt zu

- Fieber,
- Übelkeit,
- Erbrechen,

Tab. 32-2 Klinische Symptome bei Nebennierenrindeninsuffizienz.

	Symptomatik
Hormonausfall	
Cortisol	Schwäche, Müdigkeit, Adynamie, Gewichtsverlust, verminderter Blutdruck, orthostatische Dysregulation, Hypoglykämie, gastrointestinale Symptome wie Appetitlosigkeit, Übelkeit, Erbrechen, Bauchschmerzen
Aldosteron	Salzhunger, Hyponatriämie, Hyperkaliämie, Hyperkalzämie
Androgene	Verlust der Axillar- und Pubesbehaarung, Amenorrhö der Frau
ACTH	Blässe bei sekundärer Nebennierenrindeninsuffizienz
Hormonexzeß	
ACTH	Braunfärbung der Haut (Handlinien, Narben, Wangenschleimhaut) bei primärer Nebennierenrindeninsuffizienz

- Apathie,
- Bauchschmerzen, die ein akutes Abdomen vortäuschen können,
- Beeinträchtigung des Bewußtseins, ausgeprägten Volumenverlusten mit Hypotension.

Unbehandelt können Schock und Koma zum Tode des Patienten führen.

Erst wenn über 90% der Organfunktion ausfallen, kommt es zu einer klinischen Manifestation. Beim Autoimmunprozeß mit konsekutiver Zerstörung der Nebennierenrinde entwickelt sich daher oft schleichend über Jahrzehnte das klinische Bild des Morbus Addison. Auf der anderen Seite kennen wir **perakute Destruktionen** der Nebennierenrinde, z.B. im Rahmen eines Waterhouse-Friedrichsen-Syndroms (Meningokokkensepsis), die dann zu dem klinischen Bild einer Addison-Krise führen.

Therapieansätze

Die Substitutionstherapie erfolgt durch Gabe von Hydrocortison (Cortisol) und eines Mineralocorticoids und muß bei streßbedingten Belastungen (Fieber, Trauma, Operation) entsprechend erhöht werden.

32.2.2 Nebennierenrinden-überfunktion

Definition

Die Überfunktion der Nebennierenrinde ist je nach anatomisch betroffener Zone der Erkrankung funktionell durch charakteristische Krankheitsbilder gekennzeichnet:

- Glucocorticoidexzeß: Cushing-Syndrom
- Mineralocorticoidexzeß: Conn-Syndrom
- Androgenexzeß: adrenogenitales Syndrom (AGS), Hirsutismus und Virilisierung der Frau
  Differentialdiagnose der Hyperandrogenämie: adrenaler Enzymblock, Androgen-produzierender Nebennierenrindentumor, vermehrte ACTH-Stimulation und ovarielle Hyperandrogenämie.

Cushing-Syndrom

Ätiologie und Pathogenese

Pathophysiologisch entscheidend beim Cushing-Syndrom ist nicht alleine die Mehrsekretion des Cortisols, sondern dessen **aufgehobene Tagesrhythmik**. Es besteht eine starre Sekretion.

Die normale **negative Rückkopplung** auf physiologische Cortisolspiegel fehlt sowohl beim zentralen als auch beim peripheren Cushing-Syndrom. Beim **zentralen Cushing-Syndrom** ist im Unterschied zum peripheren Cushing-Syndrom der **Sollwert** auf ein höheres Niveau **verstellt,** die Regulation fällt nicht komplett aus. Daher kann die Cortisolsekretion beim zentralen Cushing-Syndrom durch hohe Dosen von Dexamethason gehemmt und durch Stimulation mit CRH gesteigert werden (Abb. 32-2).

Nahrungsabhängige und episodisch auftretende Cushing-Syndrome sind beschrieben, jedoch sehr selten.

Entstehung der Symptome

Aus den beschriebenen Wirkungen der Glucocorticoide wird das klinische Bild des Cushing-Syndroms verständlich (Tab. 32-3).

Therapieansätze

Die Therapie besteht in der Regel in der operativen Entfernung des ACTH- bzw. Cortisol-produzierenden Tumors.

Inzidentalom der Nebennierenrinde

Als Nebennierenrindeninzidentalome werden mehr oder weniger große Tumoren im Bereich der Nebennieren bezeichnet, die meist keine hormonelle Aktivität aufweisen, zufällig entdeckt werden und häufig keiner Therapie bedürfen.

Primärer Hyperaldosteronismus (Conn-Syndrom)

Ätiologie und Pathogenese

Der **primäre Hyperaldosteronismus** beruht auf einer autonomen Aldosteronsekretion. Demzufolge wird das Renin-System bei gleichzeitig erhöhtem Aldosteron supprimiert.

Eine alleinige Suppression des Renins kommt auch bei ca. 25% der Patienten mit essentieller Hypertonie vor. Beim **sekundären Hyperaldosteronismus** wird Aldosteron regulativ vermehrt produziert. Gleichzeitig ist das Renin-Angiotensin-System wegen eines Volumen- oder Kochsalzmangels erhöht aktiviert. Ein **Bartter-Syndrom** ist selten (erniedrigtes Serumkalium, erhöhtes Renin und Aldosteron, unauffälliger Blutdruck).

Entstehung der Symptome

Die permanente Mehrsekretion von Aldosteron aus der Zona glomerulosa führt zur
- arteriellen Hypertonie (mit teilweise starker Erhöhung der diastolischen Werte) und
- Hypokaliämie mit konsekutiver Alkalose, Hypomagnesiämie ohne Ödembildung („Escape"-Phänomen der Natriumretention) und ohne Beeinträchtigung der Cortisolsekretion.

Therapieansätze

Es stehen wirksame Aldosteronantagonisten (Spironolacton) zur Verfügung. Das Adenom wird chirurgisch entfernt.

Adrenogenitales Syndrom (AGS)

Ätiologie und Pathogenese

Ursächlich liegt dem adrenogenitalen Syndrom ein autosomal-rezessiv vererbter **genetischer Defekt der Steroidbiosynthese** (Abb. 32-1) zugrunde. Am häufigsten ist das Enzym **21-Hydroxylase** betroffen.

Pathophysiologisch läßt der Enzymblock die Konzentration der Cortisol-Vorstufen ansteigen und die des Endproduktes **Cortisol sinken.** Fällt die Cortisolkonzentration, steigt gleichzeitig die des ACTH.

Über die **vermehrte ACTH-Stimulation** wird – wenn der Hauptweg blockiert ist – der Stoffwechsel in Richtung alternativer Wege verlagert. Dies führt insbesondere zu einer vermehrten Sekretion der Nebennierenrindenandrogene.

Entstehung der Symptome

Die Symptome ergeben sich in Abhängigkeit vom Enzymblock und Geschlecht des Patienten (Tab. 32-4).

Bei Pseudopubertas praecox ist die äußerliche Erscheinung männlich, wobei jedoch die Testes unterentwickelt sind, da die Gonadotropine supprimiert werden.

Therapieansätze

Es werden Glucocorticoide und Mineralocorticoide **substituiert.** Sie hemmen bzw. rückregulieren den hypothalamisch-hypophysären Regelkreis. Somit kann die gesteigerte Androgen-Sekretion verringert werden.

Tab. 32-3 Auswirkungen des Cushing-Syndroms auf Organsysteme.

Organsystem	Symptome
Fettgewebe	mäßiggradige Adipositas, charakteristische Fettverteilung, Stammfettsucht, Mondgesicht, Hamsterbacken, Nackenpolster
Muskel	Muskelschwäche, Muskelatrophie, Adynamie
Skelett	Osteopenie, Osteoporose, Wachstumsverzögerung bei Kindern
Haut	Striae rubrae distensae, Ekchymosen, Petechien, Hautatrophie, verzögerte Wundheilung, Pilzbefall, Akne, Pigmentierung
GI-Trakt	Ulkus, Pankreatitis, Fettleber
Sexualorgane und Behaarung	sekundärer Hypogonadismus, Amenorrhö, Periodenstörungen, Virilisierungserscheinungen, Hirsutismus, Lanugohaare im Gesicht
Kreislauf	arterielle Hypertonie, Plethora
Stoffwechsel	sekundäre Hyperlipoproteinämien, Diabetes mellitus
Elektrolyte	Ödeme, Natriumretention, Kaliumverlust, Alkalose
Blut	Leukozytose, Vermehrung der Granulozyten, Lymphopenie, Eosinopenie, Polyglobulie, Thrombozytose
Immunsystem	Schwächung der Abwehrlage, Infektneigung
Augen	Katarakt, Glaukom
Psyche	depressive und psychotische Syndrome, Schlafstörungen

Tab. 32-4 Symptome bei adrenogenitalem Syndrom.

Enzymdefekt	Schüsselhormon	klinische Auswirkungen
21-Hydroxylase	17-OH-Progesteron	Störung der sexuellen Differenzierung, primäre Amenorrhö, Virilisierung bei Frauen, Pseudopubertas praecox beim Mann, Kleinwuchs, mit oder ohne Salzverlust[1]
11β-Hydroxylase	11-Deoxycortisol	zusätzlich Salzretention, Hypertonie, Hypokaliämie
17α-Hydroxylase	11-Desoxycorticosteron	hypokaliämische Hypertonie, Störung der sexuellen Entwicklung, nicht-virilisierend (Ausfall Androgene, Östrogene und Cortisol!)
Desmolase	keine Hormonsynthese	vollständige Nebenierenrindeninsuffizienz, schwere Krankheit, lethal ohne Therapie
3β-Hydroxysteroid-dehydrogenase	Pregnenolon	Nebennierenrinden - und Gonadeninsuffizienz, partielle Virilisierung der Frau, Feminisierung des Mannes
18-Hydroxylierung	isolierter Aldosteronmangel	Salzverlust, Hyperkaliämie

[1] Ist auch die Zona glomerulosa vom Enzymblock betroffen (nur teilweise der Fall) besteht ein ausgeprägter Mineralocorticoidmangel, der die Patienten bereits im neugeborenen Alter infolge eines Salzverlustes durch Hypovolämie gefährdet und daher unbedingt erkannt werden muß.

32.2.3 Erkrankungen des Nebennierenmarks

Phäochromozytom

Definition

Das Phäochromozytom ist ein Katecholamin-produzierender Tumor mit Sitz im Nebennierenmark, selten aber auch von anderen chromaffinen Geweben ausgehend.

Ätiologie und Pathogenese

Tumoren des Nebennierenmarks, die Phäochromozytome, zeigen Unterschiede im sezernierten Anteil von Adrenalin und Noradrenalin. Die beiden Extreme sind ein reiner Noradrenalin-produzierender und selten ein reiner Adrenalin-produzierender Tumor. Das **Verhältnis dieser beiden Katecholamine** beeinflußt die klinische Symptomatik.

Das Phäochromozytom ist ein **meist gutartiger Tumor,** etwa 10% der Tumoren sind maligne, 10% weisen eine extraadrenale Lokalisation auf, 10% treten beidseitig auf und 10% kommen familiär, insbesondere im Rahmen einer multiplen endokrinen Neoplasie Typ II, vor.

Bei Patienten mit Neurofibromatosis von Recklinghausen findet sich bei ca. 5% der Fälle ein Phäochromozytom. Auch besteht eine Assoziation mit der von Hippel-Lindau-Erkrankung (Gendefekt auf Chromosom 3 mit Hämangioblastomen der Netzhaut und des Kleinhirns).

Entstehung der Symptome

Das typische klinische Bild ist geprägt von den Wirkungen des Adrenalins oder Noradrenalins

- Hochdruck, der allerdings bei etwa der Hälfte der Patienten nur episodisch nachweisbar ist,
- Kopfschmerzen, Schwitzen, Blässe, Herzklopfen, Palpitationen, Gewichtsabnahme, evtl. milder Leukozytose, Diabetes mellitus.

Phäochromozytome sind für ca. 1% der Fälle einer arteriellen Hypertonie verantwortlich.

Therapieansätze

Die Therapie der Wahl ist die chirurgische Entfernung des Tumors nach vorher obligater medikamentöser Blockade der α-Rezeptoren (Phenoxybenzamin).

Goldstein, D.S.: Catecholamines in the periphery. Overview. Adv Pharmacol 42 (1998) 529-539.
Hiatt, J.R., N. Hiatt: The conquest of Addison's disease. Am J Surg 174 (1997) 280-283.
Kater, C.E., E.G. Biglieri: Disorders of steroid 17 alpha-hydroxylase deficiency. Endocrinol Metab Clin North Am 23 (1994) 341-357.
Malchoff, C.D., R.M. Carey: Adrenal insufficiency. Curr Ther Endocrinol Metab 6 (1997) 142-147.
Orth, D.N.: Cushing's syndrome. N Engl J Med 332 (1995) 791-803.

33 Gonaden

Rudolf Hörmann, Klaus Mann

33.1 Physiologie und Pathophysiologie (Adaptionsmechanismen der Organfunktion)

33.1.1 Testes

Definition

Die Testes bestehen im wesentlichen aus 2 Elementen:
- Die **Leydig-Zellen** oder **interstitiellen Zellen** erfüllen die wesentliche endokrine Funktion der Hormonproduktion.
- Die **Sertoli-** und **Germinalzellen** stellen massenmäßig den Hauptanteil dar und sind für die Spermienbildung zuständig.

Beide Elemente stehen in enger Wechselbeziehung zueinander und sind von einer intakten hypothalamisch-hypophysären Regulation abhängig.

Wirkungen des Testosterons

Biologisch sind die Androgene unentbehrlich für die sexuelle Differenzierung, die Entwicklung des inneren und äußeren Genitale, den regelhaften Ablauf der Pubertätsentwicklung sowie die Erhaltung von Libido, Potenz und Fertilität des erwachsenen Mannes.

Neben ihren Funktionen als eigentliches Sexualhormon kommt den Androgenen eine **anabole Wirkung** am Skelettmuskel und Knochen zu.

Testosteron wird in der Zirkulation an ein in der Leber gebildetes **Sexualhormon-bindendes Globulin** (SHBG) gebunden.

Ein wesentlicher Teil der Testosteron-vermittelten Wirkungen wird durch **periphere Konversion** von Testosteron zu Dihydrotestosteron in den Zielgeweben der Androgene erreicht. Dabei nehmen androgensensitive Zellen Testosteron auf und **konvertieren** es mit Hilfe der **5α-Reduktase** zu Dihydrotestosteron, das an den **Androgenrezeptor** bindet. Er gehört zur Gruppe der Steroid-Schilddrüsenhormon-Rezeptoren und weist außer der Steroid-Bindungsstelle eine DNA-Bindungsstelle und eine regulatorische Domäne auf. Die 5α-Reduktase ermöglicht eine **lokale Kontrolle,** da Dihydrotestosteron für viele biologische Effekte das weitaus wirksamere Hormon darstellt. Dieser Mechanismus erklärt eine verstärkte Androgensensitivität des Haarfollikels bei familiären Formen des Hirsutismus.

Ein zur Zeit intensiv erforschtes Gebiet ist die **parakrine Interaktion** und Kontrolle der testikulären Funktionen durch Leydig-Zell/Sertoli-Zell-Interaktionen. Für den regelrechten Ablauf der Spermatogenese ist entscheidend, daß zahlreiche inhibierende und stimulierende Peptide zusammenwirken. Neben Testosteron wirken weitere Sekretionsprodukte der Testes auf die Hypophysenachse zurück. Hier ist vor allem das **Inhibin** zu nennen, das von den Sertoli-Zellen gebildet wird und zu einer Suppression von FSH führt.

Der hepatische **Abbau** des Testosterons führt zu verschiedenen glukuronidierten oder sulfatierten Metaboliten.

33.1.2 Ovarien

Definition

Im Gegensatz zur testikulären Funktion ist die Ovarialfunktion durch eine **zyklische Produktion** einer Mehrzahl von Hormonen (Östrogenen, Progesteron, Androgenen) gekennzeichnet.
Das enge Zusammenwirken dieser Hormone mit zentralen Regelmechanismen ist Grundlage des regelrechten **Menstruationszyklus.**

Die ovarielle Östrogenproduktion läßt in der 5. Lebensdekade nach und kommt schließlich zum Erliegen, ein Zustand der mit dem Begriff **Menopause** beschrieben wird.

Abbildung 33-1 zeigt die hormonellen Profile der wichtigsten Hormone während des weiblichen Zyklus.

Die erste Hälfte des **ovariellen Zyklus** dient der **Follikelreifung.** Der Follikel reift unter der Einwirkung von FSH und bildet Östradiol.

Nach einem starken Anstieg der Östradiolbildung ab dem 13. Tag kommt es durch positive Rückkopplung zur verstärkten LH-Auschüttung, die schließlich in dem Eisprung **(Ovulation)** kulminiert. Dabei unterdrückt ein Follikel mit Wachstumsvorsprung durch seine Hormonbildung lokal das Wachstum der übrigen Follikel, die dadurch eine Atresie erfahren.

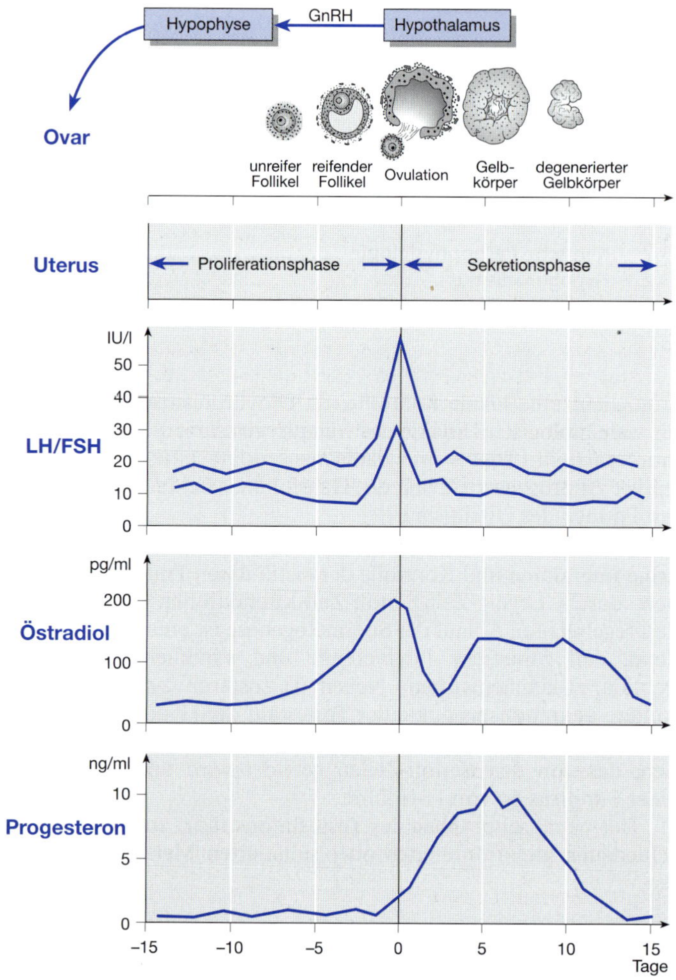

Abb. 33-1 Hormonverlauf während des Menstruationszyklus. GnRH: Gonadotropin-Releasing-Hormon

Nach der Ovulation bildet sich aus dem gesprungenen Follikel das **Corpus luteum,** das unter LH-Stimulation Progesteron produziert.

Nistet sich eine befruchtete Eizelle in die hormonell vorbereitete Gebärmutterschleimhaut ein, wird das Corpus luteum durch die LH-ähnliche Wirkung des vom Trophoblasten gebildeten **Schwangerschaftshormons (humanen Choriongonadotropins, hCG)** weiter aufrechterhalten.

Ansonsten bildet sich der Gelbkörper zurück, die Östrogen- und Progesteronkonzentrationen sinken und die Gebärmutterschleimhaut wird infolge des hormonellen Abfalls abgestoßen **(Menstruation).**

Wirkungen der ovariellen Hormone

Östrogene sind für die normale Ausprägung des **weiblichen Phänotypes** erforderlich, sie stimulieren die Bildung von Vagina, Uterus wie auch die Ausbildung der **sekundären Geschlechtsmerkmale.** Sie sind für die **Wachstumsbeschleunigung** in der Pubertät sowie den Epiphysenschluß verantwortlich.

Östrogene führen zum Aufbau des **Endometriums** und können bei zu langer Einwirkung zu einer Endometriumhyperplasie mit der Folge von Zwischenblutungen führen.

Daneben haben Östrogene einen wasserretinierenden Effekt und wichtige Wirkungen auf den Stoffwechsel, das Herz-/Kreislaufsystem, den Knochen, aber auch zahlreiche andere Funktionen, wie z.B. auf die Gerinnungskaskade.

Gut belegt ist eine Reduktion der kardiovaskulären Mortalität und günstige Wirkung in der Prävention der Osteoporose durch Östrogengaben bei postmenopausalen Frauen.

Progesteron führt zur sekretorischen Umwandlung des Endometriums und erhöht die Viskosität des zervikalen Schleimes. Es hält das Corpus luteum in der Schwangerschaft aufrecht.

Darüber hinaus erhöht es die Körpertemperatur. Damit erlaubt die Basaltemperaturmessung eine Festlegung des Ovulationszeitpunktes.

Ähnlich den Androgenen wird die zelluläre Wirkung der Östrogene (hauptsächlich **Östradiol)** vermittelt, indem sie an einen intrazellulären **Steroidrezeptor** binden. Der Hormonrezeptorkomplex, an den sich weitere Proteine wie die Hitzeschockproteine anlagern, bindet an ein Östrogen-responsives Element der DNA. Das führt dazu, daß die Transkription des entsprechenden Gens aktiviert wird. Schließlich erfolgt über die mRNA die Translation des spezifischen Genprodukts, des Proteins. Die Zahl der Östrogen-Rezeptoren wird auf 5000 bis 20 000 pro Zelle geschätzt.

Progesteron bindet an einen spezifischen Progesteron-Rezeptor. Neben dieser Rezeptor-vermittelten Aktivität werden beiden Hormonen auch **membranvermittelte Effekte** zugeschrieben.

Physiologischerweise produzieren die Ovarien auch **Androgene,** insbesondere Testosteron, Dihydrotestosteron und Androstendion. Eine gesteigerte Androgenbildung bei der Frau kann ovarieller Ursache, adrenaler Genese oder konversionsbedingt (z.B. im Fettgewebe bei Adipositas) sein. Sie führt zum klinischen Bild des **Hirsutismus** und bei stärkerer Ausprägung auch zu **Virilisierungs-Erscheinungen** (z.B. Klitorishypertrophie, tiefe Stimme) der Frau.

Unter **Hirsutismus** versteht man eine verstärkte Behaarung an den Androgen-abhängigen Körperstellen (Kinn, Oberlippe, Linea alba, Oberschenkelinnenseiten, Arme, Beine, Mamillen, Rücken). Im Gegensatz dazu wird eine Androgen-unabhängige Behaarungsverstärkung am gesamten Körper als **Hypertrichose** bezeichnet wird.

33.2 Klinische Pathophysiologie

Einteilung der Krankheitsbilder nach Ätiologie und Pathogenese (s. u.)

33.2.1 Hypogonadismus

Definition

Als Hypogonadismus wird das klinische Bild des Mangels an Sexualhormonen bezeichnet.

Ätiologie und Pathogenese

Dem klinischen Bild des Hypogonadismus können sowohl Störungen des Hypothalamus, der Hypophyse, der Testes selbst und weitere metabolische Einflußgrößen (z.B. Leberfunktion) zugrunde liegen. Störungen der Hormonbildung und Spermiogenese können gemeinsam oder getrennt auftreten.

Bewährt hat sich aus klinischer Sicht die Einteilung in

- einen **primären hypergonadotropen Hypogonadismus,** dem ein Endorgandefekt in den Testes zugrunde liegt und
- einen **sekundären hypogonadotropen Hypogonadismus,** dessen Ursache in der zentralen Fehlregulation zu suchen ist.
  Infrage kommt hier ein Ausfall der pulsatilen Freisetzung des GnRH (hypothalamische Störung, tertiärer Hypogonadismus) bzw. der Gonadotropine LH und FSH (bei

Einteilung der Krankheitsbilder nach Ätiologie und Pathogenese

	Ovarien	Hoden
genetisch/ angeboren	Agenesie Dysgenesie X0 Turner-Syndrom Rokitansky-Küster-Syndrom Hermaphrodismus Pseudohermaphrodismus femininus	Klinefelter-Syndrom Ulrich-Noonan-Syndrom XX-Männer XYY-Syndrome XY/X0-Gonadendysgenesien Kallman-Syndrom Sertoli-cell-only-Syndrom Hermaphrodismus Pseudohermaphrodismus masculinus 5α-Reductase-Mangel enzymdefekte Myotonia dystrophica Kryptorchismus
erworben		
1 metabolisch/nutritiv	–	–
2 dysregulativ/hormonell	sekundärer Hypogonadismus Hyperprolaktinämie Sheehan-Syndrom Streß-Dysfunktion AGS Anorexie, Bulimie	sekundärer Hypogonadismus Hepatopathien
3 degenerativ	Altersinvolution	Altersinvolution Amyloidose Hämochromatose Urämie
4 vaskulär	Diabetes mellitus	Diabetes mellitus
5 entzündlich/ immunologisch	Autoimmun-Ovaritis	Autoimmun-Orchitis
6 infektiös	Adnexitis	bakterielle/virale Orchitis
7 neoplastisch	Ovarialkarzinom	Hodenkarzinom
8 medikamentös/toxisch	Post-pill-Amenorrhö Zytostatika	Zytostatika
9 mechanisch	Strahlenschäden	Strahlenschäden Trauma
10 neuromuskulär	–	–
sonstige/ unklar/ multifaktoriell	–	–

partieller oder kompletter HVL-Insuffizienz, siehe auch Kap. 29) mit der Folge einer ungenügenden Stimulation der Testosteronbildung und Spermiogenese.

Entstehung der Symptome

Fallen die testikulären Hormone aus bzw. ist das geregelte Zusammenspiel dieser Hormone mit den zentralen Steuersystemen gestört, führt das zu folgenden klinischen Krankheitsbildern:

- Störung der sexuellen Entwicklung und Differenzierung, Fehlen der Pubertätsentwicklung,
- Hypogonadismus (Störung der Hodenfunktion mit Testosteronmangel)
- Infertilität (Störung der Spermatogenese infolge des Testosteronmangels oder/und Ausfalls der Gonadotopine),
- Gynäkomastie.

Ist die **fetale Differenzierung** der männlichen Genitalien, die androgenabhängig erfolgt, gestört, resultiert das Bild des **Pseudohermaphroditismus.** Der Grad der sexuellen Ambiguität wird hier durch das Ausmaß des Androgenmangels bestimmt und reicht von einer Hypospadie bis zu einem nahezu weiblichen Phänotypus.

Beim **präpubertalen Eintritt** des Androgenmangels verzögert sich die Pubertät oder kann ganz ausbleiben (kein Größenwachstum der Testes, keine Genitalentwicklung, keine männliche Sekundärbehaarung, kein Stimmbruch). Da Testosteron für den Schluß der Epiphysenfuge verantwortlich ist, resultiert das typische klinische Erscheinungsbild des **Eunuchoidismus** mit überlangen Extremitäten. Der Aufbau der Knochen- und Muskelmasse ist vermindert.

Bei **postpubertalem Eintritt** des Androgenmangels bleiben das Körperwachstum und die Körperproportionen unbeeinflußt. **Leitsymptome** sind eine verminderte Libido und Potenz, Infertilität und Gynäkomastie. Auch die Gesichtsbehaarung, erkennbar an der Rasurfrequenz, sowie Pubesbehaarung und die allgemeine Körperbehaarung nehmen ab. Weitere Zeichen der fehlenden Androgenwirkung sind eine verminderte Muskelmasse sowie eine Osteoporose.

Der **primäre Hypogonadismus** ist durch die Kombination eines niedrigen Serum-Testosteronspiegels mit erhöhten Gonadotropinen (vergebliche Stimulation) leicht zu erkennen. Häufige Ursache ist das **Klinefelter-Syndrom,** eine chromosomale Anomalie (47, XXY). Der Androgenmangel ist mit einem Tubulusschaden assoziiert, so daß zusätzlich eine Azoospermie und Infertilität bei diesen Patienten, die durch sehr kleine Testikel auffallen, besteht.

Der **sekundäre Hypogonadismus** zeichnet sich durch niedrigen Testosteron-Spiegel in Kombination mit ebenfalls niedrigen oder normalen Gonadotropin-Spiegeln (ungenügende Stimulation) aus (s.a. Kap. 29).

Die Unterscheidung zwischen hypothalamischen und hypophysären Ursachen ist schwierig, ebenso die klinisch sehr wichtige Unterscheidung zwischen einer sog. Pubertas tarda, die lediglich eine Verzögerung der normalen Entwicklung darstellt, und einem echten hypogonadotropen Hypogonadismus.

Ein Verlust des Geruchssinns weist auf einen echten Hypogonadismus bei **Kallmann-Syndrom** hin. Bei einem Teil der Patienten mit Kallmann-Syndrom konnte eine Gendeletion auf dem X-Chromosom nachgewiesen werden. die Folge ist eine fehlende Expression des KAL-Proteins. Es ist verantwortlich für die entwicklungsgeschichtliche Wanderung der Riechnerven und der GnRH-Neurone vom ihrem gemeinsamen Ursprungsort, der olfaktorischen Plakode, zum Bulbus olfactorius bzw. Hypothalamus.

Tab. 33-1 Ursachen der Gynäkomastie.

- Pubertät, Neonatalzeit (meist transiente Veränderungen)
- Hypogonadismus
- Östrogen-produzierende Tumoren des Hodens oder der Nebenniere
- hCG-sezernierende Hodentumoren
- Nebenwirkungen von Medikamenten (z.B. Spironolacton, Digitalis, Captopril, Kalziumantagonisten, Cimetidin, Diazepam, Theophyllin)
- Allgemeinerkrankungen wie Leberzirrhose und chronische Niereninsuffizienz
- Anabolika, Doping

Die **Endorganresistenz** kann Folge sein:

- eines Enzymmangels der 5α-Reduktase,
- einer Unfähigkeit des Androgen-Rezeptors zur Bindung von Testosteron oder
- einer verminderten Postrezeptorwirkung.

Wenn gleichzeitig Testosteron und Gonadotropine erhöht sind, weist das auf eine Endorganresistenz hin.

Die **Infertilität** wird durch entsprechende Analysen über Zusammensetzung der Samenflüssigkeit und der Spermatozoen selbst belegt. Weitere Ursachen sind komplex und nur teilweise bekannt (z.B. Erektionsstörungen, Ejakulationsstörungen, urologische Erkrankungen, immunologische Phänomene). Auch neuere genetische Marker können hier hilfreich sein.

Die **Gynäkomastie** entwickelt sich aufgrund eines komplexen Zusammenspiels zwischen Testosteron und Östrogenen.

In erster Linie wird angenommen, daß ein Ungleichgewicht zwischen Östradiol und Testosteron die Ursache ist. Dabei stellt die sog. Pubertätsgynäkomastie einen durchaus häufigen, meist nur vorübergehenden Befund dar (Tab. 33-1).

Eine seltene, jedoch wichtige Ursache ist eine Stimulation der Testes durch einen **Hodentumor,** der humanes Choriongonadotroin (hCG) mit LH-ähnlicher Wirkung produziert.

Therapieansätze

Die meisten Formen des Hypogonadismus sind ursächlich nicht behandelbar. Sie werden daher symptomatisch behandelt, indem entsprechend **Androgene substituiert** werden. Beim sekundären Hypogonadismus wird auch mit **Gonadotropinen** oder durch **pulsatile Gabe von GnRH** behandelt.

Supraphysiologisch hohe Androgengaben (Anabolikaabusus, Doping) unterdrücken die Gonadotropinsekretion, fördern auch den Umbau in Östrogene und können dadurch zu Hodenatrophie, Infertilität und Gynäkomastie führen.

33.2.2 Ovarielle Insuffizienz

Definition

Die Ovarialfunktion ist ein komplex reguliertes System, so daß bereits diskrete Störungen sich klinisch als **Zyklusanomalien** bzw. frühzeitiges Ausbleiben der Regelblutung bemerkbar machen.
Ein vorzeitiger Ausfall der Östrogene prädisponiert zur Entwicklung einer **Osteoporose.**

Man unterscheidet:

- eine **primäre Amenorrhö,** bei der es noch nie zum Auftreten einer Periode gekommen ist, und
- eine **sekundäre Amenorrhö,** bei der es erst nach ursprünglich normaler Regelfunktion zu dem Ausbleiben der Menstruationsblutung gekommen ist.

Ätiologie und Pathogenese

Das Spektrum der Erkrankungen, die zu einer ovariellen Unter- bzw. Fehlfunktion führen, ist weit. Eine ovarielle Fehlfunktion kann angeboren oder erworben sein.

Bei allen **primären Formen** der Ovarinsuffizienz sind Gonadotropine, LH und FSH erhöht. Physiologischerweise sind diese Hormone auch kurzzeitig zum Ovulationszeitpunkt und dauerhaft in der Menopause erhöht.
Sekundäre Ursachen einer ovariellen Fehl- bzw. Unterfunktion gehen zurück auf

- entweder einen Ausfall oder eine fehlerhafte Regulation der Gonadotropinausschüttung oder
- eine Störung der fein abgestimmten pulsatilen Sekretion der Gonadotropin-Releasing-Hormone (z.B. durch physischen oder psychischen Streß).

Über diesen zentralen Wirkungsmechanismus führen so verschiedene Erkrankungen, wie eine Anorexia nervosa, starke Gewichtsreduktion und Leistungssport zur Amenorrhö.

Die Störung kann sich auch nur auf die zweite Phase des Zyklus (sog. **Corpus luteum-Insuffizienz)** beziehen. Anovulatorische Zyklen sind am fehlenden Anstieg der Basaltemperatur zu erkennen. Eine Galaktorrhö in Verbindung mit Zyklusstörungen weist auf eine Hyperprolaktinämie hin (s. Kap. 29).

Eine Chromosomenanomalie, Anlagestörung oder frühzeitiger funktioneller Ausfall der Ovarien führen zur Störung der **sexuellen Differenzierung.**

Beim **echten Hermaphrodismus** (chromosomales Mosaik XX/XY oder 46, XX und HY-Antigen) sind Testes und Ovarien angelegt.

Beim **Pseudohermaphrodismus** femininus findet man eine Ovarialanlage in Verbindung mit einem männlichen äußeren Genitale. Im Gegensatz dazu erscheint beim Pseudohermaphrodismus masculinus im Rahmen einer testikulären Feminisierung (XY-Karyotyp) ein weiblicher Phänotyp mit normaler Brustentwicklung, weiblichem äußeren Genitale, spärlicher Sekundärbehaarung („hairless women“), fehlendem Uterus und labialen, inguinalen oder intraabdominellen Testes.

Weitere komplette oder inkomplette Formen eines **Pseudohermaphrodismus masculinus** sind auf chromosomal bedingte Gonadendysgenesien (45, X, 46, XX, 46XY, 47,XYp-Karyotypen), Leydigzellagenesie, Testosteronbiosynthesedefekte (adrenogenitales Syndrom, s. Kap. 32), Androgenresistenz-Syndrome (Androgenrezeptordefekte), 5α-Reduktase-Mangel zurückzuführen.

Beim **Ullrich-Turner-Syndrom** (45, X) besteht eine Gonadendysgenesie mit sexuellem Infantilismus in Verbindung mit Kleinwuchs und somatischen Anomalien.

Als **Rokitansky-Küster-Syndrom** werden Anomalien unterschiedlicher Genese der Entwicklung von Vagina, Uterus und Tuben bezeichnet.

Therapieansätze

Die Therapie der ovariellen Dysfunktion hängt vom individuellen Fall ab und sollte nach Möglichkeit kausal orientiert sein (z.B. Therapie der Hyperprolaktinämie).

Eine **pulsatile Applikation des hypothalamischen Releasingfaktors GnRH** kann mit Hilfe einer Minipumpe durchgeführt werden. Östrogene und Gestagene werden durch abgestimmte **Östrogen-/Gestagen-Kombinationspräparate** ersetzt.

Ovulationshemmer stellen die ovarielle Funktion ruhig, indem die Gonadotropine supprimiert werden.

Plymate, S.: Hypogonadism. Endocrinol Metab Clin North Am 23 (1994) 749-772.
Simoni, M., J. Gromoll, E. Nieschlag: The follicle-stimulating hormone receptor: biochemistry, molecular biology, physiology, and pathophysiology. Endocr Rev 18 (1997) 739-773.
Vogt, P.H.: Molecular basis of male (in)fertility. Int J Androl 20 Suppl 3 (1997) 2-10.
Winters, S.J.: Endocrine evaluation of testicular function. Endocrinol Metab Clin North Am 23 (1994) 709-723.

34 Inselzellen und Glucosehomöostase

Rudolf Hörmann, Klaus Mann

34.1 Physiologie und Pathophysiologie (Adaptionsmechanismen der Organfunktion)

Die **Inselzellen** stellen ein endokrines Organ inmitten des exokrinen Pankreas (s. Kap. 26) dar. Sie produzieren die Hormone Insulin, Glucagon, Somatostatin, pankreatisches Polypeptid und weitere Peptide.
Während das exokrine Pankreas der Nahrungsaufnahme und Nahrungsverdauung dient, reguliert das endokrine Pankreas den internen Zellstoffwechsel.

34.1.1 Insulinstoffwechsel

Insulin wird durch Spaltung von Proinsulin zusammen mit einem kleineren Peptid, dem **C-Peptid,** freigesetzt. Das Hormon (51 Aminosäuren, MG=5800D) setzt sich aus einer A- und einer B-Kette zusammen, die durch Disulfidbrücken verbunden sind.

Insulin wird aus der Zirkulation infolge der Leberpassage (First-pass-Effekt) bereits größtenteils eliminiert. Ein weiterer Abbauort ist die Niere, die ebenfalls eine Rezeptor-vermittelte Insulinaufnahme aufweist.

Die tägliche pankreatische **Produktionsrate** an Insulin beträgt beim Erwachsenen ca. 40 bis 50 Einheiten. Die **Basalrate** unterliegt tageszeitlichen Schwankungen, während die **bedarfsweise Freisetzung** eng an die Nahrungsaufnahme gekoppelt ist (Abb. 34-1). Die Insulin-Serumkonzentration steigt ca. 10 Min. postprandial, erreicht nach etwa 30–45 Min. ein Maximum und fällt im Verlauf der nächsten 2 Stunden wieder zu den Basalspiegeln ab.

34.1.2 Regulation

Die Insulinsekretion wird über die Glucosekonzentration geregelt, wobei die genauen Mechanismen noch nicht vollständig aufgeklärt sind. Glucose gelangt durch Diffusion in die β-Zelle und wird an einen spezifischen **Glucosetransporter** gebunden. An der Insulinfreisetzung sind sowohl cAMP als auch intrazelluläres Calcium beteiligt.

Neben der entscheidenden Rolle der Glucosekonzentration gibt es **neurale** und **humorale Modulatoren** der Insulinfreisetzung (z.B. die gastrointestinalen Hormone Cholezystokinin, Sekretin, Gastrin-Inhibitory-Peptide, die Aminosäure Leucin, Vagusstimulation). Medikamentös werden Sulfonylharnstoffe zur Stimulation der Insulinfreisetzung eingesetzt.

34.1.3 Wirkungen des Insulins

Insulin entfaltet seine Wirkung, indem es an einen Oberflächen-Rezeptor auf der Membran der Zielzelle bindet. Der **Insulin-Rezeptor** (s.a. Abb. 4-1) besteht aus zwei Untereinheiten, von denen die eine der extrazellulären Insulinbindung dient und die andere eine zytoplasmatische **Tyrosinkinase** darstellt. Die Insulinbindung führt zur Autophosphorylierung der β-Untereinheit und überträgt über eine Kaskade von Phosphorylierungen das Signal auf Proteinebene.

Die Rezeptordichte an der Oberfläche unterliegt einer **Downregulation,** d.h. die Rezeptoren nehmen bei hohen Insulin-Konzentrationen ab. Dabei wird der Insulin-Rezeptorkomplex internalisiert.

Eine Reihe von **Defekten** sowohl in der Rezeptorbindung als auch auf Postrezeptorebene sind beschrieben und in ihrer molekularen Struktur aufgeklärt. Diese Defekte sind jedoch nicht für die Insulinresistenz der Mehrzahl der Patienten mit Typ-II-Diabetes verantwortlich.

Insulin steuert Aufnahme und Metabolismus von Glucose, Fettsäuren und Aminosäuren. Obwohl Insulin

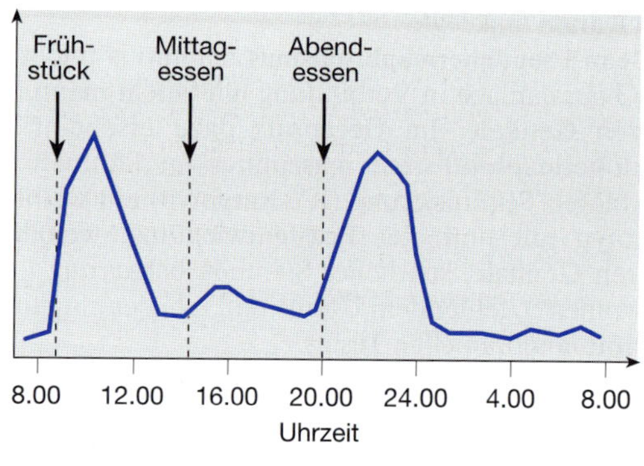

Abb. 34-1 Tagesverlauf der Insulinsekretion.

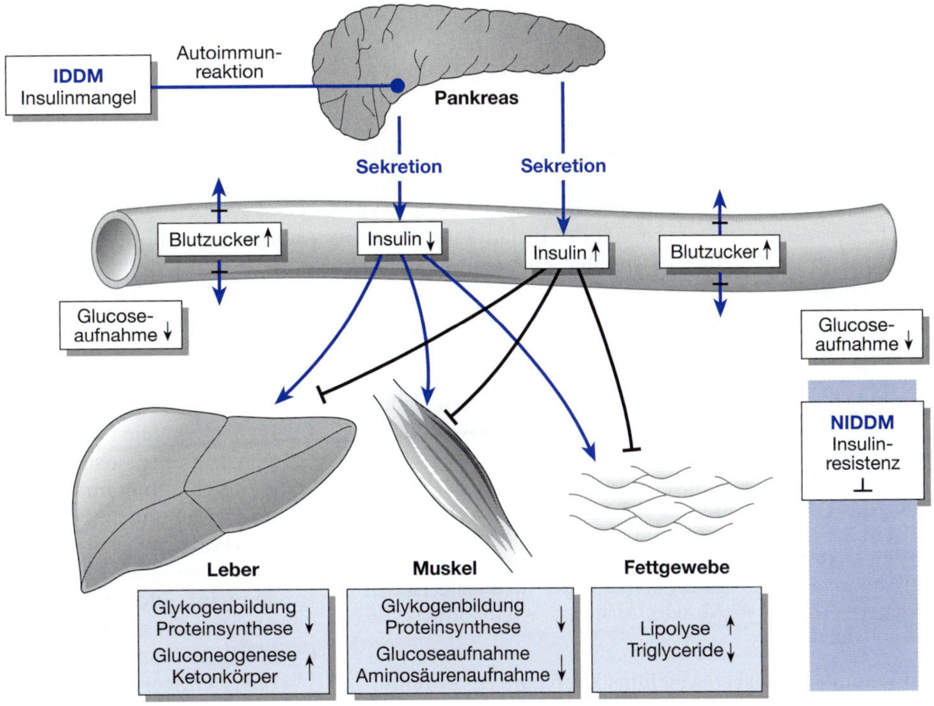

Abb. 34-2 Wesentliche Pathomechanismen bei Diabetes mellitus Typ I und II.

alle Zellen beeinflußt, spielen sich die wesentlichen Effekte an drei Organen, dem Muskelgewebe, dem Fettgewebe und der Leber ab (Abb. 34-2, Tab. 34-1).

Die **Glucoseaufnahme** in die Zelle ist ein Schlüsselschritt in der Versorgung der Gewebe mit Glucose, deren Oxidation der Energiegewinnung dient. Besonders wichtig ist dieser Mechanismus für die zerebralen Funktionen.

Glucose wird durch Transportproteine aktiv aufgenommen. Verschiedene **Glucosetransportproteine** (Glut) wurden in ihrer molekularen Struktur aufgeklärt. Sie werden in verschiedenen Geweben unterschiedlich exprimiert und durch Insulin uneinheitlich beeinflußt. In Insulin-abhängigen Zellen erfolgt die Translokation von Glut-4 zur Zellmembran wahrscheinlich erst auf Insulin-Stimulation.

Defekte Glucosetransporter werden mit der Insulinresistenz beim Typ II-Diabetes in Verbindung gebracht, erklären aber nur einen Teil der Erkrankungsfälle.
Dem Insulin dienen eine Reihe von Hormonen als **Gegenspieler.** Sie ermöglichen, daß vor allem bei Streßreaktionen die Blutglucosekonzentration steigt:

Tab. 34-1 Insulinwirkungen.

am Muskel	verstärkte Glucoseaufnahme, Steigerung der Glykogensynthese, verstärkte Aminosäureaufnahme und Steigerung der Proteinsynthese
am Fettgewebe	Erhöhung der α-Glycerol-Phosphatkonzentrationen mit konsekutiver Steigerung der Triglyceridsynthese, Hemmung der Lipolyse und Speicherung von Triglyceriden
an der Leber	Hemmung der Gluconeogenese, Steigerung der Glykogenbildung, verstärkte Bildung von Cholesterin und Triglyceriden, Steigerung der Proteinsynthese, Hemmung der Bildung von Ketonkörpern.

- Adrenalin,
- Noradrenalin,
- Cortisol,
- Wachstumshormon
- Glucagon.
  Das in den A-Zellen des Pankreas gebildete Glucagon wirkt physiologischerweise einer Hypoglykämie entgegen. Es ist beim Diabetes Typ I infolge des Insulinmangels relativ erhöht und kann den Blutzuckeranstieg verstärken, indem Gluconeogenese und Glykogenolyse stimuliert werden. Im Falle einer autonomen Produktion führt es beim Glucagonom zu einem sekundären Diabetes mellitus.

34.2 Klinische Pathophysiologie

34.2.1 Diabetes mellitus

Definition

Normalerweise liegt der Blutzucker im Plasma nüchtern unter 110 mg/dl und postprandial unter 140 mg/dl. Überschreitet der Nüchtern-Blutzuckerwert 126 mg/dl oder der postprandiale Blutzucker bzw. der Blutzucker 2 h nach Gabe von 75 g Glucose im oralen Glucosetoleranztest 200 mg/dl, besteht ein manifester Diabetes mellitus.
Bei Nüchternplasmaglucosespiegeln von 110–126 mg/dl und und einem 2h-Wert von 140–200 mg/dl im oralen Glucosetoleranztest ist die Glucosehomöostase gestört.

Ätiologie und Pathogenese

Pathophysiologisch unterscheiden wir zwei grundlegend verschiedene Typen des Diabetes mellitus:

- den **Insulin-abhängigen Diabetes mellitus Typ I,** der auf eine Destruktion der β-Zellen und einen damit verbundenen **Insulinmangel** zurückzuführen ist, und
- den **nicht-Insulin-abhängigen Diabetes mellitus Typ II**, der durch eine verminderte Insulinwirkung im Sinne einer **Insulinresistenz der Zielorgane** gekennzeichnet ist.

Der Maturity-Onset Diabetes of the Young **(MODY)** ist eine Sonderform des Typ-II-Diabetes. Er tritt vor dem 25. Lebensjahr auf, weist keine Immunmarker auf und kann mindestens 5 Jahre ohne Insulin behandelt werden. Verschiedene Defekte im Glucokinase-Gen konnten unterschiedlichen Erkrankungstypen zugeordnet werden.

Eine weitere Sonderform ist der **Gestationsdiabetes** (bei 1–2% der Graviditäten), der während der Schwangerschaft meist in der Mitte des zweiten Trimenons auftritt. Wegen allgemein niedrigerer Blutzuckerwerte bei Schwangeren ist die Definition strenger als außerhalb der Schwangerschaft: Nüchtern-BZ > 90 mg/dl oder Anstieg > 140 im oralen Glucosetoleranztest.

Ein **sekundärer Diabetes mellitus** kann auftreten, wenn

- Inselzellen fehlen (z.B. durch Schädigung im Rahmen einer Pankreatitis, Hämochromatose, Z.n. Pankreatektomie) oder
- Insulin-antagonistische Hormone vermehrt sezerniert werden (z.B. bei Glucagonom, Hyperthyreose, Akromegalie, Phäochromozytom, Cushing-Syndrom).

Medikamente (z.B. Corticosteroide, Thiaziddiuretika, Somatostatin) können einen Diabetes verschlechtern oder manifest werden lassen. Diazoxid hemmt die Insulinsekretion und kann therapeutisch beim Insulinom eingesetzt werden.

Alte Definitionen der **Diabetesvorstadien** wurden verlassen. Als Vorstadium kann man aber einen **Prä-Typ-I-Diabetes** mit oft jahrzehntelanger asymptomatischer Phase bei positivem Nachweis von Inselzell- oder GAD-Antikörpern auffassen. Dabei können auch folgende Risikofaktoren bestehen: erstgradigeVerwandte von Typ-I-Diabetikern wie eineiige Zwillinge oder HLA-identische Geschwister, Gestationsdiabetes, Geburt eines Kindes mit über 4000 g.

Ein anderes Vorstadium ist das **metabolische Syndrom** mit Insulinresistenz und pathologischer Glucosetoleranz, das dem Diabetes Typ II jahrelang vorausgeht.

Diabetes mellitus Typ I

Ätiologie und Pathogenese

> Der Insulin-abhängige Diabetes mellitus Typ I (Insulin dependent diabetes mellitus, IDDM) gilt heute als eine **Autoimmunerkrankung.**

Auf der Grundlage einer **genetischen Prädisposition** in Verbindung mit umweltbezogenen **Auslösefaktoren** (z.B. viralen Infektionen) beginnt eine Autoimmunreaktion gegen verschiedene **Autoantigene** der Inselzellen, u.a. das Enzym Glutamatdecarboxylase (GAD).

Der Prozeß schreitet langsam voran und führt über die **zelluläre Immunität** zur Autodestruktion der Inselzellen. Durch **Inselzellantikörper, GAD-Antikörper** oder **Insulinantikörper** (seltener) kann man den Autoimmunprozeß lange Zeit vor der klinisch manifesten Erkrankung nachweisen.

Das pathoanatomische Korrelat des Autoimmunprozesses ist die sog. **Insulitis,** die durch eine vermehrte lymphozytäre Infiltration der Inselzellen gekennzeichnet ist.Erst wenn der gesamte Inselzellapparat weitgehend zerstört ist, werden der Insulinmangel klinisch auffällig und der Diabetes mellitus klinisch manifest.

Entstehung der Symptome

Klinisches Bild:

- Hyperglykämie infolge des Insulinmangels,
- Polyurie durch osmotische Diurese bei hoher Glucoseausscheidung im Urin nach Überschreiten der Nierenschwelle (ca. 180 mg/dl) – dadurch steigen Durst und Polydipsie,
- Gewichtsverlust, da vermehrt Flüssigkeit ausgeschieden wird, und auch ein Verlust an Kalorien durch die Abgabe von nicht utilisierter Glucose auftritt,
- Müdigkeit und Schwäche, da weniger Glucose als Energieträger in die Zellen aufgenommen wird, sowie zusätzliche Elektrolytverschiebungen,
- sekundäre Hyperlipoproteinämie (Hypertriglyzeridämie) durch den Insulinmangel – VLDL wird vermehrt in der Leber gebildet und durch die insulinabhängige Lipoproteinlipase vermindert abgebaut.

Spätkomplikationen nach 5–10jähriger Erkrankung mit erheblicher Morbidität und Mortalität sind

- Makroangiopathie,
- Mikroangiopathie,
- Retinopathie,
- Nephropathie (s. Kap. 20),
- sensorische, motorische und autonome Neuropathie.

> Der entscheidende pathogenetische Faktor ist die **Hyperglykämie.**

Mögliche Mechanismen, die die Hyperglykämie mit den Spätkomplikationen verbinden, sind

- eine Störung des Polyolstoffwechsels (Metabolismus von Glucose zu Sorbitol und Fructose mit Abfall von Inositol, Diacylglycerol und der Proteinkinase- C-Aktivität) und
- die nicht-enzymatische Glykosylierung von Proteinen (u.a. Albumin, Kollagen, LDL, Hämoglobin). Sie ist zunächst reversibel, später irreversibel. Ihr Ausmaß korreliert eng mit der Höhe des Blutzuckerspiegels. Glykosiliertes LDL-Cholesterin wird langsamer abgebaut.

Die Bestimmung von glykosiliertem Hämoglobin (HBA1 oder HBA1c) wird **diagnostisch** zur Beurteilung der Stoffwechsellage der vorangegangenen Wochen eingesetzt.

Therapieansätze

Beim **Diabetes mellitus Typ I** wird Insulin mit weitmöglicher Nachahmung des natürlichen Sekretionsmuster exogen zugeführt (Basis-Bolus-Prinzip, Insulinpumpen).

Beim **Coma diabeticum** muß der große Flüssigkeits- und Elektrolytverlust rasch ausgeglichen und der Blutglucosespiegel durch Insulingabe langsam gesenkt werden.

Nicht-Insulin-abhängiger Diabetes mellitus Typ II (NIDDM)

Ätiologie und Pathogenese

Der zugrunde liegende Defekt bei dieser Erkrankung beinhaltet eine **Insulin-Resistenz der Zielorgane** sowie eine **verminderte Sensitivität der β-Zelle** gegenüber einer Hyperglykämie.
Genetische Faktoren sind hier als Ursache wichtig, aber wegen ihrer polygenen Natur schwer zu definieren: Adipositas, metabolische Faktoren (v.a. Hyperglykämie), Alter und körperliche Aktivität.

Nachgewiesene Mutationen auf der Ebene des Insulinrezeptors und der Signalkopplungsproteine erklären nur einen kleinen Teil der Resistenz-Syndrome.

Die Hyperglykämie selbst hemmt die Tyrosinkinaseaktivität des Insulinrezeptors und verursacht durch diese Störung der Signalübertragung eine Insulinresistenz.

Die **Insulinresistenz bei Adipositas** wird zum Teil durch TNF-α und Leptin ausgelöst, die in die Signaltransduktion des Insulinrezeptors eingreifen. **Leptin** wird von einem nur im Fettgewebe exprimierten Gen (Ob-Gen) kodiert und scheint als ein möglicher Sättigungsfaktor an der Regulation von Appetit, Körpergewicht und Fettgewebsanteil entscheidend beteiligt zu sein. Die Leptinspiegel im Blut korrelieren eng mit dem Ausmaß des Fettgewebes. Nach **Korrektur des Übergewichtes** nimmt die Insulinresistenz ab. Somit erweist sich der Diabetes mellitus Typ II häufig als vollständig **rückbildungsfähig,** was die Bedeutung diätetischer Maßnahmen unterstreicht.

Der Diabetes mellitus Typ II ist im Rahmen eines umfassenderen Syndroms, dem **metabolischen Syndrom** oder Syndrom X einzuordnen. Es umfaßt neben dem Diabetes mellitus eine Adipositas, eine arterielle Hypertonie, Hyperlipoproteinämie und Arteriosklerose.

Erst bei lange bestehendem Krankheitsbild kann es zur **Erschöpfung der β-Zell-Funktion** und damit zum absoluten Insulin-Mangel kommen.

Therapieansätze

Aufgrund der unterschiedlichen pathophysiologischen Bedingungen unterscheiden sich die Therapieprinzipien von denen des insulinabhängigen Diabetes mellitus Typ I.

Im Vordergrund stehen Gewichtsabnahme, diätetische Maßnahmen, und die **Korrektur** von begleitenden **Risikofaktoren** im Rahmen des metabolischen Syndroms.

Häufig eingesetzte **orale Antidiabetika** stimulieren die β-Zellreserve (Sulfonylharnstoff-Präparat) und vermindern Insulin-Resistenz (Biguanide, Torgazolide) sowie intestinale Glucoseaufnahme durch Inhibitoren der intestinalen α-Glucosidase (Acarbose).

Wird durch diese Maßnahmen keine adäquate Blutzuckerkontrolle erreicht, ist auch beim Typ-II-Diabetiker eine **Insulin-Therapie** notwendig.

Diabetisches Koma

Das diabetische Koma stellt eine akute Stoffwechselentgleisung bei Diabetes mellitus dar.

Es kann in 2 Formen auftreten:

- Beim **ketoazidotischen Koma** (vor allem beim Typ-I-Diabetes) tritt häufig Infekt-provoziert ein Insulinmangel auf. Dabei bewirken insulinantagonistische Hormone, daß vermehrt Triglyceride und freie Fettsäuren freigesetzt, Ketonkörper ungehemmt in der Leber gebildet (via Anstieg von Acetyl-CoA im mitochondrialen Carnitin-Shuttle und β-Oxidation) und vermindert außerhalb der Leber aufgenommen werden. Dies führt zur metabolischen Azidose.
- Beim sog. **hyperosmolaren Koma** (insbesondere beim Typ-II-Diabetiker), sind hohe Glucosekonzentrationen mit konsekutivem Flüssigkeitsverlust und Elektrolytverschiebungen ausschlaggebend, weniger der Insulinmangel.

Eine **Lactatazidose** tritt in Verbindung mit der Ketoazidose oder selten unter der Einnahme von Biguaniden auf.

34.2.2 Insulinom

Definition

Das Insulinom ist ein Insulin-produzierender Tumor, der zu den **GEP-Tumoren** (gastroenteropankreatischen Tumoren) gehört.

Ätiologie und Pathogenese

Meist liegt ein benigner, seltener ein maligner Tumor vor, der durch eine autonome nahrungsunabhängige Insulinsekretion gekennzeichnet ist.

Entstehung der Symptome

Die Symptomatik wird durch die autonome (ungeregelte) Insulinproduktion hervorgerufen. Sie tritt vor allem im Nüchternzustand auf, da bei anhaltender Insulinsekretion kein nahrungsbedingter Ausgleich erfolgt.
Hinweisend ist die sogenannte **Whipple-Trias.** Sie beinhaltet bei Nahrungskarenz oder körperlicher Anstrengung:

- Hypoglykämische Anfälle
  - neurologische (Bewußtseinsveränderungen bis Koma, Verwirrtheitszustände, Krampfanfälle) oder
  - vegetative Symptome (Tachykardie, Schwitzen).
- Zum Zeitpunkt der Symptome liegt der Blutzuckerwert unter 50 mg/dl.
- Nach Glucosezufuhr tritt eine prompte Besserung ein.

Therapieansätze

Die Therapie der Wahl ist die chirurgische Resektion des oft nur schwer auffindbaren Tumors.

Berger, M.: Diabetes mellitus. Urban&Schwarzenberg, München - Wien - Baltimore 1995.
Leslie, R.D.G.: Molecular Pathogenesis of Diabetes mellitus: Frontiers of Hormone Research Vol. 22. Karger, Basel 1997.
Mehnert, H., E. Standl: Diabetologie in Klinik und Praxis, 4. Aufl. Thieme, Stuttgart 1998.

35 Gastrointestinale Hormone und andere Gewebshormone

Rudolf Hörmann, Klaus Mann

35.1 Physiologie und Pathophysiologie (Adaptionsmechanismen der Organfunktion)

35.1.1 Gastrointestinale Hormone

Die im Gastrointestinaltrakt gebildeten Peptide bzw. Hormone weisen zahlreiche Effekte auf. Mangel bzw. Überproduktion dieser gastrointestinalen Hormone führen zu Krankheitsbildern, die wie die Effekte bisher nur partiell bekannt sind.

Die wichtigsten gastrointestinalen Hormone und ihre wesentlichen Wirkungen faßt Tabelle 35-1 zusammen.

Die **Wirkung** dieser Polypeptide wird überwiegend durch membrangebundene spezifische Rezeptoren vermittelt. Die Aminosäure- und Gensequenz der meisten Substanzen ist bekannt.

Sie werden von spezialisierten endokrinen Zellen und Neuronen im Gastrointestinaltrakt sezerniert und finden sich auch im menschlichen Gehirn. Man spricht von einer **zerebro-gastrointestinalen Achse.**

Funktionen dieser Achse könnten eine physiologische Rolle für das Sättigungsgefühl und die Darmtätigkeit spielen und pathogenetisch an der Entstehung häufiger Krankheiten wie des Colon irritabile und anderer funktioneller Magen-Darm-Beschwerden beteiligt sein (s.a. Kap. 23 und 24).

Tab. 35-1 Wirkungen von gastrointestinalen Peptidhormonen.

Hormon	Hauptwirkung	endokriner Zelltyp	hauptsächliche Quelle
Gastrin	Stimulation der Magensäureproduktion	G	Magenantrum, Duodenum
CCK (Cholecystokinin)	Sekretion der Pankreasenzyme, Kontraktion der Gallenblase	I	Duodenum, Jejunum
Sekretin	Sekretion vom Pankreassaft	S	Duodenum, Jejunum
GIP (gastrisches inhibitorisches Peptid)	Hemmung der Magensäuresekretion, Steigerung der glucosevermittelten Insulinfreisetzung	K	Dünndarm
VIP (vasoaktives intestinales Peptid)	Freisetzung des Pankreassaftes	D_1	Pankreas
Motilin	Steigerung der intestinalen Motilität	EC_2	Dünndarm
Somatostatin	komplexe Hemmeffekte an zahlreichen Organen	D	Magen, Duodenum, Pankreas
PP (pankreatisches Polypeptid)	Hemmung der Pankreassekretion	D_2F	Pankreas
Enkephaline	↔ Opiat-ähnliche Wirkungen	EC_1	Magen, Duodenum, Gallenblase
Substanz P	Muskelkontraktionen		gesamter Gastrointestinaltrakt
GHRH (GH releasing hormone)	Freisetzung von Gastrin und CCK		Pankreas
Neurotensin	Muskelkontraktion	N	Ileum
Enteroglucagon	Wirkungen nicht bekannt	A, L	Pankreas, Dünndarm
PYY (Peptid YY)	Hemmung der Pankreassekretion		Dünn- und Dickdarm
NPY (Neuropeptid Y)	Hemmung der Kolonmotilität		Dünndarm
CGRP (Calcitonin gene-related peptide)	Stimulation der Säuresekretion, Stimulation der Somatostatin-Freisetzung		gesamter Gastrointestinaltrakt

35.1.2 Andere Gewebshormone

Zu den biogenen Aminen gehören neben den Katecholaminen (s. Kap. 32) und Acetylcholin, insbesondere das Serotonin und Histamin.

Die Mehrproduktion von **Serotonin** (abgesehen von seiner Rolle als Neurotransmitter) führt zum **Karzinoid-Syndrom** (s.u.).

Histamin ist ein wichtiger Mediator von lokalen **Entzündungsreaktionen** sowie der **Magensekretion** und kommt auch im **ZNS** vor. Außerdem wird Histamin bei der allergischen Reaktion vom Soforttyp freigesetzt (s. Kap. 8.2.6)

Eine generalisierte Mehrsekretion kann durch das Krankheitsbild der **Mastozytose** verursacht sein und bewirkt Flush-Symptomatik, Urtikaria, Ödeme, Bronchospasmus, Schock.

Die **Wirkung von Histamin** erfolgt über 3 bekannte Rezeptoren, die als H1-, H2- und H3-Rezeptor bezeichnet werden. Der **H1-Rezeptor** ist an Inositoltriphosphat, Diacylglycerol und Proteinkinase C gekoppelt, vermittelt die Vasodilation kleiner Gefäße, Vasokonstriktion großer Gefäße, Kontraktion der glatten Muskulatur in Bronchien, Darm und Uterus, erhöht die Kapillarpermeabilität und löst über neurale Rezeptoren Juckreiz aus. Der H1-Rezeptor läßt sich pharmakologisch blockieren (H1-Rezeptorblocker, Antihistaminika).

Der **H2-Rezeptor** stimuliert via cAMP-Bildung die Säuresekretion der Parietalzellen des Magens und läßt sich durch H2-Blocker (z.B. Cimetidin, Ranitidin) hemmen.

Der **H3-Rezeptor** vermittelt Histaminwirkungen im ZNS.

35.2 Klinische Pathophysiologie

Eine Reihe seltener **Tumoren** (gastroenteropankreatische GEP-Tumoren) geht mit einer Hypersekretion gastrointestinaler Hormone einher (Tab 35-2).

Therapieansätze

Ein Großteil dieser Tumoren ist **maligne.** Soweit möglich, besteht die Therapie in einer chirurgischen Entfernung des Tumors. **Symptomatisch** hat sich bei zahlreichen dieser Tumoren der Einsatz des Somatostatinanalogons Octreotide bewährt, da über die Blockade des Somatostatinrezeptors eine Hemmung der Funktion (Hormonsekretion) und partiell auch des Wachstums der Zelle möglich ist.

Inselzelltumoren können im Rahmen einer **Multiplen Endokrinen Neoplasie Typ I** (Werner-Syndrom) zusammen mit einem Hyperparathyreoidismus und Hypophysentumor auftreten.

Tab. 35-2 Gastroenteropankreatische Tumoren.

Gastrinom	Gastrin-produzierender, in ca. 50% maligner Tumor, meist der duodenalen G-Zellen (ca. 60%), seltener der pankreatischen G-Zellen, Zollinger-Ellison-Syndrom mit ausgedehnten therapierefraktären Ulcera duodeni, teilweise auch jejuni
Vipom	Werner-Morrison-Syndrom mit wäßrigen Durchfällen, Hypokaliämie und Hyperchlorhydrie
Glukagonom	nekrolytische Hauterkrankung, milder Diabetes mellitus
Somatostatinom	Diabetes mellitus, Fettstühle und Gallensteine
Insulinom	Leitsymptom Hypoglykämie (s. Kap. 34)
Karzinoid	Serotoninproduktion, Karzinoid-Syndrom
sonstige Inselzelltumoren	mit Produktion vom pankreatischen Polypeptid, Neurotensin, Vasopression, GHRH, ACTH

35.2.1 Karzinoid-Syndrom

Der für die Mehrsekretion des Hormons und das Syndrom verantwortliche Tumor wird als Karzinoid bezeichnet. Er ist überwiegend im Ileum und im Bereich der Appendix lokalisiert, seltener in anderen gastrointestinalen Bereichen, kommt aber auch extraintestinal, z.B. im Bronchialsystem vor (s. Kap.23).

Da das im Gastrointestinaltrakt gebildete Serotonin einem raschen hepatischen Metabolismus unterliegt, findet sich die klinische Ausprägung des Karzinoid-Syndroms meist nur im Falle von hepatischen Metastasen bzw. beim Bronchus-Karzinoid.

Typische **Symptom**e sind

- Flush, in schwereren Fällen Diarrhöen, Bauchkrämpfe, Bronchospasmen, Hypotension.
- Die langfristige direkte Wirkung des Serotonins am Herzen führt zur Endokardfibrose mit den Folgen einer Trikuspidalklappeninsuffizienz und einer Rechtsherzinsuffizienz.
- Es bilden sich Teleangiektasien.
- Pellagra-ähnliche Hauterscheinungen sind auf einen Niacinmangel infolge des durch die Serotoninmehrproduktion geänderten Tryptophanstoffwechsels zurückzuführen.

Brown, J.C.: An overview of gastrointestinal endocrine physiology. Endocrinol Metab Clin North Am 22 (1993) 719-729.
Holst, J.J., J. Fahrenkrug, F. Stadil, J.F. Rehfeld: Gastrointestinal endocrinology. Scand J Gastroenterol 216 Suppl (1996) 27-38.
Dockray, G.J.: The G.W. Harris Prize Lecture. The gut endocrine system and its control. Exp Physiol 79 (1994) 607-634.
Schmidt, W.E.: The intestine, an endocrine organ. Digestion 58 Suppl 1 (1997) 56-58.
Solcia, E., R. Fiocca, G. Rindi, L. Villani, M. Cornaggia, C. Capella: The Pathology of the gastrointestinal endocrine system. Endocrinol Metab Clin North Am 22 (1993) 795-821.

36 Knochen

Klaus-Dieter Palitzsch

36.1 Physiologie und Pathophysiologie (Adaptionsmechanismen der Organfunktion)

Knochengewebe ist aus 4 Knochenkompartimenten aufgebaut, dem Periost, der Kortikalis, der endostalen Oberfläche und der Spongiosa. Pathophysiologisch bedeutsam sind im wesentlichen die Kortikalis und die Spongiosa.

Die **Kortikalis** ist hauptsächlich für die Knochenstruktur verantwortlich. Im Gegensatz dazu stellt die **Spongiosa** ein komplexes Gewebssystem dar, in dem durch das Wechselspiel organischer und anorganischer Substanzen dynamische Umbauvorgänge mit unterschiedlicher Geschwindigkeit ablaufen. Die Umbauvorgänge finden v.a. während des Wachstums, der Reifung und im Alter statt.

Knochenaufbau **(Mineralisation)** und Knochenabbau **(Resorption)** finden in einem zeitlich und räumlich abgestimmten Verhältnis statt. Sie werden durch die Interaktion der Knochenzellen, durch lokale und systemische Faktoren sowie durch mechanische Belastungen beeinflußt und reguliert. Der zyklische Auf- und Abbau des Knochens (Abb. 36-1) wird im angloamerikanischen Sprachgebrauch als **„remodeling"** bezeichnet und ist physiologische Voraussetzung für einen geordneten **Knochenumsatz**.

Der Knochenumsatz ist vom Alter und der körperlichen Aktivität abhängig. Aufgrund angeborener oder erworbener metabolischer Veränderungen ist er störanfällig. Da der spongiöse (trabekuläre) Knochen im Gegensatz zum kortikalen (kompakten) Knochen ein großes **Oberflächen/Volumenverhältnis** aufweist, ist der Knochenumsatz hier viel höher als in der Kortikalis.

Knochengewebe ist außerdem ein großes **Reservoir** für Phosphor, Calcium, Magnesium, Natrium und weitere Ionen, die für die Aufrechterhaltung der Homöostase verantwortlich sind.

36.1.1 Knochenfunktion

Hauptaufgaben des Knochengewebes sind

- das Längenwachstum,
- die Erhaltung der aufgebauten Knochenmasse,
- die Vermeidung zu großer Knochenmassenverluste sowie
- die Gewährleistung mechanischer Stabilität.

Im **Knochenmark** lassen sich verschiedene Zelltypen nachweisen, die eine definierte Funktion im Knochenstoffwechsel von Kindern und Erwachsenen haben.

Osteoblasten sind ein- oder mehrkernige, **knochenaufbauende Zellen.** Sie bilden aus Knochengrundsubstanz (Kollagen und Mukopolysacchariden) anorganische extrazelluläre Matrix (Osteoid) und fördern die **Knochenmineralisation.** Sie entstammen mesenchymalen Vorläuferzellen im Periost und Endost.

Darüber hinaus enthalten Osteoblasten große Mengen an alkalischer Phosphatase und **synthetisieren bzw. sezernieren**

- Typ-I-Kollagen,
- nicht kollagenhaltige Matrixproteine,
- Osteocalcin,
- verschiedene Wachstumsfaktoren (Transforming growth factor = TGF-β1 und Fibroblast growth factor = FGF, Platelet derived growth factor = PDGF, Insuline like growth factor = IGF-1 und -2),
- Prostaglandine,
- Kollagenasen und
- Gewebsplasminogenaktivator.

Osteoblasten besitzen u.a. **Rezeptoren** für Parathormon, 1,25-$(OH)_2$ Vitamin D_3, Östradiol, die o.g. Wachstumsfaktoren sowie andere Hormone.

80% der Osteoblasten, sind aktiv am **Knochenaufbau** beteiligt, ca. 20% der aktivierten Osteoblasten sind inaktiv. Ein Überwiegen der Osteoblastentätigkeit führt zur Verdichtung spongiösen Knochens und im Extremfall zur **Osteosklerose**, die man sekundär bei verschiedenen Erkrankungen (z.B. Hypoparathyreoidismus) nachweisen kann.

Sobald Osteoblasten Matrix sezernieren, die in Folge mineralisiert wird – die Zelle wird somit von Matrix umgeben – entstehen die sog. **Osteozyten.** Sie stehen durch Gap junctions miteinander in Verbindung. Ver-

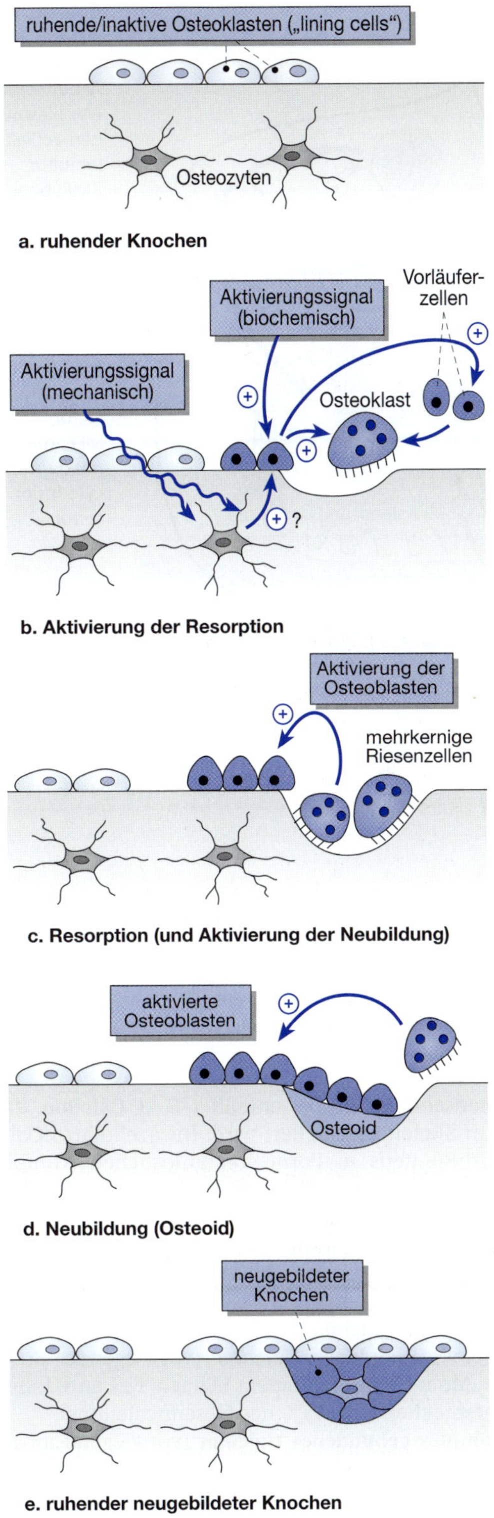

Abb. 36-1 Ablauf der Ereignisse beim Knochenumbau. Ruhender Knochen wird über biochemische und/oder mechanische Aktivierungssignale angeregt, um über die Oesteoblasten die Osteoklasten zu **stimulieren.** Die Osteoklasten **lysieren** in ihren Lakunen kleine Knochenareale. Nach dem Wechsel von Abbau zu Anbau **füllen** die aktivierten Osteoblasten den ursprünglichen Defekt auf. Der neugebildete Knochen (unverkaltes Osteoid) mineralisiert bei ausreichendem Kalzium-/Phosphatangebot.

mutlich erfolgt über diese Gap junctions die Nährstoffzufuhr und der Abtransport von Endprodukten des Zellstoffwechsels.

Für die **Resorption von Knochengewebe** sind die **Osteoklasten** verantwortlich, sehr große, multinukleäre Zellen. Sie entstehen vermutlich aus monozytären Vorläuferzellen. Man findet sie in der Nähe der Knochenoberfläche in ausgezackten Knochenräumen, die man auch als Howship-Lakunen bezeichnet.

Aktiv resorbierende Osteoklasten setzen nach Bindung an die Knochenmatrix via ATPase-Protonenpumpe H^+-Ionen sowie Carboanhydrase (Isoenzym Typ II) frei. Sie sind zur Aufrechterhaltung des sauren Milieus nötig. Im sauren Milieu erfolgt dann nach **Entmineralisierung** des Knochens unter Mithilfe saurer Hydrolasen die Resorption der Knochenmatrix.

Neben der Fähigkeit, Knochensubstanz zu resorbieren, sind Osteoklasten mit zahlreichen weiteren Merkmalen ausgestattet. Beispielsweise kann der Zelloberflächenrezeptor für Calcitonin nach Bindung seines Liganden den Osteoklasten hormonell stimulieren. Definierte **Zytokine** wie koloniestimulierende Faktoren (CSF), Interleukin -1 (IL-1), Tumor-Nekrose-Faktor (TNF) oder TGF-α beeinflussen sich wechselseitig und haben eine direkte Bedeutung für die Knochenresorption. Sie fördern die lokale Bildung gewebsständiger Faktoren, wie z.B. von Prostaglandinen, und können somit letztlich als **osteoklastenaktivierende** Faktoren bezeichnet werden.

Übergeordnet wird der Knochenauf- bzw. -abbau durch systemische Hormoneffekte von Parathormon (PTH), 1,25 Dihydroxycholecalciferol (1,25$(OH)_2D_3$) und Calcitonin **gesteuert.** Da PTH und 1,25$(OH)_2D_3$ hauptverantwortlich für den Knochenabbau sind, würde man erwarten, daß Osteoklasten über entsprechende Rezeptoren verfügen. Nachweisen konnte man jedoch nur die oben aufgeführten Calcitoninrezeptoren, während reife Osteoklasten keine Rezeptoren für PTH und 1,25$(OH)_2D_3$ haben. Diese kann man aber auf Präosteoklasten finden.

Das Vorkommen verschiedener Allele des Vitamin-D_3-Rezeptor-Gens (Polymorphismen) wird als möglicher Risikofaktor für die Entstehung einer primären Osteoporose diskutiert. Entsprechend durchgeführte Erhebungen an verschiedenen Studienpopulationen zeigen jedoch widersprüchliche Ergebnisse, so daß sich derzeit aus den bekannten Polymorphismen keine klinische Konsequenz ergibt.

Über den endgültigen Verbleib der Osteoklasten nach Knochenresorption liegen keine gesicherten Erkenntnisse vor. Osteoblast und Osteoklast stellen eine Arbeitseinheit dar (Abb. 36-2).

Aufbau von Knochengewebe

Erkrankungen des Knochens, die die Mineralisation betreffen, zeigen sich zuerst an den stoffwechselaktivsten Knochen wie Wirbelsäule, Becken, Rippen, Extremitäten und am Schädel.

Knochen besteht zu ca. 50% aus einer festen mineralischen Phase, zu ca. 25% aus Wasser und zu ca. 25% aus organischer Matrix. Die Matrix wiederum setzt sich aus ca. 90% Typ-I-Kollagen und zu ca. 10% aus **nichtkollage-**

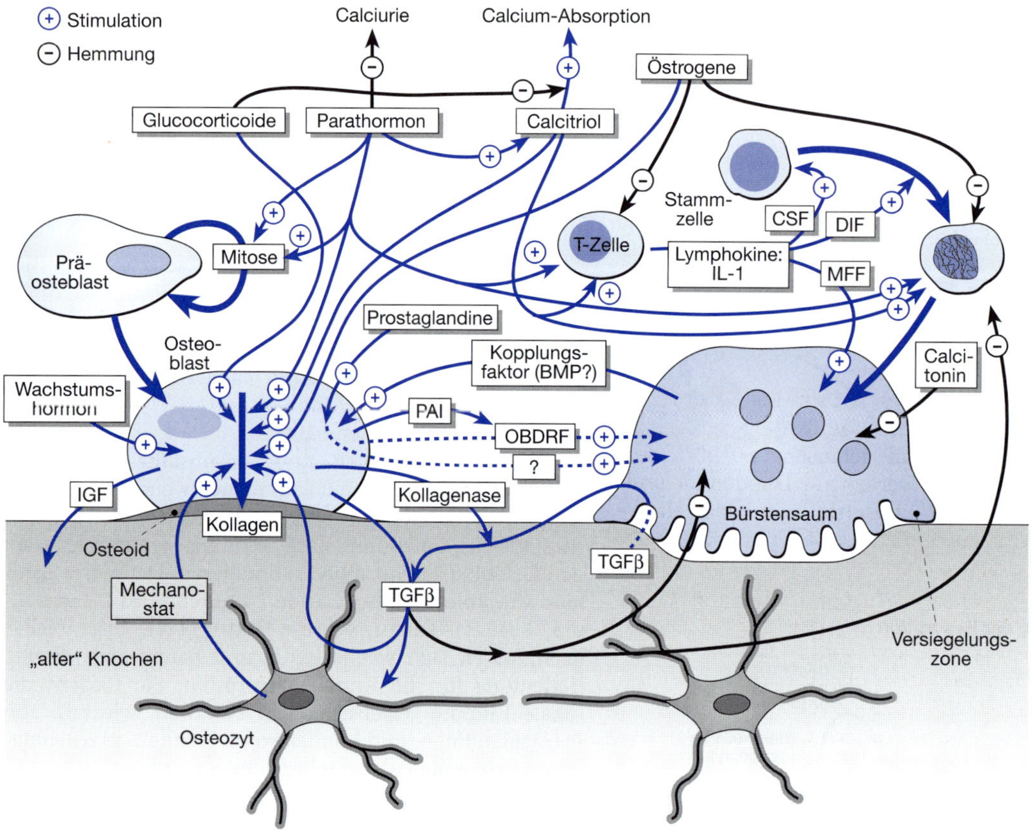

Abb. 36-2 Osteoblast und Osteoklast als Arbeitseinheit. PAI: plasminogen-activator-inhibitor, BMP: bone morphogenetic proteins, OBDRF: osteoblast derived resorption factor, DIF: differentiation inducing factor, MFF: macrophage/monocyte fusion factor.

nen Proteinen zusammen. Inzwischen ist die Struktur von 14 dieser Proteine wie z.B. Osteocalcin, Osteonektin, Osteopontin und das Laminin bekannt. Einige der Proteine sind für die Auslösung von Mineralien aus der mineralischen Phase (Calcium und Phosphat) verantwortlich und fördern die Bindung der mineralischen Phase an die organische Matrix.

Der Hauptbestandteil der organischen Matrix, **das Typ-I-Kollagen,** kann im Gegensatz zum Typ-I-Kollagen der Sehnen oder der Haut kalzifizieren. Daher können Mineral und Matrix in Kontakt treten und die Mineralisation kann in enger Beziehung zu den Kollagenfibrillen stattfinden.

Die Synthese und Sekretion der organischen Matrix sowie die konsekutive Mineralisation erfolgt durch die oben aufgeführten Osteoblasten. Zunächst entsteht ein Netzwerk von unreifem **trabekulären Knochengewebe,** das in Folge durch stabilen reifen Knochen ersetzt wird. Dabei bleibt die typische trabekuläre Struktur durch Knochenresorption aus dem Mark erhalten, während die Kortikalis durch Ausfüllen der trabekulären Zwischenräume mit Knochengewebe entsteht.

36.1.2 Knochenstoffwechsel

Calcium und Phosphat stehen im Knochenstoffwechsel in einer festen Beziehung zueinander. Sind die Plasmaspiegel für beide Mineralien niedrig, so kann keine Mineralisation des Knochens erfolgen. Sie ist erst bei ausreichender Konzentration von Calcium und Phosphat möglich. Beide Mineralien werden im proximalen Dünndarm resorbiert, im Blut transportiert und im Skelett gespeichert.

Calcium

Der menschliche Körper enthält 1–2 kg **Calcium**, das zu 98% im Skelett gespeichert wird. Intrazelluläres Calcium liegt größtenteils in Form von unlöslichen Komplexen vor. Nur ein kleiner Teil freien Calciums wird für die intrazellulären Stoffwechselvorgänge eingesetzt. Die Plasmacalciumkonzentration, die beim Erwachsenen 2,2–2,7 mmol/l beträgt, setzt sich aus drei Fraktionen zusammen:

- **Ionisiertes Calcium** (ca. 50% des Gesamtcalciums),
- **Proteingebundenes Calcium** (vorwiegende Bindung an Albumin und zu einem kleinen Teil an Globuline, entsprechend ca. 45% des Gesamtcalciums),
- **Komplex gebundenes Calcium** (vorwiegend an Anionen wie Phosphat, Citrat und Bicarbonat gebunden, anteilsmäßig ca. 5% des Gesamtcalciums).

Pro Tag werden mit der Ernährung 500–1500 mg Calcium zugeführt, von denen ungefähr die Hälfte resorbiert werden. Der Calciumaustausch im Knochen liegt bei 500 mg/d. 350–1000 mg/d Calcium werden gastrointestinal und 500–1400 mg/d renal ausgeschieden.

Phosphat

Anorganisches Phosphat (ca. 1 kg Gesamtbestand) ist zu ca. 85% im Skelettsystem in Form von Hydroxylapatit gespeichert, nur 10–12% des Phosphats sind proteingebunden.

Serumphosphat ist keine stabile Meßgröße, da es einer **zirkadianen Rhythmik** unterliegt und alters- und geschlechtsabhängig ist. So finden sich z.B. in Zeiten des Wachstums oder in der Schwangerschaft erhöhte Phosphatspiegel. Darüber hinaus ist der Phosphatspiegel **nahrungsabhängig** und sinkt z.B. nach einer kohlenhydratreichen Mahlzeit ab.

Der Referenzbereich für Erwachsene liegt bei 0,84–1,45 mmol/l (2,6–4,5 mg/dl). Pro Tag wird über das Skelettsystem ca. 1 g Phosphat ausgetauscht. 80–90% des aufgenommenen Phosphats werden im Duodenum und oberen Jejunum resorbiert. Phosphat wird renal eliminiert, wobei ca. 90% im proximalen Tubulus der Niere rückresorbiert werden.

Der **Calcium-Phosphat-Stoffwechsel**, der durch die Calcium-phosphat-regulierenden Hormone PTH, $1,25(OH)_2$,Vitamin D_3 und Calcitonin gesteuert wird, besitzt entscheidende Bedeutung im Knochenstoffwechsel (Tab. 36-1). Zusätzlich tragen gewebsständige Faktoren autokrin, parakrin und vermutlich durch einen direkten Einfluß auf die Matrix dazu bei, über die Osteoblastenstimulation die Matrixsyntheseleistung zu erhöhen.

Parathormon (PTH)

Entscheidend für die **Calciumhomöostase** und für den **Knochenstoffwechsel** ist die intakte Funktion von Parathormon (PTH). PTH ist ein Polypeptid (84 Aminosäuren, MG=9500 D), das in der Nebenschilddrüse in Abhängigkeit von der Konzentration an ionisiertem Calcium, Vitamin D und Magnesium in das Plasma sezerniert wird (s. Kap. 31.1.1).

Bei niedrigen Serumcalciumspiegeln und schwerem Vitamin-D-Mangel steigt die PTH-Konzentration an. Dagegen nimmt die **Sekretion des Hormons** bei schwerer Hypomagnesiämie ab.

Zielorgane von PTH sind die Niere und das Skelett, wo es nach Rezeptorbindung via Adenylatcyclase und Bildung von zyklischem AMP zu den PTH-vermittelten Effekten kommt.

PTH scheint die **Knochenresorption** über die Aktivierung von Osteoklastenvorstufen und stimulierende Effekte auf die Sekretion von GM-CSF im Knochenmark zu beeinflussen. PTH kann konzentrationsabhängig auch **anabole Effekte** am Knochen vermitteln.

Während hohe PTH-Konzentrationen die Kollagensynthese inhibieren, stimulieren intermittierende Gaben von PTH in niedriger Konzentration die Knochenneubildung. Man nimmt an, daß diese Effekte von PTH über die Stimulation lokaler Wachstumsfaktoren im Knochengewebe vermittelt werden.

Tab. 36-1 Beeinflussung der Knochenresorption- und Neubildung durch Hormone und gewebsständige Faktoren.

	Knochenresorption	Neubildung von Knochen
Hormone		
• Steroidhormone		
$1,25\,(OH)_2D_3$	↑	↓ / *
Östrogen	↓	↑ / –
Progesteron	↓	↑ / –
Testosteron	↓	↑ / –
Glucocorticoide	–	↓
• Polypeptidhormone		
Parathormon (PTH)	↑	↓↑ / +
Calcitonin (hCT)	↑	–
Wachstumshormon	–	↑
Schilddrüsenhormon	↑	–
Gewebsständige Faktoren		
• Knochenzellen/ Knochengewebe		
IGF-I, IGF-II	?	↑
TGF-β	↓	↑
FGFs	–	↑
PDGF	↑	↑
Koloniestimulierende Faktoren		
G-CSF	↑	?
GM-CSF	↑	?
BMP (bone morphogenetic protein)	?	
OIF (osteoinductive factor)	↓	
Knorpelgewebsabhängige Faktoren		
cartilage-derived IGF-1	↓	↑
Zytokine		
IL-1	↑	?
TNF	↑	↓
γ-IFN (Gamma-Interferon)	↓	–
Sonstige		
Prostaglandine	↑	↑↓

↑ = Förderung ,↓ = Hemmung, – = kein Einfluß, ? = möglicher Einfluß, + = vermindert Kollagensynthese; intermittierende Gabe fördert die Kollagensynthese und erhöht die Osteoblastenzahl- und -aktivität, * = erniedrigt die Proliferation von osteoblastenähnlichen Zellen in hohen und stimuliert in niedrigen Konzentrationen; erniedrigt die Kollagensynthese.

Calcitonin (hCT)

Ebenso wie für PTH sind auch für Calcitonin (hCT) die wichtigsten **Zielorgane** die Niere und der Knochen. hCT ist ein Polypeptid (32 Aminosäuren, MG=3500 D) und wird in den C-Zellen der Nebenschilddrüse gebildet.

Stärkster **Stimulus** für die Sekretion von hCT ist ein akut erhöhter Serumcalciumspiegel. Im Gegensatz dazu sind chronische Erhöhungen des Calciumspiegels wie beispielsweise beim primären Hyperparathyreoidismus nicht zwangsläufig von hohen hCT-Spiegeln begleitet.

Die **Hauptwirkung** von hCT am Skelettsystem ist eine Inhibierung der Osteoklastenaktivität und somit eine Abnahme der Knochenresorption.

$1,25(OH)_2D_3$ (Vitamin D_3)

Die D-Vitamine Vitamin D_2 und Vitamin D_3 entstehen aus Provitaminen durch UV-Strahlung des Sonnenlichts. Dabei kann Provitamin D_2 mit der Nahrung aufgenommen und Provitamin D_3 muß in der Leber gebildet werden.

Vitamin D_3 wird in der Leber zu 25-OH-D_3 und nach Transport zur Niere zu $1,25(OH)_2$-D_3 hydroxyliert. Das Endprodukt $1,25(OH)_2$-D_3 (Vitamin D_3 = Calcitriol) ist nur noch dem Namen nach ein Vitamin und erfüllt **klassische Hormonfunktionen** (s. Kap. 31.1.2).

Gemeinsam mit PTH regelt Vitamin D_3 die **Calciumhomöostase** und bewirkt eine gesteigerte Absorption von Calcium und Phosphat im Darm sowie eine Steigerung der Calciumrückresorption in der Niere.

Die **Referenzbereiche** für Vitamin D_3 sind abhängig von der Nahrungsaufnahme sowie der Jahreszeit.

Obwohl Vitamin D_3 in hohen Dosen die Knochenresorption fördert, ist nicht bekannt, wie diese Effekte vermittelt werden. Vermutlich kommt es unter dem Einfluß von Vitamin D_3 ähnlich wie bei PTH zu einer Stimulation der Umwandlung von Osteoklastenvorläuferzellen in reife Osteoklasten. Ähnlich wie PTH übt auch Vitamin D_3 **anabole Effekte** auf das Knochengewebe aus, die über lokale Wachstumsmediatoren vermittelt werden.

Andere Hormone

Die Sexualhormone **Östrogene** und **Androgene** spielen bei der Knochenreifung und beim Knochenwachstum eine entscheidende Rolle.

Sie fördern das Längenwachstum der Knochen, den Epiphysenschluß und somit auch den Abschluß der **Wachstumsperiode.** Darüber hinaus sind sie für die **Prävention des Knochenmassenverlustes** im Alter von Bedeutung.

Osteoblasten haben sowohl Rezeptoren für Östrogene als auch für Androgene. Östrogene wirken am Knochen antiresorptiv und verhindern somit den Knochenabbau. Ob diese Effekte über eine gesteigerte IGF-Synthese vermittelt werden, wird kontrovers diskutiert.

Glucocorticoide sind Steroidhormone, die ebenfalls in den Knochenstoffwechsel eingreifen. Obwohl Glucocorticoide in vivo den Knochenabbau fördern, konnte dies in vitro bis heute nicht nachgewiesen werden. Möglicherweise beeinflussen Glucocorticoide die intestinale Calciumresorption und führen so zu einem konsekutiven PTH-Anstieg, der seinerseits wieder den Knochenabbau fördert.

Allerdings sind die beschriebenen Glucocorticoideffekte wohl zeitabhängig und erst unter Langzeittherapie zu beobachten. Langfristig inhibieren Glucocorticoide die Kollagensynthese des Knochens und somit die Biosynthese der Matrix.

Weitere Hormoneffekte und Beeinflussung des Knochenauf- und -abbaus s. Tabelle 36-1.

36.2 Klinische Pathophysiologie

Einteilung der Krankheitsbilder nach Ätiologie und Pathogenese

genetisch/angeboren
- familiäre Störungen des Kollagenstoffwechsels:
  - Achondroplasie
  - Osteogenesis imperfecta
  - Marfan-Syndrom
- familiäre Störungen der Mineralisation

erworben
1. metabolisch/nutritiv
   - Eiweißmangel
   - Calciummangel
   - Vitamin-D-Mangel
   - Rachitis
2. dysregulativ/hormonell
   - Osteoporose
   - Vitamin-D_3-Mangel bei Leber- und Nierenfunktionsstörungen
   - Morbus Cushing
   - Östrogenmangel
   - Androgenmangel
   - Morbus Paget
   - Hyperparathyreoidismus
3. degenerativ
   - Ermüdungsfrakturen
4. vaskulär
   - Sudeck-Dystrophie
   - Morbus Perthes (Hüftkopfnekrose)
5. entzündlich/immunologisch
   - Osteopenie bei chronischen Entzündungen
6. infektiös
   - Osteomyelitis
7. neoplastisch
   - Knochentumoren (Osteom, Osteosarkom, Chondrome, Chondrosarkom)
8. medikamentös/toxisch
   - Steroide
   - Hyperostose bei Schwermetallvergiftungen (Blei, Wismut, Arsen)
9. mechanisch
   - Immobilisation
10. neuromuskulär
    - –

sonstige/unklar/multifaktoriell
- –

Störungen des Knochenstoffwechsels sind auf verschiedenen Ebenen möglich (Tabelle 36-2). Knochenauf- und -abbau verlaufen in den verschiedenen Skelettanteilen mit unterschiedlicher Geschwindigkeit, so daß in der Regel nicht alle Skelettanteile gleichermaßen betroffen sind.

Generalisierte Skeletterkrankungen bezeichnet man als **Osteopathien.** Dieser Begriff erlaubt aber keine Wertung darüber, ob der betreffende Defekt mit einer Verminderung oder Vermehrung von Knochenmasse einhergeht.

36.2.1 Primäre und sekundäre Knochenerkrankungen mit Störung der Skelettbilanz

Primäre und sekundäre Knochenerkrankungen lassen sich häufig hinsichtlich ihrer Symptomatik und therapeutischer Konsequenzen nicht unterscheiden.

Osteoporose

Definition

Unter Osteoporose versteht man häufig einen mit Frakturen einhergehenden Verlust von Knochenmasse, -struktur und Knochenfunktion.

Ä/P Ätiologie und Pathogenese

Man unterscheidet primäre und sekundäre Osteoporoseformen, die beide durch einen Mangel an Knochenmatrix und eine dadurch bedingte Verminderung des Knochengewebes charakterisiert sind. Die Ursachen der primären Osteoporosen (95% aller Osteoporosen) sind multifaktoriell. Sie lassen sich im Gegensatz zu den sekundären Osteoporoseformen nicht so klar definieren. Man unterscheidet folgende Formen:

- Juvenile (idiopathische) Osteoporose
- Postmenopausale Osteoporose (Typ I)
- Senile Osteoporose (Typ II)

Die **postmenopausale Osteoporose** betrifft Frauen im Alter zwischen 50 und 70 Jahren, während die **senile Osteoporose** in der Regel erst ab dem 70. Lebensjahr beginnt.

Die **Menopause** weist bezüglich des Knochenstoffwechsels einige Charakteristika auf. Die Spitzenknochenmasse, die zum Ende der Pubertät erreicht wird, wird nach einer bis zu 20 Jahre langen Plateauphase (Abb. 36-3) langsam abgebaut. Der natürliche **Knochenumsatz** beträgt zwischen 0,25 und 1% und bleibt während der einzelnen Lebensabschnitte relativ konstant **(low turnover).** Durch den Wegfall der Sexualhormone fällt die Knochenmasse wieder ab. Dies kann in einer beschleunigten Umbauphase des Knochens **(high turnover)** bei Frauen zur Entstehung einer Osteoporose führen. Auch bei Männern sind High-turnover-Osteoporosen bekannt, die molekularen endokrinen Mechanismen dieser Entität sind jedoch bisher nicht geklärt.

Während bei der **Typ-I-Osteoporose** im wesentlichen trabekuläre Knochenmassenverluste auftreten, sind bei der **Typ-II-Osteoporose** Kortikalis und Spongiosa gleichermaßen betroffen.

Tab. 36-2 Störungen des Knochenstoffwechsels und ihre Ursachen.

Störung	Ursachen
Malabsorptionssyndrome – einheimische Sprue – Zöliakie	gestörter Kalzium/Phosphat- und Vitamin-D_3-Stoffwechsel mit Osteomalazie/sek.Osteoporose
Absorptionsstörung – Vitamin D_3-Mangel – Kalziummangel	gestörter Kalzium/Phosphat- und Vitamin-D_3-Stoffwechsel mit Rachitis/Osteomalazie
Nierenerkrankungen – Chronische Niereninsuffizienz	gestörter Kalzium/Phosphat- und Vitamin-D_3-Stoffwechsel mit renaler Osteopathie
Leberzirrhose	gestörter Vitamin D_3-Stoffwechsel/ Hypogonadismus mit Osteoporose
Hyperparathyreoidismus (primär/sekundär) **Hypoparathyreoidismus** **Pseudohypoparathyreoidismus**	gestörter Kalzium/Phosphatstoffwechsel mit Osteopenie/Osteodystrophia cystica generalisata/ Osteomalazie
Cushing-Syndrom **Morbus Cushing**	vermehrte Kortisolwirkung mit Hemmung der intestinalen Kalziumaufnahme und sek. Osteoporose
Primärer Hypogonadismus – Turner Syndrom – Klinefelter Syndrom	verminderte Östrogen- bzw. Androgenwirkung mit primärer und sekundärer Osteoporose
Sekundärer Hypogonadismus – Hypophyseninsuffizienz	
Hypophosphatämie – Primärer Hyperparathyreoidismus – Intestinale Malabsorption – Vitamin-D-refraktäre Rachitis	gestörter Kalzium/Phosphat- und Vitamin-D_3-Stoffwechsel, Stimulation der Osteoklasten mit Osteopenie und sekundärer Osteoporose
Neoplastische Syndrome – Bronchialkarzinom – Multiples Myelom	gestörter Kalziumstoffwechsel mit Hyper- und Hypokalziämie und Osteolysen

Prädilektionsstellen für Frakturen sind bei der postmenopausalen Osteoporose die Wirbelkörper und der distale Radius. Im Gegensatz dazu treten bei der senilen Osteoporose häufig Femur- und Schenkelhalsfrakturen, Frakturen des proximalen Humerus und Wirbelkörperfrakturen auf.

Die postmenopausale Osteoporose stellt die häufigste Form der primären Osteoporosen dar und entsteht durch **Östrogenmangel.** Abbildung 36-4 zeigt die Folgen des Östrogenmangels und die therapeutischen Interventionsmöglichkeiten.

Die **sekundären Osteoporoseformen** sind sehr viel seltener (ca. 5% aller Osteoporosen) als die primären und können die unter Tabelle 36-2 aufgeführten Erkrankungen zur Ursache haben.

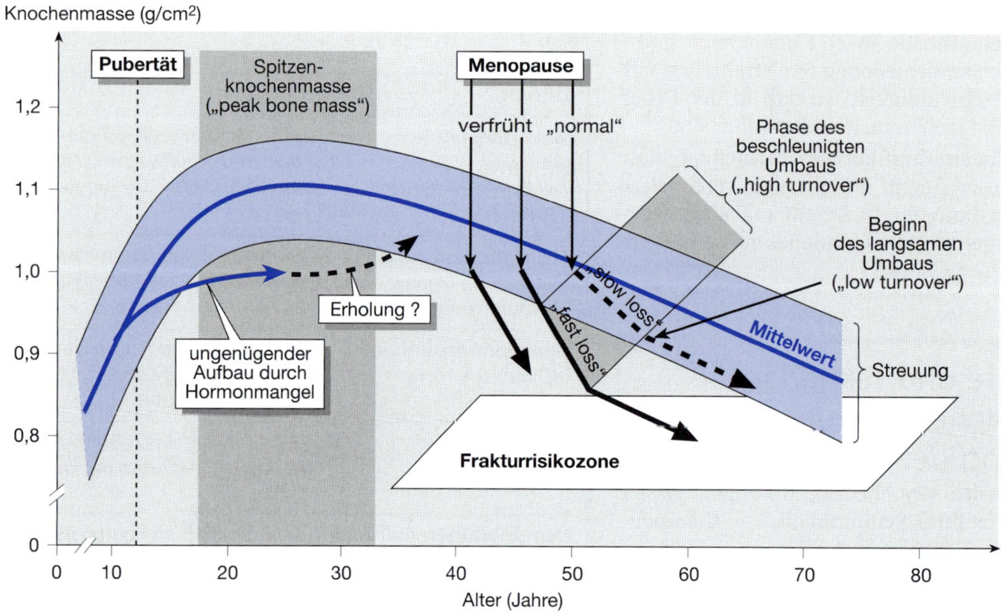

Abb. 36-3 Knochenauf- und -abbau von der Pubertät bis zum Senium sowie Beeinflussung der Knochenmasse durch die Menopause beim weiblichen Geschlecht.

Entstehung der Symptome

Typischerweise kommt es zum Auftreten von Knochenschmerzen, insbesondere im Rücken sowie zu einer gesteigerten Frakturbereitschaft und zu Frakturen nach inadäquatem Trauma. Durch das Zusammensintern von Wirbelkörpern kommt es zu Rundrückenbildung, Gibbusformation und zum Kleinerwerden.

Therapieansätze

Die Therapieansätze bei **Typ-I-Osteoporose** ergeben sich aus Abbildung 36-4. Nur eine frühzeitige und langfristige Östrogengabe bei postmenopausaler Osteoporose ist erfolgreich. Weitere wichtige therapeutische Interventionsmöglichkeiten sind:

- die Beeinflussung der Grunderkrankung,
- Behandlung der Schmerzen mit antiresorptiven Substanzen wie Calcitonin (subkutan oder nasal),
- calciumreiche Kost,
- die supplementäre Gabe von Vitamin D und Calcium (1000 mg/die) bzw. die Fluoridtherapie.

Fluoride sind starke Stimulatoren der Osteoblastenfunktion und können in hohen Dosen und einem längeren Zeitraum gegeben zur **Fluorose** führen. Fluorosen können endemisch auftreten (Gebiete mit hohem Fluoridanteil), therapiebedingt sein (Osteoporose) und als fluoridinduzierte Osteosklerose bei renaler Osteodystrophie auftreten.

Pathophysiologisch führt die Fluorose initial zu einer verbreiterten und verdichteten Knochenbälkchenstruktur in Wirbelkörpern und Becken. Es kommt dann zur Sklerosierung der Spongiosa mit Einengung der Markhöhlen in den Röhrenknochen und letztlich zur Verkalkung und Verknöcherung des Bandapparates sowie zu ektopen und periostalen Knochenneubildungen.

Die Fluorose führt zu Skelettschmerzen, eingeschränkter Gelenkmobilität und teilweise extremen Deformitäten.

Therapeutisch werden die Fluoride unverzüglich abgesetzt, nichtsteroidale Antiphlogistika, bei Bedarf auch Morphinpräparate, verabreicht und physikalische Maßnahmen ergriffen.

Eine antiresorptive Wirkung durch Hemmung der Osteoklasten haben auch die **Biphosphonate.** Sie sollen sich sowohl auf die Zunahme der Knochendichte als auch auf die Verminderung der Frakturrate günstig auswirken.

Ein neues Therapiekonzept ist das **ADFR-Schema.** Dabei versucht man den natürlichen Knochenstoffwechsel nachzuahmen. Zunächst werden die Osteoklasten durch PTH oder Schilddrüsenhormon aktiviert (A = Aktivierung), dann durch Calcitonin oder Biphosphonate gehemmt (D = Depression) und man gestattet dem Knochen die Neubildung von Knochengewebe (F = Formation). Abschließend erfolgt die Wiederholung (R = Repetition) des therapeutischen Vorgehens.

36.2.2 Osteomalazie

Definition

Osteomalazie ist die generalisiert gestörte Mineralisation der Spongiosa und der Kompakta. Bei der Rachitis im Kindesalter ist zusätzlich eine Desorganisation der Wachstumsfuge vorhanden.

Ätiologie und Pathogenese

Ursache der Osteomalazie ist der **Vitamin-D-Mangel.** Er kann durch verschiedene Faktoren zustande kommen:

- intestinale: Malassimilation,
- alimentäre: Calciummangel,
- mangelnde UV-Bestrahlung: zu geringe Bildung von 25-OH-D_3 in der Haut,
- hepatische: z.B. Leberzirrhose mit mangelnder Hydroxilierung von Cholecalciferol
- renale: chronische Niereninsuffizienz mit defekter Hydroxylierung von 25-OH-D_3 oder renal tubuläre

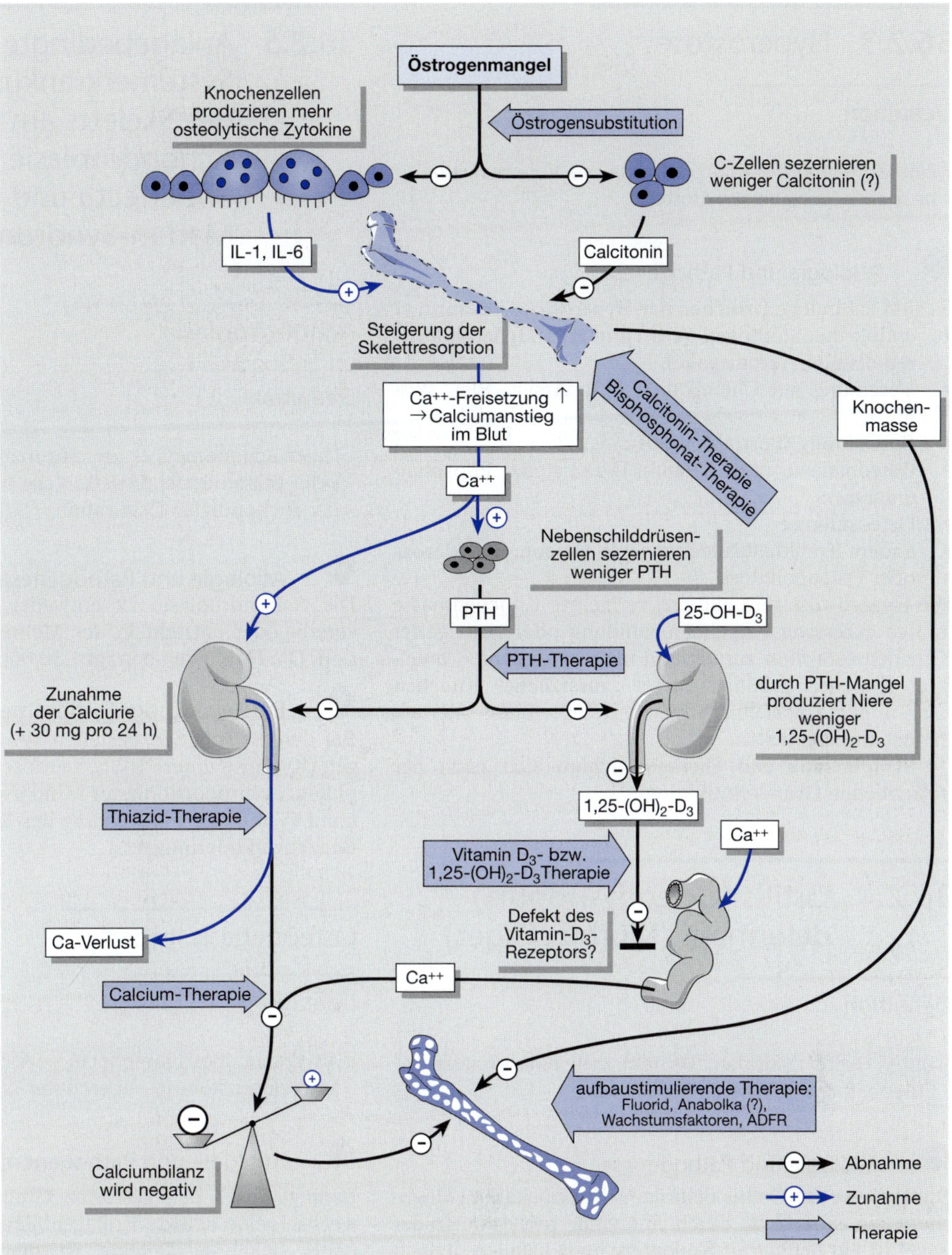

Abb. 36-4 Knochenmassenverlust bei der postmenopausalen Osteoporose Typ I durch Östrogenmangel und therapeutische Interventionsmöglichkeiten.

Funktionsstörungen wie z.B. renal tubuläre Azidose oder Phosphatdiabetes.

Durch das Mißverhältnis zwischen Vitamin-D-Angebot und -Bedarf kommt es konsekutiv zu **Störungen des Calcium-Phosphatstoffwechsels** und zu einer gestörten Mineralisation der organischen Grundsubstanz des Knochens. Nichtmineralisierte Knochenmatrix bezeichnet man als Osteoid. Es liegt bei der Osteomalazie im Überschuß vor.

Entstehung der Symptome

Klassischerweise haben die Betroffenen Knochenschmerzen und Knochenverbiegungen, die sich in Form von Varisierung der Schenkelhälse und Unterschenkel (O-Beine) nachweisen lassen.

Bei der kindlichen **Rachitis** kommt es durch Störung des Wachstums zur Bildung des Rachitischen Rosenkranzes (Schwellung der Rippen an der Knorpel-Knochengrenze), Kraniotabes, Verdickung der Epiphysenbereiche und zur Kyphosierung der unteren Brustwirbelsäule (Sitzbuckel).

Therapieansätze

Bei nachgewiesener Vitamin-D-Stoffwechselstörung Behandlung der Grundkrankheit und Substitution von Vitamin D_3 oder stoffwechselaktiver Vitamin D-Metabolite. Bei gesicherter Rachitis Gabe von Vitamin D_3. Unter Vitamin-D-Gabe sollten die Calciumserumspiegel und die Calciumausscheidung überwacht werden.

36.2.3 Hyperostose

Definition

Eine Zunahme der Knochenmasse pro Volumeneinheit bezeichnet man als Hyperostose.

Ätiologie und Pathogenese

Es sind zahlreiche Ursachen der Hyperostose bekannt:
- endokrine Störungen (z.B. primärer Hyperparathyreoidismus, Akromegalie),
- Vergiftung mit Chemikalien (z.B. Arsen, Blei, Wismut),
- Bestrahlung (Bestrahlungsosteitis),
- Osteomalazie (z.B. Vitamin-D-Resistenz, Phosphatdiabetes),
- Osteosklerose
- andere Krankheitsbilder wie z.B. Osteomyelosklerose oder Osteopoikilose.

Die Hyperostose geht auf eine vermehrte Knochenmasse infolge exzessiver Knochenneubildung oder gesteigerter Knochenresorption zurück und meist wird echter lamellärer Knochen gebildet. Dieser **„zusätzliche" Knochen** kann in den Trabekeln, innerhalb der Kortikalis oder am Periost angelagert sein.

Symptomatik und Therapie richten sich nach der ursächlichen Grunderkrankung.

36.2.4 Ostitis (Osteodystrophia) deformans (Morbus Paget)

Definition

Unter Ostitis deformans versteht man eine lokalisierte Osteopathie des höheren Lebensalters.

Ätiologie und Pathogenese

Die Ursache der Ostitis deformans ist unbekannt. Möglicherweise entsteht sie durch eine virale Infektion. In der Regel ist ein definierter Skelettabschnitt befallen, jedoch können auch mehrere Knochen betroffen sein.

Im Knochengewebe kann man eine gesteigerte Osteoblasten- und Osteoklastenaktivität nachweisen, die zu einer gesteigerten Osteoidbildung, Geflechtknochenbildung und Fibrosierung der Markräume führt.

Entstehung der Symptome

Im Vordergrund stehen lokale Knochenschmerzen, wobei ein Drittel der Patienten vollständig beschwerdefrei ist. Gelegentlich beobachtet man beim Befall des Schädels eine Umfangszunahme des Kopfes. Bei Wirbelsäulenbefall kann es zu Frakturen und Wurzelkompressionsyndromen kommen.

36.2.5 Anlagebedingte Systemerkrankungen des Skeletts am Beispiel von Achondroplasie, Osteogenesis imperfecta und Marfan-Syndrom

Achondroplasie

Definition

Unter Achondroplasie versteht man eine Störung knorpelig präformierter Skelettanteile mit Beeinträchtigung der enchondralen Ossifikation.

Ätiologie und Pathogenese

Die Achondroplasie ist entweder autosomal-dominant vererbt oder entsteht in der Mehrzahl durch Neumutation. Die Häufigkeit beträgt 1:30 000.

Entstehung der Symptome

Bei den Betroffenen bestehen Wirbelsäulenveränderungen (Kyphose untere BWS, Lordose der LWS), Makrozephalie, dysproportionierter Minderwuchs, eine Dreizackhand (V-förmige Abspreizung des 3. und 4. Fingers) und Beckenveränderungen.

Osteogenesis imperfecta

Definition

Als Osteogenesis imperfecta bezeichnet man eine Skelettbildungsstörung mit erhöhter Knochenbrüchigkeit.

Ätiologie und Pathogenese

Bedingt durch den gestörten Glucosaminoglykan-Stoffwechsel, eine defekte Kollagenbildung und weitere nicht näher bekannte Defekte ist die Knochenneubildung ungenügend. Die Störung wird autosomal rezessiv oder autosomal-dominant vererbt, betrifft Knaben häufiger als Mädchen und hat eine Häufigkeit von 1:20 000–60 000.

Entstehung der Symptome

Nach Bagatelltraumen Skelettfrakturen und Dislokationen.

Marfan-Syndrom

Definition

Das Marfan-Syndrom ist eine generalisierte mesenchymale Fehlbildung mit gestörter Kollagen-Biosynthese.

Ätiologie und Pathogenese

Die gestörte Kollagen-Biosynthese betrifft verschiedene Organsysteme. Das Syndrom wird autosomal-dominant vererbt und hat eine Häufigkeit von 1:50 000–100 000.

Entstehung der Symptome

Die Betroffenen sind extrem grazil, hochwüchsig und haben eine mangelhaft ausgebildete Muskulatur. Es bestehen Überstreckbarkeit der Gelenke, häufig Trichterbrust, Linsenschlottern und andere Augenfehler sowie Fehlbildungen im Bereich der Aorta evtl. mit Aneurysmenbildung.

36.2.6 Neubildungen

Bei den primären Neubildungen des Knochengewebes unterscheidet man Tumoren osteogenen (Osteom, Osteosarkom, Osteoid-Osteom) und chondrogenen (Enchondrom, Osteochondrom, Chondrosarkom) Ursprungs.

Außerdem können verschiedene Tumoren wie z.B. das multiple Myelom (Plasmozytom, Morbus Kahler) Knochengewebe myelogen infiltrieren.

Primäre Knochentumoren treten lokalisiert auf und sind selten. Sekundäre Knochentumoren entsprechen in aller Regel Knochenmetastasen, die im Rahmen der Aussaat eines Prostatakarzinoms oder anderer, osteogen metastasierender Tumoren entstehen können.

Entstehung der Symptome

Bösartige Neubildungen des Knochens verursachen häufig wenig Beschwerden. Gelegentlich steht eine entsprechende Neurologie, wie z.B. eine Peronaeusparese im Vordergrund oder ein Bagatelltrauma führt zu einer Fraktur.

Knochenschmerzen können lokal ausstrahlen und zu Fehldiagnosen wie z.B. Erkrankungen aus dem rheumatischen Formenkreis führen.

Väänänen, H. K.: Mechanism of bone turnover. Ann. Med. 1993, 25, 353–359.
Zerwekh, J. E.: Bone metabolism. Seminars in Nephrology 1992, 12, 79–90.
Ziegler, R.: Der Knochen und seine Erkrankungen. DMW 1995, 120, 1091–1092.

37 Muskel

Dieter Pongratz

37.1 Physiologie und Pathophysiologie (Adaptationsmechanismen der Organfunktion)

Die quergestreifte Muskulatur ist das mit Abstand **größte parenchymatöse Organ** des menschlichen Körpers. Sie macht beim Neugeborenen etwa 24% und beim gesunden Erwachsenen 40–45% des Körpergewichtes aus. Beim Leistungssportler werden noch höhere Prozentzahlen erreicht. Im Alter kommt es zu einem Rückgang der Muskelmasse.

In anatomischen Studien wurden 443 einzelne Muskeln gezählt. Diese wiederum setzen sich aus ungefähr 250 Millionen Muskelfasern zusammen.

37.1.1 Struktur und Funktion des Muskels

Makroskopisch sind die Skelettmuskeln meist von spindeliger Gestalt. Das rührt einerseits von der sehnigen Insertion her, ist andererseits aber auch dadurch bedingt, daß im Muskelbauch mehr Fasern vorhanden sind als an den Enden. Alle Muskeln sind von Faszien umgeben.

Die einzelnen Muskelfasern sind **vielkernige Riesenzellen.** Ihre Durchmesser liegen zwischen 10 und 100 µm, sie sind meist einige Zentimeter lang (Abb. 37-1).

Mikroskopisch sind die Muskelfasern in **Faszikeln** zusammengeordnet. Im üblichen histologischen Bild gelingt eine Differenzierung zwischen den verschiedenen Muskelfasern nicht ausreichend. Es ist aber enzymhistochemisch möglich, **zwei Hauptfasertypen** zu differenzieren, die im Querschnitt mosaikartig angeordnet sind. Mit Hilfe der myofibrillären ATPase-Reaktion bei pH 4,6 lassen sich kleine, intensiv gefärbte Muskelfasern als Typ I-Muskelfasern, sehr helle als Typ IIa-Muskelfasern und solche mit intermediärer Färbecharakteristik als Typ IIb-Fasern charakterisieren .

Wie in Tabelle 37-1 dargestellt, sind die verschiedenen Fasertypen zusätzlich durch Unterschiede im Energieverbrauch, im Glykogen-, Neutralfett- und Mitochondriengehalt, in der Kapillardichte sowie funktionell in der Kontraktionsgeschwindigkeit und Ermüdbarkeit charakterisiert.

Auf **elektronenmikroskopischer** Ebene (Abb. 37-1) zeigen die einzelnen Myofibrillen einen Durchmesser von etwa 1 µm. Die parallel angeordneten **Aktin-** und **Myosinfilamente** (Abb. 37-2) greifen ineinander. Die Myosinfilamente bilden die A(anisotrope)-Bande, die Aktinfilamente durchziehen die I(isotrope)-Bande und inserieren an den Z(Zwischen)-Linien. Bei stärkerer Vergrößerung erkennt man im Innern der Fasern zusätzlich kleine rundliche Mitochondrien, wenige Glykogengranula und Lipidtröpfchen.

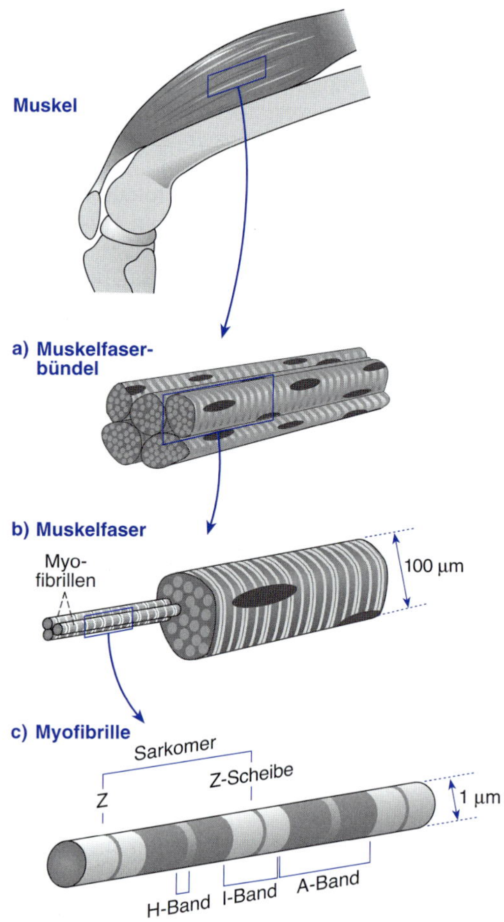

Abb. 37-1 Schematischer Aufbau eines Muskels.
a) Muskelfaserbündel (Größe einer Biopsie),
b) Muskelfaser,
c) Muskelfibrille.

Tab. 37-1 Charakterisierung der Hauptfasertypen des menschlichen Körpers.

	Typ-I-Faser	Typ-IIa-Faser	Typ-IIb-Faser
Größe	klein	mittelgroß	groß
Myoglobingehalt	hoch	hoch	gering
Energieverbrauch	oxidativ	oxidativ-glykolytisch	glykolytisch
Glykogengehalt	intermediär	gering	hoch
Neutralfettgehalt	hoch	intermediär	gering
Mitochondrien	viele	viele	wenige
Kapillardichte	hoch	hoch	gering
Kontraktionsgeschwindigkeit	gering bis schnell	intermediär	schnell
Ermüdbarkeit	gering	intermediär	hoch

Funktionell wird die Muskelkontraktion durch den vom peripheren Nervensystem kommenden Impuls ausgelöst. Im Bereich der motorischen Endplatte entstehen **Endplattenpotentiale,** die die Depolarisation des Sarkolemms und der damit im Zusammenhang stehenden transversalen T-Tubuli bewirken (Abb. 37-2).

Durch Ausschüttung von Kalziumionen aus dem sarkoplasmatischen Retikulum (= longitudinales System) werden die Aktinfilamente in die Zwischenräume der Myosinfilamente hineingeschoben.

Die **Relaxation** erfolgt durch die Wiederaufnahme von Kalzium in das sarkoplasmatische Retikulum unter Aktivierung der magnesiumabhängigen ATPase der Vesikel.

37.1.2 Muskelstoffwechsel

Die Muskelzelle enthält 2 energiereiche Phosphate, die miteinander im Gleichgewicht stehen: ATP und Kreatinphosphat. Dabei ist **ATP** der eigentliche aktuelle Energiespender; **Kreatinphosphat** stellt eine Reserve dar, die jederzeit in Anspruch genommen werden kann, um ATP zu regenerien.

Für den raschen **Energienachschub** stellen Glucose und Glykogen die wichtigsten Substrate dar. Dabei wird die aktuell verfügbare **Glucose** aus dem Serum unter erheblichem energetischem Gewinn in den Mitochon-

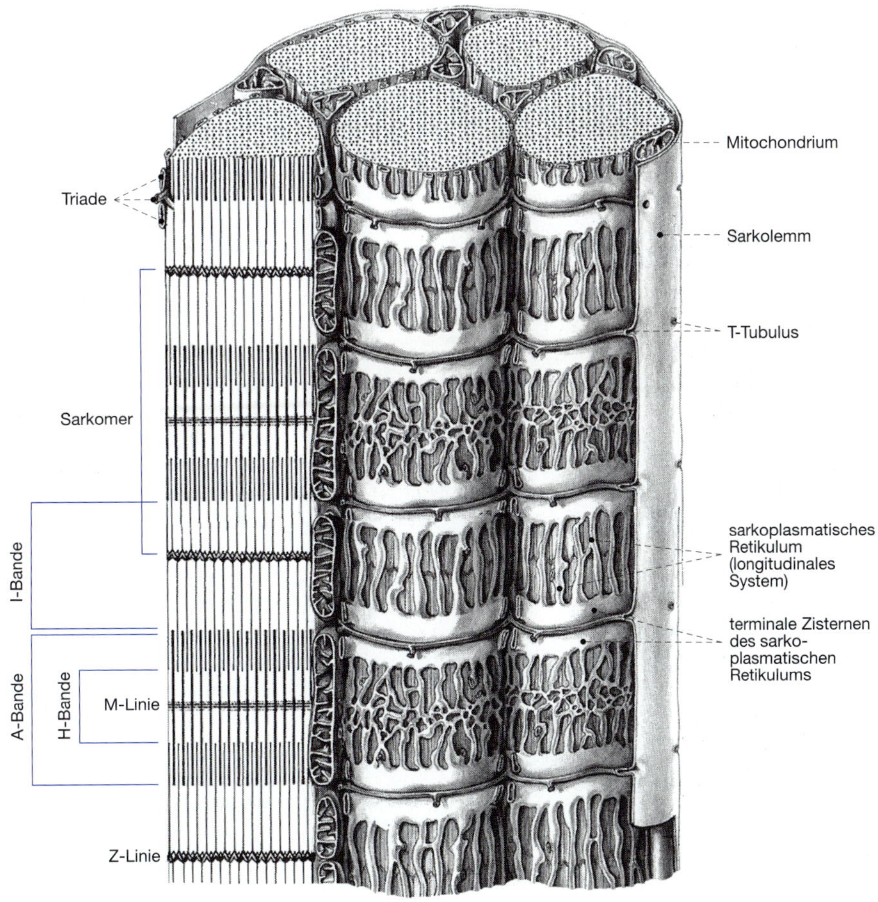

Abb. 37-2 Schematische räumliche Anordnung des sarkoplasmatischen Retikulums (= longitunidales System) und der T-Tubuli (= transversales System) zu den Myofibrillen im Skelettmuskel.
Die Triaden, bestehend aus einem zentral gelegenen T-Tubulus, flankiert von zwei bläschenförmigen Ausschnitten der Terminalzisternen des sarkoplasmatischen Retikulums, liegen auf der Grenze von A- und I-Bande, so daß immer zwei Triaden auf ein Sarkomer entfallen.

drien oxydativ zu den Endprodukten CO_2 und H_2O abgebaut.

Das Polysaccharid **Glykogen** wird durch Glykogenolyse gespalten. Anschließend wird das entstehende Glucose-6-Phosphat anaerob zu Lactat verstoffwechselt **(Embden-Meyerhof-Weg).**

Lipide sind insbesondere bei lange dauernden Belastungen von Wichtigkeit. Nur ein kleiner Teil liegt im Zytosol in gelöster Form als Neutralfett vor. Daneben kann der Muskel auch freie Fettsäuren aus dem Serum aufnehmen. Freie Fettsäuren werden im Zytosol mittels Thiokinasen in Coenzym A-Derivate übergeführt. Um in den intramitochondrialen Raum zu gelangen, müssen sie an Carnitin gekoppelt werden. Dies geschieht durch die Carnitin-Palmitoyl Transferase I. Intramitochondrial wird die erneute Bindung der Fettsäuren an Coenzym A von der Carnitin-Palmitoyl-Transferase II katalyisert. Der weitere Abbau im Mitochondrium erfolgt über die β-Oxidation.

Das Mitochondrium selbst ist zusätzlich der Ort der Atmungskette (Komplex I – V)

37.2 Klinische Pathophysiologie

Einteilung der wichtigsten Krankheitsbilder nach Ätiologie und Pathogenese

genetisch/angeboren
- primäre Myopathien
- progressive Muskeldystrophien
- hereditäre metabolische Myopathien
  - Maltase-Mangel
  - Glykogenosen
- hereditäre Ionenkanalerkrankungen
  - Chlorid-Kanal
    - Myotonia congenita (Thomsen)
    - generalisierte Myotonie (Becker)
  - Natrium-Kanal
    - hypokalämische und normokalämische periodische Lähmung
  - Calcium-Kanal
    - hyperkalämische periodische Lähmung

erworben
1. metabolisch/nutritiv
   - Muskelhypotrophie bei Eiweißmangel
2. dysregulativ/hormonell
   - Androgenmangel
3. degenerativ
   - Muskelhypotrophie des Alters
4. vaskulär
   - –
5. entzündlich/immunologisch
   - Myasthenia gravis
6. infektiös
   - bakterielle Myositis
   - virale Myositis (Coxsackie-B, Influenza)
   - Parasitosen (Trichinen)
7. neoplastisch
   - Rhabdomyosarkom
   - Alkohol-Myopathie
8. medikamentös/toxisch
   - Glucocorticoide
   - Bezafibrat
   - Alkohol-Myopathie
9. mechanisch
   - Immobilisationshypotrophie
10. neuromuskulär
   - –

sonstige/unklar/multifaktoriell
- –

37.2.1 Hereditäre Erkrankungen

Die relativ große Zahl schwerwiegender **genetisch determinierter primärer Myopathien** gliedert sich in folgende 3 Untergruppen:
- Progressive Muskeldystrophien
- Kongenitale Myopathien mit Strukturbesonderheiten
- Hereditäre metabolische Myopathien
- seltene hereditäre Ionenkanalkrankheiten

Progressive Muskeldystrophien

Definition

Progressive Muskeldystrophien sind verschiedenen Erbgängen folgende Erkrankungen, die zu einem zunehmendem Untergang der Skelettmuskulatur führen. Je nach Typ sind Muskelschwäche und -atrophie vorwiegend in den großen proximalen Muskelgruppen im Bereich des **Becken-** und **Schultergürtels** lokalisiert.

Ätiologie und Pathogenese

Die wichtigsten klinischen Formen, der ätiologisch zugrunde liegende chromosomale Defekt (soweit bekannt) sowie das pathogenetisch entscheidende fehlende bzw. abnorme Genprodukt sind in Tabelle 37-2 zusammengefaßt.

Abbildung 37-3 zeigt schematisch das Zytoskelett mit allen **Genprodukten,** deren Anomalien bis heute als Ursachen von progressiven Muskeldystrophien bekannt geworden sind.

Unter dem Sarkolemm befindet sich das **Dystrophin,** das physiologischerweise offensichtlich, soweit bisher bekannt, für die Stabilität der Membran verantwortlich ist. Dystrophinopathien sind nach heutiger Kenntnis die progressive **Muskeldystrophie Typ Duchenne und Typ Becker.**

Dystrophin wird durch das Sarkolemm hindurch verankert mit der Extrazellulärmatrix. Hierfür ist der **Sarkoglykankomplex** verantwortlich. Defekte im Sarkoglykankomplex sind bei den **Gliedergürteldystrophien** beschrieben.

Ein Bestandteil der Extrazellulärmatrix ist das **Merosin,** das bei einigen **kongenitalen Muskeldystrophien** fehlt.

Ein ganz kleines Genprodukt, das in die Kernmembran eingebaut ist, wurde **Emerin** genannt. Es fehlt bei der **Emery-Dreifuss-Muskeldystrophie.**

Tab. 37-2 Ätiologie und Pathogenese der wichtigsten progressiven Muskeldystrophien.

Krankheit	Vererbung	Genort	Genprodukt
Progressive Muskeldystrophie Typ Duchenne	X-chromosomal rezessiv	Xp 21	weitgehendes Fehlen von Dystrophin
Progressive Muskeldystrophie Typ Becker	X-chromosomal rezessiv	Xp 21	Erniedrigung von Dystrophin (abnormes Molekulargewicht)
Facioscapulo-humerale Muskeldystrophie	autosomal dominant	4 q 35	noch unbekannt
Gliedergürteldystrophie	autosomal rezessiv	17 q 21	Mangel an α-Sarkoglykan (Adhalin)
	autosomal rezessiv	13 q 12	Mangel an γ-Sarkoglykan
	autosomal rezessiv	15 q 15.1	Mangel an Calpain
	autosomal rezessiv	4 q 12	Mangel an β-Sarkoglykan
	autosomal rezessiv	5 q 3	Mangel an δ-Sarkoglykan
	autosomal dominant (selten)	5 q 31	noch unbekannt
Kongenitale Muskeldystrophie	autosomal rezessiv	6 q 2	Extrazellulärmatrix: Mangel an Merosin
Emery-Dreifuss- Muskeldystrophie	X-chromosomal rezessiv	X q 28	Mangel an Emerin

Den verschiedenen – ätiologisch unterschiedlichen Erbgängen folgenden – progressiven Muskeldystrophien können pathogenetisch Defizienzen im Zytoskelett zugeordnet werden. Sie führen über eine Instabilität der Membran zum zunehmenden Untergang des Gewebes.

Entstehung der Symptome

Durch Membraninstabilitäten, ggf. auch Veränderungen in der extrazellulären Matrix, entsteht ein zunehmender Efflux von Inhaltsstoffen der Muskelzelle (u.a. zu erkennen an der mehr oder minder stark erhöhten **Kreatinkinase im Serum**). Nachfolgend degeneriert das Parenchym und wird zunehmend durch Fett- und Bindegewebe ersetzt. Es ist bis heute nicht geklärt, welche Faktoren zum Befall unterschiedlicher Muskelgruppen bei den einzelnen Formen führen. Führende klinische Symptome sind **Muskelschwäche und -atrophie.** Zusätzlich kommen insbesondere im Wadenbereich Hypertrophien vor, die in fortgeschrittenen Stadien durch Fett- und Bindegewebseinlagerungen vorgetäuscht sind.

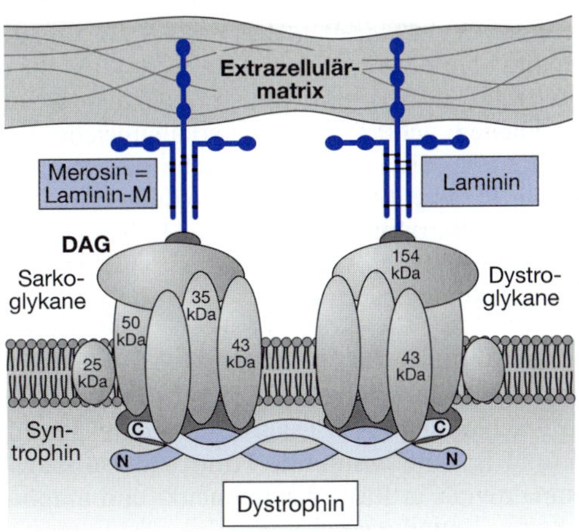

Abb. 37-3 Schematische Abbildung des Zytoskeletts mit Markierung der derzeit bei den progressiven Muskeldystrophien bekannt gewordenen abnormen bzw. fehlende Genprodukte.

Therapieansätze

Bis heute ist eine kausale Therapie nicht bekannt. Für die Zukunft wird die Möglichkeit gentherapeutischer Maßnahmen erwartet.

Kongenitale Myopathien mit Strukturbesonderheiten

Definition

Die meist autosomal, selten X-chromosomal vererbten Krankheitsbilder sind mehrheitlich bereits bei Geburt manifest und verlaufen relativ benigne.

Es gibt jedoch auch seltene schwere Formen, die im frühen Kindesalter insbesondere durch eine Mitbeteiligung des Herzens ad exitum führen. Die Erkrankungen sind durch bestimmte **morphologische Befunde** im Bereich der Muskelfasern definiert.

Ätiologie und Pathogenese

Tabelle 37-3 faßt die häufigsten Formen unter Einschluß ihres Genortes und Genproduktes (soweit bekannt) zusammen.

Die charakteristische Strukturbesonderheit der **Central-core-Erkrankung** besteht in scharf abgesetzen runden Anomalien des Fibrillenverlaufes, wie sie in zahlreichen Muskelfasern vorkommen.

Bei der **Nemaline-Myopathie** finden sich als Strukturanomalien wiederum in vielen Muskelfasern anzutreffende fischzugartig aneinandergereihte Stäbchen, die aus kondensiertem Z-Streifen-Material bestehen.

Die Strukturbesonderheit der **zentronukleären Myopathie** ist die Zentralverlagerung praktisch aller Kerne der Muskelfasern, meist mit zusätzlichen perinukleären Anomalien.

Die **X-chromosomale myotubuläre Myopathie** ist morphologisch mit der zentronukleären Myopathie sehr verwandt. Auch sind die meisten Kerne zentralverlagert. Zusätzlich finden sich myotubulusähnliche Strukturen.

Entstehung der Symptome

Muskelschwäche und -atrophie entwickeln sich weitgehend generalisiert und zeigen in der Mehrzahl der Fälle eine langsame Progredienz. Eine Mitbeteiligung des Herzens bzw. der Atemhilfsmuskulatur ist fakultativ bei einigen Formen vorhanden.

Therapieansätze

Es gibt derzeit noch keine rational begründeten kausalen Therapiemöglichkeiten. Symptomatisch ist physikalische Therapie von großem Wert.

Tab. 37-3 Häufigste Formen der kongenitalen Myopathien mit Strukturbesonderheiten.

Krankheit	Vererbung	Genort	Genprodukt
Central-core-Erkrankung	autosomal dominant	19 q 13.1	Ryanudinrezeptor, stets vergesellschaftet mit der Anlage zur malignen Hyperthermie
Nemaline Myopathie	autosomal dominant	1 q 21	α-Tropomyosin
Zentronukleäre Myopathie	autosomal dominant	?	noch unbekannt
	autosomal rezessiv	?	
X-chromosomale myotubuläre Myopathie	X-chromosomal rezessiv	X q 28	Myotubulin

Hereditäre metabolische Myopathien

Definition

Diese Gruppe autosomal rezessiv vererbter Erkrankungen ist pathogenetisch durch den jeweiligen Enzymdefekt charakterisiert, der den Kohlenhydratstoffwechsel, den Lipidstoffwechsel, den Mitochondrienstoffwechsel sowie den Purinstoffwechsel betreffen kann.

Ätiologie und Pathogenese

(vgl. Kap. 5)

Im **Kohlenhydratstoffwechsel** führt der Mangel an saurer Maltase (Glykogenose Typ II; M. Pompe) zu einer progredienten Muskelschwäche und -atrophie. Eine ähnliche klinische Symptomatik unter Einschluß einer Hepatosplenomegalie bedingen die seltenere Glykogenose Typ III (Mangel an debranching enzyme) sowie Typ IV (Mangel an branching enzyme). Die Glykogenosen Typ V (Muskelphosphorylase-Mangel; McArdle) und Typ VII (Phosphofructokinase-Mangel) führen vorrangig zu belastungsabhängigen Muskelkrämpfen, seltener zu Rhabdomyolysen. Ähnliche klinische Symptome weisen weitere Endteilglykolysedefekte auf (s.a. Tab. 5-6).

Im **Lipidstoffwechsel** sind der muskuläre und systemische Carnitinmangel, der Carnitin-Palmitoyltransferase-Mangel und Defekte der β-Oxidation zu nennen.

Im **Mitochondrienstoffwechsel** gibt es Defekte in allen Komplexen der Atmungskette. Darüber hinaus führen Deletionen bzw. Punktmutationen im mitochonrialen Genom zu komplexen Krankheitsbildern im Sinne von mitochondrialen Enzephalomyopathien.

Im **Purinstoffwechsel** ist der (nur fakultativ symptomatische) Myoadenylat-Desaminase-Mangel zu nennen.

Entstehung der Symptome

In Abhängigkeit von der Schwere der entsprechenden Stoffwechselstörung entstehen unterschiedlich ausgeprägte klinische Symptome. Sie führen von den meist schon im frühen Kindesalter tödlich verlaufenden schwersten Myopathien, Enzephalomyopathien bzw. Myopathie/Kardiomyopathie-Syndromen bei Atmungskettendefekten über progrediente Muskeldystrophie-ähnliche Krankheitsbilder bis hin zu rel. leicht verlaufenden Symptomen. Letztere werden nur unter Belastung im Sinne von belastungsabhängigen schmerzhaften Muskelkrämpfen bzw. rezidivierenden Rhabdomyolysen manifest.

Therapieansätze

Bisher mögliche Therapieansätze sind noch nicht kausal. Sie betreffen z.B. die Substitution mit Carnitin, die symptomatische Verbesserung des mitochondrialen Stoffwechsels z.B. mit Co-Enzym Q10 oder die Gabe von D-Ribose an Stelle von Glucose beim symptomatischen Myoadenylat-Desaminase-Mangel. In Zukunft sind auch gentherapeutische Möglichkeiten zu erwarten.

Seltene hereditäre Ionenkanalkrankheiten

Definition

Diese Gruppe von Erkrankungen ist durch die Störung eines bestimmten Ionenkanals charakterisiert. Sie verlaufen einerseits unter dem Leitbefund einer Myotonie (verzögerte Muskelrelaxation), andererseits treten sog. periodische (besser episodische) Lähmungen auf.

Ätiologie und Pathogenese

Die Klasse der **Chloridkanalerkrankungen** umfaßt die dominante Myotonia congenita (Thomsen) und die rezessive generalisierte Myotonie (Becker). Zu den **Natriumkanalkrankheiten** gehören die hyperkaliämische periodische Lähmung, die normokaliämische periodische Lähmung, die Paramyotonia kongenita (Eulenburg) und die sehr seltene Natriumkanalmyotonie. Eine isolierte Störung des **Kalziumkanals** liegt der hypokaliämischen periodischen Lähmung zugrunde.

Entstehung der Symptome

Bei den **myotonen Syndromen** kommt es zu einer verzögerten Erschlaffung des Muskels. Elektromyographischer Leitbefund ist eine besondere Form von pathologischer Spontanaktivität in Ruhe mit frequenz- und amplitudenmodulierten Entladungsschauern.

Klinisch unterscheidet man zwischen Aktions- und Perkussionsmyotonie. Die **Aktionsmyotonie** ist z.B. nachweisbar, wenn eine rasch geschlossene Faust nur verzögert wieder geöffnet werden kann. Unter **Perkussionsmyotonie** versteht man das Entstehen eines nur langsam verstreichenden myotonen Wulstes nach einem Schlag mit dem Perkussionshammer auf den Muskel.

Leitsymptom der **episodischen Lähmungen** sind spontan remittierende Schwächeattacken bis hin zu kompletten Paralysen. Die Zustände werden durch exogene Faktoren begünstigt und sind durch Provokationsmethoden zu erfassen.

T Therapieansätze

Die gegenwärtigen Therapieansätze bestehen derzeit noch weitgehend unabhängig von den differenten Ionenkanalstörungen. Bei den **myotonen Syndromen** ist dies die Gabe von Antiarrhythmika (z.B. Tocainid sofern erforderlich); bei den **dyskaliämischem Lähmungen** hat sich abgesehen von der Vermeidung von Provokationsfaktoren Azetazolamid bewährt.

37.2.2 Sekundäre (erworbene) Myopathien

Endokrine Myopathien

Definition

Endokrine Myopathien sind erworbene Krankheiten der Muskulatur, die in direktem Zusammenhang mit der jeweiligen hormonellen Störung stehen.

Ä/P Ätiologie und Pathogenese

Bei letztlich ungeklärter Ätiologie ist das pathogenetische Agens der jeweilige Hormonmangel bzw. -exzess. Er kann entweder zu akuten Manifestationen (häufig gesteuert über Elektrolytentgleisungen) oder zu chronischen myopathischen Symptomen (direkter Einfluß der Endokrinopathie auf das Muskelparenchym) führen.

S Entstehung der Symptome

Bei schweren Endokrinopathien kommt es häufig zu einer rasch generalisierten Muskelschwäche (z.B. thyreotoxische Krise, hyperkalzämische Krise, Hypoglykämie). Die sich schleichender entwickelnden Krankheitsbilder sind gekennzeichnet durch:

- eine proximal betonte Muskelschwäche und -atrophie (z.B. Hyperthyreose, Cushing-Syndrom) oder
- einen ausgesprochen muskulösen Habitus bei nur geringer Kraft (z.B. Akromegalie, Hypothyreose) oder
- eine allgemeine Muskelschwäche mit besonderer episodischer Verlaufscharakteristik (z.B. Conn-Syndrom, M. Addison).

T Therapieansätze

Therapeutisch entscheidend ist die Behandlung der Grundkrankheit

Autoimmunerkrankungen

Die Autoimmunerkrankungen der Muskulatur betreffen die Dermatomyositis, die idiopathische Polymyositis sowie die Einschlußkörpermyositis.

Myasthenia gravis

Definition

Die Myasthenia gravis ist eine Autoimmunerkrankung mit von Lymphozyten insbesondere in der Thymusdrüse produzierten polyklonalen Antikörpern gegen die Acetylcholinrezeptoren der postsynaptischen Membran der motorischen Endplatte.

Wesentliche klinische Folgeerscheinung ist eine reversible Blockade der neuromuskulären Impulsübertragung.

Ä/P Ätiologie und Pathogenese

Die Ätiologie ist unklar. Pathogenetisch wird eine gehäufte Assoziation mit bestimmten HLA-Antigenen beschrieben. 65% der Patienten haben eine Thymushyperplasie, 15% ein Thymom.

S Entstehung der Symptome

Leitsymptom ist eine aborme Ermüdbarkeit der Skelettmuskulatur. Seltener ist eine permanente, durch Belastung weiter verstärkte Muskelschwäche.

Grundsätzlich können alle Muskeln betroffen sein. In der Mehrzahl der Fälle finden sich jedoch die ersten Symptome im Bereich der **äußeren Augenmuskeln** in Form einer belastungsabhängigen ein- oder doppelseiten Ptose oder von intermittierenden Doppelbildern. Häufig kommt es zu einer Schwäche im Bereich anderer Kopf- und Gesichtsmuskeln mit Kau- und Schluckstörungen, Heiserkeit und Sprachstörungen.

Eine weitere Generalisation der Schwäche auf die **Extremitätenmuskulatur** (sog. generalisierte Myasthenie) betrifft die proximalen Muskelgruppen stärker als die distalen und die Arme in der Regel deutlicher als die Beine. Eine Mitbeteiligung der Atemhilfsmuskulatur kann zu einer respiratorischen Insuffizienz führen.

T Therapieansätze

Zur **symptomatischen Behandlung** der neuromuskulären Blockade stehen Cholinesterasehemmer (vor allem Pyridostigmin) zur Verfügung.

Die Thymektomie ist beim Vorhandensein von Thymomen bzw. bei generalisierten Myasthenien und noch kurzer Anamnese immer zu empfehlen. Das bei dieser Erkrankung gebräuchlichste Immunsuppressivum ist Azathioprin. Corticoide sollten mehr akuten Phasen vorbehalten werden. Desgleichen sind Plasmapheresen in der Regel schweren Verläufen vorbehalten und zeitlich limitiert.

Infektionen

Definition

Es handelt sich um die insgesamt eher seltenen, durch Bakterien, Viren oder Parasiten ausgelösten Myositiden. Generell neigt die Muskulatur, verglichen mit anderen Organen, relativ wenig zu infektiösen Prozessen.

Ätiologie und Pathogenese

Pathogenetisch kommen bei bakteriellen Myositiden vor allem Staphylokokken, gasbildende Bakterien und Borrelien infrage; bei den Viren kommt eine Vielzahl verschiedener Erreger in Betracht. Unter den Parasitosen sind vor allen Dingen die Trichinose und die Zystizerkose zu nennen.

Entstehung der Symptome

Bakterielle Myositiden führen zur Pyomyositis.

Virale Myositiden verlaufen häufig rein unter dem Bild der interstitiellen Myositis mit flüchtigen Muskelschmerzen. Daneben kommen auch seltener herdmyositische bzw. polymyositische Krankheitsbilder (Coxsackie-B-Infektion, Influenza-Virus-Infektion) vor. Parasitäre Myositiden können sich sowohl akut als auch chronisch manifestieren, wobei Myalgien im Vordergrund stehen.

Therapieansätze

Je nach Erreger entsprechende antibiotische bzw. chemotherapeutische Therapie.

Toxische und medikamentös induzierte Myopathien

Definition

Toxische Myopathien können akut (z.B. Bezafibrat, Emetin, Alkohol) oder chronisch (z.B. Chloroquin, Glucocorticoide) verlaufen. Daneben gibt es die medikamentös induzierte Polymyositis (z.B. D-Penicillamin).

Ätiologie und Pathogenese

Pathogenetisch entscheidend ist das jeweilige toxische Agens, meist dosisabhängig (z.B. Chloroquin, Glucocorticoide), gelegentlich aber auch mit entsprechender, noch nicht sicher bekannter Prädisposition (z.B. Fibrate, D-Penicillamin).

Entstehung der Symptome

Bei den **akuten toxischen Myopathien** entwickelt sich sehr rasch eine Muskelschwäche, meist mit CK-Erhöhung und muskelkaterähnlichen Schmerzen. Die Muskelbiopsie zeigt frische **Muskelfaseruntergänge** bis hin zum Bild einer akuten Rhabdomyolyse. Gut belegt ist dieser Mechanismus z.B. bei der Gabe von Bezafibrat im Fall einer eingeschränkten Nierenfunktion, einer Emetin-Überdosierung oder einer akuten alkoholtoxischen Myopathie.

Chronische toxische Myopathien zeigen eine langsam progrediente meist schmerzlose Muskelschwäche und -atrophie. Die **Kreatinkinase** im Serum ist entweder normal oder nur leicht erhöht. Die Aufdeckung des Zusammenhanges gestaltet sich meist schwierig, zumal auch die Muskelbiopsie oft nur uncharakteristische Veränderungen zeigt. Relativ typisch ist das Bild einer **vakuolären Myopathie** mit selektivem Typ I-Faser-Befall im Rahmen einer Chloroquin-Überdosierung.

Im Rahmen des chronischen Alkoholismus ist auf eine Überlagerung mit der dabei häufiger entstehenden chronischen toxischen Polyneuropathie zu achten.

Therapieansätze

Von entscheidender Bedeutung ist das Weglassen der Noxe.

Engel, A.G., C.Franzini-Armstrong: Myology, Vol.1 and 2. Mc Graw-Hill, New York 1994.
Jerusalem, F., S. Zierz: Muskelerkrankungen, 2. Aufl. Thieme, Stuttgart 1991.
Mortier, W.: Muskel- und Nervenerkrankungen im Kindesalter. Thieme, Stuttgart 1994.

38 Bindegewebe

Andreas Trabandt, Jürgen Brinckmann, Wolfgang L. Gross

38.1 Physiologie und Pathophysiologie (Adaptionsmechanismen der Organfunktion)

38.1.1 Physiologischer Aufbau des Bindegewebes

Das Bindegewebe setzt sich zusammen aus **Zellen** und **Interzellularsubstanzen,** der sog. **Matrix**, die aus Fasern bzw. Fibrillen und (nichtfaserigen) Grundsubstanzen besteht (Tab. 38-1).

> Das Bindegewebe ermöglicht den interzellulären Stoffwechsel, dient dem Wasserhaushalt und der Abwehr und bildet das Stützgewebe (Sehnen oder elastische Bänder, Knorpel- und Knochengewebe).

Grundsubstanzen verbinden als Kittsubstanz die Fasern miteinander oder wirken im Maschenwerk von Fibrillen liegend als Wasser- und Ionenspeicher. Bei den **Zellen** handelt sich um Fibrillen-bildende Fibroblasten, ferner als mobile Zellen um Histiozyten (Gewebsmonozyten) bzw. Makrophagen sowie vereinzelt Gewebsmastzellen.

Fasern

Die im Bindegewebe vorhandenen Fasern bestehen elektronenmikroskopisch aus zwei Komponenten, nämlich aus Fibrillen mit einer periodischen Querstreifung und einer Matrix, der Kittsubstanz.

Wesentliche **Strukturproteine** sind die kollagenen Fasern, die sich in fibrilläre (Typen I-III,V und XI) und nichtfibrilläre Kollagene (Typen IV, VI-X, XII-XIII) unterteilen lassen.

Die **Kollagenfasern** bestehen aus Tropokollagen und setzen sich aus drei Polypeptidketten mit Glycin, Prolin und einem hohen Anteil an Hydroxyprolin zusammen. Die einzelnen Moleküle wiederum bestehen aus drei zu einer Tripelhelix verdrillten Polypeptidkette, die von spezifischen Proteasen (Kollagenasen und Kathepsinen) abgebaut werden können.

Retikuläre Fasern zeigen ebenfalls einen hohen Anteil an Glycin und Prolin, allerdings nur einen geringen Anteil an Hydroxyprolin sowie sauren und basischen Aminosäuren.

Elastische Fasern bestehen aus Polypeptidketten mit Glycin, Alanin und Prolin und geringfügig Hydroxyprolin und zeigen als spezifische Bestandteile Desmosin und Isodesmosin.

Grundsubstanzen

> Die nichtfaserige interzelluläre Grundsubstanz dient dem Stoffaustausch, wirkt bei der Bildung von Bindegewebsfasern mit, bindet Wasser und hat mechanische Eigenschaften.

Tab. 38-1 Lokalisation der extrazellulären Matrix.

Gewebe	Kollagentypen	Fasern	Grund-substanzen
Fetale Haut	I,III,XIII		
Adulte Haut	I,III -VIII,XII-XIV	EF	DS,HY,HS
Knochen	I,V		KS,CS
Knorpel	II,V,VI,IX,X,XI	EF	CS,KS
Sehnen/Bänder	I,III,V,VI,XII		DS,CS,HY
Anulus fibrosus	II		CS,KS
Nucleus pulposus	II	RF	KS
Basalmembran	IV,VII		
Aorta	I,III (IV-VI)	RF,EF	CS,HY,DS,HS
Herzklappe		RF	HY,CS,DS
Leber	I,III	RF	HS,DS
Lunge	I,II,III	EF,RF	KS,HS,DS
Cornea	I,II,III,VI,IX	RF	KS,CS
Glaskörper (Auge)	II	RF	HY

EF/RF=elastische/retikuläre Fasern, CS/DS=Chondroitin-/Dermatansulfat, HS/KS=Heparan-/Keratansulfat, HY=Hyaluronsäure

Glykosaminoglykane

Die Grundsubstanz wird hauptsächlich aus Glykosaminoglykanen (früher **saure Mukopolysaccharide** genannt) gebildet, anionischen verzweigten Polymeren aus Disaccharideinheiten. Meist liegen die Polysaccharide sulfatiert vor, d.h. die Hydroxylgruppe am Aminozucker ist mit Sulfat verestert. Auf diese Weise entstehen die häufigsten Glykosaminoglykane Chondroitinsulfat, Keratansulfat, Heparansulfat und Dermatansulfat. Hyaluronsäure (Hyaluronan) dagegen bleibt unverestert.

Proteoglykane

Proteoglykane sind eine heterogene Gruppe von Makromolekülen, die aus unterschiedlichen Coreproteinen (bindegewebsspezifischen Eiweißen) mit kovalent gebundenen Glykosaminoglykanseitenketten bestehen, z.B. Dekorin und Biglykan (kombinierte Chondroitin-/Dermatansulfat-Proteoglykane) oder Aggrekan (Chondroitin-/Keratansulfat-Proteoglykan).

Im Zusammenspiel mit Glykosaminoglykanen verleihen Proteoglykane der interstitiellen Flüssigkeit die viskösen bis festen Eigenschaften.

Den Proteoglykanen kommt eine besondere Rolle bei der Kontrolle von Wachstumsfaktoren zu.

Zellmembrangebundene Proteoglykane und Proteoglykane des Interzellularraumes können Wachstumsfaktoren binden und dienen daher als Reservoir für deren Freisetzung.

Glykoproteine

Daneben gibt es eine Gruppe von hochmolekularen multifunktionellen Glykoproteinen (sog. neutrale Mukopolysaccharide) wie z.B. Fibronektin, Elastin, Tenascin, Vitronektin, Laminin und Nidogen. Letztere bestehen aus Polypeptidketten mit Oligosaccharid-Seitenketten und entstammen, gebunden an die Zelloberfläche, entweder dem Blutplasma oder werden von den Bindegewebszellen gebildet.

Glykoproteine vermitteln die Zellproliferation, Zellwanderung, Synthese von bestimmten Matrix-Metalloproteinasen (z.B. Kollagenasen). Darüber hinaus ermöglichen sie vielfältige Interaktionen zwischen Strukturproteinen (mechanische Aufgaben, Stofftransportschranke und Stoffwechselverteilung).

38.1.2 Bindegewebsstoffwechsel

Enzyme

Das Bindegewebe ist einerseits ein bradytrophes Gewebe mit langsamem Stoffwechselumsatz, zeichnet sich andererseits aber durch vielfältige Reaktionen wie Beteiligung bei Entzündungsgeschehen und Wundheilung aus.

Zu 50% beziehen die bindegewebigen Organe ihren **Energiebedarf** dabei aus der **Glykolyse.** Es gelangen durch Diffusion niedermolekulare Bausteine in die Zellen, die eine hohe Stoffwechselaktivität zeigen. Hierfür besitzen die Bindegewebszellen alle für den Auf-und Abbau benötigten Enzyme.

Abbau der Kollagenfibrillen und Proteoglykane erfolgt vornehmlich durch extrazelluläre Metalloproteinasen (z.B. interstitielle Kollagenase, Stromelysin oder Elastase produziert in Fibroblasten, Makrophagen, Chondrozyten) und/oder durch intrazelluläre lysosomale Proteasen (z.B. Kathepsine produziert in Fibroblasten, Makrophagen und Proteinase 3 aus Neutrophilen oder Monozyten).

Zytokine

Die **Regulation der Proteinaseaktivität** erfolgt durch physiologische Stimuli bzw. Entzündungsmediatoren – Zytokine (Interleukine IL-1α, IL-1β, Interferon-γ, Tumornekrosefaktor TNFα) – und Wachstumsfaktoren (Epidermal growth factor EGF, Platelet derived growth factor PDGF, basic Fibroblast growth factor bFGF), aber auch bakterielle Toxine, lösliches Kollagen (Autolyse) und Prostaglandin E.

Hemmend auf die Expression sollen Glucokortikoide, Östrogene, Progesteron und Retinoide wirken.

Gegenregulatorisch auf die Zielenzyme erweisen sich die Wirkung von **Tansforming growth factor (TGFβ)** und die Synthese von endogenen unspezifischen Kollagenase-Inhibitoren wie **Tissue inhibitor of metalloproteinases** (TIMP) oder Kathepsin-Inhibitoren (stefins, cystatins).

Vitamine

Vitamin A fördert zelluläre Proteinsynthese, Differenzierung und Mitoserate. Bei übermäßiger Vitamin-A-Zufuhr kommt es zur Knochenwachstumshemmung, Periostverdickung und frühzeitigem Epiphysenverschluß. Bei Mangel resultiert eine vermehrte Schuppung der Haut und eine Xerosis (Trockenheit) der Konjunktiven.

Die Anwesenheit von **Vitamin C** ist notwendig für die Synthese von Glykosaminoglykanen wie des Chondroitinsulfats. Bei Mangelzuständen kann der Kollagenstoffwechsel negativ beeinflußt werden ggf. mit begleitenden Blutungen und Erweichung der Knochen- und Bindegewebsmatrix (Skorbut).

Übermäßiges Angebot an **Vitamin D** fördert die Ablagerung von Kalzium in der Niere und in Gefäßen, ein Mangel dagegen resultiert in einer Proliferation der Knorpelzellen und Kalzifikationsstörung der Knorpel- oder der Knochenmatrix (Osteomalazie, Kap. 36).

Hormone

Glucocorticoide führen niedrigdosiert zu einer Stoffwechselsteigerung. Höher dosiert dagegen hemmen sie die Bildung von Proteoglykanen und Kollagenen (katabole Stoffwechsellage). Bei vermehrter Produktion imponiert das klinische Bild einer sog. Stammfettsucht (z.B. M. Cushing).

Mineralokortikoide (Aldosteron, Desoxykortikosteron) stimulieren die Bildung von Granulationsgewebe.

Somatotropin STH (synonym Gonadotropes Hormon GH) fördert die Synthese von Kollagenen, Elastin und Glykosaminoglykanen. Bei autonomer STH-Produktion im Erwachsenenalter manifestiert sich die sog. Akromegalie.

Thyroxin sorgt für den Abbau der Hyaluronsäure, so daß ein Thyroxinmangel zu einer erhöhten Einlagerung von Glykosaminoglykanen und Wasser führt (Myxödem).

Im Kleinkindesalter führt Thyroxinmangel u.a. zu Minderwuchs, vermehrte Thyroxinproduktion u.a. zu vermehrtem Längenwachstum mit beschleunigter Knochenreifung.

Testosteron erhöht die Synthese von Hyaluronsäure (anabol) und fördert eine vermehrte Kollagenbildung, präpubertäres Wachstum und bewirkt in höherer Konzentration den Epiphysenschluß.

Östrogene führen zu einer erhöhten Kollagensynthese (proteinanabol), **Gestagene** wirken entgegengesetzt (proteinkatabol).

Insulin führt einerseits zu einer reduzierten Glykosaminoglykansynthese, wirkt andererseits bei hohen Spiegeln stimulierend auf die Synthese der Knorpelproteoglykane.

38.1.3 Wundheilung

Bei der kutanen adulten Wundheilung treten histogenetisch unterschiedliche Zellen nach zeitlich und örtlich streng festgelegten Regeln untereinander und mit verschiedenen Matrixproteinen in Wechselwirkung.
Diese Interaktionen lassen sich als Abfolge von **drei verschiedenen Phasen** beschreiben:
- Entzündung,
- Ausbildung eines gefäßreichen Granulationsgewebes,
- parallel auftretende Reepithelialisierung, Ausbildung eines an Strukturproteinen reichen Ersatzgewebes und schließlich Umbau des Ersatzgewebes und Anpassung an die Wundränder.

Die Komplexität spiegelt sich in einer Vielzahl von Zell-Zell- und Zell-Matrix-Interaktionen wieder. Während der Wundheilung werden diese Interaktionen im wesentlichen durch **Entzündungsmediatoren** – Zytokine- und Wachstumsfaktoren – von diversen Zellen (neutrophilen Granulozyten, Monozyten bzw. Makrophagen, Fibroblasten und Myofibroblasten, Mastzellen und Keratinozyten) im Wechselspiel reguliert.

Eine Schlüsselrolle bei der Wundheilung scheinen **Zytokine** wie TGFβ und PDGF für die Bildung der extrazellulären Matrix zu spielen, deren Sekretion insbesondere in der dritten Phase die Degradation des alten und Neusynthese des neuen Kollagens bewirken.

Tierversuche konnten zeigen, daß TGFβ ursächlich an der Narbenbildung und der anders strukturierten Ablagerung von Kollagenfibrillen beteiligt ist. Beispielsweise verläuft die fetale Wundheilung narbenlos ohne Ablauf der Entzündungsphase (Phase 1) bzw. ohne Freisetzung von TGFβ. In den Phasen 2 und 3 formiert sich die Matrix dagegen in organisierter Art und Weise, allerdings wird verstärkt Hyaluronsäure synthetisiert und abgelagert.

Beispiele für spezielle Wundheilungsstörungen:
- hypertrophe Narbenbildung, Keloide (Abschn. 38.2.3),
- Narbendehiszenzen und Narbenkontrakturen (Abschn. 38.2.3.)
- verzögerte Wundheilung bei chronischen Ulzera, beim Diabetes mellitus, bei Verbrennungen und unter medikamentöser Therapie (Steroide, Immunsuppressiva oder Zytostatika).

38.2 Klinische Pathophysiologie

Einteilung der Krankheitsbilder nach Ätiologie und Pathogenese

genetisch/angeboren
- Kollagenstoffwechselstörungen
  - Ehlers-Danlos-Syndrom
  - Pseudoxanthoma elasticum
  - Osteogenesis imperfecta
- Fibrillinstörungen
  - Marfan-Syndrom
- Glykosaminoglykan-Stoffwechelstörungen
  - Mukopolysaccharidosen
- Chondrodystrophie

erworben

1 metabolisch/nutritiv
- Arthritis urica
- Ochronose, Oxalose, Chondrokalzinose

2 dysregulativ/hormonell
- Wundheilungsstörungen incl. Keloide
- Organfibrosen
- Amyloidose

3 degenerativ
- primäre Arthrosen
- Diskosen (M. Scheuermann)
- Dupuytren-Kontraktur der Finger

4 vaskulär
- ischämische Hüftnekrose (M. Perthes)
- ischämische myogene Kontraktur (Volkmann)

5 entzündlich/immunologisch
- reaktive Arthritiden
- Spondarthritiden
- rheumatoide Arthritis
- Lupus erythematodes
- Sklerodermie
- Vaskulitiden
- Fasziitiden

6 infektiös
- bakterielle Arthritiden, Disciitiden oder Spondylitiden (M. tuberculosis, Staphylokokken, Streptokokken, Salmonellen, Brucellen, u.a.)

7 neoplastisch
- Fibrome
- Fibrosarkome
- Rhabdomyosarkom

8 medikamentös/toxisch
- Glucocorticoide
- Bezafibrat

9 mechanisch
- posttraumatische Arthrosen
- Immobilisationshypertrophie

10 neuromuskulär
Kontrakturen (häufigste Ursache)
Sekundäre Arthrosen bei Syringomyelie, diabetischer Polyneuropathie, Tabes dorsalis u.a.

sonstige/unklar/multifaktoriell
–

38.2.1 Genetisch determinierte Erkrankungen der extrazellulären Matrix

Störungen des Kollagenstoffwechsels

Die Biosynthese der verschiedenen Kollagentypen ist von der Produktion der genetisch determinierten Alpha-Ketten abhängig. Ein **angeborener Defekt** einer Komponente im Kollagenstoffwechsel bzw. eine Mutation einer für ein Kollagen kodierenden Sequenz führt zur Manifestionen von diversen Erkrankungen.

Beim **Ehlers-Danlos Syndrom (EDS),** einer Gruppe von zehn unterschiedlichen hereditären Bindegewebserkrankungen mit artikulärer Hypermotilität, dermaler Hyperelastizität und erhöhter Gewebsbrüchigkeit konnten Genmutationen für Kollagen III (EDS IV) und Kollagen I (EDS VII) nachgewiesen werden. Bei der **Osteogenesis imperfecta congenita,** einer angeborenen Brüchigkeit des Knochens, liegt eine Genmutation im Bereich der α-1 und -2 Ketten des Kollagens Typ I vor (s. Kap. 36.2.5).

Beim erblichen **Pseudoxanthoma elasticum** (Groenblad-Strandberg-Syndrom) dagegen, bei dem man kleine gelbliche Knötchen an der Haut, hämorrhagische arterielle Degenerationen (auch gastrointestinale Blutungen) sowie Augenfundusveränderungen beobachtet, sind eine Mineralisation elastischer Fasern und eine Glykosaminoglykaneinlagerung zu beobachten.

Mutationen in dem Molekül Fibrillin I/II, das den strukturellen Anteil der elastischen Fasern in den Mikrofibrillen darstellt, sind charakteristisch für das **Marfan Syndrom,** eine Erbkrankheit des Bindegewebes mit autosomal dominanten Erbgang (s. Kap. 36.2.5).

Synthesestörungen der Proteoglykane

Bei hereditären Störungen im Glykosaminoglykanstoffwechsel (Tab. 38-2) kann es auf Grund von Enzymdefekten zur lysosomalen Speicherung von Glykosaminoglykanen im mesenchymalen Gewebe, Nervengewebe und in inneren Organen sowie zu erhöhter Ausscheidung im Harn kommen.

Traditionell werden diese Erkrankungen nach der früheren Bezeichnung der Glykosaminoglykane **Mukopolysaccharidosen** genannt. Es ist noch nicht bekannt, ob es sich hier bei allen Fällen um Defekte in der Synthese, oder auch im Abbau von Glykosaminoglykanen und Proteoglykanen handelt.

Die Speicherung von z.B. Heparansulfat erscheint verantwortlich für neuronale Ausfälle zu sein, die von Dermatansulfat geht mit mesenchymalen Defekten einher. Mukopolysaccharide sind wesentlich am Knochenwachstum beteiligt. Daher ist bei Störungen des Stoffwechsels meist auch die Ossifikation beeinträchtigt (Dysostosen).

Tab. 38-2 Mukopolysaccharidosen (MPS).

MPS-Typ	Enzymdefekt/Genmutation	Speicherung	Klinisches Bild
MPS I H: M. Hurler, autosomal-rezessiv	α-Iduronidase	DS, HS	Minderwuchs, Störung der Gelenkbeweglichkeit, Retardierung, Corneatrübung, Hepatosplenomegalie
MPS I S: M. Scheie, autosomal-rezessiv		DS	Klinisch milderer Phänotyp
MPS II A/B: M. Hunter, X-chromosomal	Iduronat-2-sulfatase	DS, HS	ähnlich MPSI (keine Corneatrübung)
MPS III A-D: Oligophrenie Sanfilippo, autosomal-rezessiv	A:Heparan-N-Sulfatase, B:N-Acetyl-Glucosaminidase, C:Acetyl CoA:Glucosamin- N-acetyltransferase, D:N-Acetyl-Glucosamin-6- sulfatase	HS	geringer Organbefund, Oligophrenie
MPS IV A: Morquio- Syndrom, autosomal-rezessiv	N-Acetyl-Galactosamin-6-Sulfat-sulfatase	KS, CS	Skelettdeformierungen, (Zwergwuchs), Corneatrübung
MPS IV B	β-D-Galactosidase	KS	Klinik wie MPS IV A
MPS VI A/B: Maroteaux-Lamy-Pyknodysostose	Arylsulfatase B	DS, (CS)	Kleinwuchs, Corneatrübung
MPS VII: Sly-Syndrom	β-Glucuronidase	DS, HS	Hepatosplenomegalie, Retardierung

HS= Heparan-, DS= Dermatan-, KS= Keratan-, CS=Chondroitinsulfat

38.2.2 Immunologisch vermittelte Erkrankungen

(s. Kap. 9)

38.2.3 Reaktive Veränderungen

Fibrose

Definition

Bei der Fibrose handelt es sich um eine Vermehrung kollagener Fasern in einer Volumen- oder Gewichtseinheit des Gewebes.

Ä/P Ätiologie und Pathogenese

Eine Fibrose kann diffus oder umschrieben einzelne Organe betreffen oder auch den gesamten Organismus erfassen.

Die **pathogenetische Sequenz,** die zur fibrotischen Reaktion (Fibrogenese) führt, setzt sich grundsätzlich aus vier Phasen zusammen:

- Zellschädigung (Nekrose),
- reaktive Entzündung,
- Zellproliferation (Fibroblasten) bzw. Regeneration und
- extrazelluläre Matrixbildung (Kollagen) mit Remodellierung.

Generell mündet die Fibrose in eine obliterative Alteration der Architektur des betroffenen Gewebes und führt so u.U. zu einer **Funktionseinschränkung des jeweiligen Organs.** Unabhängig vom Typ der Organfibrose sind die Komponenten, die am dynamischen Prozeß der Fibroseentwicklung beteiligt sind, qualitativ nahezu identisch: (nicht)parenchymale Zelltypen, (Nicht)Kollagene als extrazelluläre Matrixmoleküle (Bindegewebe) sowie molekulare Mediatoren (Wachstumsfaktoren, Zytokine, Chemokine), die für die interzelluläre Signaltransduktion verantwortlich sind.

S Entstehung der Symptome

Fibroproliferative Erkrankungen reichen von milden Formen der Wundheilungsstörungen (hypertrophische Narben/Keloid), über Kollagenosen (zirkumskripte und systemische Sklerodermie), Fibrosen innerer Organe (Lungenfibrose z.B. bei granulomatösen Erkrankungen, Leberfibrose, Pankreasfibrose oder Myokardfibrose), idiopathischen retroperitonealen oder mediastinalen Fibrosen (Morbus Ormond), Osteomyelofibrose (Verödung des Knochenmarks), postoperativen Adhäsionen, Dupuytrenscher Kontraktur (s.u.) bis hin zur Atherosklerose (z.B. Glomerulosklerose beim Diabetes mellitus).

Keloide

Definition

Keloide sind **überschießende Narben,** die sich umschrieben knotig oder flächig panzerartig nach Verletzungen ausbilden.

Initial zeigen sie eine Rötung und Juckreiz. Flächige Keloide können zu einer dermatogenen Kontraktur und zur funktionellen Einschränkung der Gelenkbeweglichkeit führen.

Keloide können auch aus Aknenarben entstehen oder im Laufe einer narbenfreien Akne als sog. Spontankeloide imponieren.

Kontraktur

Definition

Unter der Kontraktur eines Gelenkes versteht man die permanente Beugestellung eines Gelenkes, die neben einer Bewegungseinschränkung (Teilversteifung) auch eine Fehlstellung (Deformität) einschließen kann.

Ä/P Ätiologie und Pathogenese

Ursächlich kann eine Kontraktur in den extraartikulären Weichteilen oder im Gelenk selbst fixiert sein. Im Anfangsstadium ist die Kontraktur durch die ständige **Muskelverkrampfung** bedingt.

Nachfolgend setzen **irreversible Veränderungen** ein:

- zuerst eine zunehmende Verkürzung mit Fibrosierung der Muskulatur (myogene Kontraktur),
- dann bindegewebige Vernarbungen der Gelenkkapsel und des periartikulären Bindegewebes (tendogene und/oder kapsuläre Kontraktur).

Bei einer **Gelenkkontraktur** (arthrogene Kontraktur) verödet initial der Gelenkspalt und das Gelenk versteift, zuerst bindegewebig bedingt (fibröse Ankylose) und dann mit vollständiger Verödung bzw. knöcherner Überbrükkung des Gelenkspaltes **(knöcherne Ankylose** z.B. bei der Arthritis tuberculosa).

Klinische Beispiele

- Die klassische myogene Kontraktur bei einer spastischen Lähmung,
- ischämische myogene Kontraktur (z.B. die Volkmannsche Kontraktur),
- Gelenkkontrakturen bei schlaffer Lähmung oder nach Verletzungen, Operationen und Ruhigstellung aus anderen Gründen,
- angeborene Kontrakturen (generalisierte Arthrogryposis, Klumpfuß),
- dermatogene Kontrakturen infolge von Verbrennungen oder
- dermatogene Kontrakturen infolge krankhafter Schrumpfung einer Faszie (Dupuytrensche Kontraktur der Finger).

38.2.4 Sonstige Erkrankungen

Degenerative Erkrankung der Gelenke: Arthrosis deformans

Definition

Die Arthrosis deformans (im angelsächsischen Sprachbereich: Osteoarthritis) ist eine primäre chronisch-destruierende Erkrankung des hyalinen Gelenkknorpels, die sekundär die Synovialis, das periartikuläre Gewebe und zuletzt den Knochen betrifft.

An der Wirbelsäule werden die degenerativen Veränderungen der Gelenke als **Spondylarthrose,** jene der Wirbelkörper als **Spondylosen** und die der Zwischenwirbelscheiben als **Osteochondrosen** bezeichnet.

Sekundäre Arthrosen entstehen als Folge anderer Erkrankungen und sind in Tabelle 38-3 zusammengefaßt.

Ä/P Ätiologie und Pathogenese

Als pathogenetische Ursache kann das Mißverhältnis zwischen mechanischer Resistenz des Knorpels und seiner mechanischen Beanspruchung gelten.

Im Knorpel nimmt der Gehalt an Chondroitinsulfat zugunsten von Keratansulfat ab, ferner sinkt die Kettenlänge von Chondroitinsulfat. Dadurch wird die Wasserbindungsfähigkeit des Knorpels herabgesetzt.

Tab. 38-3 Klinische Beispiele für sekundäre Arthrosen.

entzündlich	Rheumatoide Arthritis, infektiöse Arthritis
posttraumatisch	Hämophilie, nach Frakturen
neuropathisch	Syringomyelie, Polyneuropathie bei Diabetes mellitus oder Tabes dorsalis
endokrin	Osteoporose, Osteomalazie
ischämisch	subchondrale Knochennekrosen (Osteochondritis dissecans), M. Perthes (ischämische Hüftnekrose)
wachstumsgestört	M. Scheuermann
metabolisch	
- Ochronose	Ablagerungen von polymerisierter Homogentisinsäure mit Pigmentierung des befallenen hyalinen und faserigen Knorpels bei Alkaptonurie
- Oxalose	nephrogen bedingte Calciumoxalatablagerungen periartikulär und im Knorpel
- Chondrokalzinose	(=Pseudogicht) Ablagerungen von Kalziumpyrophosphat-Dihydrat (selten Calciumapatit) im hyalinen und faserigen Knorpel und in der Synovialis unbekannter Ursache
- Gicht (Podagra)	Ablagerungen von Uraten in Weichteil- und Gelenkstrukturen bei Hyperurikämie

S Entstehung der Symptome

- Coxarthrose bei der Hüftdysplasie,
- Gonarthrose bei Abweichungen der Kniegelenkachsen,
- Arthrose der kleinen Fingergelenke (Heberden- oder Bouchard-Arthrose).

T Therapieansätze

Physikalische Therapie, lokal oder systemisch Chondroprotektiva und bei irreparablen Folgen operative Interventionen bzw. endoprothetische Versorgung.

Degenerative Altersveränderungen des Knorpels und sekundäre Formen

Definition

Parallel zu den morphologischen Alterserscheinungen kommt es zu einer physiologischen (primären) Bandscheibendegeneration einhergehend mit einer Abnahme des Wassergehaltes, des Kollagens, der Minerale und insbesondere der Mukopolysaccharide.

Hiervon abzugrenzen sind sekundäre Bandscheibendegenerationen (Diskosen), die durch Form- und Funktionsstörungen am Bewegungsapparat aufgrund präarthrotischer Deformitäten an Gelenken ausgelöst werden.

Pathogenese mit klinischen Beispielen

Bei der **Adoleszentenkyphose** (Scheuermannsche Krankheit) entsteht im Bandscheibengewebe von Jugendlichen ein hoher onkotischer und hydrostatischer Druck an Orten geringer Widerstandsfähigkeit. Das Bandscheibengewebe tritt sekundär durch die Knorpel- und Wirbelkörperdeckplatte unter Zerstörung der Wachstumszonen hindurch.

Bakterielle Infektionen (M. tuberculosis, Staphylokokken, Streptokokken, Salmonellen, Brucellen, E.coli, Proteus, u.a.) verursachen eine isolierte Discitis oder sind im Rahmen von primär deckplattennahen Wirbelkörperentzündungen (Spondylitis) zu sehen.

Abakterielle Entzündungen im Zwischenwirbelabschnitt werden bei der Spondylitis ankylosans (M. Bechterew) und der Rheumatoiden Arthritis beobachtet.

Andere Ursachen sind

- genetische bedingte ungenügende Knorpelzellproliferationen (Chondrodystrophie),
- primäre metabolische Ursachen (z.B. Ochronose – s.o.) oder
- sekundäre Bandscheibenveränderungen infolge von Wirbelkörpererweichungen im Rahmen der Osteoporose, diversen Wirbelkörpererkrankungen (Tumore, Plasmozytom, Osteomalazie, Osteodystrophia Recklinghausen, Frakturen) oder bereits im Kindesalter (Osteogenesis imperfecta oder Rachitis).

Amyloidose

Definition

Die Amyloidose ist eine generalisierte oder lokalisierte extrazelluläre Ablagerung eines Glykoproteins **(Amyloid).**

Es gibt bei histologischer Untersuchung nach Färbung mit Kongorot eine typische doppelbrechende grüne Farbreaktion bzw. eine blaue Farbreaktion nach Kontakt mit Jod und verdünnter Schwefelsäure (Amyloid-Virchow).

Ätiologie und Pathogenese/klinische Beispiele

Immunhistochemisch erfolgt eine Differenzierung der Proteintypen in

- **Amyloid A** (AA) nachzuweisen bei den primären familiären (hereditären) Amyloidosen (z.B. familiäres Mittelmeerfieber) oder auch bei sekundären (assoziierten) sog. Begleitamyloidosen (chronischen Entzündungen infektiöser Genese, chronischen Erkrankungen aus dem rheumatischen Formenkreis wie der rheumatoiden Arthritis, Colitis ulcerosa, M. Crohn oder Malignomen),
- dem **Amyloid L** vom Leichtkettentyp (AL) bei monoklonalen Gammopathien (Plasmozytom oder M. Waldenström) und
- dem **Amyloid B** (AB) (=β_2-Mikroglobulin) im Bereich von Sehnen (Karpaltunnelsyndrom) bei Dialysepatienten oder in Gelenken (Amyloidarthropathie).

Morphologisch unterscheidet man die **periretikuläre Amyloidose** mit Ablagerung entlang der retikulären Fasern (vornehmlich Manifestation im Bereich der Nieren) von der **perikollagenen Form** mit Ablagerungen entlang der kollagenen Fasern sowie dem Sarkolemm und Neurolemm (mit cardialer Präferenz).

Beide Amyloidoseformen befallen regelmäßig den Darm, so daß hier eine Rektumbiopsie diagnostisch weiterführt.

Haskard, D.O.: Cell adhesion molecules in rheumatoid arthritis. Current Opinion in Rheumatology 7 (1995) 229-234.

Kekow, J., W.L. Gross: Role of TGFβ in Wound Healing. In: Oehmichen, Kirchner (eds.): The Wound Healing Process: Forensic Pathological Aspects, p. 59-68. Schmidt-Römhild, Lübeck 1995.

Olsen, B.R.: New insights into the function of collagens from genetic analysis. Current Opinion in Cell Biology 7 (1995) 720-727.

Trabandt, A., R.E. Gay, S. Gay: Oncogene activation in rheumatoid synovium. APMIS 100 (1992) 861-875.

39 Pathophysiologische Grundlagen von Krankheiten der Haut

Stephan Sollberg, Thomas Krieg

39.1 Allgemeine Physiologie und Pathophysiologie

(Adaptionsmechanismen der Organfunktion)

Die Haut des Menschen besteht aus verschiedenen **reaktiven Einheiten.** Diese sind in sich heterogen, unter anatomischen Gesichtspunkten miteinander verknüpft und funktionell interaktiv (Abb. 39-1).

Die Integrität dieser reaktiven Einheiten ist Voraussetzung für den Erhalt der **Schutzfunktion der Haut.**

> Diese Schutzfunktion ist sehr komplex und umfaßt den mechanischen Schutz (Dermis), die Thermoregulation (Haare, Gefäßplexus, Schweißdrüsen, Subkutis) sowie den Schutz gegenüber mikrobiellen Erregern und vor UV-Licht (Epidermis).

39.1.1 Epidermis

Der zelluläre Hauptbestandteil der Epidermis sind die **Keratinozyten.** Daneben sind in geringerer Zahl auch andere Zelltypen nachweisbar (z.B. Melanozyten, Langerhanszellen, Merkelzellen). Weiterhin sind epidermale Zellen Syntheseort, aber auch Erfolgsorgan verschiedener Zytokine und Wachstumsfaktoren.

Unter physiologischen Bedingungen erfolgt eine exakt koordinierte, kontinuierlich ablaufende **Erneuerung** der Epidermis. Dabei durchlaufen basal gelegene Keratinozyten auf ihrem Weg zum Stratum corneum zahlreiche Proliferationszyklen und Differenzierungsprozesse, die letztlich zur Keratinisierung, d.h. Verhornung, und schließlich zur Abschilferung (Desquamation) führen.

> **Störungen** der epidermalen Zellkinetik, der Zelldifferenzierung und des epidermalen Zellverbundes stellen die wesentlichen pathophysiologischen Mechanismen dar, die die Integrität der Epidermis bedrohen.

39.1.2 Epidermo-dermale Junktionszone

Die epidermo-dermale Junktionszone dient unter funktionellen Gesichtspunkten der **Verankerung** der Epidermis an die Dermis. Ihr prinzipieller molekularer Aufbau ist erst in den letzten Jahren bekannt geworden (Abb. 39-2). Diese Kenntnis hat wesentlich dazu beigetragen, die Pathogenese der wichtigsten Krankheiten, die sich primär im Bereich der epidermo-dermalen Junktionszone abspielen, zu verstehen.

Dazu gehören einerseits **erworbene, immunologisch bedingte Krankheiten,** die durch die Bildung von Antikör-

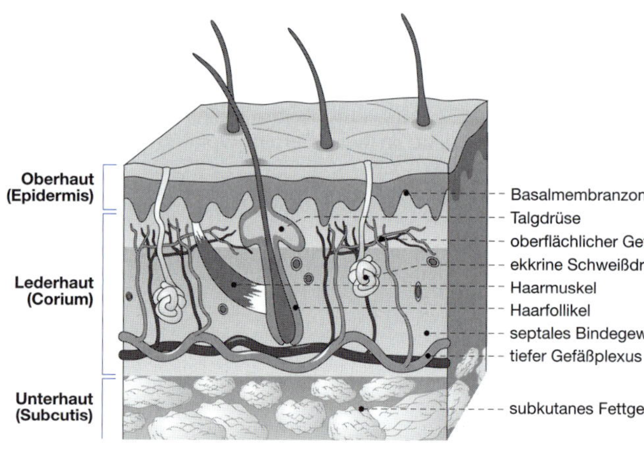

Abb. 39-1 Reaktive Einheiten der Haut.

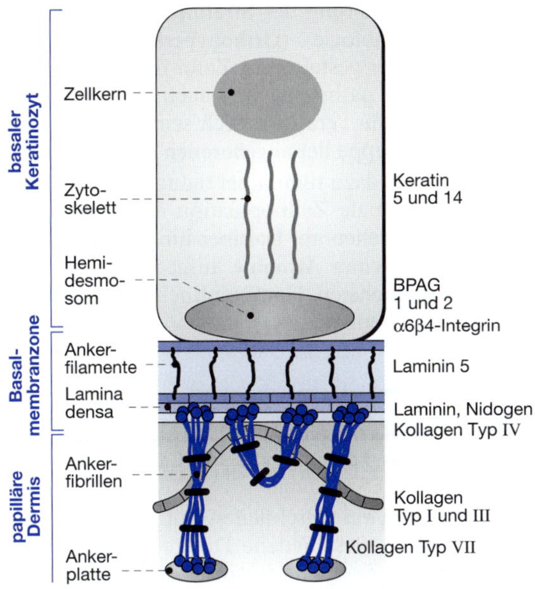

Abb. 39-2 Aufbau der epidermo-dermalen Junktionszone.

pern gegen Bestandteile der epidermo-dermalen Junktionszone charakterisiert sind. Andererseits konnten bei einigen angeborenen Krankheiten **molekulare Defekte** in den Genen, die für verschiedene Strukturproteine der Junktionszone kodieren, nachgewiesen werden.

39.1.3 Papilläre Dermis und oberflächlicher Gefäßplexus

Die **Blutversorgung** der Dermis erfolgt über ein Gefäßnetz, das in zwei größere Abschnitte unterteilt wird. Der horizontal orientierte obere Gefäßplexus versorgt den Papillarkörper und ist mit dem tiefen Gefäßplexus in der retikulären Dermis über vertikal verlaufende Gefäße verbunden.

Der Papillarkörper mit dem oberen Gefäßplexus und dem umgebenden lockeren Bindegewebe ist eine funktionelle Einheit. Bei akuten Entzündungsreaktionen sind meist papilläre Dermis, Epidermis und epidermo-dermale Junktionszone gemeinsam betroffen. Im Gegensatz dazu ist die papilläre Dermis bei eher chronischen Entzündungen alleine geschädigt.

39.1.4 Retikuläre Dermis und tiefer Gefäßplexus

Die Dermis ist ein fibroelastisches Gewebe von hoher Reißfestigkeit und Elastizität und Träger der die Haut versorgenden Gefäße und Nerven. Es besteht aus lose ineinander verflochtenen **Kollagenfaserbündeln** und **elastischen Fasern,** die in der sog. Grundsubstanz eingebettet sind. In der oberen Dermis (Stratum papillare) sind die Kollagenfasern lockerer gewebt als in der tiefen Dermis (Stratum reticulare). Das Stratum reticulare der Dermis geht dann fließend in das subkutane Fettgewebe (Subkutis) über.

Die Gesamtheit aller nichtzellulären Komponenten (Polysaccharide und Proteine) in der Haut wird als **extrazelluläre Matrix** bezeichnet.

> Entzündungsreaktionen und Störungen der quantitativen oder qualitativen Zusammensetzung des Bindegewebes stellen die wesentlichen Pathomechanismen dermal gelegener Krankheiten dar.

39.1.5 Subkutis

Die Subkutis besteht aus läppchenartig aufgebautem **Fettgewebe.** Die Läppchen sind umgeben von bindegewebigen Septen, die Träger der Gefäß- und Nervenversorgung sind und das straffe Grundgerüst der Fettläppchen darstellen.

Pathophysiologisch bedeutsam sind Entzündungsreaktionen, die ihren Ursprung entweder im Fettläppchen selbst haben **(lobuläre Entzündung)** oder vom septalen Bindegewebe ausgehen **(septale Entzündung).**

39.2 Klinische Pathophysiologie

Einteilung der Krankheitsbilder nach Ätiologie und Pathogenese

genetisch/angeboren
- Epidermolysis bullosa (Defekt des Keratin-5- und/oder -14-Gens)
- Epidermolysis iunctionalis (Defekt im Laminin-5- oder α6β4-Integrin-Gen)
- Epidermolysis bullosa dystrophica (Defekt im Kollagen-VII-Gen)
- Ehlers-Danlos-Syndrom
- hereditäre Ichthyosen
- xanthomatöse Erkrankungen

erworben
1. metabolisch/nutritiv
   - Ikterus
   - Dermatopathien bei Eiweißmangel
   - Porphyria cutanea tarda
2. dysregulativ/hormonell
   - Akne
   - Myxödem
3. degenerativ
   - Pergamenthaut des Alters
   - Cutis laxa
   - aktinische Dermatopathie
   - Alopezie des Alters
4. vaskulär
   - Ulcus cruris
   - nekrotisierende Vaskulitis
   - nodöse Vaskulitis (Erythema induratum)
   - Lymphödem
   - Spider-Naevus
   - Teleangiektasien

5 entzündlich/immunologisch
- Pemphigus vulgaris (Antikörper gegen Plakoglobin)
- Herpes gestationis (Ak gegen Hemidesmosomen-Bestandteile)
- vernarbendes Pemphigoid (Ak gegen Hemidesmosomen-Bestandteile)
- Epidermolysis bullosa aquista (Ak gegen Kollagen Typ VII)
- Dermatitis herpetiformis Duhring (IgA-Ablagerung in Papillenspitzen)
- Urticaria
- chronische Ekzeme (atopisches Ekzem und Kontaktekzem)
- Arzneiexantheme
- Erythema nodosum
- Erythema exsudativum multiforme
- Lichen ruber planus
- Sarkoidose
- Sklerodermie
- Lupus erythematodes

6 infektiös
- bakteriell: Erysipel, Follikulitis, Phlegmone, Panaritium
- mykotisch: Dermatophytosen, Epidermomykosen, Trichomykosen
- viral: Masern, Röteln, Herpes, Warzen

7 neoplastisch
- benigne: Naevi, Fibrome, Keloide
- präkanzerös: M. Bown, M. Paget, Leukoplakie
- maligne: Basaliom, Spinaliom, Melanom

8 medikamentös/toxisch
- Steroidakne
- Hautatrophie bei Steroidmedikation

9 mechanisch/physikalisch
- Sonnenbrand (UV-B-Bestrahlung)
- Wiesengräserdermatitis (Photosensibilisator + Licht)
- Verätzungen/Verbrennungen/Erfrierungen

10 neuromuskulär
- –

sonstige/unklar/multifaktoriell
- Psoriasis vulgaris
- idiopathische lobuläre Pannikulitis (Weber-Christian)

39.2.1 Störungen der epidermalen Zellkinetik

Definition

Eine Steigerung der Zellproliferation führt zur Zunahme der epidermalen Zellpopulation inklusive der epidermalen Stammzellen im Stratum basale und damit zur **Verbreiterung der Epidermis (Akanthose).**

Ä/P Ätiologie und Pathogenese

Die Ursache einer Akanthose kann in der Epidermis selbst liegen **(z.B. epidermotrope Viren)** oder durch Signale vermittelt werden, die im Rahmen epidermo-dermaler Interaktionen entstehen, z.B. bei **chronischen Ekzemen.**

Begünstigt werden solche Interaktionen dadurch, daß eine Akanthose häufig mit einer Elongation der Reteleisten **(Papillomatose)** und damit mit einer Vergrößerung der epidermo-dermalen Kontaktfläche verbunden ist. Auch eine Verbreiterung des Stratum corneum bei normaler Zellmorphologie **(Orthohyperkeratose)** beruht einerseits auf einer gesteigerten Zellproliferation, jedoch kann andererseits pathogenetisch auch eine verminderte Desquamation dafür verantwortlich sein (z.B. bei Krankheiten aus der Gruppe der **angeborenen Ichthyosen).**

Im Gegensatz dazu nimmt bei reduzierter Zellproliferation die epidermale Zellpopulation inklusive der epidermalen Stammzellen ab. Darüber hinaus wird die Epidermis im Sinne einer **Atrophie** ausgedünnt, wie es bei den unterschiedlichsten Hautkrankheiten inklusive der Hautalterung zu beobachten ist.

39.2.2 Störungen der Zelldifferenzierung

Basale Keratinozyten durchlaufen auf ihrem Weg zum Stratum corneum verschiedene Differenzierungsschritte. Diese beinhalten die Synthese von verschiedenen Strukturproteinen (z.B. Keratine) und führen schließlich zur Transformation in eine kernlose Hornzelle (Korneozyt). Beispiele einer Störung der Zelldifferenzierung sind die Parakeratose und die Dyskeratose.

Parakeratose

Definition

Eine parakeratotische Zelle im Stratum corneum ist morphologisch durch das Vorhandensein von Resten eines Zellkerns und weiterer Zellorganellen gekennzeichnet.

Ä/P Ätiologie und Pathogenese

Die Parakeratose ist entweder das Resultat einer bereits in tieferen Schichten der Epidermis eingetretenen Differenzierungsstörung unterschiedlicher Genese oder einer übersteigerten Zellproliferation, bei der der Keratinozyt nicht die physiologischen Differenzierungsschritte durchlaufen konnte.

S Entstehung der Symptome

Das klinisch-morphologische Korrelat der Parakeratose ist die Schuppung der Haut bei verschiedenen Krankheiten, z.B. beim **chronischen Ekzem** oder bei der **Psoriasis vulgaris.**

Letztlich kann auch ein direktes, zumeist exogenes Trauma zur Parakeratose führen.

Ein parakeratotisch verhorntes Stratum corneum weist gegenüber dem normalen Stratum corneum deutliche funktionelle Einbußen auf, z.B. im Sinne einer gestörten Barrierefunktion.

Dyskeratose

Definition

Unter dem Begriff Dyskeratose versteht man eine vorzeitige Verhornung einzelner Keratinozyten in den tieferen

Epidermisanteilen. Typischerweise lassen sich dicht gepackte Keratinfilamente und ein pyknotischer Kern nachweisen. Eine solche Zelle weist kein normales Zytoskelett mehr auf. Deshalb kann sie nicht mehr im Verbund mit benachbarten Keratinozyten bestehen und rundet sich ab. Mit dem Phänomen der Dyskeratose ist daher häufig auch eine **Akantholyse** verbunden (Abschn. 39.2.3).

Ätiologie und Pathogenese

Als Ursache einer Dyskeratose werden die gleichen prinzipiellen Mechanismen diskutiert, die auch für die Parakeratose verantwortlich sind.

Beispiele für Krankheiten, die mit Dyskeratosen einhergehen, sind **Arzneimittelreaktionen, Lichen ruber planus** oder der **Lupus erythematodes** (s. Kap. 9.2.8).

39.2.3 Störungen des epidermalen Zellverbundes

Der interzelluläre Zusammenhalt der Epidermis wird durch bestimmte interzelluläre Adhäsionsstrukturen (Desmosomen) und durch die Interzellularsubstanz gewährleistet.

Im Rahmen der ständigen Erneuerung der Epidermis muß der Zellverbund jedoch ständig gelöst und wieder neu geknüpft werden. Beispielsweise wird so die Wanderung basaler Keratinozyten zum Stratum corneum und ihre Differenzierung ermöglicht.

Die Spongiose und die Akantholyse sind die zwei wichtigsten pathologischen Störungen des epidermalen Zellverbundes.

Spongiose

Das Entstehen einer Spongiose beruht auf dem Einstrom eines serösen Exsudates aus der Dermis in die Epidermis mit konsekutiver bzw. sekundärer Störung des epidermalen Zellverbundes.

Dabei bleiben die Keratinozyten zunächst noch im Bereich der Desmosomen untereinander verbunden und zeigen ein sternförmiges Aussehen. Bei weiterer Zunahme des Einstroms rupturieren einzelne Keratinozyten und gehen zugrunde. Kleinere Hohlräume **(spongiforme Vesikel)** sind dann die Folge, die zu größeren intraepidermalen Blasen konfluieren können (z.B. beim **allergischen Kontaktekzem).** Wandern zusätzlich neutrophile Granulozyten aus der Dermis in die Epidermis ein, so entstehen **spongiforme Pusteln** (z.B. bei der **Psoriasis vulgaris).**

Akantholyse

Im Gegensatz dazu stellt die Akantholyse eine **primäre Störung des epidermalen Zellverbundes** dar. Es kommt zur Separation der Keratinozyten im Bereich der Desmosomen. Die Zellen verlieren den Kontakt zu ihrer Umgebung und runden sich ab. Die so entstehenden Hohlräume werden mit seröser Flüssigkeit aus der Dermis gefüllt, und es entstehen je nach nosologischer Entität eine Blase in unterschiedlicher Höhe der Epidermis.

Der **Nachweis** abgerundeter Keratinozyten ist relativ einfach durch sog. Blasengrundausstriche (Tzanck-Test) zu führen.

Die **Ursache** einer Akantholyse ist nicht einheitlich. Vielmehr zeigen eine Vielzahl von ätiopathogenetisch unterschiedlichen Krankheiten das Phänomen der Akantholyse (im wesentlichen die **Krankheiten aus der Pemphigusgruppe).**

39.2.4 Störung der epidermo-dermalen Junktionszone

Pathologische Veränderungen unterschiedlicher Genese in diesem Bereich führen letzlich alle zu einer klinisch mehr oder weniger deutlich sichtbaren Kontinuitätstrennung in der Höhe basaler Keratinozyten **(epidermolytische Blase),** innerhalb der Basalmembranzone **(junktionale Blase)** oder unterhalb der Basalmembranzone bzw. innerhalb der papillären Dermis **(dermolytische Blase)** (Tab. 39-1).

Die Basalmembranzone stellt in diesem Zusammenhang auch diejenige Grenze dar, bis zu der eine **narbenfreie Abheilung,** d.h. eine restitutio ad integrum, prinzipiell möglich ist. Strukturelle Schädigungen der Haut unterhalb der Basalmembranzone heilen unabhängig von ihrer Ursache narbig ab.

Die Höhe der Spaltbildung bestimmt weiterhin die Stabilität des Blasendachs. Eine epidermolytische Blase ist schlaff und leicht zerstörbar, während eine junktionale oder dermolytische Blase vergleichsweise stabiler ist.

Auch komplexere Entzündungsreaktionen der gesamten Junktionszone wie sie beim **Lupus erythematodes,** bei der **Dermatomyositis,** beim **Erythema exsudativum multiforme** und beim **Lichen ruber planus** beobachtet werden, führen zu funktionellen Einbußen der epidermo-dermalen Verankerung und somit zu den klinischen Symptomen der Blasenbildung.

39.2.5 Erkrankungen der papillären Dermis und des oberflächlichen Gefäßplexus

Entzündliche Reaktionen im Papillarkörper sind durch folgende pathophysiologische bzw. morphologische Merkmale charakterisiert, die je nach auslösender Ursache unterschiedlich stark ausgeprägt sind und das klinische Bild bestimmen:

- Weitstellung der Gefäße,
- erhöhte Permeabilität der Gefäßwand mit Ödem,
- reduzierter Blutfluß und Akkumulation von Erythrozyten,
- perivaskulär orientiertes, zelluläres Infiltrat.

So zeigen **Quaddeln (Urticae) im Rahmen allergischer**

Tab. 39-1 Beispiele für Krankheiten mit epidermolytischer, junktionaler oder dermolytischer Spaltbildung und deren Ursachen.

Ort der Störung	Name	Pathogenetisches Prinzip
Epidermolytische Blasenbildung	Pemphigus vulgaris	erworbene Autoimmunkrankheit: Ak gegen ein 130 kD-Glykoprotein und ein 85 kD-Protein (Plakoglobin) in den Desmosomen
	Epidermolysis bullosa simplex	angeborene Erkrankung: molekulare Defekte im Keratin 5- und/oder 14-Gen basaler Keratinozyten
Junktionale Blasenbildung	bullöses Pemphigoid	erworbene Autoimmunkrankheit: Ak gegen das bullöse *Pemphigoid-Ag* 1 und/oder 2 (BPAG 1, 2) innerhalb der Hemidesmosomen
	Herpes gestationis	erworbene Autoimmunkrankheit: Ak gegen Bestandteile der Hemidesmosomen (180 kD-Protein (BPAG-2 ?))
	vernarbendes Pemphigoid	erworbene Autoimmunkrankheit: Ak gegen Bestandteile der Hemidesmosomen (230 kD-Protein (BPAG-1 ?)) und/oder gegen Laminin 5
	Epidermolysis junctionalis	angeborene Erkrankung: molekulare Defekte im Laminln 5- und/oder $\alpha 6\beta 4$-Integrin-Gen
Dermolytische Blasenbildung	Epidermolysis bullosa dystrophica	angeborene Krankheit: molekulare Defekte im Kollagen Typ VII-Gen
	Epidermolysis bullosa acquisita	erworbene Autoimmunkrankheit: Ak gegen Kollagen Typ VII
	Dermatitis herpetiformis (Duhring)	erworbene Autoimmunkrankheit: granuläre IgA-Ablagerungen in den Papillenspitzen

Typ-I-Reaktionen (z.B. bei Nahrungsmittelallergien oder bei urtikariellen Arzneimittelreaktionen) nur wenige, perivaskulär orientierte Lymphozyten und Histiozyten (s. Kap. 9).

Im Gegensatz dazu werden **dichte lymphozytäre Infiltrate** in diesem Bereich beispielsweise bei nicht-urtikariellen Arzneimittelreaktionen beobachtet. Den Prototyp einer akuten pathologischen Reaktion des dermalen Gefäßsystems stellt die **nekrotisierende Vaskulitis** dar.

> Bei Betonung des oberen Gefäßplexus zeigen die Gefäße des Papillarkörpers eine fibrinoide Nekrose der Gefäßwand mit Durchsetzung von neutrophilen Granulozyten.

Neutrophile Granulozyten sind auch perivaskulär entweder als intakte Zellen oder als Kernstaub **(Leukozytoklasie)** zusammen mit Erythrozytenextravasaten nachweisbar. In späteren Stadien kommt eine perivaskulär orientierte lymphohistiozytäre Entzündungsreaktion als Ausdruck einsetzender Reparaturvorgänge hinzu.

Eher **chronische Entzündungsreaktionen** des oberen Gefäßplexus (als Krankheitsbeispiele seien hier der **Lupus erythematodes** oder **Ekzeme** genannt) zeigen dagegen perivaskulär gelegene, vorwiegend lymphozytäre Infiltrate. Sie führen zwar ebenfalls zu funktionellen Störungen des Gefäßsystems (z.B. Diapedese von Erythrozyten), jedoch in der Regel nicht zur Nekrose.

Letztlich kann der obere Gefäßplexus Ort einer **direkten zytotoxischen Reaktion** sein, bei der Entzündungsreaktionen eine sekundäre Rolle spielen. Als Beispiel sei hier die Krankheitsgruppe der **Porphyrien** (s. Kap. 5.27) genannt, bei denen es im Rahmen einer phototoxischen Reaktion primär zur Zerstörung der Endothelzellen mit konsekutiver Entzündung durch Plasma- und Erythrozytenextravasaten sowie durch untergegangene Zellen kommt.

39.2.6 Lymphozytär vermittelte Krankheitsbilder

Lymphozytäre Infiltrate sind das charakteristische Merkmal einer Vielzahl entzündlicher Dermatosen sowie von benigen und malignen lymphoproliferativen Krankheiten.

Die pathophysiologische Zuordnung dieser Reaktionsweise ist das häufigste und schwierigste Problem in der Dermatologie. Hilfreich ist dabei die **Charakterisierung der lymphozytären Infiltrate** nach den folgenden Kriterien:

- Verteilungsmuster (perivaskulär, interstitiell-diffus, interstitiell-nodulär),
- Höhe der Lokalisation innerhalb der Dermis (superfiziell mit oder ohne epidermale Beteiligung, tief-dermal, subkutan),
- Zytomorphologie anhand histologischer und immunhistologischer Parameter.

Die Beschreibung lymphozytärer Infiltrate anhand dieser Kriterien hat allerdings lediglich einen deskriptiven Charakter und sagt nur wenig über die funktionelle Bedeutung aus. Neuere Erkenntnisse zur pathophysiologischen Rolle der Lymphozyten betreffen im wesentlichen das atopische Ekzem und das allergische Kontaktekzem.

> Zum besseren terminologischen Verständnis sei an dieser Stelle auf den bis heute nicht eindeutig definierten Begriff **„Ekzem"** näher eingegangen. Klinisch werden darunter flächenhafte Erytheme verstanden, die im akuten Stadium mit einer exsudativen Note (Bläschen, Krusten), im chronischen Stadium mit Schuppenbildung und Lichenifikation (Vergröberung des Hautreliefs) einhergehen.

Histologisch entsprechen die Spongiose und die spongiotischen Bläschen dem akuten Stadium (Abschn. 39.2.3.)

und die Akanthose sowie die Parakeratose dem chronischen Stadium (Abschn. 39.2.1. und 39.2.2.).

Ätiopathogenetisch beruhen die genannten Phänomene auf epidermal-dermalen Interaktionen entzündlicher Genese.

Atopisches Ekzem

Klinische und erste experimentelle Erfahrungen zeigen, daß das atopische Ekzem mit großer Sicherheit genetisch determiniert ist. Darüber hinaus sind biochemische Auffälligkeiten bekannt geworden, so z.B. die verminderte Synthese von Linol- und Linolensäure, die zu einer Reduktion physiologischer Entzündungsmediatoren (z.B. Prostaglandine und Leukotriene) führt.

Die genannten Beobachtungen reichen aber nicht aus, um die Ausprägung eines atopischen Genotyps als atopischen Phänotyp zu erklären. Einen wesentlichen Beitrag zum Verständnis des atopischen Ekzems bedeutete daher die Charakterisierung einer **gestörten IgE- und zellvermittelten Immunantwort** (s. Kap. 9.2.6) sowie die Interaktion beider Mechanismen bei Patienten mit einem atopischem Ekzem.

Allergisches Kontaktekzem

Kontaktsensibilisatoren sind in der Lage als Haptene an sogenannte „carrier"-Strukturen zu binden (z.B. an interzelluläre Proteine oder Zelloberflächenmoleküle). Nach Bindung dieses Komplexes an die wichtigste antigenpräsentierende Zelle der Haut, die **Langerhans-Zelle** verändert sich diese phänotypisch und reift konsekutiv zu einer potenten immunstimulatorischen antigenpräsentierenden Zelle. Sie wandert in regionäre Lymphknoten und präsentiert dort das Antigen syngenen T-Zellen.

Neueste Untersuchungen weisen auch **dermal gelegenen dendritischen Zellen** eine antigenpräsentierende Funktion zu.

Die Aktivierung von antigenspezifischen Effektor-T-Zellen durch antigenpräsentierende Zellen erfolgt in erster Linie durch den **MHC/T-Zell-Rezeptor-Komplex.** Daneben sind aber noch weitere akzessorische Signale für eine effektive Aktivierung notwendig. Zur detaillierten Darstellung der T-Zell-vermittelten Überempfindlichkeitsreaktion sei auf das Kapitel 9 verwiesen.

39.2.7 Überwiegend durch neutrophile Granulozyten vermittelte Erkrankungen

Neutrophile Granulozyten gelten als die klassischen Entzündungszellen im Rahmen akuter bakterieller Infektionen. Eine Reihe dermatologischer Krankheiten weisen jedoch Infiltrate neutrophiler Granulozyten auf, ohne daß Bakterien eine ursächliche Rolle spielen (z.B. bei der **Psoriasis vulgaris** oder der **nekrotisierenden Vaskulitis).**

Die **ätiopathogenetische Rolle** neutrophiler Granulozyten bei den oben genannten, offenbar nicht erregerbedingten Krankheiten ist im einzelnen nicht bekannt. Es ist jedoch durchaus möglich, daß ihnen keine direkte Rolle wie bei bakteriellen Entzündungen zukommt, sondern daß sie im Rahmen anderer pathologischer Ereignisse durch hier wirkende Mediatoren als **„innocent bystander"** angelockt und aktiviert werden.

Am Beispiel der **Psoriasis vulgaris** gelang zumindest ansatzweise die Aufdeckung des Mediatornetzwerkes, das für die Rekrutierung neutrophiler Granulozyten aus der Blutbahn verantwortlich ist.

Bestandteile dieses Netzwerkes sind zum einen verschiedene Arachidonsäuremetaboliten (Leukotriene, HETE), zum anderen Fragmente der 5. Komplement-Komponente (C5a) sowie Interleukin-1 (IL-1) und der Tumornekrosefaktor-α (TNF-α). IL-1 und TNF-α haben per se jedoch keine chemotaktische Aktivität, induzieren aber die Synthese chemotaktisch wirksamer Zytokine, die in ihrer Gesamtheit **Chemokine** bezeichnet werden (s. Tab. 9-10).

Ganz entscheidend für die Pathogenese der Psoriasis vulgaris sind Chemokine mit chemotaktischer Wirkung für neutrophile Granulozyten wie das **Interleukin-8 (IL-8),** das aus Schuppenmaterial der Patienten isoliert, charakterisiert und kloniert werden konnte. Mit der gleichen Technik ließ sich zeigen, daß in der Haut wahrscheinlich unterschiedliche Zytokine existieren, die teils spezifisch die Chemotaxis unterschiedlicher Entzündungszellen kontrollieren.

Diese Untersuchungen lassen jetzt erkennen, warum es teilweise zu neutrophilen und teilweise zu eosinophilen Reaktionen kommt.

39.2.8 Granulome und granulomatöse Entzündungsreaktionen

Histiozyten (Gewebsmakrophagen) sind Bestandteile nahezu aller entzündlicher Reaktionen. Unter dem Begriff „Granulom" versteht man jedoch eine fokale Proliferation und Aggregation von Histiozyten im Rahmen verschiedener Krankheiten (s.a. Kap. 9.2.7).

Ihr Vorkommen signalisiert eine chronische Entzündungsreaktion, bei der entweder das verantwortliche Agens nicht eliminiert werden kann und/oder eine immunologische Reaktion vom verzögerten Typ eintritt. Je nach morphologischem Aufbau und der Beteiligung weiterer Zellrassen unterscheidet man drei verschiedene Granulomtypen:

- **Palisaden-Granulome** (z.B. beim **Granuloma anulare** oder der **Necrobiosis lipoidica)** zeigen eine radiäre Anordnung von Histiozyten und Lymphozyten in der Umgebung nekrobiotischen Bindegewebes (Verlust der normalen Struktur, Schwellung und Basophilie).
- Ähneln fokal aggregierte Histiozyten morphologisch einem epithelialen Gewebe, so werden sie als **epitheloidzellige Granulome** (mit oder ohne zentraler Nekrose) bezeichnet (z.B. bei der **Tuberkulose** oder der **Sarkoidose).**
- Eine mehr diffuse, aber immer noch sehr dichte Aggregation von Histiozyten mit deutlicher Beimen-

gung anderer Entzündungszellen charakterisiert die **granulomatöse Entzündungsreaktion** (z.B. bei **atypischen Mykobakteriosen).**

Die Granulombildung führt in der Regel zum **Untergang des präexistenten Gewebes,** entweder in Form einer Nekrobiose, einer fibrinoiden oder verkäsenden Nekrose, oder aber durch eine Abszeßbildung. Als **Endzustand** entsteht eine Fibrose bzw. Narbenbildung oder auch eine Atrophie.

Prinzipiell können Granulome sowohl in tieferen Abschnitten der Haut (Abschn. 39.2.11), als auch in der oberflächlichen reaktiven Einheit auftreten. Bei Granulomen in oberflächlichen Abschnitten kann die Epidermis beteiligt sein, entweder in Form einer Akanthose (Abschn. 39.2.1) oder durch eine Einwanderung von Entzündungszellen (z. B. neutrophile Granulozyten) in die Epidermis.

Granulome bei der **Sarkoidose** bestehen im wesentlichen aus Epitheloidzellen, einzelnen Riesenzellen vom Langhans-Typ und nur wenigen, peripher gelegenen Lymphozyten (sog. „nackte" Granulome). In ausgedehnten Infiltraten können bei der Sarkoidose auch zentral gelegene, fibrinoide Nekrosen auftreten.

Im Gegensatz dazu zeigen die epitheloidzelligen Granulome bei der **Tuberkulose** eine zentrale, verkäsende Nekrose.

Es muß aber berücksichtigt werden, daß eine nosologische Zuordnung allein anhand der bisher geschilderten granulomatösen Reaktionsweisen nur selten möglich ist, so daß hierbei weitere anamnestische, klinische, laborchemische oder mikrobiologische Hinweise gesucht werden müssen.

Ein wichtiger Hinweis kann, sofern vorhanden, die Art des im Rahmen der Phagozytose gepeicherten Materials sein. Bei **xanthomatösen Krankheiten** nehmen Histiozyten beispielsweise Fettsubstanzen auf, speichern sie und zeigen eine charakteristische Morphologie (sog. **„Schaumzellen").**

Ein anderes Beispiel ist der histologische oder mikrobiologische Nachweis phagozytierter mikrobieller Erreger (z.B. bei der Tuberkulose).

39.2.9 Erkrankungen der retikulären Dermis

Pathologische Reaktionen des tiefen Gefäßplexus in der retikulären Dermis beruhen prinzipiell auf den gleichen Mechanismen, wie für die papilläre Dermis und den oberen Gefäßplexus bereits beschrieben (Abschn. 39.2.5). Da jedoch die Gefäße des tiefen Gefäßplexus ein größeres Kaliber aufweisen, sind die klinischen und morphologischen Konsequenzen in der Regel schwerwiegender (ausgedehnte Nekrosen und tief reichende Ulzerationen).

39.2.10 Erkrankungen des dermalen Bindegewebes

In diesem Zusammenhang ist als wichtigste pathologische Reaktion die **Fibrose** zu nennen. Fibrosierende Krankheiten der Haut können in ihrem klinischen Erscheinungsbild sehr heterogen sein.

Als Beispiel einer solchen Krankheit sei die **systemische Sklerodermie** erwähnt (s. Kap. 9.2.8).

Der Heterogenität auf klinischer Ebene steht auf pathophysiologischer Ebene eine ähnliche Vielfalt gegenüber. So können prinzipiell drei **Mechanismen** zur Entwicklung einer Fibrose führen:

- Einmal können fibrozytäre Zellen von chemotaktischen Faktoren in ein entzündliches Areal gelockt werden.
- Weiterhin können Zytokine sezerniert werden, die zu einer spezifischen Induktion der Proliferation der Zellen führen.
- Zum dritten können fibrozytäre Zellen durch verschiedene Faktoren dazu gebracht werden, vermehrt extrazelluläre Matrix zu produzieren.

Das dermale Bindegewebe ist auch Ort bzw. Ursache weiterer pathologischer Reaktionen. Diese beinhalten zum einen **fehlerhaft synthetisiertes Kollagen** (z.B. bei verschiedenen Formen des **Ehlers-Danlos-Syndroms)** und die elastischen Fasern.

Die **elastischen Fasern** lassen sich durch histologische Spezialfärbungen relativ einfach darstellen. Die Fragmentierung der elastischen Fasern ist z.B. das histopathologische Korrelat des klinischen Symptoms der **Cutis laxa.**

Gleichartige Veränderungen mit zusätzlicher Verklumpung und korkenzieherartigen Windungen der elastischen Fasern sind beim **Pseudoxanthoma elasticum** nachweisbar. Auch hier deuten sich durch die Aufdeckung molekularer Defekte in den entsprechenden Genen Hinweise für die Pathogenese der angeborenen Krankheiten dieser Gruppe an.

Letztlich führt die **chronische aktinische Schädigung** zu einer Verklumpung, Homogenisierung und vermehrten Basophilie des Bindegewebes im oberen und mittleren Korium **(Elastose).** Bei dieser Reaktion scheinen neben den elastischen Fasern aber auch kollagene Faserbündel beteiligt zu sein.

39.2.11 Erkrankungen der Subkutis

Pathologische Reaktionen (zumeist Entzündungsreaktionen) des subkutanen Fettgewebes folgen im wesentlichen drei **Verteilungsmustern:**

- Zum einen betreffen sie die Dermis (Abschn. 39.2.5 bis 39.2.10) mit Übergang zur Subkutis,
- zum anderen das interlobuläre septale Bindegewebe oder
- die Fettgewebslobuli selbst.

Entzündungsreaktionen im dermalen-subkutanen Übergang und in den interlobulären Septen nehmen ihren Ausgang von den sie **versorgenden Gefäßen.** Betroffen sind kleinere Venolen und Kapillaren oder größere Muskelgefäße. Je nach Größe der Gefäße variiert das morphologische Bild.

Entzündungen, die von kleineren Gefäßen ausgehen, involvieren lediglich die unmittelbar benachbarten **Fettlobuli.** Die Zerstörung oder Okklusion größerer Gefäße hat eine **Schädigung größerer Fettgewebsanteile** und häufig sogar eine Beteiligung der darüber liegenden Dermis zur Folge.

Der Untergang von Fettgewebe führt unabhängig vom Auslöser zur **Freisetzung verschiedener Substanzen** (z.B. freies und verestertes Cholesterol, Neutralfette, freie Fettsäuren), die ihrerseits wiederum einen Entzündungsreiz darstellen mit der Attraktion von neutrophilen Granulozyten, Histiozyten und Makrophagen.

Septale Entzündungen ausgehend von kleineren Gefäßen sind im akuten Stadium charakterisiert durch ein deutliches Ödem sowie durch eine Infiltration durch Entzündungszellen in diesem Bereich.

Bei **chronischen Verläufen** treten eine Fibrosierung der Bindegewebssepten, histiozytäre Begleitreaktionen mit Riesenzellen und Gefäßproliferationen hinzu. Klassisches Beispiel einer solchen Reaktion ist das **Erythema nodosum.**

Die **nodöse Vaskulitis (Erythema induratum)** hingegen ist ein Beispiel für eine septale Entzündung größerer Gefäße. Hierbei führt die Entzündung zur Nekrose großer Fettgewebsbereiche, zu ausgeprägten epitheloidzelligen Granulomen (Abschn. 39.2.8) und zur anschließenden Fibrose als Ausdruck reparativer Prozesse.

Im Gegensatz dazu beginnen lobuläre Pannikulitiden primär in den Fettgewebslobuli selbst mit einer Nekrose der Adipozyten, Freisetzung entzündungswirksamer Mediatoren (s.o.) und Einwanderung von neutrophilen Granulozyten und Histiozyten. Die Phagozytose von Fett durch Histiozyten und Makrophagen führt zur Ausbildung sog. **Schaumzellen.** In späteren Stadien kommen epitheloidzellige Granulome und eine Fibrose hinzu. Das klassische Beispiel für eine lobuläre Pannikulitis dieser Art ist die **idiopathische lobuläre Pannikulitis (Weber-Christian).**

Es muß betont werden, daß die beschriebenen Reaktionsweisen letztlich durch eine Vielzahl unterschiedlicher endogener und exogener Faktoren induziert werden können, so daß man ohne weitere anamnestische, klinische und histologische Hinweise keine Rückschlüsse auf die eigentliche Ursache ziehen kann.

Wolff, K., A.-G. Ribbi, M.C. jr. Mihm: Basic Pathogic Reactions of the Skin. In: Fitzpatrick, T.B., A.Z. Eisen, K. Wolff, I.M. Freedberg, K.F. Austen (eds): Dermatology in General Medicine, 4th ed, p. 66-84. Mc Graw-Hill 1993.

Uitto, J., L. Pulkkinen, W.H. McLean: Epidemiolysis bullosa: a spectrum of clinical phenotypes explained by molecular heterogeneity. Mol Med Today 3 (10) (1997) 457-465.

Burgeson, R.E., A.M. Christiano: The dermal-epidermal junction. Curr Opin Cell Biol 9 (5) (1997) 651-658.

Nousari, H.C., G.J. Anhalt: Bullons skin diseases. Curr Opin Immunol 7 (6) (1995) 844-852.

Sollberg, S., T. Kneg: Haut- und Haarveränderungen. In: Classen, M., V. Diehl, K.-M. Koch, K. Kochsiek, D. Pongratz, P.C. Scriba (Hrsg.): Differentialdiagnose Innere Medizin, S. 287-319. Urban&Schwarzenberg, München-Wien-Baltimore 1998.

40 Nervensystem

Norbert Rösler, Michael Hüll, Joachim Bauer

40.1 Physiologie und Pathophysiologie
(Adaptationsmechanismen der Organfunktion)

40.1.1 Prinzipien der funktionellen Organisation des Nervensystems

Aufgabe des Nervensystems (zentrales, peripheres, autonomes Nervensystem) ist die Aufnahme, Übertragung, Speicherung, Verarbeitung und Abgabe von Nachrichten. Es dient dem Informationsaustausch innerhalb des Organismus und zwischen Organismus und Umwelt.

Funktionelles Grundelement des Nervensystems ist das **Neuron**. Die Nervenzellen bestehen aus dem Zellkörper (Soma) und mehreren Fortsätzen, den Dendriten und dem Axon. Das Axon verbindet das Neuron mit anderen Zellen. Axone enden an Dendriten oder dem Soma anderer Neurone; sie innervieren auch Muskelzellen und weitere nichtneuronale Zellen.
Bei der **funktionellen Verbindung** von Neuronen lassen sich zwei wichtige Prinzipien unterscheiden:

- **Konvergenz:** Jede einzelne Nervenzelle erhält Informationen von vielen anderen Nervenzellen oder Rezeptoren.
- **Divergenz:** Jede Nervenzelle gibt über ihr Axon und durch Abspaltungen des Axons (axonale Kollateralen) Informationen an eine unterschiedlich große Zahl anderer Nervenzellen oder Effektoren ab.

Durch die Vielzahl der unter physiologischen Bedingungen am Neuron eintreffenden Erregungen kommt es zur **räumlichen und zeitlichen Summation** der auf die Nervenzellen einwirkenden Potentiale.

Erregungsübertragung

Die Kontaktstellen zwischen Neuronen oder zwischen Neuronen und verschiedenen Effektoren (z.B. Muskelfasern) werden **Synapsen** genannt. Es lassen sich axosomatische, axodendritische, axoaxonale und dendrodendritische Synapsen unterscheiden.

Die Endigungen der Axonverzweigungen bilden an dem nächsten Neuron oder an den Effektoren verschiedene knotenförmig aufgetriebene terminale Endstrukturen. Diese Membranspezialisierungen auf der axonalen „Senderseite“, die Mitochondrien und Neurotransmitter enthalten, werden **Präsynapse** genannt. Dem präsynaptischen Membranareal liegt die **postsynaptische Membran** an der Effektorzelle gegenüber. Zwischen beiden Membranbezirken liegt der **Synapsenspalt** (Abb. 40-1).

Wenn ein Signal in Form eines Aktionspotentials (AP) an der präsynaptischen Axonendigung eintrifft, werden **Neurotransmitter** aus Vesikeln durch Fusion mit der präsynaptischen Membran in den synaptischen Spalt ausgeschüttet.

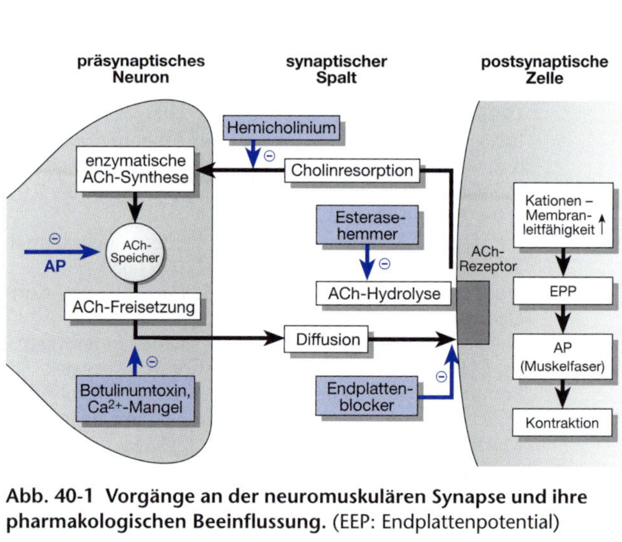

Abb. 40-1 Vorgänge an der neuromuskulären Synapse und ihre pharmakologischen Beeinflussung. (EEP: Endplattenpotential)

Die Transmittermoleküle binden an Rezeptoren, die sich in der postsynaptischen Membran befinden. Dadurch verändert sich die **Ionenpermeabilität** der postsynaptischen Membran. Die Änderung von Ionenströmen und die dadurch entstehende **Potentialdifferenz** erzeugt je nach Richtung der Ionenflüsse entweder eine **Depolarisation** (Exzitation im Bereich erregender Synapsen) oder eine **Hyperpolarisation** (Inhibition im Bereich hemmender Synapsen).

Beispielsweise wird in der Phase der schnellen Depolarisation ein Kanal für Natriumionen aktiviert, und die Durchlässigkeit der Membran für Natriumionen ist in dieser Phase etwa 500mal größer als in Ruhe.

Mit zunehmender Depolarisation nimmt die Wahrscheinlichkeit zu, daß in der postsynaptischen Zelle ein Aktionspotential zustande kommt, das dann entlang dem Axon fortgeleitet wird. Die von einzelnen erregenden Synapsen hervorgerufenen **postsynaptischen Potentiale** sind gewöhnlich nicht überschwellig im Sinne der Auslösung eines Aktionspotentials, so daß nur die gemeinsame Tätigkeit vieler Synapsen ein Neuron erregen kann.

Ausschüttungen geringer Neurotransmittermengen erzeugen kleine, vorübergehende Depolarisationen, die **exzitatorischen postsynaptischen Potentiale (EPSP).** Wenn das EPSP bei starken Reizen das kritische Membranpotential des Motoneurons erreicht, wird schließlich ein Aktionspotential erzeugt.

Die Tatsache, daß durch gleichzeitige Tätigkeit mehrerer Synapsen, die an verschiedenen Stellen auf der Membran des Neurons sitzen, das EPSP vergrößert oder gar überschwellig wird, nennt man **räumliche Summation.**

Wenn schwache Reize, die an sich unterschwellige EPSP hervorrufen, sehr schnell nacheinander an einer Synapse Transmitter freisetzen, so können sich die ausgelösten EPSP ebenfalls addieren und das Neuron zur Entladung bringen. Dies nennt man in Abgrenzung zur räumlichen Summation **zeitliche Summation.**

Analog dazu gibt es auch **inhibitorische postsynaptische Potentiale (IPSP).**

Neurotransmittersubstanzen

Die wichtigsten **klassischen Neurotransmitter** sind Dopamin, Noradrenalin, Serotonin, Acetylcholin, Gamma-Aminobuttersäure (GABA), Glycin und Glutamat (Abb. 40-2).

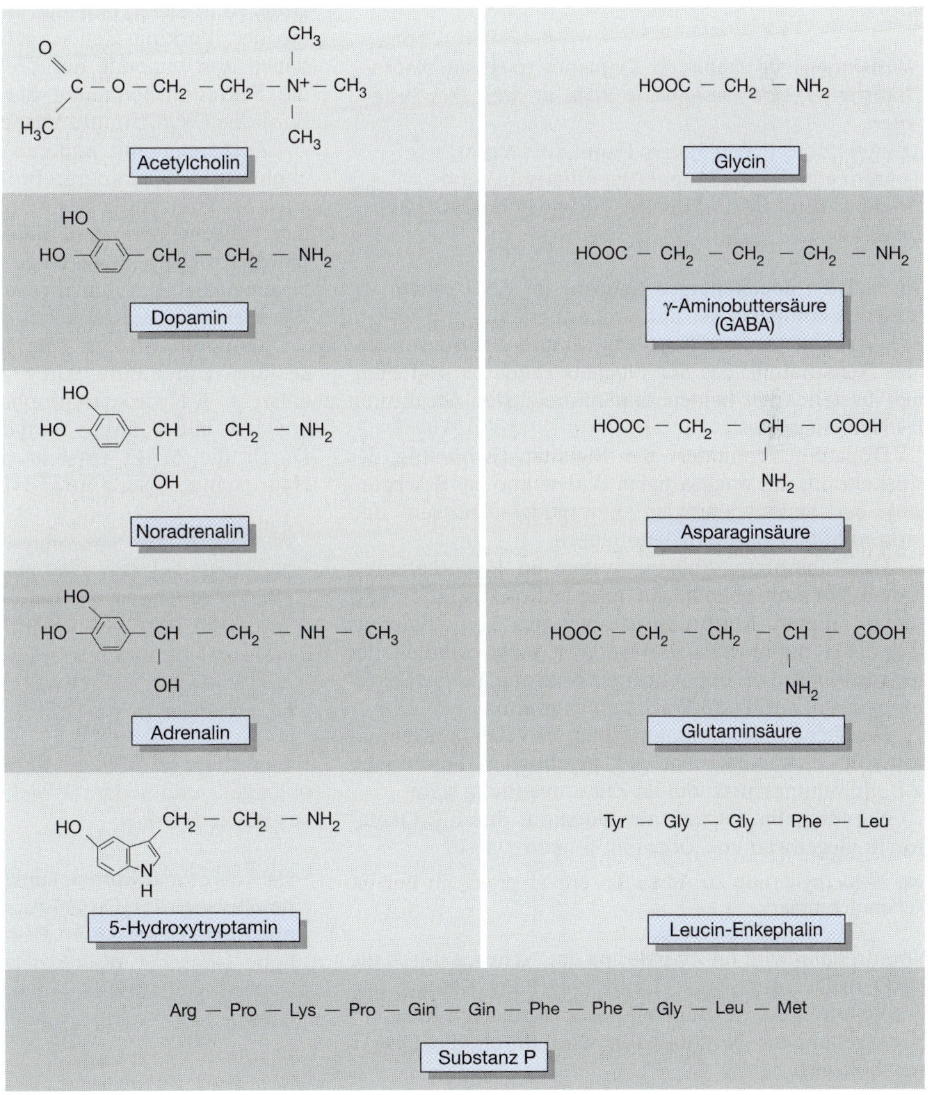

Abb. 40-2 Chemische Strukturformeln einiger Neurotransmitter.

Darüber hinaus werden z.Zt. weit über fünfzig **Peptide als sog. putative Neurotransmitter** bezeichnet; d.h. sie erfüllen einige Transmitterkriterien, wobei Peptide und klassische Neurotransmitter im gleichen Neuron vorkommen und interagieren können.

Die Potentialveränderungen, die von Peptiden verursacht werden, sind in der Regel von langsamem Beginn und langer Dauer (Co-Transmission, Neuromodulation).

Beispiele für Neuropeptide sind das Tetradekapeptid (Peptid mit 14 Aminosäuren) Somatostatin oder das Undekapeptid (Peptid mit 11 Aminosäuren) Substanz P.

Dopamin ist der Prototyp der Katecholamine. In vivo **entsteht** Dopamin aus der Aminosäure Tyrosin. Die Tyrosinhydroxylase wandelt Tyrosin in Dihydroxyphenylalanin (DOPA) um. DOPA wird durch die DOPA-Dekarboxylase zu Dopamin dekarboxyliert.

Der **Abbau von Dopamin** erfolgt intrazellulär durch die Monoaminooxidase (MAO), extrazellulär durch die Catechol-O-Methyltransferase (COMT). Beide Wege führen schließlich zum wichtigsten Metaboliten von Dopamin, der Homovanillinsäure.

Ein Teil des freigesetzten Dopamins gelangt durch einen Wiederaufnahmemechanismus der präsynaptischen Membran unverändert ins präsynaptische Neuron zurück.

Wirkungen von Dopamin: Dopamin spielt als Neurotransmitter eine wesentliche Rolle in drei ZNS-Systemen:
- dem motorischen System (Substantia nigra),
- dem endokrinen System (Hypothalamus) und
- der kortikalen Aktivität (mesolimbokortikales System).

Die meisten **dopaminergen Neurone** im ZNS gehen von der Zona compacta der Substantia nigra aus und senden ihre Axone zu Basalganglienstrukturen, insbesondere zum Neostriatum, das aus Nucleus caudatus und Putamen besteht, den beiden dopaminreichsten Strukturen des Nervensystems.

Dopamin vermindert die Rigidität (Erhöhung des Muskeltonus mit wachsartigem Widerstand bei Bewegungen) bei extrapyramidalen Bewegungsstörungen und wirkt in hohen Dosen hyperkinetisch.

Das tuberoinfundibuläre System im Hypothalamus, in dem Dopamin ebenfalls in höherer Konzentration vorkommt, nimmt Kontrollfunktionen des Hypothalamus über die Hypophyse wahr. Wichtig ist dabei vor allem der hemmende Einfluß dopaminerger Neurone auf die Sekretion von Prolaktin und Wachstumshormon.

Darüber hinaus nimmt man an, daß das mesolimbokortikale Dopaminsystem mit **psychischen Funktionen** (z.B. Stimmungszustände) im Zusammenhang steht.

Noradrenalin entsteht aus Dopamin durch β-Oxidation in Gegenwart von Dopamin-β-hydroxylase.

Die N-Methylierung zu Adrenalin erfolgt praktisch nur im Nebennierenmark.

Noradrenalin wird im Zytoplasma des Neurons durch die MAO zu Dihydroxymandelsäure umgebaut. Das aus den Vesikeln freigesetzte und vom postsynaptischen Rezeptor nicht gebundene Noradrenalin wird durch die COMT metabolisiert.

Beide Abbauwege führen schließlich zur Vanillinmandelsäure, doch wird ein Teil des durch MAO entstehenden Aldehydes zu 3-Methoxy-4-hydroxy-phenylglykol (MHPG) abgebaut.

Ein großer Teil des freigesetzten Noradrenalin gelangt durch einen aktiven Aufnahmemechanismus in unveränderter Form in die präsynaptische Zelle zurück.

Wirkungen von Noradrenalin: Noradrenalin ist der Neurotransmitter der **postganglionären** Fasern des sympathischen Nervensystems.

Die peripheren sympathischen noradrenergen Ganglien werden wie die cholinergen parasympathischen Ganglien durch Zellen in der intermediolateralen Kernsäule des Rückenmarkes innerviert. Weitere noradrenerge Kerngruppen liegen im kaudalen Mittelhirn, der Brücke und der Medulla oblongata. Von den Neuronen der Medulla ziehen absteigende Fasern zum Rückenmark sowie aufsteigende zu Cerebellum, Pons, Hypothalamus und Cortex.

Ein weiteres wichtiges noradrenerges System geht vom Locus coeruleus aus und versorgt Cerebellum, Cortex und Hippokampus. Dieses System ist vermutlich auch an der Erzeugung des Traumschlafes **(rapid eye movement sleep,** REM-sleep) beteiligt. Im Kleinhirn wird die Aktivität der Purkinje-Zellen gehemmt. Im Hypothalamus haben dort endende noradrenerge Neurone Einfluß auf die Sekretionshemmung der Hypophysenhinterlappenhormone Oxytocin und Vasopressin.

Zusammen mit anderen Transmittern (serotonerge, cholinerge, dopaminerge Projektionen) ist Noradrenalin auch als Transmitter des im medialen Hirnstamm gelegenen allgemeinen retikulären aktivierenden Systems (ARAS) wichtig. Es beteiligt sich an der Modulation des allgemeinen Aktivitätsniveaus des ZNS (z.B. Schlaf, Weckreaktionen, Reflexerregbarkeit des Rückenmarkes).

Serotonin wird in der Nervenzelle aus Tryptophan gebildet. Unter Einwirkung von Tryptophanhydroxylase entsteht 5-Hydroxytryptophan, und die Dopadekarboxylase bildet daraus 5-Hydroxytryptamin (Serotonin). Durch die MAO entsteht als Hauptabbauprodukt 5-Hydroxyindolessigsäure (5-HIES).

Wirkungen von Serotonin: Serotonerge Neurone des ZNS befinden sich zum einen im medianen Teil des oberen Hirnstammes. Diese sog. Raphekerne senden ihre Axone über die Formatio reticularis des Hirnstamms u.a. zu Hypothalamus, Hippokampus, Amygdala, Pallidum und Cortex. Auch das Cerebellum wird von diesen Neuronen innerviert.

Eine weitere serotonerge Kerngruppe liegt in der Medulla oblongata und sendet Projektionen in die Seitenhörner des Rückenmarkes.

Dem Serotonin werden Funktionen bei der **Temperaturregulierung** des Organismus zugesprochen. Der sog. **non-REM-Schlaf**, der im Elektroenzephalogramm durch hohe langsame Wellen gekennzeichnet ist, wird vermutlich vom serotonergen System der Raphekerne gesteuert.

Im Tierexperiment bewirkt die Blockierung der Serotoninsynthese eine Beeinträchtigung motorischer und emotioneller Reaktionen und eine erhöhte Empfindlichkeit gegenüber Schmerzreizen.

Acetylcholin (ACh) ist der Essigsäureester des Cholins. Die Essigsäure entstammt dem hauptsächlich in den Mitochondrien gebildeten Acetyl-Coenzym A. In Gegenwart von Cholinacetyltransferase entsteht aus den beiden Komponenten der Neurotransmitter Acetylcholin. Der **Abbau** des extrazellulären Acetylcholins erfolgt hydrolytisch durch die Acetylcholinesterase.

Nach der pharmakologischen Erregbarkeit werden **muskarinerge** und **nikotinerge Rezeptoren** unterschieden.

Wirkungen von Acetylcholin: Acetylcholin dient in sämtlichen Ganglien des vegetativen Nervensystems als Überträgersubstanz vom präganglionären zum postganglionären Neuron.

Im **parasympathischen System** bewirkt es außerdem die Übertragung vom postganglionären Neuron zur Effektorzelle.

Im **vegetativen Nervensystem** spielen muskarinerge Rezeptoren die wichtigste Rolle.

Darüber hinaus ist Acetylcholin der **Neurotransmitter der motorischen Endplatte,** wobei es für die Übertragung der Impulse vom Motoneuron zur quergestreiften Muskelzelle zuständig ist.

An der Muskelzelle befinden sich nikotinerge Rezeptoren.

Die **cholinergen Neurone** des Gehirns bilden ein großes aufsteigendes System, das vom Hirnstamm ausgeht und weite Bereiche der Hirnrinde innerviert.

Wichtige Funktionen cholinerger Neurone sind Beteiligung bei der Aufrechterhaltung des Bewußtseins und der Aufmerksamkeit.

In den Basalganglien übt Acetylcholin eine exzitatorische Funktion aus, die der inhibitorischen Funktion des Dopamin gegenübersteht.

Im Nucleus supraopticus des Hypothalamus stimulieren cholinerge Neurone die Sekretion von Vasopressin durch den Hypophysenhinterlappen. Die Sekretion von Prolaktin im Hypophysenvorderlappen wird durch cholinerge Neurone gehemmt.

Gamma-Aminobuttersäure (GABA) entsteht aus Glutaminsäure unter Einwirkung von Glutaminsäuredecarboxylase (GAD).

Wirkungen von GABA: Die höchste Konzentration GABAerger Nervenendigungen im Gehirn findet sich in den Neuronen des Neostriatum, deren Axone in der Substantia nigra enden.
Im Rückenmark wird GABA eine Rolle als präsynaptischer Inhibitor der Motoneurone zugeschrieben. Auch im Cortex scheint GABA mindestens für einen Teil der inhibitorischen Synapsen zuständig zu sein.

40.1.2 Sensible Leitung

Der Begriff **somatische Sensibilität** faßt Wahrnehmungen zusammen, die von Rezeptoren der Haut, Unterhaut, Gelenken und inneren Organen ausgehen.

Im Gegensatz zu den speziellen Sinnesorganen (s. Kap. 41-1) sind die Rezeptoren der somatischen Sensibilität über den ganzen Körper verstreut. Es sind spezialisierte Sinnesorgane zur Aufnahme adäquater Reize.
Für klinische Belange hat sich die Unterscheidung von Oberflächen- (Haut-) und Tiefensensibilität bewährt. Beispielsweise lassen sich die **Hautrezeptoren** unterteilen in:

- Mechanozeptoren für Berührung und Druck,
- Thermozeptoren für Kälte und Wärme und
- Nozizeptoren für schmerzhafte Reize.

Sie liegen in Form freier Nervenendigungen oder als eingekapselte Endorgane vor.

Rezeptoren der **Tiefensensibilität (Propriozeptoren)** liegen in Muskeln, Sehnen, Gelenken und Faszien.

Eine andere Einteilung unterscheidet epikritische und protopathische Sensibilität. Die **epikritische Sensibilität** umfaßt die Wahrnehmung von Berührung, Vibration, Gelenkstellung usw., während die **protopathische Sensibilität** Qualitäten wie Druck, dumpfen Schmerz und Temperaturempfindung einschließt.

Darüber hinaus werden Informationen rezeptiver Systeme im ZNS auch zu regulativen Zwecken (z.B. als Input für Regelkreise des vegetativen Nervensystems) verarbeitet, die nicht in das Bewußtsein gelangen.

Die von den Rezeptoren aufgenommenen Reize werden in Aktionspotentiale transformiert. Afferente Nervenfasern leiten diese Erregungen über die peripheren Nerven und die Plexus sowie Spinalganglien zu den Hinterwurzeln des Rückenmarkes. Die Eingangssignale in das Rückenmark werden von diesen Primärafferenzen auf Neurone II. Ordnung übertragen.

Zum einen handelt es sich dabei um die Umschaltung der im Hinterstrang laufenden Sensibilität in den Hinterstrangkernen. Von dort werden die spinal aufsteigenden Informationen über die kreuzende mediale Schleife (Lemniscus medialis) zu ventrobasalen Thalamuskernen geleitet. Dieses **lemniskale System** als Fortsetzung des Hinterstrangs dient im wesentlichen der Fortleitung epikritischer Qualitäten.

Das zweite, **anterolaterale System** wird schon auf Rückenmarkniveau umgeschaltet, kreuzt auf Segmenthöhe in der vorderen Kommissur die Seite und aszendiert im kontralateralen Vorderseitenstrang. Dieses sog. **extralemniscale System** gibt beispielsweise zahlreiche Kollateralen zur Formatio reticularis ab und hat vornehmlich die Weiterleitung protopathischer sensibler Eingänge zur Aufgabe.

Die thalamische Station der somatischen Sensibilität ist der **ventrobasale Komplex.** Hierunter werden die ventroposterolateralen (VPL) und -medialen (VPM) Kerne zusammenfaßt. Funktionell wichtige Gebiete, die die größte Innervationsdichte haben, sind auch im Thalamus am ausgedehntesten, d.h. in besonders vielen Neuronen repräsentiert. Vom Thalamus erreichen thalamokortikale Projektionen die somatosensible Region im Bereich des Gyrus postcentralis (Abb. 40-3a).

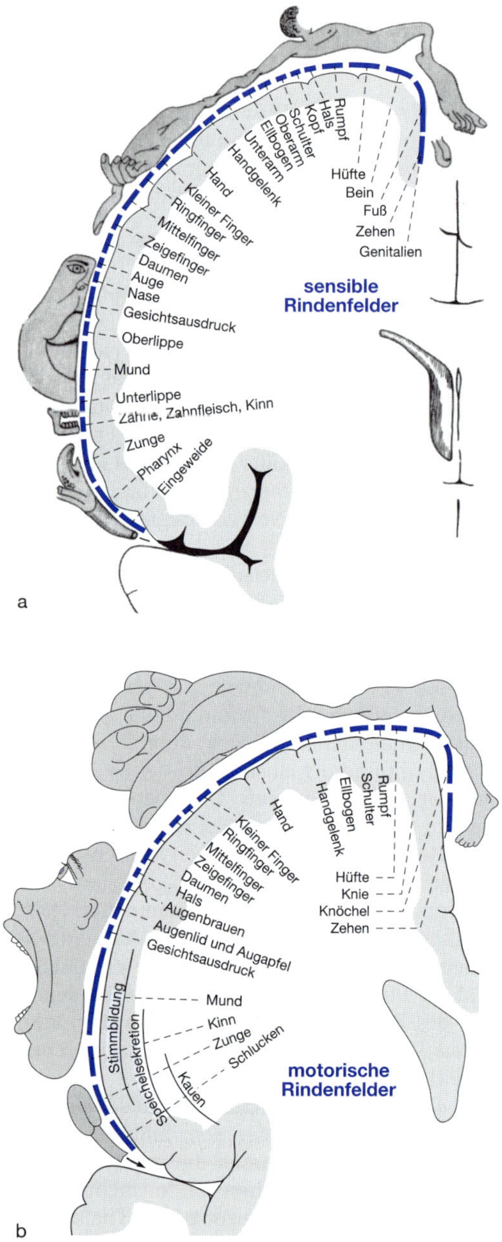

Abb. 40-3 Somatotrope Gliederung der primären (sensorischen und motorischen) Rindenfelder.

Sensibilitätsstörungen können auf jeder Ebene dieser sensiblen Leitungsstrecke auftreten. Dabei können die peripheren Rezeptoren, periphere Nerven, Hinterwurzeln, das Rückenmark, Thalamusgebiete oder sensorische Rindenareale betroffen sein.

Die entsprechenden Ausfälle richten sich dabei in Lokalisation und Ausdehnung nach der von einem Krankheitsprozeß befallenen Struktur. Z.B. kann eine Sensibilitätsstörung dem Versorgungsgebiet eines peripheren Nerven oder einer spinalen Hinterwurzel entsprechen (Abb. 40-4). Eine querschnittförmig angeordnete Sensibilitätsstörung weist auf eine Läsion des Rückenmarkes hin, und eine Sensibilitätsminderung, die eine ganze Körperhälfte einschließt, deutet auf eine supraspinale Lokalisation der Läsion hin (s. Abschn. 40.2.10).

40.1.3 Motorische Leitung

Die Bewegungsabläufe des Körpers werden unter dem Begriff **Motorik** zusammengefaßt. Es lassen sich zwei funktionelle Teilkomplexe unterscheiden, die bei Bewegungen gleichzeitig aktiviert werden und sich ergänzen.

Zum einen handelt es sich dabei um an der Körperhaltung beteiligte Mechanismen, die als **stützmotorische Vorgänge** bezeichnet werden. Andere Systeme dienen Bewegungen und der sog. **Zielmotorik.**

Beim Menschen ist der **Gyrus praecentralis** das wichtigste motorische Hirnareal, auch als primärmotorischer Kortex bezeichnet. Es besteht eine somatotopische Zuordnung zwischen Körperperipherie und Rindenfeld (Abb. 40-3b).

Auf Hirnstammebene werden die im Zusammenwirken von motorischem Kortex, Basalganglien und Thalamus generierten zielmotorischen Innervationsmuster mit den Mustern für die tonische Haltungsinnervation abgestimmt. Die koordinierten Bewegungsmuster erreichen über die absteigenden Bahnen die einzelnen Rückenmarksegmente.

Die **Pyramidenbahn** (Tractus corticospinalis) umfaßt die Axone der großen Pyramidenzellen des primärmotorischen Kortex, läuft durch die innere Kapsel und kreuzt an der Ventralseite der Medulla oblongata (Pyramide) zur Gegenseite, bevor sie in den Rückenmarksegmenten endet.

Alle vom Gehirn ausgehenden motorischen Bahnen, die nicht der Pyramidenbahn angehören, werden mit ihren Kerngebieten häufig als sog. **„extrapyramidal-motorisches System“** zusammengefaßt.

Die kortikospinalen Fasern geben auf ihrem gesamten absteigenden Weg zahlreiche Kollateralen ab. Hierbei handelt es sich um pyramidal rekurrente Fasern, Kollateralen zu telenzephalen und dienzephalen Ganglien, zur Formatio reticularis, zu sensiblen Thalamuskernen sowie zu sensiblen Hinterstrangkernen.

In den Rückenmarksegmenten endet die Mehrzahl der Pyramidenbahnfasern nicht direkt an den motorischen Vorderhornzellen, sondern an vorgelagerten Interneuronen im Gebiet zwischen Vorder- und Hinterhorn. Im Vorderhorn des Rückenmarkes erfolgt die Umschaltung vom zentralen Neuron auf das dort gelegene α-Motoneuron. Hier beginnt das sog. periphere Neuron, und das Axon des α-Motoneurons verläuft vom Vorderhorn des Rückenmarkes über Spinalnerv, Plexus und peripheren Nerv zum zugehörigen Muskel, der über die motorische Endplatte innerviert wird (Abb. 40-5).

Funktionell wird das periphere motorische Neuron mit den angeschlossenen Muskelfasern als **motorische Einheit** bezeichnet. Die Größe dieser Einheiten variiert erheblich: An den Augenmuskeln innerviert eine Nervenzelle nur wenige (2–10) Muskelfasern, am M. gastrocnemius sind es etwa 1800 Fasern.

Die **Innervation** für die Kontraktion der Muskeln ist in einem Regelkreis zusammengeschlossen (Abb. 40-5). Von den Alpha-Zellen des Vorderhorns laufen zentrifugale Impulse über die rasch leitenden Alpha-Fasern des peripheren Nerven zur motorischen Endplatte und lösen dort eine Muskelkontraktion aus.

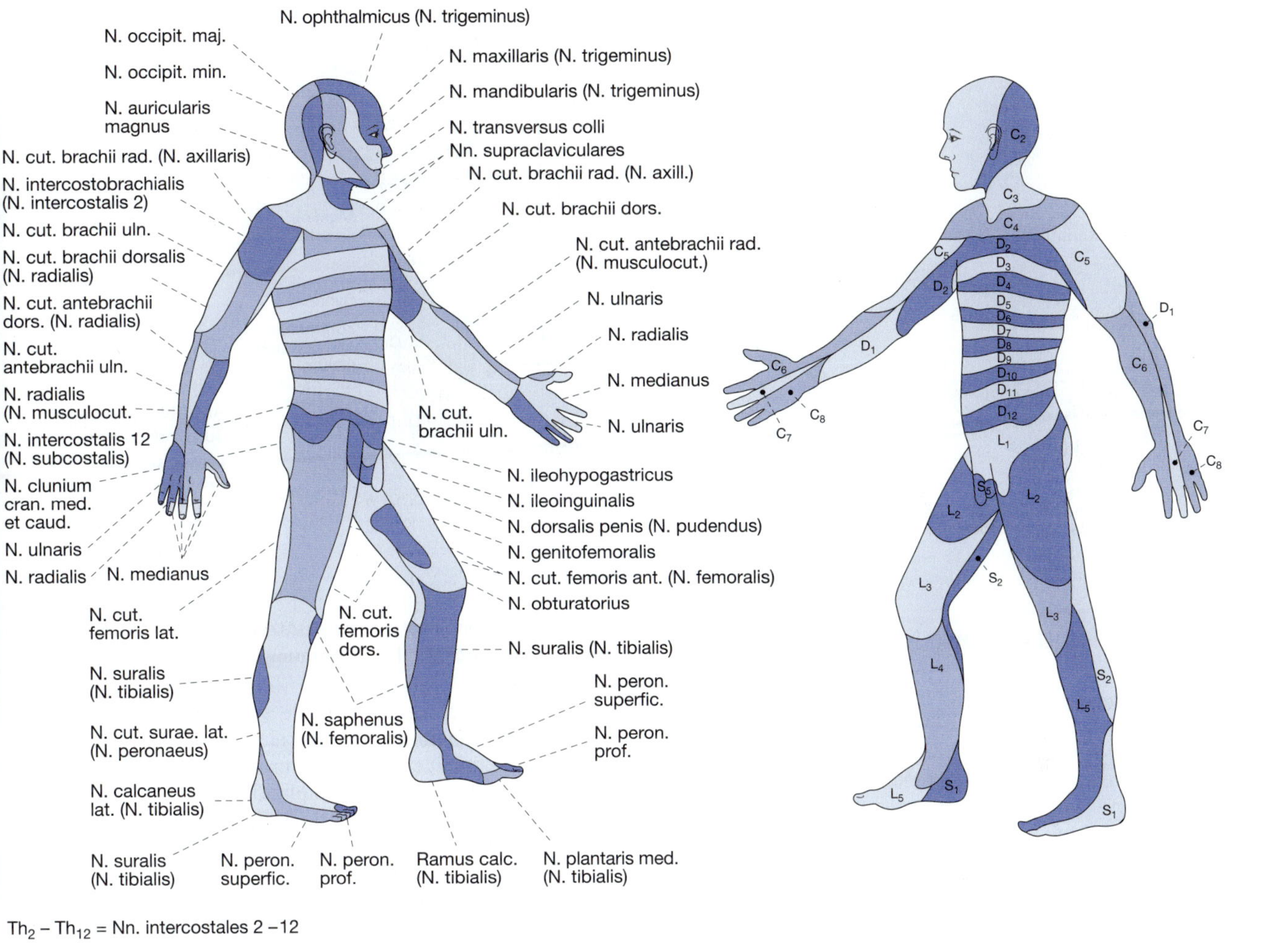

Abb. 40-4 **a) Schema der peripheren sensiblen Innervation.** **b) Schema der segmentalen sensiblen Innervation.**

Im Muskel und am Sehnenansatz finden sich zwei Arten von **Rezeptoren,** deren Afferenzen die phasische und tonische Aktivität der Vorderhornzellen beeinflussen: die Muskelspindeln und die Golgi-Sehnenorgane.

Die **Muskelspindeln** enthalten ringspiralige Rezeptoren, die bei Dehnung des Muskels aktiviert werden. Ihre Afferenzen erreichen über Ia-Fasern im monosynaptischen Reflexbogen die agonistische Vorderhornzelle, die daraufhin Impulse zu diesem Muskel sendet. Die Muskelkontraktion wirkt der Dehnung entgegen, die die Spindeln aktiviert hatten.

> Die Spindeln bahnen motorische Impulse, durch die die Länge des Muskels auf einen bestimmten Wert eingestellt wird. Diese Funktionen haben große Bedeutung für den Haltetonus in der Stützmotorik.

Die **Golgi-Sehnenorgane** sind Spannungsfühler. Bei Kontraktion des Muskeln wird das Sehnenorgan gedehnt. Seine Ib-Afferenzen wirken über Interneurone nach Art einer negativen Rückkopplung hemmend und damit erregungsbegrenzend auf die Vorderhornzellen des gleichen Muskels.

> Die Sehnenorgane verhindern eine übermäßig starke Kontraktion, die zu einer Verletzung des Muskels führen könnte.

Unter der Bezeichnung **Basalganglien** werden folgende Kerngebiete zusammengefaßt:

- Striatum, aus Nucleus caudatus und Putamen,
- Pallidum (Globus pallidus),
- Substantia nigra und
- Nucleus subthalamicus.

Die meisten afferenten Verbindungen zu den Basalganglien verlaufen von der gesamten nicht-motorischen Großhirnrinde als kortiko-striäre Fasern zum Striatum. Schwächere Afferenzen zum Striatum stammen von den Thalamuskernen und von der Substantia nigra (dopaminerge Bahn).

Aus dem Striatum laufen efferente Fasern zum Pallidum und zur Substantia nigra, die eine Verbindung zum Thalamus besitzt. Vom inneren Teil des Pallidum ziehen die wesentlichen Efferenzen zum Thalamus und weiter zum Motorkortex.

Zum geringeren Teil verlaufen Efferenzen zum Tegmentum. Die Basalganglien bilden eine Zwischenstation der Verbindungen der gesamten nicht-motorischen Großhirnrinde zum Motorkortex.

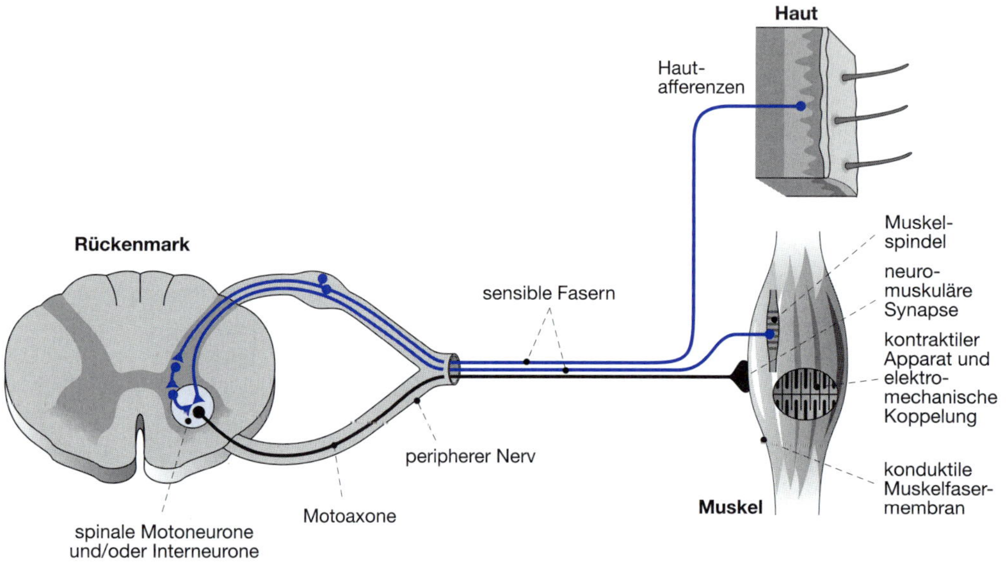

Abb. 40-5 Mögliche Substrate pathophysiologischer Prozesse im spinalsegmentalen Reflexbogen.

Normale und gestörte Motorik

Vor Beginn einer motorischen Handlung müssen eine Reihe vorbereitender Prozesse wie Handlungsantrieb, Handlungsentwurf und Programmierung der Handlung erfolgen, ehe die Handlung selbst in Gang gesetzt werden kann.

Der **Motorkortex** ist dabei nicht Initiator der motorischen Handlung, sondern das dem Beginn und dem Ablauf der Bewegung dienende **Start- und Steuerorgan.** Die motorische Rinde wird als das letzte Glied in der Kette der vorbereitenden Prozesse für die motorische Handlung angesehen. Sie erhält ihre Afferenzen von anderen Teilen des Gehirns und gibt ihre motorischen Efferenzen an die motorischen Zentren von Hirnstamm und Rückenmark weiter.

Auch das **Kleinhirn** nimmt an der nervösen Kontrolle von Haltung und Bewegung teil.

Von Bedeutung ist hierbei die Integration und Koordination der stützmotorischen Aktivitäten unter Einbeziehung von Informationen aus dem Vestibularissystem und der Körperperipherie.

Darüber hinaus ist das Kleinhirn an der Koordination von Stütz- und Zielmotorik mit Kontrolle und Kurskorrektur der langsamen Zielmotorik beteiligt. Schließlich gibt es Anhaltspunkte dafür, daß das Kleinhirn als Programmspeicher für die schnelle Zielmotorik wirkt.

Eine **Schädigung dieser motorischen Leitungsstrecke** ist auf jeder Ebene möglich. Die Unterbrechung der kortikospinalen Bahnen führt zu einer sog. **zentralen Lähmung.** Diese ist nicht nur durch eine Minderung der Willkürmotorik, sondern zumeist auch durch eine Erhöhung des Muskeltonus, die Spastik, gekennzeichnet. Die Pathophysiologe der Spastik ist nicht vollständig geklärt.

Aus dem Tierexperiment ist bekannt, daß eine isolierte Schädigung der Pyramidenbahn zu einer schlaffen Lähmung führt. Es wird daher angenommen, daß das Auftreten einer Spastik eine **zusätzliche Läsion extrapyramidaler kortikospinaler Hemmungssysteme** zur Voraussetzung hat.

Hierbei sind u.a. hemmende supraspinale Einflüsse auf die γ-Motoneurone des spinalen Vorderhorns reduziert. Die Aktivität der γ-Motoneurone nimmt dadurch zu und bewirkt eine erhöhte Empfindlichkeit von Muskelspindeln, damit eine vermehrte Spindelafferenz und eine Zunahme erregender Einflüsse auf die Alpha-Motoneurone.

Vermutlich sind für die Entstehung der Spastik und der damit einhergehenden Steigerung der Muskeleigenreflexe aber auch synaptische Umbauprozesse auf spinaler Ebene mitverantwortlich.

Eine Läsion im Bereich des spinalen Vorderhorns und distal davon hat im Gegensatz dazu eine sog. **periphere Lähmung** zur Folge. Ihre Kennzeichen werden in Abschnitt 40.2.9 erläutert.

Läsionsfolgen im Bereich des Kleinhirns und der Basalganglien werden in Abschnitt 40.2.7, Rückenmarksyndrome in Abschnitt 40.2.8 behandelt.

40.1.4 Liquor cerebrospinalis und Liquorflußstörungen

Der Liquor cerebrospinalis (engl. cerebrospinal fluid, CSF) füllt den Subarachnoidalraum um Rückenmark und Gehirn sowie die Ventrikel aus. Er wird durch Sekretion hauptsächlich in den Plexus chorioidei (Chorioidalepithelzellen) der Ventrikel gebildet.

Die durchschnittliche **Liquorbildungsrate** beträgt beim Menschen mit etwa 500 ml/Tag ein Vielfaches des zu jedem Zeitpunkt zirkulierenden Volumens von etwa 100-150 ml.

Eine wesentliche **Aufgabe** des Liquors besteht im **physikalischen Schutz des Gehirns.** Weitere Aufgaben sind:

- Transport, Aufnahme und Ausscheidung von Substanzen (z.B. Proteine, Neurotransmitterabbauprodukte und -präkursoren) sowohl über Diffusions- als auch aktive Transportmechanismen sowie
- die Kontrolle des neurochemischen Milieus im Bereich des Nervensystems, z.B. der Ionenzusammensetzung.

Der Liquor cerebrospinalis steht in funktioneller Verbindung mit dem Interzellularraum des Gehirns. Er ist für Proteine, Hormone und polare Substanzen nicht frei zugänglich, sondern wird durch die sog. **Blut-Liquor-Schranke** abgeschirmt.

Der Liquorkreislauf wird gewährleistet durch:

- Gefäßpulsation,
- Sekretionsdruck,
- Atempulsation und
- Abfluß unter Resorption zum einen über die Pacchionischen Granulationen in das venöse System (Sinus sagittalis superior), zum anderen über Arachnoidvilli im Bereich der spinalen Wurzeln in epidurale Venen.

Der Liquor gelangt von den Seitenventrikeln über die Foramina interventricularia in den 3. Ventrikel und von dort über den Aquädukt in den 4. Ventrikel, weiter über die Apertura mediana und die Aperturae laterales in die Cisterna cerebellomedullaris, von wo die Ausbreitung im übrigen Subarachnoidealraum von Hirn und Rückenmark erfolgt.

Der normale Liquor ist wasserklar. Trübungen entstehen durch Eiweiß- oder Zellvermehrung, Pigmentierung in erster Linie durch Blut und Blutabbauprodukte. Entzündliche Prozesse des Nervensystems führen zu Zellzahlerhöhung (Pleozytose) und Proteinveränderungen.

Neuere Untersuchungen weisen darauf hin, daß bei einer pathologisch erhöhten Proteinkonzentration im Liquor Permeabilität und Selektivität der Blut-Liquor-Schranke nicht verändert sind. Vielmehr wird angenommen, daß die pathologische Erhöhungen der Proteinkonzentration durch die Verlangsamung des Liquorflusses bewirkt werden. Hierbei können Schwellungen im Bereich der spinalen Wurzeln (z.B. bei der idiopathischen Polyneuritis Guillain-Barré-Strohl), Verklebungen der Meningen oder die hohe Viskosität des Liquor bei eitrigen Meningitiden eine Rolle spielen.

Unter **Hydrozephalus** versteht man eine Erweiterung der inneren und/oder äußeren Liquorräume des Gehirns, die meist mit intrakraniellem Druckanstieg verbunden ist.

Eine Liquorblockade an den Engpässen des Ventrikelsystems, d.h. im Bereich des Foramen Monroi, des Sylvischen Aquäduktes oder des vierten Ventrikels führt zum **Hydrocephalus occlusus.**

Ein **Hydrocephalus communicans** beruht auf einer Liquorzirkulationsstörung im Subarachnoidalraum oder verminderter Resorption an den Pacchioni-Granulationen durch posthämorrhagische oder postinfektiöse Verklebungen der Meningen.

Zum kommunizierenden Hydrocephalus gehört auch der sog. **Normaldruckhydrocephalus** mit symmetrisch erweitertem Ventrikelsystem. Der intrakranielle Druck liegt zwar meist im Normbereich, zeigt aber bei kontinuierlicher intrakranieller Druckmessung rhythmisch wiederkehrende, bis zu zwei Minuten anhaltende Druckanstiege, die als pathognomonisch gelten.

Die einzige Form des Hydrozephalus, die ohne Steigerung des Liquordruckes einhergeht, ist der **Hydrocephalus e vacuo.** Er stellt eine kompensatorische Liquorvermehrung bei Verlust von Hirnparenchym, wie z.B. bei diffuser Hirnatrophie, dar.

40.1.5 Höhere kortikale Funktionen

Den wichtigsten Komplex der höheren zerebralen „Werkzeugstörungen" stellen die zentralen Sprachstörungen, die **Aphasien**, dar.

> Bei Rechtshändern sind die kortikalen Zentren, die für die Sprache wichtig sind, fast immer (etwa zu 98%) in der **linken** Hemisphäre lokalisiert, und nur etwa 25-35% der Linkshänder haben ihr Sprachzentrum in der **rechten Großhirnhemisphäre.**

Bei der **motorischen Aphasie** liegt eine überwiegende Störung der motorischen Sprachfähigkeit trotz weitgehender Unversehrtheit der eigentlichen motorischen Sprechfunktionen vor. Das Sprachverständnis ist nur gering beeinträchtigt. Unter großer Mühe gelingt es den Betroffenen, einzelne Wörter zu bilden.

Zugrunde liegt eine Läsion im **BROCA**-Sprachzentrum im Fuß der dritten Frontalwindung links. Häufig tritt eine zentrale Schreibstörung, eine Agraphie, hinzu, wobei vor allem das Spontan- und Diktatschreiben beeinträchtigt sind. Auch Lesestörungen, Alexien, kommen vor.

Die **sensorische Aphasie** (WERNICKE) ist eine überwiegend rezeptive Störung mit Aufhebung oder starker Erschwerung des Sprachverständnisses trotz erhaltenen Hörvermögens. Das Wortsinn- oder bei leichterer Form das Satzsinnverständnis gehen verloren.

Das **WERNICKE**-Sprachzentrum liegt in der oberen Schläfenwindung links. Im Gegensatz zur motorischen Aphasie besteht ein **gesteigerter Redefluß (Logorrhö),** wobei Wörter falsch verwendet werden und Satzzusammenhänge verlorengehen.

Bei der globalen Aphasie sind sowohl Spontansprache als auch Sprachverständnis gestört. Bei der amnestischen Aphasie, die als isolierte Wortfindungsstörung imponiert, handelt es sich um eine Sprachstörung, die vorwiegend bei Scheitel- oder Schläfenlappenherden auftritt. Man findet diese Form der Aphasie auch im Rückbildungsstadium einer motorischen Aphasie.

Bei der **Alexie** oder Dyslexie handelt es sich um eine Störung des Lesevermögens. Sie ist meist mit aphasischen Störungen kombiniert und geht dann auch mit einer Schreibstörung (Agraphie) einher. Trotz ausreichenden Sehvermögens werden Buchstaben und Worte nicht richtig erkannt und nicht richtig verstanden.

Bei der **Agraphie** findet sich eine Störung des Schreibvermögens trotz ausreichend erhaltener Bewegungs-, Sprech- und Lesefähigkeit, bei der **Akalkulie** eine Rechenstörung .

Bei **Apraxien** handelt es sich um zentrale Störungen des motorischen Handelns mit Verlust oder Beeinträchtigung erlernter Zweckbewegungen, Bewegungsfolgen oder Handlungsabläufen. Diese treten auf, obwohl deutliche Ausfälle der elementaren Motorik und Sensibilität, Sprachverständnisstörungen, Ataxien und Bewußtseinstrübungen fehlen. Komplexere Tätigkeiten (z.B. Aufschließen einer Tür, Anlegen der Bekleidung) können nicht ausgeführt werden, da die Abfolge der Handlungsabläufe gestört ist.

Bei den **Agnosien** handelt es sich um Störungen des Wiedererkennens, die sich als mangelnde Integration von Wahrnehmen und Erkennen definieren lassen. Es handelt sich wahrscheinlich um sehr komplexe Störungen der Verarbeitung von Sinnesinformationen oder um Leitungsstörungen zwischen kortikalen Projektions- und Assoziationsfeldern.

Für die Annahme einer Agnosie müssen die eigentlichen Sinnesfunktionen sowie Sprachverständnis, Bewußtsein und Intelligenz weitgehend intakt sein.

Man kann akustische, visuelle und Stereoagnosien unterscheiden. Ein spezieller Fall einer visuellen Agnosie ist die **Prosopagnosie,** bei der bekannte Gesichter nicht wiedererkannt werden können. Schließlich wird bei der **Anosognosie** die krankhafte Störung (z.B. Hemiparese) nicht als solche erkannt; der Kranke verhält sich so, als existiere die Störung nicht.

40.2 Klinische Pathophysiologie

Einteilung der Krankheitsbilder nach Ätiologie und Pathogenese

genetisch/angeboren
- Chorea major (Huntington)
- metachromatische Dysplasie (Arylsufatase-A-Mangel)
- amaurotische Idiotie (Tay-Sachs, Hexoseaminidase-Mangel)
- Phenylketonurie (Phenylalanin-4-Monooxigenase-Defekt)
- Morbus Wilson
- Morbus Refsum
- Fehlbildungen und Entwicklungsstörungen des ZNS

erworben

1 metabolisch/nutritiv
- Coma diabeticum, hepaticum, uraemicum

2 dysregulativ/hormonell
- einige Epilepsien
- Myxödem
- Hypokalzämien
- Vitamin-B_1-Mangel
- Vitamin-B_{12}-Mangel

3 degenerativ
- Morbus Alzheimer
- amyotrophische Lateralsklerose
- Morbus Pick
- Parkinson-Syndrom

4 vaskulär
- Mikroangiopathie (Morbus Binswanger)
- Makroangiopathie (Hirninfarkte)
- zerebrale Blutungen (intrazerebral, subarachnoidal)
- Hirnvenenthrombosen
- manche Hirnödeme

5 entzündlich/immunologisch
- Enzephalomyelitis disseminata (multiple Sklerose)
- idiopathische Polyneuritis (Guillan-Barre-Syndrom)

6 infektiös
- Meningitiden (viral, bakteriell, mykotisch)
- Meningoenzephalitiden
- Hirnabszesse
- Creutzfeld-Jacobs-Krankheit (Prionen)
- Herpes zoster

7 neoplastisch
- Hypophysenadenome
- Meningiome
- Astrozytome
- Glioblastome
- Medulloblastome
- zerebrale Metastasen
- Meningiosis carcinomatosa, lymphomatosa, leukaemica

8 medikamentös/toxisch
- Intoxikationen (Schlafmittel, Psychopharmaka)
- Alkoholdelir, Alkoholneuropathie

9 mechanisch
- manche Liquorzirkulationsstörungen
- Schädel-Hirn-Traumen
- Querschnittssyndrome
- Wurzelkompressionssyndrome
- viele periphere und zentrale Paresen

10 neuromuskulär
- s. Kap. 37

sonstige/unklar/multifaktoriell
- Synkopen
- Migräne
- Cluster-Kopfschmerz (Horton-Syndrom)
- Trigeminusneuralgie
- Morbus Meniere
- viele Formen der Epilepsie
- Schizophrenie
- affektive Psychosen

Anmerkung: Die exemplarisch angeführten Beispiele können z.T. mehreren Mechanismen zugeordnet werden, z.B. kann ein Schädel-Hirn-Trauma zu komplexen metabolischen Störungen führen.

40.2.1 Durchblutungsstörungen des Gehirns

Ä/P Ätiologie und Pathogenese

Das Gehirn ist auf eine gleichmäßig hohe Durchblutung angewiesen. Knapp 20% des vom Blutstrom transportierten **Sauerstoffs** werden vom Gehirn verbraucht.

Die Konstanz der Hirndurchblutung wird durch komplizierte Anpassungsprozesse, auch bei sehr unterschiedlichem peripheren Blutdruck, gewährleistet. Werden die Grenzen der Autoregulation bei stark erhöhter CO_2-Spannung (Hyperkapnie), schwerer Hypoxie oder Erhöhung des intrakraniellen Druckes überschritten, so kann die Hirndurchblutung linear vom Blutdruck abhängen.

Das Gehirn benötigt für seine Energieversorgung neben Sauerstoff auch Glucose als fast ausschließliches Energiesubstrat, verfügt jedoch ebensowenig über Glucose- wie über Sauerstoffreserven.

Unter akutem kompletten Glucosemangel nimmt das Gehirn verstärkt **Plasmaaminosäuren** auf und kann damit über einen Ersatzstoffwechsel wenigstens teilweise den Substratbedarf decken.

Störungen der Blutversorgung haben somit stets nicht nur einen Sauerstoffmangel, sondern vor allem auch ein Glucosedefizit zur Folge und bedingen letztlich komplexe metabolische Störungen.

Die **Ursachen** zerebraler Durchblutungsstörungen sind äußerst vielfältig. Grundsätzlich lassen sich **Minderdurchblutungen** (zerebrale Ischämien) von **Blutungsereignissen** unterscheiden.

Wichtige ursächliche Faktoren sind z.B. **arteriosklerotische Gefäßveränderungen,** die bei Vorliegen verschiedener Risikofaktoren (arterielle Hypertonie, Diabetes mellitus, Fettstoffwechselstörungen) entstanden sind. Sie können über kritische Änderungen des Perfusionsdrukkes oder autochthone Thrombenbildung zu Ischämien führen können. Weitere häufige Ursachen für Hirninfarkte sind z.B. kardiogene und arterio-arterielle Embolien.

Häufigste Erscheinungsform einer Hirnblutung ist die **hypertone Rhexisblutung.**

Sowohl bei Ischämien als auch bei Blutungen können jedoch auch z.B. infektiös-entzündliche und autoimmunologische (z.B. Immunvaskulitiden) Prozesse oder Durchblutungsstörungen durch tumoröse Gefäßarrosionen eine Rolle spielen.

Entstehung der Symptome

Die Blutversorgung des Gehirns erfolgt durch die beiden Aa. carotides internae und Aa. vertebrales. Die großen zuführenden Arterien werden an der Hirnbasis durch den Circulus arteriosus cerebri Willisi untereinander verbunden. Vom Circulus Willisi entspringen die wichtigsten Hirnarterien (Abb. 40-6).

Bei den Auswirkungen einer Störung der Hirndurchblutung sind die zunächst auftretenden **reversiblen Störungen des Funktionsstoffwechsels** von den mit morphologischen Veränderungen einhergehenden **irreversiblen Störungen des Strukturstoffwechsels** zu unterscheiden.

Diese Strukturstoffwechselschäden setzen z.B. ein, wenn die **Blutversorgung** auf **15%** der Norm vermindert ist. Hierbei sind die Nervenzellen empfindlicher gegenüber Glucosemangel als die gliösen Gewebselemente und das Gefäßbindegewebe; es kann zur sog. **elektiven Parenchymnekrose** kommen, bei der nur die Nervenzellen nekrotisch werden, während das Gliagewebe erhalten bleibt.

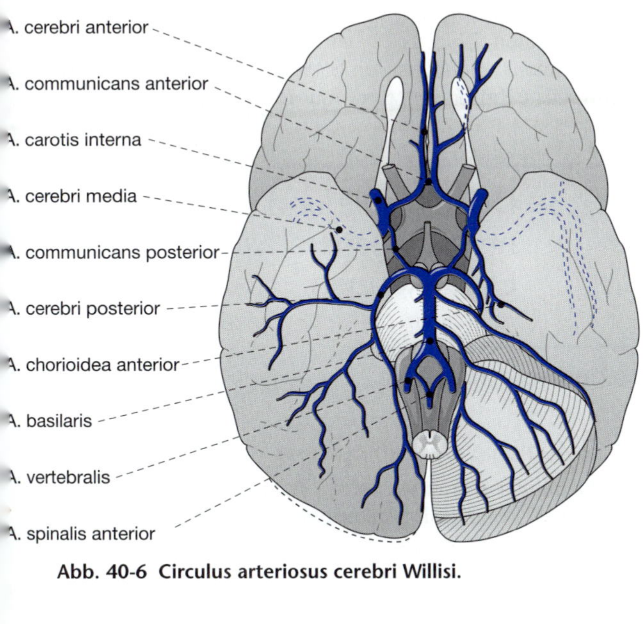

Abb. 40-6 Circulus arteriosus cerebri Willisi.

Entstehung der Symptome

Das klinische Bild einer zerebralen Minderdurchblutung ist abhängig vom **Ort des Verschlusses** und dem **Versorgungsgebiet** des betroffenen Gefäßes.

Die Ausfälle sind dabei um so ausgeprägter, je weiter proximal die Arterie verschlossen ist und je geringer die Kollateralversorgung ist.

Die Hirnarterienverschlüsse der A. cerebri media sind weitaus am häufigsten. Die Symptome eines kompletten **A.-cerebri-media-Stammverschlusses,** die meist plötzlich einsetzen, sind:

- kontralaterale sensomotorische zentrale Hemiparese mit brachio-fazialer Betonung durch Pyramidenbahnläsion,
- aphasische Störung durch Schädigung der entsprechenden Sprachzentren, falls die dominante Hemisphäre betroffen ist,
- gelegentlich Kopfwendung und Déviation conjuguée (konjugierte Augenwendung) im akuten Stadium durch Schädigung des frontalen Blickzentrums.

Bei persistierenden Hemiparesen nach Mediaverschlüssen kann sich durch die Schädigung der motorischen Bahnen ein Überwiegen des Beugertonus an den oberen Extremitäten und des Streckertonus an den unteren Extremitäten einstellen. Es findet sich dann ein kennzeichnendes Gangbild, der sog. **Wernicke-Mannsche Lähmungstyp,** bei dem der Arm gebeugt gehalten und das Bein überstreckt und zirkumduziert wird.

Beim selteneren Syndrom der **A. cerebri anterior** kommt es zu einer kontralateralen, beinbetonten Hemiparese mit entsprechenden Sensibilitätsstörungen.

Beim **A.-cerebri-posterior-Syndrom** ist das Leitsymptom eine kontralaterale homonyme Hemianopsie, die manchmal unvollständig ist. Dabei handelt es sich um eine Gesichtsfeldstörung, die entweder beide rechten oder beide linken Gesichtsfeldhälften betrifft.

Die klinischen Bilder bei Infarkten im **vertebrobasilären Strombahngebiet** können wegen der dichten Anordnung vielfältiger Kern- und Bahnsysteme sehr mannigfaltig und verschieden sein.

Z.B. kommt es beim **Wallenberg-Syndrom** als Syndrom der A. cerebelli inferior posterior zu einem Infarkt der dorsolateralen Medulla oblongata, der durch Nystagmus, ipsilateral durch Trigeminusschädigung, Gaumensegelparese, Horner-Syndrom, Hemiataxie sowie kontralateral durch eine dissoziierte Sensibilitätsstörung gekennzeichnet ist.

Andere sog. **gekreuzte Hirnstammsyndrome (Alternanssyndrome)** beinhalten durch Schädigung von Hirnnervenkernen entsprechende homolaterale Ausfallsymptome sowie kontralaterale zentrale Paresen durch Pyramidenbahnläsion rostral der Pyramidenkreuzung, manchmal auch Sensibilitätsstörungen durch Schädigung der sensiblen Leitungsbahnen.

Beispiele hierfür sind das **Weber-Syndrom** mit homolateraler Lähmung des N. oculomotorius und kontralateraler Hemiparese oder das **Millard-Gubler-Syndrom** mit homolateraler Läsion des N. facialis und kontralateraler Hemiparese.

40.2.2 Hirnödem und Hirndrucksteigerung

Ätiologie und Pathogenese

Die häufigsten Ursachen einer **intrakraniellen Drucksteigerung** sind Blutungen, Hirnödem, Tumor und eine Störung der Liquorzirkulation (Hydrozephalus).

Der intrakranielle Druck des Menschen schwankt normalerweise zwischen –2 mmHg und +15 mmHg. Beim Husten oder Pressen können kurzzeitig, d.h. für einige Sekunden, Drucke bis 60 mmHg auftreten.

Eine Steigerung des intrakraniellen Druckes führt bei gleichbleibendem arteriellen Blutdruck zu einer **Reduktion des Perfusionsdruckes.** Wird eine kritische Grenze unterschritten, kommt es infolge der Minderperfusion zu metabolischen Störungen, die zur Ausbildung oder zur Zunahme eines **Hirnödems** führen können.

Durch die metabolische Störung entsteht eine Azidose, die über eine Vasodilatation dafür verantwortlich ist, daß das **zerebrale Blutvolumen** zunimmt. Beide Mechanismen, d.h. Zunahme des Ödems und des zerebralen Blutvolumens, führen zu einer **weiteren Hirndrucksteigerung.**

Wird dieser Kreislauf nicht unterbrochen, kommt es schließlich entweder zu Einklemmungserscheinungen oder über eine kritische Senkung des Perfusionsdruckes zu ischämischen kortikalen Nekrosen.

Entstehung der Symptome

Man unterscheidet ein vasogenes von einem zytotoxischen Hirnödem. Beide können sich in ihrer Wirkung addieren.

Dem **vasogenen Hirnödem** liegt eine **Störung der Blut-Hirn-Schranke** zugrunde, in erster Linie durch Auflockerung der sog. Tight junctions der Gefäßendothelzellen. Diese Tight junctions erschweren normalerweise die Diffusion vom Gefäßlumen in das Hirnparenchym. Es kommt zur extrazellulären Flüssigkeitsansammlung vorwiegend im Marklager.

Die intrakranielle Volumenvermehrung hat eine Verminderung der Hirndurchblutung mit Störung des Zellmetabolismus und damit nachfolgend ein zytotoxisches Hirnödem zur Folge.

Das **zytotoxische Hirnödem** entsteht durch **Störung des zellulären Stoffwechsels mit Ausfall der Natrium/Kalium-Pumpe.** Es kommt zur extrazellulären Kaliumanreicherung und raschem Natrium- und Wassereinstrom in die Zelle.

Das intrazelluläre Ödem findet sich vorwiegend in den Neuronen des Kortex bei generalisierter zerebraler Hypoxie, Intoxikationen und Ischämien. Hält die zerebrale Hypoxie an, bricht die Blut-Hirn-Schranke zusammen, was zu einem zusätzlichen **extrazellulären Ödem führt.** Dann findet sich ein kombiniertes Hirnrinden- und Marklagerödem.

- Kann der zunehmende intrakranielle Druck nicht mehr kompensiert werden, kommt es zur Verlagerung von Hirngewebe **(„Massenverschiebung“).** Das Zwischenhirn wird axial in Richtung auf den Tentoriumschlitz verdrängt. Die Beeinträchtigung des retikulären Systems im Hirnstamm führt zur Vigilanzstörung und die Enthemmung des Tractus rubrospinalis zu Beuge-Streck-Synergien.
- Zusätzlich besteht die Gefahr einer **Herniation** von Teilen des Temporallappens in den Tentoriumschlitz und der Mittelhirnkompression mit Läsion von Hirnnerven, insbesondere der okulomotorischen Kerne. Bei einseitiger supratentorieller Raumforderung wird das Mittelhirn gegen die kontralaterale Kante des Tentoriums gepreßt.
- Im Gefolge der entstehenden **hämorrhagischen Drucknekrosen** am kontralateralen Hirnschenkel kann sich eine **homolaterale Hemiparese** entwickeln.
- Der N. oculomotorius wird durch die herniierten Temporallappenanteile und die benachbarte A. cerebri posterior komprimiert und über Tentoriumansatz und Felsenbeinkante gezerrt. Die Läsion der parasympathischen Fasern verursacht zunächst eine Miosis, dann den Ausfall der Pupillomotorik mit weiter lichtstarrer Pupille (Mydriasis).
- Darüber hinaus kommt es zur ein- oder beidseitigen Druckschädigung des N. abducens.
- Durch Strangulation der A. cerebri posterior kann sich ein Okzipitallappeninfarkt mit nachfolgender kortikaler Blindheit entwickeln.
- Ein **Bulbärhirnsyndrom** entsteht wesentlich rascher bei infratentoriellen als bei supratentoriellen Prozessen. Es kommt zur Kompression der unteren Pons und der Medulla oblongata.

Bei **intrakraniellem Druckanstieg** werden nacheinander die Stadien des o.a. Zwischen-, Mittel-, Pons- und Bulbärhirnsyndroms durchlaufen.

Therapieansätze

Kontrollierte Hyperventilation führt zu Vasokonstriktion und Abnahme von zerebralem Blutvolumen und Blutfluß, Osmotherapie zu Viskositätsabnahme, Steigerung des zerebralen Blutflusses bei Abnahme des zerebralen Blutvolumens, die Gabe von Steroiden zur Abnahme der Gefäßpermeabilität und der Liquorproduktion.

40.2.3 Dementielle und neurodegenerative Erkrankungen

Alzheimer-Krankheit

Ätiologie und Pathogenese

Die **Alzheimer-Krankheit** ist die häufigste Ursache einer Demenz im höheren Erwachsenenalter.

Der Begriff der **Demenz** läßt sich als erworbener Verlust intellektueller Funktionen definieren.

Morphologische Veränderungen bei der Alzheimer-Demenz betreffen den **Neokortex,** insbesondere seine **parietotemporalen Anteile,** die Amygdala und den Hippokampus. Diese Areale haben besondere Bedeutung für das Assoziationsvermögen, die Engrammierung kognitiver und affektiver Erinnerungsspuren i.S. von „Erinnerungsbildern“ sowie für die integrative Verarbeitung neuropsychologischer Leistungen.

Entstehung der Symptome

Zahlreiche Untersuchungen der letzten Jahre zeigen, daß die **Abnahme der kortikalen Synapsendichte** eng mit dem Auftreten der Demenz und ihrem klinischen Schweregrad korreliert. Daher gilt heute die Abnahme der kortikalen Synapsendichte, deren genaue Ursache jedoch bis heute nicht bekannt ist, als das primäre morphologische Korrelat der Alzheimer-Demenz.

Als Folge des Synapsenverlustes tritt ein sog. **kortiko-kortikales Diskonnektionssyndrom** auf. Dadurch entstehen Merkfähigkeits- und Orientierungsstörungen.

Mittels der Positronenemissionstomographie (PET) läßt sich bereits im Frühstadium der Demenzerkrankung eine **verminderte parietotemporale Glucoseutilisation** nachweisen, und es gibt Hinweise, daß diese Minderutilisation durch eine Störung des synaptischen Membranmetabolismus bedingt ist. Neben der Synapsenpathologie sind weitere wichtige Korrelate der Erkrankung die sog. Alzheimer-Neurofibrillenbündel, Ablagerungen von β-Amyloidprotein in extrazellulären Amyloidplaques sowie chronische entzündliche und immunologische Prozesse.

Eine autosomal-dominante genetische Determinierung der Erkrankung läßt sich nur in wenigen Prozent der Krankheitsfälle nachweisen.

Durchblutungsstörungen des Gehirns

Ätiologie und Pathogenese

Die zweithäufigste Ursache dementieller Syndrome stellen Durchblutungsstörungen des Gehirns dar. Pathogenetisch gesehen können **drei Typen** unterschieden werden:

- Bei der klassischen sog. **Multiinfarktenzephalopathie** lassen sich multiple, bilaterale, überwiegend große Infarkte von Großhirnrinde und subkortikalen Strukturen nachweisen, die oft mit kleinen Infarkten kombiniert sind.
- Die zweite Form einer vaskulären Enzephalopathie ist der sog. **„strategische“ Infarkt,** wobei sich solitäre oder beidseitige Hirninfarkte in funktionell wichtigen Arealen finden lassen.
  Hierzu zählen z.B. basales Vorderhirn, Gyrus angularis, mediale Thalamuskerne oder Hippokampus.
- Schließlich kann als dritte Form ein **dementielles Syndrom** durch mikroangiopathische Veränderungen verursacht sein.
  Hierbei stellt die subkortikale arteriosklerotische Enzephalopathie Binswanger eine besonders schwere Manifestationsform mit bilateraler Demyelinisierung des Marklagers bei weitgehend intakter Hirnrinde dar.

Morbus Pick

Ätiologie und Pathogenese

Der Morbus Pick ist eine seltenere, primäre degenerative Demenzform, bei der **Frontalhirnsymptome** vorherrschen.

Die Krankheit ist durch eine **fokale kortikale Hirnatrophie** gekennzeichnet, die auf frontale und gelegentlich temporale Gebiete beschränkt bleibt.

Es kommt zu Persönlichkeitsveränderungen und nachfolgend zu einem dementiellen Abbausyndrom.

Amyotrophe Lateralsklerose

Ätiologie und Pathogenese

Bei der amyotrophen Lateralsklerose handelt es sich um eine **degenerative Erkrankung der Pyramidenbahnen** und des peripheren motorischen Neurons. Diese **„motor neuron disease“** ist durch eine Kombination von Muskelatrophien durch den Vorderhornzelluntergang sowie durch Spastizität infolge eines Befalls der Seitenstränge gekennzeichnet.

Bei der bulbären Form dieser Erkrankung mit Befall der Kerngebiete der kaudalen Hirnnerven stehen schon bei Beginn verwaschene Sprache, Schluckstörungen, schlaffe Mimik und Faszikulationen der Zunge im Vordergrund.

40.2.4 Folgen von Stoffwechseldefekten

Ätiologie und Pathogenese

Bei den Stoffwechselstörungen des Gehirns handelt es sich in der Regel um **vererbte Enzymdefekte.** Diese können sich z.B. darin auswirken, daß Zwischenprodukte des Stoffwechsels im Zentralnervensystem, aber auch in anderen Teilen des Organismus gespeichert werden.

Klinische Beispiele

Die wichtigste unter den Kupferstoffwechselstörungen ist die autosomal-rezessiv (Chromosom 13) vererbte hepatolentikuläre Degeneration, der Morbus Wilson.

Klinisch findet sich vor allem eine extrapyramidale und zerebellare Symptomatik, die außerordentlich vielgestaltig sein kann. Sie reicht vom hypokinetisch-rigiden Syndrom bis zu sämtlichen Formen der Hyperkinesen. Zu den häufigsten Symptomen gehören eine Ataxie, ein Haltungs- und Intentionstremor sowie eine Dysarthrie (Störung der Sprechartikulation).

Das Krankheitsbild der **metachromatischen Leukodystrophie** beruht auf einem genetisch bedingten **Aktivitätsmangel der Arylsulfatase A.** Dadurch kommt es über den fehlenden Umbau von Sulfatid zu Zerebrosid zur Ablagerung von Sulfatiden im ZNS sowie im peripheren Nervensystem und in den Nieren. Das Krankheitsbild, das gewöhnlich schon während der Markscheidenreifung oder im späteren Kindesalter (sehr selten noch später) beginnt, ist durch folgende **Symptomatik** gekennzeichnet:

- Retardierung in der geistigen und motorischen Entwicklung,
- para- bzw. tetraspastische Lähmungen mit fehlenden Eigenreflexen (durch gleichzeitigen Befall des peripheren Nervensystems),
- doppelseitige Optikusatrophie mit Blindheit,
- zerebellare und extrapyramidal-hyperkinetische Syndrome, epileptische Anfälle und Demenz.

Bei der **amaurotischen Idiotie (Tay-Sachs)** handelt es sich um einen angeborenen Defekt der **Hexoseaminidase A.** Dieser Defekt führt zu einer Speicherung von GM2-Gangliosiden mit ballonartiger Auftreibung der Neuronen, Gliazellvermehrung und partiellem Untergang der Markscheiden.

Die Heredopathia atactica polyneuritiformis **(Morbus Refsum)** ist eine **Lipoidspeicherkrankheit** mit einem autosomal rezessiven Erbgang. Gestört ist der Abbau der Phytansäure, einer atypisch verzweigten Fettsäure. Beweisend ist der erhöhte Phytansäurespiegel im Serum. Die Symptomatik am Nervensystem ist gekennzeichnet durch Netzhautveränderungen, zunehmende Schwerhörigkeit, eine Polyneuropathie sowie zerebellare Zeichen mit Ataxie.

Bei der **Phenylketonurie** ist die Synthese des **Enzyms Phenylalanin-4-monooxygenase** in der Leber genetisch gestört. Dadurch kann Phenylalanin nicht in normaler Weise zum Tyrosin und weiter zum Adrenalin, Thyroxin und Melanin metabolisiert werden, sondern wird zu abnormen Metaboliten, vor allem Phenylbrenztraubensäure, abgebaut. Diese **unphysiologischen Stoffwechselprodukte des Phenylalanins** wirken toxisch auf das ZNS. Unbehandelt führt die Erkrankung zu ausgeprägten intellektuellen Einbußen, spastischen Tonuserhöhungen und epileptischen Anfällen.

Bei den **nicht-genetisch bedingten Stoffwechselstörungen** sind beispielsweise **Elektrolytverschiebungen, Vitaminmangelzustände** und die Auswirkungen von Diabetes mellitus und Leberzirrhose auf das Nervensystem zu nennen.

So finden sich tetanische Syndrome bei **Hypokalzämien,** aber auch als „Hyperventilationstetanie". **Vitamin-B_1-Mangelzustände** können zur Wernicke-Enzephalopathie mit Augenmotilitätsstörungen, Ataxie und psychopathologischen Symptomen (z.B. Unruhe, Desorientiertheit), **Vitamin-B_{12}-Mangelzustände** zu Polyneuropathie, funikulärer Myelose und körperlich begründbarer Psychose führen.

40.2.5 Epilepsie

Ätiologie und Pathogenese

Epilepsie ist nicht durch einen einzigen Störmechanismus, sondern **multifaktoriell** bedingt. Nahezu jede Hirnerkrankung kann mit epileptischen (hirnorganischen) Anfällen einhergehen, nicht immer jedoch ist eine umschriebene Hirnfunktionsstörung genau anzugeben (Epilepsie ungeklärter Ätiologie).

Häufige **Ursachen** einer symptomatischen, d.h. einer bestimmten Ursache zuzuordnenden, Epilepsie sind Hirntumoren, Traumen, entzündliche Hirnerkrankungen, arteriovenöse Malformationen, verschiedene metabolische Ursachen (z.B. auch Intoxikationen) sowie die Folgen zerebraler Durchblutungsstörungen.

Klinisch ist das epileptische Syndrom durch episodische Funktionsstörungen des Gehirns charakterisiert. Gesteigerte Erregung oder verminderte hemmende Funktion führen dabei zu exzessiven neuronalen Entladungen von Neuronen.

Zur Depolarisation der Neurone trägt u.a. bei:

- verminderte Hemmung durch den inhibitorisch wirkenden Neurotransmitter GABA,
- Verlust bzw. gestörte Funktion von Neuronen, die Glutaminsäuredekarboxylase enthalten (Abschn. 40.1.1).

Charakteristisch für Neurone, die epilepsietypische Entladungsmuster zeigen, ist ferner die **abnorme Labilität des neuronalen Membranpotentials** mit **Neigung zu Spontanentladungen.**

Die elektrischen Entladungsstörungen beruhen auf

- Störungen der intrazellulären metabolischen Energieerzeugung,
- Imbalancen des biochemischen Gleichgewichts inhibitorischer und exzitatorischer Transmittersubstanzen.

Veränderungen in diesem labilen System können zu Störungen der Elektrolytverteilung an den Zellmembranen und in der Folge zur **Depolarisation des Membranpotentials** führen, wodurch die epileptische Entladungsserie ausgelöst wird.

Bei der **Depolarisation** spielt der massive Einstrom von Calcium- und Natriumionen in das Zellinnere durch spezielle Ionenkanäle, bei der **Repolarisation** der Kaliumausstrom aus der Zelle die wesentliche Rolle.

Als wichtige, das epileptische Geschehen beeinflussende **Neurotransmittersubstanzen** werden insbesondere GABA und Glutamin mit inhibitorischer Wirkung sowie Acetylcholin, Asparagin- und Glutaminsäure mit exzitatorischer Wirkung benannt.

Entstehung der Symptome

Der epileptische Anfall äußert sich klinisch in paroxysmalen Phänomenen aus dem motorischen, sensorischen, sensiblen, vegetativen oder psychischen Bereich bzw. deren Kombination. Sein jeweiliges Erscheinungsbild ist im wesentlichen abhängig von den in die epileptische Funktionsstörung einbezogenen Hirnarealen.

Wichtig ist, daß erst das Vorhandensein klinischer Anfälle die Diagnose einer Epilepsie erlaubt. Im Elektroenzephalogramm können sich jedoch charakteristische Potentiale finden lassen, die auf eine erhöhte zerebrale Anfallsbereitschaft hinweisen (sog. **„hypersynchrone Aktivität"**, Abb. 40-7), ohne daß Anfälle klinisch manifest sind.

Generalisierte „hypersynchrone" EEG-Veränderungen sind Indikator einer Störung ausgedehnter Neuronensysteme beider Hemisphären. Fokale „hypersynchrone Potentiale" weisen auf die Aktivierung eines mehr umschriebenen Neuronensystems hin, die sekundär generalisieren kann.

Unter klinischen Gesichtspunkten werden grundsätzlich generalisierte von fokalen Anfällen unterschieden (Tab. 40-1).

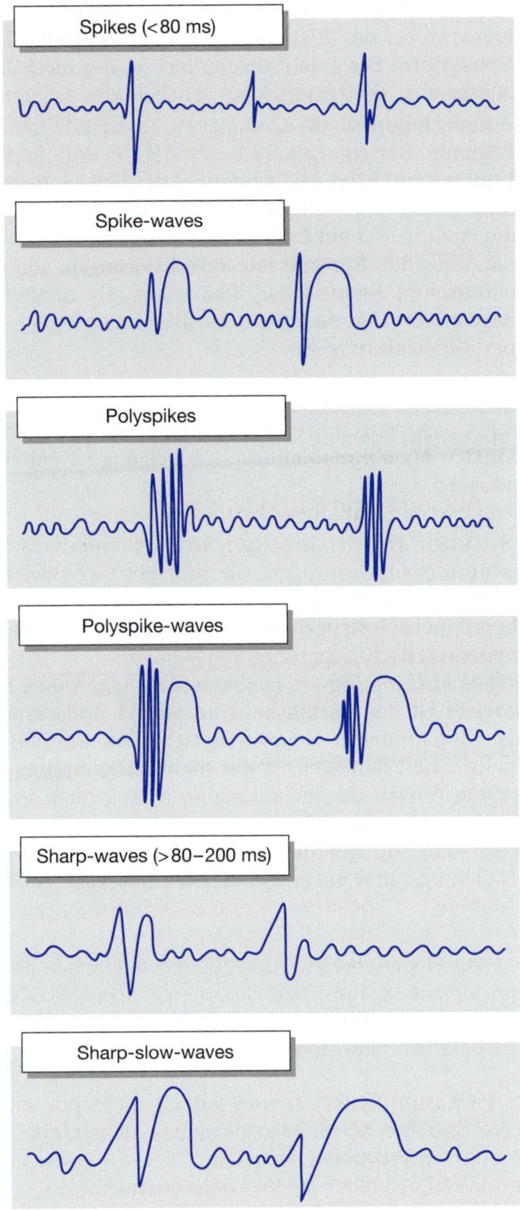

Abb. 40-7 Potentiale im Elektroenzephalogramm (EEG), die auf erhöhte zerebrale Anfallsbereitschaft hinweisen.

Bei den **generalisierten Anfällen** vom Typ des großen hirnorganischen Anfalls (Grand mal) weisen die klinischen Symptome auf die Einbeziehung beider Hemisphären hin, wobei die motorischen Anfallphänomene tonisch, myoklonisch, klonisch oder tonisch-klonisch stattfinden können. Die überwiegende Mehrzahl der generalisierten Anfälle geht mit einer Bewußtseinsstörung einher.

Fokale Anfälle sind dadurch gekennzeichnet, daß zu Beginn des Anfallsgeschehens die klinischen Erscheinungen auf die Aktivierung eines umschriebenen Kortexareals einer Hemisphäre hinweisen. Ein primär fokaler Anfall kann auch sekundär generalisieren. Bei einer langsamen Ausbreitung der fokalen epileptischen Aktivität kann eine Zunahme der motorischen oder sensiblen Symptome entlang der somatotopischen Gliederung des Kortex verfolgt werden (march of convulsion).

Tab. 40-1 Klassifikation hirnorganischer Anfälle nach klinischen Anfallstypen.

Generalisierte Anfälle	Fokale Anfälle
Grand mal und Grand-mal-Varianten	elementar-fokale Anfälle (einfache fokale Anfälle)
Blitz-, Nick-, Salaamanfälle (BNS-Anfälle)	partial-komplexe Anfälle (psychomotorische Anfälle)
myoklonisch-astatische Anfälle	hemilaterale Anfälle
Absencen	sekundär generalisierte Anfälle
myoklonisch-impulsive Anfälle	

Von einem **Status epilepticus** spricht man, wenn ein epileptischer Anfall prolongiert verläuft oder wenn die Anfälle in einem begrenzten Zeitraum so häufig rezidivieren, daß der Patient zwischen den Anfällen nicht zu vollem Bewußtsein kommt.

40.2.6 Psychiatrische Syndrome

Ä/P Ätiologie und Pathogenese

Für einen Teil der psychischen Störungen können dafür verantwortliche somatische Ursachen nachgewiesen werden. Diese werden als **körperlich begründbare psychische Störungen** bezeichnet.

> Nahezu jede Hirnerkrankung kann neben der neurologischen Symptomatik auch zu psychischen Symptomen führen.

Daher gibt es kein psychopathologisches Syndrom, bei dessen Vorliegen eine organische Hirnkrankheit als ausgeschlossen betrachtet werden könnte; die psychopathologischen Syndrome sind ätiologisch unspezifisch. Daraus folgt, daß bei Vorliegen eines psychopathologischen Syndroms sorgfältig organische Ursachen ausgeschlossen werden müssen.

Bei der Gruppe der Schizophrenien und manisch-depressiven psychischen Störungen ist dagegen eine komplexe Pathogenese mit biologischen und psychosozialen Komponenten anzunehmen.

Als neurobiologische Korrelate der **Schizophrenie** werden neben genetischen Faktoren Beeinträchtigungen der elektrophysiologischen und metabolischen Aktivität über **frontalen Hirnbereichen,** die sog. Hypofrontalität, sowie auch über **temporal-limbischen Hirnarealen** diskutiert. Zusätzlich findet sich eine abnorm hohe Dopaminrezeptorzahl in den Basalganglien und in limbischen Regionen.

Die **Ursache** für diese pathogenetischen Teilaspekte könnten Transmitterstörungen sein. Hier ist insbesondere die **Dopaminhypothese** zu nennen, nach der eine veränderte (erhöhte) dopaminerge Transmission überwiegend in mesolimbisch-mesokortikalen Systemen zu den zerebralen Veränderungen und schizophrenen Symptomen führt.

Zusätzlich wird vermutet, daß die glutamaterge Stimulation des Striatum vermindert ist, wodurch es indirekt zu einer verminderten GABAergen Hemmung des dopaminergen Systems komme.

Die zur Behandlung der Schizophrenie eingesetzten **Neuroleptika** blockieren als wesentliches Merkmal Dopaminrezeptoren.

Bei den **affektiven Störungen** (depressive Störungen, bipolare affektive Störung mit manischen und depressiven Episoden) finden sich die klinischen Symptome im emotionell-affektiven und Antriebsbereich. Auch hier werden biologisch-genetische und psychosoziale Faktoren der Pathogenese angenommen. **Klinisch** ist ein phasenhafter Verlauf häufig. Die psychischen Veränderungen werden mit Auffälligkeiten im Transmitterstoffwechsel, etwa im Gleichgewicht zwischen cholinerger und adrenerger oder noradrenerger und serotonerger Neurotransmission oder der entsprechenden Rezeptorsensitivität in Zusammenhang gebracht.

40.2.7 Zentrale motorische Störungen

Spastische zentrale Lähmung

Ä/P Ätiologie und Pathogenese

Die spastische zentrale Lähmung mit spastischer Muskeltonuserhöhung wurde bereits in Abschnitt 40.1.3 erläutert.

Kleinhirnläsionen

Ä/P Ätiologie und Pathogenese

Bei Kleinhirnläsionen entstehen charakteristische **motorische Ausfälle,** die besonders bei Schädigungen der Kleinhirnrinde auftreten. Sie werden als Ausdruck einer gestörten Programmierungsfunktion angesehen.

> Die verschiedenen Komponenten der Bewegung folgen zeitlich nicht korrekt aufeinander bzw. die Innervation der beteiligten Muskeln ist zeitlich, räumlich und der Intensität nach nicht richtig aufeinander abgestimmt.

Bei Schädigung des Lobus anterior und Lobus flocculonodularis treten besonders **Gleichgewichtsstörungen** beim Stehen und Gehen auf. Der Gang ist breitbeinig und steif.

Klinische Beispiele

- **zerebellare Ataxie:** Durch gestörte Stand- und Bewegungskontrolle werden die Bewegungen instabil, und es entsteht eine **Standunsicherheit,** die durch optische Kontrolle nicht wesentlich korrigierbar ist. Exakte Zielbewegungen können nicht mehr ausgeführt werden, es kommt zur **Zielunsicherheit,** der Muskeltonus ist ipsilateral häufig herabgesetzt.
- **Intentionstremor,** der nicht in Ruhe, sondern bei Bewegungen auftritt und bei zielgerichteten Bewegungen zu starkem Wackeln bzw. Zittern führen kann, wobei das Ziel verfehlt wird **(Dysmetrie).** Eine Sonderform des Intentionstremors ist der **zerebellare Nystagmus,** ein tremorartiges Wackeln der Augäpfel.
- **Adiadochokinese:** die Unfähigkeit, rasch aufeinanderfolgende Bewegungen (z.B. Pronation und Supination) auszuführen. Die Änderung der Bewegungsrichtung gelingt nur sehr schwerfällig, die Bewegung ist am Anfang und am Ende stark verzögert.
- **Skandierende Sprache mit Sprechstörungen,** die den ataktischen motorischen Phänomen als analog zu bezeichnen sind und mit explosiver Betonung einzelner Silben einhergeht.

Basalganglien

Ä/P Ätiologie und Pathogenese

Bei Schädigungen der Basalganglien entstehen verschiedene motorische Störungen, die sehr grob in zwei Formen eingeteilt werden können:

- hypokinetisch-hypertones Syndrom,
- hyperkinetisch-hypotones Syndrom.

Häufigste Erkrankung des **hypokinetisch-hypertonen Formenkreises** ist das **Parkinson-Syndrom.** Hauptläsionsort ist das dopaminerge Neuronensystem des Mittelhirns. Am schwersten betroffen ist das nigrostriäre System mit schwerem Ausfall der melaninhaltigen Neuronen in der Zona compacta der Substania nigra. Hemmende dopaminerge Verbindungen dieser Region zum Striatum-Pallidum fallen aus, und die erregenden cholinergen Einflüsse dominieren.

> Die Neurodegeneration verläuft über einen langen Zeitraum klinisch symptomlos; wenn sich klinische Symptome zeigen, sind bereits mindestens 60-70% der dopaminergen nigrostriatalen Neurone zerstört.

Beim Parkinson-Syndrom sind jedoch nicht nur dopaminerge Systeme, sondern auch andere Regelkreise von degenerativen Prozessen betroffen:

- noradrenerge Neurone im Locus coeruleus,
- Strukturen des Nucleus amygdaleus,
- serotonerge Neurone vor allem in den Raphekernen und
- cholinerge Neurone in den Basalganglien und im Hirnstamm.

Die **Ursachen** des degenerativen Prozesses sind bisher letztlich ungeklärt. Als pathogenetische Faktoren werden genetische, toxische und metabolische Komponenten diskutiert. So nimmt man beispielsweise an, daß der Verlust zellulärer Schutzmechanismen gegenüber exo- und endogenen Noxen zu Funktionsstörungen der Neuronen führt. Diese Funktionsstörungen könnten durch kompensatorische Zunahme des Dopaminumsatzes eine Zellschädigung bewirken.

Zum **hyperkinetisch-hypotonen Syndrom** werden die Chorea Huntington und die Athetose gezählt. Bei der autosomal-dominant vererbten **Chorea Huntington** fallen u.a. kleine GABAerge Ganglienzellen des Striatum aus. Dadurch nehmen Hemmungseinflüsse auf die motorische Rinde ab, was zu Hyperkinesen führt. Darüber hinaus sind die Konzentrationen verschiedener anderer Neurotransmitter und Peptide im Striatum erniedrigt (z.B. Acetylcholin, Substanz P, Enkephaline, Cholecystokinin).

Die Zellschädigungen bei der **Athetose** liegen im Striatum, manchmal auch im Thalamus oder in anderen Kernen. Generell dürfte die Grundstörung auf einem Mangel an hemmenden Einflüssen von strio-pallido-thalamischen Systemen auf die motorische Rinde beruhen.

S Entstehung der Symptome

Charakteristische motorische Störungen beim **Parkinson-Syndrom** beinhalten die Symptomentrias Hypokinese, Rigor und Ruhetremor.

- Als **Hypokinese** oder Akinese bezeichnet man eine Bewegungsarmut. Alle Bewegungen werden auf ein Minimum begrenzt und verlaufen mühsam, es bestehen mimische Starre und kleinschrittiger Gang. Die Akinese ist nicht allein auf den permanenten Rigor zurückzuführen, sondern auch durch eine Hemmung zentralmotorischer Antriebe bedingt.
  Bewegungen können nur unter großer Mühe initiiert werden, dann aber gut weitergeführt und oftmals auch nur schwer wieder beendet werden.
- **Rigor** ist ein gesteigerter Muskeltonus. Bei passiver Bewegung besteht ein wächserner Widerstand mit leichtem ruckartigen Nachgeben in mehreren aufeinander folgenden Stufen (Zahnradphänomen).
- Der **Ruhetremor** betrifft vor allem die Finger und Zehen mit einer Frequenz von 4–7 Hz und läßt im Gegensatz zum Intentionstremor bei zielmotorischen Bewegungen nach. Während des Schlafes sistiert der Ruhetremor.

Das **Chorea-Syndrom** ist durch motorische (und psychische) Unruhe und Erregungszustände gekennzeichnet. Der gleichzeitig herabgesetzte Muskeltonus begünstigt das Schlenkern der Extremitäten. Es kommt zu unwillkürlichen teils kleineren, teils weiter ausgreifenden Bewegungen.

Die **Athetose** ist ebenfalls hyperkinetisch, aber mehr von trägem rigiden Bewegungsablauf. Charakteristisch sind die bizarren, wurmartigen Finger-, Hand- und Fußbewegungen mit Überstreckung oder extremer Beugung in den Gelenken.

40.2.8 Rückenmarksyndrome

Querschnittlähmung

Ä/P Ätiologie und Pathogenese

Die vollständige Unterbrechung des Rückenmarkes in seinem Querschnitt führt zum Ausfall der gesamten Willkürmotorik und Sensibilität unterhalb der Läsion.

Häufigste Ursachen sind Traumen, Tumoren und entzündliche Erkrankungen (Querschnittsmyelitiden).

Bei der Querschnittlähmung ist auch die willkürliche Blasen- und Mastdarmentleerung aufgehoben, und es treten **vegetative** und **trophische Störungen** ein.

Je nach Höhe der Läsion (Abb. 40-4b.) bildet sich eine **Para-** oder **Tetraplegie** aus mit Lähmung der unteren bzw. aller vier Extremitäten aus. Hinzu tritt unterhalb des Läsionsortes eine Sensibilitätsstörung oder ein **Sensibilitätsausfall** auf, der bei vollständiger Schädigung des Rückenmarkquerschnittes alle Gefühlsqualitäten umfaßt.

Bei plötzlicher Querschnittunterbrechung tritt zunächst eine schlaffe Lähmung **(spinaler Schock)** ein. Es gibt verschiedene Erklärungsansätze zur Entstehung des sog. spinalen Schocks. Man nimmt z.B. an, daß die tonisierende Funktion der kortikospinalen Verbindungen zu den Vorderhornganglienzellen ausfällt. Nach einiger Zeit stellt sich eine spastische Tonuserhöhung der Muskulatur ein, die von den Segmenten unterhalb der Läsionshöhe versorgt werden, und es findet sich eine Steigerung der Muskeleigenreflexe.

Bei **langsam entstehenden Querschnittlähmungen** besteht von Anfang an eine spastische Tonuserhöhung der Muskulatur mit Steigerung der Muskeleigenreflexe.

Die Höhendiagnostik der Querschnittlähmung stützt sich auf die Kenntnis der segmentalen Innervation von Motorik und Sensibilität sowie der Segmenthöhe der Reflexe.

Zentromedulläres Syndrom

Von einem **Syndrom der grauen Substanz** oder zentromedullären Syndrom spricht man, wenn durch zentral im Rückenmark gelegene Prozesse (z.B. Syringomyelie, intramedulläre Tumoren) eine **Unterbrechung des Tractus spinothalamicus** beiderseits erfolgt ist. Die Hinterstränge sind dabei unversehrt. Hieraus resultiert eine **dissoziierte Sensibilitätsstörung.** Dabei kommt es zu einem Ausfall oder einer erheblichen Störung der Schmerz- und Temperaturempfindung bei intakter Empfindung für Berührung und bei erhaltener Tiefensensibilität. Je nach Fortschreiten des Prozesses können im weiteren Verlauf auch autonome Zentren im Seitenhorn des Rückenmarkes betroffen sein, und es kommt z.B. zu trophischen Störungen der Haut.

Bei Schädigung der Vorderhorn- und Hinterhornregionen sowie des Pyramidenseitenstranges und anderer Stränge können entsprechende Ausfallsyndrome hinzutreten.

Hinterstrangsyndrom

Schädigungen der Hinterstrangbahnen führen zum Hinterstrangsyndrom. Dabei kommt es zu Störungen der Bewegungs-, Lage- und Vibrationsempfindung sowie der epikritischen Oberflächensensibilität unter Erhaltung der Schmerz- und Temperaturempfindung. Als Folge der gestörten Tiefensensibilität bildet sich eine **spinale Ataxie** aus. Unkoordinierte Bewegungen z.B. im Sinne einer Gangataxie entstehen durch fehlende sensible Kontrolle der Bewegungen. Durch optische Kontrolle lassen sich sich solche ataktischen Phänomene oft teilweise kompensieren.

Brown-Séquard-Syndrom

Beim Brown-Séquard-Syndrom handelt es sich um die **Schädigung einer Rückenmarkhälfte.** Auf der Seite der Läsion (homolateral) findet sich eine zentrale Parese durch Unterbrechung des Pyramidenseitenstranges. Da die **homolateralen Hinterstrangfasern** betroffen sind, kommt es zu einer Störung der Tiefensensibilität.

Da durch den Ausfall der Hinterstrangfasern ein Hemmungsmechanismus auf den Tractus spinothalamicus entfällt, findet sich eine **Hyperalgesie** (Steigerung der Schmerzempfindung) der gelähmten Seite. Auf der Gegenseite (kontralateral) ist die Schmerz- und Temperaturempfindung gestört, da die Fasern für die protopathische Sensibilität nach ihrem Eintritt ins Rückenmark zur Gegenseite kreuzen und dort nach kranial ziehen.

Da die spinothalamischen Fasern partiell an der Leitung der **Berührungsempfindung** beteiligt sind, kommt es kontralateral auch zu einer leichten Abschwächung dieser Qualität. In der Höhe der Schädigung resultiert der segmentale Ausfall der zum peripheren Nervensystem gehörenden Strukturen.

Conus-medullaris-Schädigung

Bei isolierter Läsion des Conus medullaris in Höhe des ersten Lendenwirbelkörpers kommt es durch Schädigung der Segmente S3-S5 zu Störungen der Miktion, der Defäkation und der Sexualfunktionen. Darüber hinaus bildet sich ein Sensibilitätsausfall perianal sowie an den Oberschenkelinnenseiten aus, der als **Reithosenanästhesie** bezeichnet wird.

Syndrom der Cauda equina

Läsionen der Cauda equina finden sich bei Schädigungen unterhalb des ersten Lendenwirbelkörpers. Es liegt hier keine Rückenmarkbeteiligung mehr vor, so daß sich zusätzlich zu den o.g. Symptomen schlaffe Lähmungen (s.u.) mit Verlust der Eigenreflexe sowie radikulär verteilte Sensibilitätsstörungen an den unteren Extremitäten entwickeln.

40.2.9 Periphere und neuromuskulär bedingte Lähmungen

Periphere Lähmung

Ä/P Ätiologie und Pathogenese

Die periphere oder schlaffe Lähmung beruht auf einer **Läsion im peripheren motorischen Neuron** (s. Abb. 40-5).

S Entstehung der Symptome

Die Unterbrechung kann an irgendeiner Stelle zwischen der Vorderhornzelle und den Endaufzweigungen des Axons an der motorischen Endplatte liegen. Sie wird durch folgende Kriterien charakterisiert:

- Der Muskeltonus ist herabgesetzt **(Hypotonie),** weil der efferente Schenkel des tonusregulierenden Reflexbogens unterbrochen ist.
- Die Muskelfasern werden **atrophisch;** sie werden durch die Unterbrechung der „gemeinsamen motorischen Endstrecke“ funktionell nicht mehr beansprucht.
- Die grobe Kraft ist vermindert **(Parese)** oder aufgehoben **(Paralyse).** Die Verteilung der Lähmungen entspricht dem Befall der peripheren Nerven, denn die periphere Innervation ist, im Gegensatz zur zentralen, nach einzelnen Muskeln angeordnet.
- Die **Eigenreflexe** sind **abgeschwächt** bis erloschen, da der Reflexbogen unterbrochen ist.
- Meist liegen zusätzliche **Sensibilitätsstörungen** entsprechend dem betroffenen Nerv oder der entsprechenden Spinalnervenwurzel vor.

> Jeder periphere Nerv kann in seinem Verlauf geschädigt sein, was zu **peripheren Nervenläsionen** mit motorischen, sensiblen und vegetativen Reiz- und Ausfallerscheinungen führen kann.

Klinische Beispiele

Ein klinisch häufiges Beispiel ist die Schädigung des N. medianus im Bereich des Retinaculum flexorum, das **Karpaltunnelsyndrom.** Hierbei finden **sich Paresen und Atrophien** des M. abductor pollicis brevis und des M. opponens pollicis sowie eine Hypästhesie an den vom N. medianus versorgten Fingern.

Das klinische Bild bei **Läsion des N. ulnaris** ist vor allem durch den Ausfall der von diesem Nerv versorgten Mm. interossei gekennzeichnet. Die Langfinger, insbesondere D IV und D V, sind im Grundgelenk hyperextendiert und in den Interphalangealgelenken leicht flektiert („Krallenhand“). Darüber hinaus besteht eine Parese des vom N. ulnaris innervierten M. adductor pollicis. Die Sensibilität des vom N. ulnaris versorgten Gebietes ist gestört.

Bei einer **Läsion des N. fibularis** (N. peronaeus) kommt es zu einer Fuß- und Zehenheberparese mit sog. Steppergang. Am lateralen Unterschenkel und am Fußrücken findet man eine Sensibilitätsminderung.

Bei einer **Läsion des N. tibialis** findet sich eine Sensibilitätsstörung an der Rückseite des Unterschenkels, der Ferse, an der Fußsohle und am lateralen Fußrand bis zur Kleinzehe. Alle Fuß- und Zehenbeuger sowie nahezu alle kleinen Fußmuskeln sind paretisch, und der Achillessehnen- und Tibialis-posterior-Reflex fehlen.

Die Unterbrechung der Leitungsstrecke vom Vorderhorn des Rückenmarkes zum entsprechenden versorgten Muskel führt zur sog. Denervierung dieser Muskeln, die sich mittels der Elektromyographie nachweisen läßt.

Myopathien

Ä/P Ätiologie und Pathogenese

> Myopathie-Syndrome sind rein motorische Syndrome bei primärer Erkrankung der Muskulatur. Sie gehen nicht mit Störungen der Oberflächen- und Tiefensensibilität einher.

Typische myopathische Syndrome mit dem Leitsymptom Muskelschwäche finden sich bei den progressiven Muskeldystrophien und bei entzündlichen Erkrankungen der Muskulatur, den Myositiden (s. Kap. 37).

Myasthenie

Ä/P Ätiologie und Pathogenese

Die Myasthenie **(Myasthenia gravis pseudoparalytica)** ist durch eine krankhafte Ermüdbarkeit der Muskulatur gekennzeichnet. Es handelt sich um eine Autoimmunkrankheit mit Störung der neuromuskulären Übertragung (s. Kap. 37).

Ein myasthenisches, in etwa der Hälfte der Fälle im Rahmen eines Bronchialkarzinom auftretendes Bild ist das **Lambert-Eaton-Rooke-Syndrom**. Im Gegensatz zur Myasthenie sind im Serum die Antikörper gegen Acetylcholinrezeptoren nicht erhöht.

Pathophysiologisch nimmt man an, daß dem Syndrom eine präsynaptische Störung der Acetylcholinausschüttung an der Nervenendigung vorliegt, wobei die Acetylcholinsynthese wahrscheinlich nicht gestört ist.

Bei repetitiver Reizung eines peripheren Nerven nehmen im Gegensatz zur Myasthenie die Amplituden der Muskelsummenaktionspotentiale vorübergehend zu **(Inkrement)**, was wahrscheinlich durch eine erleichterte Acetylcholinfreisetzung aus den Alpha-Motoneuronterminalen bei wiederholter Aktivierung **(Fazilitation)** bedingt ist.

40.2.10 Schmerz und Sensibilitätsstörungen

Schmerz

Schmerz ist ein unangenehmes Sinnes- und Gefühlserlebnis, das mit aktuellen oder potentiellen Gewebeschädigungen verknüpft ist oder mit Begriffen solcher Schädigungen beschrieben wird. Der Schmerz besteht aus mehreren Komponenten und hat biologisch protektive Bedeutung.
Schmerz ist kein passives Phänomen, sondern ist die aktive Antwort des Organismus auf den peripheren Reiz.

Beim sog. **übertragenen Schmerz (viszeraler Schmerz)** handelt es sich um Schmerzen, die von den inneren Organen ausgehen und an der Hautoberfläche wahrgenommen werden (HEAD'sche hyperalgetische Zonen). Er ist häufig schlechter zu lokalisieren und strahlt weiter aus als der Schmerz nach beispielsweise mechanischer Irritation peripherer Nerven.

Man kann ihn sich wie folgt **erklären:** Viszerale und tiefe somatische Afferenzen konvergieren mit Hautafferenzen auf multirezeptive und spezifisch nozizeptive spinothalamische und andere Neurone in Lamina I und V des Rückenmarkes. Der Kortex „interpretiert" die Erregung dieser Neurone, dahingehend, daß die erregenden Impulse aus inneren Organen in Hautarealen wahrgenommen werden **(Konvergenz-Projektionstheorie).**

Ein weiteres wichtiges Phänomen ist der sog. **projizierte Schmerz,** beispielsweise bei **Kompressionen** von Spinalnerven an der Eintrittsstelle in den Wirbelkanal durch Bandscheibenschäden. Die dabei durch die zentripetalen Impulse der nozizeptiven Fasern auftretenden Empfindungen werden in das Versorgungsgebiet des gereizten Spinalnerven projiziert.

Wahrscheinlich auf allen Ebenen vom Rückenmark bis zum Großhirn steht das Schmerzsystem unter ständiger **inhibitorischer Kontrolle.**

Auf Rückenmarkebene erfolgt die Regulierung der Schmerzinformation zum einen durch **segmentale Hemmung,** wobei diese Systeme über die inhibitorischen Transmitter GABA und Glycin sowie über die endogenen Opioide arbeiten. Andererseits greifen auf spinaler Ebene von supraspinal absteigende hemmende Einflüsse an.

Supraspinale absteigende Hemmungssysteme, die z.B. experimentell durch elektrische Stimulation im periaquäduktalen Grau des Mittelhirns aktiviert werden können, projizieren wahrscheinlich auch aufsteigend zum Großhirn.

Die Verfahren der **Schmerztherapie** (z.B. transkutane elektrische Nervenstimulation [TENS], medikamentöse Therapie) nutzen verschiedene Aspekte der vielfältigen Schmerzkontroll- und -regulationsmechanismen im Nervensystem.

Reizsymptome des sensiblen Systems treten als Schmerzen oder Mißempfindungen (Parästhesien) auf.

Parästhesien werden als Kribbeln, Brennen oder taubes, eingeschlafenes Gefühl empfunden. Schmerzen im Gebiet einzelner peripherer Nerven, Nervenplexus oder Wurzeln werden **Neuralgien** genannt.

In umschriebenen peripheren oder segmentalen Versorgungsgebieten können Überempfindlichkeit für Berührungsreize **(Hyperästhesie),** für Temperaturreize **(Thermhyperästhesie)** und für Schmerzen **(Hyperalgesie)** auftreten.

Ein Beispiel ist die **Trigeminusneuralgie,** bei der die Schmerzen meistens im 2. oder 3. Trigeminusast (Abbildung 40-4a.) lokalisiert sind. Die Beschwerden schießen blitzartig ein, dauern meist nur wenige Sekunden an und sind von nahezu unerträglicher Intensität. Pathophysiologisch werden bei der idiopathischen Trigeminusneuralgie verschiedene Hypothesen diskutiert (z.B. Versagen zentralinhibitorischer Funktionen, pathologische Gefäßnervenkontakte).

Bei der **Kausalgie** handelt es sich um einen dumpfbrennenden, schlecht abgrenzbareren, anfallsweise verlaufenden Schmerz, der mit Hyperpathie (nach leichtem Berührungsreiz den Reiz überdauernde, schmerzhafte Empfindung meist brennenden Charakters) und Dys-/Parästhesien (kribbelnde Mißempfindungen) verbunden ist.

Oftmals tritt sie im Versorgungsgebiet des N. tibialis oder des N. medianus auf, die besonders viele vegetative Fasern enthalten. In der Regel liegt der Kausalgie eine die Kontinuität des Nerven nicht vollständig unterbrechende periphere Nervenschädigung, oft in Verbindung mit einer Fraktur zugrunde.

Pathogenetisch nimmt man pathologische Nebenschlüsse zwischen efferenten vegetativen und afferenten sensiblen Fasern an, die sog. Ephapsen.

Als **Ausfallsymptome des sensiblen Systems** werden klinisch qualitativ folgende sensible Ausfallerscheinungen unterschieden:

- **Anästhesie**: Jede sensible Wahrnehmung ist erloschen,
- **taktile Hypästhesie**: Verminderung der Berührungsempfindung,
- **Thermhypästhesie oder -anästhesie**: Verminderung oder Aufhebung der Temperaturempfindung,
- **Hypalgesie, Analgesie**: Verminderung oder Aufhebung der Schmerzempfindung.

Bei **Schädigungen peripherer Nerven** bestehen meist nebeneinander Reiz-, Ausfallsymptome und trophische Störungen, die auf das Versorgungsgebiet des betroffenen Nerven begrenzt sind.

Reizsymptome der Hinterwurzeln treten als segmentale, d.h. an den Gliedmaßen streifenförmige, am Rumpf gürtelförmige Schmerzen auf, die bei Dehnung der Wurzeln, z.B. durch Husten, Pressen und Niesen zunehmen.

Ausfallsymptome zeigen sich als segmentale, radikuläre Hypästhesie, in der Regel für alle Qualitäten, oft besteht eine Hyperpathie.

Radikuläre Syndrome

Ä/P Ätiologie und Pathogenese

Radikuläre Syndrome entstehen durch Schädigung der Spinalnervenwurzeln. Dabei kann es neben einer radikulären Schmerzausstrahlung motorische, sensible und vegetative Reiz- und Ausfallsymptome geben. **Häufigste Ursachen** sind **Bandscheibenschäden.**

S Entstehung der Symptome

Beim **Syndrom der Wurzel L4** findet sich eine Parese des M. quadriceps femoris sowie des M. tibialis anterior, ein Verlust des Patellarsehnenreflexes sowie eine Sensibilitätsstörung, die über die Hüfte und den lateralen Oberschenkel auf den medialen Knöchel zu zieht.

Beim **L5-Syndrom** sind die Mm. extensor hallucis longus und extensor digitorum brevis paretisch oder paralytisch. Typisch ist eine Sensibilitätsstörung, die über den vorderen äußeren Quadranten des Unterschenkels und die Dorsalseite des Fußes bis zum Großzehenbereich zieht. Der Tibialis-posterior-Reflex ist abgeschwächt oder erloschen.

Beim **Syndrom der Wurzel S1** bestehen eine Parese oder Paralyse der Mm. peronaei, triceps surae und glutaeus maximus, eine Minderung oder ein Verlust des Achillessehnenreflexes sowie eine Sensibilitätsstörung, die die Hinterseite von Ober- und Unterschenkel bis zum äußeren Knöchel und Kleinzehenbereich umfaßt.

Beim **Syndrom der zervikalen Wurzel C6** finden sich Paresen des M. biceps brachii und des M. brachioradialis, eine Abschwächung oder ein Ausfall des Bizepsreflexes sowie eine Sensibilitätsstörung an der Radialseite des Ober- und Vorderarmes bis zum Daumen abwärts ziehend.

Charakteristisch für das **Syndrom der zervikalen Wurzel C7** sind Paresen der Mm. triceps brachii, pronator teres und pectoralis major, Abschwächung des Trizepsreflexes und eine Sensibilitätsstörung laterodorsal des C6-Dermatoms bis zum 2. bis 4. Finger ziehend.

Das **C8-Syndrom** ist durch Parese und Atrophie der kleinen Handmuskeln, besonders im Kleinfingerballen, Abschwächung des Tricepsreflexes sowie eine Sensibilitätsminderung, die bis zum Kleinfinger zieht, gekennzeichnet.

Thalamussyndrom

Ä/P Ätiologie und Pathogenese

Das sog. Thalamussyndrom entsteht meist nach einer Thrombose der A. thalamostriata oder der A. thalamogeniculata.

S Entstehung der Symptome

Es zeigt folgende Symptome, die auf der Gegenseite vorhanden sind:

- rasch vorübergehende Hemiparese,
- Herabsetzung der **Tiefensensibilität,**
- spontale und auf leichte Berührung einsetzende **Schmerzen,** die als brennend oder stechend, schlecht lokalisierbar und äußerst unangenehm beschrieben werden,
- die sog. **Thalamushand,** wobei die Finger im Grundgelenk gebeugt und in den Interphalangealgelenken überstreckt werden.

Bauer, J., M. Hüll, M. Berger: Pathogenetische Faktoren der Alzheimer-Krankheit. Z. Gerontol. Geriat. 28 (1995) 155-162.
Jellinger, K.A.: Pathogenese und Pathophysiologie der Parkinson-Krankheit. Neuropsychiatrie 7 (1993) 29-37.
Jellinger, K., W. Danielczyk, P. Fischer, E. Gabriel: Clinicopathological analysis of dementia disorders in the elderly. J. Neurol. Sci. 95(1990) 239-258.
Reiber, H.: Flow rate of cerebrospinal fluid (CSF) – a concept common to normal blood-CSF barrier function and to dysfunction in neurological diseases. J. Neurol. Sci. 122 (1994) 189-203.

41 Sinnesorgane

Norbert Rösler, Michael Hüll, Joachim Bauer

41.1 Physiologie und Pathophysiologie

(Adaptationsmechanismen der Organfunktion)

Sinnessysteme umfassen alle an der Verarbeitung einer Sinnesmodalität beteiligten **Strukturen.** Dazu gehören Rezeptoren, periphere und aufsteigende Leitungsbahn samt zentraler Verschaltung und kortikaler Repräsentation.

Die **Sinnesreize** werden in bioelektrische Potentiale transformiert und der Informationsgehalt der entsprechenden Aktionspotentialmuster in subjektive Vorgänge umgesetzt. Den verschiedenen **subjektiven Sinnesempfindungen** entsprechen neuronale Vorgänge in separaten Funktionssystemen, eben den Sinnessystemen.

41.1.1 Das visuelle System und die Pupillomotorik

Für die **Raum- und Bewegungsorientierung** ist die Funktion des *Sehens* entscheidend.

Die Axone der retinalen Ganglienzellen verlassen im Bereich der Papille den Augapfel und ziehen als N. opticus in den Schädel. Die Sehnerven beider Seiten vereinigen sich im Chiasma opticum. Hier kreuzen sich die Fasern von den nasalen Netzhauthälften, so daß im weiteren Verlauf, nämlich im Tractus opticus, rechts nur die Fasern der rechten Netzhauthälften und links die der linken Netzhauthälften vereinigt sind. Die Fasern enden im Corpus geniculatum laterale. Hier beginnt die Radiatio optica, die in der okzipitalen Hirnrinde um die Fissura calcarina endet.

Im Hirnstamm endende Axone des Corpus geniculatum steuern die kortexunabhängige **Pupillomotorik.** Der III. Hirnnerv (N. oculomotorius) innerviert neben dem M. levator palpebrae superioris und dem M. ciliaris, der bei der Akkomodation beteiligt ist, auch den M. sphincter pupillae (Pupillenverengung), während die Erweiterung der Pupille über den sympathisch innervierten M. dilatator pupillae erfolgt.

Abnorme Enge der Pupillen wird **Miosis,** abnorme Weite **Mydriasis,** Ungleichheit in der Weite **Anisokorie** genannt.

Bei der sog. **Pupillotonie** laufen die Reaktionen auf Licht und Konvergenz sehr langsam ab.

Die Kombination aus Miosis, Ptosis und Enophthalmus wird **Horner-Syndrom** genannt und ist durch eine Läsion sympathischer Fasern verursacht.

41.1.2 Das auditive System

Neben dem Sehen spielt das Gehör eine wichtige Rolle bei der Orientierung in der Umwelt.

> Das binaurikuläre Hören ermöglicht es, durch Differenzbildung bzgl. Zeit und Intensität der Reizwahrnehmung die schallerzeugende Quelle im Raum zu lokalisieren.

Das Gehör ist ein **zusammengesetztes System,** wozu das Ohr mit äußerem, mittlerem und innerem Ohr sowie jene Anteile des ZNS gehören, die die Analyse des Schallreizes vornehmen. Die **Haarzellen des Innenohres** sind Mechanozeptoren, die durch Scherung ihrer Härchen erregt werden und in der Folge ihren elektrischen Widerstand vermindern. Die entstehenden synaptischen Potentiale führen in den Dendriten der Neurone zu fortgeleiteten Aktionspotentialen, die zur zentralen Hörbahn weitergeleitet werden.

Diese **Hörbahn** besteht aus 5–6 hintereinandergeschalteten Neuronengruppen. Das erste Neuron sitzt im Ganglion spirale der Schnecke; der eine Fortsatz dieser pseudounipolaren Zellen hat mit den Rezeptoren synaptischen Kontakt. Der Nucleus cochlearis, die obere Olive und lateraler Lemniskus sind weitere Stationen auf dem Weg zum Verarbeitungskern im Thalamus, dem Corpus geniculatum mediale. Schließlich wird der Neokortex im Temporallappenbereich, dem auditiven Projektionsfeld, erreicht.

Klinisch läßt sich die Herabsetzung des Hörvermögens **(Hypakusis),** die Taubheit **(Anakusis)** und eine gesteigerte Hörwahrnehmung **(Hyperakusis)** unterscheiden.

Je nach Lokalisation der Schädigung läßt sich eine **Schalleitungs-** von einer **Perzeptionsschwerhörigkeit** unterscheiden (Abschn. 41.2.3). Kortikale oder subkortikale Schädigungen haben wegen bilateraler Projektion der kochleokortikalen Bahnen keine unilaterale Störung des Gehörs zur Folge.

41.1.3 Geschmackssinn (Gustatorisches System)

In vielerlei Hinsicht bilden Geruchs- und Geschmackssystem eine funktionelle Einheit.

Einfaches Beispiel ist eine Rhinitis, bei der die Beeinträchtigung des Geruchssinnes durch die Schleimhautschwellung zu einer ausgeprägten Geschmacksstörung führen kann.

Neben den Qualitäten süß, sauer, salzig und bitter werden auch schmerzhafte, pressorische und Temperaturreize wahrgenommen und zentral verarbeitet. Die **Rezeptoren** für den Geschmackssinn sind an der Oberfläche der Zunge, am Gaumen, der hinteren Rachenwand und der Epiglottis lokalisiert.

Die Leitung der Geschmacksreize erfolgt über Äste des N. facialis (vordere zwei Zungendrittel) und des N. glossopharyngeus (hinteres Zungendrittel). Die Geschmacksfasern erreichen die Medulla oblongata. Hier bilden die Axone im Rautenhirn den Tractus solitarius und enden im Ncl. tractus solitarii. Hier nehmen die sekundären Geschmacksfasern ihren Ursprung und ziehen zum Ncl. ventrocaudalis thalami. Die tertiären Fasern erreichen einen kortikalen Bezirk unterhalb der hinteren Zentralregion.

Bei Läsionen dieser Region sind kontralaterale gustatorische Störungen möglich. Ein Ausfall des Schmeckens wird als **Ageusie,** eine Minderung als **Hypogeusie** bezeichnet.

41.1.4 Geruchssinn (Olfaktorisches System)

Das olfaktorische System beginnt in der Riechschleimhaut der Nase und endet in einem Rindengebiet des entwicklungsgeschichtlich älteren Paläokortex. Dieses Rindengebiet erstreckt sich von der Basis des Schläfenlappens bis zur medialen Fläche des Stirnhirns.

Das erste Neuron der **Riechbahn** ist die bipolare Riechzelle, deren kurze periphere Dendriten den Rezeptoranteil des Systems bilden. Die zentralen Fortsätze dieser Zellen enden im Bulbus olfactorius, der bereits ein Teil des ZNS ist. Neuriten des Bulbus olfactorius bilden den Tractus olfactorius (II. Neuron). Das dritte Neuron schließt zur Basis des Schläfenlappens, insbesondere zum vorderen Anteil des Gyrus parahippocampalis an (tertiäre bzw. kortikale Riechzentren).

Der olfaktorische Kortex besitzt z.T. noch nicht genau bekannte Verbindungen zur anderen Hemisphäre, zum Hypothalamus, Thalamus und zum limbischen System. Dadurch wird u.a. **der emotionale Gehalt von Geruchsempfindungen** erreicht.

Eine herabgesetzte Geruchswahrnehmung wird als **Hyposmie,** das fehlende Riechvermögen als **Anosmie** bezeichnet.

41.2 Klinische Pathophysiologie

41.2.1 Sehstörungen, Blickmotorik

Sehstörungen

Ä/P Ätiologie und Pathogenese

Schädigungen der Sehleitung haben Visusminderungen oder Gesichtsfeldausfälle zur Folge (Abb. 41-1). **Sehstörungen, die nur ein Auge betreffen** und nicht auf einen intraokulären Krankheitszustand zurückzuführen sind, zeigen eine Läsion im gleichseitigen N. opticus an.

Bitemporale, heteronyme Gesichtsfeldausfälle beruhen auf einer Schädigung der zentralen Anteile des Chiasma opticum, wie sie z.B. durch einen Hypophysentumor zustande kommen kann. Es kommt zu einer Gesichtsfeldstörung, die die beiden äußeren Gesichtsfeldanteile betrifft.

Eine **binasale Hemianopsie** mit Gesichtsfeldstörungen der beiden inneren Gesichtsfeldanteile, ist extrem selten. Sie zeigt eine doppelseitige Schädigung der lateralen Anteile des Chiasma an.

Homonyme Gesichtsfeldausfälle mit Störungen der beiden rechten oder beiden linken Gesichtsfeldhälften sind charakteristisch für Läsionen des Tractus opticus zentralwärts vom Chiasma opticum. Häufigste Ursachen sind Durchblutungsstörungen oder Druckschädigung durch Hirntumoren.

Augenmotilität und Blickmotorik

Ä/P Ätiologie und Pathogenese

Die Konstanz des binokularen Sehens wird durch eine **konjugierte Blickmotorik** garantiert. So können Läsionen der äußeren Augenmuskeln bzw. der sie versorgenden Nerven zu Augenmotilitätsstörungen und damit zu Doppelbildern führen. Der N. oculomotorius (III. Hirnnerv), der N. trochlearis (IV. Hirnnerv) sowie der N. abducens (VI. Hirnnerv) versorgen die äußeren Augenmuskeln.

Die Augenmuskelkerne sind durch das hintere Längsbündel miteinander verbunden und zu einer funktionellen Einheit zusammengeschlossen. Bei der sog. **internukleären Ophthalmoplegie (INO)** handelt es sich um eine ein- oder doppelseitige Läsion dieses hinteren Längsbündels.

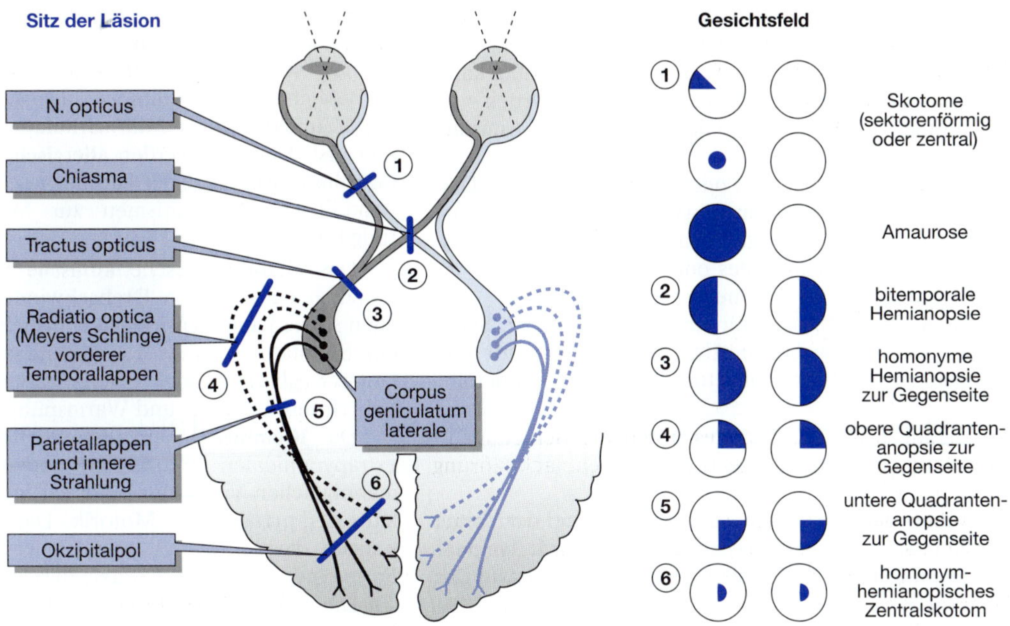

Abb. 41-1 Synopsis typischer Gesichtsfeldausfälle bei verschiedenen Sehleitungsläsionen.

Klinisches Beispiel

Bei der INO kann das Auge auf der Seite des befallenen Längsbündels beim Seitwärtsblick nicht adduziert werden, so daß es zu Doppelbildern kommt. Gleichzeitig tritt für die Dauer einer Seitwärtsbewegung ein dissoziierter Nystagmus auf, der auf dem abduzierten Auge lebhafter schlägt.

Diese Störung der Blickmotorik ist am häufigsten bei der **Encephalomyelitis disseminata,** einer chronischen, entzündlich-autoimmunologisch bedingten Erkrankung des Zentralnervensystems anzutreffen.

41.2.2 Hörstörungen

Hypakusis

Ätiologie und Pathogenese

Die Ursachen für eine Einschränkung des Hörvermögens lassen sich in drei Gruppen einteilen:

- **Schalleitungsstörungen:** Es liegt eine Schädigung des Mittelohres, also des Schalleitungsapparates vor. Ursache kann z.B. eine Entzündung sein. Der Trommelfell-Gehörknöchelchenapparat überträgt dann nicht im üblichen Umfang Schallenergie ans Innenohr. So resultiert auch bei intaktem Innenohr und zentraler Leitung eine Verschlechterung des Hörvermögens.
- **Schallempfindungsstörungen:** Hier sind die Haarzellen des Cortischen Organs geschädigt. Dadurch sind der Transduktionsprozeß an den Sinneszellen oder die Transmitterfreisetzung gestört. Ein Defekt der Informationsübertragung von der Cochlea ans ZNS, also Schwerhörigkeit, ist die Folge.
- **Retrokochleäre Störungen:** Bei dieser Gruppe von Erkrankungen sind Mittelohr und Innenohr intakt. Es sind jedoch Schäden am zentralen Teil der primären afferenten Nervenfasern oder an anderen Teilen der Hörbahn vorhanden, z.B. durch einen Hirntumor. **Häufiges Erstsymptom** eines Akustikusneurinoms oder anderer Tumoren im Kleinhirnbrückenwinkel ist eine einseitige, oft progrediente, manchmal aber auch plötzlich einsetzende Hörminderung.

Hyperakusis

Klinisches Beispiel

Eine Hyperakusis kann sich als Folge eines Ausfalls des M. stapedius bei einer Lähmung des VII. Hirnnerven, des N. facialis, finden.

41.2.3 Geruchs- und Geschmacksstörungen

Geruchsstörungen

Ätiologie und Pathogenese

Um eine Geruchsstörung auf eine Läsion des I. Hirnnervs in seinem intrakraniellen Verlauf zurückführen zu können, müssen zunächst periphere Schädigungen ausgeschlossen werden, so z.B. Schädigungen der Riechschleimhaut, virusbedingte Läsionen der Riechzellen oder mechanische Behinderungen des Lufttransportes.

Läsionen des Bulbus und Tractus olfactorius können vor allem traumatisch und durch Druck aus der Umgebung zustande kommen.

Entstehung der Symptome

Bei Frakturen der Basis der vorderen Schädelgrube kann es durch direkte Nervenläsion oder durch Druck von Hämatomen zu einer einseitigen **Hyp- oder Anosmie** kommen.

Die einseitige Hyposmie oder Anosmie ist für die Diagnostik des **Olfaktoriusmeningioms** von Bedeutung. Durch Druck des Meningioms auf den Bulbus bzw. N. olfactorius kann es als erstes oder einziges Symptom zu einer Geruchsstörung kommen.

Die **häufigste Ursache** für eine Anosmie ist ein Schädel-Hirn-Trauma, wobei ein Abriß der Nn. olfactorii oder Kontusionen des Bulbus olfactorius vorliegen können.

Geschmacksstörungen

Geschmacksstörungen, die das vordere Drittel der Zunge betreffen, kommen bei **Verletzungen der Chorda tympani** vor. Hemiageusien findet man z.B. infolge Verletzungen des **Ganglion geniculi.**

Von den zentralen Geschmacksstörungen sind solche bei **Erkrankungen in der Medulla oblongata** mit Schädigung des Nucleus tractus solitarii zu erwähnen; sie verursachen Hemihypo-/-ageusien.

Prozesse im Thalamus können zu kontralateralen, einseitigen Geschmackseinbußen führen.

Auch endokrine Funktionsstörungen, wie sie während der Schwangerschaft, bei Diabetes mellitus, Hypothyreose und Nebenniereninsuffizienz bestehen, können zu Geschmacksschwellenveränderungen führen.

41.2.4 Gleichgewichtsstörungen

Ätiologie und Pathogenese

Die Erhaltung des Gleichgewichtes ist mit der **Orientierung im Raum** auf das engste verbunden.

Mehrere Sinne sind an dieser Aufgabe beteiligt. Auge, Ohr, Vestibularisapparat, Propriozeptoren der Muskulatur und der Gelenke sowie Tast-, Schmerz- und Temperaturrezeptoren der Haut liefern ständig Informationen über die Position des Körpers.

Infolgedessen kann jede Erkrankung, die eines dieser Systeme betrifft , zu Gleichgewichtsstörungen führen. **Klinisch** äußert sich dies häufig im Symptom **„Schwindel“.**

Erkrankungen des peripheren vestibulären Systems sind von zentralen vestibulären Störungen und von Beeinträchtigungen gleichgewichtserhaltender Regelsysteme zu unterscheiden.

Entstehung der Symptome

Labyrintherkrankungen manifestieren sich in der Mehrzahl der Fälle nur einseitig.

Beispielsweise resultiert beim akuten einseitigen peripheren Vestibularisausfall eine Tonusdifferenz der neuronalen Signale homologer Rezeptoren beider Labyrinthe, die die klinische Symptomatik erklärt. Bei der Neuronopathia vestibularis handelt es sich um eine akute Störung im Bereich des N. vestibulocochlearis, die wahrscheinlich durch **infektbedingte Mikrozirkulationsstörungen** verursacht ist. Daneben werden **allergische und autoimmunologische Teilvorgänge** der Pathogenese diskutiert, die über vaskulitische Mechanismen zur Mikrozirkulationsstörung führen können.

Das charakteristische **klinische Syndrom** ist durch plötzlich einsetzenden Drehschwindel, Übelkeit, Erbrechen sowie Lateropulsion gekennzeichnet. Es finden sich ein Spontannystagmus zur gesunden Seite sowie eine Untererregbarkeit oder Unerregbarkeit des betroffenen Labyrinthes bei Kalt- und Warmspülungen.

Das **Kleinhirn** ist ein wesentlicher Koordinator der extrapyramidalen motorischen Aktivität und über seine mannigfachen Verbindungen auch Modulator und Regulator der pyramidalen Motorik. Daher können Erkrankungen dieses Systems zu Gleichgewichtsstörungen in Form einer zerebellaren Ataxie führen.

Die **optische Kontrolle** leistet bei dieser Form von Gleichgewichtsstörungen keine wesentliche Hilfe, so daß die Störung bei Dunkelheit bzw. Augenschluß kaum zunimmt. Bei Zeigeversuchen findet sich ein deutliches Hin- und Herschwanken mit deutlichem Intentionstremor, besonders in Zielnähe.

Weiterhin sind die Ausführung zielgerichteter Bewegungen und die rasche Aufeinanderfolge alternierender Bewegungen gestört **(Dysmetrie, Dysdiadochokinese).**

Im Gegensatz dazu beruht die **sensible Ataxie** auf einem Mangel an sensibler Information über die jeweilige Haltung und Bewegung von Körperteilen im Raum. Durch intensive optische Kontrolle kann die sensible Ataxie z.T. kompensiert werden, d.h., daß die Symptome bei Augenschluß zunehmen.

Die sensible Ataxie findet sich als Leitsymptom z.B. bei Erkrankungen der Hinterstränge des Rückenmarkes, aber auch bei Polyneuropathien verschiedener Genese.

Schließlich können auch **internistische Ursachen** wie die arterielle Hypotonie, die Folgen der arteriellen Hypertonie, Herzrhythmusstörungen und andere Herzerkrankungen (z.B. Herzinsuffizienz) über die Änderung der zerebralen Durchblutung zu Störungen der gleichgewichtserhaltenden Funktionen beitragen.

Schmidt, D., J.P. Malin: Erkrankungen der Hirnnerven, 2. Aufl. Thieme, Stuttgart - New York 1995.

Quellennachweis

Kapitel 3

Abb. 3-1 aus Golenhofen Abb. 3-1.
Abb. 3-2 aus Golenhofen Abb. 4-2.
Abb. 3-3 nach Molecular Biology of the Cell, 3. Auflage 1994 (S. 624) Garland.
Abb. 3-4 nach Molecular Biology of the Cell, 3. Aufl. 1994 (S. 969) Garland.

Kapitel 5

Abb. 5-5 nach Gerok, W., H.E. Blum (Hrsg.): Hepatologie, 2. Auflage. Urban & Schwarzenberg, München–Wien–Baltimore 1995.

Kapitel 6

Abb. 6-1 nach Classen, M., V. Diehl, K. Kochsiek (Hrsg.): Innere Medizin, 3. Aufl. Urban & Schwarzenberg, Müchen–Wien–Baltimore 1994 (S. 125).
Abb. 6-2 nach Classen, M., V. Diehl, K. Kochsiek (Hrsg.): Innere Medizin, 3. Aufl. Urban & Schwarzenberg, Müchen–Wien–Baltimore 1994 (S. 117).
Abb. 6-3 nach Classen, M., V. Diehl, K. Kochsiek (Hrsg.): Innere Medizin, 3. Aufl. Urban & Schwarzenberg, Müchen–Wien–Baltimore 1994 (S. 120).
Abb. 6-4 nach Classen, M., V. Diehl, K. Kochsiek (Hrsg.): Innere Medizin, 3. Aufl. Urban & Schwarzenberg, München–Wien–Baltimore 1994 (S. 121).
Abb. 6-5 nach Classen, M., V. Diehl, K. Kochsiek (Hrsg.): Innere Medizin, 3. Aufl. Urban & Schwarzenberg, München–Wien–Baltimore 1994 (S. 123).

Kapitel 7

Abb. 7-1 nach Classen, M., V. Diehl, K. Kochsiek (Hrsg.): Innere Medizin, 3. Aufl. Urban & Schwarzenberg, München–Wien–Baltimore 1994 (S. 162).
Abb. 7-3 nach Ostendorf, P.C., S. Seeber: Hämatologie Onkologie. Urban & Schwarzenberg, München–Wien–Baltimore 1997 (S. 13).

Kapitel 10

Abb. 10-1 nach Ostendorf, P.C., S. Seeber: Hämatologie Onkologie. Urban & Schwarzenberg, München–Wien–Baltimore 1997.

Kapitel 11

Abb. 11-2 nach Lehrbuch der Medizinischen Mikrobiologie, 7. Auflage. Gustav Fischer a) Abb.38.25 b) Abb. 38.24.
Abb. 11-4 nach Lehrbuch der Medizinischen Mikrobiologie, 7. Auflage. Gustav Fischer Abb. 4.4.
Abb. 11-5 nach Lehrbuch der Medizinischen Mikrobiologie, 7. Auflage. Gustav Fischer Abb. 3.3.

Kapitel 14

Abb. 14-3 nach Bollinger, A.: Funktionelle Angiologie. Thieme, Stuttgart–New York 1979 (vergriffen).

Kapitel 18

Abb. 18-1 nach Földi, M., S. Kubik: Lehrbuch der Lymphologie, 3. Aufl. Gustav Fischer, Stuttgart–Jena–Lübeck-Ulm 1993.

Kapitel 19

Abb. 19-1 nach H.Olschewski, Störung der Atmung, in Hiddemann/Gresser/Seeger, Lehrbuch für Innere Medizin, Springer Verlag 1998
Abb. 19-5 nach W. Seeger, „Pneumologie", in N. Zöllner, Lehrbuch für Innere Medizin
Abb. 19-7 mit freundlicher Genehmigung von Herrn Dr. Osterhues und Prof. Hombach.
Tab. 19-1 aus H.Olschewski, Störung der Atmung, in Hiddemann/Gresser/Seeger, Lehrbuch für Innere Medizin, Springer Verlag 1998).
Tab. 19-5 aus H.Olschewski, Störung der Atmung, in Hiddemann/Gresser/Seeger, Lehrbuch für Innere Medizin, Springer Verlag 1998.

Kapitel 21

Abb. 21-2 nach Köhler, H.: Wasser-Elektrolyt-Haushalt und seine Störungen. In: Schuster, Schölmerich, Schönborn, Baum: Intensivmedizin. Thieme, Stuttgart, New York 1988.
Abb. 21-3 nach Köhler, H.: Wasser-Elektrolyt-Haushalt und seine Störungen. In: Schuster, Schölmerich, Schönborn, Baum: Intensivmedizin. Thieme, Stuttgart, New York 1988.
Tab. 21-2 nach Hays und Levine.
Tab. 21-3 nach Harrington und Cohen.

Kapitel 24

Abb. 24-1 nach Caspary, in MzB, Paumgartner, Schölmerich, U&S.
Abb. 24-4 nach Caspary, in MzB, Paumgartner, Schölmerich, U&S.
Abb. 24-5 nach Peter, H.-H., W. Pichler: klinische Immunologie, 2. Aufl. Urban & Schwarzenberg,
München–Wien–Baltimore 1996.
Abb. 24-6 nach Dobbins, J.W., H.J. Binder: Pathophysiology of diarrhoea: alterations in fluid and electrolyte transport. Clin. Gastroent. 10/3 (1981) 605–625.
Abb. 24-11 die Abb. verdankt der Autor Herrn PD Dr. Koch, Freiburg .

Abb. 24-13 nach Behrend, C et al. Eur. J. Gastroenterol. Hepatol. 7 (1995) 397–400.

Abb. 24-14 nach Schölmerich, J.: Therapie chronisch entzündlicher Darmerkrankungen - Colitis ulcerosa und Morbus Crohn. In: Peter, H.H., M. Pfreundschuh, T. Philipp, J. Schölmerich, H.P. Schuster, G.W. Sybrecht (Hrsg.): Klinik der Gegenwart. Urban und Schwarzenberg, München 1996 IV, 16: 9.

Kapitel 25

Abb. 25-1 nach Ewe, K.: Das Hämorrhoidalleiden. In: Peter, H.H., M. Pfreundschuh, T. Philipp, J. Schölmerich, H.P. Schuster, G.W. Sybrecht (Hrsg.): Klinik der Gegenwart. Urban und Schwarzenberg, München 1996 IV, 22: 1.

Kapitel 27

Abb. 27-2 nach Härssinger, D. et al. : Acid-base regulation by the liver: pathophysiological implications for liver cirrhosis. In: Holstege, A. et al. (Hrsg.): Portal Hypertension, pp. 155-166. Kluwer Academic Publisher, Dardrecht, 1995.

Abb. 27-3 nach Holstege, A. et al.: The role of fibrogenesis in the pathogenesis of portal hypertension. In: Holstege, A. et al. (Hrsg.): Portal Hypertension, pp. 33-50. Kluwer Academic Publisher, Dardrecht, 1995.

Abb. 27-5 nach Holstege, A.: Ikterus. In: Gerok, W. et al (Hrsg.) Klinik der Gegenwart IV, 14: 1-40. Urban&Schwarzenberg, München–Wien–Baltimore 1995.

Abb. 27-6 nach Holstege, A.: Ikterus. In: Gerok, W. et al (Hrsg.) Klinik der Gegenwart IV, 14: 1-40. Urban&Schwarzenberg, München–Wien–Baltimore 1995.

Abb. 27-7 nach Holstege, A., E.J. Kohlberger: Epidemiologie und Pathogenese von Gallensteinen: Kenntnisstand und Therapeutische Konsequenzen. Fortschr. Med. 107 (1989) 673–178.

Kapitel 28

Abb. 28-1 nach Holstege, A.: Ätiologie und Pathogenese der portalen Hypertension. In: Paquet, K., J. Schölmerich (Hrsg.): Pfortaderhochdruck, S. 57-77. Karger, Basel 1994.

Abb. 28-4 nach Schölmerich, J., A. Holstege: Aetiology and pathophysiology of chronic liver disorders. Drugs 40, suppl 3 (1990) 3-22.

Kapitel 36

Abb. 36-1 nach Ziegler, R., DMW 1995, 120, 531

Abb. 36-2 nach Ziegler, R., DMW 1995, 120, 572

Abb. 36-3 nach Ziegler, R., DMW 1995, 120, 1092

Abb. 36-4 nach Ziegler, R., DMW 1995, 120, 1252

Tab. 36-1 modifiziert nach J. E. Zerwekh, Seminars in Nephrology, 12, 1992.

Kapitel 37

Abb. 37-1 nach Pongratz D.E.: Klinische Neurologie, Urban & Schwarzenberg, München-Wien-Baltimore, 1992.

Abb. 37-2 nach Pongratz D.E.: Atlas der Muskelkrankheiten, Urban & Schwarzenberg, Urban & Schwarzenberg, München-Wien-Baltimore, 1990.

Tab. 37-1 aus: Pongratz D.E.: Klinische Neurologie, Urban & Schwarzenberg, München-Wien-Baltimore, 1992.

Kapitel 38

Tab. 38-1 modifiziert nach Kielty et al., 1993.

Kapitel 40

Abb. 40-1 nach ten Bruggencate, G.: Medizinische Neurophysiologie, 1. Aufl. Thieme, Stuttgart-New York 1984.

Abb. 40-2 nach ten Bruggencate, G.: Medizinische Neurophysiologie, 1. Aufl. Thieme, Stuttgart – New York 1984.

Abb. 40-3 nach Delank, H.-W.: Neurologie, 5. Aufl. Enke, Stuttgart 1988; nach Penfield, Rasmussen: The Cerebral Cortex of Man: A Clinical Study of Localisation of Function. Macmillan 1950.

Abb. 40-4a nach Foerster aus Poeck: Neurologie, 3. Aufl. Springer, Berlin–Heidelberg–New York 1974.

Abb. 40-4b nach Foerster aus Poeck: Neurologie, 3. Aufl. Springer, Berlin–Heidelberg–New York 1974.

Abb. 40-5 nach ten Bruggencate, G.: Medizinische Neurophysiologie, 1. Aufl. Thieme, Stuttgart – New York 1984.

Abb. 40-6 nach Delank, H.-W.: Neurologie, 5. Aufl. Enke, Stuttgart 1988.

Abb. 40-7 nach Matthes, A., H. Schneble: Epilepsien, 5. Aufl. Thieme, Stuttgart–New York 1992.

Tab 40-1 aus Matthes, A., H. Schneble: Epilepsien, 5. Aufl. Thieme, Stuttgart - New , 5. Aufl. Thieme, Stuttgart - New York 1992.

Kapitel 41

Abb. 41-1 nach Delank, H.-W.: Neurologie, 5. Aufl. Enke, Stuttgart 1988.

Register

A

D

E

F

G

H

I

J

K

L

M

N

O

P

Q

R

S

T

U

V

W

X

Y

Z